谐调学

谐调经纬

马献军 马啸 编著

悟谐调之学 谙谋事之妙
享处世之乐 获身心之安

谐调自发振、谐调太极拳、
谐调疏经术三项非物质文化遗产

中国科学技术出版社
·北京·

图书在版编目（CIP）数据

谐调学：谐调经纬 / 马献军，马啸编著 . —北京：中国科学技术出版社，2019.12
ISBN 978-7-5046-8361-8

Ⅰ . ①谐… Ⅱ . ①马… ②马… Ⅲ . ①中国医药学—研究 Ⅳ . ① R2

中国版本图书馆 CIP 数据核字（2019）第 186627 号

策划编辑	王久红　焦健姿	
责任编辑	王久红	
装帧设计	华图文轩	
责任印制	李晓霖	

出　　版	中国科学技术出版社	
发　　行	中国科学技术出版社有限公司发行部	
地　　址	北京市海淀区中关村南大街 16 号	
邮　　编	100081	
发行电话	010-62173865	
传　　真	010-62179148	
网　　址	http：//www.cspbooks.com.cn	

开　　本	850mm×1168mm　1/16	
字　　数	1237 千字	
印　　张	46	
版　　次	2019 年 12 月第 1 版	
印　　次	2019 年 12 月第 1 次印刷	
印　　刷	北京虎彩文化传播有限公司	
书　　号	ISBN 978-7-5046-8361-8/R · 2430	
定　　价	398.00 元	

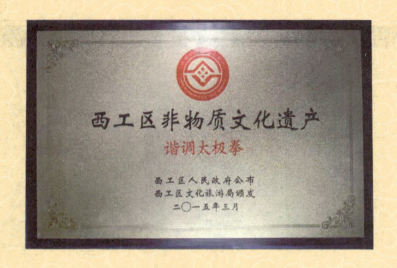

西工区非物质文化遗产

谐调太极拳

西工区人民政府公布
西工区文化旅游局颁发
二〇一五年三月

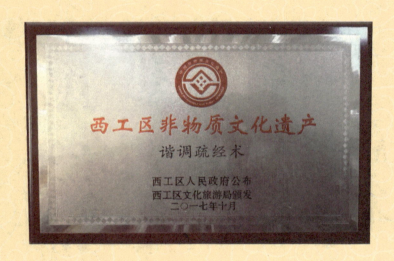

西工区非物质文化遗产

谐调疏经术

西工区人民政府公布
西工区文化旅游局颁发
二〇一七年十月

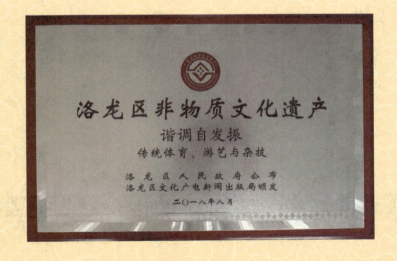

洛龙区非物质文化遗产

谐调自发振

传统体育、游艺与杂技

洛龙区人民政府公布
洛龙区文化广电新闻出版局颁发
二〇一八年八月

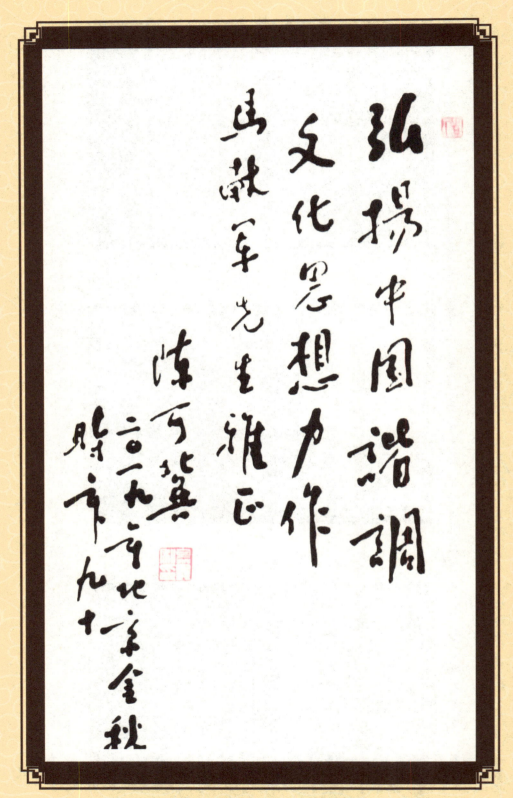

弘扬中国谐调
文化思想力作

马献军先生雅正

陈可冀
二〇一九年北京金秋
时年九十

（陈可翼：中国科学院院士，国医大师）

馬献军先生之谐调学思

想是沟通融合世界各民族

文化观念之道路和橋樑

張龍寬 貳零壹玖年冬月於中南大學

谐调学谐调人生

生命重于谐调中

0 Ⅰ Ⅱ Ⅲ 位疫造

为人世事律韵经

松静振动自然处

形精气神蕴音声

心里感应量子气

交融心物信息通

马献革谐调诗

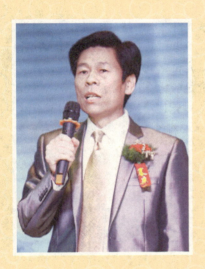

马献军，男，1958年生，河南洛阳人，中医主任医师，教授，作家，诗人，喜爱书法。谐调学创始人，谐调自发振、谐调太极拳、谐调疏经术三项非物质文化遗产的代表性传承人，全国中医文化科普巡讲专家。自幼习少林拳硬气功秘法，得童子功真传；成年悟武当太极拳柔气功精髓，得精气神真意；内外兼修，刚柔并济；倡导生命在于谐调，创编谐调拳、谐调自发振系列；谐调中医悬壶济世四十载，活人无数，著述颇丰，伊洛大地久负盛名；创办谐调网站，研编谐调历法，研制五运六气系统推算盘，获得国家专利。文武医哲精心砺炼数十年，铸成谐调学之册卷。医者仁心，武者气魄，文者哲思；悟谐调之学，谙谋事之妙，享处世之乐，获身心之安；堪称医家能文能武，武者擅文专医，文者医武兼备，医德文德武德相得益彰。

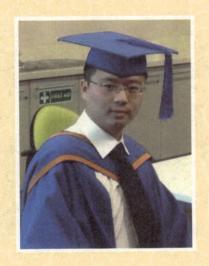

马啸，男，1989年生，河南洛阳人，澳大利亚新南威尔士大学工程学硕士。谐调自发振、谐调太极拳、谐调疏经术等非物质文化遗产代表性传承人。自幼秉承武术中医家技，受中华文化熏陶，对《黄帝内经》《道德经》《易经》、干支历法等有浓厚的兴趣，创办谐调网站，设计有"谐调历法系统""谐调管理系统""易经卦爻信息查询系统""谐调中医康养系统""谐调中医药信息查询系统""谐调病证信息查询系统""谐调食疗查询系统"等。曾代表郑州大学参加"2010中国机器人大赛暨RoboCup公开赛"获一等奖。目前在澳大利亚从事国际网络教育的研发工作，担任首席软件工程师。

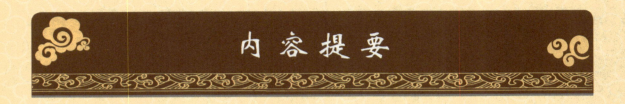

谐是皆言，调是周言，谐调是言语周到圆满；谐调学是为人谋事处世之道，是对待和选择的学问。本书分数之道、恰之法、味之机、境之本、经与纬五部分（十七章），以"〇ⅠⅡⅢ位度适，调谐律韵人事世"十四条经线为框架结构，从"识〇、树Ⅰ、辨Ⅱ、析Ⅲ、定位、限度、合适、谐调、调谐、循律、品韵、知人、懂事、察世"入手，告诉读者谐调人生就要"立足〇、着眼Ⅰ、洞察Ⅱ、感悟Ⅲ、找到位、把握度、趋向适、善于调、达和谐、探索律、享韵趣、会为人、巧谋事、乐处世"。学习谐调学，可以通人生哲理，可以巧妙谋事，可以快乐处世，可以养生强体。本书将给迷茫者以方向，给探索者以方略，给选择者以方案，给奋斗者以方法。

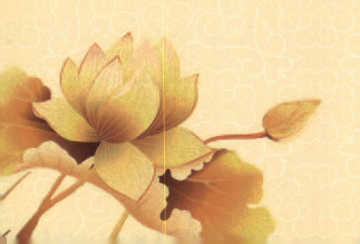

和谐才有天下太平

　　生命在于谐调，人生需要和谐。人的一生，时时、处处、事事都需要通过调整、调节、调理，以和谐的方法达到和谐的状态。自我和悦、人际和气、家庭和睦、团队和衷、社会和谐、国家和美，世界和平，环境和煦，自然和顺，谐调人生，无不如此。这就是马献军教授所定义的"谐调学"内涵，亦即他的《谐调学》一书所要表达的主题。

　　综观他要表述的内容，从《易经》《老子》《论语》《黄帝内经》等经典著作中大都可以找到相关的依托。在《易经》中，"天地定位，山泽通气，雷风相薄，水火不相射"（《易经·说卦传》），先天八卦是天地自然之和；"有天道焉，有人道焉，有地道焉，兼三才而两之，故六，六者非它也，三才之道也"（《易经·系辞下传》），天、地、人三才是人与自然之和。六十四卦，一张一弛，有长有短，前后相随，因果相连，难易相成，是一个严密的和谐系统。在《老子》中，"虚而不屈，动而愈出；多言数穷，不如守中"（《老子》第五章）；"道生一，一生二，二生三，三生万物，万物负阴而抱阳，冲气以为和"（《老子》第四十二章），和是认识万物的定律。老子的这些思想，在道家的其他著作也有发挥，譬犹"中是非外之名，和是顺从之目。摄心于内，呼之曰中；顺道无逆，乃受和称"（《太上灵宝升玄内教经·中和品述议疏》）等。在这里，和是道的本质、道的归宿、道的全部，是道得以布化、传播、宣扬、实施的根基。在《论语》中，"礼之用，和为贵"（《论语·学而第一》）；"君子和而不同，小人同而不和"（《论语·子路第十三》）；"道之斯行，绥之斯来，动之斯和。其生也荣，其死也哀"（《论语·子张第十九》），和是立世做人之枢机。《孟子·尽心上》也说："执中无权，犹执一也。"《礼记·中庸》》则说："中也者，天下之大本也；和也者，天下之达道也。致中和，天地位焉，万物育焉。"《管子·内业》还说："中守不忒，不以物乱官，不以官乱心，是谓中得。"周敦颐《通书》中又说："惟中也者，和也，中节也，天下之达道也，圣人之事也。"可见，和是治世之器、治国之本、治人之术，非和而无规矩，非和而无章法，非和而无平安。在《黄帝内经》中，论和的内容更多，20世纪90年代，笔者曾专门写过《〈内经〉中的执中与中医的立论基础》的文章；之后又写过《"执中致和"是中医药文化的核心理念》的文章，并由此衍生出临床上的精神、饮食、运动、药物的"四联疗法"。这些见解，曾在学界引起过一些轰动，还被不少后来者借为他用。

　　生命存在的前提是什么？《黄帝内经》给我们的答案是：适中。适中者，不偏不倚、不卑不亢、不多不少也。其中包含适中的外环境、适中的内环境和适中的内外环境的统一。"人与天地相参"（《咳论》），宇宙的构成不外乎"一者天，二者地，三者人"（《三部九候论》），天在上为阳，地在下为阴，人居"天地之间，六合之内"，"阴平阳秘，精神乃治，阴阳离决，精气乃绝。两者不和，若春无秋，若冬无夏"（《生气通天论》）。一旦适中的环境被破坏，人体的生理状态就会改变，就势必造成各种病理状态和病理过程。我们把这种状态称为"失中"，或者叫"失衡""偏激"。它的表现是，或过于左而呈现太过、有余，超越人的正常承受能力；或过于右而呈现不及、不足，不能够满足人的生理需要：

"喜怒不节，寒暑过度，生乃不固"（《阴阳应象大论》）。"逆春气，则少阳不生"，"夏为寒变"；"逆夏气，则太阳不长"，"秋为痎疟"；"逆秋气，则太阴不收"，"冬为飧泄"；"逆冬气，则少阴不藏"，"春为痿厥"（《四气调神大论》）。适中能保持身体健康，失中会导致疾病发生，那么治病的手段当然应当是调失中为适中，即求得机体的相对平衡。我们把这种基本方法称为"执中"，就是献军教授说的"谐调"了："阳病治阴，阴病治阳"，"从阳引阴，从阴引阳"（《阴阳应象大论》），"太过取之，不足资之"（《刺法论》），"虚者实之，满者泄之"（《三部九候论》），"无问其病，以平为期"（《素问·三部九候论》）。根据谐调之理"执中"，利用谐调之法"致和"，谐调理论在这里被表现得淋漓尽致了。

大凡认为，易学包括了天地万物普遍的理论法则，是分判一切事物的准则，为大道之源；道学是中华民族在人类进化长河中积累的智慧，是客观认识自然万物的学问，为中国哲学思维模式的范例；儒学是包含博爱、厚生，公平（涵盖"中"）、正义（涵盖"正"），诚实、守信，革故、鼎新，文明、和谐、民主、法治等在内的道德思想，是中国社会核心价值观的基石（任国杰《童子问易》）；中医学的核心理念在于道法自然、天人合一、燮理阴阳、修炼自我，是对人类生命科学的客观认知和科学诠释。不难看出，献军教授提出的"谐调学"是站在巨人的肩头上起跑，符合习近平总书记提出的"处理好继承和创造性发展的关系，重点做好创造性转化和创新性发展"的要求（《习近平谈治国理政》）。作为一门新学科，尽管它还比较稚嫩、还不尽完美、还有许多内容需要完善，但其立论基础肯定是牢靠的、稳固的，因此是能够站得住脚的。

仔细阅读献军教授的《谐调学》，发现书中不乏有新的思维、新的表述、新的理念，是动了脑筋、费了心思、下了功夫的。他以"〇、Ⅰ、Ⅱ、Ⅲ、位、度、适、调、谐、律、韵、人、事、世"14个字作为14条经线，反复进行纵横勾陈索隐，串起了要表达内容的全部，既提纲挈领、纲举目张，又泾渭分明、条理明晰，为读者奉献了一本学习古代哲学方法、掌握事物判别原则、探索人生修身养性方法的教科书，其意义是积极的、作用是现实的，值得进行普及和深层次的探索。如果能够在表述形式的规范化、表述方法的大众化、表述语言的通俗化上有所完善、有所进步、有所突破，使之更通古气、更贴今气、更接地气，其学术价值和应用价值就能更有效地得到彰显。

《谐调学》成书之际，应献军教授之约写上这段话，以为之序。

温长路

2018 年 1 月 1 日　于北京

（温长路：国家中医药管理局中医药文化建设与科学普及专家委员会委员，中国科学技术协会全国首席科学传播专家，中华中医药学会常务理事、学术顾问）

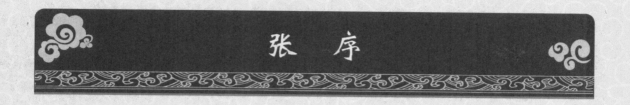

张　序

　　我和马献军教授是同村发小，是相识熟知的邻居和朋友。他是我村为数不多的高考大学生，是乡亲们眼羡的佼佼者。他就职于郑州大学附属洛阳中心医院，任中医主任医师，著作论文专利科研成果颇丰，声望名震豫西，学术地位誉享中原。悬壶济世四十年，救人无数，伊洛大地久负盛名，饱受赞誉。除此之外，马献军先生习武运气，寒暑不缀，自幼习练少林功夫，得童子功真传，外家拳硬气功，拳脚了得；成年习练武当太极功夫、自发谐振，得精气神真意，内家拳柔气功，出神入化。内外兼修、刚柔并济，形刚、精旺、气运、神韵，深悟武术气机、谐振自发之真谛，已成为功夫不凡，炉火纯青的武术家。创编的《谐调拳》、《谐调自发振》系列，兼具养生康健武功三重作用。马献军先生的文采口才也很出众，他是全国中医巡讲专家，演讲激情风趣很受欢迎；网络发表《谐调诗词》万余首，出版的《古文捷径成语通》一书，就足见其文化功底深厚。

　　医家能文能武，武者擅文专医，文者医武兼备，医德文德武德相得益彰，如此一人，身兼三艺，堪称完美。乡邻们心目中的马献军真诚可信、朴实善良、乐于助人、才华横溢、公心可嘉，此等评价顺理成章。

　　医者仁心，武者气魄，文者哲思，潜心研理，逻辑缜密，道通谐调。数十年精心砥炼，终成册卷，名以谐调之学。细品析赏，二字通神，捧读章篇，爱不释手。读《谐调学》一书，通人生哲理，可以养生，可以强体，可以驱病，可以安心，可以巧妙谋事，可以快乐处世。健康心安是谓幸福。人人健康，家家幸福，国泰民安，世界大同。人生之道莫大于谐调万事万物之理、科学谐调之策。

　　余退休回乡再遇马君，与君畅聊受益匪浅，感铭莫深。得读此书，如醍醐灌顶，大梦方醒。悟人生谐调之道，与君相交恨浅。站在大学多年从事英语翻译和带教的视角，深感马献军先生之谐调学思想，是中华文化创新之杰作，是沟通融合世界各民族文化观念之道路和桥梁。是"一带一路"文明传播之新声。谐调学问世，天时地利人和俱矣。恰逢此书付梓出版，喜不自禁，特作此文，是以为序。

張龍寬

己亥冬月于古都洛阳

（张龙宽教授，毕业于上海外国语大学，曾任中南大学英语教研室主任，研究生导师，翻译家，书法家）

前　言

谐调学是一门新的学科，是谐调人生的理论学说和应用指导，是为人谋事处世之道，是对待和选择的学问。谐是皆言，调是周言，言语周到圆满。谐调是基于本真，用直白的语言直抒胸臆，达到"中、和"而周到圆满。谐调是和谐地调，调至和谐。

生命在于谐调，养生在于谐振，自然在于谐趣，关系在于谐和，生活在于调节，健康在于调理，心情在于调畅，自我在于调适，人际在于调配，社会在于调谐。

人生需要谐调。人的一生时时处处事事都需要调谐，通过调整、调节、调理，达到和谐状态。谐调是用和谐的方法而调，达到和谐的状态。自我和悦，人际和气，家庭和睦，团队和衷，社会和谐，国家和美，世界和平，环境和煦，自然和顺。

谐调学包括"经""纬""论""评""用"五要素。

"谐调学·经"的核心是"〇ⅠⅡⅢ位度适，调谐律韵人事世"十四条经线，是《谐调学》的框架结构、理论纲领。十四条经线可以分为"数""恰""味""境"四个层次。第一个层次"〇ⅠⅡⅢ"是数，核心是"道·数理"，以数理穷天下；"〇Ⅰ"是从无到有，从有到无；"ⅡⅢ"是分二含三，三是中，中分偏正。第二个层次"位度适"是恰，核心是"法·恰当"，恰如其分，到位适合，把握有度。第三个层次"调谐律韵"是味，核心是"机·味道"，品觉味道，"调谐"是调达动静，和谐融洽；"律韵"是循律秉道，品享韵趣。第四个层次"人事世"是境，核心是"本·境遇"，缘于心境，筹谋世事，谐调人生。

"谐调学·纬"是十四条经线的纵横阐释。"谐调学·经"的每一点，都用"〇ⅠⅡⅢ位度适，调谐律韵人事世"十四方面进行解析。经线与纬线形成经纬平面。

"谐调学·论"是基于谐调学的思想和观念，对经纬要点及人事世的专篇论述。形成"经纬论"理论深化的立体结构。

"谐调学·评"是基于谐调学的角度，对古今中外各教流派、各门学科、各家学说的学术观点，以及具体事件的评品、评论、评价。

"谐调学·用"是谐调学在谐调人生中生活化的作用和应用，包括"文用、武用、食用、气用、医用、策用、哲用、诗用"，以及用法、图示等。通过文描诗品、动静姿势、演讲对话等方式，以期满足人生衣食住行生理欲望基本需要的低层次需求，获得表达社会交往的中层次需求，动静修炼融入自然的高层次需求。形成"经纬论"理论与"评用"实践的有机统一。

谐调学是为人谋事处世之道。从"识〇、树Ⅰ、辨Ⅱ、析Ⅲ、定位、限度、合适、谐调、调谐、循律、品韵、知人、懂事、察世"到"立足〇、着眼Ⅰ、洞察Ⅱ、感悟Ⅲ、找到位、把握度、趋向适、善于调、达和谐、探索律、享韵趣、会为人、巧谋事、乐处世"，谐调学是为人谋事处世的方法和路经。

谐调学是康养之本。"百病生于气"，内心不谐调、生活方式不谐调，何谈养，何谈健康。谐调中医、谐调治疗、谐调康复、谐调疏经；谐调拳、谐调操、谐调气机、谐调动静、谐调自发振；谐调文、谐调历、谐调诗词赋、谐调管理、谐调围棋、谐调书画；谐调河图洛书、谐调易经卦爻、谐调奇门遁甲、谐调五运六气、谐调子午流注、谐调灵龟八法等，无一不体现身心灵的谐调和中是健康人生之大要。

谐调学是思辨之基。现代人常常苦于自己和他人"三观不合"、与世界隔隔不入，尤其是信息海量的互联网时代。古今中外浩如烟海的文化，有同有异；对文化现象的认识，对历代为人处世者的品评，对待他人、对待事件，众说纷纭，不一而论，使人们莫衷一是，无所适从。芸芸众生，世事繁杂，而大道至简。谐调学教你从字立义，化繁为简；再以哲义拓展延伸，执简驭繁。繁从简出，简从繁括，臻于大道。从而构筑自己的人生观、事态观、世界观。

谐调学是选择之学。现代许多人被"选择恐惧症"困扰。人生时时事事处处面临着选择与对待。有的是早有准备，预料到的；有的是突如其来，毫无防备的。谐调学是对待和选择的最佳过程和效果。对待的关键是态度，包括对待选择的态度。选择注重的是内容、方式、时机、条件。对"〇ⅠⅡⅢ位度适，调谐律韵人事世"的感悟和条分缕析，是恰当选择和正确对待的基础。

谐调学是将文化先浓缩疏理，再发散归类。谐调学汇聚文化精华，浓缩提纯，条理架构。谐调学用以归类阐释各种文化现象、生活事件和人生。

笔者常想：古人食不果腹、衣不蔽体、酷暑严寒、辛勤劳作、交通不便、知识受限、信息缺乏，尚能夜伴油灯、刻简著述成册成卷，形成不朽思想。吾辈欣逢盛世，衣食无忧、寒热调和、体力充沛、交通便利、见识丰盈、信息通畅、昼夜辉映，电脑书写传输如此便捷，若不能有所作为，实在有负祖先，愧对今生，油然而生的一种使命感、责任感和紧迫感，使我食不甘味、夜不安寝。知识的链接，谐振的感悟，实践的检验，激励着我净心冥想、废寝忘食、夜以继日地耕耘写作。粹取文哲精义，形成新的理论学说，眷写抄录的工作量实在太大，通过刻苦习练，以五笔输入法为主，拼音输入法为辅，笔者顺利将文稿，从纸张移向了电脑。便利的书写、调序、存取，准确的查询、印证、核实，快速的传出、传入，如虎添翼般地使我的书写速度极大提高。我坚信在我有生之年一定会看到谐调学的问世，且窃喜谐调学终于在我花甲之年成就，谐调学系列图书也已显露端倪，将在第二个花甲之年再从零始，开启新章。

笔者受人咨询时，必将谐调学施之于用，无不取得显著效果，听到最多的话是："听君一番话，胜读十年书。"一位资深的医院院长在听完我的分析后，这样描述："听君所言，真是一灯照亮千年暗，一语解开万年愚。"我不认为这种夸张的表达只是恭维，我能深切地感受到这是受众真情实感的"艺术性"流露。众多的社会实践佐证了我的奢望不奢，这是我乐意将谐调学奉献于世的动因。衷心祈愿谐调学能在现实的舞台上，在历史的长河中，找到恰当的席位，扮演适宜的角色，发挥应有的作用。

正迷茫者，谐调学有方法；欲引导者，谐调学是圭臬；想探索者，谐调学为支点。

合著者马啸在高中时曾获得全国物理竞赛二等奖，在郑州大学时曾获得全国机器人比赛一等奖，于澳大利亚新南威尔士大学研究生毕业后，在澳洲从事国际网络教育的研究开发。他与笔者一起创办谐调网站，成功地将现代化科技成果有机地运用到中华传统文化的信息化表达之中。作为有新眼界、新思想的年轻力量，马啸以特有的视角参与到谐调学的研究、应用、开发、传播之中，使谐调学更加丰满而具有现代气息。中华文脉后继有人，吾甚欣慰。

应知者之盼，圆我之夙愿，不揣浅陋，将谐调学公诸世人。志在以谐调学院为平台，以谐调学系列书籍为教材，将中华文明之光播撒全球。

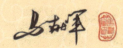

谐调历法（非物质文化遗产项目申报中）是根据星座、日月、星曜、时辰的自然运行规律，推算出年份季节气候日时的智慧结晶。其将干支、公元、农历、属相等融为一体，是记录中华文化五千年文明史的轴线，是指导农林牧渔、依季节时令养生防治疾病的重要依据。谐调历一元是一个甲子，周期六十年，以数字和干支记年月日时；以立春为岁首（属相年也起始于此）；以节气为月首，以中气结束为月终；日历还包含有更多信息。

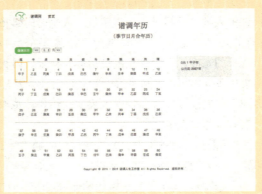

谐调年历始于
公元前 2997 年

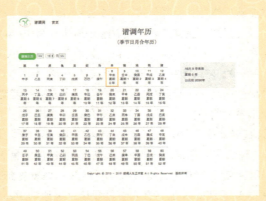

谐调年历显示从夏
朝至今的历朝历代

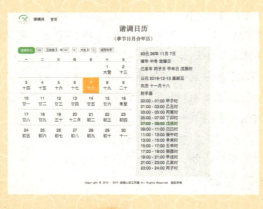

谐调日历记载年季节月日时，
并包含各种历法信息

目 录

第一部分　数之道

第二部分　恰之法

第三部分　味之机

第四部分　境之本

第五部分　经与纬

第一部分

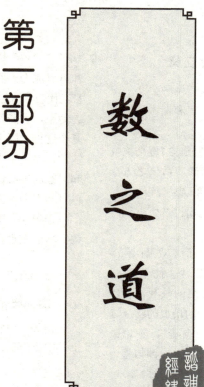

数之道

经纬

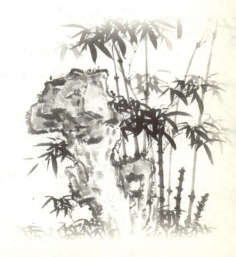

第一章 概　　论

第一节　谐调的立义

以往"谐调"一词的解释，有两种含义：一是诙谐戏谑，二是和谐协调。且"和谐协调"义项，多用在构图色彩上。

"诙谐戏谑"义，见南朝·宋·颜延之《庭诰文》："抃博蒲塞，会众之事，谐调哂谑，适坐之方，然失敬致侮，皆此之由。"南朝·梁·沉约《与约法师书》："其事未远，其人已谢，昔之谐调，倏成悲绪。"

"和谐协调"义，见洪深《戏剧导演的初步知识》："'构图派'亦名'抽象派'（compositionalism）是主张把自然的外观，还原而为完全抽象的'线'与'色'的谐调的。"《读书》1985年第2期："用'生漆点睛'，不论画在绢上还是纸上，熟纸上还是生纸上，都与整个水墨或彩色的描绘极不谐调，效果并不好。"

通常人们常用"协调"二字搭配。"协调"一般用作动词，协调包含了协作调整的意思，多方之间互通信息，协同合作完成任务。

在《谐调学》中，对于谐调的立义是："谐调"一般用作形容词，表示多方或各部分之间关系和谐融洽的状态。也可以用作动词，偏义于"调"。

"谐"是由"皆""言"或"言""比""白"组成的。知无不言，言无不尽是谐的通透性；本真、率真、直白是谐的基础。

"调"是由"周""言"组成的。周到的语言，圆满的期望。

"谐调"的字面意思就是，从本真上，用直白的语言，直抒胸臆，各抒己见，达到"中和"而周到。

谐调，谐是一种静态，调是一种动态。谐而需调，调而达谐。用和谐的方法调至和谐的状态。

"谐"与"调"是《谐调学》十四个字的其中两个，却可以成为十四个字的核心，成为十四个字的象征、代表、标题，成为人生的目的。因为"谐调"有动态，有静态，既不是开始，也不是终结，而是个过程；既不是初始的位度适，也不是最佳的律韵，而是个中间态。取"谐调"作为学说理论和思想的核心词，符合这门学科以"中"为根基、以"和"为状态的理念。

谐调学的形成，谐调学科的建立，赋予了"谐调"新的概念和意义。

第二节　谐调学的架构

一、谐调学的系统纲领

谐调学是学科的系统框架结构，以"〇ⅠⅡⅢ位度适，调谐律韵人事世"为系统纲领。

〇是无，Ⅰ是有，Ⅱ是分，Ⅲ是中，位是位置，度是程度，适是合适，调是动静，谐是融洽，律是道律，韵是韵趣，人是主从，事是过程，世是处境。

〇是所无，Ⅰ是所有，Ⅱ是所分，Ⅲ是所悟，位是所居，度是所限，适是所宜，调是所变，谐是所和，律是所循，韵是所享，人是所主，事是所历，世是所处。

《谐调学》是"〇ⅠⅡⅢ"的学问。《谐调学》十四字真言"〇ⅠⅡⅢ位度适，调谐律韵人事世"，无不从属于〇ⅠⅡⅢ。位（Ⅲ）、度（Ⅱ）、适（Ⅰ）、调（Ⅲ）、谐（Ⅱ）、律（Ⅰ）、韵（〇）、人（Ⅰ）、事（Ⅱ）、世（Ⅲ）。

二、谐调学的纲领层次

《谐调学》的"〇ⅠⅡⅢ位度适，调谐律韵人事世"十四条经线，可以分为"数""恰""味""境"四个层次。

第一个层次"〇ⅠⅡⅢ"是数,核心是"道·数理",以数理穷天下。"〇Ⅰ"是从无到有,从有到无;"ⅡⅢ"是分二含三,三是中,中分偏正。

第二个层次"位度适"是恰,核心是"法·恰当",恰如其分,到位适合,把握有度。

第三个层次"调谐律韵"是味,核心是"机·味道",品觉味道,"调谐"是调达动静,和谐融洽;"律韵"是"循律秉道,品享韵趣"。

第四个层次"人事世"是境,核心是"本·境遇",缘于心境,"筹谋世事,谐调人生"。

三、谐调经的展现

谐调经的展现是按照"立义、哲义、理论、实践"进行编排的。

"立义"是将构成谐调经系统的十四字纲领"〇ⅠⅡⅢ,位度适,调谐律韵,人事世",每一字为一章,进行深入研究,赋予和确立每一个字具有谐调学意义的内涵。其中有依据本义的,有依据常规意义的,也有延伸出的新意的。

"哲义"是在"立义"的基础上,外延出与谐调学意义和内涵相关的义项。哲义拓展了义项的内涵和外延,成为谐调学思想展开的根基。

谐调经的理论是基于立义、哲义,而从"识〇、树Ⅰ、辨Ⅱ、析Ⅲ、定位、限度、合适、谐调、调谐、循律、品韵、知人、懂事、察世"深入细化的。

谐调经的实践是基于立义、哲义及其理论纲领,结合实践经验、人生感悟启发的结果。"立足〇、着眼Ⅰ、洞察Ⅱ、感悟Ⅲ、找到位、把握度、趋向适、善于调、达和谐、探索律、享韵趣、会为人、巧谋事、乐处世"。

四、谐调学五卷

谐调学涉及"经""纬""论""评""用"五卷。

"经"是"〇ⅠⅡⅢ位度适,调谐律韵人事世"十四方面的深度拓展,是谐调学的框架结构、理论纲领。经有经点、经线,是谐调学的主干。经有十四个点,每个点的立义、哲义及阐释形成十四条经线。

"纬"是"经"在"〇ⅠⅡⅢ位度适,调谐律韵人事世"十四方面的纵横阐释。即"经"的每一方面,都用十四方面进行解析。纬有纬点、纬线,经和纬是谐调学主干的交织。经十四点的每一点又都含有十四经点,这就构成了纬点;对纬点的阐释就是纬线。经线与纬线形成经纬平面。

"论"是基于谐调学的思想和观念,对"经"及人、事、世的重点论述。论是经纬的纵横汇总论述,是对某一观点的深入阐述,是对经纬的引申发挥形成的立体思维模式。

"评"是用谐调学的思想和观念,对古今中外的流派、学科及学术观点,以及具体事件的品评。评是经纬论立体的外化,即与学科的关联。

"用"是谐调学的生活化,是以"经纬论评"为指导的,具体的生活化应用。包括"文用、武用、食用、气用、医用、策用、哲用、诗用",以及用法、图示等。通过文描诗品、动静姿势、演讲对话等方式,以期满足人生衣食住行生理欲望的基本需求,获得表达社会交往的中层次需求,动静修炼融入自然的高层次需求。

谐调学以"经"为核心,通过"经""纬""论""评""用"展示。识〇立足〇,树Ⅰ着眼Ⅰ,辨Ⅱ洞察Ⅱ,析Ⅲ感悟Ⅲ,定位找到位,限度把握度,合适趋向适,谐调善于调,调谐达和谐,循律探索律,品韵享韵趣,知人会为人、懂事巧谋事、察世乐处世。

五、谐调人生

谐调学谐调人生,人生需要调节、调理、调谐、谐调、谐振、谐和。

谐调生命,谐调生育,谐调生活,谐调生产,谐调养生。生命在于谐调,生育在于调顺,生活在于调谐,生产在于调节,养生在于调适。

人生调节,人生调理,人生调谐,人生谐调,人生谐和,人生谐趣。人生常在调节,人生需要调理,人生需要调谐,人生重在谐调,人生贵在谐和,人生难得谐趣。

和谐地调,调至和谐。用和谐的方法,调至和谐的状态。自我和悦,人际和气,家庭和睦,团队和衷,社会和谐,国家和美,世界和平,环境和煦,自然和顺。

六、谐调学系列

从谐调学的"经""纬""论""评""用"，还衍生出了谐调学系列，人生谐调学、中医谐调学、生命谐调学、管理谐调学、政治谐调学、经济谐调学、自发谐振谐调学、教育谐调学、拳脚谐调学、体操谐调学、围棋谐调学等，以及谐调诗、谐调词、谐调中医、谐调拳、谐调操、谐调气机、谐调动静、谐调自发振、谐调人生、生命在于谐调、谐调易经卦爻、谐调五运六气、谐调河图洛书、谐调子午流注、谐调灵龟八法、谐调《道德经》、谐调《黄帝内经》、谐调经穴、谐调疏经术、谐调管理、谐调文、谐调历法、谐调网、谐调门诊诊疗系统、谐调围棋、谐调学科品百家、量子谐调以中论等诸多内容及谐调学网站。

第三节　谐调学的应用

一、知人·会为人

我们每个人都是有生命的个体物，归类为生物。生物中有动物，有植物，有微生物。人属于动物，但不同于一般动物，叫高级动物。家庭的形成是人类繁衍的需要；团体的形成是物以类聚、人以群分、同气相求、异性相吸的需要；社会的形成是抑强扶弱，求得公平的需要。每个人都在为人，为人需要知人，知人才会为人。为人的高境界是会。所以，谐调学是用来知人、会为人的。

二、察世·乐处世

我们每个人来到这个世上，都处于自然环境之中，在一定的地域上活动，拥有属于自己的空间，经历属于自己的时间，类属于特定的社会环境，形成了不同的人际环境，造就着自己的心情。人们处世的态度不同，过程不同，结果也不同，处世是一种哲学，称为处世哲学。其实，处世是一种谐调，人与自然谐调，人与环境谐调，人际谐调，心态谐调。人在世上需要察世，能察世，才会处世，会处世，才能更好地察世，处世的高境界是乐。所以，谐调学是用来察世、乐处世的。

三、懂事·巧谋事

我们每个人在这个世界里，所做的一切，都可以称得上是事，个人事、家庭事、团体事、社会事。生活的过程就是谋事的过程，而谋事之前必须懂事，或者在谋事之后学会懂事，谋事的高境界是巧。所以，谐调学是用来懂事、巧谋事的。

四、品韵·享韵趣

我们每个人，以及家庭、团体、社会，在所处的环境中，所做的一切事，一切生活过程，要求过得有意义。无论是自娱自乐、求得别人欣赏，还是用价值衡量、用高尚称谓，都是要从有意义出发的。生活的过程就是品韵味的过程，人生的意义就是享韵趣。韵趣的高境界是享。所以，谐调学是用来品韵味、享韵趣的。

五、循律·探索律

我们每个人所处的世、谋的事，都是有规律可循的。人的生命有规律，自然界有规律，事物的发展有规律，植物、动物等生物的生存发展也有规律。规律成为人、世、事的一种微妙机制，人们离不开规律，也无法摆脱规律。清晰的规律是可以定义的，模糊的规律是需要去探索的。规律对人的行为是一种约束，正是这种约束，才使得这个社会有秩序，人们才可以享受公平和安宁。同时，规律的约束也限制了人的发挥，使人们不能恣意妄为。这种约束对人们有益的发挥也是有影响的。人们必须遵循规律，要遵循规律，就得不断探索规律。所以，谐调学是用来遵循规律、探索规律的。

六、调谐·达和谐

我们的人际交流，我们的自然环境，我们所办的事，都需要谐，和谐、谐调、甚至谐振。和谐才顺利，谐调才得当，谐振才入微。谐是一切人与事的美好状态，和顺、和平、和美、和谐、和衷、和睦、和气、和悦都是谐的表现。谐需要调，调谐是一世的事，和谐地调，调至和谐。调谐，调而达谐，谐调学是用来调谐而达和谐的。

七、谐调·善于调

我们为人处世谋事的过程就是调的过程。自调、他调，调正调偏，调优调劣，自然界的一切人和事，自然界的各种状态，都是调出来的。对人的高要求就是要善于调，要和谐地调。所以，谐调学就是用来谐调的，要善于调。

八、合适·趋向适

我们为人处世谋事，有各种各样的策略和方法，在众多策略中，选择适当的方法是为人处世谋事之根本。合适，适合自己、适合他人、适合场景、适合地点、适合时间、适合事件。适是有程度的，适是无止境的，因此，合适是为人处世谋事的趋向，适是相对的，适是动中适、静中适，适是目标，所以，谐调学就是要求合适，趋向于适。

九、限度·把握度

我们为人处世谋事，要有限度。做人要有度，行事要有度，处境要有度，心境要有度。最大限度地避免无度，无度既包含不及，也包含过度。不及不行，过度也不行，过犹不及。适度才是为人处世谋事的需要。把握度是比较困难的，适度的范围有宽有窄、有松有紧，据情而定。所以，谐调学需要把握度。

十、定位·找到位

我们为人处世谋事，人有位、世有位、事有位。位是最基本的稳定状态。人所居的位置不同，处事不同，心境也不同。人所处的环境不同、处境不同，情况也不同。人所办之事的位点不同，事情的走向也不同，结果必然不同。人的心境不同，谋事的热情度不同、敏感度不同、专注度不同，做出的效果也必然不同。如果没有位的稳定，人飘忽不定，世事飘忽不定，终将无依无靠，一事无成。所以，为人处世谋事先要找到位、确定位。谐调学就是用来定位、找到位的。

十一、析Ⅲ·感悟Ⅲ

我们为人处世谋事，需要取中，需要桥梁，需要联系，也常有感悟，如果用数字表示，这就是Ⅲ。Ⅲ是分Ⅱ的结果，Ⅰ分Ⅱ必有Ⅲ。Ⅲ也是另外的，旁观者。Ⅲ是足数，表示多，因为Ⅲ以上，都是Ⅲ以下的反复。Ⅲ也是分析感悟出来的。谐调学是用来析Ⅲ、感悟Ⅲ的。

十二、辨Ⅱ·洞察Ⅱ

我们为人处世谋事，都不是单一的，都有Ⅱ个事物，或Ⅰ个事物的Ⅱ个方面，这是基础，任何的多，都是Ⅱ的叠加。Ⅲ是由Ⅱ而生。辨别Ⅰ分为Ⅱ、Ⅱ合为Ⅰ，是认识事物、洞察世事的基础。谐调学是用来辨Ⅱ、洞察Ⅱ的。

十三、树Ⅰ·着眼Ⅰ

我们为人处世谋事，都是从Ⅰ个事物开始的，Ⅰ无限大，无限小，无限简单，无限复杂，Ⅰ可分可合，可正可偏，可显可隐，可进可退。大到Ⅰ个宇宙，小到Ⅰ个基因。整体是Ⅰ，分部是Ⅰ。为人先要树Ⅰ，处世谋事需要着眼于Ⅰ。所以，谐调学是用来树Ⅰ、着眼Ⅰ的。

十四、识〇·立足〇

我们为人处世谋事，有起始有结束。起始从无到有，从隐到显。结束可以是暂时的，也可以是永久的。无，是什么也没有，从来就没有。有，却是我们认知之外的未知，有如无，有而未萌。一切的人和事，一切的环境和处境，一切的空间和时间，都是在无与有之间选择，从无到有，从有再回归于无。有而隐，不等于没有，没有表示不等于不同意。所以，隐性状态是深奥玄妙的。什么时候该出，什么时候该入，何种情况该表示，何种情况当收敛？都是有讲究的。所以，为人处世谋事，应当从识〇开始，谐调学就是基于识〇、立足〇的。

十五、谐调人生从胎孕到寿终

《谐调学》是用来谐调人生的，人生从胎孕开始需要谐调，出生之后自我需要谐调，形体动静需要谐调，精气神需要谐调，养生需要谐调，保健需要谐调，治疗需要谐调，康复需要谐调，养老需要谐调。人与人交际需要谐调，生活需要谐调，工作需要谐调，学习需要谐调，社会需要谐调，世界需要谐调，自然需要谐调。人的一生从胎孕到寿终都需要谐调。谐调的人生才是快乐的一生，有韵趣的人生，尽享天年的人生。所以，《谐调学》是人一生可以奉行的圭臬。

第二章　○

第一节　○的概述

○的立义是无、空、隐、失。

无是没有。○是没有，没有显示。没有显示有两种情形：无而无显示、有而无显示。

空是空白。

隐是未显。

失是失去。

○的哲义是静、闲、旷、止、潜、淡、纯、清、平、始、终、基、顶、玄、虚、松、灭、默、否等。

为人谋事处世应当识○，立足○。

识○：真无、假无；本无、标无；原无、变无；绝对无、相对无；前无、有匿、后灭；隐有、隐无；隐未显、隐难显、隐显无。

识○是认识○，○有多种状态和意义，概括为三个含义：一是没有，二是有而不显，三是引申为临界状态。

○是没有。无、空、失、灭都是没有的表现。

○是未显。虚、闲、隐、潜、默、否，都是未显，可能有而未显现，也可能无而未显现。虚、闲，都是似有似无而未显现，虚是难以显现，闲是无可显现。隐、否，都是不能显现，隐是不需显现或不能显示，潜是潜藏未显示，默是没有表示，否是有也不认可，不愿承认，无用。

○可引申为临界状态、基础平衡状态。纯、静、恬、淡、平、止、始、终、基、顶、旷、玄、松，都是基础的临界状态。纯、静，都是初始状态，纯是无杂质、无杂念，静是无声音。恬、淡，都是无求状态，恬是安静，淡是淡泊。平、止，是回归、终结状态，平是水平，止是终止，始是开始，终是终结，基是基础，顶是顶峰，旷是空旷，玄是玄秘玄奥，松是放松、轻松。

立足○，立足人、事、世之○，立足○之观念，立足○之心态，立足○之接受，立足○之表现，立足○之行为，立足○之自然。

立足于无，从○开始；立足于空，从○做起。

立足于隐，秘含处之；立足于失，重新开始；立足于灭，坦然对待；立足于虚，玄虚而实。

立足于水平，看到进退；立足于淡泊，无欲无求；立足于恬淡，明志修为；立足于纯粹，分辨混淆；立足于宁静，判断动乱；立足于空闲，从事于忙；立足于停止，息事宁人；立足于否认，推翻原有。

立足○，无为而为，为而无为，乃是大智慧；立足○，恬淡虚无，松静自如，方聚精气神；立足○，心态淡定，安逸清闲，方为享幸福；立足○，从容而容，容而从容，事事便顺利；立足○，淡然而来，坦然而归，超脱得圆满；立足○，诚信做人，襟怀坦荡，无私心自宽；立足○，含蓄隐避，深藏不露，陌生出神秘；立足○，沉默收敛，耐心倾听，交流无障碍；立足○，默认忍耐，处之合理，可谓大度量；立足○，善于掩饰，扬长避短，追求高效率；立足○，大智若愚，示弱实强，真人不露相；立足○，难得糊涂，示弱不弱，聪明逊一筹；立足○，视而不见，熟视无睹，乃有真修炼；立足○，谐调人生，人生谐调，生命真意义；立足○，明白道理，灵活运用，得道成仙人；立足○，处于基点，储备后劲；立足○，静中观动，动中观静，脱俗得趣味；立足○，无中看有，有中看无，韵谐真情趣；立足○，极大至无，极小至无，境界高深远；立足○，始处有终，终处有始，返观大自然；立足○，玄中奥深，默中幽趣，世事多奥妙；立足○，乡野低下，道法自然，自然是大道。

○的转归是○生Ⅰ，无生有。

6

第二节　〇的立义

〇的立义是无、空、隐、失。

无是本无、没有、无极、归无。

空是空无、有空。

隐是无示而隐、不示而隐、示无而隐。

失是失去、消失、灭失。

一、无

（一）本无

〇是本无。原本无，绝对无，从来未有过，也就是真无。

本无，无内无外，无范围，无内容；无味、无声、无形，无生息，不存在。无而无表示。

（二）没有

〇是没有，本来可以有，却没有。

（三）无极

〇是无极。无极是无边界。

无极是无空，连空的轮廓也没有。

无始无终，无边无缘无际。

无极是极，极小无内，极大无外。

无极是无限，无限大、无限小。

（四）归无

归无是回归无，原来有而消亡，回归于无。

二、空

〇是空，空是空无，空是有空间而未容纳。

（一）空无

1. 空而无示　空无，空而无，无表示。

2. 表示为空　空无，空而无，表示为空。

（二）有空

1. 表示有空　空而有表示，表示有空。空，内无容，外有界。有界限无内容，在界限内没有容纳之物。

2. 有而空着　有空无物。有而一直空着，有的可以容纳，有的不可容纳，有的未知可不可容纳。有空没有利用而空着。有空间空着没使用，有时间闲着没利用。

3. 可容未容　有空，有可容纳之空；可容未容，可以容纳而未容纳，有却没有放置而空。有可以容纳，或曾经容纳过的空间或器具，而没有容纳任何东西。

三、隐

〇是隐，隐是有而不示。

隐的表现形式有：隐匿、隐藏、隐蔽、隐瞒、隐没、隐秘、隐含。隐是可控之〇。

1. 无示而隐　无示而隐是有而没有显示、没有表示。

2. 不示而隐　不示而隐是有而不愿显示。

3. 示无而隐　示无而隐是有而刻意隐瞒。

四、失

〇是失，失是有而丢失。失的表现形式有：失去、消失、灭失。失而无灭，还可能存在于世，只是没有拥有而已，失是不可控之〇；失而亡灭，已不存在于世，归于〇。

（一）失去

〇是失去，有而失去，回归于〇。失，可能存在而失控；可能不存在而灭失。

失是脱离控制，有而脱离控制。失去，可能存在而无拥有，也可能灭失而不自知。是无有和隐有的特殊状态。

主动失去是主动放弃而失去。被动失去是被动的、迫不得已丢弃。暂时失去，有可能再回归。永久失去，不可再回。

（二）消失

〇是消失，有而消，消而失，Ⅰ转化为〇。

消失是消除、消融、消逝。从视野里消失，从人群中消失，从团队中消失，从名册中消掉，从掌控中失去。

消失，无可知，可能找回，可能找不回。

消失，不可显现，可能存在而无法拥有，不可支配控制。

消失，也可能灭失而不自知。是无有和隐有的特殊状态。

消失，有可能再恢复，也可能不再恢复，或者永远消亡失去。

（三）灭失

灭，尽也，绝也。灭失是灭亡之失。原有而灭归〇，有而消亡。

灭失是原来有的毁灭、消灭、亡灭而失去。灭失后，已不存在于世。灭而归无，失而不可复得。

1. 毁灭　有而毁，毁而灭，有而毁灭，毁坏而灭，形态毁灭，形存神亡，名存实亡。毁灭失去，回归于无。

2. 消灭　有而消，消而灭，有而消灭，灭而消失，名实皆亡，形神皆消，从自然界消灭，回归于无。

3. 亡灭　有而亡，亡而灭。有而亡失、亡灭、灭亡。永久亡失而不可再生，回归于无。亡后归〇。如生命亡灭。

五、非"〇"

（一）无而无法示

无而无法示，既不是无，也不是隐，更不是失、亡。

（二）该〇不〇

该无而有，该空而容，该隐而显，该失而存，该亡而生。

（三）不该〇而〇

不该无而无，不该空而空，不该隐而隐，不该失而失，不该亡而亡。

（四）不该归〇而归〇

不该归无而归无，不该归空而归空，不该归隐而归隐，不该归亡而归亡。

（五）假〇·伪〇

假的伪的，不是真的，似〇而非〇。

第三节　〇的哲义

〇的哲义是静、闲、旷、止、潜、淡、纯、清、平、始、终、基、顶、玄、虚、松、灭、默、否。

一、静

静是〇。静是寂静，世境寂静无音。

静是安静、宁静、静谧、安然。

静是恬静，恬、淡、安、定。恬淡、恬安、恬谧，恬寂、恬旷、恬夷、恬适、恬然、坦然。

静是无音、无声、无息、无波浪，安安静静。

平静：无起伏、无波折。

静则安，静以养气。

二、闲

闲是〇，可用之〇。闲可以显现，也可以无显现。

闲是空闲、闲置、闲着、闲了。

（一）空闲

闲，有而未用。空闲，有空而闲。

闲也是忙前的准备状态。

（二）闲置

闲置是添置而无用。可以动用而未动用、该动而未动。有内容无使用。可以使用的物而没有使用。或因为不合适而闲置不用，或因为不愿用而闲置不用。闲置是相对于用而言的。

（三）闲着

闲着是可用而未利用，无用之空闲。

闲着是相对于占用的时间而言的。

闲着是有时间无所事、没干事。

闲着是有可以支配的时间而没支配。

闲而有知，知道闲着。闲是〇，知是Ⅰ。

（四）闲了

闲是相对的，对于无，闲是有；对于忙，闲是无。

闲了是相对于忙而言。

闲了是动而闲。可以做的动作没做。

闲了是忙之后而闲下来，停忙而闲。

三、旷

旷是〇。空旷的宇宙，无尽时空，有限无垠。

宇宙时空是有限的无限。宇宙时空是有限的，这个限是无限的。

空旷广阔的自然环境无边无际。

四、止

止是〇。止是停止、中止、止步、终止。止可以是回归的转折点。

止是事止。安然无事，平安无事。老子"不尚贤使民不争"是止事之策。

止是〇，居于终〇之位。

无为是止为。无为是无所为，可为而无为，不可为而无为，无法为而无为，不能为而无为。

五、潜

潜是〇。潜是潜在、隐含、避讳、秘密。

潜藏是隐藏在显露的外表之下，蕴藏在隐蔽处。

潜藏是含蓄、避讳、秘密的 I 种做法。潜藏不露归〇。

潜是潜在的、隐含的规律。潜规律是指事物深层次隐藏着的规律；是事物本身已经存在的，但是处在事物的深层次上；是人们可以感知的，但还不完全感知到的规律；是人们关注的，但又容易忽视的规律；是可以观察的，但难以观察的规律，从而需要深入观察分析才可以展现的规律。把握潜规律，可以更深入地把握事物构成和发展变化的规律。

（一）容

容是〇。容是包容、容纳、容忍。包容万物，容纳百川，容纳所有。包容是心胸宽阔能包容；容纳是有空可容纳；容忍是忍耐、忍让。

（二）蓄

蓄是〇。蓄是含蓄、蓄藏、储藏。

（三）涵

涵是〇。涵是包涵、蕴涵、涵蓄、涵容。包涵是宽容、原谅。蕴是包含、蕴蓄、蕴藏、蕴含。

省略也是一种涵。省略，指免去，除去。如为了表达的简洁，省去话中可以省去的字句，有不说可明白时的省笔，有扼要概括的略写，有蒙上省略、探下省略和语急省略。

六、淡

淡是〇。淡是淡泊、淡然、轻松、清闲。淡是稀、薄、浅。淡是清心寡欲、无欲无求。淡是可有可无，可得可不得。恬淡是淡泊名利，清静无为。平安、安闲、安逸；镇定、淡定。

七、纯

纯是〇。纯是纯粹、纯净、清纯。纯是无杂质。

八、清

清是〇。清是安静、不烦；清闲、清静、清淡、清幽、清谧（宁静）。清是单纯不杂。清是一点不留，净尽；清除、肃清、清剿、清洗。清是公正、廉洁。清是洁净、纯洁；清洁、清爽、冰清玉洁。清是太平，不乱；清平、清泰、清和。

九、平

平是〇。平是水平线、水平面。平，既不高出，也不凹隐。平是正负数之间的〇，平以下是负数，平以上是正数。

十、始

始是〇。始是启动之初，在开始、起始、起点、起跑线的界限上。

十一、终

终是〇。终是终结之后，在结束、终点、冲刺线、完了的边界上。

十二、基

基是〇。基是根基、基础、基点、基线。

十三、顶

顶是〇。顶是顶端、尽头。

十四、玄

玄是〇。玄是玄奥，玄具有神秘色彩，奥是含义深远，玄奥是玄秘深奥。人玄奥，自然界玄奥。人对人的认识，人对自然的认识永无止境。故玄为〇。

十五、虚

〇是虚。虚是似有似无。虚，玄虚，虚而无实，不真实的，似有似无的。虚是难以显现。虚是〇。虚无、虚有、虚拟、空虚、务虚、无踪、不实、梦想。

（一）虚无

〇是虚无。虚无，虽有如无。太大，无边无际；太多，无穷无尽。有而表示无。虚而本无，虚本无，无有之虚。虚而无踪，虚无踪迹，虚极其渺小、虚极其庞大、虚极其玄奥。虚而未萌，虚未萌，可以萌生而尚未萌生之虚无状态。虚无，淡化清空。

（二）虚有

〇是虚有。虚有，有而虚着，虚而不实，无用。似有却如无，不实用。虚，示而无实。虚有，有内容不实用。有而虚，表示有，却为虚。虚是太渺小而虚，微乎其微，有如无，无法用。虚是太庞大而虚，无边无际，有如无，无法用。不符合实际而虚，有内容却不符合实际而不可用。类似无是有而没有起到作用，如同摆设，类似于无。有前之萌，有前之萌芽状态。是〇可以形成Ⅰ，而尚未形成Ⅰ之前。虚构是无而表示有。虚伪的、虚假的、虚妄的、虚幻的。

（三）虚拟

〇是虚拟。虚拟是假设、拟定。似有实无、似无将有。虚拟无是现在有，假设、设想无的情况。居安思危。常将有日思无日，莫待无时思有时。虚拟有是现在无，假设、设想有的情况。理想、设想、规划、计划。预则立，有备无患。假设的情况是〇，假设的对象是Ⅰ。

（四）空虚

〇是空虚。空虚，有形式无内容。应有未有，有而不及，有而不实，说无已有，说有尚无。空虚的精神意识。

（五）务虚

务虚是务实的先决条件，只有很好地务虚，才能更好地落实。

（六）无踪

无踪是虚而无有踪迹，或从事没有迹象，或有而失踪。

（七）不实

不实是虚，虚无或者虚有，没有实实在在的事物。

（八）梦想

梦想是美好的，如梦幻般的想象。理想是理性的，合理的想象。先有梦想才有理想，有了理想，就有了为之奋斗的动力。设想、筹划、规划、计划都是为实现理想在实施前的务虚性行为。梦想、理想、设想、筹划、规划、计划都属于务虚。梦想和理想是务虚的虚；设想、筹划、规划、计划是务实前的务虚。

十六、松

松是放开，松手、松心、松身。身心放松。松是缓解紧张的最好办法。净心、清心、放松心情、身体松弛，身心放松的过程就是归〇的过程。

十七、灭

灭是熄灭、消失、丧失、淹没。

十八、默

默是不说话，不出声。默认、默写、默许、默诵、默读、默契、沉默、默默无闻。

十九、否

否是〇。否认了现实的事物，没有认可。

（一）否是不认可

否是不认可。否是否认，否定、不认可。有也不认可，无用。否是没有，无可认可。

（二）否是示无

否是示无。示无是表示没有，可能有却表示没有，可能没有而表示没有。否而示无，是有却表示没有。

有而表示无，有而表示没有。真有，假没有。隐瞒、隐蔽了有。

（三）否是收回表示

否是收回表示。已经表示，而又否认、收回，不再表示。否是收敛、回避，不表示。否是归藏、归隐、屏蔽。否是可控之〇。如大智若愚、难得糊涂、韬光养晦，这是避免嫉妒、冲突、摩擦的策略和手段。

（四）否是掩盖

否是掩盖。有而示无，掩盖了事实真象。

（五）否是作假

否是作假。有而不显露，显露的是假象。有而示无，造成一种假象。

（六）否是舍弃

否是舍弃。舍弃是放弃、抛弃、割舍。舍弃是弃之不用，如小数点后的四舍五入。

（七）否是回归

否是回归。回归〇是原有，但现在回归为〇。

否定之后回归到类似原来的状态，实际上已经有了提升。

第四节　识○

识○，识○之没有、有没，无示、示无、不示，无际、际无，真无、假无，本无、标无，原无、变无，绝对无、相对无，实无、不实，虚无、虚有、无踪，空虚、玄虚、玄奥，虚拟、务虚、梦想，前无、有匿、后灭，空无、空有、有空、无空，空旷、空寂、空间、空空、空出、空白、空闲、空洞、空虚、谦虚，无时空、无尽时空、自然，未萌、收敛，隐有、隐无、隐未显、隐难显、隐显无，隐瞒、隐藏、隐蔽、隐匿，隐含、隐秘、隐幽、隐忍、隐让、隐着、隐退，掩盖、作假，潜藏、潜规律，包容、涵蓄，知失、不知失，主动失去、被动失去，暂时失去、永久失去，失而可得、失而不可得，全部亡、部分亡，恬淡、平淡、纯净、平静，始终、终止，基础、顶端，否定、不认可，忽略、舍弃、收回，表示○、回归○。

一、没有·有没

（一）没有

没有是无。原本就没有、原有而灭失。○是没有，从来就没有。○是没有，纯粹无。没有，应有而没有，根本就没有，什么也没有，自始至终没有。既无范围，也无内容。没有轮廓，没有概念。○没有表示，无可表示。○没有表示，是无而没有表示，无而无可表示，无而无所表示，无而无法表示，无而不能表示。没有可以表示的，如不懂、不会、不能、不知道。○表示没有，真的没有，的确没有。不要求，不需要。

（二）有没

有没是有而隐没，隐匿、隐藏、隐蔽、隐形、隐瞒、隐伏、隐含。不显示、显示无。

二、无示·示无·不示

（一）无示

无示是没有显示。无而无显示、有而无显示。无示是未显示、未表示。可能有，可能无。无示

是没有表示。"没有表示"可以是无而没有表示，也可以是有而没有表示，只是没有表示出来而已。前者属无，后者属隐。

1. **无而无示**　无而无表示（○之○）。无而没有表示，无而无可表示，无而无所表示，无而无法表示，无而不能表示。没有可以表示的，如不懂、不会、不能、不知道。

2. **有而无示**　无示是有而无表示，隐藏。本来就有，没有表示出来。有而掩盖着，不知道。有而没有表示，有多种情况。

①有而没打算表示：有，也可以表示，但却没打算表示。②准备表示而未表示：有，准备表示，由于某些原因，尚未表示。③无法表示：是没有表示的方法。限于时机、条件、场所、人的不方便，而无法表示。如难言之隐无法表示；对陌生人无法表示。④无从表示：是不知从何表示。没有理出头绪，不知从何说起。如有话说不出来。⑤未能表示：是能表示却还没有表示。无论有无，没有能力表示、没有条件表示、没有能够表示、没有来得及表示。⑥默而无言：是沉默而无言语。⑦隐含而未显示：有而未显，由于某些主观或客观因素，无所显示、无可显示。有而隐匿，有而隐退、不露、含蓄，有三种状态：无而未显、应显未显、不应显未显。⑧隐而难显示：隐藏而难以显示。

（二）示无

示无是表示没有，可能有却表示没有，可能没有而表示没有。

1. **无而示无**　无而表示无（○之○）。○表示没有，的确没有，真的没有。不要求，不需要。

2. **有而示无**　示无是表示没有。有而表示无（Ⅰ之○）。有而表示没有。真有，假没有。掩盖，不表露。

3. **隐而显示**　无隐而显示无，是隐瞒、隐蔽着有，显示了无。有而无可知，有而无从知。如不理，无关不理、当理不理、不当理不理。有隐而示无。不可示、不愿示、不便示、不能示、不会示。

4.否定而示无　否定而示无,有却否定了表示无,不承认,不认可。

（三）不示

1.不愿表示　由于主观原因,不愿表示。如高深见解不愿表示、不值得理会而不愿表示。

2.不便表示　由于不是时机,不便表示。如时机不成熟不便表示、若愚而不便表示真智、显示糊涂而不便表示清楚。

3.不能表示　由于客观原因,不能表示。诸如秘密、忌讳、隐忍。

4.不需表示　限于条件,不需表示。虽有主见、有思考、有想法和看法而不需表示,如无为、不露、倾听。

5.不善表示　限于性格,不善表示。如自我封闭不善表示、沉默、抑郁。

6.秘而不宣　秘密而不宣传。

7.隐而不显示　不显示,有而不愿显示、不便显示、不能显示。

8.未露　未露,有而未显露。

三、无际·际无

无际是无边、无限、无尽,没有边际、不知道边际。

际无是有边际,没有显示。

四、真无·假无

真无是真没有,真正的无、空、隐、失。

假无是有而虚假有误的无、空、隐、失。

五、本无·标无

本无是从根本上就没有、本来就没有。本无、纯无、真无、绝对无,无极、无界。不存在,无内无外,无范围无内容。无始无终,无开始,无终结。自始至终没有。未生,无而无可生,可生而未生。无人、无事、无时间、无空间、无物、无象、无形、无味、无声。

标无是表面没有、枝节上没有。根本上有,但没有送到、没有达到、没有得到。

六、原无·变无

原无是原来就没有。

变无是原来有,变化之后没有了。

七、绝对无·相对无

绝对无是本真的、原本的无。

相对无是相对于有而无,可以是少而忽略不计。

八、实无·不实

实无是实际没有,确实没有。

不实是虚,虚无或者虚有,没有实实在在的事物。

九、虚无·虚有·无踪

虚无是虚而似无,实际尚有。○是虚无。虽有如无。太大,无边无际;太多,无穷无尽。有而表示无。

虚而本无,虚本无,无有之虚。虚而无踪,虚无踪迹,虚极其渺小、虚极其庞大、虚极其玄奥。虚而未萌,虚未萌,可以萌生而尚未萌生之虚无状态。虚无,淡化清空。

虚有是虚而似有,实际却无。○是虚有。有而虚着,虚而不实,无用。似有却如无,不实用。虚,示而无实。虚有,有内容不实用。有而虚,表示有,却为虚。虚是太渺小而虚,微乎其微,有如无,无法用。虚是太庞大而虚,无边无际,有如无,无法用。不符合实际而虚,有内容却不符合实际而不可用。类似无是有而没有起到作用,如同摆设,类似于无。有前之萌,有前之萌芽状态。是○可以形成Ⅰ,而尚未形成Ⅰ之前。虚构,虚构是无而表示有。虚伪的、虚假的、虚妄的、虚幻的。

无踪是虚而无有踪迹。

十、空虚·玄虚·玄奥

○是空虚,有形式无内容。虚空无实,空洞。应有未有,有而不及,有而不实,说无已有,说有尚无。空虚的精神意识。

玄虚,虚而无实,不真实的,似有似无的,难以显现。

玄奥,玄具有神秘色彩,奥是含义深远,玄奥是玄秘深奥。人玄奥,自然界玄奥。人对人的认识，人对自然界的认识永无止境。故玄为○。

十一、虚拟·务虚·梦想

○是虚拟。虚拟是假设、拟定。似有实无、似无将有。虚拟无是现在有，假设、设想无的情况。居安思危。常将有日思无日，莫待无时思有时。虚拟有是现在无，假设、设想有的情况。理想、设想、规划、计划。预则立，有备无患。假设的情况是○，假设的对象是Ⅰ。

务虚是务实的先决条件，只有很好地务虚，才能更好地落实。

梦想是美好的，如梦幻般的想象。理想是理性的、合理的想象。先有梦想才有理想，有了理想，就有了为之奋斗的动力。设想、筹划、规划、计划都是为实现理想在实施前的务虚性行为。梦想、理想、设想、筹划、规划、计划都属于务虚。梦想和理想是务虚的虚；设想、筹划、规划、计划是务实前的务虚。

十二、前无·有匿·后灭

前无是有之前无生，有匿是拥有而隐匿，后灭是有之后灭失。

十三、空无·空有·有空·无空

空而无示。空无，空而无，无表示，表示为空。空无，空而无，表示为空。空而无界限无内容，空无是没有或者没有发现界限。

空有，有如无。说无已有，说有却无。无内容有形式。空有无物，有而无用。对于无，空是有，对于有，空是无。空是○，有是Ⅰ。

○是有空，空是有而空，空而有表示，表示有空。空而表示即是有。可容之○。有界限无内容，在界限内没有容纳之物。有而空着。有而一直空着，有的可以容纳，有的不可容纳，有的未知可不可容纳。有空没有利用而空着。有空间空着没使用，有时间闲着没利用。可容未容。有空，有可容纳之空；空是可以容纳而未容纳，有却没有放置而空。有可以容纳，或曾经容纳过的空间或器具，而没有容纳任何东西。空，内无容，外有界。有空无物，对于无，空是有；对于有，空

是无。○是空位，空是○之Ⅰ，可有未有。○之Ⅰ是○的显示，显示空。空是有○，有○即含Ⅰ，○之Ⅰ。可容之○。Ⅰ个○，有大○，有小○。大○，较大范围之○；小○，较小范围之○。空是有而空，空而已表示，表示为空无。广阔，空敞，空天。空悄，空寥。空杳，空幻，空玄。馨尽。如新房空闲着，没住人。

无空是没有空闲，没有空间，没有时间。无空与空无、空有、有空皆相反。

十四、空旷·空寂·空间

空旷的宇宙，无尽时空，有限无垠。宇宙时空是有限的无限。宇宙时空是有限的，这个限是无限的。空旷广阔的自然环境无边无际。○是广阔，空寂广阔，空荡荡的，视野开阔，无任何阻挡物。

○是空阔无垠，空旷广阔有限无垠。

○是环境边际无限。环境边际无限无际。世境空旷无际。空旷无物的自然环境，空旷无物的人造环境。

○是空间极大，空间极大致空旷。空旷的空间、空旷的环境。空旷是有空间而无纳物。当显示无的时候，即有了Ⅰ个空。

○是空寂，空寂是寂静无声息、空而广阔。空旷寂静无声息。间是实体之外，空间是宇宙中物质实体之外的部分。本可以居住人的空间没有人居住。本可以放置物品的空间没有放置物品。

十五、空空·空出

空空是空的空间，空空无物的自然环境，空空无物的人造环境。对于无，空是有；对于有，空是无。外有界限，内可容而无容。外有一定范围，可容而未容。有一定形式，可以有内容而尚无内容。条件是为内容服务的，创造了条件却没有内容。空是有限的，有限的空，空外有边际，空有范围。空无限是指空的限无限。空是有限的，这个限是无限的。无限的空，空边际无限，范围无限、无止境。

空出是把原有的挪出。腾空是使空出，只有腾空，才能再容纳、接受。

十六、空白·空闲

空白是有空而无内容。空白是空着的地方，空白也是没有填满的部分，空白还是尚未开发的项目和领域。空白有空无物，空白没有放置物。空白可显未显，可以显示颜色而没有显示。空白显而清除，曾经显示的，已经被清除。空白有基底而没有范围。空白是纯色，纯一种颜色，没有别的颜色，如无色、白色、红色等上边没有写文画图。空白是清澈透亮，清澈明亮的空气、水等。空白是纯洁，空白是天真无邪。如纯洁少女，天真无邪的儿童。

空闲，有空而闲，闲置、闲着、闲了。闲是无可显现。可用之〇。闲置是添置而无用。有内容无使用，该动而未动。可以使用的物而没有使用。闲置是相对于用而言的。闲着是可用而未利用。空着，闲着。空闲是相对于占用的时间而言。闲着是有时间无所事。闲着是有可以支配的时间，没支配。闲了是相对于忙而言。闲了是动而闲。可以做的动作没做。闲了是忙之后而空闲下来。

十七、空洞·空虚·谦虚

空洞是有内容而不实，没有抓住核心，不能说明问题。

空虚是似有似无。虚，玄虚，不真实的，似有似无的。虚是难以显现。虚本无，无有之虚。虚无踪，虚无踪迹、虚极其渺小、虚极其庞大、虚极其玄奥。虚未萌，可以萌生而尚未萌生之虚无状态。虚空是虚而不实的空间。虚空，有形式无内容。虚空无实，空洞。应有未有，有而不及，有而不实，说无已有，说有尚无。空虚的精神意识。虚有，有内容不实用。有而虚，表示有，却为虚。太渺小而虚，微乎其微，有如无，无法用。太庞大而虚，无边无际，有如无，无法用。不符合实际而虚，有内容却不符合实际而不可用。类似虚无，是有而没有起到作用，如同摆设，类似于无。有前之萌，是有前之萌芽状态。是〇可以形成Ⅰ，而尚未形成Ⅰ之前。虚构是无而表示有。虚伪的、虚假的、虚妄的、虚幻的。虚拟，假设、拟定。似有实无、似无将有。虚拟无是现在有，假设、设想无的情况。居安思危。常将有日思无日，莫待无时思有时。虚拟有是现在无，假设、设想有的情况。理想、设想、规划、计划。预则立，有备无患。虚设是空安置、空撰、空谈、空许。

谦虚，实而化为虚，依实虚构，有实才称得起谦虚。谦虚是本来有，为了接纳吸收而隐藏之，佯装无。

谦虚则包容，无论有无、正误，皆能接纳吸收，以作己用。虚心、不自满，不自高自大。谦和、谦卑、谦厚、谦逊、谦恭。

十八、无时空·无尽时空·自然

无时空是现在的宇宙时空之外，没有时间，没有空间。

无尽时空，宇宙时空是有限的无限。宇宙时空是有限的，而这个限是无限的。时间是有限的，时间的限是无限的；空间是有限的，空间的限是无限的。因此，时间无尽、空间无尽。

自然是天然的、自然而然的、神秘的。自然是〇之世，大道自然，大道近乎〇。

十九、未萌·收敛

未萌，有而未萌。含有而未萌发。可生而尚未生出。含有生息，蕴含着生命尚未表达。如种子含有植物，但未萌芽之前，只能是种子，还不是植物。种子可发芽而未发芽。含是〇，生息是Ⅲ。又如有想法、有念头，但还没有说出来，或者说出来了，但还没有付诸实践。

收敛是减轻放纵的程度，会聚于Ⅰ点，减弱或消失。收敛也是Ⅰ种掩饰。收敛内含归〇。

二十、隐有·隐无

隐有，隐而存在，不显示。隐含、隐藏。或可知，或未可知。

隐无，隐而没有，不存在。

二十一、隐未显·隐难显·隐显无

隐未显，是不需显现。隐，隐瞒真象，无而隐、有而隐、失而隐。隐或是可控之〇，或是不可控之〇。隐而未显是隐含、暗含而无显示，有三种状态：无而未显、应显未显、不应显未显。

隐而未显露，已有而未显露。有名不显，有名称而没有显示具体内容。如"一根棍的中间"。中间没有具体的长度。所以是有名不显的含〇。隐是待显，隐而未显，是等待显示的状态。

隐而难显是隐藏而难以显示。

隐而显示无是隐蔽着显示无。如不理，无关不理、当理不理、不当理不理。

二十二、隐瞒·隐藏·隐蔽·隐匿

隐瞒是掩盖真相不让人知道。多指一些暗地里的勾当。无而没有显示无，隐瞒无。本有而无表示、不显示，故意隐瞒。已经失去仍然隐瞒。

隐藏是掩盖、掩饰、不直露。躲避、躲藏。隐藏不出世。

隐蔽是遮盖、遮掩、掩饰、屏蔽。隐蔽是借助别的东西遮盖掩藏。隐蔽是深藏不露。隐蔽是有而虚无，遮掩不外露，避开锋芒。

隐匿是躲起来。有而隐匿，隐而未知。失踪，失去踪迹，说无仍有，说有已无。

二十三、隐含·隐秘·隐幽

隐含是包藏、蕴涵，隐约含有、暗中包含，含义不显，含有意义而没有显示具体内容。有而隐含不显是里面存有、包含、含蓄、默认。〇是含在其中，无从表示。看上去什么也没有，却常常包含着没有之外的有在里边。含义不显的含〇。如"一根棍分两部分"。两部分是怎么分开的？如果是等份分开的，中线在哪里？如果是不等份分开的，分界线又在哪里？没有，也没有说。

隐秘是隐私、秘密。隐私、秘密是不外露的。有而隐无，不示人。

隐幽是幽静偏僻，深奥隐晦。

二十四、隐忍·隐让·隐着·隐退

隐忍是将事情藏在内心，强力克制忍耐，不作表示。隐忍是忍耐着不动声色。隐忍是有观点，忍而不发。隐忍不理，不去理会。"不聋不瞎不配当家""不理是最大的蔑视"是隐忍的体现。

隐让是隐忍避让、迁就。应该做的，由于受到干扰或需要迁就而未做。

隐着是有而未露、隐而有知，隐是〇，有知是Ⅲ。隐着的是〇，知道有隐即是Ⅲ。知隐而无，无表示是〇，知隐是Ⅲ。

隐退是隐没，逐渐消失。隐退是已显示有，而隐藏退却。比如退出政治生活，隐居起来。

二十五、掩盖·作假

否是掩盖。有而示无，掩盖了事实真象。

否是作假。有而不显露，显露的是假象。有而示无，造成一种假象。

二十六、潜藏·潜规律

潜是〇。潜是潜在、潜藏、隐含、不露、含蓄、隐藏、避讳、秘密。潜藏是隐藏在显露的外表之下，蕴藏在隐蔽处。潜藏是含蓄、避讳、秘密的一种做法。潜藏不露归〇。

潜是潜在的、隐含的规律。潜规律是指事物深层次隐藏着的规律；是事物本身已经存在的，但是处在事物的深层次上的规律；是人们可以感知的，但还没有完全感知到的规律；是人们关注的，但又容易忽视的规律；是可以观察的，但难以观察规律，从而需要深入观察分析才可以知道的规律。把握潜规律，可以更深入地把握事物构成和发展变化的规律。

二十七、包容·涵蓄

包容是能容纳、可容忍。包容万物，容纳百川，容纳所有。包容是心胸宽阔能包容；容纳是有空可容纳；容忍是忍耐、忍让。

涵蓄，涵是包涵、蕴涵、涵容。包涵是宽容、原谅。蕴是包含、蕴蓄、蕴藏、蕴含。蓄是含蓄、蓄藏、储藏。省略也是一种涵。省略，指免去、除去。如为了表达的简洁，省去话中可以省去的字句，有不说可明白时的省笔，有扼要概括的略写，有蒙上省略、探下省略和语急省略。

二十八、知失·不知失

有而失去。不可控之〇。〇失，已生而失，有而遗去，有而失去、丢失、消失。有之后、结束后、死后，回归于〇。失，可能存在而失控；可能不存在而灭失。

二十九、主动失去·被动失去

主动失去是主动放弃而失去。

被动失去是被动的、迫不得已丢弃。

三十、暂时失去·永久失去

暂时失去，有可能再回。

永久失去，不可再回。

三十一、失而可得·失而不可得

丢失是失去控制，失而可得，丢失可以重新获得。

失是〇，可能得是Ⅱ，可能得，可能不得。

三十二、全部亡·部分亡

〇是亡，亡是原有的形态，从自然界消亡、灭亡。

全部亡是所有的都灭失。

部分亡是其中一部分灭失。

三十三、恬淡·平淡·纯净·平静

〇是恬淡。恬是安静、安然、坦然、恬静、恬适、恬然、恬谧、恬淡。淡是淡泊、淡然，轻松、清闲。淡是稀、薄、浅。淡是清心寡欲、无欲无求。淡是可有可无，可得可不得。恬淡是淡泊名利，清静无为。恬安是安静、安然。平安、安闲、安逸、镇定、淡定。

平是〇。平是水平线、水平面。平，既不高出，也不凹隐。平是正负数之间的〇，平以下是负数，平以上是正数。淡是〇。淡是淡泊、淡然、轻松、清闲。淡是稀、薄、浅。淡是清心寡欲、无欲无求。淡是可有可无，可得可不得。

纯是〇。纯是纯粹、纯净、清纯。纯是无杂质。

静是〇。静是寂静，世境寂静无音。静是安静、宁静、静谧、安然。静是恬静，恬、淡、安、定。恬淡、恬安、恬憺、恬谧、恬寂、恬旷、恬夷、恬适、恬然、坦然。恬安是安静、安然。静是无音、无声、无息、无波浪，安安静静。平静即无起伏、无波折。静则安，静以养气。

三十四、始终·终止

始终，始于〇，终于〇。始是〇。始是启动之初，在开始、起始、起点、起跑线的界限上。终是〇。终是终结之后，在结束、终点、冲刺线、完了的边界上。

终止，终是终结，止是停止、中止、止步。止可以是回归的转折点。止是事止。安然无事，平安无事。老子"不尚贤使民不争"是止事之策。止是〇，居于终〇之位。无为是止为。无为是无所为，可为而无为，不可为而无为，无法为而无为，不能为而无为。

三十五、基础·顶端

基础是〇，顶端是〇。基是〇。基是根基、基础、基点、基线。

顶是〇。顶是顶端、尽头。

三十六、否定·不认可

否认了现实的事物，没有认可。否是不认可。否是否认、否定、不认可。有也不认可，无用。否是没有，无可认可。

三十七、忽略·舍弃·收回

忽略是忽视、省略。有的事必须忽略，有的事可以忽略，有的事是没打算忽略，却由于大意而疏忽了。

忽略容易，无视即可；忽略不易，忘却很难。能够忽略不该关注的地方，是能力的体现。忽略有将繁化简的意味。忽略有舍弃放下的因素。能随时随地拿得起放得下的人，才是谐调人生所追求的意韵。

否是舍弃。舍弃是放弃、抛弃、割舍。舍弃是弃之不用，如小数点后的四舍五入。

否是收回表示。已经表示，而又否认、收回，不再表示。否是收敛、回避，不表示。否是归藏、归隐、屏蔽。否是可控之〇。如大智若愚、难得糊涂、韬光养晦。这是避免嫉妒、冲突、磨擦的策略和手段。

三十八、表示〇·回归〇

〇的表示，显示无，隐含，有而失，有而终结、有而消亡。视为〇，无论有无，无显示，即可视之为〇。〇是无示，纯〇是无而无示，隐〇是有而无示，潜○是界而无示，玄○是极深奥而无示。○是示无，有○是空而示无。虚○是虚而无实，实○是失而无见。闲○是闲置无用，由忙而闲。归○是灭而无有。○表现为"无限、包容"。○是自然而然，无为即为。○以气和为谐，以涵养为韵。○为随和之人，无事之事，无际之世。谐调人生当要识○，立足○。

回归○，是失、灭、化无、替无、归无。失，有而失去、丢失、消失。灭，尽也，绝也。已经生而再灭，有而亡后之无。灭无，灭失，消灭而失。本来有，毁灭、灭失、亡失，回归于无。化无，原有而灭亡，化为无。已经生而再灭，有而亡后之无。消逝于世，变为无。替无，有而亡灭，更替为○，有而突然灭亡，○替代了有。归无，灭归无，灭是回归无。有后而消灭、毁灭、熄灭、灭失、灭亡、灭亡之失。已生而再灭。回归之○。○位于有之前后，即出现之前、消灭之后。○位于始前终后，即起始之前，终结之后。在始前萌芽状态表示为○，在终了结束状态表示为○。否是回归。回归○是原有，回归为○。否定之后回归到类似原来的状态，实际上已经有了提升。

第五节 立足○

一、立足人事世之○

为人立足人之○。立足人之○，从无知始，至圆满终，过程常用○。谋事立足事之○。立足事之○，从无事始，至无事终，过程多悟○。处世立足世之○。立足世之○，从自然始，至自然终，过程通达○。

二、立足○之观念

（一）观念○

○是生命之来源和归宿。○是养生之基础和境界。○是人生之糊涂和彻悟。○是为人之出发点和超脱处。○是处世之简单化和大智慧。○是生活之最朴实和真情趣。

（二）○没有·○没有表示·○表示没有

1. ○没有　从来没有，不存在表示不表示。有而失去，可表示可不表示。

2. ○没有表示　无而没有表示，没有，无所表示。有而没有表示，有而由于主观原因不愿表示；有而由于客观原因不能表示；时机不到不便表示。

3. ○表示没有　表示为○是表示没有。表示没有未必没有，表示有未必有。表示出来的就是有，有的内容是○。○表示没有，一是对"没有的"表示；二是对"有"的隐藏、掩盖。无而表示没有，真没有。无可表示。无而示无，真无。有而表示没有，假没有。隐藏了有而表示。有而示无，假无。

（三）○是有·○是无·○是魔数

1. ○是有　不论是无形之○、有形之○，还是○的引申，○已经表现，已经存在，就是"有"，有○也是有，开始有了，就具有Ⅰ的特征，所以，○是Ⅰ的特殊表现形式，Ⅰ个○。显○、始○、终○、界○、极○、○少、○多、○浅显、○深奥、○填充等，这些表示为○也是有。有而未显示是混沌状态：未萌芽、未出笼、秘密、隐蔽、蕴涵。如蒸包子、蒸红薯，未等熟透即开锅，就会夹生，再也蒸不熟了。虽有却不清亮，糊糊涂涂的。

2. ○是无　隐含的○是无。有中无，是有趋向于收敛。有而极小至于无，有而极玄至于无，有而极静至于无。

3. ○是魔数　○是数的特殊表示。○作为数的填充可以代表无数的数。○是魔数，在数字中○不能算作严格意义上的数，因为它并没有表示任何数，但是，它又是一个特殊的数字，无论是二进制，还是十进制，整数尾部加○就是极数的转折点。在十进制的整数里，尾数加○，表示原数的十倍整数，事实上"○"作为数字符号代表了9或9的倍数，例如在10里0代表9（1+9=10）、在20里0代表18（2+18=20）、在120里0代表108（12+108=120），只是通常不这样描述而已。

（四）○未萌·○失·○灭

1. ○未萌　○是未萌，已经蕴含，但尚未出现。无将生有。

2. ○失　○是失，有而丢失、消失、灭失。

3.○灭　○是灭，有而消、毁、灭，有而亡后之无。

（五）无○·有○·空○

1.无○　有前之无○，没有任何显示，无○的显示。

2.有○　有显示，显示的是○。有而隐，显示○。

3.空○　○无、○灭、○失。○佛，人弗，消业，四大皆空。

（六）显示○·隐含○·容忍○

1.显示○　○无，是表示了的无。○空，○显示空闲、空虚。○失，○有而失去。无、空、失，都明确地显示了○，所以都是显○。

2.隐含○　○隐而没有表示。○含而不显示。○界是没有界、界无限极。○极是近于无限小和无限大。

隐、含、界、极，都没有表示出来，所以都是隐含○。

3.容忍○　○德，宽厚包容。○容，包容、宽容。○忍，忍受、忍耐、容忍。○默，沉默，沉默是金；默认，不表态就是认可；不理，默不作声；只做不说，默默无闻。○装，有装作无，若无其事，大智若愚。

（七）真○·假○

1.真○　○无、○灭是真○。

2.假○　○隐、○失是假○。

（八）有形之○·无形之○

1.有形之○　形是范围、边界；○是空白，空是没有装盛。在一定范围内，在可以"有"的地方空白着而没有。所谓"空白"，可以是空，可以是失，可以是界，可以是极。灭，显示了○之形。

2.无形之○　○是无，纯粹的无，○是无边无际的、绝对的没有。无须表示，没有表示的，就是无形之○，什么也没有。无论是"无"，还是"隐、含、虚、闲"都是无形。

（九）有限之○·无限之○

1.有限之○　是在一定界限范围内的无，范围是有界限的，这个界限可以是无限的。宇宙是有限的空间，而这个限是无限的。有限之○的限

是无限的。空、失、隐、含都是有限之○。

2.无限之○　是无限的。无无限，界无限，极无限，虚无限。○其大无垠，其小无内。无限在一定条件下可以变为有限。大象无形、大音希声，就是○的无限性。

（十）始于○·基础○

1.始于○　○是即将开始，尚未开始。

2.基础○　基是根基，础是基石，基础是根本。○是基点——基础点、基本点。○是基线——基础线、基本线、水平线。

（十一）预备○·准备○

预备和准备是思维的前瞻性。

1.预备○　○是预备阶段。预备时间相对较短。预备是即将开始的时刻。预备是箭在弦上，一触即发。

预备是为即将到来的时机做准备。人最容易犯的错误是：当时机已过，需要撤消预备的时候，不愿撤消，不忍放弃充分的准备和预备。因此，急于展现不合时宜的预备，便会弄巧成拙，舍利求弊，使大好形势急转直下，使即将到来的成功毁于一旦。此时，容易出现"当局者迷，旁观者清"的局面。

2.准备○　○是准备阶段。准备时间可长可短。准备是重要的，也是困难的。准备，是成功的先决条件。充分的准备是成功的一半。从某种意义上说，成功与否，取决于准备与否，准备的充分与否。不打无准备之仗。胜利的信心来自于有备而来。机会永远为有准备的人准备着。

准备包括心理准备、思想准备、精神准备、行动准备和物质准备。

（1）心理准备：心理准备要同心，心理认可。就是做之前先心理认可，心理能承受，再行事。例如，吃没吃过的东西，先心理认可，想吃了，再吃。否则，吃了也会吐。

（2）思想准备：思想准备要同情同理，情理认可。为自己接受找到充分的理由。先思想接受，想接受，再接受；不想接受，可以放弃。

（3）精神准备：精神准备要同一，把精神精力集中到同一件事上，心无旁骛。突然惊吓，就是因为没有做到同一，没有做好精神准备。

（4）行动准备：行动准备要同求，同一要求做同一件事，求同一效果。不可南辕北辙。不能驴拉牛不拉的。

（5）物质准备：物质准备要同需，根据需要做相应的准备。

（十二）终于〇·圆满〇

终于〇，圆满〇，〇是团聚、团圆、圆满。团是圆形，《说文解字》：团，圆也。团是结成球形，团是把东西揉成球形，团是会合在一起。聚是上一次的终，聚是下一次的始，有聚就有散。圆是像〇一样的圆，没有棱角、没有缺陷，达到了理想状态。满是像〇一样，不浅、不缺、饱满、充沛、充足。圆满，无棱角无缺陷才叫圆，不浅充足才叫满。圆满，表示善始善终、符合愿望、达到理想境界。人生最大的圆满是淡然而来之生，坦然而归之逝。圆满是一种期盼。要善于从过程处看到圆满。

（十三）盲点〇·无意义〇·悖论〇

1. 盲点〇　盲点〇，如灯下黑、围棋的〇角、视网膜的盲点。自己看不到自己的部位也是盲点，如脸、耳、后背。

2. 无意义〇　无意义的〇。〇作除数、〇作分母无意义，因为任何数除以〇，都得不到商，或者说，〇乘以任何数，积都是〇，所以无意义。

3. 悖论〇　悖论是没有答案的逻辑问题，有看似真实的荒谬，也有看似荒谬的真实。看似二，实为〇，因为答案是〇，而不是Ⅱ之Ⅰ。

（1）秃头悖论：一个人有了10万根头发，当然不能算秃头。不是秃头的人，掉了一根头发，仍然不是秃头。按照这个道理，让一个不是秃头的人一根一根地减少头发，就得出一条结论：没有一根头发的光头也不是秃头！

（2）理发师悖论：在某个城市中有一位理发师，他的广告词是这样写的："本人的理发技艺十分高超，誉满全城。我将为本城所有不给自己刮脸的人刮脸，我也只给这些人刮脸。我对各位表示热诚欢迎！"来找他刮脸的人络绎不绝，自然都是那些不给自己刮脸的人。可是，有一天，这位理发师从镜子里看见自己的胡子长了，他本能地抓起了剃刀，然后他犹豫着……你们看他能

不能给他自己刮脸呢？如果他不给自己刮脸，他就属于"不给自己刮脸的人"，他就要给自己刮脸，而如果他给自己刮脸呢？他又属于"给自己刮脸的人"，他就不该给自己刮脸。

（3）死活悖论：一个小岛上的国王颁布了一条奇怪的法律。每一个到达这个岛的人都必须回答一个问题："你到这里来做什么？"如果回答对了，就允许他在岛上游玩，如果答错了，就要把他绞死。一天，有一个胆大包天的人来了，他照例被问了这个问题，这个人回答："我到这里来是要被绞死的。"请问是该让他在岛上玩，还是把他绞死呢？如果应该让他在岛上游玩，那就与他说"要被绞死"的话不相符合，这就是说，他说"要被绞死"是错话。既然他说错了，就应该被处绞刑。但如果把他绞死呢？这时他说的"要被绞死"就与事实相符，从而就是对的，既然他答对了，就不该被绞死，而应该让他在岛上玩。小岛的国王发现，他的法律无法执行，因为不管怎么执行，都会使法律受到破坏。他不得不废止了这条法律。

（4）说谎悖论：当一个人说"我在说谎"时，他说的是不是谎话？如果他没有说谎，那么"我在说谎"就是一个谎；如果他是在说谎，那么他说的"我在说谎"就是实话；但是如果这是实话，他又在说谎，矛盾不可避免。同理，说"这句话是错的"也是悖论。

（5）"宇宙起源的大爆炸理论"悖论：如果说宇宙是由大爆炸而来，那么在大爆炸形成宇宙之前有没有"宇宙（时空）"？如果有"宇宙（时空）"，说明宇宙不是由大爆炸形成的，所谓的大爆炸只是宇宙的一个事件。如果没有"宇宙（时空）"，那么在大爆炸形成宇宙之前是什么状态？形成宇宙的大爆炸将向哪里扩展？显然，所谓大爆炸形成的宇宙，不包括大爆炸之前存在的"宇宙（时空）"。如此，大爆炸形成的宇宙，只是"宇宙（时空）"的一部分，而不是整个宇宙。无论如何，"宇宙大爆炸理论"都不能自圆其说，所以，"宇宙大爆炸理论"是个悖论。

（十四）无是无非

无是无非是没有是非，没有是非是〇。没有

正确的，也没有错误的。

（十五）无价之宝

无价是〇，无价也是天价。为无价之事物标价，由〇而生。无价不是价格为〇，而是无法用价格来衡量，多指贵重，不是用金钱所能买到的。当无价之事物一定要标价时，所标之价不是事物所值之价，而是持有人心理平衡之价或所需之价。例如，一件稀世珍宝，在一个乞丐手中，标价是够他一生吃喝不尽，而在一个富翁手中，标价则是他所有财富的总和。乞丐需要生存，急需钱时，卖宝之价是他维持生计所需之费用。富翁需要发达，急需资金时，卖宝之价是他足以能够救急之价。标价不合适时宁可不标。

一个拥有上亿资产的咨询师到一个他没有去过的新城市去讲学，途中感冒了嗓子难受，在机场一个企业老总认出了他，赶忙安排他到医院治疗。后来，这个老总也参加了咨询师的培训班，讲课中咨询师几次提到老总雪中送炭之事，感激之情溢于言表。后来的讲课中咨询师在讲到企业感情留人时，向助手要了 10 元钱，交给那位老总，说：这是 10 元钱，当员工最需要的时候你给他，他会感激你，当他不需要时你给他，他会嫌少。所以，要了解员工，就要在他最需要的时候给予帮助。这就叫感情留人。咨询师巧妙地不露声色地，把老总对他的帮助标价 10 元，让那位老总在接受咨询师举例时不知不觉接受了这 10 元钱。咨询师拥有上亿资产，那位老总少说也得有上千万资产吧，当把老总对咨询师需要帮助时的帮助标识 10 元钱，并付诸现实时。咨询师从感情上解脱了，老总对我的帮助我不仅赞扬了，还用金钱报答了呀！老总该作何感想？得意地想：我无意中赚到了 10 元钱加上赞扬？愤怒地想：我难道是为了你那 10 元钱？我就值 10 元钱？尴尬地想：举例子完全可以说说而已，给我 10 元钱，什么意思？是拿 10 元钱来感谢我吗？拿也不是，退也不是。不要为无价的事物标出不合适的价，与其标得不合适，宁可不标。

三、立足〇之心态

〇之心态：淡然、坦然、安然、恬淡、虚无、清闲、安逸、从容、大度、超脱。立足〇之心态，就是为人谋事处世，要适宜地处之淡然、坦然，心态安然，思想恬淡虚无，心境清闲，处世安逸，为人从容、大度、超脱。

〇是淡然，淡是稀、薄、浅。淡漠，淡泊。淡然而来，淡然处之。君子之交淡如水。平平淡淡方为真。

〇是坦然，坦然是坦荡安然。坦然、平坦、坦荡、坦直、坦率、坦白、坦挚、坦诚。坦坦荡荡，坦然而归。

〇是安然，安然是安静，安详。平安无事。

〇是恬，恬是安静。恬然，恬静，恬适，恬谧。

〇是淡，淡是淡泊。〇是恬淡，清静安定淡泊。安静以养气，淡泊以明志。

〇是虚无。虚：趋向于〇，虚之极便是〇。无：无极状态。虚无：心无杂念，精神内守。虚无是松静自然之大道，无欲、心闲，无心之成。

〇是清闲、安闲。无欲心自闲。

〇是安逸，安定飘逸。

〇是从容，从容淡定。

〇是大度，大度包容、容纳。能容能忍之大德，耐心倾听倾诉，心胸宽阔。"大肚能容，容天下难容之事"。

〇是超脱坦然。〇是超脱。始终不断地走出自我，超脱是居于第三方，站在自己之外去看待包括自己在内的人和事，看待自己处世、谋事，看待自己与人的交往。超脱是淡然而来世，坦然而归天的真正洒脱。

四、立足〇之接受

〇之接受，包括陌生、默认、忍耐、倾听。

陌生是〇，陌生有一种神秘感。陌生尚没有接受。立足〇之接受，就是善于接纳陌生，将陌生变熟悉。

默认是〇，默认就是接受。默认地接受是没有表示。立足〇之接受，就是不表示地接受，应该接受的。

忍耐是〇，忍耐是不愿接受，却没有表示，接受了而忍耐着。没有表示就是接受，没有表示就是〇。立足〇之接受，就是无论内心能否接受，在需要忍耐时，能够忍耐而没有表示不接受。

倾听是〇，倾听只听不说，表面上没有表示态度，实际上是接受的态度，倾听者受益。倾听是一种接纳状态。倾听者或知或不知，不知而听是接受，知之而听是验证。人受教调武艺高。能耐心倾听别人的倾诉，自己受益，对人尊重。倾诉本身能起到自我发泄的作用，倾诉倾听的过程能起到心理疏导的作用。所以，善于倾听是交流的最佳状态。一个好的心理医生，一定是个善于倾听的人。当然，倾听到的可能赞成，可能不赞成；可能支持，可能反对；可能同意，可能不同意；可能接受，可能不接受。但无论如何，总是听了。立足〇之接受，就是不但要倾听接受赞成的、支持的、同意的，还要倾听接受不赞成、不支持、不同意的。当然，这里的接受只是倾听，没有表达或无须表达反对而已。这里的接受不一定就是采纳和拥护，这里的接受，还有一种权宜而不表态的意味在里边，这里的接受，只是听进去了。

五、立足〇之表现

〇之表现：无示、沉默、幕后、示弱、婉转、否认、放下、大智若愚、难得糊涂。

立足〇之表现，在不必出示时无示，需要沉默时沉默，无须至台前时就在幕后，不该示强时示弱，该婉转时婉转，不同意时勇于否认，该放下时必须放得下，需要隐退时大智若愚，在无原则性冲突时难得糊涂。

（一）无示

〇表现为无示、不表态、无表示。立足〇之表现，在不必出示、无需表示、表示无益而有害时无示。

（二）沉默

〇表现为沉默，沉默也是一种表现。立足〇之表现，就是善用沉默处理表态两难的问题。

1. 沉默是一种对待　沉默对待是肯定与否定之外的第三种状态。沉默对待是不肯定但也不否定，不拥护但也没反对。没有同意也没有不同意。不表态本身就是一种态度，在左右为难时以沉默对待，常常会达到意想不到的好效果。对待事物，人们常常表现为两种态度：肯定或否定，其实沉

默以待作为第三种表现，更加意味深长，回旋余地更大。

2. 沉默是没有表示　没有表示是〇。不能说正确，但也不能说错误；没有说缺点，也没有说优点；没有同意，也没有相反意见。沉默是正误之中、优劣之中、同意不同意之中的第三种意见。沉默是没有表示，因为只要一表示，就是Ⅰ，有Ⅰ就可以分为二，分为二就是两个相反的方面。沉默没有表示是居中。

3. 沉默是难以表达　难以表达是无法表达，所以，难以表达的沉默是〇。当答案多至难以表达时，沉默往往是最好的表达。沉默是大恩不言谢，恩大不需要用言语来表达，而需要用行动去说话。激动得说不出话来，高兴得不知道该干什么好，都是难以表达的具体表现。

4. 沉默是不表达　沉默是有而不示、不言、不表态、不表达。不表达是时机不适宜而不表示的沉默状态。有话说给知者，知音说与知音听，不是知音莫与谈。

5. 沉默包含所有　沉默是不言，不言可以包含所有，即所谓：沉默是金、无声胜有声、不理是最大的蔑视、尽在不言中。发言就说不完全了，一发言就有偏，越解释越多，说得越多需要解释的也越多，即所谓，说不完道不尽。

6. 沉默是消亡前　消亡前有一种沉默，消亡前的沉默状态，在沉沉中把一切都融化掉。

7. 沉默是爆发前　爆发前有一种沉默，爆发前的沉默状态有几种趋向：沉默之趋向，或归于消亡，或引起爆发，不在沉默中消亡，就在沉默中爆发。爆发之后不是危机就是飞跃。

8. 沉默通于玄奥而神秘莫测　沉默，玄奥又神秘。沉默通于玄奥，令人感觉神秘莫测。沉默是金。寡言是福。言多必有失。宁舍三寸金，不舍一句话。寸金易得，一字难求。

（三）幕后

幕后是〇，幕后操纵，幕后英雄，垂帘听政。

（四）示弱

示弱是〇，示弱是强而不显强，显示弱。

（五）婉转

婉转是〇，不直入正题，婉转述说。智慧人

知是婉转，愚钝人则不知而如临云雾之境。

（六）否认

否认是○，没有的否认是○，有而否认也是○。

（七）放下

放下是○，拿得起是Ⅰ，放得下是○。

（八）大智若愚

大智若愚是○。愚昧的外表下隐藏着大智慧。隐智若愚。大智是智的广博与深邃，愚对愚人来说是愚，而对智者来说则是智的掩饰。愚者示愚，是谓不愚；愚者示智，那是真愚。无智慧的愚是糊涂；有点智慧就觉得清楚了，那是小智慧、小聪明。若愚，表面似愚钝，实是大智的深藏，大智的不需表露，大智的刻意掩饰。而急于表露不加隐掩的则是小智。大智若愚是看透之后的模糊，似愚实智。大智若愚，有三层含义：第一是大智不表达的若愚；第二是大智道理互通，无意炫耀掩智而若愚；第三是大智的已知领域愈大，知之愈多，涉及的未知领域亦愈大，未知也愈多，不轻易显露而若愚。大智若愚，是复杂问题的简单化。

（九）难得糊涂

难得糊涂是○。糊涂有两类：一是不清晰的糊涂，这是一般所说的糊涂；二是清楚之后的糊涂，清晰而没法表示，清楚而不便表示，清楚却表现为糊涂。这是为人处世的策略，清楚难，糊涂难，由清楚转为糊涂更难，所以这是难得的糊涂。自我要清楚，交往须糊涂。糊涂不一定真糊涂，或许是太清楚而不计较。所以，难得糊涂。

六、立足○之行为

○之行为是：自觉、含蓄、隐秘、无为、无睹、不露、不理、不需、收敛、掩饰、清空、回避、回归、入静、放松、包容、不置可否、无生是非、与世无争、避其锋芒、韬光养晦。

（一）自觉

○是自觉。自觉是自我察觉、觉悟、意识到；自己愿意、主动去做事；自我实现、自我完成。自觉不是他人的指导督促。自觉是道德修养的表现。

（二）含蓄

○是含蓄，有而隐含，蓄藏，不外露。

（三）隐秘

○是隐秘。隐是归隐、隐蔽、隐含、隐藏、藏匿、归藏。秘是秘密、隐私。隐有，有而隐匿、隐藏、隐退、隐居。隐秘不张扬，是不事张扬的隐秘。在可张扬与可不张扬中，选择隐秘不张扬。小隐隐于野，中隐隐于市，大隐隐于朝。避世出家修行才能排除纷扰而隐秘入静，是隐于野；在五彩缤纷的社会生活中能隐秘静修，是隐于市；身在朝中执事而能隐秘静修，是隐于朝。

（四）无为

○是无为，无为是什么都没有做。无为不为，无为而为。

1. **无为不为** 无为不为是消极的无为，无所事事，碌碌无为，原来是○，目标是○，过程是○，结果也是○。

2. **无为而为** 无为而为是为无为，有两层含义。

（1）在无为中作为：为无为，在无为中作为，在静中观动；在有为中无为，在动中观静。放手不放眼。

无为而治，是高级的治理。不是没有作为，而是没有刻意去作为，无为而大治，无为包含着大有作为。无为而为，是积极的无为，顺其自然，为无为，立足于○，目标是Ⅰ，为了实现Ⅰ而居于○，结果是Ⅰ。

（2）在有为中无为：无为是没有为，没有为是能为、可以为而没有为。无为是无所为，无所为是没有可以为的。拿得起，放得下，该放弃时会放弃，不画蛇添足，不多此一举，不无事生非，不成事时也不添乱。

3. **无为无不为** 无为是事无事，在无事中从事，在闲处看忙；无为是在有事中息事，在忙里偷闲。无为是在无中体味有，在有中体味无。无声胜有声，无招胜有招。无为而治是用不治的方法去治。当作得不当时，有为不如无为。不表态，可能是最好的态度。不干预，也许是最大的支持。没教育，给以自主发挥的空间，或许是最好的教育。不当的为可能是一种妨碍，无为，却留下了自主发挥的最大空间。

（五）无睹

○是无睹，无睹是不看，或视而不见，或熟视无睹。

（六）不露

○是不露，显示无。深藏不露。不露是不显露，有而不露，无而不露，不愿表露。真人不露相，露相非真人。真人不是不露相，真人露相讲究适宜的时机。

（七）不理

不理是○，不理是不敢理；不理是不值得理；不理是最大的蔑视。

（八）不需

不需是○，不需要。小需要是为了生计，大需要是为了价值意义，不需要是为人谋事处世的超脱，生不带来，死不带走。

（九）收敛

○是向内收敛。时机不到，不必锋芒毕露，内敛是一种很好的选择。韬光养晦、精神内守，都是内敛。

（十）掩饰

掩饰是○，有而掩盖粉饰，不显露。在不需要暴露时，掩饰是很好的处置。

（十一）清空

清空是○，除旧迎新，旧的不去，新的不生。

（十二）回避

回避是○，无直接面对，避而不见，避而无示。

（十三）回归

回归是○，回归原位，回归原点，回归原处，回到没有的状态，有变无。

1. 始有·中○·终○　开始有，回归到中是○，最终也是○。

2. 始有·中有·终○　开始有，中也有，回归至终是○。

3. 始或○或有·中有·终○　无论开始有无，中有，回归至终是○。

（十四）入静

入静是○，静态是○，平静、安静、松静。无声无息，静以养气。

（十五）放松

放松是○，松以蓄劲。

（十六）包容

包容是○，包容是美德。大肚能容，容天下难容之事。

（十七）不置可否

不置可否是○，既不是同意，也不是不同意；既不肯定，也不否定。

（十八）无生是非

无生是非是○，平稳、和平、和谐，没有是是非非。

（十九）与世无争

与世无争是○，争不足，让有余。抬手不打笑脸人。

（二十）避其锋芒

避其锋芒是○，避锋芒不易被损伤。

（二十一）韬光养晦

韬光养晦是○，隐藏才能，不使外露。不适宜时才能外露会带来风险。

七、立足○之自然

（一）自然○

○是自然，○是大道，○是自然大道。大道自然，大的道理是回归自然状态。道是自己所遵循的可以不显露出来的为人处世策略。恬淡虚无是淡泊明志，无心之成，是松静自然之大道。

（二）天真○

天真是纯真，纯真未萌，未萌是○。

（三）天机○

天机是自然之机密，机密就是○。天机不可泄露，泄露天机就转化。他那样做自有他的道理，按他的方式做到底，是对是错自有定论。你不赞成他的做法，批评他，这就是泄露天机，他听了不服气，与你辩驳，形成对峙。表面看他在坚持，实际上他已经在反思，要么清晰了自己原来还模糊的想法，要么已经接纳了你的观点，悄无声息地在改变着自己的观念和做法。有的自己不承认其实已经在变，是无意地变，有的是自己碍于面子不愿承认，其实已经在变。

（四）清静○

清是○、静是○，清静是○。

1. 静　○是静态。停止的、静止、平静。没有声音、僻静、肃静、静默。

2. 寂　寂是〇，寂静、幽寂。

3. 谧　谧是〇，谧谧、安谧、静谧、寂谧。

（五）空白〇

空白是〇，一张白纸，可以绘制最新最美的图画。

（六）贫穷〇

贫穷是〇。白手起家，创业从〇做起，从无到有。

（七）陌生〇

陌生是〇。陌生，是对具体对象没有认识，是有形之无。陌生而神秘莫测。陌生生神秘，神秘生畏惧。

陌生有一种天然的神秘感。陌生的神秘感，是一种奥妙。

（八）秘密〇

秘密是隐蔽隐藏，未有显示，秘密是〇。

（九）神秘〇

〇是未知之神秘。神秘是永远难解之秘。

（十）玄奥〇

玄奥是玄妙、玄秘；奥秘、奥旨、深奥。玄无极限，奥无极限。

（十一）晶莹剔透〇

晶莹是〇，晶莹剔透没有杂质。

八、立足于无，从〇开始

（一）始无终无

无是一切的开始，一切始于无。所以，万事万物皆从〇始。无是一切的终结，一切归结于无。所以，万事万物终结于〇。知无，从无始，到无终。立足于无，始无终无，从〇开始。

（二）用无守无

无而不生有，本来就无，不妄生有。无而不生，本不该生、没必要生、没条件生、没打算生。无涉而不涉，原来无涉，不必涉及。本不该涉、没必要涉、没条件涉、没打算涉。无为而不为，原本无为，无为而治，为当有虞，不必为之。以无为基，用无守无，大道自然，自然如无，顺其自然，听天由命。立足于无，用无守无，从〇开始。

（三）无而生有

任何事物都是从无到有。立足于无，从〇开始，无可生有，〇可生Ⅰ。基于无，方知有。立足于无，从〇开始，无而生有。

（四）有而无生

有而无生。原有而不再延生，保守原有，无生是非。不需要发展不发展，没必要改变不改变，不需要变化不变化。立足于无，有而生无，从〇开始。

（五）有而归无

有终将归于无，有归无讲究时机和条件。立足于归无，在有上做文章，最终归无。立足于无，有而归无，从〇开始。

九、立足于空，从〇做起

（一）始空终空

空白，始于空白，终于空白。立足于空，始空终空，从〇做起。

（二）用空守空

使用空，可占有。守候空，可待有。利用空，可支配。立足于空，用空守空，从〇做起。

（三）空而待有

有空、清空才能拥有、装有、待有。立足于空，从〇做起，空而待有。

（四）有而清空

已有而清空待蓄。立足于空，有而清空，从〇做起。

十、立足于隐，秘含处之

（一）用隐守隐

应用隐，应用秘密。守候隐，保守秘密。立足于隐，用隐守隐，秘含处之。

（二）从隐而显

从隐走向显，从隐蔽状态变成明显状态。立足于隐，秘含处之，从隐而显。

（三）显而归隐

由显而归为隐。由显性状态，归藏为隐秘状态。秘密而行，隐匿而处。立足于隐，显而归隐，秘含处之。

十一、立足于失，重新开始

（一）用失守失

利用失，失去的才觉得宝贵，暂时的失去，会激起人们的思考，从而更加珍惜。坚守失，失而未必消亡，失有可能再现，坚守失，等待失而复得。立足于失，重新开始，用失守失。

（二）失而复得

有失才有得，放下才能承担，舍弃才能获得。放下是一种境界，放下思想包袱、放下面子、放下利益。

学会放下，也便有了获得。立足于失，失而复得，重新开始。

（三）得而丢失

既得而又丢失。主观原因是：由于不珍惜，由于保存不善；客观原因是：由于自然灾害，由于外界原因。立足于失，得而丢失，重新开始。

十二、立足于灭，坦然对待

（一）用灭守灭

运用灭，当灭则灭，旧的不去，新的不生。坚守灭，灭而已无，无而清净，灭可待生。立足于灭，用灭守灭，坦然对待。

（二）灭而生有

灭而生有，只有除旧方可布新。立足于灭，灭而生有，坦然对待。

（三）有而亡灭

有而灭，灭而化无，无可生新。有而至终，终将灭亡。灭亡是绝大多数事物发展的终极目标。立足于灭，有而亡灭，坦然对待。

十三、立足于虚，玄虚而实

《道德经》说："道之为物，惟恍惟惚。惚兮恍兮，其中有象；恍兮惚兮，其中有物。窈兮冥兮，其中有精，其精甚真，其中有信"；"有物混成，先天地生。"

（一）用虚守虚

用虚，使用虚，虚极其渺小、虚极其庞大、虚极其玄奥。守虚，守候着"虚无、空虚、虚有"。立足于虚○，知道玄虚，用虚守虚。

（二）虚而变实

虚是理想，把理想变为现实。心有多大，舞台就有多大。格局有多大，成就才有多大，正如海纳百川、宰相肚里能撑船。立足于虚○，把握玄虚，使虚而变实。

（三）实而化虚

实而化虚，依实虚构。实而化虚，有实才称得起谦虚。立足于虚○，把握玄虚，使实而化虚。

十四、立足于水平，看到进退

（一）用平守平

平是○，既不高出，也不凹陷。平是正负数之间的○。用平，运用平面、基线、基础、水平，运用平来对事物进行衡量和判定。守平，从开始到回归，守护着事物的基础、水平，凹陷而升提，凸高而平抑。立足于水平，用平守平，进不骄，退不馁。

（二）平而出奇

由平而出奇，从平出发方见奇迹。在平平上创造奇特。立足于水平，平而出奇，奇而不惊。

（三）奇而归平

奇出、奇特、奇异，在一定条件下，归于平平。立足于水平，奇而归平，平而坦然。

十五、立足于淡泊，无欲无求

用淡守淡，用淡则可有可无，可得可不得。守淡则清心寡欲、无欲无求、淡泊名利、清静无为、轻松、清闲。立足于淡泊，用淡养心，守淡安逸。

淡而浓厚，淡是淡泊、淡然，淡是稀、薄、浅。淡是厚的基础，由淡而转浓，由薄而增厚。立足于淡泊，淡转浓而不惊。

浓原归淡，浓淡相互转化，由浓厚而归浅淡。立足于淡泊，浓归淡而无伤。

十六、立足于恬坦，明志修为

用恬守恬。用恬，坦然而恬。守恬坦然，安静、安然、恬静、恬适、恬然、恬谧、恬淡。立足于恬坦，有助于明志修为。

恬而引噪。恬而走向反面，引致聒噪、吵闹、喧嚣。立足于恬坦，明志修为，料知恬而引噪，故可预先防范。

噪而归恬，喧噪而归于恬静。立足于恬坦，明志修为，噪终将归恬。

十七、立足于纯粹，分辨混淆

用纯守纯。用纯，纯粹、清纯是基点，犹如一张白纸，可以随心所欲地书画。守纯，坚守纯粹，才不致于迷失。立足于纯粹，用纯守纯，分辨混淆。

纯而致混。纯易招致混，清将走向浊。人闲生余事。治久则乱。皎皎者易污。立足于纯粹，知纯而致混，方能分辨混淆。

混而归纯。混而归纯，久混将回归纯。混浊终将澄清。大乱必有大治。立足于纯粹，分辨混淆，促使混而归纯。

十八、立足于宁静，判断动乱

用静守静。利用静、应用静，安安静静。静则恬、静则安、静则宁、静以养气。守候静、寂静、静谧、无音声、无波浪、无起伏、无波折。立足于宁静，用静守静，以便判断动乱，及早防范。

静而招动。静极生动，躁动、浮动、吵嚷。立足于静，知静而招动，判断正常之动与动乱。

动而归静。运动、躁动，终归于静。立足于静，判断动乱，明辨是非，使动而归静。

十九、立足于空闲，从事于忙碌

清闲悠然。甘于清闲，乐于清闲，清闲可以悠然自得。立足于空闲，在清闲悠然的状态下，从事于忙。

从闲到忙。闲是忙的起始，没有闲就显不出忙。立足于空闲，从闲到忙，从事于忙。

由忙转闲。忙与闲是相对的，没有忙就无所谓闲，没有闲也无所谓忙。由忙而转闲，由闲而再忙，是一种必然。忙闲的程度无限可分。立足于空闲，从事于忙，由忙转闲。

二十、立足于停止，息事宁人

用止守止。用止，停止、中止、终止。守止、止步。立足于停止，用止守止，息事宁人。

止而启动。止是〇，止而可以启动，静极生动。立足于停止，止而启动，积极干预，息事宁人。

动而终止。由动而静，由运动而终止。立足停止，息事宁人，动态朝着终止的目标行进。

二十一、立足于否认，推翻原有

用否守否。当否则否，运用否，坚守否。没有否定，就没有肯定。否定是进步的开始。立足于否认，即可推翻原有的。

否而肯定。否定不适合的，方可肯定适合的。立足于否认，推翻原有的，然后再考虑肯定的。

肯定而否。先肯定后否定，有肯定就有否定，肯定的必然走向否定，这是事物发生发展变化的必然。此一时，彼一时。世界的变化，人类的智能，就是在不断肯定与否定中行进的。立足于否认，有了肯定，却可否定，推翻原有的。

二十二、立足〇，坚守〇底线——无偏

以〇为底线而坚守之，可以避免偏差。坚守〇，便无偏；突破〇，就有可能走偏。如不表态可能是最好的表态。当没有弄清楚原委，或没有足够把握表示正确的时候，不要急于发言。立足于〇，坚守〇之底线而无偏。

二十三、立足〇，认准〇向正——无误

〇有两个方向，〇以下是负，〇以上是正。认准〇向正，朝着正向走，加数即为正数，加能量即为正能量，而不是负数、负能量。立足于〇，认准〇向正向走，不会有误。

二十四、立足〇，从〇开始——无赘

从〇开始，一是指初次行事，从〇开始；二是指一件事物结束后，还从〇开始。一切从〇开始，没有负担、没有累赘。

（一）初次行事从〇开始

初次行事，先从〇开始，一方面讲，万事开头难；另一方面讲，一张白纸可以绘制最新最美的图画。

先从〇开始，就是要自由发挥，毫无羁绊。立足于〇，初次行事从〇开始而无赘。

（二）结束后再从〇开始

一件事、一个过程、一个循环结束后，再从〇开始，即把终点当成起点。当然，此〇已非彼

○。再从○开始，主要是指丢下包袱和负担，轻装上阵。一方面经验是宝贵的，可资借鉴；另一方面经验主义就是障碍，会影响前进。有时候，影响我们创造发明的，不是未知的东西，而是已知的东西。再从○开始，就可以避免落入经验主义的俗套。立足于○，结束后再从○开始而无赘。

二十五、立足○，腾空持○——备纳

无论是思想上，还是时空上，只有腾空，方可备纳。

（一）思想腾空持○

思想上充满思路想法，就难以再接纳他论。从思想上，只有持○，腾出空间，随时准备接纳新知，才能够抓住稍纵即逝的机会，捕捉新思想的火花，来充实完善自己的思想。一直持○，思想的更新和进步便无穷。立足于○，思想腾空持○而备纳。

（二）时间腾空持○

时间被占满就无法挤出时间作为他用。从时间上，只有持○，随时清除不必要的占时耗时，随时有时间用于做最重要、最有意义的事情，才能够纯化自己的行事质量，在有限的时间内，无限地提升行事质量。高效地、创新地、高质量地、高水平地、有价值地、有意义地游弋于人生有限的时间场里。立足于○，时间腾空持○而备纳。

（三）空间腾空持○

空间上充满物品，就不能再容纳他物。从空间上，只有持○，经常清除无用的物品，保持足够的空间，才能随时再容纳新物。旧的不去，新的不生；旧的不坏，新的不来。除旧方可布新。只有不断更新才能保证空间物品的新鲜、可用、有价值、可欣赏。立足于○，空间腾空持○而备纳。

二十六、立足○，减负趋○——轻松

负担是影响前行的重要因素，只有趋向于○的减负，才能轻松再轻松地向前进。一个快跑的人，必然是善于丢弃背负的人。如释重负，是不善于丢弃，与其重负再释，不如轻负即释。与其轻负而释，不如有负即释。修行的过程，就是随时减负，常常轻松。没有负担的人，才是轻松快乐的人。

（一）重负方释

重负方释是不堪负重，即将被压垮，不得不释放负担。犹如重病方治。立足于○，减负趋○，轻松而重负方释。

（二）轻负即释

轻负即释是在负担较轻时，即释放。轻负即释，不致于积重难返。犹如小病即治。立足于○，减负趋○，轻松而轻负即释。

（三）随负随释

随负随释是一有负担即可释放。随时释放出现的负担，不形成背负负担的状态。犹如无病先防。立足于○，减负趋○，轻松而随负随释。

二十七、立足○，谦虚如○——待蓄

谦虚是虚心，虚心等待着接纳，准备着蓄积。谦虚是不自满，没有自满，尚待充实。谦虚是没有虚夸，不夸大自己的能力和价值，谦虚是不自负、不鲁莽、不一意孤行。凡事留有余地。谦虚如○，等待补充蓄积。立足○，就是要用谦虚的态度为人谋事处世，总是在接纳待蓄状态，充实进步永无止境。

二十八、立足○，幽默借○——心悦

幽默是寂静无声，幽默是有趣、可笑而意味深长。无中含有，幽中有趣，默中有乐。幽默借助于无声之○，含蓄意趣，令人心悦。立足于幽默之○，就是要增加内涵，丰富内心，借助于幽默感，添加生活乐趣。

二十九、立足○，含蓄用○——内修

含蓄是包容、蕴藏于内而不显于外，是指言语、诗文等意未尽露，耐人寻味。含蓄是一种内心的修炼和储备。立足于含蓄之○，就是基于内心修炼，储备知识，在需要表达时随时可以适宜地、恰当地表达。

三十、立足○，玄奥行○——探秘

玄奥是玄虚玄秘而深奥。自然界、世事和人，本身就充满着玄奥。人生的意义就在于感受探究这些玄秘和奥妙，所以人生的过程，就是探秘的过程，享受玄奥的过程。人生没有彩排，都是现场直播，顺也好，逆也好，苦也好，乐也好，喜也好，悲也好，都是生活的滋味，用心品尝，皆有玄妙奥义。立足于玄奥之〇，行〇探秘，感受自然意蕴。

三十一、立足〇，无为而为，为而无为，乃是大智慧

〇是无为。无为不是消极的不作为，而是有所选择，有可为，有无为。可为则为，不可为则无为。无为也是一种为。为无为，在无为中作为。无为是积极的无为，无为有利于顺其自然，无为不是无所作为，而是顺势而治，事半功倍，用较小的付出，获取最大化的利益，以求大为。无为是事无事，在无事中从事，在闲处看忙；无为是在有事中息事，在忙里偷闲。无为是在无中体味有，在无味中体味味道；在有中体味无，在有味中体味无味。无声胜有声，无招胜有招。无为而治是用不治的方法去治。无为是什么都没有做。当做得不当时，有为不如无为。不表态，可能是最好的态度。不干预，也许是最大的支持。没教育，给以自主发挥的空间，或许是最好的教育。不当的为可能是一种妨碍，无为，却留下了自主发挥的最大空间。

立足〇，大恩不言谢，恩大无边，恩在心中，便不需口头称谢。无为而为，为而无为，是大智慧。《道德经》说："道常无为，而无不为"。

三十二、立足〇，恬淡虚无，松静自如，方聚精气神

恬淡是〇，恬是安静、安然、坦然；淡是淡泊。恬淡是淡泊名利，清静无为。"平易恬淡，则忧患不能入。"

虚无是〇，虚而能纳，无心而成。虚怀若谷，虚心使人进步。有心栽花花不成，无心插柳柳成荫。恬淡虚无，清静寡欲。

松静是〇，松则轻，静则安，松以畅通，静以养气。放松而灵便，宁静而致远。自然是〇，自然，自性本性而然。松静自然是自发谐振的基础，是健康益寿的秘诀，是生命最高境界的修炼。

精神内守是〇。"恬淡虚无，真气从之，精神内守，病安从来？"恬淡虚无，松静自如，气血运行才能通畅，气才能强化，精才能凝聚，神才能淡定。

三十三、立足〇，心态淡定，安逸清闲，方为享幸福

心平而淡定，心安而志逸，无欲心自闲，情闲而清静，淡泊以明志，安闲以享福。

从淡定中，品出一种心态、一种愉快、一种安全。

从安逸清闲中，享受摆脱缠绕的快意。心态淡定，安逸清闲是一种幸福的享受。

三十四、立足〇，从容而容，容而从容，事事便顺利

容是〇，容纳、容忍、包容。立足〇，就是心胸宽阔，能容能忍、大容、大度。

世界上最大的是海洋，比海洋还大的是天空，比天空更大的是人的胸怀。心有多大，舞台就有多大，只有想不到，没有做不到。有容德乃大。大度能容，容天下难容之事。事有急之不白者，宽之或自明，勿操急以速其忿；人有切之不从者，纵之或自化，勿操切以益其顽。容人须学海，十分满尚纳百川。将相头顶堪走马，公候肚内好撑船。

三十五、立足〇，淡然而来，坦然而归，超脱得圆满

（一）淡然之〇方有人生之坦然；超脱之〇方得人生之圆满

淡然是〇，坦然是〇，超脱是〇，圆满是〇。立足〇，自〇而始，由〇而终。

有形之〇，始于无极〇，无极生太极，太极生两仪，两仪生四象，四象生八卦，八八六十四卦，以至于无穷；道源于〇，道生Ⅰ，Ⅰ生Ⅱ，Ⅱ生Ⅲ，Ⅲ生万物，万物而无穷，无穷乃复为太极〇。

立足〇，从起点开始转了一圈，终点在又一个层次的轴线上迎合了起点。立足〇，淡然而来世之生，坦然而归天之逝。人哭着来到尘世，笑着度过人生，坦然回归自然。生命从〇而始，至〇而终。淡然而来，坦然而归，善始善终，这才是真正的洒脱。立足〇，就是像〇一样的圆滑，

没有棱角、没有缺陷，达到了理想圆满的状态。细节决定成败，圆满的实现，在于过程中的每一个细小环节。

（二）生之○是洁净之白纸，死之○是封隐之书画

○是生，○是死。生始于○，死归于○。出生之前似一张白纸，始于○，出生之后就一直在白纸上写写画画，成于Ⅰ、Ⅱ、Ⅲ，死亡是书画的完笔，归于○。

每个人的一生一世完成之后，都变成了尘封的画作，是隐含○，内含深义。任何一幅人生的书画对后世都会造成一定的影响。无论是成笔，还是败笔；无论是正面，还是负面；无论是锦绣前程，还是污秽不堪；无论是大放异彩，还是悄无声息；无论是功绩永垂，还是臭名昭著；无论是楷模典范，还是反面教材。

如何书画？诚然受着家庭、社会、环境条件的影响，但是主要还是靠个人。家庭、社会、环境条件有利，对自己是个顺向的影响，对个人要求低些；家庭、社会、环境条件不利，对自己是个逆向的影响，对个人要求高些。对于每个人来说，境况是对每个人毅力的考验。顺境是学习，逆境是更重要的学习。顺向的低要求可能会强化惰性、影响悟性，逆向的高要求可能会激发敏感、提高悟性。参悟透了，顺境逆境皆可书写美好人生；参悟不透，顺境逆境皆有诸多不满。

每个人的每一天都在自己的画纸上画画，可以信手涂鸦胡写乱画，可以糊糊涂涂不清不白，可以弄巧成拙得不偿失，可以平平淡淡有滋有味，也可以精彩纷呈流芳百世。

（三）顺应生老病死的自然过程，人生就会过得很惬意

生前是○，死后归○。生老病死是人生的自然过程，顺应自然，人生就会过得很惬意。多数人从9岁左右起就知道他们会死，此后死亡的忧虑就终生伴随着一个人。这种忧虑不仅于事无补，反而除害无益，并且会适得其反，意欲长寿，却缩短了寿命。既然是自然过程，是不以人的意志为转移的，那么人生就没有必要去对生老病死耿耿于怀，更没有必要去和生死较劲。耿耿于怀就

是无可名状的孤寂、烦闷、忧愁、失落、恐惧、绝望、痛苦地惦记着；较劲就是去寻找不死之药、企求不死之法。耿耿于怀和较劲，不仅无助于生老病的过程朝着有利的方向发展，反而会使其朝着不利的方向前进。孤寂、烦闷、忧愁、失落、恐惧、绝望、痛苦的心态，只会影响生活的乐趣，加快衰老的步伐，更容易罹患疾病并加重病情，进而加速死亡进程。而为寻求不死之药、不死之法，由于影响了生命的自然状态，反而影响了寿命。

一切宗教的目的就是要缓解人们对死亡的忧虑。一切哲学的思考都离不开死亡问题。

死亡并不可怕，可怕的是对死亡的恐惧。对死亡的不可解脱的恐惧，是最大的人性压抑。人们只有消除了这种恐惧，才能延年益寿，活到人的自然寿命。在死亡面前的懦夫、愚人和蠢汉在未死之前，就已经死过多次，且死不复生；而勇士、智者、真人一生只死一次，且精神智慧可得永生。这就是孔子所说的："朝闻道，夕死可矣。"人作为一种社会生物已经超越了生物存在的范畴。

自然科学始终把生死两极对立起来，不能对永生的要求作出科学的解释，但在哲学思想中永生的要求可以得到相当的肯定，哲学把人的子孙繁衍看作他生物意义上的永生性，将其毕生的劳作看作他社会的永生性，将其艺术性的纪念物（文学创作、雕塑、绘画、戏剧等）看作一种文化的永生形式。

死如同生一样，是人类存在、成长及发展的一部分。死亡是我们生命整体的一部分，它赋予人类存在的意义，它给我们今生的时间规定界限，催促我们在能够掌握的那段时间里，做一番创造性事业。罗斯说："死亡可以成为最伟大的人生体验之一。如果你每一天都生机勃勃，那就会无所畏惧。""夫物芸芸，复归其根""生者，行也；死者，归也"，人来自大自然，回归大自然，勿为生而喜，勿为死而悲，守性知命，顺乎自然，是最好的人生态度。谁自觉走向死亡，谁就是自由。这样，才能避免忧虑影响生活质量，使人生的每点每滴，每个过程和细节都过得有价值、有意义，安心地享受人生的快乐，痛痛快快，潇潇洒洒地度过人生。

三十六、立足〇，诚信做人，襟怀坦荡，无私心自宽

立足〇，就要诚信做人，襟怀坦荡，可以修饰，可以避讳，但是却不虚张，不浮夸。心底无私，天地自宽。

立足〇，君子之交淡如水。交往就事论事，就人论人，此一事彼一事，此一人彼一人。不因彼事影响此事，不为彼人影响此人。只为此事找真理，只为此人讨说法。

当彼事不能不影响此事、彼人不能不影响此人时，尽可能影响小些少些，不能突破做人底线，不能破坏谋事基调，不能失去处世原则。

三十七、立足〇，含蓄隐避，深藏不露，陌生出神秘

立足〇，会含蓄，能隐藏，巧避讳，守秘密，深藏不露。通达而善于利用陌生的神秘感。丰富而善于运用含蓄的韵趣味。己有不便会隐含，人有不便巧避讳。神秘令人起敬畏，含蓄引人去思考，隐藏激人去探讨，陌生让人去遐想。

三十八、立足〇，沉默收敛，耐心倾听，交流无障碍

沉默、不理、糊涂都是人本的回归，沉默而不处理本身就是一种处理。收敛，是有效拯救危机的策略。收敛，避免枪打出头鸟，这是丢弃而自保。耐心倾听，是一种无障碍的交流，善于倾听、尽情倾诉是交流的最佳状态之一。最好的心理医生就是会耐心倾听，最好的心理疏导就是让对方尽情倾诉。

三十九、立足〇，默认忍耐，处之合理，可谓大度量

立足〇，该默认时能默认，当忍耐时会忍耐，合理处置，可谓大度量。大度量的前提是，能够默认难以默认而必须默认的人和事，能够忍耐难以忍耐而必须忍耐的事和世。一忍可以支百勇，小不忍则乱大谋。

对于那些叹息"这可怎么活呀"的人来说，大度到容天下难容之事，便是一剂救生良方。

韩信能受胯下之辱，而后成为大将军；司马迁受宫刑之苦，而后成就宏篇巨著《史记》；越王勾践屈尊为奴，卧薪尝胆，反戈一击而一统天下。韩信、司马迁、越王"识时务者为俊杰""能屈能伸大丈夫"，成就一番大事业，皆是容忍之德行。

需要注意的是，胸怀远大、大器能容的屈就受辱，绝不等同于胆小而苟且偷生者。

四十、立足〇，善于掩饰，扬长避短，追求高效率

立足〇，就要善于掩饰，扬长避短。生活中有时需要善意的谎言，如对个人隐私的保护，对影响病人心理状态的避讳。掩饰是特定环境、特定时间、特定条件下的产物。善意的掩饰是正当的、需要的。否则，掩饰就是一种逃避。

扬长避短，充分发挥优势，把优势发挥到极致，回避、避开短处，把劣势压到最低，这是提高效率的一条捷径。

四十一、立足〇，大智若愚，示弱实强，真人不露相

立足〇，本强而示弱，愚笨透露着大智慧，真人不露相，大智若愚。大智若愚不是装出来的，装出来的是小聪明，聪明反被聪明误。〇是圆圈。圈内囊括的是已知，圈外接触的是未知，圈内囊括的已知越多，圈越大，接触圈外的未知也越多。知识越多越觉得无知，知识越少，越觉得有知。无知者无畏。俗话说："三年学个好大夫，十年学个赖大夫。""读书三年便谓天下无病可治，治病三年方知天下无方可用。"知识广了、界域宽了、智慧多了，反而觉得知识少了、眼界低了、愚笨了。

四十二、立足〇，难得糊涂，示弱不弱，聪明逊一筹

清楚难，糊涂难，由清楚而转为糊涂更难。追求清楚难，求得糊涂难，已经清楚而装糊涂更难。感觉清楚者，不一定真清楚，觉得糊涂者，未必真糊涂。只看到清楚一面，本身就是糊涂；能看到糊涂一面，本身就是清楚。示弱者是因为清醒地看到了强，所以示弱不弱；逞强者是因为看不到强，所以，逞强者未必强，这是无知者无

畏。真聪明难得糊涂，示弱不弱。

立足○，就是清楚之中糊涂一些，糊涂之中清楚一点。"难得糊涂""憨人有憨福""不聋不瞎，不配当家""不瞎不聋，难做家翁""清楚不了，糊涂拉倒"。当家本是清楚之人，而真正的好当家，不是斤斤计较，而是该清楚时一清二白，不该清楚时，揣着清楚装糊涂。能够维持平衡安定才是圆满的结局。

若争小可，便失大道。凡事非要弄个清楚明白，争个你死我活，看样子很聪明，实际上很愚蠢。

四十三、立足○，视而不见，熟视无睹，乃有真修炼

视而可见，熟视目睹；眼不见心不乱，眼见心必乱，这是常态。立足○，是一种视而不见，充耳不闻，熟视无睹的修炼。把无看有是真功夫，把有看无是真修炼。

银行总管问刚上班的新职员："你面前摆的是什么？"新职员答："是钱"。总管安排培训部对新职员培训一周。培训结束后，总管又问职员："你面前摆的是什么？"职员答："是工作"。总管又亲自对员工进行了培训，然后问职员："你面前摆的是什么？""是事业"职员答。总管点了点头说："可以正式上班了"。当银行职员眼中没有钱，只有工作和事业时，就难以犯经济错误。

《皇帝的新衣》是大家耳熟能详的故事。皇帝没穿衣服走在大街上。如果皇帝说他穿着衣服，表明皇帝傻，把明摆着的自欺欺人说出来，就是傻瓜。如果皇帝说他没穿衣服，表明皇帝愚蠢。既然没穿衣服，何必给人口实，送人说三道四的借口？如果皇帝若无其事，很正常。因为他已经走在大街上了，如果没有走出来可以选择不这样走，既然已经走了出来，没有必要自曝丑闻。小孩中谁说皇帝穿着衣服，谁无知。小孩没有讨好皇帝的动机，却说出了不令皇帝尴尬的话，那不是虚伪，只能解释为无知。小孩中谁说皇帝没穿衣服，谁幼稚。小孩是天真的，有时把天真在不该表现的时候表现出来就是幼稚。小孩中谁不表态，谁正常。因为小孩的关注点并不在于皇帝是否穿衣和穿衣与否会带来什么样的影响，所以视

而不见是正常的。大人中谁说皇帝穿着衣服，谁虚伪。当众撒谎就是虚伪，虚伪必有讨好的企图。大人中谁说皇帝没穿衣服，谁迂腐。过分地表现自己比别人知道得多，就是迂腐。大人中谁不表态，谁高明。因为高明的人不会不顾一切，去戳穿那个弥天大谎，办皇帝难堪，伤及自身。结论：看破不说破，就是成熟。有时不表态就是最好的态度。

四十四、立足○，谐调人生，人生谐调，生命真意义

人生立足于○，谐调人生从○开始，人生谐调至○结束。生命和生活的大过程和一个个小过程是：○生一，一生二，二生三，三生万物，万之大不可胜数，回归于○。在这个大过程和一个个小过程中，○是润滑剂，只有不断地回归为○，提升为○，才能生生不息。人生才能得以谐调，生命才有真正意义。

四十五、立足○，明白道理，灵活运用，得道成"仙人"

立足○，明白○，运用○。明白道理，还要会灵活运用，只有得道才能成"仙"。何为"仙"？人山为"仙"，人之佼佼者便是"仙"。

（一）○I判断

○I判断是自由度最大的无提示判断。无提示判断，就是在没有任何提示"○"的情况下做出自己的判断"I"，这是自由度最大的判断。而许多人却由于自由度太大，没有参考物，觉得无从下手、没法判断。○之有无、○之始界终界，也是○I判断。

（二）○之有无

○无是自然无，○有是回归无。

事无事，一是在无事中从事，闲处看人忙；二是在有事中消事，忙里偷闲。

味无味，一是在无味中体味味道，恬淡之味，品出一种心态，一种幸福、愉快、安全感；二是在有味中体味它的无味，淡化之味，享受摆脱缠绕的快意。

无声不等于没有声，无声只是没有出声，无

声有一种神秘感，无声胜于有声。

无息是无言，无言不等于没话，无言的神秘远比有言尽言耐人寻味得多。

无招是一种自然自由状态，无招便可任意出招。有招是一种套路，有招就必须按路数走。套路熟了，路数多了，灵活变通了，又归于无招，这是在有招基础上的无招。

棋本无招，弈而研究，研究而有招，招无止境，多招至变化灵活，又似无招。本无招和多招融合之似无招，虽然都称无招，一个是低层次，一个是高层次，有招是在高低层次之间。此时无招胜有招，即是高层次无招对中层次有招。

（三）〇之显隐

〇是空白，一张白纸，可以绘制最新最美的图画。

〇是空闲，一片荒地，任凭理想去规划开垦。

〇是真人的深藏不露。真人不露相，露相非真人。广义的真人是指有功夫、有涵养、有能力的人。"深藏不露""大智若愚"都是对"真人不露相"的另意表述。真人自处，不与社会交往，若不露相何以知其为真人？若露相即已不为真人。其实这是一种辩证的玄机。真人不是不露相，真人露相讲究适宜的时机，适时的、适合的、恰当的才是真的、好的。

〇是陌生，陌生是不认识。陌生有种神秘感。陌生可以展开想象。陌生具有吸引力。陌生无忌讳。陌生就如面对大海可以倾诉心声。高兴的事、烦恼的事、能说的事、不能说的事、亲身的感受、获得的经验、经历的失败、吸取的教训、兴奋不已、痛不欲生、豁然开朗、迷雾重重、想寻求答案、欲解开疑团、要寻找知己、想找个对立面。陌生不是交流的障碍，交流有多种形式，语言交流、文字交流、信息交流，一个动作、一个眼神，交流就形成了。陌生，你想象他多好就有多好！陌生，有话多说，无话少说。陌生，投机就说话，不投机就沉默。陌生，有缘便聚，无缘就散。陌生，想什么时候说，就什么时候说，想说什么，就说什么。信息社会，不能认识了才说话，却可以说了话再认识。

（四）〇之"始·界·终"

尚未交往，人与人没有恩怨芥蒂。白手起家，没有曾经的负担拖累。尚未上路，尽情去梦想美妙前景。

学成未用，满怀着欲挥洒的激情。左右上下前后之分，界定而无界线，界线是〇。〇是终极，无限之大，包罗万象。完成归结，打包搁置，终了回归〇。

四十六、立足〇，处于基点、准备起跑，储备得后劲

立足于〇的基点，这是成功的开始。在〇的基点上，降而危机，升而飞跃，这是正常情况。夸大而为虚伪，缩小而为乞怜，这是别有用心。找准基点，做好准备，便是为成功储备后劲。

四十七、立足〇，静中观动，动中观静，脱俗得趣味

立足〇，从静中观物动，向闲处看人忙，才得超尘脱俗的趣味；遇忙处会偷闲，处闹中能取静，便是安身立命的功夫。静以养气，享受幽静之逸闲；气得养以动，品味气运之律韵。

四十八、立足〇，无中看有，有中看无，韵谐真情趣

无是〇，绝对的无，是不懂、不会、不能、不知道的状态，这是低级状态。

有也可以是〇，懂、会、能、知道，而无表示。不需、不善、不便、不愿、无法表示，或者对有的掩饰，这是高级状态。

在无中体味有，在有中体味无。无中有是趋向于表达，有中无是趋向于收敛。事无事，在无事中从事，在有事中息事。在闲处看人忙，在忙里偷闲。味无味，在无味中体味味道，在有味中体味无味。立足〇，就是常将有日思无日，莫待无时想有时。

（一）无中看有

立足〇，就是立足于无招之招数。棋本无招，弈而研究，研究而有招，招无止境，多招至变化灵活，又似无招。本无招与多招融合之似无招，虽然都称无招，但是，本无招是低层次，多招融

合似无招是高层次，有招是在高低层次之间。此时无招胜有招，即是高层次无招胜中层次之有招。

立足○，道是无形却有形，听是无声却有声。无声胜有声。聪者听于无声，明者见于无形。

有一个辩题：高中生该不该开辩论会？正方的观点是：该开，辩论可以拓展思维；反方是：不该开，辩论会影响功课学习。原本没有开辩论会，是无形之○，开着辩论会强调不该开，就是有形之○了。

1. **显示○，即是有**　只要显示、表示，就是有。有一个○。

2. **无中含有而没有表示**　为人处世，常常用肯定和否定两种表达方式，其实还有第三种表达方式，就是没有表示。没有表示可能是隐藏而没有外露、可能不是表示的时机和条件，也可以是圆滑，便于见风使舵。没有表达，也是一种表达。最好的赞誉就是不赞誉，心存感激，必生报答之愿，在最需要帮助的时候会不顾一切给予帮助。

3. **无中生有**　正因为没有，才是有的开始，才能很好地拥有。一个空杯，才好去盛最需要最好的水。一张白纸，才好去画最新最美的图画。一穷二白，才能下决心，要干要革命。

4. **没有表示不等于没有**　没有表示，可能确实无而没有表示。也可能是有而没有表示，主观上不愿表示，时机不成熟不便表示，客观上不能表示。

5. **表示没有未必没有**　表示没有，未必真没有。表示没有，一是对"没有"的表示，确实没有，无可表示；二是对"有"的隐藏、掩盖，有而表示没有，或者表示对不便表示的收回，或者是一种掩饰，或者是弄虚作假。

6. **透过无看有**　有却被掩盖着、隐藏着。只要有就会有所逗露，有所表现，总有迹象可以透视。善于透过无而看有，是高水平。如战前的寂静状态。

7. **没有是因为没有机会**　如果没有，一是没本事，二是没机会。只要有本事，只要有机会，一切就会有。

（二）有中看无

1. **有中含无**　立足○，就是能看到有中含无。

得到的就有失去的可能。

2. **表示有未必就有**　表示有的未必就真有，无的也可表示为有。欺骗也是此类。

3. **有而易失**　有从一开始，就在一步步走向无。无而无所谓失，有得才有失。

四十九、立足○，极大至无，极小至无，境界高深远

有而极大至于无。大象希形、大音希声，形大便是无形，音高也便无声。熟视无睹，太熟悉的人和事，由于身在其中，反而看不到真相了。即所谓：横看成岭侧成峰，远近高低各不同，不识庐山真面目，只缘身在此山中。

有而极小至于无。极小，近似于○，可以忽略不计。无极是○。

极大无和极小无，都归于无，无是一种境界，无的境界极高、极深、极远。人的价值、意义、使命，都是境界的反映。高境界价值极大至于无价、意义深远、使命神圣。

五十、立足○，始处有终，终处有始，返观大自然

始处有终，没有开始，就没有终结，一开始也就意味着终结。这是○从基础到圆满。终处有始，有终结就有开始，此终就是彼始的起点。这是○从回归到预备，从灭失到未萌。"恩宜自淡而浓，先浓后淡者人忘其惠；威宜自严而宽，先宽后严者人怨其酷。"前者自○而始，后者至○而终。

五十一、立足○，玄中奥深，默中幽趣，世事多奥妙

立足○，玄机，玄妙深奥。玄具有神秘色彩。玄是无色，无色类似黑色。太阳光照大地而有白昼，太阳光可以分离为红、橙、黄、绿、青、蓝、紫七种颜色。但是最意味深长、最深奥而难以捉摸的不是这七色，也不是七色的合成色，而是黑色。黑色可以说是没有颜色的一种颜色，正是因为它是一种没有颜色的颜色，才显得玄妙、深奥，难以捉摸。

奥是高深莫测、难以捉摸的精深奥妙。具有

深奥玄妙道理的言论，道理深远的玄远，具有虚意的玄想、玄虚、玄乎，以至于专门研究的玄学，都充满着奥妙、深远、虚无、缥缈。

立足〇，幽默。充满幽默感。幽是寂静，寂静就是没有声音。没有声音才显得意境深远。幽雅寂静称幽静；幽静寂寞叫幽寂；深而幽静叫幽深、幽邃；沉静地深思或隐藏在内心的思想感情称幽思；深远的感情叫幽情；相爱的男女秘密相会叫幽会；含意深而曲折的文学作品、声音、语调叫幽婉；安详文雅称幽闲；幽雅的趣味叫幽趣；幽雅而奥妙称幽奥；有趣可笑而意味深长的称幽默。幽雅之美、幽静之逸；幽趣之意境深远，幽默之意味深长。

幽默是宝，幽默是一种解脱，幽默是馈赠他人的高档礼品。幽默感可以很好地缓冲情绪，减轻精神心理压力。

五十二、立足〇，乡野低下，道法自然，自然是大道

立足〇，在乡村、在荒野，避开城市的粉饰，才能寻求自然。在基层、在低位、在下级，抛开掩饰的外衣，方能找到天真。道源于自然，自然才是大道。庄子说："道之所在，每下愈况。"道在哪里，愈是下位的具体情况，就愈能反映大道。礼失求诸野。道法自然，自然是〇，从自然中生出的道就是 I。大道自然，大的道是自然状态，是〇。有形之〇是 I 的开端，也是 I 的特殊表现形式。道可道，非常道。永恒的道是冥冥之中的意会，是〇，说出来的道就是 I。道生一，一生二，二生三，三生万物。

五十三、立足〇，有意无意，无奈自愿，生死两坦然。

人从〇而生，至〇而死，生死应该两坦然。

出生是父母的有意或无意，死亡是自己的无奈或自愿。父母本无意，却意外收获了你；父母虽有意，也只能选择要孩子，而事先也无法确定选择的就是你。你从〇而生，偶然中有必然，必然中有偶然。

来到这个世上走一遭就是赚来的。试想自然环境、社会状况、人文处境、父母遇合，该有多么机缘巧合才有了你的问世。既然父母把自己带到这个人间，就要立足于〇，每时每刻都回归于〇，从〇开始，生来是坦然的，生活也应该是坦然的，活着就要珍惜每一天。所有幸福的经历和苦难的经历，都是这一生中的收获，都值得品味。

生来是人的机缘巧合，死亡是人的必然归宿。死亡是自然现象或人为干预的结果。无论是寿终正寝，享尽天年，还是伤病灾难不幸夭折。面对死亡要坦然而归。死亡是个大课题，也是社会认知的矛盾体。从一个角度上讲，社会应当维护每一条生命，在生命发生危险的时候，社会一定要全力以赴进行救治，把生命从死亡线上拉回来。从另一个角度上讲，社会应当尊重每一个人不违反情理法的选择权，包括选择死亡，尽可能为自愿死亡者提供安乐死的条件。由于这两个角度的矛盾和冲突，导致社会对于这个问题的认识和做法严重撕裂。当然，其中难以区分的是：具体个人的死亡到底是不是不可救药，唯有死路一条。在多大程度上可以救，在什么条件下不能救。什么情况下，死亡就是对极端痛苦的解脱，是对人格和尊严的尊重，这引出了一系列问题。人从〇而生，出生无意，人至〇而死，不受环境、处境、社会和他人的影响，坦然面对死亡。

第一节　Ⅰ的概述

Ⅰ是所有。Ⅰ是一个，Ⅰ是唯一，Ⅰ是之一。所有是整个、全部、一切。一个是单个。唯一，只有一个，仅仅一个。之一，是其中之一，一定范围内的数量或事物中的一个。

Ⅰ的立义是独、单、分、合、统。

独是独个、独自、独立。单是单个、单另、单列、分单、单Ⅰ。单独，单列是众中之单，独立是独自一个。分是分出、分化、分开、分离。分是大Ⅰ的Ⅰ部分。分是多数的其中之Ⅰ。合是融合、合成、联合、综合、兼并、容纳。统是统统、统领、统一、一统。

非"Ⅰ"是该有没有，不该有而有；该独立没独立，不该独立而独立；该界没界，不该界而界；该分没分，不该分而分；该合没合，不该合而合；该主不主，不该主而主；该附不附，不该附而附。

Ⅰ的哲义是有、真、实、全、整、极。

有是所有、有空、有虚、有实、有闲、有隐、知道。Ⅰ是真，Ⅰ是实有，Ⅰ是虚有，只要有就是Ⅰ。Ⅰ是点、线、面、体，Ⅰ个点、Ⅰ条线、Ⅰ方面、Ⅰ整体，点线面体相互转化。极是太极、极小、极端。

为人谋事处世应当树Ⅰ，着眼Ⅰ。树Ⅰ，一言以蔽之、一言而终。

着眼Ⅰ，着眼人事世之Ⅰ；着眼Ⅰ，我是Ⅰ；着眼于独Ⅰ；着眼于分Ⅰ；着眼于合Ⅰ；着眼于实Ⅰ；着眼于虚Ⅰ；着眼于极Ⅰ。

着眼Ⅰ，拥有支配，界极确权；着眼Ⅰ，整合统一，一心一意；着眼Ⅰ，执着真知，放下超脱；着眼Ⅰ，点线面体，相互依依；着眼Ⅰ，争Ⅰ守Ⅰ，积极向上；着眼Ⅰ，包容排他，视事定夺；着眼

Ⅰ，普遍特殊，对待不一；着眼Ⅰ，能多能少，取之所需；着眼Ⅰ，能分能合，统离有节；着眼Ⅰ，能始能终，始终如一；着眼Ⅰ，能长能短，据情决断；着眼Ⅰ，能伸能缩，进退自若。

着眼Ⅰ，当领袖，做裙带，能领能裙，主辅皆然；着眼Ⅰ，善主宰，甘依附，能主能附，伸缩自如；着眼Ⅰ，可独立，可从属，能独能从，心底宽容；着眼Ⅰ，知隐含，知明显，能隐能显，虚实可变；着眼Ⅰ，该大大，该小小，能大能小，适度为好；着眼Ⅰ，抓重点，带轻面，能重能轻，效率为先；着眼Ⅰ，找核心，顾周边，能核能边，快捷方便；着眼Ⅰ，明总纲，察细目，能纲能目，纲举目张；着眼Ⅰ，抓根本，带枝节，能根能枝，层次分明；着眼Ⅰ，入高深，出肤浅，能深能浅，境界高远；着眼Ⅰ，会繁复，可简单，驭繁就简，厚积薄发；着眼Ⅰ，究奥妙，显直白，能奥能直，斯为大智；着眼Ⅰ，知恒定，达变化，能恒能变，万事万法；着眼Ⅰ，能静止，能运动，动静自如，生命谐调。

着眼Ⅰ，认识身份多元化；着眼Ⅰ，独立完整性与群体多面性。

Ⅰ的转归是归〇、辨Ⅱ。归〇是有变无；辨Ⅱ是Ⅰ分为Ⅱ。

第二节　Ⅰ的立义

Ⅰ的立义是独、单、分、合、统。独是独个、独自、独立、单独、分出的Ⅰ。单是单个、单另、单列、分单、单Ⅰ。分是分出、分化、分开、分离。分是大Ⅰ的Ⅰ部分。分是多数的其中之Ⅰ。合是融合、合成、联合、综合、兼并、容纳、合群、合所有。统是统统、统领、统一、一统。

一、独

（一）独个

独是独个。独个或宏大，或微细。独个是孤立的、独有的、与群体无关联的Ⅰ个。Ⅰ是群体众多中单另列出的独有个体。无论Ⅰ如何得来，最终都表现为独个Ⅰ。

（二）独自

独是独自。独自是自我独处，与群体联系疏松。

（三）独立

独是独立。独立是单独自立。独立是独自一个。

Ⅰ是原本独立的个体、完整的个体。Ⅰ具有独立的主宰性。Ⅰ是自我独立的一种状态，点、线、面、体，是独Ⅰ的不同表现形式。Ⅰ个点、Ⅰ条线、Ⅰ个面、Ⅰ个体，均可以是独立的。独立要单独能立得起、撑得住，把握全局。独立Ⅰ，不依附于外力，不受外界束缚。亦比喻突出、超群、与众不同。独立Ⅰ，不一定是主宰的、主要的，但必须是独立的、有个性的、可以自己支配的。独位是单独位、独立位。

二、单

单是单个，单独Ⅰ个。单是单另，例外的Ⅰ个。单是单列，是众多里单独列出的Ⅰ个。分单是分出的单个。单是Ⅰ个整体中单另析分出的Ⅰ部分。单Ⅰ是相对于群体而言，群体是由众多单Ⅰ组成的。

三、分

"分"是"Ⅰ"的来源。分是Ⅰ部分，大Ⅰ的Ⅰ部分。整体的Ⅰ部分，众多的Ⅰ部分。分是Ⅰ方面，单独的Ⅰ方面，整体的Ⅰ方面。分是其Ⅰ，整体的其中之Ⅰ，众多的其中之Ⅰ。分是分出Ⅰ，从整体分出Ⅰ，从众多分出Ⅰ。分出有多种方式，如分开出的Ⅰ、分离出的Ⅰ、分裂出的Ⅰ、分化出的Ⅰ。Ⅰ可以从事物中分化而来，Ⅰ可以分出多Ⅰ。任何Ⅰ都可以分出Ⅰ，任何众多都可以分出Ⅰ。

四、合

"合"是"Ⅰ"的来源。合Ⅰ，Ⅰ可以合成、汇合、聚合、整合，集合形成大Ⅰ。合Ⅰ，是合成Ⅰ，多个合成Ⅰ个。Ⅰ由Ⅱ合，Ⅰ由多合。合是Ⅱ合为Ⅰ对、多合为Ⅰ群。集合Ⅰ体，合聚完整，整合成群。

以种类相合，Ⅰ种，Ⅰ类，Ⅰ条，Ⅰ块。任何Ⅰ都可以合Ⅰ。合Ⅰ是Ⅰ之谐。谐而合和。

（一）融合为Ⅰ

融合是折中、和衷。融合是将两种或多种不同的事物合成一体。融合是二个相融相合，多个融合是两两融合的迭加。三融合了二，三把二融合在一个平台上。没有三的融合，二是分散的。

（二）合成为Ⅰ

1.合Ⅱ为Ⅰ　Ⅰ是由二整合而来。合Ⅰ，聚合的Ⅰ、合成的Ⅰ、合并的Ⅰ。二个合并成为Ⅰ个。如昼夜合为Ⅰ天；夫妻组成Ⅰ家。相反的状态，一致的修为：贫也俭，富也俭；平境镇静，险境也镇静；贫也奢，富也奢；得也悲，失也悲。

2.合多为Ⅰ　合Ⅰ，Ⅰ可以由众多事物合成而来；Ⅰ可以合多为Ⅰ。合多为Ⅰ，多Ⅰ合并为Ⅰ。多个集中在一起，形成Ⅰ个集体。如多种货物装Ⅰ车；多个人组成Ⅰ个团体。从不同地方会合于一处，形成Ⅰ个完整的体系。从多条多目、多头多绪中，归纳起来形成一个完整的意旨。多Ⅰ合并为Ⅰ的实质仍然是二合并为Ⅰ，因为再多也是两两相合，最后成Ⅰ。

（三）联合为Ⅰ

联合是在各自独立的基础上，合作、协作、统一。联合体是多个合在一起的体或体系。两个以上联合起来成为Ⅰ个联合体。

（四）综合为Ⅰ

综合是把不同类型的归纳Ⅰ处。

（五）兼并为Ⅰ

兼并Ⅰ，是Ⅰ个主要的，兼并Ⅰ个次要的合而为Ⅰ。如Ⅰ个大企业兼并Ⅰ个小企业，形成Ⅰ个扩大了的企业。

（六）容纳为Ⅰ

容Ⅰ，容纳为Ⅰ、包容为Ⅰ。容纳Ⅰ，是吸纳更多进入Ⅰ，是Ⅰ个的扩展，扩大规模。如Ⅰ个医院900张病床扩大到1200张。

（七）合群 I

群是众多合而为一。众多是为数很多。一群是众多的一体。群众是三人以上的公众。一人为单，二人为双，三人为众，众形成群。一个群体有上下、有前后，有领导、有牵头、有依从。上下是领导与被领导，左右是牵头与跟随，各归其位。群体不是一盘散沙的各顾各。群体有统一指挥，统一步调。没有形成群体的是乌合之众，虽称为众，其实是一盘散沙。

（八）合所有 I

合所有，聚合分散的 I，而成为所有。所有是由多个 I 合成。

五、统

（一）统统

统统，表示事物的所有、全部。

（二）统领

统领，统率领导，统辖率领。统领是主宰性的体现。

（三）统一

统一，统归于一，部分联成整体，分歧归于一致。统一体，是指矛盾的两方面或多方面在一定条件下相互依存而结合成的整体。

（四）一统

一统是行事归一。一统是以一统之，一并、一齐、一个整体。一统是多个合并总揽统于 I。一统是一致，把分散的集中起来，形成统一。一统的过程，是矛盾一方消灭另一方的过程。宇宙自然一统。自然是宇宙生物界和非生物界的总和，即整个物质世界。自然一统基于本来、朴素、纯真、实在。自然一统至于虚无。自然是有限的，这个限是无限的。

六、非"I"

（一）该有没有，不该有而有

非"I"是应该有的却没有，应该出现而没有出现，而不应该有的却有，在不恰当的时候出现。

（二）该独立没独立，不该独立而独立

非"I"是在能够独立时，却没有独立，不能自立。在不该独立自立时，却独立自立，即不

恰当的独立。

（三）该界没界，不该界而界

非"I"是该有边界界限时，却没有界，而不该有边界界限时，却有了界。

（四）该分没分，不该分而分

非"I"是该分出一个个的，却没有分出，而不该分出的，却一个个地分出了。

（五）该合没合，不该合而合

非"I"是该合并合聚的，却没有合成，而不该合并合聚的，却在合并合聚。

（六）该主不主，不该主而主

非"I"是该主宰的，却没有主宰，而不该主宰的，却在主宰。

（七）该附不附，不该附而附

非"I"是该依附的服从的，却没有依附服从，而不该依附服从的，却在依附服从。

（八）假 I·伪 I

假 I 是假冒的，伪 I 是伪装的，似 I 而非 I，都不是真的。

第三节 I 的哲义

I 的哲义是有、真、实、全、整、极。

一、有

I 是有，只要有，就是 I。有轮廓、有边界、有痕迹、有样子、有内容、有空、有虚、有实，都是 I。所有是所拥有的，所有是全部、整个、整体、完整。有是 I，有空重点在有。空是〇，有空就是 I——I 个空。有空，有而空，有空是有极、有限。有 I 而表示为〇。I 是表示，表示的是〇。如有 I 个空。有是 I，有虚重点在有。虚是〇，有虚就是 I——I 个虚的。有虚，有而虚，不显界，有而无状态。有而属虚。有是 I，虚是〇。知虚而无。知是 I，无是〇。有是 I，实也是 I，有实是实实在在的 I。有是已有、仅有、所有。仅有 I，所有 I。有是已萌、已启。有是实有。自然的 I、有而显示的 I。实有 I，是现实存在的 I，现实存在的单个 I、独自 I、整体 I、合成 I、全部 I、统 I。无论是从群体分出 I，还

是多个合成Ⅰ，形成Ⅰ之后，必然是实际存在的单独Ⅰ。实有Ⅰ无限大、无限小、无限分、无限合。实有Ⅰ是现实生活中最基本的表现形式。有闲，有而闲。有是Ⅰ，闲是○。有隐，有而隐，隐而无示。有而无表示、无显示。有是Ⅰ，无示是○。

Ⅰ是知道，知道有两种情况：一是知道有回应；二是知道无回应。知道回应是明确的有。知道无回应是隐性的有。知道而没回应的几种情形：一是知道，没看。二是看了，没看懂。三是看懂了，没理解。四是理解了，没意思。五是理解了，没意见。六是有意见，不愿说，有意见或没意见，不愿说或不便说。七是想说，没时间说。八是想说，没条件说，想说，没有机会或没有条件说。九是想说，不知从何说起。

二、真

真是会意字，又写作"眞"，乃小篆字形，应该比简化字更细致地展示了真字的字形本义。上面的匕（huà）、即变化（《说文解字》曰："匕，变也"，徐灏云："匕、化，古今字"）。次上为"目"，表示形体，次下部分"乚"表示隐藏，下面的八，表乘载的工具。会意为：真者，变化形体而返回神秘世界或返回本原。《说文解字》曰："真，仙人变形而登天也"。这里，天指神秘的超形世界，即形上界。

另说，真字从贞字变形而来。贞之本义乃卜问神灵，即通神以了解隐秘的本然事情。真与贞同类，皆通往超形世界。本义：道家称存养本性或修真得道的人为真人。道家讲究寡欲练气以修真成仙。真可以是实，可以是虚，有真实、真虚。真际与实际有微殊，真际未必完全实，实际未必全是真，因需要不同、适合不同以区别之。

真人真心有真意，真正真实求真理。
纯真天真修真情，真才真知明真谛。
真诚真挚真善美，返璞归真童真趣。
真假虚实巧分辨，天真烂漫行天地。

三、实

实是Ⅰ。实Ⅰ是实有的Ⅰ、有形的Ⅰ、可见的Ⅰ。实在、实际、踏实、不虚、务实。实可保

持，实可更实，实可转虚。

（一）点

Ⅰ是实点，大点、小点，规则点、不规则点。由实点，可以延伸为想象中的虚点。点是小体，体是大点。

（二）线

Ⅰ是实线，粗线、细线，直线、曲线。由实线，可以延伸为想象中的虚线。

（三）面

Ⅰ是实面，大面、小面，厚面、薄面，透明面、不透明面，直面、曲面。由实面，可以延伸为想象中的虚面。

（四）体

Ⅰ是实体，大体、小体，透明体、不透明体，规则体、不规则体。由实体，可以延伸为想象中的虚体。

体是大点，点是小体。

四、全

全是全部，全部是一个完整的、全部的Ⅰ。全是全程，全程是自始至终的Ⅰ。步调一致，朝同一个方向走。全是完全，完好齐全无缺。全是所有，所有是Ⅰ，Ⅰ是所有。Ⅰ适宜于全。全是适的一种状态。

五、整

整是整体。整是完整无缺、完好无损、整齐无参差。整是有条理、有秩序、不紊乱。整齐，井然有序。整合、归整、完整。整是Ⅰ，整则谐。

六、极

（一）太极

太极有限大，太极极大，太极有限而限极大。太极涵盖世之所有。太极无限大，是太极的限无限延伸，极大无外。

（二）极小

极小，渺小有际而际无际，极小有限而限无限，物质有限而无限可分。无限小，极小无内。

（三）极端

1. 极之端　极端是极之端、终极。极端是边

界的尽头。极之端是太极之端,极端是极小之端。极端决定着伸缩。极端趋大为伸,极端趋小为缩。伸缩度,延伸而大,收缩而小。终极是行至尽头。行至尽头,接近灭失而回归。

2.极大之端　极大之端,是大的界限。极大之端,有而极大至于无。极大无疆界,茫茫宇宙。宇宙是有限的,而这个限是无限的。理想是有限的,而这个限是无限的。任何事物都是有限的无限。极大是有限的无限,极大是大得几近于所有。终极是极大之端。如大象无形、大音希声、大道自然、大度包容、熟视无睹、超脱坦然。

3.极小之端　极小之端,是小的界定。极小之端,无极是极小之端。极小是小得不能再小了,几近于无。无极态,极小无内,似有如无,有而无用;似无实有,不是纯无。

4.极无端　极无端是极端有限而限无限。极大至无垠,极小至无内,无极无端。

5.静极　静极,物体处于静止状态、保持静止状态。自然静极,是本来的极静。做至极静,是刻意镇静,处于静的状态。动极生静,是动至一定程度,极而转静。在真空的状态下,物体处于匀速直线运动状态,进入匀动的静态。

(四)太极有限限无限

太极是有限的无限。太极有限,而这个限无限。太极有限地无限延伸。因此,可以简要地说太极无限。宇宙就是这样的太极。宇宙是有限的,而这个限是无限的。茫茫宇宙,极大无疆界。

第四节　树 I

树 I,树 I 的所有、单独、公众、完整、全部、统一。树 I 的分合、容斥、大小、重轻、厚薄、主次、领属、繁简、奥直、优劣、隐显、实虚、动静、恒变、增减。树 I 的整体与局部、核心与周边、根本与枝节、过度与不及、极大与极小、有限与无限、起始与终结、目标与目的、抉择与决定。

一、所有 I・单独 I・公众 I

I 包含所有,所有归为 I。树 I 就是要重视既有,脚踏实地。

I 是单独。单是单个,独是独自。单个点、单条线、单方面、单独体。树 I 就是要根据情况,厘清单独,目标明确,目的清晰。单 I 是单个 I。或者自始就是单个,或者后来分出单个。独 I 是独个 I。或者自始就是独个,或者后来分出独个。

众 I 是众多 I、公众 I。或者自始就是众多,或者后来合成公众而多。独 I 可以依附于众 I,多个独 I 可以汇成众 I。独 I 是众 I 之 I,众 I 本身就可做为独 I。众 I 包含无数独 I,所有众 I 都可以分为若干独 I。

二、完整 I・全部 I・统一 I

I 是完整,整个是 I。树 I 是要保持整体的完整性。

I 是全部,全部归 I。树 I 是要完全彻底不留缺憾。

I 是统一,统一于 I。树 I 是要把分散的、零碎的、凌乱的归纳统一起来。

三、宏观 I・微观 I

宏观 I,是宏大的 I、宏伟的 I。宏观至天体宇宙之无限宏大观。

微观 I,是微小的 I、微细的 I。微观至显微镜无限细观。

四、分 I・合 I

分 I,分化的 I,分出的 I、分开的 I、分离的 I。I 可以从事物中分化而来;I 可以分出多 I。

合 I,I 是合成,众多合成 I。I 可以由众多事物合成而来;I 可以合多为 I。任何 I 都可以合 I,任何 I 都可以分 I。I 是由 II 整合而来。

合 I,聚合的 I、合成的 I、合并的 I。两个以上联合起来成为 I 个联合体。多个集中在一起,形成 I 个集体。从不同地方会合于一处,形成 I 个完整的体系。从多条多目、多头多绪中,归纳起来形成一个完整的意旨。树 I 是要能够聚拢事物合成为 I。树 I 是要能够凝聚人心气,万众一心。心往一处想,劲往一处使。

五、容Ⅰ·斥Ⅰ

容Ⅰ，是容纳为Ⅰ、包容为Ⅰ、容合为Ⅰ。

斥Ⅰ，是排斥为Ⅰ、分裂为Ⅰ、游离为Ⅰ。

树Ⅰ是要能够包容、容纳，大度行事。

六、大Ⅰ·小Ⅰ

大Ⅰ与小Ⅰ是相对的，Ⅰ相对于大Ⅰ为小Ⅰ，相对于小Ⅰ为大Ⅰ。极大极小是大小的特殊情况。宇宙是大自然Ⅰ。大Ⅰ是在众多中比较大、趋于大、扩大、极大。大Ⅰ是示强。大Ⅰ可以扩大，也可以变小。

极大Ⅰ是巨大、强大。常用太极形容极大Ⅰ。极大Ⅰ，有三个特征：第一是Ⅰ无限大；第二是Ⅰ由众多更小的Ⅰ合成；第三是Ⅰ可以概括宇宙所有。

人体是小自然Ⅰ。小Ⅰ是在众多中比较小、趋于小、缩小、极小。小Ⅰ是示弱。小Ⅰ可以缩小，也可以扩大。极小Ⅰ是卑微、弱小。常用无极形容极小Ⅰ。极小Ⅰ，有三个特征：第一是Ⅰ无限小；第二是Ⅰ无限细分；第三是有形之〇。无极是有形之〇，已经具有Ⅰ的形态特征，〇是Ⅰ的特殊表现形式，从这个意义上讲，〇也是极小Ⅰ。

七、重Ⅰ·轻Ⅰ

重Ⅰ是重要的Ⅰ点，重点、重视、重要、注重的Ⅰ。抓重点，就是抓住重要的Ⅰ个点。重可维持，重可更重，重可减轻。

轻Ⅰ是无关紧要、分量轻、轻视、轻漫、轻便的Ⅰ点。轻可维持，轻可更轻，轻可加重。

八、厚Ⅰ·薄Ⅰ

厚Ⅰ，厚Ⅰ是厚重、厚望、厚道、浑厚的Ⅰ。厚可保持，厚可更厚，厚可变薄。

薄Ⅰ，薄Ⅰ是单薄、稀薄、淡薄的Ⅰ。薄可保持，薄可更薄，薄可变厚。

九、主Ⅰ·次Ⅰ

主Ⅰ，主要的Ⅰ，主Ⅰ可以持续，可以退而为次Ⅰ。

次Ⅰ，次要的Ⅰ，次Ⅰ可以维持，可以进而为主Ⅰ。

主与次是相对而言，此主为彼次，此次为彼主。主与次在一定条件下，可以相互转化，主转化为次，次转化为主。

十、领Ⅰ·属Ⅰ

领Ⅰ，Ⅰ是统领，领Ⅰ可以维持，可以进而更巩固，可以退而为附属。

属Ⅰ，Ⅰ是附属，属Ⅰ可以维持，可以进而统领，可以退而萎缩。

领与属也是相对而言，此为领彼为属，此为属彼为领。领与属在一定条件下，可以相互转化，领转化为属，属转化为领。

十一、繁Ⅰ·简Ⅰ

繁Ⅰ是繁多、繁重、繁忙、繁复、繁琐、繁杂。繁Ⅰ无限复杂。繁可保持，繁可更繁，繁可化简。

简Ⅰ是简单、简明、简化、简洁、简便、简陋。简Ⅰ无限简单。简可保持，简可更简，简可化繁。

十二、奥Ⅰ·直Ⅰ

奥Ⅰ是深奥、玄奥、奥妙。

直Ⅰ是正直、直白、直接。

深奥可以用直白的方式表达，直白可以用深奥的目光解读。

十三、优Ⅰ·劣Ⅰ

优Ⅰ是优势Ⅰ、优良Ⅰ、优越Ⅰ、优胜Ⅰ。

劣Ⅰ是劣势Ⅰ、拙劣Ⅰ。

把握好，优可更优，劣可转优。把握不好，优可转劣，劣可更糟。

十四、隐Ⅰ·显Ⅰ

隐Ⅰ是隐性的Ⅰ，隐而不见。隐藏、隐蔽、隐匿、隐秘。隐可更隐秘，隐可变显，可渐变，可突变。

显Ⅰ是显性的Ⅰ，显而易见。显然、明显、浅显、显示。显可更显现，显可变隐，可渐隐，可突隐。

十五、实Ⅰ·虚Ⅰ

实Ⅰ是实有的Ⅰ，有形的Ⅰ，可见的Ⅰ。实在、实际、踏实、不虚、务实。实可保持，实可更实，实可转虚。

虚Ⅰ是虚拟的Ⅰ，无形的Ⅰ，不可见的Ⅰ。虚幻、虚伪、空虚、不实。也可以是谦虚的Ⅰ。虚可保持，虚可更虚，虚可转实。

十六、动Ⅰ·静Ⅰ

动Ⅰ，动Ⅰ是动态、动势、运动、流动的Ⅰ。动可保持，动可更甚，动可变静。

静Ⅰ，静Ⅰ是静态、静止、平静、安静的Ⅰ。静可保持，静可更静，静可变动。

十七、恒Ⅰ·变Ⅰ

恒Ⅰ，恒Ⅰ是恒心、恒定、恒常、恒久的Ⅰ。恒可保持，恒可更甚，恒可变化。

变Ⅰ，变Ⅰ是变化、变动、变节、改变的Ⅰ。变可保持，变可更甚，变可转恒。

十八、增Ⅰ·减Ⅰ

增Ⅰ是增加的Ⅰ，增多、积累、增快。

减Ⅰ是减少的Ⅰ，缩减、放下、减慢。

有增就有减，有减就有增，要看具体情况、具体条件、适宜时机。

十九、整体Ⅰ·局部Ⅰ

整体Ⅰ，整体Ⅰ是整个、完整的Ⅰ。整体可保持，整体可扩展，整可化零，零是局部。

局部Ⅰ，局部Ⅰ是局限、部分、分部的Ⅰ。局部可保持，局部可整合，局部可分割。

局部与整体是相对而言的。一方面局部是整体的一部分，另一方面局部也可以是独立的。整体一方面是独立的，另一方面也可以是更大的总体中的一个分支。

二十、核心Ⅰ·周边Ⅰ

核心Ⅰ是中心、重心的Ⅰ。核心可保持，核心可强化，核心可边缘化。

周边Ⅰ是周围、外围的Ⅰ。周边可保持，周边可强化，周边可进入核心。

二十一、根本Ⅰ·枝节Ⅰ

根本Ⅰ，根本Ⅰ是根本、原本的Ⅰ。根本可保持，根本可强化，根本可变成为枝节。

枝节Ⅰ，枝节Ⅰ是细枝、末节的Ⅰ。枝节可保持，枝节可强化，枝节可转化为根本。

二十二、过度Ⅰ·不及Ⅰ

Ⅰ太过是＞Ⅰ，是Ⅰ的过分，跨界交往的过分。

Ⅰ不及是＜Ⅰ，是Ⅰ的不及，介入性交往，尚未达到启迪性交往。

胜则骄，是Ⅰ的过度；败则馁，是Ⅰ的不及。富则奢，是Ⅰ的过度；贫则哀，是Ⅰ的不及。

得则淫，是Ⅰ的过度；失则悲，是Ⅰ的不及。乱则惶，是Ⅰ的过度；安则逸，是Ⅰ的不及。

二十三、极大Ⅰ·极小Ⅰ

两极是极的两个方面，极大或极小，极多或极少。如极淡、极浓；极清、极浊；极静、极动。

（一）极是〇之延

极，有内容无边界。大Ⅰ、小Ⅰ。极，可以有限延伸。极致、穷极；顶端、尽头。极，有极无际，渺小无际，极小而无限，无限趋〇，近于无之〇；庞大无际，极大而无限、无边无际，类似于无界之〇。极，可述之Ⅰ。

（二）无极

极，包括无极，无极即有了"极"的概念，极即形成了Ⅰ。无极是无限，无限大、无限小。生前之无。无极，是"有"发生前的状态。开始于无极，终结于无极。无极是有形之〇，有形即是Ⅰ。无极是有边际界限的，而这个边际界限是无限的。

（三）太极

太极是有限大。太极涵盖世之所有。极端是太极之端，极端决定着伸缩。极端趋大为伸，极端趋小为缩。伸缩度大小，延伸而大，收缩而小。Ⅰ是初始，Ⅰ是万物之始，称为太极。"惟初太极，道立于一，造分天地，化成万物，凡一之属皆从一"（《说文解字》）。"无极生太极，太极生两仪，两仪生四象，四象生八卦"（《易经》）。"道生一，一生二，二生三，三生万物。万物负阴而抱阳，冲气以为和"（《老子》）。

（四）终极

终极是行至尽头。行至尽头，接近灭失而回归。

（五）极端

极端，极无端、极有端。极无端，极大至无垠，极小至无内，太极无端。极有端，有极就是Ⅰ。Ⅰ之极是Ⅰ的极端，极端大、极端小、极端多、极端少、极端静、极端动。极端，Ⅰ之极端决定着伸缩。极端趋大为伸，极端趋小为缩。伸缩度大小，延伸而大，收缩而小。极端，无始端有终端，如不知人从哪里来，却知人往哪里去。有始端无终端，如知道人从哪里来，不知人往哪里去？有始端有终端，如知道人从生到死。

（六）极大之端

极大之端，有而极大至于无。极大无疆界，茫茫宇宙。宇宙是有限的，而这个限是无限的。理想是有限的，而这个限是无限的。任何事物都是有限的无限。极大是有限的无限，极大是大得几近于所有。终极是极大之端。如大象无形、大音希声、大道自然、大度包容、熟视无睹、超脱坦然。

（七）极小之端

极小之端，无极是极小之端。极小是小得不能再小了，几近于无。无极态，极小无内，似有如无，有而无用；似无实有，不是纯无。

（八）极多之端

极多之端，终极是极多之端。极多是无数多。

（九）极少之端

极少之端，无极是极少之端。极少是微乎其微，少得不能再少了，几近于无，经常被忽略不计。

（十）静极

静极，物体处于静止状态、保持静止状态。自然静极，是本来的极静。做至极静，是刻意镇静，处于静的状态。动极生静，是动至一定程度，极而转静。在真空的状态下，物体处于匀速直线运动状态，进入匀动的静态。

（十一）无极限

无极限，无限小，极小无内。无限大，极大无外。

二十四、有限Ⅰ·无限Ⅰ

有限Ⅰ是局限、受限、有限度的Ⅰ。有限Ⅰ可以保持，可以强化，可以变为无限。无限Ⅰ是无垠、无际、无限度的Ⅰ。无限Ⅰ可以保持，可以强化，可以变为有限。

（一）Ⅰ范围有限，限无限

Ⅰ是有限的，Ⅰ的范围有限，这是Ⅰ的有限性。Ⅰ是无限的，Ⅰ的这个限是无限的，这是Ⅰ的无限性。

宇宙是有限的无限，即宇宙是有限的，这个限是无限的，宇宙是有限Ⅰ，Ⅰ无限。

（二）有限Ⅰ体，无限分Ⅰ

Ⅰ体是有限的，分Ⅰ是无限的，Ⅰ可以分出无限的Ⅰ。

（三）有限Ⅰ体，无限合Ⅰ

Ⅰ体是有限的，所合之Ⅰ是无限的，可以有无限Ⅰ合成Ⅰ体。

（四）"Ⅰ之度"体现了"有限无限论"的观点

Ⅰ是有限的无限，Ⅰ是有限的，这个限是无限的。如1有界限，而"多少可以进位为1"无限，这个进位的限是人为的规定。可以规定：见有即进位Ⅰ，即0.0…01可以进为Ⅰ。如重在参与，只要人到就算。可以规定：4舍5入，即0.5进位为Ⅰ，达到半数就行。可以规定：少数服从多数，0.6~0.9进位为Ⅰ。如60分以上算及格；表决时60%~90%人同意，就算通过。也可以规定：满1才为1。如只录取考试的满分；只奖励操作没有失误的人。

二十五、起始Ⅰ·终结Ⅰ

Ⅰ是起始，万事始于Ⅰ，从Ⅰ开始。树Ⅰ就是要打好基础，扎好根基。

Ⅰ是终结，万事归结于Ⅰ，到Ⅰ结束。树Ⅰ就是要结果圆满，取得正果，善始善终。

二十六、树立目标Ⅰ·达到目的Ⅰ

Ⅰ是目标、Ⅰ是目的。为人谋事都有目标和目的，朝着目标前进，达到一定目的。值得注意的是，有的是显性目标，目标清晰，目的明确，有的是隐性目标，目标不清，目的不明。盲目地，不知目标在哪里，不知目的在何方，也是有目标和目的的，只是不明确、没有找到而已。糊涂人不明白目标和目的，清楚人明白目标和目的，超脱者扩大目标和目的，在大目标目的下为人行事，怎么都行，大智若愚。树立目标是为了走向未来，达到目的。

二十七、抉择 I·决定 I

I 是抉择，面临多种选择时，只有一条抉择的路，即便可能选择多条路，也是先一条一条走。饭要一口一口吃，事要一件一件做。

I 是决定、一定。决定了的事，不要轻易改变，始终如一是行事的最好态度。需要改变时要经过充分论证、印证。

决定之前要有充分的参考、选择、抉择、决断。决定就是一锤定音。

第五节　着眼 I

着眼人、事、世之 I。着眼 I，我是 I。着眼于独 I、分 I、合 I、实 I、虚 I、极 I。着眼 I，拥有支配，界极确权；着眼 I，整合统一，一心一意；着眼 I，执着真知，放下超脱；着眼 I，点线面体，相互依依；着眼 I，争 I 守 I，积极向上；着眼 I，包容排他，视事定夺；着眼 I，普遍特殊，对待不一；着眼 I，能多能少，取之所需；着眼 I，能分能合，统离有节；着眼 I，能始能终，始终如一；着眼 I，能长能短，据情决断；着眼 I，能伸能缩，进退自若。着眼 I，当领袖，做裙带，能领能裙，主辅皆然；着眼 I，善主宰，甘依附，能主能附，伸缩自如；着眼 I，可独立，可从属，能独能从，心底宽容；着眼 I，知隐含，知明显，能隐能显，虚实可变；着眼 I，该大大，该小小，能大能小，适度为好；着眼 I，抓重点，带轻面，能重能轻，效率为先；着眼 I，找核心，顾周边，能核能边，快捷方便；着眼 I，明总纲，察细目，能纲能目，纲举目张；着眼 I，抓根本，带枝节，能根能枝，层次分明；着眼 I，入高深，出肤浅，能深能浅，境界高远；着眼 I，会繁复，可简单，驭繁就简，厚积薄发；着眼 I，究奥妙，显直白，能奥能直，斯为大智；着眼 I，知恒定，达变化，能恒能变，万事万法。

着眼 I，能静止，能运动，动静自如，生命谐调。着眼 I，认识身份多元化；着眼 I，独立完整性与群体多面性。

一、着眼人事世之 I

（一）着眼人之 I

着眼人之 I，着眼 I 个国家，着眼 I 个群体，着眼 I 个工作单位，着眼 I 帮朋友，着眼 I 个知音。着眼亲人，着眼爱人，着眼友人。着眼 I 种风格，着眼 I 种思想，着眼 I 种行为，着眼 I 种做法。着眼 I 种帮助，着眼 I 种影响，着眼 I 种变通。着眼于 I 个人的优势，作为经验，学习之。着眼于 I 个人的劣势，作为教训，借鉴之。

（二）着眼事之 I

着眼 I 件事，着眼 I 件大事，着眼事的 I 个角度，着眼事的 I 个方面，着眼事的 I 个小点。着眼 I 件小事，着眼事的精细程度。着眼大小事的关联，着眼大小事的转化，着眼大小事的变化。着眼小事对大事的影响，着眼大事对小事的影响。无论何时何事，着眼于一件事，就要做好一件事。不能这山看着那山高，若同时启动多件事，事事难善其终。就像狗熊掰玉米，掰一个扔一个，虽然掰了很多，但是自始至终手里却只有一个玉米棒。同时着眼于一些事，可以提高效率，一些事分为几件事，同时做时，需要分清轻重缓急，时间长短，统筹安排。原则是：先重后轻，先急后缓。合理分配时间，以便节约时间，应急就重。

（三）着眼世之 I

着眼 I 个世界，着眼世界的 I 部分，着眼世界的 I 分子。着眼 I 个大自然，着眼自然的 I 个方面，着眼自然的 I 种现象，着眼自然现象的 I 小点。往大处着眼，从小处入手。从小处着眼，往大处拓展。

二、着眼 I，我是 I

（一）我是 I，着眼 I，着眼于唯一·独一

着眼 I，我是 I，能大能小，能伸能缩，能进能退。我是唯一，独一无二。"虽然我不是世界上最好的，却是世界上唯一的"。"我"立足于"世界"，不奢望是"最好"的（其实根本就没有

最好，只是相对地好，在某方面好），只自慰于是"唯一"的。"物以稀为贵""文似看山不喜平""人要有个性"讲的都是这个"唯一"。"我是世界上唯一的"，一种自我、自立、自信、自豪、自慰；一种清醒、冷静；一种主宰、独立；一种自由。我尊重我自己，我重视我自己，因为我是世界上唯一的。树立自我、树立自信心就从我的唯一性开始。我是世界上绝无仅有的，我是唯一的，我是构成人类社会的一分子，人类社会是由一个个我构成的，人类社会如果没有我便是一种缺憾，因为我是支撑人类社会大厦的一块砖瓦。

（二）我是 I，着眼 I，着眼于大·重·核·领

我是 I，着眼于大 I、着眼于重点 I、着眼于核心 I、着眼于领袖 I。

（三）我是 I，着眼 I，着眼于小·轻·边·裙

我是 I，着眼于小 I、着眼于轻面 I、着眼于周边 I、着眼于裙带 I。

（四）我是 I，着眼 I，着眼于纲·根·主·独

我是 I，着眼于总纲 I、着眼于根本 I、着眼于主宰 I、着眼于独立 I。

（五）我是 I，着眼 I，着眼于目·枝·附·从

我是 I，着眼于细目 I、着眼于枝节 I、着眼于依附 I、着眼于从属 I。

（六）我是 I，着眼 I，着眼于隐·深·繁·奥

我是 I，着眼于隐含 I、着眼于高深 I、着眼于繁复 I、着眼于奥妙 I。隐、深、繁、奥。深奥无限，意境深远。

（七）我是 I，着眼 I，着眼于显·浅·简·直

我是 I，着眼于明显，一目了然；着眼于浅显，清楚明白；着眼于简单、直白。一说就懂，一看就懂，一听就懂。

（八）我是 I，着眼 I，着眼于恒·静

我是 I，着眼于恒定不变，着眼于平静安然。

（九）我是 I，着眼 I，着眼于变·动

我是 I，着眼于变化、着眼于运动。

三、着眼于独 I

（一）单个

单独一个，与其他无涉。单个行动，不与人合作。

（二）独立

独立自主，不受他人牵制。独立行事，不允许有分裂。

（三）核心

形成核心，统领着周边。以自我为核心，不听命于他人。

（四）独一不二

独有一个，没有第二。单独一个来源，不容纳其他。

（五）一心一意

一心一意就是一门心思、一个意念。一个心思，专注做一件事，不三心二意，忽左忽右。

四、着眼于分 I

（一）分开

分而开，各是各的。分而未开，只是一种说法，如分左右，分前后，实则左右之间、前后之间并没有界限。

（二）分离

分而离开，原来的一个变成两个单个。

（三）分头

分出两头或多头，原来有一个头，分出两个头，或分出多个头。

（四）单列

单列是单项列出。

（五）细化

细化是细致化分。

（六）分析

分析是条分缕析，分而析之。

五、着眼于合 I

（一）联合

两个以上联合起来成为 I 体。

（二）集中

多个集中在一起。

（三）会合

从不同地方会合于一处。

（四）归纳

从多条多目、多头多绪中，归纳起来形成一

个完整的意旨。

（五）一致

步调一致，朝同一个方向走。

（六）统一

把分散的集中起来，形成统一。

六、着眼于实Ⅰ

实Ⅰ，实在，实实在在，重视既有，脚踏实地，一步一个脚印往前走。

（一）规划未来

规划未来就是为未来筹谋规划，制订计划。

（二）设定目的

设定目的是明确一件事的目的。就是自己想要什么，想要达到的目的。

（三）确立目标

确立目标是确定树立一件事的目标。就是朝哪个方向走，目标明确。凡事都要确立自己的目标，知道朝着哪个方向走，才能到达。

（四）选择路径

选择路径就是选择前进的道路。选择的路径既要适合自己、适合事态，又要适合处境、适合环境、适合社会。选择适合自己，而且简便易行的捷径，是人类所孜孜以求的。

（五）采取办法

采取办法就是采用适宜得当能完成任务的办事方法。采取最有效、最便捷，能够帮助完成任务的办法，是我们处事的基本要素。

（六）制订措施

制订切实可行的措施，把打算完成的任务落到实处。谋事之前，都要制订切实可行的行动措施，按部就班开展工作。

七、着眼于虚Ⅰ

虚Ⅰ，想象，心有所想，憧憬未来，期望梦想成真，在信仰的驱使下，充满理想地往前走。

（一）树立崇高的理想

把自己尊崇的境界、高远的理想树立起来。

（二）树立远大的目标

把自己学习、生活、工作、事业，久远的大目标树立起来。

（三）树立虔诚的信仰

虔诚地相信和敬仰自己心中的美好状态。

（四）树立谦虚之心

树立谦虚、包容、接纳之心胸。

（五）树雄心立大志

树立起雄心，立下大志向。

八、着眼于极Ⅰ

极Ⅰ，极是Ⅰ。用极守极，利用极守护极。极而去极，有极而除去极。未极达极，未及极而达到极。

九、着眼Ⅰ，拥有支配，界极确权

拥有既具实用权，也具支配权。着眼Ⅰ，拥其所有，用以支配。界极确权，划定极之边界，确定权限，便于久用。

十、着眼Ⅰ，整合统一，一心一意

着眼Ⅰ，整合统一。整理合并零散的、不规则的、不一致的，归于统一。统一部署，统一布置，统一指挥，统一思想，统一行动。着眼Ⅰ，我是Ⅰ，一心一意，一心，一致，忠贞不二，一心无二用，团结得像一个人一样。

十一、着眼Ⅰ，执着真知，放下超脱

（一）执着是一种褒义

执着是指对某一事物坚持不懈、坚守不放、坚定不移、追求不舍。执着是对欲望、理想、信念的追求。执着是对事业、前途、生活目标等人生大事的追求。正确的执着是方向正确，是一种品质，是一种褒义。错误的执着是方向错误，是一种冥顽，是一种褒词贬义。

（二）执着获真知，放下得超脱

超脱是高超脱俗，超越既有，脱世离俗。执着是超脱的基础，由于执着而积累知识，获得启发，才有超脱的可能。如果没有执着的获得，便不会有超脱的潇洒。执着也是超脱的障碍，坚守执着影响着超脱，便难以超脱。着眼Ⅰ，就是用执着获得真知，放下执着得以超脱。

（三）过分执着就是固执

过分执着就是固执。对某些具体的事物过分

地执着就是固执和拘泥。片面而孤立地理解并顽固地执着于对事物的妄情和妄想，既不利于走向成功，更是成功后超脱的大敌。

（四）执着是走向成功之路的必备条件

从名人对成功和奋斗的感慨，可以解读出诸多执着的味道。

走自己的路，让别人去说吧。（但丁）

伟大的精力只是为了伟大的目的而产生的。（斯大林）

正确的道路是这样，吸取你的前辈所做的一切，然后再往前走。（列夫·托尔斯泰）

奋斗这一件事是自有人类以来天天不息的，人类要在竞争中求生存，更要奋斗。（孙中山）

必须在奋斗中求生存、求发展，奋斗以求改善生活，是可敬的行为。（茅盾）

无论做什么事情，只要肯努力奋斗，是没有不成功的。（牛顿）

脚跟立定以后，你必须拿你的力量和技能，自己奋斗。（萧伯纳）

我们应当努力奋斗，有所作为。这样，我们就可以说，我们没有虚度年华，并有可能在时间的沙滩上留下我们的足迹。（拿破仑一世）

做了好事受到指责而仍坚持下去，这才是奋斗者的本色。（巴尔扎克）

只有这样的人才配生活和自由，假如他每天为之而奋斗。（歌德）

一个人必须经过一番刻苦奋斗，才会有所成就。（安徒生）

凡事欲其成功，必要付出代价：奋斗。（爱默生）

对真理和知识的追求并为之奋斗，是人的最高品质之一。（爱因斯坦）

想像你自己对困难作出的反应，不是逃避或绕开它们，而是面对它们，同它们打交道，以一种进取的和明智的方式同它们奋斗。（马克斯威尔·马尔兹）

发明的秘诀在于不断的努力。（牛顿）

无论头上是怎样的天空，我准备承受任何风暴。（拜伦）

如果你过分珍爱自己的羽毛，不使它受一点损伤，那么你将失去两只翅膀，永远不再能够凌空飞翔。（雪莱）

只有勤勉、毅力才会使我们成功……而勤勉、毅力又来源于为达到成功所需要的手段。（史密斯）

如果我们能够为我们所承认的伟大目标去奋斗，而不是一个狂热的、自私的肉体在不断地抱怨为什么这个世界不使自己愉快的话，那么这才是一种真正的乐趣。（萧伯纳）

一个人必须面向未来，想着要着手做的事情。但这并不容易做到。一个人的过去是一种日益加重的负担。（罗素）

在这个并非尽善尽美的世界上，勤奋会得到报偿，而游手好闲则要受到惩罚。（毛姆）

你应将心思精心专注于你的事业上。日光不经透镜屈折，集于焦点，绝不能使物体燃烧。（毛姆）

聪明的资质、内在的干劲、勤奋的工作态度和坚韧不拔的精神，这些都是科学研究成功所需要的条件。（贝弗里奇）

发明家全靠一股了不起的信心支持，才有勇气在不可知的天地中前进。（巴尔扎克）

拼着一切代价，奔你的前程。（巴尔扎克）

我宁愿靠自己的力量打开我的前途，而不求权势者垂青。（雨果）

进步，意味着目标不断前移，阶段不断更新，它的视影不断变化。（雨果）

对于学者获得的成就，是恭维还是挑战？我需要的是后者，因为前者只能使人陶醉、而后者却是鞭策。（巴斯德）

十二、着眼Ⅰ，点线面体，相互依依

Ⅰ是点，Ⅰ是线，Ⅰ是面，Ⅰ是体。着眼Ⅰ，着眼于Ⅰ点，着眼于Ⅰ线，着眼于Ⅰ面，着眼于Ⅰ体。

（一）以点带线，以线带面，以面带体

从一点带动一条线，从一线带动一个面，从一方面带动整体。树立一个榜样，影响一群人。找到一个缺口，打开一方局面。试点成功，局部经验，全面推进。上纲上线，站在一定高度看问题。一方面工作做好了，会影响到整体声誉。

（二）切入点，定路线，目标明确

找到切入点，明确目标，确定路线，把握方

向，端正态度。切入点是进入的最佳位置和时机。明确目标，一个目标，就会一心一意去实现目标。两个目标，就容易三心二意，左顾右盼，观望目标。三个目标，就容易无所适从，不知从何入手。所以，如果有两个以上目标，一定要分出先目标、后目标，小目标、大目标。没有目标就是盲目，多目标等于没目标。任何事情，要确定一个总目标，若干个阶段性分目标。确定单向路线、双向路线、多向路线。没有路线就是瞎撞，路线多了就会走弯路。所以，要沿着一条路线前进，如果有错再做修正。直线兼顾两个相反方向，两个目标，能进能退，能伸能缩。射线朝着一个方向，一个目标，不拐弯，不回头。线段两端固定，没有方向，没有目标，没有出路，固守规矩，不求变化。端正态度，态度不卑不亢，火候不文不武，正是时候，恰到好处。

（三）顾大局，识大体，全面发展

顾大局是照顾全局大局，识大体是了解整体大体，全面发展是多角度多方面共同发展。凡事，战略上要顾大局、识大体、看大面；战术上要盯小面、看阶段；战斗上要关注点。多方兼顾，全面发展。这是顾全大局观。

十三、着眼Ⅰ，争Ⅰ守Ⅰ，积极向上

Ⅰ是争，Ⅰ是守。着眼于争，着眼于守。着眼Ⅰ，就要争取第Ⅰ。着眼Ⅰ，就要守护Ⅰ方。争取第Ⅰ和守护Ⅰ方，都是积极向上。重要的是要保持积极乐观向上的心态。

十四、着眼Ⅰ，包容排他，视事定夺

Ⅰ是包容，Ⅰ是排他。着眼Ⅰ，着眼包容，着眼排他。Ⅰ具有包容性和排他性。人的包容性与排他性表现为大公和自私。大公具有包容性，自我是小Ⅰ，他人是大Ⅰ。自私具有排他性，自己是大Ⅰ，他人是小Ⅰ。公私兼顾是排他性与包容性折中的Ⅰ。"喜怒无形于色""宰相肚里能行船""大肚能容，容天下难容之事""真人不露相，露相非真人"是人的包容性体现。"眼里不容沙子""只许州官放火，不许百姓点灯"是人的排他性体现。包容性表现为一种深沉，排他性表现

为一种肤浅。深沉是素有涵养、心胸开阔、知识丰厚、感情丰富犹如无底容器，没有深浅，深奥含蓄，总是处于不浅、不满、不溢的状态，需要时取之不尽、用之不竭。肤浅是缺乏涵养、心胸狭隘、知识浅薄、感情轻浮（喜怒忧思悲恐惊），犹如有底容器，深浅不同只是程度有别，有底容器不论深浅终有满时，满则溢，溢即去赘，去赘是必须的代谢，表现为露能、夸夸其谈、发怒、忌妒、多愁善感、嗜好（如吸烟、嗜酒、打牌）。

排他性还表现为一种挣扎，或者不承认对方的空虚性抗争，或者攻击对方的自卫性挣扎。工人说："你大学生有什么了不起？"这是一种不愿承认对方的空虚性抗争。不承认大学生的了不起本身就是一种抬高不成反而降低身价的承认。其实大学生和工人是职业或文化教养的悬殊，"有什么了不起"是人格的评价，二者一旦混淆就自嘲了，自己的人格反而降低了。说别人"老杂皮"（或类似攻击的话）是一种攻击对方的自卫性挣扎，这种挣扎性语言，鄙视别人是为了抬高自己，而要抬高自己惟恐别人鄙视自己，所以成为一种以攻击他人为开始的挣扎性语言。

十五、着眼Ⅰ，普遍特殊，对待不一

Ⅰ是普遍，Ⅰ是特殊。着眼Ⅰ，着眼普遍，着眼特殊。Ⅰ具有特殊性和普遍性。人的特殊性和普遍性表现为对待不一。唯一是Ⅰ的特殊性；一般是Ⅰ的普遍性。特殊身份的人和一般人，对待不一样。一个人可以有多重角色，并且可以同时扮演着多重角色，在这里特殊，在那里可能普遍。这个角色一般，那个角色可能特殊。自己对待不一，他人对待不一，社会对待也不一。要认清角色位置，站在哪个角色，就用那个角色说话；对待哪个角色，就用相应的那个对待。大臣的女儿嫁给皇帝做后做妃，即便女儿回家，大臣也要先行君臣之礼，再行父女之礼。君臣之礼，皇后皇妃虽不是君，却代表着君，对后妃的不敬，就是对君的不敬。在单位，儿子是父亲的领导，工作时，父子就是被领导与领导的关系，做为员工就要尊重领导，服从领导。回到家，父子就是尊卑的关系，儿子就要尊敬父亲、关心父亲，甚至

听命于父亲。

十六、着眼Ⅰ，能多能少，取之所需

　　Ⅰ是多，Ⅰ是少。着眼Ⅰ，能着眼于多，能着眼于少。Ⅰ能多能少，Ⅰ分为多，多合为Ⅰ。无限多，无限少。

（一）着眼众多·着眼单一

　　着眼众多，是把众多看作Ⅰ个整体。着眼单一，是在众多中着眼于其中之一。包括在众多中，着眼其中一部分，可多可少的一部分。着眼于Ⅰ，是多还是少，是根据取之所需确定的，而所需的确定，则是适度的把握。

（二）着眼唯一·着眼所有

　　着眼唯一，是着眼所有中唯一的一个、单独，绝无仅有的。着眼所有，是着眼所有数合成的Ⅰ。一律、一应、一致、一切、一概是Ⅰ的所有。

（三）着眼多维·着眼一维

　　着眼多维，着眼于多个方向、多个维度、多个目标。着眼一维，着眼于一个方向、一个目标。一维可以分多，多维可以合一。

（四）着眼多样·着眼纯粹

　　着眼多样，目标是全，把多样作为着眼点去搜寻。一应俱全是Ⅰ的多样性。着眼纯粹，目标是专，只搜寻纯粹的。单一、专一是Ⅰ的纯粹性。

（五）着眼群体·着眼个体

　　着眼群体，是着眼于一个群体。着眼个体，是着眼于一个个个体。Ⅰ是群体的基数，可以从任何数中分离出Ⅰ。Ⅰ又是群体的合数，包含着所有数。其一是Ⅰ的个体性，统一是Ⅰ的群体性。

十七、着眼Ⅰ，能分能合，统离有节

　　Ⅰ是分，Ⅰ是合，着眼Ⅰ，着眼于分，着眼于合。需分能分，需合能合，统而合，离而分，有理有节。

（一）着眼Ⅰ，分离是局部，结合是整体

　　着眼Ⅰ，Ⅰ是局部，Ⅰ是全局，着眼局部，着眼全局。局部合合，全局分分。Ⅰ乃数之母：Ⅰ分为Ⅱ，暗含Ⅲ，无限可分，Ⅰ包纳所有之数。Ⅰ是数之根基：Ⅱ包含Ⅰ，任何数都包含Ⅰ，所有数都由多个Ⅰ组成，以Ⅰ为根基。Ⅰ位于任何

数之基底。Ⅰ为数之父：Ⅱ合为Ⅰ，任何多位数均可合为Ⅰ。Ⅰ位于所有数之颠峰。Ⅰ分为Ⅱ，是Ⅰ的分离性；合Ⅱ为Ⅰ，一同、一并是Ⅰ的结合性。

（二）着眼Ⅰ，当变多变，当固稳固

　　Ⅰ的分合统离还表现在：Ⅰ具有多变性和稳固性。Ⅰ既稳固又善变。一定是Ⅰ的稳定性；一度是Ⅰ的多变性。稳固显示了原则性，多变表现出灵活性。

（三）着眼Ⅰ，分而诱惑，合而自控

　　诱惑是一种分势，自控是一种合势。诱惑按程度分，轻则是影响，稍重是吸引，再重是引诱。诱惑按类别分，有主动诱惑、有被动诱惑。自控是自我控制，是对影响、吸引、引诱等诱惑经过观察思考、分析判断之后的采纳或拒绝行为。之所以要对诱惑自控，是因为那种诱惑会把你带入到一种你不情愿去的或不符合你情况的境地。诱惑是随处可见的，有好的诱惑、有不良诱惑，只要在社会中生活，随时随地都会受到各种各样的诱惑。而各种诱惑能否产生作用，就要取决于自己的自控能力了。

　　自控能力是综合素质的体现。如果看不出来某种诱惑是好是坏，那是观察能力的问题；如果好的诱惑不以为其好，不良诱惑不以为其坏，那是分析能力的问题；不知道一种诱惑影响到什么程度、会造成什么样的结果，甚至弄不清诱惑的好坏，那是判断能力的问题。在诱惑面前最能表现出一个人的综合素质。综合素质好的人自控能力强，常以好的影响去影响自己的行为，而以不良影响为借鉴，革除不良行为，对诱惑能分辨是非，把握分寸，对引诱能恪守节度，不为奢靡所惑。综合素质差的人自控能力弱，经不起引诱，容易为影响所动，在诱惑面前失去理智。着眼Ⅰ，分而诱惑，合而自控。

十八、着眼Ⅰ，能始能终，始终如一

　　Ⅰ是始，Ⅰ是终，着眼Ⅰ，着眼于始，着眼于终，着眼于始终。着眼Ⅰ，Ⅰ具有起始性，Ⅰ具有终结性，Ⅰ具有始终性。自始，能始，至终，

能终，始终如一。一起、一齐是 I 的起始性，一定、一致是 I 的终结性。一直、一贯是 I 的始终性。

十九、着眼 I，能长能短，据情决断

I 是长，I 是短，着眼 I，着眼于长，着眼于短。I 有瞬时性，I 有长久性。I 能久能暂。久能长久，暂仅瞬时。一旦、一经、一闪、一过、一阵、一下、一晃、一瞥、一瞬、一会儿是 I 的瞬时性。一生、一世、一辈子是 I 的长久性。着眼 I，着眼长久，着眼瞬时，着眼长线，着眼短线，能长能短，须根据具体情况做出决断。

二十、着眼 I，能伸能缩，进退自若

I 是伸，I 是缩，着眼 I，着眼于伸，着眼于缩。伸可延展，无限伸展；缩可收合，无限聚拢。能伸能缩，进退自若。伸缩有度、收放自如。

二十一、着眼 I，当领袖，做裙带，能领能裙，主辅皆然

领是衣领，袖是衣袖。领和袖是衣的重要部位。裙是裤裙，带是束带。裙和带是服饰的装饰部分。I 是领袖，I 是裙带。领袖是主宰者，裙带是辅助者。领袖是统领主导，裙带是附属随从。着眼 I，着眼当领袖，当领袖就要有领袖的风采。着眼 I，着眼做裙带，做裙带就要显示裙带的光鲜。当领袖叱咤风云，带动裙带游刃自如；做裙带安分守己，随着领袖挥洒飘动。真君子做领袖能挥洒自如，做裙带能飘逸自然。

二十二、着眼 I，善主宰，甘依附，能主能附，伸缩自如

主宰是起支配、控制作用的力量，掌握支配人或事物的力量。主宰者，善于指引、领导、主持、主管、支配、统治、掌握、当家、做主、决定。依附是起被支配、被控制作用的力量，被主宰者所左右和掌握。依附者，甘愿依赖、依靠、附着、从属、辅助、服从、建议。主宰是大 I，依附是小 I；大 I 主宰，小 I 依附。着眼 I，着眼主宰，着眼依附。

（一）主宰性与依附性

人具有主宰性与依附性双重特性，人可以主宰一切，可以依附一切。有区别的是：不同人或同一个人不同时间、地点、事件，其表现出来的主宰性和依附性的强弱不同。主宰性是一种源命论，源命论是从根源把握命运，主宰、自知、洞察、控制、驾驭，信天命而不走向宿命，在自然中善于主宰、驾驭。依附性是一种宿命论，宿命论是从归宿把握命运，跟着感觉走，听天由命，扼杀人的主宰性、自知、洞察、控制、驾驭能力。"谋事在人，成事在天"是一种源命论思想。"谋事在人"是主宰性要求的进取与运筹；"成事在天"是依附性需要的时间、环境、时机等条件。"宁为鸡头，毋为牛后"是人的主宰性要求，宁可在较小范围内居于主宰地位，而不愿在较大范围内处于依附地位。"宁娶大家奴，不娶小家女"虽然是界域性要求，其中却也有主宰与依附的因素。宁可与居于依附地位，却有见识的奴婢相处，也不愿与居于主宰地位，却无见识的女主相处。

主宰性表现为一种主见，自己有自己的主见，凡事不需别人认可决定，自己决定自己的价值，把战胜自己的缺点视为人生最大的欢乐。谐调拳、太极拳的攻守是 I 的主宰性体现，立足中间，把握周边，攻似撩鞭击重点、守似圆球走切线。需要自作主张是主宰性；希望有人帮助拿主意是依附性。清高表现为自命不凡是一种主宰性，自卑表现为自愧不如是一种依附性。面对子女的撒娇表现为主宰性；在父母面前撒娇表现为依附性。找到依附点就容易产生依附性，没有依附也就有了主宰性。

（二）欲主宰先依附

刘备欲主宰天下，先依附高人，三顾茅庐请诸葛亮出山，拜为军师，方得相助，虽无恢复汉室江山，却也三分天下有其一。

项羽能谋略，有战术，英勇善战，德才兼备，主宰性极强，却终因不甘依附，因小失大，难成霸业。

刘邦不才，难以主宰，却能依附于人才，最终得以主宰国家。刘邦德才远不如项羽，却能得天下。原因何在？刘邦总结说：运筹帷幄我不如张良，统兵打仗我不如韩信，抚国安民我不如萧

何，我能用之也。

周文王求贤若渴，找到无钩垂钓的姜子牙，姜子牙让周文王背着下山，周公背姜太公走了808步，方得姜太公助周灭纣，建立王朝，统治了808年。

主宰者必有依附方能顺利主宰。李世民善用魏征直言纳谏，方能成为"贞观之治"万世明君。《贞观政要·求谏》："夫以铜为镜，可以正衣冠；以古为镜，可以知兴替；以人为镜，可以明得失。"《教戒太子诸王》："为人君虽无道，受谏则圣。"

（三）避主宰甘依附

1. 没有主宰　有条件主宰，而没有去主宰，甘愿依附。《水浒传》中梁山英雄，有条件与朝廷分庭抗礼，取而代之。却在宋江带领下，受皇帝招安，甘愿称臣依附。

2. 放弃主宰　有机会主宰，而放弃去主宰，甘愿依附。三国之西蜀，诸葛亮辅佐着扶不起的阿斗，完全有条件有机会取而代之，自立门户。刘备生前也有此意。但是，诸葛亮却一如既往，心无二志，不思主宰，甘愿依附称臣。

3. 回避主宰　愿意主宰，也已经主宰，而由于遇到难题无法解决，遇到困扰无法解脱，于是知难而退，回避主宰，退回依附。如孙中山让位于袁世凯，蒋介石让位于李宗仁。

4. 不善主宰　不善于主宰，却被推到主宰之位，虽无难关，却也甘愿退而依附。如历史上主动禅位的皇帝是这样，愿意出家的皇帝也是这样。梁武帝萧衍曾多次出家，是中国历史上著名的佞佛皇帝。

5. 甘愿依附　有自知之明，不愿做出头鸟，不愿放在风口浪尖，虽有能力、有条件、有机会，也无大困难，仍回避主宰，甘愿退到依附之位。见好就收，急流勇退者如斯。

（四）主宰者益，依附者害

一个铜罐和一个瓦罐在河里漂浮着，顺流而下，铜罐说："来，挨着我，我身强力壮，可以照顾你。"瓦罐说："谢谢你的好意，离你远点儿，我会平平安安地漂下去，挨着你，我会被碰碎的。"生活中，你想给别人以帮助，结果可能是个妨碍，

你想找个依靠，却可能是个累赘。审视自己，认清处境，看透结果，是人一生中的要义。岳飞作为大将依附于宋朝，宋朝皇帝是主宰者，岳家军虽精忠报国，为宋朝收复河山，却因无力主宰局势终为朝廷所害。

（五）主宰者害，依附者益

汉献帝刘协本是国之主宰者，曹操本是依附者，而曹操却挟天子以令诸侯，终得天下，建立魏国。刘协受害于曹操的控制，曹操得益于依附时的便利。

后周幼主柴宗训帝，本是主宰者，赵匡胤担任殿前都检点要职，执掌护卫皇帝之禁军。赵匡胤本是依附者，扶持幼主，陈桥兵变却皇袍加身，推翻后周，废主自立称帝，建立宋朝（北宋）。主宰者为其害，依附者获其益。

（六）主宰与依附的过分

主宰与依附过分，表现为主宰性过强和依附性过强。

跋扈是主宰性过分的偏激，自命为母系统，把他人置以子系统位置。害怕是依附性的过分，以对象为母系统，自己沦为子系统。"吃柿子拣软的捏""越是怕狼来吓"。当你降格受制于对方，对方就越来控制你。迷不信是主宰性过强，迷信是依附性过强。迷不信是因迷而不信，主宰性过强。迷不信无视现象或不承认没有被现有科学解释的现象，更不要说去探求本质了，接受新知识是在套用仪器检验之后或符合已有（或已接受）知识程式的简单创新，对原有知识程式之外或仪器不能检验的知识不承认，没有远大目标，缺乏逻辑思维推理，表现为故步自封。迷信是因迷而信，是盲目地信，依附性过强，迷信是处于迷的状态而盲信，没有看到本质，仅对现象迷恋，知识层次低，缺乏分析、比较、综合，无核心、无主见、易附庸。

"谋事在人，人定胜天"是迷不信，因为迷恋于人类自身的能力，而不相信"天"这个庞大的自然系统的不可预测性和不可战胜。当然作为一种政治鼓动和文学修辞，也可以说说"人定胜天"。

"人的本质是服从，使命是完成"，则是迷信，

因为迷而相信自我之外的力量不可抗拒。"人的命由天定""听天由命"便完全失去了自我主宰性，是消极的听任自然摆布的宿命论。

有时破除了迷信，又易走向迷不信，摆脱了迷不信，又走向了迷信。从迷信、迷不信走向正信是一种生理，从正信走向迷信、迷不信是一种病理。在人们把牛顿的科学研究奉为圭臬的时候，牛顿却开始了晚年的神学信仰。"谋事在人，成事在天"折中了"人定胜天"的主宰性过分和"听天由命"的依附性过分。

（七）主宰依附灵活变通

有能力主宰而未能主宰时，要甘于依附，发愤图强，厚积蓄势，等待时机。无能力主宰而已经主宰时，要善于依附，敢于用人，甘为人梯，共谋大业。时机成熟时，堪当大任者，要勇于站出来主宰，不能胜任者，要乐于退位让贤。主宰与依附常常显示着强与弱的对比。一般情况下，以强者为主，弱者为附。特殊情况下，也可以弱者为主，强者为附。遇到纠纷，强让弱；遇到难处，弱让强。强遇强，能者上；强遇弱，强者上；强遇极弱，强者让。

（八）主宰与依附的融洽

"大道自然""能大能小是条龙"是主宰性和依附性的融洽。主宰性与依附性把握得当融洽是正信。

正信是立足于自我而站在自我之外去看待事物、认识事物、评价事物，既不固守已有的东西，也不盲信。通过分析，认为有必要就去探索，不丢不奉，正视所有现象，不管能否用现代科学解释，透过现象探求本质，或从本质出发解释现象，既无迷信也无迷不信。

二十三、着眼Ⅰ，可独立，可从属，能独能从，心底宽容

Ⅰ是独立，Ⅰ是从属。独立而不受制于人，独立要单独能立得起、撑得住，把握全局。从属要能够顺从附属，服从安排、听从指挥。着眼于Ⅰ，着眼于独立，能立得起。着眼于Ⅰ，着眼于从属，能顺而从。能独能从，心底宽容。

二十四、着眼Ⅰ，知隐含，知明显，能隐能显，虚实可变

隐含是暗Ⅰ，明显是明Ⅰ。隐于群众之中，含于所有之中，属于整体的一部分，众多的一分子。具有依附性，善于默认、跟随、听从、服从。着眼于Ⅰ，着眼于隐含，着眼于明显。知隐含，知明显，隐显有术，虚实可变。隐可为虚、显可为实，隐显虚实，进退无怨。

二十五、着眼Ⅰ，该大大，该小小，能大能小，适度为好

（一）该大能大·该小必小

着眼Ⅰ，我是Ⅰ，能大能小。该大能大得起，该小必小得下。大而无限大，小而无限小。大与小，无限简单，无限复杂。大而能主宰，小而可依附。"能大能小是条龙，只大不小是条虫。"

（二）着眼伟大·着眼渺小

着眼Ⅰ，着眼于一统，一统是Ⅰ的伟大性，崇高的理想，伟大的事业。国家的统一，民族的团结，世界大同，天下为公，为全人类的解放事业而奋斗。着眼Ⅰ，着眼一点，一点是Ⅰ的渺小性，从点滴做起，从我做起。积跬步以致千里，积涓流以成江海，积土成山，积水成渊。积小善而成大德，绝小恶而冶情操。

（三）以大驭小·以小见大

着眼Ⅰ，Ⅰ是大，Ⅰ是小。以大驭小，做大，基于大的，驾驭小的。小，自然就在大的驾驭之中。以小见大，指从小的可以看出大的，通过小事看出大节，通过小情节反映大事件，或通过一小部分看出整体。

（四）大处着眼·小处着手

着眼Ⅰ，从大处着眼，从小处着手。立志于做大事，立足于处小事。大事收放自如，小事伸缩有度。

（五）着眼宏观·着眼微观

着眼Ⅰ，Ⅰ是宏观，Ⅰ是微观。着眼宏观，Ⅰ的思索，能使人不断站出来走向高位抓住根本宏观；着眼微观，Ⅰ的思索，能使人常常入进去趋于下位洞悉原委微观。

(六) 着眼概略，着眼细节

着眼 I，I 是概略，I 是细节。着眼概略，从概况大略着眼，涵盖所有细节。着眼细节，从细枝末节着眼，可以窥视概略。着眼概略，切莫太粗略；着眼细节，不要太拘泥。

1. 概略是抓大放小　提纲是一件事的概略，划定了事件的框架范围，把握了事件的整体。当一件事做精做细的时候，往往会有方向的迷失，而有了概略大纲，就可以把即将迷失的自己拉回到既定的范围之内，并保持事件的完整性。谋大事，要善于归纳梗概，掌握要略，条理清晰，层次分明，如此才能立足现实，具有掌控性，着眼未来，具有前瞻性。要把握全局，只需概略，无须细节，细节无关大局。

细节只是大局中的细枝末节，如果把细节扩大，容易以偏概全，一叶障目不见泰山。纠缠于细节，没有轻重主次，胡子眉毛一把抓，往往分不清轻重缓急，从而影响大局。所以，该丢弃的一定要丢弃，该放下的一定要放下，抓大放小，顾全大局。

2. 细节是抓小放大　做小事，没必要小题大做，添枝加叶，引申发挥，虚拟妄论，小事要从细小做起，扎扎实实，一步一个脚印，小事做成才算成。注重细节，无须太粗犷，概略无关紧要，高谈阔论无济于事。

质量是由细节决定的，每一个细节做好了做细了，质量才能保证。每一个细小环节速度提高了进程加快了，才能保证总体进程。细节决定成败。千里堤坝溃于蚁穴；不积跬步无以致千里；关羽大意失荆州。成败往往都是从细节注意不到开始的。

(七) 着眼大公·着眼小私

I 具大公性，I 具小私性。着眼 I，或着眼于大公，或着眼于小私。一心为公是 I 的大公性；为一己私利是 I 的自私性。公心具有宽容仁厚的包容性；私心具有狭隘短见的排斥性。

(八) 一字难求·一语千金

着眼 I，一字难求，一语千金，一番话胜读十年书。"千金易得，一字难求""为求一字稳，耐得半宿寒""一语值千金""听君一番话，胜读十年书"说的都是"小"的巨大作用。

(九) 该小该大，无身份化

该小该大，是无身份化的需要。无身份化，才能该大就大，该小就小，需要大，小能变大；需要小，大能变小。

能大能小还在于能够掌握好什么时候该大，什么时候该小这个度。该大时反而小是自身降解，自我降解就自卑、受气、受辱、委屈、被虐待、迷信、甚至自杀；该小时反而大是自我膨胀强侵，自我膨胀强侵就骄纵霸道、跋扈、吵闹斗殴、欺侮人，或打肿脸充胖子强装。

(十) 欲大先要小，枪打出头鸟

能大能小还体现在为保持大 I，得先屈尊做小 I，所谓"君子报仇十年不晚""欲出先收""欲擒故纵"即是此意。做小 I 是基本的、永恒的；做大 I 则是暂时的。要立足于做好永恒的小 I，才能带来做大 I 的机会。即使做了大 I 亦莫忘了做好小 I。

如果只大不小，易招致损害。"皎皎者易污，峣峣者易折""枪打出头鸟""树大招风"说的就是大的易损处。

(十一) 能大能小是条龙，只大不小是条虫

"能大能小是条龙"是人的可变性的生动，"只大不小是条虫"是人的不变性的僵化，只有用变化的态度才能应付变化的世事，如此才能树立自我，保护人格的完整性，这便是"龙"；如果自己只把自己放在大的位置、目空一切、唯我独尊，势必为他人所不容，反而破坏了人格的完整性，欲大却反而降之于小的位置，这便是"虫"。

(十二) 能小能大得天下，只小不大居人下

没有大的气势，就不能成就大的气候，而大的气势，须从能忍让小事做起。能小能大方能得天下。明朝开国皇帝朱元璋小时当过乞丐，西汉功臣韩信曾受过胯下之辱。没有雄心壮志，没有远大的理想和抱负，只计较小是小非，小恩小怨，只能小不能大，只有居于人下。

(十三) 当大时一言九鼎，该小时逆来顺受

当大时能大得起，"君子一言，驷马难追"，

说话算数，一言九鼎。该小时能小得下，降节屈就，逆来顺受。卧薪尝胆，当牛做马。明朝朱元璋能小能大，从小放牛，后来当上了皇帝。越王勾践能大能小，被吴国俘虏后，不惜屈尊去喂马。

（十四）大树有大树的位置，小草有小草的位置

能大能小，既能做大树又能做小草，大树有大树的位置，小草有小草的位置，大树的栋梁之材能够顶天立地，小草的葱葱绿茵可以美化环境。

（十五）生理该大大该小小，病理该大不大该小不小

生理性的"大"和"小"是无身份化的需要。"大"是主宰性的体现，当大失大是失主宰，属病理性自我缩小；"小"是灵活应变的需要，当小失小是失灵活，属病理性自身放大。病理性的"大"，一是被他人放大，二是自己争大。被放大的有听任者，也有无奈者。听任放大者和争大者一样，自身放大之后就会在别人面前顾及身份、摆大架子、居高临下、独断专行、自命清高、自感不凡、轻视他人，如若遭到非议便气势汹汹、骄傲蛮横。

无奈被放大者，无可奈何地任由他人捧向自己并不情愿的高度和位置，因为自己最清楚这种盲目捧的结果最终会毁了自己，但是自己往往没有办法制止。非行医之人，偶然治愈一个病人，便引起惊叹，之后人们纷纷找他看病，不愈的病人会以他不是医生而谅解，偶有病人再被治愈，便会越传越神。而病人找医生看病，治愈了，并不显得什么，因为那是医生分内之事，治之不愈，就容易被人指责。前后两种情况皆因病人的要求不同，对非医者来说治好百分之一就是功绩，而对医生来说，百分之一没被治好也是技艺不精。病人对待两者的态度，都是病理性的放大。如若非医者，不理智，而被盲目吹捧到了利令智昏的地步，就会以为自己真的很了不起，最终演化为骗子。

病理性的"小"，一是接受他人缩小，二是自我缩小。缩小之后，便自愧不如、羞与人语、有自卑感、易随波逐流、过于看重别人、依赖性强，甚至辨不清是非、觉得别人说的都是理、自

己的一切可以听由他人安排。

生理性的能大能小，该大就大，该小就小，不同于病理性的耍滑头。前者需要大的时候要能站得起、挺得住，有大的魄力和气概，需要服从时，在服从中也要存有自己的观点和认识，不论是服从着与自己观点不完全一致，还是服从着与自己观点完全不一致，这种处理既避免了信息灼的短路，避开了矛盾焦点，又不至于推诿；后者的耍滑头，是一种无生机有头脑的见啥人说啥话、对上阿谀奉承，对下光说好话不办实事。

二十六、着眼Ⅰ，抓重点，带轻面，能重能轻，效率为先

重点是重要的一点，轻面是较轻的大面。Ⅰ是重点，丨是轻面。着眼Ⅰ，着眼于重点，带动轻面，能重能轻，该重时重，该轻时轻，抓住事物的重点，带动相对轻易的大面。着眼重点，就能找到要害，抓住重点，就可事半功倍。做任何事情，效率都是至关重要的，尊崇效率优先原则，节约了时间，减少了浪费，利于捷足先登，是走向更大成功的捷径。

讲话要抓重点，直奔主题，让听众一听就明白轻重。听话要找重点，记住关键词，能理解讲者的深意。

问话要挖重点，挖掘出重点背后的原委。例如，我说："在含砷量很高的泥浆里，发现了生物。"她问："哪里的泥浆？"我说："不太清楚。"她又问："哪里说的？"我说："电视上说的"。这两问都需要，但是都不是最重要的。听到这则信息，第一反应应该是：竟然还有不怕砷的生物？然后应问的重点是：泥浆里的砷含量是不是足以致死生命？当听到回答"是"的时候，就考虑到，这和一般生物不一样，因为一般生物都能被砷致死。这表明：在含砷量很高的泥浆里发现了生物，说明地球上有两类生物，一类会被砷毒死，一类不会。在我们知道这个信息之前，普遍认为所有生物都会被砷毒死，而这则信息却告诉我们，还有可以不被毒死的，表明这是和现在我们认识的生物不一样的另类生物。"地球上存在着两类生物，

一类怕碎,一类不怕碎",这才是听到我说的信息,需要思考和挖掘的第一重点。其次可以再知道哪里有这样的泥浆,以探查其渊源,再次可以问从哪里听到的,以确定信息来源的可靠性,以进一步辨别真伪。

二十七、着眼Ⅰ,找核心,顾周边,能核能边,快捷方便

核心是果实的内核中心。周边是围绕核心的周围边缘。核心吸引着周边,周边包绕着核心,主次分明,相辅相成。Ⅰ是核心,Ⅰ是周边。着眼Ⅰ,着眼核心,尽快找到核心,从核心入手,兼顾周边。把核心做好,带动周边,就会快捷方便。着眼Ⅰ,着眼周边,从周边入手,渐趋核心。即便需要从周边入手,也需要着眼于核心,把握好正确的方向,依据需要进行择选。核心多在中间,所以,常常立足中间,把握周边;居于周边,目标盯向中间。

二十八、着眼Ⅰ,明总纲,察细目,能纲能目,纲举目张

一张网,有提网的总绳,有网的孔眼。纲是统领,是提网的总绳。纲用以比喻事物的关键部分,如大纲、纲要、纲领。纲借喻为维持社会正常秩序必不可少的行为规范:纲纪、纲常。目是网的孔眼,比喻为大项中再分的小项。纲是总Ⅰ,目是分Ⅰ。着眼Ⅰ,明确总纲,凡事要抓住总纲,总纲是一切工作的统领,只有抓住总纲,才能把握全局,统领所有,才不至于使事物有所偏颇,走向极端。

着眼Ⅰ,做好细目,凡事要关注细目,有时细节甚至可以决定成败,只有把每一个细节做好,才能使总体工作圆满。任何事物都有纲有目,着眼总纲,着眼细目,纲举目张,做总纲能举而使目张,做细目能随而促纲领。

二十九、着眼Ⅰ,抓根本,带枝节,能根能枝,层次分明

根本是树本源的根,比喻事物最基础、最关键、最重要的部位。枝节是树的枝枝叶叶、细枝末节,比喻事物发展的、非关键、非重要的部分。

Ⅰ是根本,Ⅰ是枝节。着眼Ⅰ,着眼根本,巩固基础。着眼Ⅰ,着眼枝节,促进发展。对于任何事物,首先要明确事物的根本与枝节,是根本是枝节,条理清晰,能根本能枝节,层次分明。

三十、着眼Ⅰ,入高深,出肤浅,能深能浅,境界高远

Ⅰ是高深,Ⅰ是肤浅。着眼Ⅰ,着眼高深,着眼肤浅。Ⅰ最肤浅也最高深,认识的第一个数就是Ⅰ,1+1也是数学皇冠上的明珠——哥德巴赫猜想的命题。Ⅰ是个神秘的概念,有着非常微妙的特性。Ⅰ的特性是一对对矛盾统一体。

三十一、着眼Ⅰ,会繁复,可简单,驭繁就简,厚积薄发

Ⅰ是繁复,Ⅰ是简单。Ⅰ既具有简单性,Ⅰ也具有复杂性。Ⅰ无限简单,Ⅰ又无限复杂。Ⅰ是一个最简单的基数,任何数都起始于Ⅰ,单一、唯一是Ⅰ的简单性。Ⅰ是一个最复杂的数,Ⅰ可以包括任何数。一连、一贯、一隅是Ⅰ的复杂性。

着眼繁复,着眼简单。最初的简单是单纯,进入复杂是纷扰,再走出简单是超脱。复杂就是把简单变成纷扰,超脱就是把纷扰理出头绪,返回简单。着眼于简单,就会删繁就简,把复杂的问题简单化一。复杂归于简单,而疑虑全消。着眼于繁复,就会从简单事中洞悉复杂,简单里蕴含着复杂的道理。因此,深入浅显事,细究有奥妙,浅出深奥事,道理很简单。难中求易,难即得解,易中思难,易而无失。

三十二、着眼Ⅰ,究奥妙,显直白,能奥能直,斯为大智

Ⅰ是奥妙,Ⅰ是直白。Ⅰ具有浅显直白性,也具有高深奥妙性。着眼Ⅰ,着眼奥妙,着眼直白。究竟奥妙,显示直白,当奥妙时能奥妙,该直白时可直白,就是大智慧的表现。

三十三、着眼Ⅰ,知恒定,达变化,能恒能变,万事万法

Ⅰ是恒定,Ⅰ是变化。恒是恒常,定是固定,

变是变化。恒定不变，需变可变。一定、一成不变是Ⅰ的不变性。能大能小、能伸能缩是Ⅰ的可变性。着眼恒定，着眼变化。知常达变，方可万事万法。人具有可变性与不变性。

这里所说的不变性是指人的本质是不可改变的，所说的可变性是指本质是可以改观的，处事态度是可以调整改变的。改观是指在人性本质基础上的修饰（良与不良、善与恶），而不是人性的改变。犹如一个演员在一台戏中所扮演的角色是不可以改变的，但却是可以改观的，就是说角色是导演安排的，是固定不变的，而演技却是演员自己掌握的，是可以自行设计的。这便是解开"人的命天注定"与"人的命运掌握在自己手中"的活结。人的命是由天注定的，但是人的活法却是由自己掌握的。

三十四、着眼Ⅰ，能静止，能运动，动静自如，生命谐调

Ⅰ是静止，Ⅰ是运动。着眼Ⅰ，能静止，能运动。一静一动，有一静就有一动，有一动也有一静。静有镇静、安静、寂静。动有被动、主动、自动。以静制动，以动引静。静极生动，动极生静。动静自如，动静有度。生命在于谐调，谐调在于动静。动与静的运用，全在因人因时因地的适宜性掌握。用之得当则有益，用之不当则有弊。"一动不如一静"强调静的安稳；"静而死，动而活"强调动的灵便。"树挪死，人挪活"树本静物，静树挪死；人本动物，人动挪活。

三十五、着眼Ⅰ，认识身份多元化

身份一元化是Ⅰ——Ⅰ个；身份多元化也是Ⅰ——Ⅰ体。着眼Ⅰ，认识身份多元化，包括身份一元化。

（一）多元与一元

身份多元化是人的多样性表现。多身份等于无身份，身份多元化，也就是无身份化。在讲人的多样性之前，我们先来看看物类现象，一刀一刃、一刀十刃、一刀百刃千刃万刃——多刃等于无刃；一灯一影、十灯十影、百灯百影、千影万影——多影等于无影。

（二）认清多元身份

人的多样性表现在人、人格、关系、职业、地位、金钱等诸多方面。把握好双重身份或多重身份是处理好诸多矛盾的钥匙。例如，作为管理者，你是职工的领导；作为被管理者，你又是领导的职工。既领导职工反映职工利益，又受命于领导接受指令；既要站在各自位置看待问题、处理问题，又要站在综合位置去评价。又如每个人的多重身份，许多情况下，你既是儿女，又是夫妇，还是父母，也是兄弟姐妹。如果人们都能清晰地认识多元身份，处事时都能及时剥离身份、分清身份，按照不同的身份处理不同的事务，而且都能去换位，甚至脱位思考，问题就会变得非常容易解决了。

（三）身份多元相得益彰

渴求自己与诗人一样有创意、与哲人一样思考、和平凡人一样生活。诗境是美妙的、生活是实在的；哲语是深刻的、现实是匆匆的。我们既不能因为现实太朴实无华来往匆匆而不顾，又不能因为诗意哲语太理想化太奥妙而束之高阁。诗境哲语是前进中有益的指导，生活现实是生命不可或缺的食粮。远大理想加上脚踏实地，伟人的气魄凡人的做法。

（四）身份多元的把握

"性能"越多不等于越能应付变化莫测的人类世界，有时正相反，性能越多把握起来越费劲、越费心思。而单一的性能更容易精专。处理好人和事不在于你有多少性能和功能，关键在于如何把握你的性能和功能，如何掌握好度。什么时候、什么情况下，对什么人、什么事该发挥哪种性能，怎样处理才能恰到好处，权衡利弊得失，于己于人都尽可能利大于弊。因此，能为人、会为人、能为好人，关键在于对适度的把握。同一件事，不同的处事态度会有截然不同的效果。这两种处世态度都是你所具有的，选择的权力在你手中，而这种选择往往为惯性、群体性所左右，有时甚至是不假思索按照自己的处世惯式去选择。知识、经历、阅历、接触的人事，或者说直接经验、间接经验都是你改变选择方式的原因。问题是你要

能摆脱惯性、群体性，站在一个更高层次去重新审视自我、剖析自我、总结自我、认识自我，重新把握处世方式、把握度，掌握选择时机，做出更高明的选择。

（五）身份多元可能的矛盾

身份多元化告诉人们：在某些特定情况下，人是一个矛盾体，人的各种特性往往是截然相反的两个方面。同一件事有时人可以成为乐者、受益者，甚至成为胜利者、英雄、伟人，有时也可以成为悲者、受害者，甚至成为失败者、歹徒、小人。

敢干敢拼者才可能不顾生死与歹徒搏斗成为英雄。不顾生死也才可能滋生是非、挑起事端沦为凶手。

有时欲受益而处之不当反受害，看似受害特定条件下反受益。例如，掠夺不义之财者本想不劳而获地享受，带来的却是牢狱之灾；舍己救人的英雄，本是为了正义和打抱不平，当时也必没有多想，却必然会受到表彰重奖和尊重。

（六）多元的不可分割

身份多元化提醒人们：做人与做官不可分割。为官先为人，做人是做官的基础和前提，只有做好人，才有本钱和资格做好官。认认真真做人就要自尊、自爱、自重；清清白白做官，才能充分发挥聪明才智。

（七）多元的转化

"能人是拙人的奴才"这是一种身份转化，当能人的能力服务于拙人的时候，能人在享有优越感的同时也便成为拙人的"奴隶"。当然这是一种调侃，且并不否认，能人在发挥才能时，所享有的尊重和利益。

三十六、着眼 I，独立完整性与群体多面性

I 是独立完整的，I 是群体多面的。完整 I 是完全的统一整体 I。全部、整个、群体的完整性。

着眼 I，I 是独立的，不依赖于任何数而独立存在。一个是 I 的独立性，独立的一件事物，一种现象，一个人。I 是对独立状态的反映，代表独立的整体。谐调人生必须清楚人的独立完整性与群体多面性。

（一）独立完整性受群体多面性的影响

人是独立的，独立的人在群体中生活。人是一个独立思考的整体，人的独立性思索，体现在人的相互交往，在社会群体中发挥作用。人在独立时是按自己的思路和处理方式系统处理问题的，是完整的一套，无论是优是劣。而当一个人处于社会的群体中，就要迎合社会的需要，表现出多面的态度和做法，个人的功过是非除了个人独立完整性起作用外，还往往取决于社会群体多面性的复杂变化。

一个人处理自己的事，其处理态度和方式是完全独立完整的，作为家长处理家庭事务或作为领导处理单位事务则是相对独立完整的。一般家庭成员或单位职工，在社会大群体中则表现为群体多面性，其独立完整性的表现是有限的，这个限因情商、智商、个人感情、能力、魄力、地位、人际关系、社会环境而有很大差异。

（二）独立完整性，风格各不同

诗人但丁说："走你的路，让别人说去吧"，谭嗣同说："我自横刀向天笑"，以及鲁迅先生称赞的第一个吃螃蟹的人，都是人的独立性的表现。

不具备人的独立性，跌倒了就趴下了，从此一蹶不振，因为这种跌倒多是自我跌倒。具备了人的独立性，跌倒了就能爬起来。跌倒的原因不论是外因撞击还是自我失误。爬起来不论是哭着、笑着，还是无所谓。哭着爬起来是把跌倒看作失败，觉得丢人；笑着爬起来是把跌倒看成教训，觉得获益，在跌倒中学会了防跌；无所谓的爬起来是把站立的跌倒和跌倒的爬起看成是一种自然规律。

"中流砥柱""脊梁骨"都是指人的独立性；"堡垒最容易从内部攻破"是说一个群体一旦失去独立性，要比外力作用更容易瓦解；"能打倒我们的不是别人，往往是我们自己"是说失败的根本原因，不是来自外力而是来自内因；"打铁还需自身硬"是讲具备了独立性才能支撑自我，对外施展；"身正不怕影子歪"是说具备了独立性，

纵有外因作用，我却自立而不倒；"你有千条计我有老主意"是说独立性使我有主张而不为他人所惑；"吃饭防噎，走路防跌"说的是独立性的自我保护。

（三）独立中有合作，提建议供借鉴

每个人都是独立的，独立的每个人处世都有自己的方式，当然随着水平的不断提高，处世方式会有所改变。自己的事情是要自己做主的。当两个以上的独立的人共同处世时，也就是形成了集体之后，相互独立的人就有了三种处世态度：一是需要自己独立处理的事；二是需要商量处理的事；三是需要别人独立处理的事。

理清事理摆正位置，需要独立处理的事可以参考他人，但不要受他人干涉，必须自己决定、自己处理；需要商量处理的事，自己的意见和建议可能被采纳，也可能不被采纳，所以要首先做好自己意见被否定的思想准备，努力按照自己的对立意愿去做好、或者协助他人做好工作，不可固执己见；需要别人独立处理的事，自己可以提出意见或建议，但是决定权在对方，不可把自己的意愿强加于人。明确了这些事理之后，接下来的便是弄清在不同的情况下，哪些是需要自己独立处理的事，哪些是需要与人商量处理的事，哪些是需要别人独立处理的事，然后具体运用。这些是受条件和水平影响的。

信任和理解是建立在处理问题三种方法正确使用基础上的，自己要把握好第一种情况，自己做主独立处理，正确对待第二种和第三种情况，商量处理或由他人处理，这样自然会取得对方的信任和理解。插手别人的事，把自己的意愿强加于人，只能导致对方的不信任，这是造成对方隐瞒观点和做法的关键。该谁管的事情谁管，该谁处理的事情谁处理。老人和小孩都是独立的有着完整人格的人，人格不可被侵，只是处事的方式因为年龄和涉世的原因需要更多的协助罢了。否则，就是跨界交往，就失却了人的独立完整性。

（四）独立性的丧失意味着角色的错构

人的独立性表现为纯粹的、绝对的人的价值、

权力、智能，这是角色完整性的具体体现。人的独立性的丧失表现为角色的错构——"I"的不完整性和"I"的赘生。"I"的不完整性即是作为人的价值、权力、智能的受损和（或）角色完整性的被破坏。"I"的赘生即扩大人的价值、权力、智能和（或）角色的附加。

（五）人格完整性体现在自我需要和对他人可用上

人的独立性需要保护人格的完整性。保护人格完整性的工具有钱、权、名、利、爱、尊、控、艺，钱是钱财；权是权力；名是名气；利是利益与利用；爱是爱与被爱；尊是地位与被尊重；控是控制与被控制；艺是艺术与武艺。人格完整性表现在自我需要和对他人可用性上。人格时时受着外力的作用，这种外力是人不是物，因为人格只有表现在人的面前时才称得起为人格，在物面前是没有人格可言的。就是说，单个人在自然界中只表现为与自然抗争的能力，而不存在人格完整性与否的问题。只有人因为什么事感觉到没有脸面再面对人们，而没有谁因为什么事感觉到没有脸面再面对大自然。人格完整性的保护与破坏是时时在进行着的。保护人格完整性工具有高低厚薄之分，随着保护层的提高增厚，外来冲撞层也在增加。如无权有人欺（少量人）、小权有人妒（较多人）、大权有人害（更多），犹如草（小）易被人踏、苗（中）易被人折、树大易招风。此一"权"之列举可以明示其余。各人要站在自己的位点，企及、奢望就会自我伤害，"奢"是"大""者"之合体字，追求"高""大"即为"奢"。常言道："要知道自己吃几个馍、喝几碗汤"说的就是人格保护，防止被伤害的问题。

（六）独立人格体现人本思想

人格独立就要追求完整、完美。任何事物的获取都是有代价的，当你拥有完美无缺的时候，你就开始抱着金碗讨饭吃了，因为拥有后你将不再珍惜。"从来就没有什么救世主，也不靠神仙皇帝，要创造人类幸福，全靠我们自己"。

第四章　Ⅱ

第一节　Ⅱ的概述

Ⅱ是所分，Ⅱ由Ⅰ分，Ⅰ分为Ⅱ，整Ⅰ分为Ⅱ部分。Ⅱ是所合，Ⅱ从Ⅰ合，Ⅰ与Ⅰ合为Ⅱ个。Ⅱ的立义是Ⅱ个、Ⅱ面、Ⅱ部、Ⅱ类。Ⅱ部包括Ⅱ部分、Ⅱ端、Ⅱ方向。非"Ⅱ"是相背离，相矛盾。Ⅱ的哲义是并、从、关、交、反。并是同、似、融、含；从是从属、依附、辅助、依从、跟从；关是互、比；交是兼、垒、叠、重、复；反是异、对、背、离。

为人谋事处世应当辨Ⅱ、洞察Ⅱ。辨Ⅱ，辨Ⅱ之方位；辨Ⅱ之性质；辨Ⅱ之状态；辨Ⅱ之形态；辨Ⅱ之动态；辨序Ⅱ；辨列Ⅱ；辨Ⅰ含有Ⅱ。Ⅱ是比。Ⅱ是基于Ⅰ，与Ⅰ比，比Ⅰ才有Ⅱ。Ⅱ是单独的Ⅱ个，Ⅱ是Ⅰ个的Ⅱ面，Ⅱ是Ⅰ个的Ⅱ端，Ⅱ是其中的Ⅱ部分。Ⅱ的关系是并、从、背、互。Ⅱ的比较有同、似、异、反。Ⅱ的变化有分、比、交、关。Ⅱ的表现形式有兼、垒、融、含。洞察Ⅱ，洞察知晓之Ⅱ；洞察需要之Ⅱ；洞察权衡之Ⅱ；洞察把握之Ⅱ；洞察应用之Ⅱ；洞察评价之Ⅱ；洞察反馈之Ⅱ；洞察有无之Ⅱ；洞察蕴含之Ⅱ；洞察Ⅱ端之Ⅱ；洞察折中之Ⅱ；洞察盈亏之Ⅱ；洞察阴阳之Ⅱ；洞察选择之Ⅱ。洞察Ⅱ，排斥、接纳、局中、局外；洞察Ⅱ，相生、相向、相应；洞察Ⅱ，相同、相近、相反；洞察Ⅱ，相对、相关、联系；洞察Ⅱ，照应、偏差、交错；洞察Ⅱ，并列、顺承、逆向；洞察Ⅱ，平衡、失衡、转化。洞察Ⅱ，正、偏、倚、反；洞察Ⅱ，联、背、离；洞察Ⅱ，虚拟、设身处地、换位思考。洞察Ⅱ，对比、权衡、判断、选择、取舍；洞察Ⅱ，同气相求、异性相吸。洞察Ⅱ，先后悖论。洞察Ⅱ，自然属公，自私是自然的一部分。为人谋事处世应当辨Ⅱ，洞察Ⅱ。Ⅱ的转归是归Ⅰ析Ⅲ。归Ⅰ是合Ⅱ为Ⅰ，析Ⅲ是Ⅱ含有Ⅲ。

第二节　Ⅱ的立义

Ⅱ的立义是Ⅱ个、Ⅱ面、Ⅱ部、Ⅱ类。Ⅱ个是单独Ⅱ个，Ⅱ类是Ⅱ类型，Ⅱ面是Ⅱ方面。Ⅱ部是Ⅱ部分、Ⅱ端、Ⅱ方向。

一、Ⅱ个

Ⅱ个是单独Ⅱ个。Ⅰ个和Ⅰ个，Ⅱ个独立的Ⅰ。Ⅱ个有相同，有不同。Ⅱ个具有一定关系。Ⅱ个可以是点、线、面、体。点连成线，线构成面，面合成体，体是大点。两点成一线，三线成一面，四面成一体，体是个大点。Ⅱ个整体，Ⅱ个集体。Ⅰ加Ⅰ等于Ⅱ。相同的Ⅱ个、不同的Ⅱ个。一致的Ⅱ个、对立的Ⅱ个。正确的Ⅱ个、错误的Ⅱ个、Ⅰ对Ⅰ错的Ⅱ个。明显的Ⅱ个、隐含的Ⅱ个、Ⅰ显Ⅰ隐的Ⅱ个。

二、Ⅱ面

Ⅱ面是每个Ⅰ的Ⅱ面。任何Ⅰ都有Ⅱ面，有清晰的，有模糊的。任何事物或包含着Ⅱ方面，或显示出Ⅱ方面。如有阴就有阳，有阳就有阴。阴含阴阳、阳含阴阳。

（一）Ⅰ暗含Ⅱ面

Ⅰ暗含Ⅱ面。Ⅰ尚未分出Ⅱ，暗含Ⅱ个方面。中分隐Ⅱ，隐中分出含Ⅱ。

（二）Ⅰ体的Ⅱ面

Ⅰ体的Ⅱ面。Ⅰ体具有Ⅱ面，中把Ⅰ体分为Ⅱ面，或隐分，或显分。如Ⅰ体的两个方面，前后面、上下面、左右面、内外面、正反面、阴阳面。Ⅰ个物的Ⅱ个面，这面、那面；正面、背面。

（三）Ⅰ境的Ⅱ面

Ⅰ境的Ⅱ方面。Ⅰ境具有Ⅱ方面，只要在处

境中进行比较，必然会出现相对应，或相反的Ⅰ面与另Ⅰ面。如阴面与阳面；美景与丑景、光明与黑暗。

（四）Ⅰ事的Ⅱ面

Ⅰ事的Ⅱ面。Ⅰ事只要确定了Ⅰ面，就有相应的另Ⅰ面。Ⅱ面的区分是由中分确定的。如居于中间，有好的方面、坏的方面；有利的Ⅰ面、不利的Ⅰ面。

（五）Ⅰ人的Ⅱ面

Ⅰ个人的Ⅱ方面。Ⅰ个人具有Ⅱ方面，人们只要居中确定了Ⅰ方，就有对应的另Ⅰ方。如敌我双方；优势、劣势；优的Ⅰ面，劣的Ⅰ面。

（六）Ⅰ个问题的Ⅱ个方面

Ⅰ个问题的Ⅱ个方面，有利的Ⅰ面，不利的Ⅰ面。

三、Ⅱ部

Ⅱ部是Ⅱ部分、Ⅱ端、Ⅱ方向。Ⅱ部是区分、划分、分出。

（一）Ⅱ部分

Ⅰ分出的Ⅱ部分，或整体的其中Ⅱ部分。Ⅱ分，是Ⅰ分为Ⅱ，Ⅰ个分为Ⅱ，Ⅰ群分为Ⅱ。分出的Ⅱ有源，Ⅰ是Ⅱ之源。凡是Ⅰ都可以分为Ⅱ部分，如上部和下部，内部和外部。

（二）Ⅱ端

Ⅱ端是每Ⅰ个的Ⅱ端。任何Ⅰ都有Ⅱ端，有显性的，有隐性的。隐性的Ⅱ端，没有界限，Ⅰ分为Ⅱ无中界。Ⅱ端，在Ⅰ的Ⅱ端。有Ⅰ就含有Ⅱ端。

Ⅰ线的Ⅱ端。线的这头和那头。Ⅰ面的Ⅱ端，上端线、下端线，左端线、右端线。Ⅰ体的Ⅱ端，上端面、下端面，左端面、右端面、前端面、后端面，内端面、外端面。

任何事物都有Ⅱ端，只要确定了Ⅰ端，就会出现相应或相反的另Ⅰ端。任何事物都有中间，只要确定了中间，自然就分别出了Ⅱ端。中间把Ⅰ分为Ⅱ端，分Ⅱ端的就是中间。Ⅱ端区分Ⅰ，自然就显示了中间。

凡是Ⅰ都有Ⅱ个极端，如上端和下端，左端

和右端，前端和后端，这端和那端。

（三）Ⅱ方向

Ⅱ方向是相反的两个方向。

四、Ⅱ类

Ⅱ类，Ⅱ种类型。

（一）Ⅱ之分类

Ⅱ之分类是Ⅱ的类别区分、划分、分出的不同。Ⅱ有同类，Ⅱ有异类。区分Ⅱ类，区分类别的同异、标识。划分Ⅱ类，划分类别的界限，隐界和显界。分出Ⅱ类，分割、分离出Ⅱ类中的Ⅰ类和另Ⅰ类，Ⅰ堆和另Ⅰ堆。Ⅱ类，如有与无、阴与阳、虚与实、盈与亏、显与隐、顺与逆、平与崎、匀与混、迷与清、好与坏、红与白、正与偏、分与合、生与灭、普通与特殊、独立与依靠、排斥与接纳、照应与偏差、平衡与失衡、适应与改变、人主与事主。

（二）Ⅱ之同类

Ⅱ有同类，Ⅱ之同类是相同的Ⅱ类。或完全相同，或部分相同。同类是相对的，有粗浅与深细之分。粗浅区分同类多，深细区分同类少。如同是生物，包括植物与动物；同是动物，包括人与畜；同是人，包括男与女；同是男人，包括大男人和小男孩。同是植物，包括果树和小麦；同是果树，包括苹果树和梨树。

（三）Ⅱ之异类

Ⅱ有异类，Ⅱ之异类是不同的Ⅱ类。或相反，或相应。Ⅱ类之比较是相反对立的比较，相异对应的比较。Ⅱ类之比较是相对的、变化的。如植物与动物不一类，人与畜不一类，男与女不一类，大男人和小男孩不一类，果树和小麦不一类，苹果树和梨树不一类。

五、非"Ⅱ"

（一）相背离

相背离是Ⅱ从根本上就是相背的、分离的，没有关联。这不同于有联系Ⅱ的背离。如蚂蚁与人无法对话。

（二）相矛盾

相矛盾是Ⅱ从体系的根本上就是相互冲突

的,无法一致的。如相对论与量子力学无法统一。

（三）假Ⅱ·伪Ⅱ

假的伪的,不是真的,似Ⅱ而非Ⅱ。

第三节　Ⅱ的哲义

Ⅱ的哲义是并、从、关、交、反。并是同、似、融、含。从是从属、依附、辅助、依从、跟从。反是异、对、背、离。交是兼、垒、叠、重、复。关是互、比。

一、并

（一）并

Ⅱ并。并是并列、平齐、相同、相关。并列是并列平行、并排。平齐是并肩无先后、前后平齐、齐头并进。相同是同类无异,不分彼此。相关是相互关联。并列必须基于一个立场和角度,如大男人与小男人、男人与女人、人与动物、动物与植物、苹果与香蕉；红与黄；国与国、省与省、市与市、村与村;前天与昨天、昨天与今天。

（二）同

Ⅱ相同。相同是指两个一模一样,或同一个的两面一样。相同是独立相同的两个。Ⅱ个相同,Ⅱ类相同,Ⅱ相一致。Ⅱ并列相同或一致,Ⅱ平行相同或一致。Ⅱ个相同,同方同圆,同亮同暗,同平同奇,同常同怪,同乐同忧。同是均匀的、匀称的Ⅱ。如平均使力,力量均匀,进退自如。其实,世界上没有两个完全绝对相同的事物,所谓的相同,只是在认知领域,没有必要作出区分,或者在不同点可以忽略不计的条件下,没有差别。如两个大体,两个小点；又如两个红球,一是指两个都是球状,二是指两个都是红色。事实上,两个球不绝对一样,两种球也不绝对一样。

（三）近

Ⅱ相近。相近是居于相同与相反之间。近于同而不同,近于反而不反。不相同也不相反。相近是近似,是Ⅱ个相同点多,不同点少。如改与变近似,变与化近似。相近的词很多,如漠视与蔑视、执着与固执、实在与老实、自豪与自满、昂扬与张扬、辩论与抬杠、借鉴与照搬、改良与

改革、后悔与遗憾。

（四）似

Ⅱ似。似是相似,相似的Ⅱ,大同小异。Ⅱ相似是有同有异。其实世界上没有绝对的相同,相同是相对而言的。所以,从这个意义上讲,所谓的相同,就是绝对意义上的相似。相同与差异,只是相似程度大小而已。相同是相似程度大,差异是相似程度小。

（五）应

Ⅱ应,是Ⅱ个相应、Ⅱ类相应。相应有相互对应,一方与另一方相照应而存在,或有意义。没有相对应的另一方,是没有意义的。如有是对应于无而言,大是对应于小而言,多是对应于少而言,长是对应于短而言,深是对应于浅而言,始是对应于终而言,方是对应于圆而言,平是对应于曲而言,纯是对应于杂而言,盈是对应于亏而言,显是对应于隐而言,匀是对应于混而言,彼是对应于此而言,主是对应于附而言,中是对应于边而言,点对应于线,线对应于面,面对应于体,形式对应于内容,定性对应于定量,原因对应于结果。

（六）融

融是融入、交融、融合,融合的Ⅱ,融洽的Ⅱ,交融的Ⅱ,融有内外。

（七）含

含是包含、蕴含。蕴含的Ⅱ,有同异。含Ⅱ面,任何事物都含有Ⅱ面。相同面、不同面、对立面。含Ⅱ方,任何事物都含有Ⅱ方。敌我双方。含Ⅱ端,任何事物都含有Ⅱ端,相反的Ⅱ个极端。含Ⅱ部分,任何事物都含有可区分、可分割的Ⅱ部分。

互含Ⅱ,你中含我,我中含你。

二、从

（一）从

从是从属。从是依从、顺从、跟从、随从、依附、辅助、追随、从主。相从的Ⅱ,Ⅰ致,方向Ⅰ致。

从是Ⅱ之Ⅰ,Ⅱ必有Ⅰ从、Ⅰ主。

（二）从属

从属Ⅰ，从属是依从附属于他人或外力，为他人所差遣，为外界所束缚。从属Ⅰ是依附的、辅助的、次要的。从属要能够顺从附属，服从安排、听从指挥。

（三）依附

依附是依赖、依靠、附着、从属、辅助、服从、建议。依附是被领导、被动者。依附是起被支配、被控制作用的力量，被主宰者所左右和掌握。依附性是一种宿命论，宿命论是从归宿把握命运，跟着感觉走，听天由命，扼杀人的主宰性、自知、洞察、控制、驾驭能力。依附与主宰都是Ⅰ。Ⅰ要么依附，要么主宰。相对于主宰来说，依附是小Ⅰ，主宰是大Ⅰ。人若甘愿依附，可以依附一切。

（四）辅助

辅助是Ⅰ，辅助Ⅰ是次要的、枝节的Ⅰ，被动、辅助、服从、受制。与辅助对应的是主要，Ⅰ要么成为辅助，要么成为主要。

（五）依从

依从有两方面意思，一是主动的，二是被动的。主动的依从，是甘愿依附从属于他人，或依从于大众，与多数人保持一致。被动的依从，是指人们为了获得奖励和避免惩罚而采取的与他人要求在表面上相一致的行为。依从行为不是自己愿意这样做，而是迫于外界强制性的压力所采取的一时性的行为。

（六）跟从

跟从是追随、跟随、随从。跟上随从。

三、关

（一）关

关是相关、关联。相关的Ⅱ，关联的Ⅱ。顺向关联，逆向关联。如"廉洁奉公"，廉而洁，奉公则廉洁。"贪污腐败"，贪则污，腐则败，贪污则腐败。"公生明，廉生威"，公则生明，廉则生威。徇私舞弊，舞弊必然因徇私。

（二）系

系是联系、关系。Ⅱ联系、Ⅱ关系。两个建立关系、联系。凡事都有优有劣，有利有害，有有利的一面，有不利的一面。优劣相联系，利害相关系。区分Ⅱ之关系，有利于趋优避劣，趋利避害。

（三）承

承是传承、顺承。传承是传递承接、承续。顺承是以顺序下传与承接。如母子、种芽、古今、昼夜、ⅠⅡⅢ。母顺传于子，子承接于母；种子顺传于胚芽，胚芽承接于种子；古顺传于今，今承接于古；昼顺传于夜，夜承接于昼；Ⅰ顺传于Ⅱ，Ⅱ承接于Ⅰ；Ⅱ顺传于Ⅲ，Ⅲ承接于Ⅱ。

（四）互

互是相互。相互的Ⅱ关联。互含你我。相互有相同、相应、相对。互学、互助、互交、互辅。

（五）比

比是比较。比是相比较而言，相比较而存在。比较的Ⅱ，同宗。比较的Ⅱ，同类比较，异类比较。一件事可以从Ⅱ个方面进行比较。比是Ⅱ之调，有比较才有鉴别。比是调的前提，调是比的需要。如浓与淡。

（六）衡

1. 平衡　Ⅱ平衡是平均、均衡。两全其美、两相情愿、名利双收、功成名就。

2. 失衡　Ⅱ失衡，失去平衡，从一个极端走向另一个极端。争强好胜——一蹶不振；一荣俱荣——两败俱伤；名扬千古——身败名裂；乐善好施——利欲熏心；享乐人生——折磨自己。

（七）别

1. 区别　Ⅱ区别，Ⅱ是另外的，Ⅱ是区别。Ⅱ个不同，独立不同的Ⅱ个。Ⅱ个不同是基于需要做出区分的Ⅱ个。如大小、中国美国。区别Ⅱ个同异，是基于认知的需要，没必要区别，Ⅱ个即为同，有必要区别Ⅱ个即为异。如Ⅱ个国家，同为国家，不必区分；中国和美国，国家不同，需要区别。再如Ⅱ个水果，同为水果，不必区分；苹果和梨，水果不同，需要区别。这里的"国家""水果"在与其他区别后，求同，然后再在"国家""水果"内部分异。

2. 悬殊　Ⅱ悬殊，悬殊是殊别，两方实力差别比较大的。

四、交

（一）交

Ⅱ交，交是相交，相交的Ⅱ。Ⅱ相交，Ⅱ个相交叉，Ⅱ部分相交融。相交的Ⅱ有接触。Ⅱ的相交是形成规律的基础。Ⅱ之规律包括潜规律和显规律。潜规律与显规律一起构成事物内部诸要素之间的整体结构,构成事物整个系统体系结构。由此全方位地把握事物的构成和发展规律。Ⅱ交叉。交叉是两个方向不同的线或物互相穿过。两个事物各自在不同的线路上,形成一个或多个交汇点。

（二）兼

兼是兼顾，兼顾的Ⅱ、兼收的Ⅱ，有主次。Ⅱ兼顾，同异兼顾。

（三）垒

垒是垒加、垒积、垒叠。垒Ⅱ，有高下。

（四）叠

叠是叠加、垒叠，叠有高下、内外。

（五）重

重是两个Ⅰ合并在一起。

（六）复

复是继一次之后的再次、重复。

五、反

（一）反

Ⅱ相反。Ⅱ个相反，Ⅱ类相反，相反是对立状态。相反是有差异、相对立、相违背、完全不同。相反的Ⅱ，方向相反，互为对立。Ⅱ相反是逆向、违背、相左、违拗、反对、反向、反面、背道而驰。Ⅱ相反是东西、南北、进退、攻守、有无、同异、先后、正偏。Ⅱ相反是阴阳、虚实、寒热、公私、动静、恒变、善恶、爱憎、收放、缓急、伸缩、忍发、统离、顺逆、是非、破立、成败、生死、雄雌、黑白、明暗、擒纵、福祸、进退、迷清、优劣、功过、奖罚、正误、对错、贫富、好坏、褒贬、喜忧、得失、治乱、平险、荣辱、真假、松紧、聚散、出入、燥湿。Ⅱ相反是实话与谎言、肯定与否定、接受与拒绝、放弃与争取、沉默与呐喊、等候与前行、认真与敷衍、干脆与拖沓、有为与无为、批评与表扬、计较与马虎、执着与放弃、痛苦与享受、得志与失志、积极与消极、强化与淡化、渐进与跨跃、求真与做假、刻意与随意。

（二）异

相异的Ⅱ，方向不同，完全不同。Ⅱ个差异，方与圆，正圆与椭圆，正方与长方，奇与怪，乐与思，全部与部分，宽与窄，轻度与重度，暂时与持续，刚刚与已久，根本与枝节，恒定与不定，一过与持久。

（三）对

Ⅱ相对。Ⅱ个相对，Ⅱ类相对。相对的Ⅱ，相对的Ⅱ类。Ⅱ相对，相对而言。高与低，大与小，多与少，轻与重，明与暗，公与私，常与变。缺陷与满足、忍耐与爆发。相对的Ⅱ，比较而相对。上对下、前对后、左对右、表对里、外对内、高对低、远对近、粗对细、疏对密、简单对复杂、轻视对重视、自是对他是、主动对被动、得当对不当、细心对粗心、克己对顺意。相对于参照物，确定Ⅱ之位。

（四）背

Ⅱ背，背是相背、违背、背逆、背离、相左、违拗。相背的Ⅱ，相违，异向，方向相反。违背是违反，不遵循，不符合，背离其意愿。背逆是背叛忤逆。背离是指离开、离散，或是违背，是指脱离原来的、通常的、正常的，或公认的轨道，或是偏离常规、常轨、习惯等。相左是由事物的方位差，引申为意见逆而不同。违拗是不依从，违背。如顺流与逆流，向上与向下，升浮与沉降。

（五）离

Ⅱ离。离是距离。离是两个相互分开、分离、偏离、离开、隔离、离别。两个在一起的事物，或者事物的两个方面，由于某种原因而分开脱离。在一起的两个事物，分开而不关联，一个事物两个方面，分成两个独立的事物。

第四节　辨Ⅱ

辨Ⅱ是辨明Ⅱ的方位、性质、状态、形态、动态。辨Ⅱ当知序Ⅱ、列Ⅱ、Ⅰ含有Ⅱ。

一、Ⅱ之方位

Ⅱ之方位:上下、左右、前后、内外、表里,可以是相同、相从、相对、相异、相反。

(一)上·下

上是指位置在高处的、等级高的、次序或时间在前的、趋于上升的。如上天、上方、上面、上级、上乘。下是指位置在低处的、等级低的、次序或时间在后的、趋向于降落的。如地下、下方、下面、下级、下乘。

(二)左·右

左是面向南时,东的一边,与西边的"右"相对。如左手,左方,左面,左膀右臂。在地理位置上坐北朝南,所以,左指东方。如江左是江东的别称,江左位于长江以东,长江下游居东为左,也称江左;山左是山东的别称,山左位于太行山以东。左是指政治思想上进步或过头的。左亦指斜、偏、差错。右是面向南时,西的一边,与东边的"左"相对。如右手,右方,右面。在地理位置上坐北朝南,所以,右指西方。如江右是江西的别称,江右位于长江以西;山右是山西的别称,山右位于太行山以西。右是指政治思想上保守或反动的。右在古代为等级高的、崇尚、重视。右亦指帮助、偏袒。

诗曰:中国古代方位观,坐北朝南东西看。东左西右有命名,长江黄河太行山。江东江左苏南浙,江西江右东南赣。河东河左山西境,河西河右在宁甘。山东旧时称山左,山西古有山右衔。

(三)前·后

前与后相对。前,在空间,是指人面所向的一面;房屋等正门所向的一面;家具等靠外的一面。如前面、前边、前方、面前、前进、前程。前,在时间,是指过去的、往日的。如以前、前人、此前、前科、前嫌、前言、前车之鉴。前,在顺序,是指顺序在先的。如前五名。前,向前行进,勇往直前。前、前辈。后,指空间在人和事物背面,反面的。如后面、后学、后缀、后进。后,指时间较晚。如日后、后福、后期。后,指次序。如后排、后十名。后,指人依次序后辈、后嗣,后裔。

(四)内·外

内与外相对。内,指里边的。如内部、内景、内地、内阁、内行、内涵。内称妻子或妻子家的亲戚。如内人、内亲、内弟。外,指外边的。不是自己这方面的,如外国、外族、外省、外星人、外因、外行。外指"外国",如外域、外宾、外商。外指关系疏远的,如外人。外对正式的而言,指非正式的,如外号、外史、外传。

(五)表·里

表与里相对。表是指外部、外面、外貌。如表面、外表、仪表、表象、表层、表皮。表是指显示。如表示,表态,表征,表达,表露,表演,表情,略表心意。表是指标志、榜样。如表率、为人师表。

表是树梢,如林表。

里是指内部,引申为一定范围以内,如里外、心里、这里、那里。里是指居住的地方,如故里、返里。里是街坊,古代五家为邻,五邻为里。如里弄。衣物的内层,如被里。

二、Ⅱ之性质

Ⅱ之性质:阴阳、寒热、燥湿、虚实、公私、善恶、爱憎、雄雌、对错、难易、真伪、优劣、黑白。

(一)阴·阳

阴阳是象形字。阝是"耳"的汉字偏旁,代表人。月是月亮、日是太阳,代表自然界。阴阳是人与日月、天地自然。阴阳是古代哲学概念。古代朴素的唯物主义思想家把矛盾运动中的万事万物概括为"阴""阳"两个对立的范畴,并以双方变化的原理来说明物质世界的运动,阴代表消极、退守、柔弱的特性和具有这些特性的事物和现象;阳代表积极、进取、刚强的特性和具有这些特性的的事物和现象。阴阳学说的基本内容可用"对立、互根、消长、转化"八字概括。

(二)寒·热

寒热是事物的两种特性。以平为界,一方面表现为凉寒冷冰,另一方面表现为温暖热火。寒是凉寒冷冰的代名词,热是温暖热火的代名词。

寒热于气候，代表冬与夏、秋与春。寒热于物质，代表温与凉、烫与冰。寒热于人体，代表热与冷、寒战与高烧、健康与疾病。寒热于事物，代表积极与消极、喜欢与不喜欢、热情与冷淡、热爱与嫌弃。寒与热相对，也相反。

（三）燥·湿

燥湿是物质的两种特性。以平为界，一方面表现为燥枯干，另一方面表现为润湿水。燥是燥枯干的代名词，湿是润湿水的代名词。燥湿于气候，代表阳光与阴雨。燥湿于地理，代表干旱与水涝。燥湿于物质，代表燥裂与潮湿。燥湿于人体，代表干燥与湿润、皲裂与水湿、健康与疾病。燥湿于事物，代表急燥与迟滞、干脆与黏腻、阳光与阴霾。

（四）虚·实

虚与实相对，也相反。虚实是客观事物在主体感官中的反应。实是指物质的客观实在性和主体感官的同一性，虚是意识对现实物质的反应。实是客观实在，虚是主观意念。实是物质，虚是精神。实可触及，虚乃幻觉。实是真，虚是假。实是充满，虚是不足。实是强，虚是弱。

（五）公·私

公与私相对。公是会意字。小篆字形，上面是"八"，表示相背，下面"厶"，是"私"的本字。八厶合起来表示"与私相背"，即"公正无私"的意思。公的本义为：公正、无私。公是正直无私、为大家利益，如公正、公心、大公无私。公是共同的、大家承认的，如公理、公式、公海、公制。公是国家、社会、大众、全世界，如公共、公安、公众、公民、公论。公是让大家知道，如公开、公报、公然。

私是个人的、自己的，如私人、私有、私见、私仇、私情、私营、私欲。私是不公开的、秘密而又不合法的，如私刑、私货、走私、私生子。私是暗地里，如私议、私奔、隐私、窃窃私语。

（六）善·恶

善与恶是相反的两种心性。善是善良、善意。善是发自内心的，心甘情愿的，无欲无求的，不以称赞为始，不以回报为终，助人为乐，施善心

安。恶是表示不好的、凶狠的。丑恶、邪恶、险恶、凶恶、恶劣、恶毒。

（七）爱·憎

爱与憎是相反的两种心性。爱是因感情而由衷的表达，是对人或事有深挚的感情。爱的付出会给人带来幸福的感觉。幸福是人们渴望被满足后的愉悦感觉。包括爱在内的所有感情的付出，会为人带来幸福的感觉。爱来自于感情，没有感情就不会有真爱。爱心、爱护、爱抚、爱怜、爱恋、爱情、爱慕、爱戴。喜爱、关爱、热爱、友爱、挚爱、仁爱、厚爱。憎是厌恶、嫌弃、恨。爱与憎是反义词，爱憎分明。

（八）雄·雌

雄与雌是相反的两性。雄是雄性，公的、阳性的，如雄鸡、雄狮、雄蕊、雄蜂。雄是强有力的人，如雄杰、雄俊、英雄、枭雄、奸雄、雄壮、雄健、雄劲、雄视、雄姿、雄心、雄辩、雄才大略。雌是雌性、母的、阴性的、柔弱的。如雌花、雌鸟。

（九）对·错

对是对应、及时；对是正确，正常，表肯定的答语，如神色不对。

错是不对应、没赶上、误，耽误、延误、失误、错过时间、失去机会；错是不正确，与实际不符，如差错、过错、错讹、错谬、错觉、错怪、不错、错爱。

（十）难·易

难与易是相反的两个方面。难是困难，艰难，做起来费事，不大可能，不容易。易是容易，简易，平坦，不难。

（十一）真·伪

真是与客观事实相符合，与"假"、"伪"相对。如真诚、真谛、真挚、真心、逼真、认真、真才实学、真知灼见。真是确实、的确，如真好、真正、真切。真是清楚、显明，如看得真、咬字很真。

真是本性、本原，如纯真、天真。伪是假，不真实，如伪造、伪装、伪劣、伪证、伪善、虚伪、去伪存真。伪是不合法的，如伪政府、伪军。评价品质是真实的，还是伪造的。

（十二）优·劣

优是美、好、良、善的代名词，劣是丑、坏、差、恶的代名词。优劣是对事物的两种评价。评价品质是优质的，还是劣质的。比较优劣、择优弃劣、趋优避劣、用优改劣、进优退劣、显优隐劣。以平为界，一方面表现为优秀、优雅、优胜、优越、优惠、优异、优裕、优质、优美、优势、优等、优育、优良，另一方面表现为劣质、劣势、劣等、劣迹。

（十三）黑·白

黑与白相反。黑是黑颜色、夜晚、昏暗、秘密、不公开、坏、狠毒。白是白颜色、白昼、明亮、公开、纯洁、空的、没有成就的、没有效果的、没有付出代价的。

三、Ⅱ之状态

Ⅱ之状态：主从、标本、正偏、远近、重轻、利弊、得失、常变、久暂、尊卑、迷清、纯杂、雅俗、分合、隐显、信疑、匀混、明暗、恩怨、廉贪、洁污、简繁、直奥、精略、始终、中边、恒变、忍发、统离、成败、福祸、是非。

（一）主·从

主与从是领属、先后、主附、主次、主辅。主是领导的、先前的、主导的、主要的、主宰的。从是附属的、后来的、依附的、次要的、辅助的。领属是领导与附属；先后是时间的先前与后来；主附是主宰与依附；主次是主要与次要；主辅是主宰与辅助。主是做主，自己说了算。辅是辅助，帮助别人，别人说了算。主是主宰，自己掌握大权，决定趋向。附是依附，依从附属别人。

（二）标·本

标是末，是树木的末端，引申为表面的，非根本的。本是根，是树木的根部。本是原来、中心的、主要的，引申为事物的根源、根本，是内在的、本质的、彻底的。本末表示头尾、始终。标是本的反映，本是标的实质。扬汤止沸是治标，釜底抽薪是治本。

（三）正·偏

正偏是正与偏的区别。正是正向、正直、正中；偏是偏向、偏颇、偏倚。正偏是中正与偏倚，正直与倾斜。如使力，正向使力是均匀受力，所有地方都受力；偏执使力，力使在一个地方，其他地方无力。

（四）远·近

远与近是比较出来的。远是距离长、时间长、关系疏。如远方、远程、远景，远古、长远、永远，远亲、疏远。近是距离短、现在以前不久的时间、亲密、差别小。如接近、附近、靠近，近况、近来、近代、近照，近亲、平易近人，接近、相近。

（五）重·轻

重与轻相对。重是分量较大，如重负、重荷、重量、重力、举重、负重。重是程度深，如重色、重病、重望、重创。重是价格高，如重价收买。重是数量多，如重金聘请、眉毛重、重兵。重是主要、要紧，如重镇、重点、重任、重托、重柄。重是认为重要而认真对待，如重视、尊重、器重、隆重。重是言行不轻率，如慎重、自重。

轻是分量小，如轻型、轻便、轻于鸿毛、轻尘栖弱草（喻人生渺小短暂）。轻是程度浅、数量少，如年轻、工作轻。轻是用力小，如轻放、轻声、轻闲、轻描淡写。轻是负载少，装备简省，如轻装、轻骑、轻锐（轻装的精锐部队）。轻是认为容易，不以为重要，如轻视、轻蔑、轻生。轻是随便，不庄重，如轻率、轻佻。

（六）利·弊

利是好处，如利益、利令智昏、兴利除弊。利是使顺利、得到好处，如利己、利用厚生。利是与愿望相符合，如吉利、顺利。

弊是欺蒙人的坏事，如作弊、营私舞弊。弊是害处，如弊病、弊端、弊害、弊政、兴利除弊。弊是败、疲困。

（七）得·失

得是获取、接受，如得到、得益、得空、得便、得力、得济、心得。得是适合，如得劲、得当、得法、得体。得是满意，如得意、扬扬自得。得是完成，实现，如得逞、得志。得是可以，许可，如不得随地吐痰。

失是丢，如遗失、坐失良机、收复失地、流

离失所。失是违背，如失约、失信。失是找不着，如迷失方向。失是没有掌握住，如失言、失职、失调。失是没有达到，如失望、失意。失是错误，如失误、失策、过失、失之毫厘，谬以千里。失是改变常态，如惊慌失色。

（八）常·变

知常达变。常变是常与变两种状态。常是常态、经常；变是变态、变化。常有正常、偏常、超常。偏常是偏离常规，超常是超越常规。变是变化，变强或变弱。正常是常态，偏常、超常、变强、变弱，都是变态。常可以转化为变，变也可以转化为常。常态和变态，经常和变化。习惯是常，社会流行是变；习以为常，时尚流行是变。如长发、短发、光头的常与变；穿衣样式、颜色的常与变；审美观的常与变。明朝男留短发为常，长发为变；清朝男留长发为常，短发为变；现代男留短发为常，长发和光头为变。

（九）久·暂

久与暂是比较出来的。久是时间长，如久远、久经、久违、久仰、久别重逢、久而久之。暂是不久、短时间，如暂时、暂且、暂缓、暂停。

（十）尊·卑

尊是地位高，辈分高，如尊贵、尊严。尊是敬重，如尊敬、自尊、尊重。卑是低下、低劣，如卑鄙、卑下、卑劣、卑微、卑怯、卑恭、卑以自牧，即保持谦虚的态度以提高自己的修养。

（十一）迷·清

迷是无知，迷有迷糊、迷茫、迷失不同情况。清是透彻，清有清澈、清亮、清楚、清白不同情况。迷是分辨不清、失去了辨别、判断的能力，如迷失、迷惑、迷路、昏迷；迷信、迷糊、迷津、迷惘、迷蒙、执迷不悟。迷是醉心于某种事物，发生特殊的爱好，对某人或某事特别喜爱，如迷恋、入迷、沉迷、痴迷、财迷。迷是沉醉于某种事物的人，如棋迷、戏迷、球迷、影迷。迷是使人陶醉，如景色迷人。

清是纯净透明，没有混杂的东西。明白，明晰。水清、清气；清楚、清晰、清醒、清亮。清是水或其他液体、气体纯净透明，没有混杂的东

西，与"浊"相对，如清水、清泉、清流、清澈、清碧、清朗、清新、清醇、月白风清。清是安静、不烦，如冷清、凄清、清闲、清静、清淡、清幽、清谧。清是单纯不杂，如清唱、清茶。清是明白、明晰，如清楚、清晰、清醒、清通（文章层次清楚）、清亮。清是一点不留、净尽，如清除、肃清、清剿、清洗、清君侧（清除国君身边的亲信）。清是整理、查验，如清理、清查、清点、清仓。清是公正、廉洁，如清廉、清正、清官、清绩。清是洁净、纯洁，如清洁、清爽、冰清玉洁。清是高洁、高尚的、高明的，如清高、清绮、清雅、清操、清介（清高耿直）、清望（清白高尚的声望）、清识（高明的见识）。

（十二）纯·杂

纯与杂是相对的两种状态。纯是杂的规置，杂是纯的混乱。纯是专一不杂，如纯粹、纯然、单纯、纯金、纯铜、纯正、纯净、纯熟、纯度。纯是人品美好，如纯朴、纯真、纯厚、纯笃、纯洁、纯稚、纯美。杂是多种多样的，如杂乱、杂货。杂是不单纯的，如杂居、杂务、杂品、错综复杂、私心杂念。

杂是混合，如夹杂、混杂、杂交。

（十三）雅·俗

雅俗是对事物的两种欣赏评价。雅是美好的，高尚的，不粗俗的。如文雅、高雅、典雅、雅观、雅教、雅兴、雅座、大雅之堂。俗是通俗的，常见的，通行的，大众化的，趣味不高的。如俗名、俗语、俗曲、俗气、俗物、粗俗。雅俗是对社会风尚、礼节、习性的两种欣赏评价。如雅俗共赏。

（十四）分·合

分是区划开，如分开、划分、分野、分界、分明、条分缕析、分解。分是由整体中取出或产生出一部分，如分发、分忧、分心劳神。分由机构内独立出的部分，如分会、分行。分是散、离，如分裂、分离、分别、分崩离析、分门别类。分是辨别，如区分、分析。分是区划而成的部分，如二分之一。

合是闭、对拢，如合眼、合抱、珠联璧合、貌合神离。合是聚集，如合力、合办、合股、合

资。合是不违背，一事物与另一事物相应或相符，如合格、合法、情投意合。是总共、全，如合家欢乐。合是计、折算，如合多少钱。

（十五）隐·显

隐是藏匿、不显露，如隐藏、隐匿、隐居、隐士、隐讳。隐是伤痛，如隐恻。隐是怜悯，如恻隐之心。

显是露在外面容易看出来，如明显、显著、显学（著名的学说或学派）。显是表现、露出，如显露、显示、显山露水（喻显示自己，引人注目）。显是有权势的，或有名声地位的，如显贵、显赫、显要。隐显是隐和显可视的两种状态。隐和显是隐秘与显露、隐含与明显。

（十六）信·疑

信是真实、不虚伪、诚实、不欺骗，如信用、信守、信物、信贷、信誓旦旦、信言不美。信是不怀疑，认为可靠，如信任、信托、信心、信念。信是崇奉，如信仰、信徒。

疑是人们一种最直接的反应状态，即面对不知所表现出来的困惑、迷茫、不解。疑是不相信，如疑惑、怀疑、疑虑、疑神疑鬼。疑是不明白的、不能断定的，如疑问、疑义、疑案。

（十七）匀·混

匀混是匀与混的区别。匀是清亮、均匀、平均。混是混乱、混杂、掺杂在一起。匀与混是规律与否、清亮与否、均匀与否的对照与区分。

（十八）明·暗

明暗是明与暗的区别。明由日和月组成，阳光生能量，月光生灵气，明是阴阳平衡。明是公开的、透明的。明是亮，是聪明的，诚信、忠诚、清楚、明白、显示、显露、发光。

暗是没有日光，不亮。暗是不公开的、隐秘的、地下的、隐藏不露的。暗是愚昧的、糊涂的。兼听则明，偏信则暗。

（十九）恩·怨

恩是好处、深厚的情谊，如恩爱、恩赐、恩宠（指帝王对臣下的优遇和宠幸）、恩德、恩典、恩惠、恩仇、感恩、开恩。

怨是仇恨，如怨恨、恩怨、宿怨、怨仇、怨敌、怨府（大家怨恨的对象）、怨声载道。怨是不满意、责备，如埋怨、抱怨、怨言、任劳任怨。

（二十）廉·贪

廉是正直、刚直、品行方正。廉是廉洁、廉正、廉明。廉白是廉洁清白；廉悍是刚烈、迅猛；廉洁是廉洁正直；廉隅是棱角，比喻品行端正；廉直是清廉正直；廉是不贪污。

贪是贪婪多欲而不知满足，贪得无厌。贪是贪污，贪求私利，取非分的财物。贪赃是官吏接受贿赂。

贪冒是贪图财利；贪鄙是贪婪卑鄙；贪墨是贪财受贿。

（二十一）洁·污

洁是干净、洁净、洁白、清洁。洁比喻为单纯、清白、作风正派、纯洁、廉洁。污是指肮脏、不干净、不廉洁。

（二十二）简·繁

简是简单、简化、简约、简洁。繁是复杂、多重、繁多、繁琐。繁是简的叠加。

（二十三）直·奥

直与奥是需要权衡的。直是竖直、横直，不弯曲。形容词：直爽、直白、横竖。如直截了当、直觉、直观。直是公正合理，如是非曲直、理直气壮、耿直、正直。直是爽快、坦率，如直爽、直率、直谏、直言不讳。奥是含义深，如深奥、奥妙、奥秘、奥旨。

（二十四）精·略

精与略是需要权衡的。精是提炼、提纯或挑选出的优质的东西，如精华、精米、精盐、酒精、味精。

精是完美的、最好的，如精良、精品、少而精。精是细致、严密、熟练，如精确、精通、精熟。

略是大致、简单、不详细、省去、简化，如大略、简略、粗略、略微、略有所闻、省略、忽略、其余从略。略是简要的叙述，如史略、要略、事略。

（二十五）始·终

始是起头、最初，与"终"相对，如开始、始终、始祖、始创、周而复始。始是才、刚才，如方始、始悟。春蚕到死丝方尽，蜡炬成灰泪始干。

终是末了、完了，与"始"相对，如年终、终场、终极、终审、终端。靡不有初，鲜克有终（人们做事无不有开头，而很少能坚持到底）。终是从开始到末了，如终年、终生、饱食终日。终是人的临终。

终是到底、总归，如终归、终究、终于、终将成功。始与终相应，有始才有终。始与终是一个过程。

（二十六）中·边

中是和四方、上下或两端距离同等的地位，如中心、当中、中原、中华。中在一定范围内，里面，如暗中、房中、中饱。中是性质或等级在两端之间的，如中辍（中途停止进行）、中等、中流砥柱。

中表示动作正在进行，如在研究中。中是适于、合于，如中看。

边是物体的周围部分、外缘，如边缘、边沿。边是国家或地区交界处，如边疆、边界、边防、边境、边陲。边是几何学上指夹成角或围成多角形的直线，如等边三角形。边是旁侧，近旁，如身边、边锋。边表示方位，如上边、外边。中与边相应。中部与周边相应，中心与周围相应。

（二十七）恒·变

恒是持久，如恒心、恒久、恒定、恒齿、永恒、恒星、恒温。恒是经常的、普通的，如恒言。变是性质状态或情形和以前不同，变是更改，如变调、变动、变法、变为、变革、变更、变通（把原定的办法略加改动以适应事实的需要）、变本加厉、变幻无常。恒与变相反。恒是保持不变。变是改变、变化。

（二十八）忍·发

忍与发相反。忍是耐、把感情按住不让表现，如忍耐、忍痛、忍受、容忍、忍俊不禁（忍不住笑）。忍是狠心、残酷，如忍心、残忍。

发的本义是发射弓箭。发与忍相对表示：阐进，表达，揭露，显现，开启，公布，宣布。

（二十九）统·离

统与离相反。统是总括、总起来，如统一、统率、统帅、统摄（统辖）、统考、统筹。统是

事物的连续关系，如系统、血统、传统、体统。

离是相距、隔开，如距离。太阳是离地球最近的恒星。离是离开、分开，脱节，如分离、脱离、离别、离家、离散、离职、离异、离间、支离破碎。

（三十）成·败

成与败相反。成是做好、做完，如成功、完成、成就、成事、成交、成立、成婚、成仁（儒家主张的成就仁德）、成人之美、玉成其事。成是事物发展到一定的形态或状况，如成形、成性、成人、自学成才、蔚然成风。成是变为，如长成、变成。成是可以、能行，如成，就这么办。成是称赞人能力强，如他办事麻利，真成。成是够、达到一定数量，如成年累月。成是已定的、定形的，如成规、成俗、成见、成例、成竹在胸。成是平定、讲和，如"会于稷，以成宋乱"。

败是输、失利、不成功，与"胜"相对，如败北、败退、败绩、败诉、败笔、败局、两败俱伤。败是毁坏，如败坏、败露。败是解除、消散，如败火、败毒。败是破旧、衰落、腐烂，如败絮、败落、败兴（情绪低落）、腐败、叶残花败。

（三十一）福·祸

福与祸相反。福是一切顺利、幸运，与"祸"相对，如福气、享福、造福、祝福、福利、福音、福相、作威作福（原指统治者专行赏罚，独揽威权。后形容滥用权势，横行霸道）。福是保佑，如福荫，福佑。

祸是灾殃、苦难，如祸殃、祸害、祸患、祸根、祸端、祸首、祸事、战祸、惹祸、祸从口出、祸起萧墙。祸是危害、使受灾殃，如祸国殃民。祸是灾难、损害。

（三十二）是·非

是，表示对、合理，与"非"相对，如是非、他说的是、实事求是。是，认为对，如是古非今、各行其是、深是其言。是，表示应承或同意（单说一个"是"字），如是，我就去。

非，表示不、不是，如非凡、非法、非分、非礼、非但、非同小可、啼笑皆非。非，表示不对、过失，如痛改前非、文过饰非、习非成是（对

于某些错的事情习惯了，反认为是对的）。是与"不"呼应，表示必须（有时后面没有"不"字），如我非看这本书。非，表示责怪、反对，如非难、非议、无可厚非。

四、Ⅱ之形态

Ⅱ之形态：大小、粗细、长短、宽窄、多少、高低、深浅、平曲、方圆、隅全。

（一）大·小

大包括长和粗，小包括短和细。大点（体是大点）、大线（长线、粗线）、大面、大体。小点、小线（短线、细线）、小面、小体。大和小相应，大和小的差距可大可小。

大是指面积、体积、容量、数量、强度、力量超过一般或超过所比较的对象，如大厅、大政、大气候、夜郎自大、大腹便便。大是指规模广，程度深，性质重要，如大局、大众。大是年长，排行第一，如老大。大是敬辞，如大作、大名、大手笔。大是指时间更远，如大前年。大是指超过事物一半，不很详细，不很准确，如大概、大凡。

小是指面积、体积、容量、数量、强度、力量不及一般或不及所比较的对象，如小雨、矮小、短小精悍。小是指范围窄，程度浅，性质不重要，如小事、小节、小题大作、小打小闹。小是指时间短，如小坐、小住。小是年幼小，排行最末，如小孩。小是谦辞，如小弟、小可、小人。

（二）粗·细

细与粗是比较出来的。细是颗粒小的，如细沙、细面、细屑。细是长条东西直径小的，如细线、细丝、细眉、细水长流。细是精致的，如细瓷、细布、细工、细活儿。细是声音小，如嗓音细。细是周密详尽，如仔细、精细、细致、细密、细目（详细的项目或目录）、细腻、胆大心细。细是微小的，如细小、细微、细节、事无巨细。细是俭省，如过日子很仔细。

粗是疏忽、不周密、不精致、毛糙、长条东西直径大的、颗粒大的、声音低而大、鲁莽、略微。粗是疏忽，如粗心、粗疏。粗是不周密，如粗略、粗率。粗是不精致、毛糙，如粗糙、粗劣、粗料、粗纸、粗粮、粗制滥造、去粗取精。粗是长条东西直径大的，如粗大、粗壮、粗重、粗实、粗线条、粗枝大叶。粗是颗粒大的，如粗沙子。粗是声音低而大，如粗哑、粗声粗气。粗是鲁莽，如粗鲁、粗暴、粗野、粗犷、粗俗、粗笨、粗人、粗手粗脚。粗是略微，如粗略，粗具规模。

（三）长·短

长是两端距离大。长是空间大、时间长。长是优点，专精的技能。长度大，与"短"相对，指空间，亦指时间，如长短、长空、长夜、长风破浪（比喻志趣远大）、长歌当哭（以歌代哭）。长是优点，专精的技能，如特长、专长、各有所长。长是对某事做得特别好，如他长于写作。

短是两端距离小。短是空间小、时间短。短是缺点。短是长度小，与长相对，如短期、短暂、短促、短途、短命、短讯、短浅、短兵相接、短小精悍。短是缺少，欠，如短少、短缺。短是缺点，如短处、护短、取长补短。长和短相应，长和短的差距可大可小。

（四）宽·窄

宽与窄是比较出来的。宽是横的距离大、范围广，如宽广、宽阔、宽绰、宽敞、宽度。宽是不严厉，不苛求，如宽待、宽宏、宽厚、宽松、宽容、宽恕、宽仁。宽是富裕，如宽裕。

窄是横的距离小，如狭窄、窄小。窄是心胸不开朗、气量小，如心窄。窄是生活不富裕，如日子过得挺窄巴。

（五）多·少

多与少是比较出来的。多和少相应，多和少的差距可大可小。多是数量大，如人多、多年、多姿、多层次、多角度、多难兴邦、多多益善、多行不义必自毙。多是数目在二以上，如多年生草本、多项式、多义词、多元论。多是有余，比一定的数目大，如多余、一年多。多是过分，不必要的，如多嘴、多心、多此一举。多是相差的程度大，如好得多。多表示惊异、赞叹，如多好。多表示某种程度，如有多大劲儿使多大劲儿。

少是数量小的，如少量、少许。少是缺，不够，如缺少、减少。少是不经常，如少有、少见。

少是短时间，如少等、少候、少顷。少是丢，遗失，如屋里少了东西。少是轻视。少是年纪轻或年轻人：少年、少女、少壮。少是次级的，如少校、少将。

（六）高·低

高与低是比较出来的。高是由下到上距离大的，如高峰、高空、高原、高耸。高山流水、高屋建瓴、高瞻远瞩。高是等级在上的，如高级、高考。高在一般标准或平均程度之上，如高质量、高消费、高价、高档、高手。高是声音响亮，如引吭高歌。高是敬辞，用来称赞别人的事物，如高见、高就、高论、高寿、高堂、高徒。高是热烈、盛大，如高昂、兴高采烈。高是显贵，道德水平高，如崇高、清高、高风亮节、高尚、高雅、高洁。

低是地势或位置在一般标准或平均程度之下，如低空、低地、低谷、低潮、低沉。低是细小，沉重，如低微、低吟。低是程度差，如低级、低能、眼高手低。低是卑贱，如低贱、低首下心、低声下气。

低是等级在下的，如低俗、低档商品。低是价钱少，如低价出售。低是俯，头向下垂，如低头从事。

（七）深·浅

深与浅是比较出来的。深和浅相应，深和浅的差距可大可小。深是从表面到底或从外面到里面距离大，如深水、深山、深邃、深渊、深壑、深海、深耕、深呼吸、深藏若虚、深居简出。深是从表面到底的距离，如深度、深浅、水深三尺。深是久，时间长，如深夜、深秋、年深日久。深是程度高的，如深思、深知、深交、深造、深谈、深省、深究、深奥、深切、深沉、深谋远虑。深是颜色浓，如深色、深红。

浅是从表面到底或外面到里面距离小的，如浅滩、浅海。浅是不久，时间短，如年代浅。浅是程度不深的，如浅薄、浅尝、浅见、浅近、浅陋。浅是颜色淡薄，如浅红、浅淡。肤浅者总是觉得自己很深奥，深奥者方觉自己尚肤浅。正是因为浅而觉深，才深不了。也是因为深而觉浅，才不浅了。

（八）平·曲

平与曲是两种不同的形态。平是不倾斜、无凹凸，像静止的水面一样，如平地、平面、平原。平与别的东西高度相同，不相上下，如平列、平局、平辈。曲是弯曲、迂曲、不直。弧曲是半圆、圆、半球、球。曲折有二角、三角、四角、五角、多角。形容词：曲折、棱角、圆滑、绕弯、缠绕、纠缠、纠结、结块。平曲，平直与曲折；平面与弯曲；平衡与摇摆。平线、平面、平体。曲线、曲面、曲体。平线与曲线。平面与曲面。平体与曲体。

（九）方·圆

方与圆相应，圆是多方的变体。方稳不滚，形成定式。圆滚不稳，形成动态。圆体是球，球满而不凸、不凹，圆滑，相同条件下，大圆速度慢，小圆速度快。圆满才成功。方与圆的几种类型：方面与方体、方面与圆面、方体与圆体、圆面与圆体。

（十）隅·全

隅是指角落、靠边的地方。屋隅是屋的一角，隅隙是屋角的洞穴，城隅是城的角部，海隅是海边。如向隅而泣，一隅之地。

全是完备、整个、齐备、完整、不缺少、齐全、完全、全部。如全国、全民、全神贯注、全心全意、智勇双全，求全责备。

五、Ⅱ之动态

Ⅱ之动态：动静、快慢、进退、急缓、收放、擒纵、伸缩、破立、顺逆、生灭。

（一）动·静

动静是动与静不同的状态。动与静相对，也相反。动静是两种相反的运动与静止状态。动是运动、行动、躁动，动有出入、开合，动有快有慢。静是安静、静止、平定、安定。点线面体的空间概念是静态，加入时间就是动态。从根本上说，宇宙是动态的，静是相对于动而言。"树挪死，人挪活"是求动、求变。"一动不如一静"是求静、求稳。

（二）快·慢

快与慢是比较出来的。快是速度大，如快车、快件、快步、快速、快捷、快马加鞭。快是赶紧、从速，如赶快。快是灵敏，如脑子真快、眼明手快。快是爽利，直截了当，如爽快、心直口快、快人快语。

慢是迟缓、速度小，如慢车、慢件、慢腾腾、慢条斯理、缓慢、慢性。慢是态度冷淡，不殷勤，不礼貌，如慢待、轻慢、傲慢、怠慢。

（三）进·退

进是向前或向上移动、发展，与"退"相对，如前进、上进、推进、跃进、进退、进取、进击、进驻、进行、进而。进是入、往里去，如进见、进谒、进谗。进是吃、喝，如进食、进餐、滴水未进。

进是收入或买入，如进账、进货、日进斗金。进是奉上、呈上，如进言、进奉、进献。

退是向后移动，与"进"相对，如退步、退路、退却、退让、倒退。退是离开、辞去，如退席、退伍、退职、退休、引退。退是送还、不接受，撤销，如退还。退是脱落，如退色、退毛、减退。

（四）急·缓

急是狭窄、紧缩。急是焦躁，如急躁、着急、焦急。急是气恼，发怒，如急眼。急是使着急，如这件事真急人。急是匆促，如急促、急功近利。急是迅速、又快又猛，如急流、急进、急先锋、急风暴雨。急是迫切、要紧，如急切、急诊、急事。急是严重，如告急。急是对大家的事情或别人的困难尽快帮助，如急人之难。

缓表示慢，与"急"相对，如缓步、缓行、缓慢、迟缓。缓表示延期、延迟，如缓刑、缓办、缓役、缓征、刻不容缓。缓表示放松、松弛，如缓和、缓冲、缓解、和缓。缓表示苏醒、恢复，如缓气、缓醒。

（五）收·放

收与放相反。收表示接到、接受、取得，如收发、收信、收支、收讫、收益。收表示招回，如收兵、收港。收表示聚、合拢，如收容、收理、收集。收表示结束，如收尾、收煞、收盘。收表示逮捕、拘押，如收捕、收监、收押、收审。收表示约束、控制（感情或行动），如收束、收心、

收服。

放本义是驱逐、流放。放是解脱约束、得到自由，如放鸟、放胆、放诞、放任、放肆、放歌、放怀、豪放、释放。放是驱逐到远方去，如放逐、放黜、流放。放是发出，如放电、放毒、放光、发放。放是扩展，如放大、放宽。放是花开，如百花齐放、心花怒放。

（六）擒·纵

擒与纵是相反的两个方面。擒是捉拿，如擒拿、生擒、就擒、欲擒故纵、擒贼先擒王。

纵是放，如纵虎归山、纵火。纵是放任、不拘束，如放纵、纵目四望、纵情、纵观全局。

（七）伸·缩

伸与缩相反。伸是扩张、延展。伸是舒展开，如伸直、伸手、伸张。

缩是向后退、往回收，如退缩、畏缩、缩手缩脚。缩是由大变小、由长变短，如收缩、伸缩、压缩、缩减、缩小、缩编、缩微。

（八）破·立

破与立相反。破是碎、不完整，如破灭、破旧、破败、破落、破陋、破颜、破绽、牢不可破。破指分裂，如破裂、破读、破土。破指使损坏，如破坏、破损。破指打败、打垮，如破阵、破门、攻破。破指揭穿，如破案、破译、破获。

立是站、直立、建树、制定。设立，树立；订立。立是站，引申为竖起来，如立正、立柜、立足、立场、屹立、顶天立地。立是做出、定出，如建立、设立、树立、立意。立是存在、生存，如自立、独立、势不两立。立是马上、即刻，如立时、立刻、立等。

（九）顺·逆

顺与逆是相反的两种方向和状态。顺是趋向同一个方向，与"逆"相对，如顺风、顺水、顺境、顺水推舟、顺风使舵。顺是沿、循，如顺城街、顺理成章、顺藤摸瓜。顺是依次往后，如顺序、顺次。

顺是随、趁便，如顺便、顺势、顺手牵羊。顺是整理，如理顺、顺修。顺是服从、不违背，如顺从、顺应、孝顺、温顺。顺是适合、不别扭，

如顺适、顺情、顺眼、顺差。

逆是方向相反，与"顺"相对，如逆流、逆行、逆风、逆转、莫逆之交。逆是抵触、不顺从，如忤逆、忠言逆耳。逆是背叛、背叛者、背叛者的，如叛逆、逆产。

（十）生·灭

生是一切可以发育的物体在一定条件下具有了最初的体积和重量，并能发展长大，如诞生、滋生、生长。生是造出，如生产。生是活的、有活力的，如生存、生命、生物、生机、出生入死、舍生取义。

生是有生命的东西的简称，如众生、丧生、卫生。生是生活、维持生活的，如生计、生意。生是整个生活阶段，如一生、平生、今生。生是发出、启动，如生病、生气、生效、生花之笔、谈笑风生。生使燃料燃烧起来，如生火。生是植物果实不成熟，如生瓜。生是未经烧煮或未烧煮熟的，如生饭、生水。生是不熟悉的、不常见的，如生疏、生客、生字、陌生。生是不熟练的，如生手。生是未经炼制的，如生铁。

灭是火熄，如熄灭。灭是消失、丧失，如灭口、灭亡、不可磨灭、灭族。灭是淹没，消灭，如灭顶之灾。生是生长，灭是消灭，自生自灭。

六、序Ⅱ

序Ⅱ有正序Ⅱ、倒序Ⅱ、随机Ⅱ、第Ⅱ。序Ⅱ是指序列的Ⅱ个，第Ⅰ第Ⅱ。亦特指序列的第Ⅱ。在众多之中，按序取出Ⅱ个排列为第Ⅰ第Ⅱ。

（一）正序Ⅱ

正序，按前后、左右、上下、头尾，分先后排序。

（二）倒序Ⅱ

倒序，按正序的反向排序，后前、右左、下上、尾头排序。

（三）随机Ⅱ

随机，是无序之序。不按正序或倒序，随意排序。

（四）第Ⅱ

1. 排序第Ⅱ Ⅱ表示Ⅰ、Ⅱ顺序的第Ⅱ。Ⅱ

位于Ⅰ和Ⅲ之间。如果排名无先后，排序第Ⅱ和第Ⅰ、第Ⅲ就是并列的。如任意排序，按姓氏笔画排序，按姓氏拼音排序。

2. 名列第Ⅱ 按优劣排列，第Ⅰ名优，第Ⅱ名劣。按劣优排列，第Ⅰ名劣，第Ⅱ名优。按轻重排列，第Ⅰ名轻，第Ⅱ名重。按重轻排列，第Ⅰ名重，第Ⅱ名轻。

3. 倒数第Ⅱ 倒数第Ⅱ，在最后之前。如果按轻重排列，最后最重，倒数第Ⅱ，次重。如果按重轻排列，最后最轻，倒数第Ⅱ，次轻。

七、列Ⅱ

列Ⅱ是并列的Ⅱ个Ⅰ。Ⅱ是Ⅰ＋Ⅰ＝Ⅱ。Ⅱ是相对应或相对立、存在的可以比较的Ⅱ个。Ⅱ是相互关联的两个事物或现象。如点与点、点与线、点与面、点与体；线与线、线与面、线与体；面与面、面与体；体与体。

八、Ⅰ含有Ⅱ

任何Ⅰ都含有Ⅱ，有均等的、均匀的，有不均等、不均匀的。蕴含的Ⅱ，有同异。Ⅰ含Ⅱ面，任何事物都含有Ⅱ面，或相同面、或不同面、或对立面。Ⅰ含Ⅱ方，任何事物都含有Ⅱ方。敌我双方。Ⅰ含Ⅱ端，任何事物都含有Ⅱ端。相反的Ⅱ个极端。Ⅰ含Ⅱ部分，任何事物都含有可区分、可分割的Ⅱ部分。"加法是把两个数合在一起的运算"，三个以上数的加法，也必须是两两相合。否则，根本无法三个数同时相加。

第五节　洞察Ⅱ

洞察Ⅱ，知晓、需要、权衡、把握、应用、评价、反馈。洞察Ⅱ，有无、蕴含、Ⅱ端、折中、盈亏、阴阳、选择。洞察Ⅱ，排斥、接纳、局中、局外。洞察Ⅱ，相生、相向、相应、相同、相近、相反、相对、相关、联系。洞察Ⅱ，照应、偏差、交错、并列、顺承、逆向。洞察Ⅱ，平衡、失衡、转化。洞察Ⅱ，正、偏、倚、反、联、背、离。洞察Ⅱ，虚拟、设身处地、换位思考。洞察Ⅱ，对比、权衡、判断、选择、取舍。洞察Ⅱ，同气相求、异性相吸、先后悖论。洞察II，自然属公，自私是自然的一部分。

一、洞察II，知晓之II

（一）大与小

大与小是比较出来的。大与小，绝对时，大就是大，小就是小；相对时，大可以小，小可以大。大比更大是谓小，小比更小是为大。大小是可以相互转化的。自恃大时反而小，自甘小时却是大；能大能小是条龙，只大不小是条虫；星星之火可以燎原，一世英明毁于一旦；十米画卷成于一笔一划，千里之堤溃于一蚁一穴。

（二）难与易

世间事有难有易，难者艰难，难办；易者简单，容易。天下事之难与易是相对的，所谓的难事，对易者难，对更难者则易；所谓的易事，对难者易，对更易者则难。难与易是可以相互转化的。为之难亦易，不为易亦难。尽心尽力去做，难事亦变得容易了；没有尽心尽力去做，易事亦变得难办了。

诗曰：难易相反两方面，绝对相对比较鉴。难是费事不容易，困难艰难与灾难。易是容易与简易，简单不难行平坦。相对而言难与易，比较难易知难。难对更难已然易，难对较易还算难。易对较难还是易，易对较易亦属难。

相互转化难与易，难可转易易转难。事为虽难亦容易，不为虽易亦艰难。尽心尽力去谋事，难事变易并不难。没有尽心尽力做，易事亦能变难办。

（三）远与近

远和近，有表面的，有内在的。远的常表现得很亲密，近的却表现得较疏远。在公众面前，在表面上，常照顾远的，搁置近的。在私底下、在内心里，总是关心近的，不顾远的。宏观的、开阔的、大公的做法是顾全大局，欲两全其美。而在不被理解，或者误解时，反而会两败俱伤。微观的、狭隘的、自私的做法是照顾局部，只求做到就行，可能反而胜算更大。同时帮助两个人，担心关系远的办不成，而全力帮助远的办事，疏

忽了关系近的，结果可能关系远的办成了，关系近的没办成。水中救人，也常有先救远的，再救近的。结果，或者远近兼顾，都得到了救助；或者舍近求远，救了远的，误了近的；也可能两边都耽误了。

（四）同与异

1. 异中有同

（1）领导与领导的不同与相同：①相同点，坦荡者，给你机会和条件让你发挥；狭隘者，偏不让你好过。②不同点，生产单位，领导坦荡，就让有能力的人去干脑力劳动，以示重用；领导狭隘，偏让有能力的人去干体力活，以示惩罚。文化单位，领导坦荡，就让有能力的人发挥才智，以示重用；领导狭隘，不让有能力的人干事，以示惩罚。

（2）善人与恶人的相同与不同：①相同点，善人总是把行善看成是生命的一部分，因行善而坦荡，因过错而自责。恶人总是把作恶当作一种生活，因作恶而自得，因无是无非而落寞。善人用善心看人，总是为作恶者找借口；恶人用恶行量人，总是为行善者找岔口。②不同点：善人眼里都是善，作恶定有难言之隐；恶人眼里都是恶，行善定是别有用心。

（3）干不干，听你听我：①我干，你们听我的。我能干，也想干；我不能干，却想干。我干，你们不干，所以，你们应该听我的。②我们都干，谁对听谁的。我们都干，我们就是平等的，既然平等，就应该谁说得对、做得对就听谁的。只有这样才能照对的方向去做，避免出错。③你们不干，我不能不干。你们不干，是你们的事，我不能不干，我必须干。你们可以不干，却不能阻止我干，更不能干扰、甚至破坏我干。④我不干，你们不放心，非要让我干。我本来不想干，可是你们不放心，觉得我干行，非得要我干。我干就得听我的，按我的要求干，你们不能把你们的愿望强加于我，不能让我干着，还得听着你们的。当然你们说得对，我会吸取你们意见的。⑤我不干不行，你们干不好。这有两方面情况，一是你们认为：你们干不好，我不干不行，这样，你们

就要听我的，我干好了，是功劳，干不好，也无怨，因为这是你们的选择；二是我认为：我不干不行，你们干不好，这样，我就冒着风险，万一我干不好了，就没法交差。⑥我不干不行，你们不好好干。这也有两种情况：一是我认为：我不干不行，你们不好好干，所以，我必须亲自干；二是旁观者认为：我不干不行，你们不好好干，这样，你们未必认可，不认可，就会给我干增加难度。我干也只能成功，不能失败。⑦你们干，我不放心，必须亲自干。这有两种情况：一是你们干得真的不行，让我不放心，必须亲自干；二是你们干得行，只是我过分操心，或过分自信，对你们不放心。⑧我不干，没法干。我不干，是因为我没法干。有我自己的原因，也有别人的原因。一是我想干而不能干；二是我能干而不想干；三是我干你们不让干；四是我干你们让我干不成。⑨我不干，指挥你们干。我不干，要指挥着你们干。我干了，就没人指挥了。我只所以不干，或许我能干不干，或许我真的不能干，但不影响我对你们的指挥。很多人是眼巧手拙，指挥可以，干活不行。有个游泳教练，把学员培养成了世界冠军，大伙高兴之时，举起教练，把他扔下泳池，看到教练在水中扑腾，才突然意识到了，教练根本就不会游泳，赶紧下水把教练从水中救了出来。⑩我不干，你们也别干。我认为这事不能干，不仅我不干，也不许你们干。这有两种情况：一是出于孬心，我认为这是好事，我没机会干，我好不了，也不想让你们好，所以，劝你们也别干；二是出于好心，我认为这是坏事，干了不利，所以我不干，也不想让你们干，避免对你们造成不利。

（4）穷则独善其身，达则兼济天下：贫穷时自己照顾好自己，做好自己的道德修养；发达时则可兼顾救济天下百姓，努力让百姓都能得到好处。

（5）不得志则独行其道，得志则与民由之：不得志时，自己按自己的意愿行事，独自去实现自己的主张；得志时，则按民众共同的意愿行事。

（6）所言公，公言之；所言私，王无私：所说的是公事，就在公开场合说；所说的是私事，

王者无私事，要么不要说，要么按公事说。

2.同中有异

（1）一杯水：面前摆着一杯水。因为满，有盈余，才显得重要。因为满，就失去了再被注入的机会。

一杯水，比空杯优，是因为有了可用的；一杯水，比空杯劣，是因为有了无法再获得。一杯水，比半杯优，是因为多于它；一杯水，比半杯劣，是因为没有发展空间。

（2）半杯水：面前摆着半杯水。你不知足会说："只有半杯水。"不知足，可以消极地心生抱怨，也可以积极地奋勇追求。你知足了会说："还有半杯水。"知足了，可以心怀感恩，可以坦坦荡荡，也可以满足于现状而不思进取。半杯水，比空杯有余，比满杯不足。半杯水，比空杯有优势，有总比无强；半杯水，不比空杯可以注入更多更好，不比满杯已经充盈。半杯水，比满杯有优势，存在再注入的空间，可以更优更好。

（3）空杯子：面前摆着空杯子。因为空，一无所有。因为空，才有被注入的空间，才可能更多更好。

空杯子，比满杯优，因为随时可以获得所需要的东西；空杯子，比满杯劣，因为尚未可用之物。空杯子，比半杯优，因为发展空间更大；空杯子，比半杯劣，因为尚未有任何可取之处。

（五）恩与怨

恩字从因从心。"心"指爱心、慈爱。"因"意为承上启下。"因"与"心"联合起来表示"一颗爱心，上承自祖先，下推至子孙"。恩的本义是：爱心的承启和转推，累世传承的慈爱。恩是好处，深厚的情谊。恩是用心感受到的最大范围。感恩是一个人的基本素养。

怨，从夗，从心。本义是怨恨、仇恨、责怪、埋怨。夗字，类似于歹己，怨引申为作贱自己、心受煎熬。生怨不完全是事出有因，而根源在于私心自用。由于自私自利，所以贪念、贪欲就多。恩有三种：一是生养之恩，二是知遇之恩，三是帮助之恩。怨可以分为三类：自怨、怨人、被人怨。

1.生养之恩 生养之恩是父母赐予的天下第

一恩德，一个人倾其毕生，也难以报答父母的生养之恩。

2.知遇之恩　知遇之恩是人生途中所遇的贵人，恩人知心、培育、提携、提拔，能使自己增长知识和才干，或使自己的才华得以施展。这是经久不可忘记的恩惠。

3.帮助之恩　帮助之恩，体现在点点滴滴，在无知的时候，在困难的时候，在需要助一臂之力的时候，一点小小的帮助，就可使自己顺利渡过难关，渡过艰难险阻，甚至绕开死亡线。知恩图报，深恩必报。而报恩的最好方式，就是善心助人，多做公益，有益于他人，有益于社会。用自己的行为影响人、教育人、鼓舞人，使人们多感恩谢恩，少生怨生怒。愉快地生活，善待自己，善待别人。

4.感恩避怨　恩与怨常如影随形，误恩而生怨，怨解而感恩。学会知恩、感恩、报恩，创造一个良好的社会氛围，当问题出现的时候，多一些感恩，多一些谅解，少一些推托，少一些抱怨。让生活充满阳光，充满正能量。

5.自怨自怨　是遇到错误自我抱怨，这有两种态度：一是自怨自怜，在自怨中，自我怜惜，消极消沉，徒有悲观，这并不可取；二是自怨自艾，能够认识错误，并妥善纠正错误，接受教训，对继续前进是有利的。如果能够豁达大度，以公心处之，则将目中无怨无悔，这是自我超然。

6.怨人　怨人常常自以为是，处处事事都在埋怨别人，唯独不怨自己。但凡出现过错，往往都是责怪别人，而自己则感觉是受到牵连而冤枉。这种人过分苛求完美，把面子看得高于一切，把自己都无法实现的事，要求别人实现，终老而无自悔，这是很可怕的。只要经常抱怨别人，必然会遭到别人的埋怨。如此恶性循环，很难达到自己如意，他人满意。如若能够一心为公，善待他人，体谅他人的难处，原谅他人的过错，自己多检查自己的过错，必然能够满意和愉悦。

7.被人怨　被人怨是遭到别人的埋怨。为什么经常会被别人埋怨？弄清这个问题，需要自我反思，认识醒悟，知道问题的关键。常被人埋怨的原因有五个：一是自己经常出错误；二是在交往时只顾自己不顾伙伴；三是为人处世缺少涵养；四是常常怨人，从而招致别人以牙还牙的埋怨；五是遇到了极少数的怨妇怨夫，处事太过分，本来没有问题，却心生埋怨，甚至把你的好心当作驴肝肺，以怨报德。

8.无怨人　在世间为人谋事，如果能达到无怨无悔，那就是神仙的境界了。生活没有彩排，都是现场直播。并不是人们没有过错，而是犯了错，能够及时发现，或经过提醒，能够知错、纠错，接受经验教训，避免再犯错。一件事出现的错误归结于此事，而不是相互牵扯，不埋怨，不言悔，而可以总结接受经验和教训，为的是举一反三避免类似的错误再度发生。要想无怨无悔，要想少犯错或不犯错，从根本上讲，是要树立公心、善心、利他之心，一切为他人着想，为社会谋福。谁能从此超脱，谁就能达观地、愉悦地会为人、乐处世、巧谋事。逍遥乐观的神仙也不过如此而已。

（六）表与里

表里是一个体系的内外两个方面，表是表面的，里是内在的。有时表里很清晰，表就是表，里就是里；有时表里很模糊，没有明显的界限；有时表里是根据划定而分，有的部分可以划归表，也可以划归里。

（七）寒与热

寒热有绝对的分界，寒热也是相对而言的。寒热是对气候和温度的表述，寒热也是一种感觉。寒热是延续的，寒热也是相反的。寒热可以互相制约，互相融合，互相转化。

（八）燥与湿

燥湿既是气候特点，也是人身体滋润与否的两种表现。燥湿是以含水分多少而区分的，含水分多的是湿，含水分少的是燥。燥与湿可以延续，相对而言。

（九）动与静

动静是事物运行的两种状态。动静是相对的。从根本上来说，由于地球是运动的，所以，一切事物都处于运动之中。以运行的速度，区分快与慢，以相对观，确定动与静。静止是不动的，不动是相对于动而言的。通俗地讲，动与静的关系，是差别比较大的，大动与小动的关系。大动为动，小动为静。

（十）虚与实

1. 虚点与实点　物的虚点与实点。观点的虚与实。

2. 虚线与实线　物的虚线与实线。路线的虚与实。

3. 虚面与实面　物的虚面与实面，网是虚面的一种。方面的虚与实。

4. 虚体与实体　物的虚体与实体。体系的虚与实。

5. 虚心与实心

（1）褒义的虚心与实心：褒义的虚心是谦逊虚心，善于借鉴、听取、吸纳别人的意见和建议。褒义的实心是诚实之心，为人可靠，让人放心。

（2）贬义的虚心与实心：贬义的虚心是心中有鬼而心虚、害怕。贬义的实心是不开窍的憨厚、木头、老实。

6. 虚拟与现实　实物与呈像的虚拟与现实。思想与观念的虚拟与现实。

7. 虚假与真实　实物与呈像的虚假与真实。思想与观念的虚假与真实。

8. 虚伪与诚实　想法的虚伪与诚实。说法的虚伪与诚实。做法的虚伪与诚实。效果的虚伪与诚实。

9. 虚浮与实在　想法的虚浮与实在。说法的虚浮与实在。做法的虚浮与实在。效果的虚浮与实在。

10. 务虚与务实　务虚，以虚务虚，以实务虚。务实，以实务实，以虚务实。想法的务虚与务实。说法的务虚与务实。做法的务虚与务实。

（十一）显与隐

显隐是显示与隐含。Ⅱ之显隐，Ⅱ之显，Ⅱ之隐，Ⅰ显Ⅰ隐之Ⅱ。

1. 显Ⅱ：有中界　显Ⅱ，显示Ⅱ，显示Ⅱ部分、Ⅱ方面、Ⅱ端，有显性中界。显示Ⅱ个，有显性中间。如左1/3、右2/3；上10%、下90%。显中，

显中分Ⅱ个，显中分Ⅱ面，显中分Ⅱ端。中间的隐显变化，影响决定着Ⅱ的隐显、大小、多少、远近、存亡的变化。间隔Ⅱ，中间分隔Ⅱ，中间区分Ⅱ。显中含隐，显Ⅱ之中含隐Ⅱ。如阴阳，阳中含阴阳，阴中含阴阳。显是明明白白做人，敞敞亮亮做事。显Ⅱ，有中界。如河两岸，河为中界。如棍的红白两头，红白结合点为中界。

2. 隐Ⅱ：无中界　隐Ⅱ是隐含Ⅱ，Ⅰ隐含Ⅱ面。有隐性中界，没有界限。隐分Ⅱ部分、Ⅱ方面，无中分界。如左右、上下。隐中，隐中区分为Ⅱ面，Ⅱ面含隐中。隐中区别为Ⅱ端，Ⅱ端含隐中。隐是做人做事有所隐蔽。隐有大隐和小隐。大隐隐于朝，中隐隐于市，小隐隐于野。大隐、中隐都是入世生活，不是避世修行，能够清清楚楚认识，却可以糊糊涂涂包容，看透不说透，路路都能通。小隐避世修行，逃避现实，脱离生活，欲从糊涂中走脱，去追求清楚。人的社会属性决定了人只有入世生活，才得生活乐趣，在世中能洞悉秋毫，而不为所困，人的自然属性和社会属性都能充分表达，故为大隐。避世修行，远离人的社会属性，去追求人的自然属性，虽可解脱，却有人性的缺失，故为小隐。隐Ⅱ，无中界。如河两边，没有中界；如棍的两头，没有中界。

3. Ⅰ隐Ⅰ显之Ⅱ　一隐一显之Ⅱ，一个隐一个显，或隐中显、显中隐。隐中显是隐中有显，显中隐是显中有隐。外表是显，内心是隐。一个人内心深处的情感和人们看到的外在形象不一定一致。透明是显，隐讳是隐。透明中有隐讳，隐讳得让人看不出秘密，才是高手。隐讳中有透明，透明得让人看出有隐秘而不得，才是能人。

（十二）顺与逆

顺：趋向同一个方向，如顺风、顺水、顺境。逆：向着相反的方向，如逆风、逆流、逆行、逆转。

顺是相同的一个方向，逆是相反的两个方向。顺与逆，顺是顺势而行，逆是逆势而为。顺是恭顺温顺，逆是叛逆叛变。顺是甜，逆是苦；顺是先苦后甜、苦尽甘来，逆是先甜后苦。顺是呼，逆是吸；顺是兴奋逆是抑制；顺是反馈，逆是负反馈；顺是正常细胞，逆是抗癌细胞；顺是力，

逆是抵抗力；顺是疫，逆是免疫力。顺是春温暖、夏炎热、秋凉爽、冬寒冷，逆是春凉、夏冷、秋暖、冬热。舒适为顺，激励为逆。享受为顺，吃苦为逆。维持为顺，锻炼为逆。维持是原来的状态不受影响；锻炼是刺激强化原来的状态，增大机体对刺激的适应幅度。例如，秋凉加衣保暖是维护的需要，秋凉受冻是锻炼的需要。受凉使汗孔闭塞，强化了汗孔收缩能力，进而提高了御寒能力。锻炼必须循序渐进，把握好度。锻炼身体有益健康，从表面效果上看，是顺应的。但从锻炼的本质，就是逆正常而行。"锻"是把金属放在火里烧，然后用锤子打；"炼"是用火烧制或用加热等方法使物质纯净、坚韧、浓缩。

II顺畅，II个都顺畅，II方面都顺畅。II背逆，II个都背逆，II方面都背逆。II个，I个顺畅，I个背逆。II方面，I方面顺畅，I方面背逆。顺则适应性缩窄，逆则适应性拓宽。顺是"以阳补阳、以阴补阴"，逆是"阴中求阳、阳中求阴"即"善补阳者，必于阴中求阳，则阳得阴助，而生化无穷；善补阴者，必于阳中求阴，则阴得阳升,而泉源不竭"。顺是"药物炮制强化了功效"，逆是"药物炮制改变了功效"；顺是"生甘草泻火"，逆是"炙甘草温中"。顺是健康，逆是抗病；顺是"无病一身轻"，逆是"有病方为贵"；顺是身体舒适享受，逆是刻苦锻炼身体。大顺小逆，如替天行道，讨伐昏君；清君侧，拥护皇帝，铲除佞臣。大逆小顺，如梁山好汉，先背逆朝廷，再归降顺从。顺为人，逆为仙，只在其间颠倒颠。

（十三）平与崎

II平直平和，II个都平直平和，II方面都平直平和。II高低崎曲，II个都高低崎曲，II方面都高低崎曲。II个，I个平直平和，I个高低崎曲。II方面，I方面平直平和，I方面高低崎曲。

（十四）匀与混

II均匀，II个都均匀，II方面都均匀。II混合，II个都混合，II方面都混合。II个，I个均匀，I个混合。II方面，I方面均匀，I方面混合。

（十五）迷与清

迷是无知，迷有不同情况。清是有知，清也有不同情况。迷糊是无知，没打算知。迷茫是无知，打算知而没弄清。迷失是失去了当初的本意和目标，在路途上打转转。迷失是无知，丢掉了已知。清澈是自始至终都澄澈、清亮。清清亮亮、明明白白、透透彻彻。清楚是弄清了原来的不清晰、不明白。想清楚、看清楚、弄清楚。清白是洗清了原来别人认为的不清白。不屈于压力、不委曲求全、不苟且偷安。清醒是清楚明白自己的意图、目标和方向，正走在路上。

（十六）有心与无心

有心就是用心。用心就是做事留心，处处留心皆学问。无心就是不操心，做事不上心。一般情况下，有心利于事成，无心不利于事成。但是，也有有心做事反而不成，无心去做反而成功的。"有心栽花花不成，无心插柳柳成荫"。"越是怕狼来吓。"

（十七）治世与乱世

治世与乱世相反。治世是和平昌盛之世；管理国家，处理国务。乱世是混乱不安定的时代；扰乱社会。治世时，与世无争，随遇而安，安于现状；乱世时，愤世嫉俗，抗争命运，不甘沦落。治世时的能人，在乱世中可能不知所措、无所适从；治世时的好斗者，在乱世中可能会成为勇士。乱世时的弱者，在治世中可能会成为贤者；乱世中的勇士，在治世中，可能是会成为刺头。因为人的本性使然，有人生性好斗，生于乱世，就是勇士，生于治世就是歹人；有人生性安静，生于乱世，一事无成，生于治世，就是贤者。

（十八）实言与虚语

"谢谢你，你给我带来了知识，我很高兴"。这是一句完整的话。先是总结，再是原因，后是结果。总结务虚，结果务实。这三句话经常分别说。"你给我带来了知识"是叙述，有谢的成分，但比较平淡。

"我很高兴"是实言，是自我的一种感受，当这种感受传达给对方时，就有谢意在其中了。"我很高兴"的潜词是"你给我带来了快乐"，隐含着：我很感激你。这是一种效果的表达——你帮我有效果。让人感到他帮助你的效果。此时，无论对方带给你的是直接作用，还是间接作用，总之是令人兴奋的，你的快乐有他的因素在。他就会为给你带来快乐而自豪。"谢谢你"是虚语，是笼统的、泛泛的，没有实质内容，只是一种礼貌。"谢谢"从感激之情，到礼貌用语，后来变成了人们的口头禅。该谢不该谢，都说谢。本该他谢你，你也说谢谢他。听惯了，既没有感激之情，也不是礼貌用语，好像成了如"吃了吗"一样的见面打招呼的口头语了。"谢谢"的用途很宽泛。"你帮助我，我谢谢你。"谢的是你的帮助，而不是你帮助的效果。帮了，可以有效果，可以没有效果，不一定都有效果。帮的效果有三种情况：一是没有任何效果；二是有一点点效果；三是有显著效果。所以，谢的成分有浅有深，帮了就要谢，没有效果泛泛谢，有点儿效果中度谢，效果显著深度谢。"大恩不言谢"，从字面上理解，有两层意思：一是大恩不"用言"谢，须"用礼"谢、"用行"谢；二是大恩不必说谢，说谢太浅。无论哪种意思，说"不言谢"，还是要让人感到你有谢意。表达谢意，而不是直接言谢。说"大恩不言谢"这句话本身，就是表达谢意的一种效果。这种表达比直白地说"谢谢"，更具有亲切感和韵味。为什么说"大恩不言谢"？因为，大恩不是用"言"所能谢得了的。施大恩者，不是为了让谢，是为了真心真意的帮助，并且有效果。被言谢不是帮助者的本意。被帮助者也觉得言谢太虚，不足以与大恩相匹配。不言谢，心存感激，再思报答。言谢，扯平了，你帮我，我谢你了。不言谢是张满的弓弦，言谢是射出的弓箭。

（十九）优点与缺点

优点与缺点也是相对而言的。一个人的优点，换个角度，从另一面讲可能就是缺点。一个人的缺点，换个角度，从另一面讲或许也是优点。是优点，还是缺点，因人、因境、因时、因事而不同。好斗者，在战争年代可以成为勇士，而在和平年代可能就是歹徒。和事佬，在战争年代或许就是懦夫，在和平年代多数都是老好人。

（二十）竞争与无争

在竞争中生存，一方面，越争获得越多，会哭的孩子有奶吃；另一方面，越争失去越多，被捆绑时，越挣扎捆得越紧，越反对越敌对。与世无争，一方面，安于现状，享受生活；另一方面，坐以待毙，束手就擒。

（二十一）对手与联手

对手，是指本领、能力、水平不相上下的、势均力敌的、可以展开竞赛或斗争的对方。对手是劲敌。水平能力条件不差上下的才是对手，水平能力条件悬殊很大的不是对手，是差距。

联手，与可以称得上是对手的联合，才叫联手。和低于自己的联合叫吞并、兼并、拓展；和高于自己的联合叫投靠、纳入。棋逢对手才有意义。打一个弱者不算本事。

（二十二）阴阳转化

阴可以转化为阳，阳可以转化为阴。物以稀为贵，贵是阴阳转化的机缘。众人淳朴，出一奸诈者，必占优势，众人仿效，于是奸诈成风，相互无法制约，此时出一淳朴之人，必为众人敬仰，而独占优势。如商者皆货真价实，出一售假者，必发横财；大家争相仿效，于是假货横行，如出现一家货真价实者，必购者云集。

（二十三）福祸相依

福祸相依，福兮祸所依，祸兮福所伏。"塞翁失马，焉知非福"。一个人太顺的时候，一定要格外小心。一个人太背的时候，也不必悲观失望。

（二十四）复杂与简单

复杂是指多而杂，事物的种类或头绪多而杂。复杂是具有各种不同的，而且常是数量众多的部分、因素、概念、方面，或相互联系影响的，而这种相互联系又是难于分析、解答或理解。简单是结构单纯，头绪少，不复杂，容易理解。简单也指粗略草率，不细致，经历、能力平凡等。

（二十五）标本与浅深

根深叶茂，表示标本深浅相当。根浅叶茂，表示标多根少。根深叶浅，表示标浅本深。

二、洞察Ⅱ，需要之Ⅱ

（一）虚与实

实是人类认识自然的目的。认识自然是人类

生存的需要，人通过在客观对象中的活动，不但获得了关于自然的指示，而且满足了自己的物质需要，人类对实的要求是对物质的要求。虚是人类认识自身的目的，认识自身是人性的要求。人对物质与精神的两大要求构成了人类全部活动的目的，假如人类活动偏向了某一方，人的本质就会出现"异化"。人只有处理好两大需求的关系，才能取得虚与实的统一。对于这种统一的认识和完成是人类社会总目的。

（二）进与退

进与退相反。进退的时间快慢，进退的数量多少、进退的距离效果。进退与否。亦进亦退，非此即彼；只进不退，欲速则不达。进快进慢、进多进少。只退不进，以退为进。退快退慢、退多退少。进退快慢相等。进快退快，进慢退慢。进快退慢，进慢退快。进退多少相等，进多退多，进少退少。进两步退两步。

距离进退相等回到了原地。做事进退相等已经收获了知识。前进，勇往直前，不后退；进多退少，进两步退一步。后退，战略撤退，一直后退，进少退多，进一步退两步。进是一种积极的态度，退是一种消极的态度。进退各有利弊。进，有利于弥补缺失，加快步伐，却也容易冒进、越位。退，可使越位回归，退缩回原位；也容易保守，止步不前；甚至倒退萎缩。"枪打出头鸟"是对冒进的警示。"扶不上墙的泥巴"是对退缩的评述。

（三）急与缓

事有急有缓，多数情况下，当急则急，该缓要缓。有时也需要急事缓办，缓事急办。成事犹如鸟筑巢，坏事就像水推沙。病来如山倒，病去如抽丝。规律在自然，急缓须明辨；把握急与缓，谋事操胜券；处置有先后，操作有快慢；生理有过程，等待需耐烦；救急有限度，分秒争时间；当急必急，当缓则缓；急事缓做，时机误延；缓事急做，易生后患。恋爱相好，自觉自愿，谈情说爱，需要时间。捆绑不是夫妻，强扭的瓜不甜。十月怀胎，一朝分娩。如退热、降压、降糖等都有生理过程，需要耐心等待，不可操之过急。操之过急，违背生理规律，虽可缓解一时，却会带来后患，甚至后患无穷。

（四）收与放

收是取、获、捕、缴；藏、存；聚、拢；敛、缩。收取，收获，收捕，收缴；收藏，保存；聚合，收拢；收敛，收缩。放是解脱约束，自由散漫，发出，扩展。放胆、放诞、放任、放肆、放歌、放怀；豪放、释放；发放、放大、放宽。小女孩出嫁时妈：如何把握婚姻？妈用双手捧沙，没有一粒流下来，然后两手合起捏紧，沙却流了下来，最后手中所剩无几——婚姻是不需要刻意把握的，越想抓牢，越容易失去，最后失去的却是自己。

（五）分与合

1. 分合的表达　分是分离，合是融合。分合是分与合两种需要。Ⅰ分为Ⅱ，Ⅰ个分成Ⅱ个，Ⅰ分化为Ⅱ。Ⅱ是Ⅰ之分合，Ⅱ是Ⅰ的分化，Ⅱ是Ⅰ的并列。Ⅱ由Ⅰ分，Ⅱ由Ⅰ合。多合是多个Ⅰ的分别相合。多合成Ⅱ，多个合成Ⅱ个，多合成Ⅱ堆。多归纳为Ⅱ，多件事归纳为Ⅱ类事，多个问题归纳为Ⅱ个问题，多个人分列为Ⅱ类人。Ⅰ的Ⅱ种表达，是与非，黑与白，曲与直，好与坏，优与劣，对与错，高与低，长与短，大与小，内与外，动与静。

2. Ⅰ分为Ⅱ　Ⅰ分为Ⅱ。Ⅰ分为Ⅱ面，Ⅰ分为Ⅱ端，Ⅰ分为Ⅱ个。从独Ⅰ中分出Ⅱ面、Ⅱ端，Ⅱ个。

Ⅰ分为Ⅱ面，分出的Ⅱ是独Ⅰ的Ⅰ部分。隐性的Ⅱ方面，隐含着Ⅱ方面；显性的Ⅱ面，显示出Ⅱ方面。Ⅰ分为Ⅱ端，显示Ⅱ端。Ⅱ端相连，Ⅱ端分离。Ⅰ分出Ⅱ个，显示Ⅱ个。分出的Ⅱ个是独立的Ⅰ个和另Ⅰ个。

按照Ⅰ的无限可分性，Ⅰ分为Ⅱ，无限可分，永无止境。

3. 中分Ⅱ　Ⅰ可分Ⅱ。任何Ⅰ都可以分为Ⅱ。中把Ⅰ分为Ⅱ，中是Ⅲ。分出的Ⅱ有源。中分Ⅱ，有隐的，有显的，有易分的，有不易分的。隐Ⅱ，无边界；显Ⅱ，有边界。Ⅰ分为Ⅱ隐含中Ⅲ。中Ⅲ把Ⅰ分为Ⅲ。中分Ⅱ有Ⅲ。分为Ⅲ部分、Ⅲ阶段。中Ⅲ隐含着列Ⅲ，即：中与两端。如左中右；

上中下；前中后；表中里；起始、过程、结果。

4. 独Ⅱ　各自独立的Ⅱ个、不相关的Ⅱ个。

5. 联Ⅱ　分为Ⅱ原本独立的Ⅱ个联在一起，再分开为Ⅱ。

6. Ⅱ个分出Ⅱ方面或Ⅱ部分　Ⅱ个独立的Ⅰ，每Ⅰ包含着Ⅱ方面或Ⅱ部分，两个共有四方面或四部分。从这四方面或四部分中，分出需要的Ⅱ方面或Ⅱ部分。

7. Ⅱ之无限　可分按照Ⅰ的无限性，Ⅱ之Ⅰ无限可分。阴阳是Ⅱ，阴中有阳，阳中有阴。阴阳生四象，四象生八卦，八八六十四卦，变化无穷。一分为二，二分为四，四分为八，八分为十六、十六分为三十二、三十二分为六十四……Ⅱ之无限可分。

8. 多分出Ⅱ　多分为Ⅱ，一是指从众多中分列出Ⅱ部分或Ⅱ类；二是指从众多中挑选出Ⅱ部分或Ⅱ类。Ⅱ是众多中的部分。

9. 分离出的Ⅱ个Ⅰ　分离出的Ⅱ个Ⅰ，是从Ⅰ个中分离出单独的Ⅱ个Ⅰ。或从多个中任意分离出Ⅱ个Ⅰ。

10. 分化出的Ⅱ个Ⅰ　分化出的Ⅱ个Ⅰ，是从Ⅰ个或多个中化生出的Ⅱ个单独的Ⅰ。

11. 排斥Ⅱ　同性相排斥，放在一起的同性，排斥而为Ⅱ。如把NS极的磁铁，从中间断开分为Ⅱ，Ⅱ个断端一个是S，一个是N。N极一半的断端成S，S极一半的断端成N。

12. 合Ⅱ　Ⅰ与Ⅰ合并为Ⅱ。任何一个独立的事物都可以和另一个独立的事物合为Ⅱ。什么是加法？加法的定义是：把两个数合在一起的运算。而不是把多个数合在一起的运算。因为再多的数相加也得先两两相加，多个数只是重复两两相加而已，多于两个数不可能同时相加，只能两两相加，再加第3个。

13. 双Ⅰ合为Ⅱ　Ⅱ是合成，Ⅰ合为Ⅱ，Ⅰ＋Ⅰ＝Ⅱ。Ⅱ是Ⅰ的并列。

14. 多融合成Ⅱ　多个融合成Ⅱ个，多个合成Ⅱ堆。从众多中融合成Ⅱ部分。

15. 多归纳为Ⅱ　多归纳为Ⅱ，多件事归纳为Ⅱ类事，多个问题归纳为Ⅱ类问题，多个人分

列为Ⅱ类人。

16. 吸引Ⅱ　吸引Ⅱ，异性相吸，同气相求。物以类聚，人以群分。

17. 表述Ⅱ　表述Ⅱ是区分表述的Ⅱ。任何事物都可以表达、表述为Ⅱ。如阴阳、寒热、虚实、表里、内外、上下、高低、前后、左右、大小、长短、曲直、黑白、明暗、对错、是非、好坏、优劣、动静。

（六）擒与纵

擒是捉拿、约束。纵是放任、不拘束。是擒是纵，表面看一目了然，实际上很有讲究。擒就是擒，纵就是纵。擒中有纵，纵中有擒。似纵实擒，似擒实纵。未擒先纵，欲擒故纵。纵：给点儿阳光就灿烂。有了机会，就拼命抓权；没有制约，就拼命敛财；有了条件，就过度纵欲。得理不饶人；得势高昂头，得志便猖狂。如此之纵，终将被擒。上帝要让谁灭亡，就先让谁疯狂。难得糊涂是纵，却是更高层次的擒。急流勇退是纵，也是更有内涵的擒。看似正在纵，实则正被擒。看似纵而失擒，实则是为擒而纵。

（七）破与立

"不破不立"是出于置之死地而后生。"不立不破"是出于无缝交接。破和立是两种相反的需要。破和立是随时随地都在发生的生活事件。需要破，还是需要立？当破则破，当立则立。值得研究的是：何时该破，何时该立？破和立往往是两个相关联的事物，或一个事物相关联的两个方面。破和立有时是单一的，有时是同时的，有时是交替的。只破不立，先破后立；只立不破，先立后破。

（八）忍与发

忍是忍耐、忍受、容忍。发是表达、打开、开展、显现。忍是包容自化的，不是强忍不发的，强忍总有忍不住的时候，包容自化是自然而然的。发是可以表达显现的，不是随意发泄的。当忍则能忍，当发则能发。

（九）信与疑

1. 无条件地信　无条件地信是没有任何条件都信，深信不疑。信者不疑，疑者不信。没有时

间限制，没有地域限制，没有环境限制，没有人物限制。如无条件地相信善因有善果，没有时间限制，只管恩施播撒善，不要求多少年得到善果，及至今生行善来世得报；没有地域限制，不论何地皆可行善；没有环境限制，无论何种环境，皆可行善；没有人物限制，无论对谁都会行善。

2.有条件地信　信的条件，包括时间、地域、环境、处境、人。如有条件地相信善因有善果，内心会给行善规定一定时间，在一定时间所行之善未得回报，即会抱怨；内心会给行善设定一定地域，在有些地域行善，而在另一些地域不行善；内心会给行善设定环境条件，有些场境行善，有些场境不行善；内心会给行善设定人，对一些人行善，对另一些人不行善。

3.无条件地疑　无条件地疑是怀疑一切，对什么都失去信心。无条件地疑称之为多疑。

4.有条件地疑　有条件地疑，是对有些人、有些地域、有些环境、有些条件怀疑，而对另一些人、地、境、条件不怀疑。

5.信与疑　自信与自疑、信人与疑人、互信与互疑、相信与怀疑。信仰与疑虑。信与疑的几种状态：深信不疑、将信将疑、疑而无信、信而无疑。

（十）选择与对待

1.主宰　依附　"宁为鸡头，不为牛后"是主宰的需要。善主宰者，不甘依附，鸡头小而为首，牛后大而为尾。"大树底下好乘凉"是依附的需要。甘愿依附，不善主宰者，依靠大树，满足自我需要，宁为牛后，不做鸡头。如果主宰不了，又不甘心依附，就会忧虑、徘徊、犹豫、惆怅。如果无法依附，又难以主宰，就会茫然，无所适从。

2.取舍

（1）取利舍害：利害相连，取利是一种获得，舍害是一种明智。争取利益最大化，把有害降到最低限度。两利相权取其重，两害相权取其轻。纯净的池水养不了鲜活的鱼虾；腐臭的肥料滋养了美丽的鲜花。

（2）取优舍劣：取优，总是看到优势，选取优势，在优势不明显时，总是善于发现优势，并

将其发挥到极致。舍劣，总是善于寻找劣势，回避劣势，在劣势尚未成形或影响较小时，就将其舍弃或避开。治病遇急则须扬汤止沸，稍缓即可釜底抽薪。

（3）取积极舍消极：选择积极的人生态度，无论何时何事，无论何种状态，好也罢坏也罢，成也罢败也罢，都会积极向上，乐观对待。好了享受当下的好，坏了相信定会转好，成了备受欢欣而鼓舞，败了定要知耻而后勇。舍弃消极的情绪影响，再苦再难也要设法改变消极的状态走出情绪的低谷，走向积极的人生。积极的态度会使事情向好，消极的态度能使事情转坏。

（4）取乐观舍悲观：凡事"选取乐观，舍弃悲观"时，成功乐观，失败也乐观。善于乐观的人，成功了，快乐地面对：为当初的正确选择庆幸——"多亏当初选对了"；为付出努力取得的成果庆幸——"我们成功了"。

失败了，乐观地面对：可以为没有败得那么惨庆幸——"侥幸还不是最坏"；可以为没有继续败下去庆幸——"幸亏发现得及时"；可以为获得一次教训自慰——"虽败犹荣，我们尽心了"。凡事"惯于悲观，忘却乐观"时，失败悲观，成功也悲观。惯于悲观的人，失败了，痛苦地面对：为当初的错误选择而悔恨不已——"我怎么那么傻呀"；为付之东流的艰辛而叹息不已——"这下白干了"；为失去的机会痛惜不已——"这么难得的机会失去了"；为以后的无助悲悯不已——"这可怎么过啊"。成功了，悲观地面对：可以因成果太小而不满足——"要是当初再做大点，该有多好啊"，这是贪得无厌；可以因存在瑕疵而不乐意——"还有那么多问题呢"，这是吹毛求疵；可以因为是阶段性成果，尚未获得最终成果而担忧——"还不知最后怎么样呢"，这是杞人忧天。

3.见识与尊卑　"宁娶大家奴，不娶小家女"。欲图见多识广，通情达理，可取卑舍尊，就娶大家奴。身为奴婢，虽然位卑，却居于大家，见多识广，会侍奉人。如果重视尊严，就娶小家女。身为闺女，虽然位尊却在小院，见识浅薄，虽是主人却有小家子气。

"能大能小是条龙，只大不小是条虫"。能屈伸者为尊，不能屈伸者为卑。能伸能屈，能大能小，处于尊位；能伸不能屈，只大不小，处于卑位。

4. 胜负与英雄 "胜败乃兵家常事"，不以胜负论英雄。在得大势而失小利时，可以如是劝慰败将。"胜是英雄败是寇"，只以胜负论英雄。在一山不能容二虎，一决雌雄高下时，则以此言断是非。

5. 肯定·否定·不表态 人人事事都面临选择与对待。可以不选择，却不可以不对待。对待和选择通常有两种：要么肯定，要么否定。其实，不表态，有时往往是最好的选择和对待。不表态是一种缓冲、是一种观望，也可以是一种折中。

6. 建议·采纳

（1）建议：当事人有决策权，非当事人有建议权，没有决策权。当事人可以委托非当事人帮助决策。

①建议是负责任的态度。应该建议而建议是负责任；应该建议而不建议是不负责任。②不建议是明智之举。不该建议不建议是明智。不该建议而建议是不识时务。③可反复建议劝谏。该反复建议而只建议一次是敷衍。可以反复建议以强调重点，表示恳切。④建议不可过分。该建议一次而多次建议会惹人烦。⑤建议不能强求。对建议的接纳，决定权不在建议者而在接纳者。建议不能过分强求对方接受，对方接受不接受是由对方决定的，不是由建议人决定的。建议不能变成支配、主宰、指挥。

（2）采纳：采纳是接受建议。①虚心听从建议，无论对错。②正确接受建议，不能讲情面，必须自己甘愿接受。③不能因为烦对方而烦所提之建议。④接受建议不是服从对方，还必须自己做主，把建议融入自己的观念之中。⑤不能抱成见，对方建议不建议，都不能作为对对方造成成见的原因。当然包括该多次提而提少了、该少提而提多了，该提不提，不该提提了。

（十一）获得与表达

获得的方式，有公然获得，有秘密窃取。表达的形式，有公开张扬，有隐秘表示。获得的未

必要表达，表达的未必真获得。

1. 视目 视既能获得，又能表达。以获得为主，表达为辅。眼看能够获得，眼神可以表达。大量信息是通过视觉获得的，微妙的事情是通过眼神表达的。同样用眼去看，要看会看不会看。看到的不一样，获得的也不一样。同样眉目传神，要看会传不会传，表示的不一样，效果也不一样。有人，视而入木三分；也有人，视而不见。有情真意切的眼神表达，也有虚假的眼神表示。

2. 听 听是获得的途径，听到同样的消息，获得却因人而异。有收获极大，有得到甚微，有充耳不闻，还有假装没听见。耳听只能获得，不能表达。听到之后的表达要通过眼神、表情、口说、触动。

3. 说 口说是表达的途径，同样的意思，不同的人表达出来效果不一样。表达出来的有：一语中的、一鸣惊人、口若悬河、缄口不言、不知所云、正话反说、张冠李戴、言不由衷。口说只能表达，不能获得。但是口说可以通过引起对方反应，从而获得。口说是直接表达，却可以表示获得。

4. 触 身体的接触既是表达，也是获得。爱抚：抚者，表达了亲爱的感情，也获得了舒服的感觉；被抚，获得了被爱的感受，也表达了接受的愿望。轻触：触者，表达了示意；被触，获得了暗示。轻轻拍打，拍者，表达了安慰的感情；被拍，获得了情感的安慰。暴打：打者，表达了愤怒的感情；被打，得到了一种被泄愤的感受。

5. 嗅 嗅是鼻获得气味的途径。鼻获得之后，通过眼神、表情、口说、触动来表达。对嗅得的气味，有渴望的、有享受的、有不屑的、有厌弃的。

（十二）争取与放弃

需要争取才能获得，或解脱。需要放弃才能达到理想状态，或满意。争取不一定就能取得，放弃不一定就能丢掉。不争取尚存，争取了反而可能丢失；不放弃未得，放弃了或许有所收获。

1. 尽全力 要么竭尽全力，要么干脆放弃。事可为而不为，谓之懦夫；事不可为而强为，谓之蠢汉。

2. 尽半力　半争取，半放弃。说争取没争取，说放弃没放弃。

3. 不尽力　不尽力争取等于放弃。不尽力放弃难以再争取。

（十三）判断与决定

凡事需要先判断，后决定。判断是决定的前提，决定是判断的实现。没有判断的决定是盲目的，没有决定的判断是徒劳的。判断不但要看到表面，更要看到实质。决定不仅要依靠判断，更要依靠决心。出淤泥而不染。一是实质无染；二是表面无染；三是实质表面都无染。入淤泥而染。一是表面染；二是表面实质均浸染。业精于勤，而荒于嬉。行成于思，而毁于随。

（十四）接受与拒绝

接受是接纳收受别人的思想、行为和物质。接受是能把别人的观点融入到自己的观点之中。

拒绝是不接纳，甚至反对别人的思想、观点和物质。拒绝是不愿让别人的观点影响自己的思想和判断。

（十五）包容与计较

包容是在认清基础上的包纳、容忍、谅解，不同于稀里糊涂的接纳；计较是认清之后的较真，不同于认不清的纠缠。包容者，看大势，更长远；计较者，究细节，更现实。包容者不计较；计较者不包容。

（十六）自信与信他

1. 自信　自信是相信自己，信他是相信他人。有自信信他是相信，相互信；无自信信他是盲信，盲目信。这里要讨论的不是狭义的具体某件事的相信自己和相信他人，而是广义的人生态度上的信他人，还是信自己。这个题说大很大，大到人生观——自己是由自己主宰，还是听任他人摆布；说小也很小，小到简单的心理选择——信此与信彼。自信是相信自己，相信自己的观察、认识、分析、解决问题的能力。当然自信不是一意孤行。自信也在时常审视自己是否有所偏执。包括通过对他人的相信来吸取他人的知识，充实自己的认识，调整自己的态度。自信的实质是自我人生观的主宰性。自信心不包括自傲、自大、狂妄、自满。

自信心是一种主宰中的吸取他人知识。自信心永远积极、主动、充满活力，善于观察、思考、分析、解决问题，善于钻研、探究真理。自信心是理想与现实的结合，充满理想但不是无端幻想，立足现实但勇于进取。一个有自信心的人才是完善的人、完美的人。一个充满自信的人才是朝气蓬勃的人；才是真正享受人生、无愧今生的人。自信心是一种精神因素，与物质生活不成正比例关系。一个极度贫穷的人可以信心十足，积极面对困境，设法改善生活。而一个富有者却会丧失生活勇气，对理想没有信念，对生活没有信任，对自己没有信心，走向颓废，甚或自杀、毁灭了今生。自信心是人生最重要的精神支柱。

2. 信他　信他是相信他人，信他是失去自我人生观主宰性的相信他人。相信他人对人的来源与归宿的说法；相信他人对宇宙起源规律的认识与解释；相信他人关于人之外对人起支配作用的虚无描述的信仰的屈尊和依赖，把自己的人生交由自己的信仰支配。信他的实质是自我人生观对自己信仰的依附性。自信与信他这是人生观要面临的一种大选择。人生在世为什么不信自己，而要盲信于他？有自己的问题，也有他人的问题。

3. 由于自己的问题而信他　不信自己，而要盲信于他。自己的问题是自信心不够，自信心不够是自己的知识不足或智慧欠缺。

自己在历史和现实的长河中可谓一粒尘埃、一珠水露，自己的经历与认识远远不能解释生的来源与死的去处，远远不能解释宇宙生活中的许许多多解释不清的神奇奥妙，自己显得是那么渺小。生的来源与死的去处、有无支配人的无形之神？这都是自己最感兴趣的事，特别是关于死后的去向，是人人都最关心的问题。面对林林总总的大千世界，不能不相信一种说法、一种解释、一种对人与宇宙来源与归宿的说道、一种物质生活与精神生活关系的解释。在哲学思维、文化思考、科学研究、宗教信仰、歪理邪说面前人总是要选择的。在选择中，由于科学对人与宇宙的来源与归宿尚处于各种学说的探讨之中，科学认识达到什么程度就是什么认知，毫无虚夸，这是科学的严谨性，信不信由你。但是这并不能满足人们企望"永生"的理想愿望。

歪理邪说，胡说八道，本不值一提，但由于其专门图人之所好，企图给人以精神枷锁，进行精神控制，从而或满足自己的支配欲，或贪色敛财，利用人们有所求而坑骗无知。这些当属不齿之事，但由于其蒙蔽性强，坑害人深，所以要特别指出，以提醒众人。

哲学思维、文化思考本是人类高深奥妙的智慧结晶，很好地利用便是找到真理的捷径，否则将是失去自信的茫茫汪洋。

4. 由于他人的问题而信他　不信自己，而要盲信于他。他人的问题，就是他人投其所好，把人的企望具象化、具体化，从中能找到你所企及的东西。这种吸引力实在太大了，大到凡夫俗子们无法辨别真伪，究其根源，还是因为自己的辨识能力弱、判断能力差，盲信了他。

起初一些人为了生活、为了扬名、为了支配欲、为了显摆等，难以厘清的许多原因，造就了一些迎合人们渴求的想法和做法。如人的来源问题、人的归宿问题、人们生活的宇宙空间的来源与去向、人世间发生的种种神奇，这许许多多疑惑与神秘，为他人提供了极其丰富的素材和想象空间。于是离奇的编造杜撰，迎合人们渴求的说道做法，流传开来。正是因为这些是人们普遍关心的问题，而自己又难以看透，越传越奇，越信越众。

解释生死问题是信仰的关键，按照人们的期望去设置方法和内容，是赢得信徒的根本所在。回避今生，为了来世，是一种遮羞布。显然，今生的诸多问题难以解释、解决，所以要避之。来世在哪里？谁能说清？如果能说清人的来世，就更应该能说清人的前世今生。因为前世是经历过的、是确定了的，今生是正在经历的、是可以验证的，而来世是尚未经历的、是可变的。试想，一个能说清可变来世的人，难道不应该更能说清已定的前世和经历着的今生吗？

当盲目信他达到一定程度，至于痴迷之时，就成为一种精神枷锁。之所以说它是一种精神枷锁，是因为信他容易，出来难，信时，你看到的是无限美好，要出来你就是背叛，就要受到惩罚。进去信正是因为精神空虚，进去后受了一些感染，即使发现不对，也无出来的勇气和胆量，因为出来要比常人有更大的勇气与自信。

人是为今生生活和享受，还是为来世圆满？今生尚不能面对现实，谈何来世，来世如果衣来伸手，饭来张口，甚至无须衣食，那还有什么滋味？还不是行尸走肉一般。金子是为人所享用，如果来世是金子铺成的路，金子造的物又有何用。一物如果脱离了特定人、特定环境、特殊需要，那它的价值也就不存在了。什么是好？适合就是好。此时此刻你饿得要死，什么最重要？食物能填饱肚子最重要，给你个金山又有何用？人马上就要窒息，最重要的是氧气，此刻许诺你做个皇帝、给你座宫殿又有何益？

一个人必须通过观察、认识、思考、分析，得出符合自己情况的结论，其中包括各种形式的学习和接受教育，但是关键是借助他人知识为己所用，必须通过自己的"悟"道，而不是被别人牵了鼻子。

（十七）态度与做法

人生在世要面临许许多多问题，对待问题要有基本的态度，要做出种种选择，而对每个事件的处理都反映着人生观，不同的人生观会有不同的态度和做法，有不同的效果，有的甚至是截然相反的态度、做法和效果。

态度可以是不变的，可以是灵活的；可以是强硬的，可以是温和的。关键是针对不同的事件，要有适合处理这个事件的态度，才是正确的。否则，对这个事件处理不适合的态度，就是错误的。态度影响着做法的走向；做法引领着态度的变化。态度变了，做法也会变；做法改了，态度也会改。调整了态度，也就调整了做法；改变了做法，也必须改变态度。

（十八）物质与精神

人生在世归根结底只有一个问题，就是生计问题。生计离不开两个方面：物质生活和精神生活。物质生活是根本，精神生活是支柱，两者同样重要。没有物质生活，就没有生活的基础，缺乏精神生活，就失去生活的方向与动力。物质生活讲究现实，有吃有喝，充养机体，一日无粮就要饿肚；精神生活讲究理想，心情愉快，才会精神振奋，才有生活滋味。在满足物质生活和精神生活之后，或者作为精神生活的一部分，去谈生论死，探究人的来源与归宿。

人在极端贫困时，最现实的就是找到食物生存下来，顾不上精神生活。人在温饱中，就有了追求精神生活的欲望。高雅一点是精神享受，低俗一点就是饱思淫欲。物质生活很好理解，从吃饱到吃好，从穿暖到穿派，从避雨挡风到居住舒适，从用物的方便到玩物的开心，只是程度与需求不同罢了。享受物质生活也有个人喜好和从众心理问题。是按照个人具体情况取舍，还是听信他人的说法讲究？这虽是物质生活的问题，但是，事实上这个问题已经和精神生活相关了，这种选择本身就是精神支配的结果。这里谈物质生活只是引子，精神生活才是本篇要谈论的话题。精神生活总的来说无非三种形式：精神空虚、自信与信他。

精神空虚是一种无所适从，是面临现实生活对许多问题无法回避而又没有解决办法的状态，这种状态不会持续很久，要么树立自信，要么信他。处于犹豫的中间状态，其实也有个倾向，要么偏于自信，要么偏于信他，只是达不到坚信而已。

（十九）积极与消极

极是两极，离开中就是两极，两极之端是极端。积极是向极聚积，是极的兴起、发动，所以是运动的、正面的、前进的、向上的。积极可以是两极的阳极，也可以是阴极。

消极是消除向极，是极的消退、停止、消沉，所以是静止的、负面的、倒退的、向下的。消极也可以是两极的阳极或阴极。

极端是两极之端点，所以，积极会走向极端，消极也会走向极端。趋中是积极和消极的中间状态。积极和消极不是好不好的权衡，而是适合不适合的权衡。需要运动的、正面的、前进的、向上的，就要积极；需要静止的、负面的、倒退的、

向下的，就要消极；需要稳妥的、平安的，就要趋中。积极和消极都会走向极端，走向极端，就会事与愿违，甚至出现转化。所以，"积极"是乐观的、阳光的、倡导的；"消极"是悲观的、黑暗的、不提倡的；持中，是根据需要可以选择的。

（二十）比较与取舍

1. *纵向比较* 纵向比较是自我比较，比较自己的过去、现在、未来。主要是用自己的现在比自己的过去，从而衡量自己现在是进是退，是高是低，是多是少，是优是劣，是成是败。例如，排队的喜与忧，纵向比较，只应该关心自己前面有多少人，而不注重后面有多少人。

2. *横向比较* 横向比较是与他人比较，比较自己与他人的过去、现在、未来。主要是用自己的现在比他人的过去和现在，从而衡量自己现在比他人是高是低，是多是少，是优是劣，是成是败。例如，横向比较，排队感到欣喜和忧愁的，不是前面有多少人，而是后面有多少人。不是为前面有多少人而乐忧，而是为后面有多少人而忧乐。总与后面的人相比较，看见后面的人少就忧愁，看见后面的人多心理就平衡。

3. *取此舍彼* 坚持现在的、既得的，舍弃过去的、未得的。取此动舍彼静、取此静舍彼动；取此进舍彼退、取此退舍彼进；取此亮舍彼灭、取此灭舍彼亮；取此肯定舍彼否定、取此否定舍彼肯定。

4. *取彼舍此* 采纳过去的、他人的，舍弃现在的、自己的。取彼静舍此动、取彼动舍此静；取彼退舍此进、取彼进舍此退；取彼灭舍此亮、取彼亮舍此灭；取彼否定舍此肯定、取彼肯定舍此否定。

（二十一）诚实与虚伪

诚实与虚伪是为人的两种性质。诚实是诚恳与真实，虚伪是虚拟与伪装。诚实是有利于事成的诚恳与真实。虚伪是有碍于事成的虚拟与伪装。于事不利的真实表达不叫诚实，叫老实、实诚。老实或实诚是诚实的过分。诚实有利于事成，老实、实诚常可以败事。善意有利的谎言掩饰不是虚伪，是避讳。避讳是一种需要，是为了达到善

意目的的巧妙修饰，用以避害。

（二十二）宽阔与狭隘

宽阔与狭隘是一种心胸和眼界。界域的高和广，是把握主宰性和依附性适度的基础。"宁娶大家奴，不娶小家女"是界域性要求，宁可要一个经过大世面，而居于从属地位的女奴，也不愿要一个没有多少见识，而居于主导地位的女主。界域性要求表现为一种高度和广度，是一种"燕雀安知鸿鹄之志"的深邃，是不拘一格选拔人才、甘为人梯的磊落，不是武大郎开店，只能比我低不能比我高的狭隘。

（二十三）对称与参差

对称是有规律的重复，在变换条件下的不变。对称是平齐，上下左右前后，或相同平齐或相似平齐。

参差是不齐，上下左右前后，长短不齐或高低不齐。

（二十四）重视与轻视

重和轻，有表象，有内在。事有重轻。人有重视与轻视。轻和重是相对的。一方面，表现重的就是重；表现轻的就是轻。另一方面，表现重的，未必就重；表现轻的，未必就轻。轻视是看轻，重视是看重。轻视容易忽略、淡忘、弃之；重视必然接受、执行、服从。经过点化，会重视原来被轻视的，也会轻视原先很重视的。在纷繁的事物中，有重视就有轻视，有轻视也有重视。不同人，不同时期，不同事件，甚至不同心态，轻视和重视的内容和程度都有不同。只有有轻视有重视，才能分清主次、缓急、先后，有条不紊地工作学习和生活，这就是形成规律的最初表现。不分轻重主次，没有缓急先后，必然是混乱的。干大事者应注重战略，从大处着眼，小处入手；干小事者应注重战术，从小处做起，放眼大局。人在变，世事在变，重视和轻视的项目、内容、程度也要变。不变是暂时的，变是永恒的。轻和重是可以转化的。轻视了，处于放任自流状态，轻和重就不容易转化。重视了，轻和重就容易向关注的方向转化，轻可以变重，重可以变轻。重视病情，重者即可转轻，轻视病情，轻者即可加重。

关注了重的，可能会贻误了轻的。如医院来了群伤，医护人员有限，很容易去关注重伤员。结果把最重的伤者抢救过来了，较轻的加重了，甚至死亡了。

（二十五）独立与依靠

1. Ⅰ独立Ⅰ依靠　Ⅱ个，其中Ⅰ个独立支撑，另Ⅰ个依靠于独立的那Ⅰ个支撑。依靠的一旦失去依靠，则将倒塌。独立的仍将独立存在。

2. Ⅱ相互依靠　Ⅱ个都无独立支撑，而互相依靠着支撑。Ⅰ个失去支撑，另Ⅰ个也将因失去依靠而倒塌。

3. Ⅱ依而不靠　Ⅱ个各自支撑，相连接而相依，相互依而不靠。由于相依，可以相互帮助、启发，共同发展进步；由于不靠，所以不会失去支撑。Ⅱ个不独立，依而不靠。Ⅰ个独立Ⅰ个不独立，依而不靠。Ⅱ个均独立，依而不靠。

4. Ⅱ不依不靠　Ⅱ个各自支撑，不相连接，不依也不靠。Ⅱ个不独立，不依不靠。Ⅰ个独立Ⅰ个不独立，不依不靠。Ⅱ个均独立，不依不靠。

（二十六）自主·非自主·他主

自主、非自主、他主，这是三个层面的意义：

1. 自主　自主是自己做主，无论是自己的事、上级交办的事，还是下级请示的事，要有自己的主意，主意自己拿。自己拿不定主意时，会去思考、讨论，不会去推托。倾听，是为了要主意，听了有时会受到启发了主意，有时听了，仍然没有主意。尽管可以以别人的主意为借鉴，但最终还是自己的主张。

2. 非自主　非自主是不由自主，自己能做主而无法做主、做不了主，主意由他人授意，而并非本意。

3. 他主　他主是让他人做主，无论是自己的事、上级交办的事，还是下级请示的事，自己不能拿主意，没有自己的主意，自己拿不定主意时，不去思考、讨论，而去推托，让别人拿主意，当主意不适合自己时，往往会产生抱怨。

4. 区别　他主与非自主的区别在于：他主是自己不能做主，非自主是自己无法做主。有人善于自主，有主见、有魄力，也易于专权，听不进别人意见；有人不善自主，能听进吸纳别人意见，而常无主张，易随波逐流，左右摇摆不定，也常弄出点荒唐事来；有人自己无主意，一切听由他人安排，好说话，可为人利用，但不堪大用。人过一百，形形色色，大树有大树的位置，小草有小草的位置，摆正位置，调好角色，才能扬长避短。如果错构，有主见者，也去随波逐流，无主见者，自己擅自做主，都可能会办出蠢事来。

三、洞察II，权衡之II

凡事要从两个方面权衡、斟酌。

（一）权衡利弊

1. 利与弊　利与弊是需要权衡的。世间的事大都有利有弊。有一利必有一弊，有一弊也有一利。认清利弊，权衡利与弊的大小、轻重、缓急、先后，然后做出选择，才是正确的做法。利与弊大、多、重、缓时，趋利避弊。利与弊小、少、轻、急时，兼顾其他。在利与弊小而引大，积少成多，轻而变重，急而变缓时，要注意变通。利弊相连，福祸倚伏，福兮祸所伏，祸兮福所倚。塞翁失马，焉知非福。处于有利之中权衡利弊，头脑清醒时会倍加珍惜，据利避弊，锦上添花；迷失时会忘乎所以，即所谓：人在事中迷、身在福中不知福、这山看着那山高。处于弊中权衡利弊，清醒时会卧薪尝胆；迷失时会破罐破摔。以小见大，从喝水的例子感悟万事万物。喝水多之利：锻炼了对水的代谢能力；喝水多之弊：各脏器应对，易致劳损。喝水少之利：维护脏器不受累，对缺水的耐受力增强；喝水少之弊：对水的吸收代谢能力减退。喝水适中之利：满足需要；喝水适中之弊：难以把握。

2. 无利弊时权衡利弊　无利弊时，要兴利除弊，权衡利弊，且方法恰当。若似是而非，"囫囵吞枣"，只能惹人发笑。囫囵吞枣的故事是讲有个客人说："吃梨子对牙齿有好处，对脾却有损伤；吃枣子对脾有益处，对牙齿却有损害。"有一个傻瓜年轻人听了这话，思考了很久，说："我想到一个好办法：吃梨子的时候，只嚼不吞，它就不能损伤我的脾了；吃枣子的时候，只吞不嚼，

它就不能损伤我的牙齿了。"有个喜欢开玩笑的人说："你真是囫囵吞枣呀！"

3. 有利时权衡利弊　处于有利之中权衡利弊，头脑清醒时会倍加珍惜，据利避弊，锦上添花；迷失时会忘乎所以，即所谓：人在事中迷、身在福中不知福、这山看着那山高。

4. 有弊时权衡利弊　处于弊中权衡利弊，清醒时会卧薪尝胆；迷失时会破罐破摔。

（二）权衡得失

得与失是需要权衡的。在没有得和失中权衡得与失。有得就有失，有失也有得，此得彼失，此失彼得。可以权衡得失，不可患得患失。得之自然，失之泰然。在既得之中权衡得与失。一是得到倍加珍惜，二是得到不知珍惜。在失去之中权衡得失。一是失去浑然不知，二是失去才觉宝贵。

（三）权衡对错

1. 在无对错的环境中权衡对错　对与错是绝对的，对就是对，错就是错。对与错是相对的，对错是人和事在特定时间、环境、条件下出现的。对于这个人、这件事、这个时间、这个环境、这种条件下是对的，对于那个人、那件事、那个时间、那个环境、那种条件下就可能是错的。权衡对错要考虑一定的人、事、时间、环境、条件。

2. 在对的环境中权衡对错　在对的环境中权衡对与错，清醒者立足于对，防止错；迷失者丢掉对，走向错。即所谓："熟视无睹""外边的想进来，里边的想出去""不识庐山真面目，只缘身在此山中"。

3. 在错的环境中权衡对错　在错的环境中权衡对与错，清醒者，知错纠错走向对；迷失者，不思改过，错上加错。

4. 从现实角度上讲　从现实生活意义上讲，对就是对，错就是错。

5. 从历史角度上讲　从历史反思角度上讲，对可能是错，错可能是对。

6. 从研究角度上讲　从研究事物层面上讲，对，有对的一面，也有错的一面；错，有错的一面，也有对的一面。

四、洞察Ⅱ，把握之Ⅱ

（一）Ⅱ之判断

1. Ⅱ之无提示判断 无提示判断也叫○Ⅰ判断。就是在没有任何提示（○）的情况下做出自己的判断（Ⅰ）。这是自由度最大的判断。

2. Ⅱ之选择性判断 感恩之心、抱怨之心；大公之心、自私之心；积极心态、消极心态；化敌为友、化友为敌；身入其中、身在局外；以事论理、就事论事；举一反三、对号入座；畅所欲言、欲言又止；欲得而反失、失中有获得；形神兼备身心同、身在曹营心在汉；恼在心里喜在脸上、心中忧喜写在脸上；有则改之无则加勉、有则掩饰无则反击；一边吃肉一边骂娘、一边吃苦一边感恩；貌似精明实无开窍、看似混沌心中洞明；喜说令人皮不痛骨痛、怒说令人面苦却心喜。

3. Ⅱ之确认性判断 Ⅱ之确认性判断是阴阳判断，非此即彼。是与非、肯定与否定、支持与反对。在提示为肯定否定的命题上，做出肯定或否定的判断。即二者居其一。如仁不仁、义不义、善不善、恶不恶。仁、义、善、恶都是针对不仁、不义、不善、不恶而言。如正义与非正义、义气与不义气。

4. 决断与犹豫 决断与犹豫是需要权衡的。决断是坚决、干脆、果断、有魄力。犹豫是迟疑、不果断、犹疑不定、优柔寡断、对事难以做决定。当断不断，必留后患。生有道，死有理，进退维谷是病机。要么生，要么死；要么进，要么退。生不生，死不死，进不进，退不退，犹豫徘徊是最难受的。

（二）Ⅱ端

1. 基于Ⅰ端，应对另Ⅰ端 你有千条计，我有老主意。心有沉香，何惧浮世。真金不怕烈火炼。在生活里，在人生中，有时不是刻意去提纯才好，而是把期望值降低到一个适当的位置才妙。

2. 立足中间，把握两端 中间距前后、左右、上下两端的距离最近，居于中间，有利于把握两端，即便是走向了一端，也要想到及时回到中间，以便把握下一次的去向。如谐调拳、太极拳无论是上肢、下肢，还是身体，无论是动还是静，都

是居中的，或随时收回居中，以便于随时应对来自各个方向的进攻，且用于进攻时也最便捷，即便在变步时都会把双腿之力集于中间，以最短的距离、最快的速度，完成重心移位。垫步就是最好的说明。打乒乓球、羽毛球，也都会在接完球之后，回到场地的中间，以便于下一次更便捷地接来自或左或右的来球。

3. Ⅰ端是为了另Ⅰ端 至亲至爱立足于批评鞭策的基础上，至纯至洁来源于心灵洗涤情操陶冶，真情真爱为对方存留着内心的独白；甜蜜和美好酿自于酸甜苦辣的滋味。打是亲骂是爱。

4. 两端选择Ⅰ端 要水滴石穿，莫以卵击石。要卧薪尝胆，莫鱼死网破。要雪里送炭，不可雪上加霜。

要以水灭火，不可火上浇油。弱遇太强时，不提倡以卵击石、困兽犹斗、鱼死网破。弱而胜强者，善于水滴石穿，绳锯木断，铁棒磨针，卧薪尝胆。

（三）不及与太过

立足适中，把握不及与太过。知晓适中，方能知不及与太过，立足适中，方易把握不及与太过。即便居于不及，或居于太过，只要知道什么是适中，知道不及与太过之不当，料到不及与太过只可一时，不可久远，久远终究会有变故，必然就会趋中。先从思想观念上有适中的意识，才有行为做法上适中的实施。

（四）无度与过度

立足适度，把握无度与过度。了解适度，弄清适度，方能立足适度，调整无度与过度。如适度是荣辱不惊、知耻而后勇。无度就是恬不知耻。过度就是贪得无厌、卖国求荣、把自己的享受建立在别人的痛苦之上。

（五）失位与越位

立足到位，把握失位与越位。找到位，把握位，失位进，越位退。失位时，要设法尽快上位、到位；越位时，要赶快退位、调位、到位。

（六）失当与过当

立足恰当，把握失当与过当。知恰当，防失当，纠过当。先要知道恰当在哪里，对照恰当，

即知失当与过当。防止失当的出现，纠正过当回归到恰当。

（七）未及与跨界

立足核心，把握未及与跨界。基于核心，未及而增强，跨界而减弱，回归中心。从核心出发，如果是未及，就要强化，以达到要求；如果是跨界，就要削减、退缩，回到需要的中心位置。

（八）误差与干扰

立足准确，把握误差与干扰。凡事先弄清什么是准确，然后找到误差，分析干扰。尽可能减少误差，排除干扰。

1. 立足即时的准确，减少误差与干扰　即时的准确，是指在现时的短时间内判定是准确的。立足即时准确，就是对照准确的标准，根据时效性，提高精准性，降低误差率，改善环境条件，排除或减少干扰。

2. 立足久远的准确，减少误差与干扰　久远的准确是在一定时期内准确。即准确性适应于更长的一段时间。立足久远的准确，要基于即时的准确。立足久远的准确，可能会舍弃即时的准确。无论如何，久远的准确要以现时的基础为前提。久远的准确较之即时的准确，幅度大些、粗犷些、适应范围更广些。

3. 立足准确，把握近失与远谬　现时判定的准确性，决定着久远发展的准确性，现时调校的方向，决定着未来的误差率。现在失之毫厘，将来会谬以千里。现时的判定是否准确，有多大误差，要经过时间的检验，看久远的结果。此时，能否准确判定发展的轨迹和结果，是能力和水平的考量和体现。

（九）禁止与关注

"禁止"的，是即将失去的，失去的才觉得宝贵，所以会更加珍惜。禁止的会激起好奇，出于好奇，便有欲望。禁止的结果等于引诱，关注的结果等于强化。陌生有一种神秘感，从某种意义上说，强禁是另一种宣传、传播和推广方式。

（十）变与不变

已知的不好，要变；已知的不错，不变。已知的好被改变，会变得不好，改变就成为出力不讨好，劳而无功，甚至弄巧成拙。已知的不错不变，会维持不错的状态，继续生存没问题，若改变了现实的不错，可能事倍功半。已知的已经很好，不要去找未知的不确定，因为未知的不确定的，不知是好是不好，倘若好还罢，倘若不好就会有悔。悔是伤心的根源。变与不变，以不变应不变，以不变应万变。以变应不变，以变应万变。以小变应不变、以小变应小变、以小变应大变。以大变应不变；以大变应小变、以大变应大变。当你苦寻不到至真至纯的友谊时，你学会包容朋友的缺点，你就会发现友谊处处可觅；当你苦寻不到十全十美的爱情时，你忽略了对方的一些不足，你就会发现原来无可栖息的感情归属。

（十一）原则与灵活

原则是不变的，灵活是可变的。执行时，是坚持原则性，具有灵活性？还是原则性与灵活性相结合。这要因人因事而异。

五、洞察Ⅱ，应用之Ⅱ

用Ⅱ是符合Ⅱ的特点，可以用Ⅱ来考量、选择、对待、判断、应用。

（一）说法决定效果

1. 正话反说　正话反说是一种心疼，是一种亲昵，是一种娇宠，是一种撒娇。为孩子取名"狗蛋""孬""孬蛋"，就是娇宠和亲昵的表示。

2. 反话正说　要正确理解他人的评价，有些话可能是婉转说法、反话正说，反话正说有留面子的因素，有掩饰的意思，也有讽刺的意味。例如，"很本分"的言外之意，可能是"较笨"；"很老实"的言外之意，可能是"有点儿憨"。

3. 词类同　优劣不同话有三讲，巧说为妙。同样的意思，选择不同的词说出来，优劣效果不一样。负面词有着反面的引导，正面词则指引着正确的方向。

（1）负面词及否定正面词：负面的词，传达的是劣质的、不良的信息；否定正面的词，传达的是还没有达到优质的、良性的信息。如"难—不易""坏—不好""恶—不善""劣—不优"。

两个不同的词表达同一个意思，引起的效果

却不同。每一对词的前者，传达给人的是反面信息、或不良信息，"难、坏、恶、劣"，以此为着眼点，容易使人沿着反面方向走下去，成为正面信息"易、好、善、优"的对立面。"破砂锅破摔"就是由于不良信息刺激造成的。每一对词的后者，传达给人的是不具备正面信息，"不易、不好、不善、不优"，着眼点是正面做得不够，容易使人克服"不"，沿着正面信息指引的方向走下去。

（2）正面词及否定负面词：正面的词，传达的是优质的、良性的信息；否定负面的词，传达的是还不至于达到劣质的、不良的信息。如"正确—没错误""坚强—不怯懦""温暖—不冷落""漂亮—不难看""放松—不紧张"。每一对词的前者，传达给人的是正面信息、或良性信息，"正确、坚强、温暖、漂亮、放松"，以此为着眼点，容易使人沿着正面方向走下去，成为"错误、怯懦、冷落、难看、紧张"反面信息的对立面。"好孩子是夸出来的"就是由于良性信息刺激造成的。每一对词的后者，传达给人的是不存在负面信息，"没错误、不怯懦、不冷落、不难看、不紧张"，着眼点是没有达到负面，有利于帮助人，避免滑向负面信息。

4.词相反　意义相同相反的词，却表达相同的意义。如"功夫了得""功夫了不得"，"了得"与"了不得"意思相同；球落到地下，又从地上弹了起来，"地下""地上"意思相同。

（二）前提决定结论

1.肯定·否定　前提是肯定——做得好是下功夫，做不好是条件受限。前提是否定——做得好是条件好，做不好是没下功夫。肯定的前提确定了——表示少是谦虚，表示多是优秀。否定的前提确定了——表示少是拙劣，表示多是浮夸。

2.支持·反对　前提是支持——干好了赞许，干不好再来。借口是允许犯错误，花钱买教训。前提是反对——干好了不说，干不好说点啥。理由是连这都干不好，还能干啥。

3.宣扬·贬损　欲宣扬，难堪的场面也能出彩；欲贬损，风光的场面也能遭贱。

（三）基调决定结论

1.基调低　可以不说，少说为佳，说多了便是炫耀。

2.基调高　不能不说，善说为佳，能多说便是才能。

3.低调处理　不可张扬，隐秘最好，张扬就是吹嘘。

4.高调处理　不可无言，鼓励宣扬，无言就是无能。

5.基调静　喜欢人少安静，厌烦人多嘈杂。

6.基调动　喜欢人多热闹，难耐人少孤寂。

（四）态度决定结果

1.态度好　做好了，迎来一片称赞；做不好，受到许多鼓励；做错了，也可得到谅解。

2.态度不好　做好了，难掩对态度的不满；做不好，便有理由发泄怨愤；做错了，必然受到强烈谴责。

（五）好恶决定结果

喜者喜，恶者恶。萝卜白菜各有所爱。喜好，粪土是钱财；厌恶，钱财如粪土。喜好，红颜是美色，视之为花容月貌，称作是红颜知己。厌恶，红颜是祸水，视之为洪水猛兽，称作歹毒女人心。喜好，能够包容一切，包容优点，包容缺点。优势便是炫耀的资本，劣势成为前进的动力。厌恶，能够唾弃一切，鄙视缺点，无视优点。对问题苛责有加，对成绩熟视无睹。喜好，情人眼里出西施、一俊遮百丑、子不嫌母丑、屎壳郎夸孩儿香。厌恶，悲观厌世，生活乏味，失去生活勇气。

（六）作为决定结果

1.积德·积怨　积德是善意的付出，积怨是不顾一切的攫取。行为是在积德——物质的付出，会带来精神的收获；用心的付出，会带来物质的收获；点滴的付出，会带来意外的收获。小付出会换来大收获。得人心者，得天下。行为是在积怨——索取了物质，积累了怨愤；得到了蝇头小利，失去了人心大义；失人心者，失天下。

2.行善·作恶　行善是乐意助人，作恶是祸害他人。助人必得人助，害人必受其害。善人也有委屈，但委屈只是一时，善报会有一世；恶人也可得势，但得势只是一时，恶报会有一世。善恶到头终有报，只有来早与来迟。

3. **事与愿违**　作为决定结果，有时会事与愿违，有心栽花花不成，无心插柳柳成荫。

4. **虚张声势**　"虚"才张其声势以显"实"。

（七）认识决定结果

1. **春蚕的悲喜恩怨**　春蚕到死丝方尽。春蚕不知足、怨愤，认为人类监禁了我，我为了人类作茧自缚，牺牲了自己，就会难受。春蚕知足、感恩，认为人类养育了我，我吐丝为人类做出了贡献，就会获得快乐。

2. **蜡烛的毁誉隐现**　蜡炬成灰泪始干。蜡烛不知足、怨愤，认为我燃烧了自己照亮了别人，就会难受。蜡烛知足、感恩，认为正是人们发现了我、点燃了我，才使我发光放热。如果没有人发现我、点燃我，我将是一粒尘埃，永无出头之日。

3. **拾粪的脏净美丑**　世上的美好都是出于心灵的美，世上的丑陋都是出于心灵的丑。花天酒地的富人也会觉得生活无聊，百无聊赖。晨起拾粪的老翁也能品尝劳动的快乐。

（八）动机决定结果

1. **动机好，结果多数都好**　动机好，打算做好，为做好创造了很多有利的条件，所以，结果多数都会很好。"善有善报""好心必有好报""一分耕耘就有一分收获""功夫不负有心人""如愿以偿"。

2. **动机好，结果不一定好**　动机好，而由于变因，结果不一定好。"好汉无好妻""好心无好报""好心当作驴肝肺"。

3. **动机不好，结果多数不好**　动机不好，就没打算做好，所以结果多数不好。"恶有恶报""鱼找鱼，虾找虾，乌龟找王八。"

4. **动机不好，结果有可能好**　动机不好，由于变化，结果有可能会好。"塞翁失马，焉知非福？""懒汉娶个娇滴滴"。

六、洞察Ⅱ，评价之Ⅱ

评价是对知晓、需要、权衡、把握、应用的评议价值，也是对认识、检查、分析、甄别的价值评议。

对同一件事的评价，有基于个人感情的好恶判断，有基于小团体利益的得失权衡，有基于社会公德的是非标准，有基于世界大同的宏观设想。所以，不同人，不同时期，不同范围的评价结论不相同、有区别，甚至完全相反。因此，对于评价结论，要因人因时因地因事而异。不可囫囵吞枣，照搬照抄，照葫芦画瓢，弄巧成拙。适合就是好，不适合就是不好。

（一）是与非

是的本质就是取任意值。从价值论的角度，是的本质就是从众多的价值判断、价值选择和价值行为中取其价值量或价值率的任意值。是，可以是认定、断定、承认、接受时的一种状态，是人经常作出决定时的心声。有些人生一直在追求"是的"，表现出一种人生的生活内涵。非：否定，不、不是，不对，错误。

（二）公与私

公是公然、自然、公自、独自、整体、全部、独个、众多、一家、团体、社会、总部、总位、独立。

公益是独立体的利益，公益是公共的利益。多数情况下，公是指公众，公是为了公众。大公是多个小私归于公。公是在一定范围和条件下，为了公众，照顾所有。公是包容，公心具有宽容仁厚的包容性。一切为公，就是大公。大公促进社会和谐。公平不是平均，是各归其位，各负其责。公是有韵味的整合。

私是公的一部分或一分子。私然是公然的一部分。私是自然的一部分。私自是公自的一部分。私是独自分离出的分子，分子是独自其中的成分。整体中的个体、全部中的部分。独个中分离出的其中一分子、众多中的单个。家庭成员、团体的一分子、社会中人。分部、分位、分立。私利是公益中的一部分。私是在一定范围和条件下，为了个体，满足私利。私是计较，一切为私，就是大私。私心具有狭隘短见的排斥性。大私妨碍社会和谐。

公与私是相对的，没有公就无所谓私，没有私也无所谓公。例如，自己是私，家庭是公；家庭是私，集体是公；集体是私，社会是公。

公是公，私是私，公私分明。为人是公，为己是私。大众利益是公，个人利益是私。大公以公益为前提，自私以自利为基础。为公是为所在的整体，为私是为所在的个人或局部。为公懂得大河有水小河满，为整体或全局谋利益；为私只知自己吃饱全家人不饥，为自己或局部谋利益。为公则心胸豁达、道德高尚、境界高远；为私则心胸狭隘、水平低下、目光短浅。

公是公，私是私，这是其常；公是私，私是公，这是其变。站在更高层面，大公即是大私，因为大公为人，人人为我，我有付出得到回报，如此私大矣。德高望重，广种薄收，投桃报李等，都是对大公即大私的比喻。站在较低层面，私也是公，因为公是由私组成的，一个个私做好了，多私共谋公事，公事必能做好。精英团队必是由一个个精英所组成。要想团队这个公好，必须让每一个个人这个私好。

公与私，私是公的一部分、公大私小、公总体私分部、公众多私单个、公整体私局部。没有公就没有私，没有私也没有公。大河有水小河满，小河无水大河干。在公私分明的基础上，有时需要为公，有时需要为私，也常常需要公私兼顾。公私同等重要，同步发展。公私和，方为谐。公私合理兼顾才是和谐的基础。

公私和，方有韵。公私合理兼顾才有韵味。对于民众来说，公私和谐在于乐意，乐意就是谐。这是和谐的韵味之所在。

（三）敌与友

敌与友，站在局内，敌就是敌，友就是友，截然相反；站在局外，敌友是相互关联，可以转化的。说"对敌人的仁慈就是对人民的犯罪"，结论是：敌人该杀；说"缴枪不杀"，结论是：敌人也是可以改造的；说"反戈一击有功"，结论是：敌人是可以为我所用的。

（四）矛与盾

有个楚国人卖盾和矛，他夸盾说："我的盾坚固无比，任何锋利的东西都穿不透它。"然后又夸矛说："我的矛锋利极了，什么坚固的东西都能刺穿。"有人问他："用您的矛来刺您的盾，结果会怎么样呢？"那人无言以对。刺不破的盾和什么都刺得破的矛，不可能同时具有。这就是"矛盾"的起源。矛盾成为不可调和的代名词。

人们之所以认为矛盾的冲突，根源在于人们认为无坚不摧的矛必须刺破所有盾，无所不挡的盾必须抵挡住所有矛，最锐利之矛刺最坚固之盾，却不可能同时实现。试想，矛是用于刺人的，盾是用于防矛的。矛的锐利程度只要能刺中人即可称为好矛，盾的坚固程度须能抵挡住矛方可叫作好盾。所以，从这个意义上讲，矛刺不破盾尚属正常，盾挡不住矛就不正常了。

所谓矛的无坚不摧，是称赞矛的锋利，所谓盾的无所不挡是称赞盾的坚固。用最好的矛刺最好的盾是比较矛的锋利与盾的坚固哪个更胜一筹，此时，两者定有高下之分，或矛刺破了盾，或盾挡住了矛。矛能刺破盾正常，说明此矛锋利，无坚不摧；盾没有被刺破也正常，说明此盾坚固，无所不挡。各赞各的，这并不妨碍此矛在矛中是最好的，也不否认此盾在盾中是最好的。毕竟，最好的矛能刺破最好的盾，是个例，还有很多一般的矛刺不破盾；最好的盾没有被刺破，应属正常，盾被刺破就不正常了。矛的锋利程度和盾的坚固程度都是无止境的。任何矛盾都是有解的，关键是能否找到矛盾的本质，分清界限，然后去解决。

此权做矛盾之解。例如，没长大时，渴望长大；长大了眷恋孩童时期。

（五）有能力与无能力

有无能力，是指能力对于工作能否胜任。有能力，通常是指能胜任所担负的工作的能力。无能力，通常是指不能胜任所担负的工作的能力。说有能力，或无能力，是有条件、有场景的，脱离了那个条件和场景，能力就不一样了。

（六）能力大与能力小

能力大小，是指能力对于所做出工作的优劣。能力大，常指超出所担负的工作的能力。能力小，常指不及所担负的工作的能力。能力小至〇，即无能力。能力大至无限，没法衡量。

（七）成功与失败

成功是大功告成，失败是败退而失。最终达到目的就是成功；最终没有达到目的就是失败。

（八）正面与反面

正面是有利的、需要的、所面临的一面。反面是不利的、相反的一面。凡事都有正面和反面，所以，事事都要从正反两个方面进行评价。只是不同的人不同的事，正面和反面显现的多少、影响的大小不同而已。

（九）到位与不到位

到位是符合要求，不到位是不符合要求。

（十）适度与无度

适度是恰到好处，无度是不及或过分。

（十一）适合与不适合

适合是人与事，逢天时、得地利、有人和。不适合是人与事，天时、地利、人和的错失。物以稀为贵，贵而不适用；术以独为专，专而难普及；业以少为奇，奇而欠广播；事以异为别，别而失大众。当奇特的事物，独特到大众不认可的程度，就是无用，只能摆设、观瞻。

（十二）现象与本质

视、听、嗅、触、感觉到的是现象，透过现象，认识、理解、悟及到的才是本质。有诸内必形诸外，内在的本质，常通过现象表露出来，因此，观察现象可以推测本质。现象和本质的评价，是浅深、内外、标本的判定。

（十三）表面与内在

表面是表现于外面的，内在是潜藏于内里的。外露的是表面，支撑表面的是内在。表面与内在是有机的联系，表面反映着内在，内在通过表面反映出来。当表面与内在脱离时，表面是伪装出来的，非但不能反映内在，反而冤枉了内在的实质。

（十四）保险与风险

风险是冒进的，保险是稳定的。反潮流担风险，随大流最保险。求变就有风险，风险才有大变；求安就保险、避风险，无险才可无变。

（十五）计较与坦荡

斤斤计较为自己，路越走越窄；坦坦荡荡为他人，路越走越宽。

（十六）高尚与庸俗

高尚是受人尊重的人和事。庸俗是平庸鄙陋的人和事。高尚是一种品格，是一种精神上的纯洁，高尚是简单的，也是深奥的。

（十七）尊崇与卑劣

尊崇是受人尊重和崇敬的，卑劣是受人鄙视和小看的。一个人的立足点，是基于要被别人尊重和崇敬，还是无所谓被别人鄙视和小看，会出现两种截然不同的人生态度和处世风格，进而取得不同的效果。一个人的出发点，是基于尊重和崇敬别人，还是鄙视和小看别人，两种不同的人生态度，对处理问题会产生完全不同的处理方式，也会得到不同的社会评价。

（十八）聪明与笨拙

最聪明和最笨拙搭界。聪明人清清楚楚、明明白白过生活；笨拙人慢慢腾腾、糊糊涂涂度日月。生活中常常出现：聪明反被聪明误，笨鸟先飞早入林。智者千虑必有一失，愚者千虑必有一得。好汉无好妻，懒汉娶个娇滴滴。憨人有憨福。

（十九）清楚与糊涂

真糊涂、装糊涂、不去弄清楚。真清楚、装清楚、不愿做糊涂。清晰人，探讨问题，直截了当指出问题。清楚人，明白问题，委婉迂回表述问题。糊涂人弄不清问题、纠缠问题、添枝加叶引申问题。低级者糊涂，高级者清楚。清楚转糊涂超脱。糊涂者多多，清楚者稀少，清楚转糊涂难得。有人糊涂着却以为很清楚，有人清楚着却还觉得尚糊涂。清楚看糊涂就像高山观景，糊涂看清楚犹如雾里看花。高山观景，会感到清清楚楚、明明白白。从清楚中看事，能分清事的主次、轻重、缓急，知道哪些事主要，哪些事次要，哪些事重，哪些事轻，哪些事急，哪些事缓，哪些该做，哪些不该做。做事先主后次，先重后轻，先急后缓；做该做的事，不做不该做的事。讲究有目的地做事，有目的地做那些可以规避着做的事。雾里看花，会感觉时隐时现，时清时浊。从糊涂中看事，分不清事的主次、轻重、缓急。不知道哪些事主要，哪些事次要，哪些事重，哪些事轻，哪些事急，哪些事缓，哪些该做，哪些不该做。经常主次不分，轻重不知，急缓不顾，该做的没做，不该做的做了。

一件事，当你清清楚楚认清它的时候，才能在该做的时候做好，在不该做的时候有效地规避；一件事，当你糊里糊涂地去做时，必然分不清该不该做，做得怎么样，错了不知道为什么错，对了不知道为什么对，即便做成了，也是一种巧合，因为你不知道它的原委，所以，就谈不上有什么经验或教训。最糊涂和最清楚相邻。有时，促使成为天使、高尚、精明，或者魔鬼、卑劣、糊涂的，常常只是主观上的一念之差，客观上的微细差别。

（二十）简单与复杂

世界其实很简单，只是人心很复杂；人心其实也简单，只是攀比很复杂。出生简单，生活着复杂。死也简单，死不了复杂。小时候简单，长大了复杂。贫穷时简单，富有了复杂。落魄时简单，得势了复杂。

当君子简单，当小人复杂。看自己简单，看别人复杂。天地之大美，于简单处得；人生之大碍，在复杂处藏。生活中的情趣，得之于日子过得很简单；生命中的愉悦，定然是心灵纯净不复杂。简单到生活的吃喝玩乐，复杂到命运的冷暖沉浮。简单就快乐，却很少有人去享受；复杂有痛苦，却很多众人去追求。要活出简单却不容易，要活出复杂则很简单。有的人看起来很简单，其实很复杂；有的人看起来很复杂，其实很简单。一眼见底的，似乎很简单，其实很复杂；云里雾里的，看样子很复杂，其实也简单。一个心灵纯洁的人，有着撼人心魄的深刻；一个老奸巨滑的人，有被屏蔽弃之简单。五彩缤纷的世界任人畅游很简单，人类用情感的色彩去看待恩仇离散却很复杂。人生淡泊宁静无欲无求很简单，人生城府世故贪得无厌却很复杂。人类创造财富的大智慧很简单，患得患失斤斤计较变成小聪明会很复杂。人与人之间互助互爱的关系很简单，对于利益分配尔虞我诈、钩心斗角的贪心会很复杂。

把事情变复杂，简单；把事情变简单，复杂。把本来简单的事情变得复杂化，很容易——正面的：就是对一件事情进行说明、解释、杜撰，比较容易；负面的：就是对一件事情扩大、派生、缠绕、搅乱，也很容易。把本来复杂的问题变得简单明了，很不容易——必须对诸多事情进行洞察、分析、提取、纯化、明了，或者归纳、整理、摘要、浓缩、提升、概括，找出规律性、关键性、代表性、统领性的东西，比较不易。简单到，能用一个字不用两个字，能用一个词不用一句话。复杂到，用一个词解释一个字，用一句话解释一个词，用一件事解释一句话，用长篇大论解释一件事。林林总总，包罗万象。简单与复杂就是"真传一句话，假托万卷书"。简单的就是那一句话，复杂的就是那万卷书。简单与复杂就是"听君一席话，胜读十年书"。简单的就是那一席话，复杂的就是那十年书。简单与复杂就是"一灯能破千年暗，一智能解万年愚"。简单的就是那一灯一智，复杂的就是那千年暗万年愚。要把众多事浓缩成一件事，把一件事浓缩成一句话、一个词、一个字，是一件十分复杂、不易的事。这就是把复杂的事情变简单，相对不容易。

而当浓缩成一个字、一个词、一句话、一件事的时候，再引出话来，去解释这件事、这句话、这个词、这个字，就比较随心所欲了，要简单得多。这就是把简单的事情变复杂，相对容易一些。

（二十一）比较与比喻

比较是辨别事物的相同属性异同或高低，是两个同类事物的对比。比喻是用跟甲事物有相似之点的乙事物来描写或说明甲事物。比喻是不同类事物的打比方。同类或相同属性是有层次的，例如，男人和女人同属人，人和狗同属动物，动物和植物同属生物。吃过黄连苦，才知蜜糖甜；经过风霜饥寒，才觉温饱。遭遇了挫折，才感到顺利的享受，经受了失败，才懂得胜利的不易。遇过灾难，才珍惜平安，有过痛苦，才有了快感，比起背叛，才显得忠诚。静水投石，才会有生动的涟漪；蓝天行雁，可展现深邃的意境；平淡人生，有波折才会有活力；恋爱嗔怨，会酿就情感的亲密。

（二十二）高效与低效

效率的高低，取决于"想、说、做、改"四

个字间隔的时间。这四个字的距离，表明了执行力的强弱，进而决定了效率的高低。想好了再说，说了就要做，边做边修改。低效率表现为：常思而无果，只想而不说，说了而迟做或不做，做了无时限，做错无修改，修改未落实。高效率表现为：常思常想，想好了就说，说了就做，做错了就改。效率是时间加效果。只有时间，没有效果，不叫效率；只有效果而没有按时，也不叫效率。因此，效率的高与低，实际上是按时与效果的综合。

（二十三）两两一对的12生肖

十二生肖一阴一阳，两两相对，体现了祖先的期望和要求。

1. 鼠和牛　鼠代表智慧，牛代表勤奋。智慧和勤奋要结合在一起才能创造发明。如果只有智慧，没有勤奋，那只是小聪明；而只有勤奋，不动脑筋，缺乏智慧，那就变成了愚蠢。两者结合最重要。

2. 虎和兔　虎代表勇猛，兔代表谨慎。勇猛和谨慎结合在一起才能胆大心细。如果只有勇猛，缺乏谨慎，那就是鲁莽；而没了勇猛，只有谨慎，那就变成了胆怯。

3. 龙和蛇　龙在天，代表大气磅礴的阳刚，蛇在地，代表柔韧灵动的阴柔。刚柔并济，是中华文化的一大特征。

4. 马和羊　马代表勇往直前、奔腾不息；羊代表温顺和睦、乖巧可爱。动静结合，是万物生息的根本。

5. 猴和鸡　猴代表灵活，鸡代表恒定。只有灵活，没有恒定，是轻浮。只有恒定，没有灵活，会呆板。原则性与灵活性相结合才是完美、和谐、有秩序的。

6. 狗和猪　狗代表忠诚，猪代表随和。只有忠诚，不懂随和，多有排斥。而太随和，没有忠诚，就失去原则。忠诚和随和结合才容易保持内心深处的平衡。

七、洞察Ⅱ，反馈之Ⅱ

反馈是把评价告诉人。反馈反映着正与反、优点与缺点、成绩与问题、经验与教训。

（一）正与反

正是正确，所行与初衷一致，正常地朝着正确的方向前进。反是相反、违反，所行与初衷背道而驰，异常地朝着正确的反向而去。反馈告诉人们，正确的应当坚持，错误的应当纠正，回到正确的轨道上来。

正和反有几个层次和环节：设计上的正确与相反；施工中的正确与相反；监管中的正确与相反；应用时的正确与相反；纠正时的正确与相反。只有这几个层次和环节全正确，才会有正确的结果，其中有一个层次和环节出现了与初衷相反的情况，就会导致结果的适得其反，事与愿违，事倍功半，甚至无功而返，弄巧成拙。

（二）优点与缺点

反馈的优点与缺点，也有层次、有环节。常见的层次与环节有：顶层设计的优缺点、实施过程的优缺点、操作步骤的优缺点、操作人的优缺点。还有评价优缺点的正确与否。这些共有的优点，构成了整个管理系统或事件的完整性和优质，而若其中一个层次或环节的缺点，轻则成为系统或事件的缺陷，稍重则埋下隐患，影响日后的质量，再重则可使系统或事件崩溃，并遗留后患。

（三）成绩与问题

反馈的成绩与问题，有不同层次、不同阶段、不同类型。有总体的成绩与问题、单项的成绩与问题、阶段的成绩与问题、管理的成绩与问题。成绩是完成的任务，甚至完成好的项目；问题是没有完成的任务，或虽已经完成却存在不足。大成绩影响大局，小成绩影响局部。大问题需要大治，小问题需要小治。及时肯定成绩，发现并纠正问题，有利于顺利前进，不留遗患。

（四）经验与教训

反馈经验与教训，具有借鉴意义，是为了举一反三，有利于将以后的工作做好。经验与教训，有四个层面：一是眼前的经验和教训；二是深远的经验和教训；三是集体的经验和教训；四是个人的经验和教训。

经验是宝贵的，可资借鉴的，但要避免犯经验主义的错误，不能照搬照抄，因为时间、空间、事件、人，没有相同的，只有类似的。教训是深刻的，应当吸取，避免在相同或类似的事情上犯同样的错误。当然，不能把教训当作负担，而要当作以后工作的鞭策和动力。经验与教训是同等重要的精神财富。

八、洞察Ⅱ，有无之Ⅱ

Ⅱ之有无，Ⅱ有，Ⅱ无，Ⅰ有Ⅰ无之Ⅱ。常用圆圈"〇"表示无，用Ⅰ表示有；用"-"表示无，用"+"表示有；用"--"表示无，用"—"表示有。洞察Ⅱ，首先要辨清有和无，然后再辨有之Ⅱ、无之Ⅱ。

（一）真有与假有

有，有真，有假。真有是有，假有是无。真有是实实在在的有，假有是以有为名，掩盖无。

（二）真无与假无

无，有真，有假。真无是无，假无是有。真无是真的没有，假无是有而欲掩盖，假说无。

（三）有就是有，无就是无

有与无是相对的，有就是有，无就是无。非有即无，非无即有。有人无人，有物无物，有空间无空间，有条件无条件，有时间无时间，有机会无机会，有事无事，有关系无关系，有情无情、有理无理、有法无法、有力无力。有无辨别是最基本的辨别。有无辨别出错，将差之毫厘谬以千里。

（四）有中无，无中有

有中含无，有〇，表示没有。〇本是无，需要显示其形，就是有形之无。有〇也是有。〇是有中之无，有而极大至于无，有而极小至于无，有而极玄至于无，有而极静至于无。有中无，是趋向于收敛。无中含有，〇没有表示，含有〇。问："有没有？"答："有。"问："有什么？"答："有〇。"无中有，是趋向于表达。无欲心自闲，无求品自高，无缘自公正，无故无是非。有缘自有偏，见面三分亲。有强自懈怠，有弱自努力。

（五）无而无错，有即有错

1. 无言无错，有言即有错　言必有观点，有观点就有不同观点，站在不同观点，所言观点即是错。

2. 无物无错，有物即有错　有物必有人持，持者有，他人即无，无者窥而论之，持物者错即出焉。

3. 不存在无错，存在即有错　存在即有审视，审视者即有角度和观点，不同角度和不同观点，就有了对错之分。

（六）无而无对，有即有对

1. 无言无所谓对，有言才有对　无言没有表态，无所谓对错。有言必有观点，有观点就有人支持，支持就是对。

2. 无物无所谓对，有物才有对　无物无所谓对错。有物必有人需、有人赏，需者、赏者必以为对。

3. 不存在无所谓合理，存在的就是合理的　不存在无所谓合不合理。存在的就是合理的。存在自有存在的道理和价值，否则就不会存在。问题的关键是合谁的理，合什么理。合谁的理？同道，你我他同理；不同道，你我他不同理。合我的理，就不合你的理，合你的理，就不合他的理，合他的理，就不合我的理。

合什么理？生理，病理，死理。生理是具有生机和活力的理；病理是出现问题的理；死理是死路一条，行不通的理。

（七）有无实例

有还是无？似是而非。肯定不行，否定也不行，左不是，右也不是。恋爱男女的这段对话，是对"有无"的形象表达。题目就叫《随便、都行、看你》。

1. 随便

男：今天晚上咱们吃什么？

女：随便。

男：吃火锅吧。

女：吃火锅脸上长痘痘。

男：那咱们吃川菜？

女：昨天刚吃的川菜，今天又吃……

男：那咱吃海鲜？

女：海鲜不好，吃了拉肚子。

男：那你说吃什么？

女：随便。

2. 都行

男：咱现在干什么？

女：都行。

男：看电影怎么样？好久没看电影了。

女：电影耽搁时间。

男：那打羽毛球，做运动？

女：运动太热太累！

男：那找个咖啡店坐坐，喝点水。

女：喝咖啡睡不着觉。

男：那你说干什么？

女：都行。

3. 看你

男：那咱干脆回家好了。

女：看你。

男：坐公交车吧！我送你。

女：公车又脏又挤。

男：那打的（出租车）吧！

女：打的太贵。

男：那走路好了，散散步。

女：空着肚子散步没劲。

男：那你到底想怎么着啊？

女：看你。

男：那就先吃饭。

女：随便。

男：吃什么？

女：都行！

男：怎么去？

女：看你。

九、洞察Ⅱ，蕴含之Ⅱ

Ⅰ中含Ⅱ，每个Ⅰ都蕴含着Ⅱ。

（一）Ⅰ种状态Ⅱ种修为

1. 穷之Ⅱ　同样是"穷"，这Ⅰ种状态，含有Ⅱ种修为：穷生奢，穷则俭。穷生恶，穷生善。穷生盗，人穷志不短。穷则哀伤，穷则思变。穷可颓废，穷则奋起。

2. 富之Ⅱ　同样是"富"，这Ⅰ种状态，含有Ⅱ种修为：富生淫、富不奢。为富不仁，为富慈善。

3. 爱之Ⅱ

（1）有爱就有恨：爱了他，就会对他的不好生恨；不爱他，他的不好与自己无关，也就无恨。

（2）爱有恶，憎有善：《礼记》："爱而知其恶，憎而知其善。"若憎而不知其善，则为善者必惧，爱而不知其恶，则为恶者实繁。要知道自己喜欢的人和事，也有不好的一面；自己不喜欢的人和事，也有好的一面。

（3）爱不增善，憎勿加恶：莫因爱而增善，勿因憎而加恶。既不能因为喜欢，扩大他的好；也不能因为不喜欢，增加他的坏。

（4）不能以好恶决定善恶：莫因好恶定善恶，勿因需否论长短。不能根据喜好，决定善恶；也不能按照需要，评论是非。善中有恶，恶中有善；长中有短，短中有长。

4. 憎之Ⅱ　憎恨中隐有同情和理解。可憎之人必有可怜之处。不能因为憎恨而扩大不好的评价，更不能因为可憎而把人说得一无是处。憎恨之后定有反思：是他的可憎让我无法不憎，还是我的难容扩大了憎恨的成分？可憎之外有无可爱之处？是否因为爱之切而恨之重？大憎能否转化为大爱？

5. 痛苦之Ⅱ　痛苦是苦难，也是磨炼。痛苦有痛的一面、苦的一面，也有接受教训引起反思的一面。

痛并快乐着。痛定思痛。痛苦之后便是享受。

6. 享受之Ⅱ　享受是快乐，也是消蚀。享受能感受到幸福，也能滋生懒惰。当享受到百无聊赖时，就开始化为无聊，进而变为难受。生于忧患，死于安乐。

（二）Ⅰ的Ⅱ方面

Ⅰ包含着Ⅱ个方面，相应、相对、相反的Ⅱ个方面。任何单一的世、事、人都包含有Ⅱ方面，如显与隐、对与错、是与非等。当看到单一世事人时，须洞察其Ⅱ个方面，方能客观全面地做出评价，从而得出正确的结论。

（三）Ⅰ事Ⅱ说

1. 造反，胜者是英雄，败者是贼寇　造反就是公然反对现实的统治，与当朝对着干。同样是分庭抗礼的行为，胜利打下了江山，就是英雄救世；失败被人平乱了，就是祸害国民的贼寇。胜是英雄，败是寇。

2. 投敌，得势是义举，失势是叛徒　投敌就是放弃了自己原来的阵营，投靠了自己的敌人。同样是投奔自己的敌人，得势了就是反正、起义，是弃暗投明的正义举动；失势了就是变节投降、卖主求荣的小人。得势是起义，失势是叛徒。

（四）Ⅰ义Ⅱ说

反义问句就是把一种说法变成两种说法，或者正话反说，或者反话正说，或者肯定中否定，或者否定中肯定。

1. 正话反说　"难道你不知道吗＝你一定知道吧"，都是认为被问的人知道。"难道你没有说过吗＝你说过"，都认为被问的人说过。"你还好意思＝你应该不好意思"，都是说你应该感到不好意思。"难道离了你地球就不转了＝离了你地球照样转"，都是说离了你什么也不影响。

2. 反话正说　"这你也能接受吗＝你不能接受"，都认为被问的人不应该能接受。"你觉得那里好你去吧去吧＝那里不好别去"，都认为那里不好，不让去。

3. 否定中的肯定　"你不会不去吧＝你肯定会去"，都认为被问的人会去。"难道你不要＝你肯定会要"，都认为他会要。

（五）Ⅰ生Ⅱ义

同一句话，同一种口气，用在不同的场景，就有两种意义，而且可以是完全相反的意义。

1. 没啥意思　说"没啥意思"，可以指"没意思"，也可以指"有意思"。在谈论有没有意思的场景中说"没啥意思"，是"没意思"；在谈论质量如何的场景中说"没啥意思"，是"有意思"，即质量好。如说"你这人真没意思"，是说这人无聊。说"这块布料没啥意思"，是说这块布料质量不错。

2. 你真坏　在评价一个人时说："你真坏"，那是认为他坏。在谈恋爱撒娇时说："你真坏"，那是认为他好。

（六）Ⅰ而变Ⅱ

1. 放弃理想，自甘堕落　本来胸怀大志，有一个远大理想，后来动摇、徘徊、犹豫不决，进而放弃理想，追求现实恩惠，自甘堕落，降志变节，卖主求利，卖国求荣。

2. 难忍威逼，叛变投降　本来信誓旦旦，宁死不屈，在被捕后，经不起引诱胁迫、威逼拷打，经过痛苦的思想斗争，最终动摇，而背叛故主，叛变、投降。

3. 出于无奈，消极怠工　本来心甘情愿，但由于出现变故，又无法摆脱现实，而身不由己，出于无奈，变得消极怠工，软磨硬抗。徐庶原本辅佐刘备，由于曹操欲通过胁持徐庶之母，迫使徐庶为其效命，徐庶由于其母被曹操监禁，出于无奈来到曹营，但是由于并非心甘情愿，而是出于无奈，所以徐庶进曹营一言不发。徐庶的无奈被世人同情和理解。

4. 没有定见，见异思迁　没有定见，见异思迁，朝秦暮楚，反复无常。甚至于弑故主助新主吕布易主虽也出于无奈，却与徐庶不同，吕布三易其主，先侍丁原，再侍董卓，后投曹操，而吕布则以杀丁原，弑董卓的手段易主，所以，遭到投曹时的杀身之祸。被后世称为背主求荣的小人而遭唾弃。

5. 由于觉醒而倒戈　许多情况是由于历史原因，或者境遇不同，而误入歧途，站在了人民的反面。虽然站在黑暗中，但是一当看到正义的曙光时，而能真正觉醒，义无反顾地起义、反正、弃暗投明、反戈一击。这是明智之举。

6. 被说服归顺　历史上很多武将都是被说服而归顺易主的，如三国时期的赵云、黄忠、姜维、甘宁、张辽、吕布、许攸、魏延、高览、张允。

（七）守Ⅰ不Ⅱ

守Ⅰ不Ⅱ，是有"Ⅱ"而不去做，坚守着"Ⅰ"。一心不二用；忠贞不二；好女不嫁二男；忠臣不事二主。这些都是守Ⅰ不Ⅱ的典型说辞。

（八）对应的Ⅱ种状态，达成Ⅰ致

表里、内外、上下、前后、左右，都是对应，甚至对立的两种状态，这两种状态，是可以达成一致的。如表里如一，内外相同，上下一致，前后照应，左右兼顾。

（九）相反的Ⅱ种状态，Ⅰ致的修为

相反的状态一致的修为，不是取决于事物的状态，而是取决于对待事物者的心态。用同一种心态，对待不同状态，会出现相同的结果。

1. 褒义　胜也益，败也益。贫也俭，富也俭。贫也奋，富也奋。得也平，失也平。乱也定，安也定。荣也强，辱也强。穷也扶弱，达也济贫。得志谦躬，失志也谦躬。得志为民，不得志也忧民。平境镇静，险境也镇静。

2. 贬义　胜也骄，败也骄。胜也馁，败也馁。贫也奢，富也奢。贫也哀，富也哀。得也淫，失也淫。得也悲，失也悲。安也惶，乱也惶。安也恐，乱也恐。荣也惊，辱也惊。穷也恶，富也恶。穷也腐，富也腐。得志也猖狂，失志也猖狂。得志也丧气，失志也丧气。平境也不安生，险境也不安生。平境也忧虑，险境也忧虑。平境也惊慌，险境也惊慌。有事生是非，无事也生是非。

（十）相反的Ⅱ种说法，同Ⅰ个意思

肯定与否定，相反的两种说法，都表示同一个肯定的意思。

1. 赞扬　"得了＝不得了"，都是妙。"了得＝了不得"，都是优。如"功夫了得""功夫了不得"，都是称好。

2. 中性　"静止＝动止""停止＝行止"，都是停下来止住。"好容易＝好不容易"，都是难。"有意思＝冇啥意思"，都是行。"好伤心＝好不伤心"，都是伤心。"纠偏＝纠正"，都是纠偏为正，纠偏差归正中。纠偏是状态，强调纠的过程。纠正是结果，强调纠的目的。如中医常说的"纠偏扶正"，纠偏和扶正就是同义词。"你一定知道＝你大概不知道"，都是"我要告诉你"的前言。说"你一定知道"是明知你不知道，却要给个面子，显得你知道；说"你大概不知道"，是知道你不知道，却要探听一下看你是不是真不知道。如演讲者，可以说："想必大家一定知道，前段时间发生了一件事，事情是这样的……"；也可以说："大家大概不知道，前段时间发生了一件事，事情是这样的……"。

3. 骂人　"你是东西＝你不是东西""你是啥东西＝你真不是东西"，都表示"你不算人"。"吓死你＝吓不死你"，都表示"很吓人"。

（十一）好坏难融Ⅰ身的变通

在公论中，常常说好就是好，容不得有恶行；说坏就是坏，见不得有善事。而历史常常有绕不开的现实矛盾，善恶集于一体，令人难解。于是人们在流传中就会按照自己的美好愿望，替一些好人解脱恶行，为一些坏人加重罪过。

妲己，为商纣王的宠妃，姓苏，其父亲乃是冀州侯苏护。妲己妖艳迷人，被称为历史上四大妖姬之一，纣王酒池肉林，日夜宴游，奢侈靡荡，荒淫无度，朝政荒理，生灵涂炭。妲己作为红颜祸水、助纣为虐、扰乱朝纲的典型代表，被钉在历史的耻辱柱上。但是，由于苏护是辅佐姬昌建立周朝的功臣，所以，为了维护苏护的声誉，后人就把苏妲己的作恶，描述为是被千年狐精附体，受女娲之命来祸乱殷商的。如此说来，苏护的女儿妲己就是被冤枉的，真正的祸害是那附体的千年狐精。显然，妲己是因其父之功而被除其恶。

关羽，字云长，与刘备桃园结义，扶助刘备打天下，名义上是匡扶汉室，实际上是与朝庭分廷抗礼。这倒还罢，乱世出英雄嘛。成为曹操的俘虏时，没有大义凛然为自己的理想而献身，降了曹操，也可以理解。帮助曹操温酒斩华雄，立下了战功，也在情理之中。听说刘备仍存于世，弃曹归刘，过五关斩六将，奔刘备而去，也可以解释。从一个角度，关羽就是大义的化身，为了所结之义，不顾一切阻拦。从另一个角度，关羽心中没有国家，只有兄弟，且为兄弟也不是"不求同年同月同日生，但求同年同月同日死"，刘备战场失踪、生死不明，关羽就投降了敌人曹操。

（十二）同Ⅰ句话，Ⅱ种理解

同一句话，有两种理解，要看场景，听口气。①"能穿多少穿多少。"一是在冬天，是指能多穿就多穿；二是在夏天，是指能穿少就穿少。②"谁都看不上。"一是对于我，我没有看上任何人；二是对于他们，他们没有人看上我。

③"你就等着吧。"一是如果你到了，我还没到，你就等着吧——等着我到。二是如果我到了，你还没到，你就等着吧——等着我整你。④"喜欢一个人。"一是原来是只喜欢一个人，没有喜欢第二个；二是现在是喜欢一个人过，不愿和其他人过。

十、洞察Ⅱ，Ⅱ端之Ⅱ

Ⅱ端，这端那端、前端后端、左端右端、上端下端。Ⅱ包括静Ⅱ和变Ⅱ，静Ⅱ为纯Ⅱ，变Ⅱ即含三。

Ⅱ之Ⅱ是不同的状态，不同的修为；相反的状态，极端的修为。

（一）胜败与骄馁

胜则骄，胜不喜。败则馁，败不忧。

（二）贫富与积极消极

贫则哀，贫乃奋。富则奢，富仍俭。穷人积极，认为苦难给我磨炼，我要努力奋斗，改变现状，摆脱贫困。穷人消极，认为苦难让我难受，苍天不济，我干何益。富人积极，认为财富为我带来甜头和美好，我要继续努力，创造财富。富人消极，认为已经富有，可以停下脚步，坐享其成了。

（三）得失与悲喜

得则淫，得不淫。失则悲，失不悲。得志猖狂，得志谦躬。失志丧气，失志存节。

（四）安乱与惶逸

安则逸，安不逸。乱则惶，乱不惶。

（五）荣辱与炫惊

荣则炫，荣不炫。辱则惊，辱不惊。

（六）穷达与进退

穷困潦倒，穷则思变。达则荒淫，达乃奋进。

（七）安险与静慌

平境无虑，平境有忧。险境冷静，险境惊慌。

（八）自私与大公

私与公是人们行为的两端。自私是满足自己的欲望，或者通过满足别人的欲望最终满足自己的欲望。极端自私是不顾一切只为满足自己的欲望。极端自私会产生恶念、恶业。大公是满足他人的欲望和社会的需要，甚至不惜牺牲自己的利益满足他人的欲望和社会的需要。为满足别人的欲望，叫行善，大公会产生善念、善业。私者一时，公者千古。

十一、洞察Ⅱ，折中之Ⅱ

相反的状态，折中的修为。

（一）胜与败

胜不骄，败不馁。胜败无伤。胜败乃兵家常事。胜不喜，败不悲。胜败不忧。不以物喜，不以己悲。

（二）贫与富

贫不哀，富不奢。贫富淡定。

（三）得与失

得不淫，失不悲。得失不计。

（四）乱与安

乱不惶，安不逸。乱安无恐。

（五）荣与辱

荣不傲，辱不羞。荣辱不惊。

（六）穷与达

穷不怨，达不贪。穷达行一。穷则独善其身，达则兼济天下。

（七）得志与失志

得志不狂妄，失志不泄气。不得志则独行其道，得志则与民由之。

（八）平境与险境

平境有虑，险境不慌。平险皆无过。

十二、洞察Ⅱ，盈亏之Ⅱ

盈是充满、多余、获得。亏是欠缺、缺损、短少。

（一）月亮的圆与缺

月圆为盈，月缺为亏。

（二）价值的增加与减少

增值为盈，减值为亏。增收为盈，消耗为亏。

（三）赚钱与赔本

赚钱为盈，赔本为亏。

（四）获得与丢失

获得，包括盈利的、滋生的、饱满的。丢失，包括负面的、亏欠的、塌陷的。

（五）胜与负

胜则为盈，负则为亏。

十三、洞察Ⅱ，阴阳之Ⅱ

阴阳是对Ⅱ个、Ⅱ方的高度概括。阴阳的特性是：对立制约、协调统一、依存互根、消长平衡、相互转化、相互隐含、无限分化、无限聚合。阴阳表示Ⅱ的关联、Ⅱ的比较、Ⅱ的划分、Ⅱ的属性。

（一）阴阳的代表

阴阳代表着两个事物，或者一个事物的两个方面。自然界的一切，都可以划分为阴阳两个方面。阴阳是Ⅱ的化身。阴阳是对Ⅱ的高度概括。阴阳表示Ⅱ的关联、比较、划分、属性。阴阳相应、相对、相反。

阴阳对立制约、协调统一、依存互根、消长平衡、相互转化。阴阳相互隐含、无限分化、无限聚合。对立制约是指阴与阳既相互对立，又相互制约，阴制约阳，阳制约阴。协调统一是指阴阳是一对矛盾的统一体，既协调同步，又统一于一个体系。依存互根是指阴依存阳，阳依存阴；阴以阳为根，阳以阴为根。消长平衡是指阴消阳长，阳消阴长，阴平阳秘，达到平衡。平衡不是平均，平衡可以是 1/9、2/8、3/7、4/6、5/5。而平均只能是 5/5。相互转化是指物极必反、极尽则衰，阴阳极则生变。在一定条件下，阴转化为阳，阳转化为阴。阴阳相互隐含是指阴中含阳，阳中含阴；阳有阴中之阳，阴有阳中之阴。阴阳无限分化是指阴可以分出阴与阳，阳也可以分出阴与阳，一分为二，二分为四，四分为八，无限可分。阴阳无限聚合是指阴阳可以聚集合和，阳合阳，阴合阴，阴阳合阳，阴阳合阴。

（二）阴阳的对立制约

对立是指一方与另一方相反；制约是指一方对另一方的节制约束。

1. 两个相互对立制约的事物　任何两个事物都可以相互关联，关联的两个事物相互对立制约。从事物属性看：天为阳，地为阴，天地相互对立制约；火为阳，水为阴，水火相互对立制约；温热的属阳，寒冷的属阴，温热与寒冷相互对立制约；明亮的属阳，晦暗的属阴，明暗相互对立制约；功能的属阳，物质的属阴，功能与物质相互对立制约；功能亢进的属阳，功能衰减的属阴，亢进与衰退相互对立制约。从事物运动变化看，动为阳，静为阴，活动的属阳，沉静的属阴，动与静相互对立制约；阳化气，阴成形，气与形相互对立制约。上升的属阳，下降的属阴，上升与下降相互对立制约。对人体具有温煦作用的气称为阳，对人体具有营养、滋润作用的气称为阴，阳气与阴气相互对立制约。

2. 一个事物相互对立制约的两个方面　任何一个事物都可以分为阴阳两个方面，阴的方面与阳的方面相互对立制约。如一个物体有上下之分，上为阳，下为阴，上下相互制约，上多则下少，下多则上少；一个物体有内外之别，外为阳，内为阴，内外相互制约，居外多则内少，居内多则外少；一个物体有前后关系，前为阳，后为阴，前后相互制约，向前不滞后，滞后不向前。

（三）阴阳的协调统一

阴阳的协调统一，是指阴阳相互配合，在一定层面上的相互协调，在一定条件下的相互统一。阴阳之Ⅱ，无论相同、相近、相反，均可以相互配合，相互协调。阴兼顾阳，阳兼顾阴。阴阳之Ⅱ统于一。Ⅱ个相同，相同的Ⅱ统于Ⅰ，Ⅱ个相近，相近的Ⅱ统于Ⅰ，Ⅱ个相反，相反的Ⅱ统于Ⅰ。

（四）阴阳的依存互根

阴阳互根，阴阳互为根本。Ⅰ方以另Ⅰ方为根本、根基、根据。阴阳依存，阴阳相互依存。Ⅰ方依另Ⅰ方而存在。Ⅰ方以另Ⅰ方为存在的条件，没有彼Ⅰ方，此Ⅰ方也就不复存在。依存是指Ⅰ方依靠另Ⅰ方而存在；互根是指Ⅰ方以另Ⅰ方为存在的根本。阳上阴下，无上即无下，无下即无上；阳外阴内，无外即无内，无内即无外；阳前阴后，无前即无后，无后即无前。

（五）阴阳的消长平衡

消长是指Ⅰ方在消而另Ⅰ方在长；平衡是指双方达到均衡的稳定状态。阴阳在运动变化中彼此消长，此长彼消，此消彼长，消长影响着Ⅱ之轻重、缓急、主次、正偏、大小、多少的配置。阴阳消长朝着平衡的目标，动态平衡消长减慢，静态平衡消长停止。水在0℃至100℃是液体，达到100℃以上的高温，可以化为气体。水在0℃以下的低温是固体。水在0℃亦冰亦水，是平衡状态。阴阳消长是一个由量变到质变的过程。

（六）阴阳的相互转化

阴阳相互转化。转化是指Ⅰ方消逝转变为另Ⅰ方，或者双方相互转换。阴阳在运动变化中，在一定条件下可以相互转化，Ⅱ转化为〇、Ⅱ转化为Ⅰ。双方在一定条件下可以相互转化，一方转化为另一方。此转化为彼，彼转化为此。阴转化为阳，阳转化为阴。阴极生阳，阳极生阴。夏为阳热，至秋，阳热渐衰，阴寒渐盛，至冬阳热转化为阴寒；冬为阴寒，至春阴寒渐衰，阳热渐盛，至夏，转化为阳热。阴阳转化是一个质变过程。福祸转化，祸转为福，福转为祸。"塞翁失马，焉知非福"，吃亏是福、罹难是财、乐极生悲、苦尽甘来。有病方为贵。寒热转化，寒极生热，热极生寒。虚实转化，大实有羸状，至虚有盛候。

（七）阴阳的相互隐含

阴阳相互隐含。阴中含阳，阳中含阴。物质为阴，隐含着有功能的阳；功能为阳，隐含着有物质的阴。如一粒麦子为物质，却隐含着生机，作为种子种入土壤，即可显示其生长繁殖的功能；阳光、空气、水分为功能，却隐含着物质，可以促使麦苗结出麦粒。

（八）阴阳的无限分化

《易经·系辞传》："易有太极，是生两仪，两仪生四象，四象生八卦，八卦生万物。"阴可以分为阴阳，阳可以分为阴阳。阴中有阳，阳中有阴。阴阳之中又分阴阳，阴又可以分为阴中之阴、阴中之阳；阳也可以分为阳中之阴、阳中之阳。如昼为阳，夜为阴。上午为阳中之阳，下午为阳中之阴；前夜为阴中之阴，后夜为阴中之阳。

（九）阴阳的无限聚合

阴阳可以聚合成阳，阴阳也可以聚合成阴。

（十）阴阳表示Ⅱ的关联

当Ⅱ相关联时，即可分为一阴一阳。太阳与月亮相关联。凡是与太阳相关的表示阳，明亮、动、热、向上、向外、兴奋、积极……凡是与月亮相关的表示阴，黑暗、静、寒、向下、向内、抑制、消极……

（十一）阴阳表示Ⅱ的比较

当Ⅱ相对应时，有比较，用阴阳表示Ⅱ的比较。比较热的、实的、表的、上的、大的、多的属阳。比较寒的、虚的、里的、下的、小的、少的属阴。

（十二）阴阳表示Ⅱ的划分

1. 阴阳无限可分　两个事物或一个事物两个方面的划分，一个属阳另一个属阴。阴阳是相对的、可变的、无限可分的。

2. 角度决定阴阳的划分　角度不同，阴阳划分不同。阴阳划分必须基于一个角度，同样的Ⅱ，站在不同角度，阴阳属性可能不同，甚至完全相反。

（十三）阴阳表示Ⅱ的属性

Ⅱ可以分为阴和阳两种属性。天地、纵横、太极的两仪、线的两端、面的两线、体的两面、Ⅱ维、人际，都可以分为阴阳。Ⅱ的相同、相近、相反、照应、对应、对立、顺承、逆流、背道、正相关、负相关、平衡、失衡都可以概括为阴阳。

十四、洞察Ⅱ，选择之Ⅱ

（一）人主与事主

人主，谁是主人谁做主。事主，谁的事谁做主。

（二）适应与改变

要么适应，要么改变。能适应就适应，不能适应就改变；能改变就改变，不能改变就适应。

（三）当下与未来

当下之事，当下人主事。如父母是家庭的主人，对子女婚事人主；子女是当事人，对自己的婚事事主。父母不同意子女的婚事是人主；子女同意是事主。未来之事，未来人主事。如子女是婚事的主人，未来的人主。父母将成为亲戚。现实服从未来。现实是要改变的，未来是长久的，所以，现实要服从未来。

（四）主人与客人

主人一是拿定主意，二是借助外力。拿定主

意，要么适应，要么改变。能适应就适应，不能适应就改变。适应是做主，拿主意。改变是放弃不作主人。借助外力，要么适应，要么改变。适应是善于借助外力，要么参考，要么听信。改变是改变借助外力的现状，自己当家做主。

客人一是客随主便，二是反客为主。客随主便，能适应就适应，不能适应就改变。能改变就改变，不能改变就适应。适应是客随主便，改变是离开主人，改变客人身份。反客为主，要么适应，要么改变。适应就做客，改变就为主。

（五）思与行

"行成于思"是强调行为前的周密计划。凡事预则立，不预则废。行动的成功，来源于行动前的思索和思想。"思成于行"是强调总结前的行为感悟。行为引起反思，思想的形成来源于行动的经验或检验。

（六）静与动

"树挪死，人挪活"是求动、求变。变动出效果，可坏，可好。"一动不如一静"是求静、求稳。防止变动不利，而保持已有的静止效果。

（七）生与熟

陌生，熟悉。"外来和尚好念经"是对"生"而新奇的渴望。"打生不如望熟"是对"熟"悉而知的需求。

（八）破与立

"不破不立"是指没有破就没有立，只有破了，才有立。是出于置之死地而后生。"不立不破"是指没有立就不要破，只有立了之后，才可以破。是出于无缝交接。

（九）追与收

"乘胜追击"是趁着胜利的劲头，继续扩大战果。是求得圆满的需要。"见好就收"是出现好的苗头，或者基本达到预期，就停止。是防止再向不利方向转化的选择。

（十）夸与打

"好孩子是夸出来的"是说要经常夸赞、表扬孩子的成绩。这是出于对孩子的鼓励，孩子受到鼓励才有利于进步。"鞭打出孝子"，是说要对孩子的错误加以重罚。这是出于对孩子的教训，孩子受到教训才能够悔改错误。不当的表扬会培养其虚荣之心，不该的打骂会激发起怨愤情绪。

（十一）远与近

"兔子不吃窝边草"既是出于对窝的安全性保护，又是从长远计议的食料储备。"近水楼台先得月"既是利用就近之便利，又是借助空旷之无障碍。

（十二）先与后

先与后。"父母与子女""先来与后到"，指的是先后顺序。"教师与学生""先生与后生"，指的是能者为先师。"先下手为强，后下手遭殃"是先发治人。"人不犯我，我不犯人"是后发制人。

（十三）屈与伸

"大丈夫宁折不弯、宁死不屈""好马不吃回头草"是基于伸张，不愿屈就。"好汉不吃眼前亏"是基于屈就，可委曲求全。"男子汉大丈夫，能屈能伸"是基于屈伸自如。"知错能改善莫大焉"是基于以退为进、屈以求伸。

（十四）亲与财

"买卖不成仁义在"是重结交。"亲兄弟明算账"是重金钱。"亲不亲财帛分"有双重意义，一是亲与不亲都要在财帛上区分清；二是亲与不亲，从财帛上来区分，言外之意是：财帛不分者为亲，财帛区分者是不亲。"亲归亲财帛分"显然是"先仇后不仇"避免因财帛分配不均影响了亲情。当然，如果亲人不注重财帛，有区分反而显得亲情疏远了，这种情况自然可以财帛不分了。

（十五）靠与独

"一个好汉三个帮"是支持相互依靠。"靠人不如靠己"是倡导各自独立。

（十六）虚心与骄傲

"虚心使人进步，骄傲使人落后"，是对接受知识而言。"骄傲鼓舞志气，虚心甘居人下"是从振奋精神说起。

（十七）精熟与大略

"务于精熟"是从精细着手。"观其大略"是从宏观把握。

（十八）关爱与体罚

"关爱的教育比体罚更有效"是基于境界高

远、深入人心的领悟性教育。"体罚比爱的教育更有效"是基于应急控制、体验唤醒的反思性教育。

（十九）远亲与近邻

"远亲不如近邻"是基于关照的方便。"近邻不如远亲"是基于情思的牵连。

（二十）外行与内行

内行总想做好专业的表达，外行总想炒出轰动的效果。内行更注意内在的关联，外行更注重外部的影响。"外行能够管好内行"是由于外行的知识参与，并对内行神秘感的尊重起到作用。"外行不能管好内行"是由于外行知识的偏离，并对内行进行瞎指挥的无法容忍。行有行道，行有行规，谦虚勤学善悟，外行步入行内。自大故步自封，内行偏离行向。

（二十一）大节与小节

"成大事者不拘小节"，是从远大目标而言。"成大事者需关注小节"，是从具体步骤而言。

（二十二）挫折与成才

"挫折有利于成才"是从感受、反思、激励，唤起猛醒。"挫折不利于成才"是从误时、灰心、退却，担心消沉。

（二十三）竞争与合作

"合作比竞争，更能使文明进步"是基于优势互补、避免内耗、减轻压力的需求。"竞争比合作，更能使文明进步"是基于反败求胜、逐优避劣、自加压力的激励。

（二十四）量大与量小

"宰相肚里能撑船"是量大包容的表现。"以血还血，以牙还牙"是斤斤计较的表现。"冤家宜解不宜结"是度量大的处理。"有仇不报非君子"是度量小的处理。

（二十五）礼重与礼轻

"礼轻情意重"是基于以物质之轻礼，表达情意之贵重。"礼多人不怪"是以礼节交往、以重礼表达心情。

（二十六）多优与多劣

"人多力量大"是"多"之优势。"人多嘴杂"是"多"之劣势。

（二十七）变与不变

"条条大路通罗马""人嘴两张皮，咋说咋有理"是基于变化。"一条道走到黑""一口唾沫一个钉"是基于不变。

（二十八）言与不言

"知无不言，言无不尽"是言的优势。"交浅勿言深，沉默是金"是不言的奥妙。

十五、洞察Ⅱ，排斥·接纳·局中·局外

（一）排斥

同性相排斥。同在局中，熟悉不睦易排斥。在局外，陌生无特点、无吸引易排斥。

（二）接纳

同气相求，同在局中，熟悉且和睦易接纳。在局外，陌生有特点、有吸引则易接纳。

（三）局中

深入局中，眼界局限于本职工作，对自己专业领域越熟悉，越容易排斥相关的不同知识和新事物；越不熟悉，越容易接纳不同知识和新事物。不同知识和事物的前提是"新"，新观点和新事物，核心是正确或有正确的方面。太熟悉，易低看而排斥，难以接受不同观点和新事物。较熟悉，易平视而不易排斥，尚能接受不同观点和新事物。不熟悉，易高看而接纳，能够接受不同观点和新事物。

（四）局外

站在局外，眼界高远宽阔，能够接纳不同观点和新事物。正确的就吸收接纳，错误的就引以为戒。

十六、洞察Ⅱ，相生·相向·相应

（一）Ⅱ相生

Ⅱ之相生，从无到有，如五行相生之Ⅱ，木生火、火生土、土生金、金生水、水生木。

（二）Ⅱ相向

先后Ⅱ，先行结束，后行才开始。先后Ⅱ，先行未结束，后行已开始。并行Ⅱ，Ⅱ并列、并排进行。

（三）Ⅱ相应

相应：互相呼应、适应。如同声相应、首尾

相应，表里相应，前后相应。

1. 循序渐进·一步登天　循序渐进是按照顺序逐渐推进，一步登天是跨跃过程直奔结果。

2. 点·线·面·体　点成线，线成面，面成体，体是点。

3. 顺·转·圆·缠　思维模式的顺、转、圆、缠。顺向思维、婉转思维、圆滑思维、纠缠思维。

4. 形式·内容　内容，当你把它表达的时候，它不再是内容，那就是形式；形式，当你把它做真的时候，它不再是形式，那就是内容。善于宣传的人，能够招揽人，长于技术的人，能够赢得人。

5. 定性·定量　定性与定量有多种选择。一是先定性再定量，二是先定量再定性，三是定性中定量，四是定量中定性，五是以定性为主的定量，六是以定量为主的定性。

6. 标准·要求　标准有高低，要求有宽严。标准重在结果，要求重在过程。对于不同的人，不同的事，应提出不同的标准和要求。这样才符合那个人那件事的实际情况。否则，对不同的人、不同的事，提出相同的标准和要求，就不容易做到做好。

（1）低标准，宽要求：低标准，宽要求，求自由自在。轻过程，轻结果。不关心做的方法，也不注重任务的完成。

（2）低标准，严要求：低标准，严要求，求基础牢固。重过程，轻结果。关心做的方法，不注重任务的完成。

（3）高标准，宽要求：高标准，宽要求，求自觉发挥。轻过程，重结果。不关心做的方法，只注重任务的完成。

（4）高标准，严要求：高标准，严要求，求更好更快。重过程，重结果。关心做的方法，也注重任务的完成。

7. 应该做·实际做

（1）应该怎么做：应该怎么做是理想状态，没有内外因的作用。

（2）实际怎么做：第一，主观原因。自己的原因，如水平、意愿。迫不得已的原因，如照顾领导交代，顾及领导情绪，照顾某些利益关系。

第二，客观原因。自己的条件影响，如时机、人员、物资、事项不到位。外在的条件影响，如不可控的影响因素，现状、政策、干扰。

8. 随心所欲·听任自然　随：随着；欲：想要。随着自己心里想的意思，想要干什么就干什么。现多含贬义。听任自然就是顺其自然的意思。

十七、洞察Ⅱ，相同·相近·相反

同样的Ⅱ，站在不同角度，情况不同。如昼夜，昨天昼夜与今天昼夜是相同Ⅱ，夜晚6个时辰承接白昼6个时辰是相应Ⅱ，昼亮夜黑是相反Ⅱ。

（一）Ⅱ相同

相同是指Ⅱ个一样，或同一个的Ⅱ面一样。世界上没有两个完全相同的事物，这里所说的相同，是指在不同点可以忽略不计的条件下，没有差别。如两个红球，一是指两个都是球状，二是指两个都是红色。事实上，两个球不绝对一样，两种也不绝对一样。

（二）Ⅱ相近

相近是居于相同与相反之间。近于同而不同，近于反而不反。不相同也不相反。相近是近似，是Ⅱ个相同点多，不同点少。如改与变近似，变与化近似。

1. 漠视·蔑视　漠视是淡淡视之，蔑视是轻蔑视之。淡淡视之是不重视，轻蔑视之是不认同。会处事的人出于对人的尊重，往往把蔑视隐藏起来，表现为漠视。不会处事的人则为了自恃能耐，常常把漠视表示为轻蔑。

2. 执着·固执　执着是对原则的正确坚持，最终有个好结果。固执是对原则的错误坚守，最终没有好结果。

3. 实在·老实　实在是实实在在，真实，不虚假、诚实、务实、存在。老实是过分实在，正面可以理解为安分、诚实；负面可以理解为木讷、憨傻、无能。

4. 谦虚·虚伪　谦虚是指虚心、不自满。谦虚是一种美德，是进取和成功的必要前提。虚心使人进步，骄傲使人落后。谦虚的人，勇于接受批评，善于向人请教。有真才实学的人往往虚怀若谷，谦虚谨慎。而正是因为虚怀若谷、谦虚谨慎，才能获得真才实学。不学无术、一知半解的人，却常常骄傲自大，自以为是，夸夸其谈。而正是由于骄傲自大、自以为是、夸夸其谈，才不学无术、一知半解。虚伪是虚假、伪装、不真实，表里不一，口是心非。常常，谦虚近似虚伪，虚伪好像谦虚。区别在于，谦虚，谦而不假；虚伪，假而不谦。

5. 虚心·浮躁　虚心是谦虚之心。心怀谦恭、谦逊、谦卑、谦和、谦让。浮躁是急躁，不沉稳。心神不宁，性情急躁。

6. 自豪·自满　自豪是自感豪情、豪爽、豪放。自满是自以为满足。

7. 昂扬·张扬　昂扬是激昂，张扬。形容情绪高涨，奋发。斗志昂扬。张扬是张显、宣扬。

8. 辩论·抬杠　辩论是分辨事物、辨别论述，与人争论。抬杠是无谓地争辩、顶牛。也称钻牛角尖。

9. 借鉴·照搬　借鉴：鉴是镜子。借助别的人或事当镜子，对照自己，吸取经验教训。照搬是照原样不动地搬用现成的知识、方法、经验等。

10. 研讨·钻牛角尖　研讨是研究、讨论、探讨。钻牛角尖，比喻费力研究不值得研究或无法解决的问题。

11. 改良·改革　改良是更改更良，指去掉事物的某些缺点，使之改善，或更适合要求。改革是指改变革除，对旧有的生产关系、上层建筑做局部或根本性的调整变动。

12. 后悔·遗憾　后悔是做了不该做的事；遗憾是没有做该做的事。后悔是不该错的地方错了；遗憾是应该注意的地方没注意到。遗憾能使人思想触动，激起反思；后悔能使人心灵震撼，并受到伤害。遗憾能助人总结经验教训，以便于现在和将来少出差错；后悔会使人痛心疾首于过去的错误，导致精神和心理的萎靡不振。只可以有些遗憾，不可以极度后悔。此时此刻做的事情是此时此刻认定了的，自己的水平，自己的认识，就应该这样做。彼时彼刻做的事情是彼时彼刻认定了的，自己的水平，自己的认识，就应该那样做。

自己相信自己，相信自己的过去，相信自己的现在，相信自己的未来。可以为彼时彼刻做的事总结经验和教训，但是不要过多地为彼时彼刻做的事遗憾和后悔。无论是遗憾，还是后悔，只要沉浸于过去的阴影中，就会耗费心力裹足不前。无论是遗憾，还是后悔，只要能对过去的事幡然悔悟，便可转化为前进的动力。遗憾和后悔之后，要有利于现在和未来走得更好，而不是使自己为过去的错事付出心理上的代价。

（三）Ⅱ相反

Ⅱ相反是完全对立的两个方面。Ⅱ个完全不同、地位悬殊，处于对立地位。

1. 有心·无心　有心与无心相反。有心是怀有某种意念或想法，有志向，有侠义心肠的人，有情意、有爱心，有意、故意。无心是无意、不想，不是故意如此。

2. 优点·缺点　优点与缺点相反。优点是长处，好的地方。缺点是短处，欠缺之处。形容事物的不完整状态，缺一点，缺一块。缺点也常称为错误。

3. 竞争·无争　竞争与无争相反。竞争是生物学关系之一，强调在两者或两者以上发生的行为，是指为了己方的利益而跟人争胜，是个人或者团体，为了达到某种目标，努力争取其所需求的对象而言。这种对象有物质或非物质的。无争是不跟社会上的人发生争执。这要么是一种坦然的处世态度，要么是一种消极的回避矛盾的处世态度。

4. 清楚·糊涂　清楚与糊涂相反。清楚是清晰、明白、有条理、清朗、清峻严整，易了解和辨认，让人容易明白，有条理。糊涂是不明事理，对事物的认识模糊或混乱。形容人脑子不灵活，犯傻，分辨不了是非。清楚人好讲，糊涂人难缠。清楚人会听话，是对是错，可以讨论，可以纠正。糊涂人听不明白话，越听事越多，越纠缠越不清。

5. 隐讳·夸张　隐讳与夸张相反。隐讳是有所忌讳而隐瞒不说。因有难言之隐或忌讳而隐瞒不说。夸张是夸大，言过其实。

6. 实话·谎言　实话与谎言相反。实话是符合实情的话。谎言是说话人通过刻意隐瞒或者提供错误讯息的方法，提供与其记忆中不符的讯息的行为。

7. 肯定·否定　肯定与否定相反。肯定是对事物持确认的或赞成的态度；有把握、无疑、有信心、有理由确信；确定、必定。否定是表示否认的、反面的；不承认事物的存在或事物的真实性。暗示两个相互排斥的事物的一方为另一方所取消或废除。肯定肯定就是肯定。"肯定是"，就"是"。肯定否定就是否定。"肯定不是"，就"不是"。否定肯定就是否定。"不肯定"就"不是"。否定否定就是肯定。"战无不胜"意思是"逢战必胜"；"无往而不利"意思是"凡往均利"；"无往而不胜"意思是"凡往必胜"。

8. 接受·拒绝　接受与拒绝相反。接受是接纳、采纳、承受、收受、认可。心理上对事物容纳而不拒绝。

拒绝是隔断、不接受、不答应，明确地表示不愿意。我们常常需要在接受与拒绝中做出选择：听与不听：要么听，要么不听。接受与不接受：听了，或接受，或不接受；不听，就是不接受。服从与不服从：接受了，或服从，或不服从。服从：一切行动听指挥，军令如山。不服从：将在外君命有所不受，临机处置。纠正与不纠正：总结了经验和教训，或采纳纠正，或不采纳不纠正。你是完全的接纳者，你会成为忠实的信徒；你有选择地接纳着，你是追求真理的行者；你全部拒绝的时候，你关闭了思维的大门；你行于拒绝接纳外，你已成为超脱的智者。我们无时无刻不游行于拒绝和接纳的选择和对待之中，我们的缺点错误、优点成绩，都源于当初的拒绝和接纳。经验使我们明智，教训使我们清醒。

9. 放弃·争取　放弃与争取相反。放弃是流放、贬黜、弃置、抛弃。争取是争夺、力求获得、力求实现。力求得到或做到，力求获得或实现。

10. 安息·奋起　安息与奋起相反。安息是安静地休息、安居生息、安逸、安宁、平静、安抚、抚慰、休息。奋起是奋然起立、振作起来、奋力举起。

11. 沉默·呐喊　沉默与呐喊相反。沉默是不说话、不出声、沉寂、寂静、深沉闲静、一言不发的、不爱交谈的。呐喊是大声的叫喊。

12. 等候·前行　等候与前行相反。等候是等待、不采取行动、直到所期望的人、事物或情况出现。前行是向前走、往前走、目标明确、勇往直前。

13. 自是·他是　自是与他是相反。"自是"是自以为是、自然是、原来是。自以为是，按自己的意愿行事，不愿承认他是。自是者自信，有主见、坚定，也容易偏执、固执。"他是"是以他为是、另外是、后来是。以他为是，不以自己的意愿为转移，甘愿服从他人的意愿。他是者信他，无主见、犹豫、徘徊，却也随和、温顺，容易相处。自己和他人都正确时，自是他是都有益。自己和他人都不正确时，自是他是都有害。自己正确，他人不正确时，自是有益，他是有害。自己不正确，他人正确时，自是有害，他是有益。

14. 自满·不满　自满是满足于已经取得的成绩，没有进步的空间。不满是不满于现状，仍有进步的空间。

15. 知足·不知足　知足是满足于现状，没有可以挖掘的潜力。不知足是不满足于现状，还有潜力可挖掘。

16. 认真·敷衍　认真是做事细致、严谨。敷衍是做事草率、应付。

17. 干脆·拖沓　干脆是做事利索快捷。拖沓是做事缓慢无绪。

18. 主动·被动　主动是自己寻找和争取。被动是他人要求和指使。

19. 得当·不当　得当是做事符合当时情况。不当是做事不符合当时情况。

20. 有为·无为　有为是有所作为，无为是无所作为。无为是有为的一种策略，无所为是有为的一种空白结果。有为是无为的一种内涵，有为是无为的一种结果。无为而治是出于对"为"治的整体策略高远，自然而然。无所作为是由于对"为"作的方向目标不清，难获成效。

21. 功奖·过罚　功是工力、出工、出力、有效果。过是偏离轨道，有错误。功是功，过是过，奖是奖，罚是罚。立功者受奖，有过者受罚。无功不受禄，受禄者贪；无过不受罚，受罚者怨。积贪生怨，积怨成愤。怨愤的发泄也是沟通，怨愤的积累导致隔阂。对下怨愤的表达，就是训斥；平级怨愤的表达，就是争执；对上怨愤的表达，只有表情。训斥是无能的表现，争执是求真的途径，不理是最大的蔑视。功过期清，奖罚期明，怨愤期平，秘诀是公。也有出力不讨好的，有的为索取，有的为奉献。

22. 批评·表扬　批评可以促使上台阶、进一步，"意见宝贵"正是因为意见指出了缺失或不妥，纠正了缺失和不妥，就是进步。表扬只能激励把现状做得更好。欲求进步者，乐于接受批评；只求无为者，拒绝接受批评；甘愿落后者，反对接受批评。

23. 计较·马虎　计较是计算比较得失。马虎是形容某人办事草率或粗心大意。

24. 细心·粗心　细心是专心、认真、细致。粗心是指精神不集中，做事丢三落四的。

25. 执着·放弃　执着指对某一事物坚持不放。泛指固执或拘泥，亦指对某种事物追求不舍。放弃是指弃置、抛弃。

26. 克己·顺意　克己是硬着头皮去做应该做，而现在不愿做的事。顺意是顺从自己的意愿，做现在想做的事，不做现在不想做的事。

27. 不做事·做大事　不做事与做大事相反。不做事是没有事业心，不干事。做大事是有事业心，做大事。

28. 作用力·反作用力　作用力与反作用力相反。力是物体对物体的作用，力都是成对出现的。有力就有施力物体和受力物体。两物体间通过不同的形式发生相互作用，如吸引、相对运动、形变等产生的力，叫作用力。由于两个物体间的作用总是相互的，那么我们把物体间相互作用的一对力，叫作用力和反作用力。有作用力就有反作用力。我们可以把其中任何一个力叫作用力，另一个力叫作反作用力。

29. 与世无争·愤世嫉俗　与世无争与愤世嫉俗相反。与世无争是不跟社会上的人发生争执。这是一种消极的回避矛盾的处世态度。也是人的一种向往，超然达观的处世态度。愤世嫉俗是有正义感的人激愤痛恨世间邪恶现象。

30. 随遇而安·抗争命运　随遇而安与抗争命运相反。随遇而安是指能顺应环境，在任何境遇中都能满足。抗争命运是不甘于现状，勇于与命运抗争。

31. 安于现状·不甘沦落　安于现状与不甘沦落相反。安于现状是对目前的情况习惯了，不愿改变，不求进取。不甘沦落是不甘心于流落、漂泊、衰败。

32. 无所事事·有所作为　无所事事与有所作为相反。无所事事：前一"事"为动词，做；后一"事"为名词，事情。形容闲着什么事都不干。有所作为：可以做事情，并能取得较大的成绩。

33. 锦上添花·雪里送炭　锦上添花是好上加好。雪里送炭是供给急需。

34. 雪上加霜·火上浇油　雪上加霜是难上加难。火上浇油是乱中添乱。

35. 顺其意而从之·反其道而行之　顺其意而从之与反其道而行之相反。顺其意而从之：顺从对方的意愿行事。反其道而行之：采取同对方相反的办法行事。

（四）Ⅱ词同义同·Ⅱ词反义反·Ⅱ词同义反·Ⅱ词反义同

1. Ⅱ词同义同　词同义同是指Ⅱ个词性相同，意义也相同。如漂亮与美丽，都是褒义的夸赞；高兴与愉快，都是心情舒畅；融洽与温馨，都是优越的境态。同义词是换个角度描述同一种状态和意境。

2. Ⅱ词反义反　词反义反是指Ⅱ个词相反，意义也相反。绝大多数是词反义反。如善与恶，善者良好，恶者凶坏；希望与失望，希望激人奋进，失望令人沮丧；成功与失败，成功享受劳动成果，失败精力财物付之东流。而人生正是有甜有苦，有喜有悲，有希望有无奈，才构成了生动、美满、韵味悠长。

3. Ⅱ词同义反　词同义反，是指Ⅱ个词相同，意义却相反。口语可从语气上表现出来，文字是从标点符号上反映出来。反义问句即是这种情况。用于反问、讽刺、挖苦。下面所举实例，前词肯定，后词否定。

你好≠你好？你做得对≠你做得对？你没错≠你没错？这是你干的好事≠这是你干的好事？你功劳可真大≠你功劳可真大？

4.Ⅱ词反义同　词反义同是指Ⅱ个词相反，意义却相同。少数情况是词反义同。"俊角·丑角"在演戏时，扮演俊美角色的，给人留下美好的印象，扮演滑稽小丑的角色，也通过幽默让人开怀大笑，带来美感。"要命·不要命"都是没命。要命，命被要，没命；不要命，不顾命，没命。"得了·不得了"都可以表示情况很严重。"了得·了不得"都可以表示厉害、有能耐、本领高强。"好容易·好不容易"都表示较难。"有意思·冇啥意思"都表示差不多、还可以。

十八、洞察Ⅱ，相对·相关·联系

（一）Ⅱ相对

Ⅱ相对是相对的两个方面。上与下相对，左与右相对，表与里相对，高与低相对。上下、左右、表里、高低的差距可大可小。站得高看得远，站得低看得近。远与近相反。远：距离长、时间长、关系疏。不亲密、深奥、旨远、远见。近：空间或时间距离短；关系密切；相差不远、靠近；浅显。近日、近两年、附近，亲近、近亲、近邻、近似，言近旨远。

（二）对起·对不起

对起是面子对面子，对起了。如君臣、父子、夫妇。对起是高低、长短、宽窄、强弱、多少等等相匹配，能对得起。对不起，是你面子大，我面子小，所以，对不起。对不起是一高一低、一长一短、一宽一窄、一强一弱、一多一少不匹配，不能对得起。

（三）关系·没关系

关系是相关相联能系。没关系是不相关不相联不能系。在说"对不起"之后，应答："没关系"，就关系了。以前没搭上话，没关系，现在我和你搭上话了，就对起了，有关系了。

（四）联系·不联系

联系是相联相系。不联系是不相联不相系。

十九、洞察Ⅱ，照应·偏差·交错

（一）Ⅱ照应

Ⅱ个相互对齐，完全接应。

（二）Ⅱ偏差

Ⅱ个相对不齐，有偏差。

（三）Ⅱ交错

Ⅱ个相交，不相对。Ⅱ个相错，不相对。

二十、洞察Ⅱ，并列·顺承·逆向

（一）Ⅱ并列

并列须有一个立场和角度。

1.基于人的并列　人与人、男人与女人、大人与小孩、我你、你他。

2.基于动物的并列　人与动物、马与牛、黑牛与黄牛。

3.基于生物的并列　动物与植物、树木与花草、松树与柏树。

4.基于物质的并列　苹果与香蕉、矿石与玉石、铜与铁。

5.基于颜色的并列　红与黄、黑与白；红与白。

6.基于地域的并列　国与国、省与省、市与市。

7.基于时序的并列　前天与昨天、昨天与今天。

（二）Ⅱ顺承

1.父母与子女繁衍顺承　父母诞生、繁衍子女，子女顺承父母的基因与生活。

2.种子与芽苗繁衍顺承　种子繁衍生出芽苗，芽苗顺承种子的基因，并繁衍再结种子。

3.芽苗与果实繁衍顺承　芽苗长成植物，植物结出果实，果实顺承芽苗的基因，并可以成为种子，进行再繁殖。

4.古今时间的顺承　昨天顺承前天，今天顺承昨天，明天将顺承今天。现今顺承古代。

5.昼夜交替的顺承　昨夜顺承接替昨天，今天顺承接替昨夜，今夜顺承接替今天，明天顺承接规今夜。

6. **数字的顺承** 数字的顺承，后一个数字承接前一个。1、2、3，2顺承1，3顺承2。

7. **交接班顺承** 下一个班顺承上一个班。

（三）Ⅱ逆向

Ⅱ的逆向：矛盾、反戈、背逆。Ⅱ逆向，常以说"不"为特征。不信、不去、不说、不听。

1. **违背** Ⅱ是背逆，违背常规常理。Ⅱ是另类的。"你这人真Ⅱ""你这人有点儿Ⅱ"，不是Ⅰ，是Ⅱ。不是Ⅰ的常规常理，是Ⅱ的背逆常规常理。

2. **相左** 左中右，相左是相对于中来说的。相左是站在一方面的另一面。把右看成Ⅰ，左就是Ⅱ。中是Ⅰ和Ⅱ之中间。

3. **违拗** 违拗是一种对抗行为。会导致攻击、破坏、自伤等。软弱退缩、强制压抑，都可能强化违拗行为。

（1）主动性违拗：主动性违拗，是做出与要求完全相反的动作。如要求张嘴，反而把嘴闭得更紧。"叫他往东，偏往西，叫他打狗，偏打鸡。"

（2）被动性违拗：被动性违拗，是对别人的要求不做出任何反应。如越是叫他，他偏不理。

（四）顺Ⅱ·逆Ⅱ·平Ⅱ·匀Ⅱ·偏Ⅱ

Ⅱ有相反、相对、相应、相同四种状态。顺、逆、平、匀、偏是在这四种状态下都出现的情况。顺Ⅱ是相反、相对、相应、相同的Ⅱ都顺从。逆Ⅱ是相反、相对、相应、相同的Ⅱ都背逆。平Ⅱ是相反、相对、相应、相同的Ⅱ都平安。匀Ⅱ是相反、相对、相应、相同的Ⅱ都均匀、匀称。偏Ⅱ是相反、相对、相应、相同的Ⅱ都偏颇、偏离。顺逆是有条件的，同Ⅰ件事，在一定条件下是顺，在另一条件下就是逆，如火上浇油，雪上加霜。在助火、加寒时就是顺，在灭火除寒时就是逆。平是有条件的，同Ⅰ件事，在一定条件下是平，在另一条件下就是不平。如在平衡状态下，保持为平，改变了就不平；在不平衡状态下，改变可以调平，保持为不平。匀偏也是有条件的，同Ⅰ件事，在一定条件下是匀，在另一条件下就是偏，如辣椒，对于爱吃辣者，吃就是匀，吃了就舒服，不吃就是偏，不吃不舒服；对于不爱吃辣者，吃了易上火就是偏，不吃很安稳就是匀。

二十一、洞察Ⅱ，平衡·失衡·转化

（一）Ⅱ平衡

平衡：平均，均衡。两全其美、两相情愿、名利双收、功成名就。

（二）Ⅱ失衡

失衡：失去平衡，走向一个极端。争强好胜——一蹶不振；一荣俱荣一两败俱伤；名扬千古一身败名裂；乐善好施一利欲熏心；享乐人生一折磨自己。

（三）Ⅱ转化

福祸相依，祸转为福，福转为祸。乐极生悲、功亏一篑；"塞翁失马，焉知非福"，吃亏是福、罹难是财、苦尽甘来。有病方为贵。阴阳转化，寒极生热，热极生寒，大实有赢状，至虚有盛候。我们把好的东西珍藏起来，本来是一种珍视，却常常因为藏久了，而失去了它的可用性、可观赏性，使其变味，甚至遗忘了它。有个穷人买了辆新自行车，不舍得骑，将其悬于梁上，经年取之，锈迹斑斑，令人啼笑皆非。

二十二、洞察Ⅱ，正·偏·倚·反

正Ⅱ是居中的、平等、均衡的Ⅱ。偏Ⅱ是位置不正，不平等、不均衡，偏向一侧的Ⅱ。倚Ⅱ是轻重不同，倚重一方，Ⅰ方重Ⅰ方轻。反Ⅱ是完全不同，相反的Ⅱ。

二十三、洞察Ⅱ，联·背·离

（一）联Ⅱ

1. **关联Ⅱ个** 单个容易走极端，Ⅱ个关联则会相互牵扯、提醒，不固执、不拘泥于一端。优点和缺点都不至于推向极端。诚信近于固执，灵活近于圆滑，聪明近于能豆（小聪明），勇敢近于鲁莽。庄重则缺少亲和力，亲和力强则会淡化原则。

2. **关联Ⅱ方面** Ⅱ方是Ⅱ方面，Ⅰ个含Ⅱ个方面。或Ⅰ分出的Ⅱ方面。Ⅱ方是互为一体的Ⅱ个方面。

Ⅱ方是由Ⅰ分为Ⅱ。Ⅰ分出的Ⅱ，有明显、明确的界限。Ⅱ方是一个事物或现象相互关联的Ⅱ个方面。如上方和下方、东方和西方。任何事物都有相关联的Ⅱ个方面。表扬可以给人激励，也可以使人骄傲。批评可以催人奋进，也可以使人沮丧。所以，不在于表扬和批评本身，而在于不同人、不同事、不同场境，更适合于哪一方面。

3. 沟通Ⅱ　沟通是将双方存在的鸿沟，架起一座桥梁，以便于通达两岸。双方的信息沟通、行为沟通、共事沟通、心灵沟通。

4. 吸引Ⅱ　吸引是一方对另一方的吸和引。吸引来自于物质和精神两个方面。物质的吸引，精神的吸引。物质的吸引包括钱财物，精神的吸引，包括外貌、长相、才华等能带来精神心理愉悦的方面。双方的相互吸引。

5. 排斥Ⅱ

（1）两强相斥：两强相遇，相争相斗，以两败俱伤为结局。"两强相遇，勇者胜"只是相对于对方，胜方损失小一些，而相对于全局，两者都损失残重。

（2）强弱相斥：强弱相遇，一强一弱，强者可胜，弱者亦可胜。强者以强取胜，弱者以柔克刚亦可取胜。"勇者相遇智者胜，智者相遇仁者胜。"

6. 制约Ⅱ

（1）相生：相生是相滋生。五行相生：木生火，火生土，土生金，金生水，水生木。

（2）相克：相克是相制约。五行相克：木克土，土克水，水克火，火克金，金克木。

（3）相乘：相乘是相克太过。五行相乘：木乘土，土乘水，水乘火，火乘金，金乘木。

（4）相侮：相侮是反克。五行相侮：木侮金，金侮火，火侮水，水侮土，土侮木。

7. 比较Ⅱ　Ⅱ是相对应或相对立、存在的可以比较的Ⅱ方面。如甲方和乙方、男方和女方。

（二）背Ⅱ

1. 一样的背Ⅱ　背Ⅱ，Ⅱ是一样的，却是相背的Ⅱ，背道而驰的Ⅱ。

2. 不一样的背Ⅱ　背Ⅱ，Ⅱ是不一样的、不随和的、另外的。

（三）离Ⅱ

离Ⅱ是分离的Ⅱ，崩溃的Ⅱ，离后不相关联的Ⅱ。有同Ⅱ而离，有异Ⅱ而离。

1. 同Ⅱ而离　相同Ⅱ的分离。同性相斥的分离；一山不容二虎的分离；两弱难立的分离。

2. 异Ⅱ而离　不相同而不融的分离；差距太大的不习惯分离；性格相异的不和分离；看不顺眼的不待见分离。

二十四、洞察Ⅱ，虚拟·设身处地·换位思考

（一）虚拟Ⅱ

虚拟Ⅱ是假设的Ⅱ，是假想设定的Ⅱ种情况。这两种情况，可以考虑自身的因素，也可以不考虑自身的因素。

1. 考虑自身因素　虚拟的情况考虑自身的因素，由于自己置身其中，有自己的参与，更亲近、更直接，却也多了一层自己利益关系的考虑。过分考虑自身的利益，会导致不客观、不公正。

2. 不考虑自身因素　虚拟的情况不考虑自身的因素，完全站在自己之外，去看待问题。第三只眼看世界，由于不涉及自己的利害关系，会更客观更公正，更能找到真理，却也会真的虚起来而不切合实际，因为事不关己。

（二）设身处地

设身处地，是假设自身处于某种境地、某种场合时，该会如何思想，如何与人相处，如何处理问题。

这是角色的假定，需要理性思考，需要想象力，因为那个角色究竟是如何想的、如何做的、感受如何，自己并不清楚，或不完全清楚。但是只要肯设身处地，站在对方立场上去考虑，就已经难能可贵了。

（三）换位思考

换位思考是双方当事人的一方，设想换个位置，站在对方的处境和角度，去思考看待问题。包括自己站在对方角度看待自己。去品尝不同的感受、体验、思考和判断。换位思考，是在思想、想法、考虑的层面。换位思考，能使自己更客观地理解对方。

二十五、洞察Ⅱ，对比·权衡·判断·选择·取舍

（一）对比

Ⅱ对比、比较。比较是基于类别的对比。Ⅱ之比较是相反对立的比较，相异对应的比较。Ⅱ之比较是相对的、变化的。比较是经过对比，进行权衡，用以形成判断，做出选择，决定取舍。比较还用以设身处地、换位思考。比较利与弊、得与失、对与错、公与私、常与变、正与偏、平与曲、匀与混、对称与参差、决断与犹豫。有的Ⅱ具有可比性，可以对比、区分，大小、多少、粗细、高低、长短、宽窄、厚薄、虚实、优劣、是非、正误、主次、先后。有的Ⅱ不具有可比性，Ⅱ难比，难以进行对比、区分。

（二）权衡

权衡是称量物体轻重，权是秤锤，衡是秤杆，是衡器的通称。比喻事物在动态中维持平衡的状态。衡量，"衡"计轻重，"量"计容积。权衡，斟酌掂量事物的利弊轻重得失。权衡利弊，权衡轻重，权衡缓急，权衡得失。

（三）判断

Ⅱ的判断，在对比、权衡的基础上，做出判断。Ⅱ常用来做非此即彼的判断。判断Ⅱ的是与非、曲与直、黑与白、正与误、优与劣、对与错等。

（四）选择

Ⅱ选择，在对比、权衡、判断之后，常在Ⅱ中做出选择。

（五）取舍

在判断、选择之后，需要对Ⅱ做出取舍。取彼舍此，取此舍彼。取舍要适当，同时还要有所保留。

二十六、洞察Ⅱ，同气相求·异性相吸

（一）同气相求——气味相投

同是一致、相应、相同；气是气味、脾气、志趣。相是相互，求是索，追求、谋求、寻求。同气相求是志趣追求相同的人自然结合在一起。同气相求，同声相应，物以类聚，人以群分。有缘相会，有情相合。

对脾气，有眼法，看着顺，搁得着。寒与寒易融，热与热易合。同类相求，因为熟悉而轻松顺遂，顺势而为，自然曲就。例如，冰遇冷更坚，热水遇火易沸。再如在众多的人群中，两个人形成好关系，就是对脾气，有眼法，能合得来，这就是同气相求。相求则同气，习惯成自然，熟能生巧，看惯了就顺眼了。

（二）异性相吸——趋向于差异

异是相对、相反、差异；吸是吸引、吸附、吸纳。异性相吸引，是与"同性相排斥"相对而言的。异而新奇——标新立异；异而差别——趋向平齐；异当有缺——弥补引吸。异类相吸，因为陌生而惊奇神秘，猎奇探秘，品尝异味。异性吸引而和谐。例如，热趋向于寒，寒趋向于热；N极与S极相吸引；男女吸引，男女恋爱。这些都是异性相吸引。热性与寒性相异，N极与S极相异，男性与女性相异。

二十七、洞察Ⅱ，悖论·悖反

（一）矛盾解

自相矛盾是不可调和的悖论。然而，"矛盾"是有解的。因为矛的作用是进攻人的，能够进攻人的矛就是好矛，如果不能进攻人，矛就是无用的，失去了存在的必要，也没有了价值和意义。人们为了防止被矛刺中，才发明了盾用来抵挡矛。所以，盾能够抵挡矛的进攻就是好盾。如果盾不能抵挡矛，反而被矛刺穿，便是无用的，盾就失去了存在的必要。而盾能够抵挡矛的进攻，矛刺不破盾，并不能影响矛用于刺人的作用，因为矛的作用本来就不是用于刺盾的。从这个意义上讲，矛与盾是两种完全不同的攻守关系和作用效果。矛能刺人，是矛存在的意义所在；盾能抵挡矛，是盾存在的意义所在。矛被盾抵挡，刺不破盾，既是盾的作用和意义所在，又不失矛攻人锋利的本真作用。如果盾不能抵挡矛的攻击，反而被矛刺破，那便是盾失去了应有的作用和效果，也就失去了存在的价值和意义。解开自相矛盾的死结，在于讲矛锋利不能与讲盾坚固混为一谈。矛的锋利在于能够刺人，矛与人是一个攻守关系；盾的

坚固在于可以抵挡矛的攻击，盾与矛是另一个攻守关系。两者不同的作用，要分别从两个方面解释，二者各司其职不要跨界，如此才能避免纠纷。因此，矛与盾的关系是可以自圆其说的。解释矛盾的现实意义在于：人世间的诸多所谓的"矛盾"和纠纷，多数情况下是由于定位不准，造成错位的问题，把不该对立的事对立起来，不该对立的人对立起来，不该对立的场境对立起来。人们明白此理，便有利于解决"矛盾"，谐调人生。

（二）鸡与蛋先后论

事物总有先后，同时发生几乎不存在。先有的可以演化生成后有的，后有的再演化而生出先有传承下来的。世界上，是先有鸡还是先有蛋？这是自古至今争论不休而难以决断的话题。鸡生蛋，蛋孵鸡，司空见惯。而鸡和蛋谁先有，就难以想象了。如果说先有鸡而后有蛋，那么没有蛋生，鸡从何来？鸡从蛋来，就应该先有蛋。如果说先有蛋而后生鸡，那么没有鸡，蛋从何来？鸡下蛋才有蛋，就应该先有鸡。有人追根溯源，用古生物进化理论解释说先有蛋，然后进化为鸡。需要注意的是，这里说的是鸡和鸡蛋，而非鸡蛋之前的物种。因此，可以说，不下蛋的鸡仍然是鸡，蛋如果不是鸡孵的，就不能叫鸡蛋。有了鸡，可以从不会下蛋到渐渐地会下蛋，所以，鸡蛋必然是由鸡所生产。结论应该是：先有不生蛋的鸡，再进化为生蛋的鸡，再下蛋，蛋再孵出鸡。延伸理解，这里谈论先有鸡而后有蛋，是讲母性具有无可非议的伟大，子辈当孝顺而承继母亲的恩德以代代相传。

（三）母妻落水先救谁

母亲和妻子掉到水里你先救谁？这是一个对男人的拷问。是一个面对母亲和妻子落难的选择，进而演变成你更爱母亲还是更爱妻子的问题。这个回答是需要勇气和智慧的，所谓勇气，在于你的回答不仅仅是得罪一个人，而且是得罪一批人。所谓智慧，在于你的回答能否自圆其说，让反对者谅解，以至于信服。

在这个问题面前，人们往往纠结于二选一的为难。其实，理性地分析各个当事人的心态，便能找到开锁的钥匙。不妨问问妻子，因为妻子是个双重身份，既是丈夫的妻子，也是儿子的母亲。对于这个问题，她既可以面对丈夫的选择，也可以面对儿子的选择，她是希望被儿子救一把呢，还是能容忍被儿子推一把。所以，这就为解题提供了可以展开的思路。从内心讲，妻子既希望丈夫救自己，以表明对自己的更爱，也期望儿子救自己，以不负自己养育的心血。得不到丈夫的搭救她会气恼一时，而得不到儿子的搭救，她则会痛彻心扉。其实她也知道，这是不公平的，如若必须二者选一，那么，从爱情上她会选择丈夫救，从亲情上她会选择儿子救，而儿子来救则更能唤起真情，激起感动，燃烧希望。从另一个角度上讲，放弃救助妻子，丈夫会有愧疚，而放弃救助母亲，会使儿子成为一生的心痛。两利相权取其重，两害相权取其轻，将心比心，是个男子汉大丈夫必定会选择搭救母亲，也不必为未救妻子而伤悲，妻子就交给她的儿子去施救吧。面临生死都能正确选择是与非，那么面对生活，一定能够谐调人生，而无是是非非。

（四）世界有限还是无限

正方说：世界在时间上和空间上都是有限的。反方说：世界在时间上和空间上都是无限的。两者用归谬法来证明。归谬法是通过一个命题导出一个荒谬的结论而否定该命题。正方认为，如果承认宇宙在时间上无限、时间没有开端，那就等于说到了一个时间点上（比如到目前为止），一段无限的时间序列已经结束了，但这是不可能的，因为"无限"就是没有结束之意，怎能说无限的时间结束了呢？由此看来，时间只能是有限的。反方认为，如果承认时间有限，则等于说，宇宙在时间上有个开端，在此以前宇宙还不存在，这也就等于在开端之前，时间是空的，而在空的绝对时间中是不可能形成万物和世界的，所以，宇宙在时间上有个开端是不可能的，因此说时间是无限的。同样，空间也存在着有限和无限的争议。这种证明说明宇宙在时间上和空间上是无限的和有限的这两个命题都是正确的，也都是错误的。由此，谐调学提出的："宇宙时间和空间是有限的无限"是正确的，即，宇宙时间和空间是有限的，而这个限是无限的"。设限是指时间和空间，无限是指所设之限。

（五）世界的构成是单一还是复合

正方说：世界上的一切都是由单一的东西构成的。反方说：世界上没有单一的东西，一切都是复合的。

正方认为，复合体是由单一的不可分的原子组成，如假设复合体不是由单一的东西构成，则复合体就不成为复合体，因而正面为真。反方认为，一切都可分至于无限，没有单一不可分割的东西，其证明是：假如复合体由单一的不可分的部分构成，但空间不是由单一的东西构成，它可以分至于无限，故宇宙中占据空间的复合体也可分至于无限。根据谐调学提出的："宇宙时间和空间是有限的无限"论，宇宙时间和空间是有限的，而这个限是无限的。同理，构成世界的物质是单一的，而单一的划分是无限的；或者说，构成世界的物质是复合的，而复合为一是无限的。

（六）世界是出于自由还是自然

正方说：世界上有出于自由的原因。反方说：世界上没有自由，一切都是依自然法则。正方认为，假设宇宙中有自由，即认为有超越于因果以外的自由因，其证明是：假如宇宙中只有因果变化，有果必有因，这样就可以推至于无穷，所以必须假设有自由因作为变化的起点。反方认为，宇宙中根本无自由，一切事情都按照自然的因果律而发生，其证明是：假如自然界作为一个完整的统一体，有自由，就有一个超越于因果性的自由因，那等于说这个自由因本身不是为其他原因所产生，但是不可能有这样的东西，因为自然中的一切不可能是没有原因的。根据谐调学提出的："宇宙时间和空间是有限的无限"论，宇宙时间和空间是有限的，而这个限是无限的。同理，构成世界的一切都是自然的，自然的是有限的，而这个自然是有自由度的，这个基于自然的自由是无限的。

（七）世界的原因是必然还是偶然

正方说：在世界原因的系列里有某种必然的

存在体。反方说：在世界原因的系列里没有必然的东西，一切都是偶然的。正方认为，宇宙中有一个绝对的必然的存在，或者是它的部分，或者是它的原因，其证明是：就必然存在来说，假设一系列的原因和条件，从原因推原因，从条件推条件一定有一个必然的存在。

反方认为，并无必然存在于宇宙内的宇宙主体或存在于宇宙外作为宇宙的原因，其证明是：假如有必然的存在，则它成为宇宙的开端或成为构成宇宙的全体，但成为宇宙的开端必须使时间有开端，故不可能；成为宇宙的全体则因宇宙现象由偶然的东西所构成，故也不可能。如认为必然存在于宇宙之外，等于存在于时间之外，这也不可能，因此没有必然的存在。

根据《谐调学》提出的："宇宙时间和空间是有限的无限"论，宇宙时间和空间是有限的，而这个限是无限的。同理，宇宙原因中有必然的存在，必然是有限的，而这个必然的存在是偶然出现的，这个基于必然的偶然是无限的。

（八）"规定就是否定"吗

斯宾诺莎曾经提出一个著名的命题："规定就是否定。"这个命题的道理是：对于具有无限性的实体来说，在质上对它的每一种确定，都必然意味着对其无限性的限制，因而意味着否定。斯宾诺莎曾经把无限性比作一个圆环。因为一个线段当它构成封闭的圆圈时，既无起点也无终点，因而在质上是无限的（尽管它在量上是有限的）。而其他任何一种开放区间的线段，则无论在量上可以延展多么长，但在质上总是受到起点和终点的规定，因而是有限的。

根据《谐调学》提出的："宇宙时间和空间是有限的无限"论，宇宙时间和空间是有限的，而这个限是无限的。同理，规定是肯定的，规定的肯定是有限的；否定是无限的，对规定的否定是无限的。

二十八、洞察Ⅱ，自然属公，自私是自然的一部分

大道自然。大道是公道，小道是私道。自然

属公，自私是自然的一部分。私是公的一部分、一分子。

自然是天然，天然是一个整体，属公；自私是自然的一部分。公是公然，私是私然，私然是公然的一部分。

公是自然，私是自然的一部分。公然是整体，私是整体中的个体。公是全部，私是全部中的部分。公是独个，私是独个中分离出的其中一分子。

公是众多，私是众多中的单个。公是一家，私是家庭成员。公是团体，私是团体的一分子。公是社会，私是社会中人。公是总部，私是分部。公是总位，私是分位。公是独立，私是分立。公益是公共的利益，私利是公益中的一部分，私利是私自的利益。自公是开放，开放是拓展道路，自公公大矣；自私即关闭，自闭是各行其道，自私私小矣。

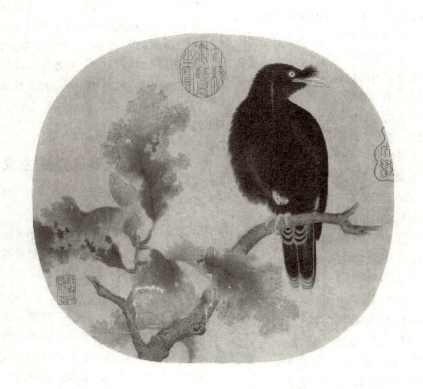

第一节　Ⅲ的概述

Ⅲ是中，Ⅲ是所悟。Ⅲ的立义是中、系、息、机、启、悟、脱。中间、联系、信息、机缘、启迪、感悟、超脱。非"Ⅲ"是无视中，众之外，无超脱，无感悟。Ⅲ的哲义是沟通、媒介、中人、融合、吸引、共鸣、创新、变通、转化、别致、公众。

为人谋事处世应当析Ⅲ，感悟Ⅲ。析Ⅲ，Ⅱ生之Ⅲ；析Ⅲ，中的哲学意义，中是Ⅱ生之Ⅲ，中是不偏不倚，中是恰到好处，中是和的状态，中是吸引Ⅲ，中与阴阳的位置关系，中转化。析Ⅲ，中间Ⅲ，联系Ⅲ，系是人事物的关联，系有显性联系和隐性关系，系源于交道和吸引。析Ⅲ，启悟Ⅲ，超脱Ⅲ。感悟Ⅲ，〇蕴Ⅲ、Ⅰ至Ⅲ、Ⅱ生Ⅲ；感悟Ⅲ，Ⅲ归Ⅱ、Ⅲ归Ⅰ、Ⅲ归〇；感悟Ⅲ，Ⅰ自由、Ⅱ兼顾、Ⅲ规定。感悟Ⅲ，激而成Ⅲ；感悟Ⅲ，事有Ⅲ议。感悟Ⅲ，间隔、联系；感悟Ⅲ，中间两靠两不靠；感悟Ⅲ，善用宏观的Ⅲ判断。感悟Ⅲ，中Ⅲ，宇宙是有限的无限；感悟Ⅲ，中Ⅲ，争不足让有余；感悟Ⅲ，中Ⅲ，知太过不及；感悟Ⅲ，中Ⅲ，居中而论；感悟Ⅲ，中Ⅲ，融入Ⅱ中、独立Ⅱ外、超越Ⅱ上。感悟Ⅲ，宇宙中Ⅲ理论应用于生活；感悟Ⅲ，隐Ⅲ、巧Ⅲ、收获Ⅲ、开光Ⅲ。感悟Ⅲ，生死之中，生有道死有理，进退维谷转生机；感悟Ⅲ，有感无觉、感觉无悟、感觉有悟；感悟Ⅲ，做到、看到、想到、悟到。感悟Ⅲ，体验，亲身体验才易悟；感悟Ⅲ，开悟，豁然开朗方为悟；感悟Ⅲ，感应，人人都能感应和反馈超感信息；感悟Ⅲ，价值，顺应社会潮流，体现人生价值；感悟Ⅲ，信，信是人际关系的基础；感悟Ⅲ，机会，机会永远为有准备的人准备着；感悟Ⅲ，缘分，缘分是心灵的感应；感悟Ⅲ，礼，礼是尊重人的体现；感悟Ⅲ，和，

和为贵。感悟Ⅲ，人性本中，偏善偏恶；感悟Ⅲ，两两争斗，第Ⅲ方获益。

感悟Ⅲ，学习、应用、研究；感悟Ⅲ，无方向目标、不得已的方向目标、心中的方向目标。感悟Ⅲ，战与和，战中有和，和中有战；感悟Ⅲ，联系，用联系的观点看问题；感悟Ⅲ，适应，要改造须先适应；感悟Ⅲ，神，神出自熟和巧；感悟Ⅲ，趣，趣是心的发现；感悟Ⅲ，隐，荣辱不惊、多藏少露；感悟Ⅲ，适度，收放自如贵适度。感悟Ⅲ，嫁接、杂交、转基因、异地通婚；感悟Ⅲ，人贵奇，物贵稀，景羡世外桃源。

Ⅲ的转归是成Ⅰ。中Ⅲ大至Ⅱ端为〇而成为Ⅰ。

第二节　Ⅲ的立义

Ⅲ的立义是居中。包括：中、系、息、机、启、悟、脱。中包括：中、中间、中界、中部、中隐显。系包括：系、联、联系、桥梁、纽带、枢纽。息包括：气息、信息。机包括：时机、机遇、机会、机缘、转机。

启包括：启迪、启蒙、启发、启示。悟包括：自悟、点悟、醒悟、开悟、感悟、觉悟、领悟、渐悟、顿悟、大悟、彻悟、浅悟、深悟、悟道、悟理、悟事、悟情。脱包括：超脱、脱离、游离、局外、旁观、衍生、虚拟。非"Ⅲ"包括：无视中、众之外、无超脱、无感悟。

一、中

中是Ⅱ之中Ⅲ、Ⅱ之间Ⅲ。中是中界，中部。中有显中、隐中。

（一）中是Ⅲ

中是Ⅲ，中是分Ⅱ之中Ⅲ，或隐中，或显中。有Ⅱ的存在，就有Ⅱ个或Ⅱ方面之中间。中是两

端的相向部分，中居两端之中。Ⅰ分为Ⅱ，有显Ⅲ，有隐Ⅲ，Ⅲ就是中，阴中阳。中把Ⅰ分为Ⅱ，因而中为Ⅲ。中是Ⅱ生之Ⅲ。中有大有小，有正有偏，有隐有显。即大中、小中、正中、偏中、隐中、显中。中可以做为整体的分界限，或一部分，即中界。中可以是动态的，也可以是静态的；可以是实的，也可以是虚的；可以是恒定不变的，也可以消长变化着的。居中是不大不小、无太过无不及、不偏不倚。

（二）隐中

隐中是隐而不显示的中、间、中界、中部。隐中有名无实，无可显示。隐中无限小，隐而不可见。

隐中是相对于显中而言的。

（三）显中

显中是明显表示出的中、间、中界、中部。显中有名有实，明白显示。显中无限大，显而易见。显中有明显的两端。

（四）中间

间是间隔、空间、空隔。间是Ⅱ之中间隔。中间Ⅲ是分Ⅱ之Ⅲ。分Ⅱ有间，间是因Ⅱ而生，故间为Ⅲ。

间是Ⅲ，Ⅱ之间，空间、间隙、间隔。间是中的一种表现形式，是对中空或意象为中空的一种描述。中和间合称中间。人们习惯于把中或间统称为中间。中间是区分两端之间的空隔。中间是Ⅰ分为Ⅱ的中间分隔。中间把Ⅱ分离隔开。中间可以相当大，也可以无限小。有中间就有Ⅱ边或Ⅱ端。有Ⅱ边就有中间，有Ⅱ端就有中间。独立的Ⅱ个，也有中间。"中间"中Ⅲ可以是实中、实间；中Ⅲ也可以是空间、时间。"中间"居于不同的状态：太过、中间、不及；左边、中间、右边；上面、中间、下面；一手托两家之中间人、介绍人、媒人、经纪人；两河之中间是陆地；河两岸之中间是河流；河两边之中间是河水之中部。

（五）中界

中界，中之界限。中界将Ⅰ分为Ⅱ。中界极大至两端，两极端为〇，界外为〇，中成为全部，Ⅲ化Ⅱ归Ⅰ。中界极小至〇，中为〇，Ⅲ隐Ⅱ归

Ⅰ，中隐含归无，有名无实。中界是区分Ⅱ的显而易见的中线、中段，是区分Ⅱ的标志。中界有中Ⅰ界和中Ⅱ界。中Ⅰ界，中为Ⅰ条界，界是中。中Ⅱ界，中为Ⅱ条界，两条界范围内是中。中Ⅰ界与中Ⅱ界的区分在于"中"是否划分边界，不划分边界为中Ⅰ界，划分边界为中Ⅱ界。

（六）中部

中部是Ⅰ分为Ⅱ的中段部分。中部与Ⅱ紧密相连。中部是区分两端之中的部分。中部Ⅲ把Ⅰ分为Ⅱ。中部有多有少、有大有小、有长有短、有宽有窄、有厚有薄、有隐有显。中部Ⅲ无限小可趋于〇，有名而无实。中部Ⅲ无限大可趋于Ⅰ，名为中部，实际是全部。中部Ⅲ有限，这个限无限。

二、系

系是联系，系是桥梁，系是纽带，系是枢纽。

（一）系是Ⅲ

系是打结、扣、拴、绑。系是纽带。

1. 系是连Ⅱ之Ⅲ　系是连Ⅱ之Ⅲ，是Ⅱ的关系、联系。系是Ⅱ之间的牵联关系，系是Ⅲ。凡Ⅱ，可相关而系，系因Ⅱ而出，故系为Ⅲ。有两个事物就有Ⅱ的关联，有Ⅱ的关联就有Ⅲ的存在，这个Ⅲ就是系。

系是两个事物或一个事物两个方面中间的动态联系。系是关系、连系、牵系、维系。系分隐系、显系。

2. 关系　关系是相关而系，关联而系，关注而系，关心而系。关系，联不联都系。

3. 连系　连系是连接在一起，有关联，有联系。连系是相连而系，不连不系。

4. 牵系　牵系是牵连而系。有牵连才有联系。纽带、枢纽都是牵系的表现。一个巴掌拍不响，两巴掌不拍也不响，两个巴掌一拍才响。

5. 维系　维系是维持和联系，维系是不让涣散。如维系人心。维系是牵绊。

（二）联

联是把两个事物之间弥合、联接、联合、联通在一起。联是Ⅱ之牵联、关联、串联、联接、联通。

联包括正联和偏联。联是接Ⅱ之Ⅲ，显Ⅲ。联显而易见。桥、梁、枢、纽、带等有形之物都是联的体现。常并称为桥梁、枢纽、纽带。凡Ⅱ，可孤立，可关联，关联因Ⅱ而起，故联为Ⅲ。

1. 牵联 牵联是牵Ⅱ之Ⅲ。牵联是由牵而联，本来不联，牵后即联。

2. 关联 Ⅲ是Ⅱ的关联。Ⅱ代表相互关联的两个事物。两个事物是Ⅱ，相互"关联"就是Ⅲ。关联是Ⅲ，是关联Ⅱ个事物或Ⅰ个事物两个方面的Ⅲ。联是联结两个相互关联的事物或现象。联是两个事物或现象的关联；联是一个事物或现象两方面的关联。关联是物和物、事和事、物和事相关的联。

3. 串联 串联是成串联接，把相联的一个个串起来。"串"是Ⅲ。

4. 联接 联接是Ⅲ，联接是衔接、对接两个之Ⅲ。

5. 联通 联通是联Ⅱ之Ⅲ。联通是由联而通。桥是跨跃空间，连通两端的引路。桥架在河面上，把两岸联接相通。梁是横跨两端墙体，拥起空间的过木，梁将两墙联通。桥梁类同，常并称表示联通。

（三）联系

联系是联和系的合称。Ⅲ是Ⅱ之联系。Ⅱ之联系是Ⅲ。联系Ⅲ是连Ⅱ之Ⅲ。有Ⅱ的存在，就有Ⅱ个或Ⅱ方面之联系。Ⅱ是相互关联的两个事物或一个事物相互关联的两个方面，相互的"关联"就是Ⅲ。联系是把Ⅱ之两部分联接维系在一起。联系是物的联系、事的联系、人的联系。联系是联中系中。联系是人与人、人与事、人与物、事与事、事与物的关联和关系。联系之意韵在于，为隔岸的双方搭建起桥梁，为不可调和的敌对关系找到联系。用联系的观点看问题。联系有显有隐。联系是Ⅲ，桥梁是Ⅲ，纽带是Ⅲ，枢纽是Ⅲ。

（四）桥梁

桥是在两岸架起的桥，梁是两墙搭建的梁。桥和梁是联。桥梁是二者中间的过渡。

（五）纽带

纽是器物上可以抓住而提起来的部分。纽的

牵连使人与物建立了联系。便于提起，或者拉开器物。带是绳带，是条状的能牵拉联结两端。绳带可以连接，可以捆绑，把两个以上的物联系在一起。纽带是系。比喻能起联系、沟通作用的人或事。如情系两家、一衣带水。

（六）枢纽

枢是门上的转轴，是关键部位、要害部位。枢的牵连使门与室内外建立了联系。枢纽是指事物相互联系的中心环节、重要部分、关键部位。枢纽是事物的重要地点、关键之处。

三、息

（一）息是Ⅲ

息是Ⅲ，息是联络一切人、事、物的通路。息是呼吸时进出的气；息是停止，歇；息是繁殖，滋生。息是音信。

（二）信息

信息是可相信的讯息。这里特别强调对讯息的基本信任。如果没有基本的信任，就没有信息，即便有信息也不被采用，即使被采用也达不到理想的状态。所以，信息是基于信的讯息。信息，指音讯、消息、通讯系统传输和处理的对象，泛指人类社会传播的一切内容。人通过获得、识别自然界和社会的不同信息来区别不同事物，得以认识和改造世界。信息是一种普遍联系的形式。信息是创建一切宇宙万物的最基本万能单位。

世界是由物质组成的。物质是运动变化的。客观变化的事物不断地呈现出各种不同的信息。人们需要对获得的信息进行加工处理，并加以利用。信息无处不在，信息就在每个人身边。人们通过五种感觉器官，时刻感受着来自外界的信息。信息的基本特征，主要有：普遍性、客观性、依附性、共享性、时效性、传递性，等等。

信息是一种隐性联系，隐性联系只有把两个事物联系起来才有相关和联系的意义。所以，从广义上讲，世间一切人、事、物都是有隐性联系的，只是不需要的时候没有去联系而已。也正是有这种广义的联系，才使得人世事物之间，随时随地都可能根据需要建立联系，使隐性联系变为显性联系。如两物间的空气，就是两物的联系，这种联系使二物有了空间距离。这就使得特定情况下能够把毫不相干的两个事物联系起来。犹如"城门失火，殃及池鱼"。又如人与人很陌生，也都有联系的可能。芸芸众生，互不相识，一生可能难得结识，而一个信息就会成为机缘，建立起联系，成为至交、知己，甚至还会陪伴终生。这就有了诸如此类的美好想象："前世的五百次回眸，换来今生的擦肩而过""有缘千里来相会，无缘对面不相知""心物信息通"。心意与物象靠信息沟通，心与物是Ⅱ，信息即是Ⅲ。

（三）气息

气息是呼吸吐纳之气，是说话的声气。气息指气的味道、风格、讯息、情感、意趣。气息是连接联通人和人、物和物、人和物的媒介。

四、机

（一）机是Ⅲ

机是Ⅲ。机是事物发生的枢纽，如生机、危机、转机、契机。机是对事情成败有重要关系的中心环节，有保密性质的事件，如军机、机密。机是合宜的时候，如机会、机遇、时机。机是由许多零件组成可以做功或有特殊作用的装置和设备，如机器、机动、机关。机是有生命的生物体器官的作用，如机能、有机体。机是灵活，能迅速适应事物变化的，如机智、机敏、机巧、机变。机是时机、机遇、机会、机缘、转机。

（二）时机

时机是客观存在的主观判断。时机是具有时间性的客观条件，是特定时间的特殊机会，具有时间限制性。时机多指有利的天时。如机会、机遇、际遇、机缘、时辰、空子、生机、良机、关口、火候、节骨眼、千载一时、可乘之机、千载难逢等，都可以看成是时机。机不可失，时不再来。君子藏器于身，待时而动（《易经·系辞下》）。有机不可失，无机不乱抓。

（三）机遇

机遇是指有利的时机，或者有利的境遇。机遇，即时遇，是指后天在特定时间的机会遇合。

机遇常指有利的条件和环境。可以按照字面意思理解为忽然遇到的好运气和好机会。

机遇，青睐有准备的人。机遇稍纵即逝，目光敏锐、勇敢果决者常常能获得它。机遇对任何人是平等的，能不能抓住它，主动权在每个人手里。适当的时候扔出的一块石子胜于不当的时候送出的一块金子。

（四）机会

机会是指具有时间性的有利情况，也有关键、要害等意思。

（五）机缘

机缘是指机会与缘分、根机和因缘。缘分是一种命运，缘分是一种人与人之间无形的连结；它是某种必然存在的相遇的机会和可能。

人类感情是两人在社交中建立起的一种亲密关系，这便是缘分的一种体现，如父子、夫妻、朋友、亲人、师生之间，便会被认为比陌路人之间更有缘分，亦被简称为有缘。经常相遇的两个人，比不经常相遇的人的关系更有缘分。

缘由天定，分靠人为。从逻辑上，先有缘而后有分。天缘无须刻意安排，"缘"让不约而同的人邂逅、相识、相恋，"分"是发自人的意愿，需要有联络的途径紧紧相连。"分"需付出可以延续维持天缘的长久，需要与对方打破陌生隔阂，逐渐建立感情，建筑生活中彼此的牵系。缘的到来，由遇到的频率决定缘的深浅，由相处累积的时间衡量福分的厚薄。经常相遇的有缘人擦出火花，迸出思想相守的心志；一面之缘又永远轮回为陌路人。缘分是人平等精神的体现，它要求有缘人撇开地位、等级、学历、财富等世俗观念，超然物外地共同创造美好的精神境界。缘分是属于精神领域的，它总是想超脱凡尘，维系自己情有独钟的精神境界，但它又不得不与现实社会生活的世俗偏见发生冲突，这种冲突有时是很剧烈的，有的人甚至因此而遭到毁灭性的精神打击。

（六）转机

转机有整分，有整合，有变化。整分之机，是划分整体为局部的机，整合局部为整体的机。变化之机，是关系发生变化的机。转机是机的转换，转换成机。如生机、气机、神机、战机。转机是转化之机。虚实的转机，虚转为实的机，实转为虚的机。水蒸气的转机，水变为气的机，气变为水的机。冰的转机，零度的或冰或水，水降至零度的结冰，冰升至零度的化水。

五、启

（一）启是Ⅲ

启是Ⅲ。启是启发开导，使有所领会。启的甲骨文字形像用手去开门，所以它的本义是打开。启指打开，后来启由打开的意义引申为开启、启发、让人得以领悟等意思。

（二）启迪

启迪是开导、启发。启迪是启发天智，迪导未萌，启迪而易开悟。自我启迪，相互启迪，格物致知，博观约取。格物致知是推究事物的原理法则而总结为理性知识。博观约取是广泛地阅览，扼要地选取。启迪是源于Ⅱ的启发、开导，而出现的新思想新方法，属于悟之Ⅲ。激宕启迪。激，刺激、激发、激励、激扬；宕，流荡、游荡。激宕启迪是在激越跌宕的逆境中激发灵性、启发天智、迪导未萌。

（三）启蒙

启蒙是指开导蒙昧，使之明白事理。开发启蒙。开，打开、开掘、开导、开通、开展；发，表达、阐述、产生、出现、引起、开启。开发启蒙是用知识和行为开启蒙昧，启发思想，使之明白事理。启发是两者通过交流而开启生发、开导指点、阐明、阐释，启发是Ⅲ。

（四）启发

启发，指开导指点或阐明事例，引起对方联想并有所领悟。教导启发。教，训诲、传授；导，指引、带领、引起、传递。教导启发是用思想和智慧教育开导，启发心灵，使之健全心智。

（五）启示

启示的"启"与"示"是同义并用。义为启发指示开导，使人有所领悟，让人明白某种道理。启示，启是开导，示是把事物摆出来或指出来让人知道。启示是指启发指示，开导思考，使人有所领悟。慈悲启示。慈，愿给众生安乐叫做慈；悲，愿拔众生痛苦叫做悲。慈悲启示是用慈的恩惠、悲的帮助，启示众人领悟世事。

六、悟

悟是人的本能之一。悟是由Ⅱ感而生之，Ⅲ是感悟出来的，感悟出来的Ⅲ是一种思想观念，是人本能的体现。悟，或站在局外，或深入其中，感知感受，启发而悟。开悟在于启迪。悟是对相关的两个事物或一个事物两个方面的认识升华。

（一）悟是Ⅲ

悟是Ⅲ。Ⅲ是由Ⅱ衍生出来的，Ⅲ是基于对Ⅱ的感悟、觉悟。Ⅲ是感，Ⅲ是悟。有Ⅱ的存在，就有对Ⅱ的感悟。悟是由Ⅱ感而生之，Ⅲ是感悟出来的，感悟出来的Ⅲ是一种思想观念，是人本能的体现，不是实际意义上的Ⅲ。

（二）自悟·点悟

自悟是未经别人点化而自己悟。点悟是经别人点化而悟。

（三）醒悟·开悟

醒悟是迷茫之后的醒悟。开悟是积累而悟开，开悟是主动悟开。

（四）感悟·觉悟·领悟

感悟是有感而悟。思路打开，便有感悟。觉悟是觉察而悟、觉醒而悟。领悟是领会而悟。

（五）渐悟·顿悟·大悟·彻悟

渐悟是逐渐而悟。顿悟是顿时突然而悟。大悟是巨大之悟、大彻大悟。彻悟是洞彻之悟、透彻而悟。

（六）浅悟·深悟

悟有浅悟、深悟。浅悟是渐悟、醒悟、开悟、感悟、觉悟、领悟。深悟是彻悟，大悟。浅悟是进步，深悟是颠覆。

（七）悟道·悟理·悟事·悟情

悟道是对道有悟。悟理是对理有悟。悟事是对事有悟。悟情是对情有悟。

七、脱

（一）脱是Ⅲ

脱是Ⅲ，脱是离开、落掉，如脱产、脱节、脱离、脱落、脱贫、脱稿、脱手、摆脱、挣脱。

脱是遗漏，如脱漏、脱误、脱文。脱是取下、除去，如脱下、脱帽、脱氧、脱脂。

（二）超脱

超脱是超过、超凡、超逸、不同凡俗、高超。超群脱俗，不局限于传统和常规的格调，超脱不凡。超脱是"超出……以外"，不被其困扰，超脱凡尘。超脱常指一个人不受传统的约束，敢于追求自我价值。超越常规的思想，解脱通俗的束缚。

（三）脱离

脱离是摆脱、脱开、离开，是摆脱某种情况，脱开某种联系，离开某种环境。

（四）游离

超脱是游离于其外。居于世境之中，超脱世境之外想世界、观世态、听世音、悟世况。

（五）局外

超脱是局外，局外是棋局之外，指与某事无关。局外是当局之外、正式之外。在说过、做过或写出的之外；在此之外；除此之外。

（六）旁观

超脱是旁观，从旁观察者，在旁边看的人。旁边是两者之外的边旁，旁边是Ⅲ。

（七）衍生

衍生是两者之中衍生出的第Ⅲ种情景。衍生是另外生出的，多出的。是超脱于正常之外的繁衍。衍生是生Ⅲ。Ⅲ居于衍生位，Ⅲ是Ⅱ衍生出来的。Ⅱ生Ⅲ，Ⅲ由Ⅱ生。Ⅰ分为Ⅱ，即有Ⅲ，只要有Ⅱ，就有Ⅲ。Ⅱ的中间有Ⅲ的存在，或隐Ⅲ，或显Ⅲ。

（八）虚拟

虚拟是虚设模拟的情况或事物。虚拟是超脱于事物之外，虚设的一种情景。

八、非"Ⅲ"

（一）无视中

无视中是有中而无视，无视显中，无视隐中。

（二）无联系

无联系是本该联系，却没有联系。

（三）无信息

无信息是本应该有信息，却没有得到信息。

（四）无机缘

无机缘是本应该有机缘，却没有出现机缘。

（五）无启发

无启发是本可以有启发，却没有受到启发。

（六）无感悟

无感悟是本可以感悟、应该感悟，却没有感悟。

（七）无超脱

无超脱是应该超脱，而没有超脱。

（八）众之外

众之外是站在众多之外。

（九）假Ⅲ·伪Ⅲ

假的伪的，不是真的，似Ⅲ而非Ⅲ。

第三节　Ⅲ的哲义

Ⅲ的哲义是沟通、媒介、中人、融合、吸引、共鸣、创新、变通、转化、别致、公众。

一、沟通

沟通是Ⅲ之调。沟通是在沟两岸架起桥梁通达。联系沟通两地、双方、两部分。居中沟通两边、两面、两端、两个。沟通另外，而形成新组合。沟通古今，而感悟出新知。联系适宜于需要沟通的双方，适宜于未沟通而亟待沟通的双方。牵线搭桥的中间人，是需要沟通的两人或双方联系之适，常言道：中间无人事不成。船和桥是需要沟通的两岸联系之适。梁是需要沟通的两墙联系之适。床是人睡觉之适。碗是人吃饭之适。考试是需要选拔之事的联系之适。光色是境的联系之适。

二、媒介

媒介包括媒和介。媒的本义是撮合男女婚事的介绍人。延伸为传播文化思想的媒体、传播，是传播和交流信息的各种载体，如电视、广播、报刊、广告等。介是在两者当中，处于两者之间。介是介入、介绍、中介。介入是参加进去、干预其事；介绍是推荐、引进，从中引见使双方认识，或发生联系；中介是中间介绍者。媒介是牵线、嫁接、传播、介绍、推出。媒介起介绍或引导作用。媒介是使双方发生关系的人或事物。媒介使人或事物的双方发生联系。媒介是建立在中基础上的系。中是静态，系是动态。媒体是中，传播是系。如精气是天地万物的中介。精气也是天地万物生成的本原，天地万物之间又充斥着无形之气，且这无形之气还能渗入有形实体，与已构成有形实体的气进行各种形式的交换活动，因而精气可为天地万物相互联系、相互作用的中介性物质。精气的中介作用一般体现于以下两个方面：第一，精气作为天地万物之间的中介，维系着天地万物之间相互联系，使它们浑然成为一个整体。第二，使万物得以相互感应。由于形由气化，气充形间，气能感物，物感则应，故以气为中介。有形之物间，有形之物与无形之气间，不论距离远近，皆能相互感应。

三、中人

中人是中间人，是证人和媒人。证人是保证人和见证人，保证人是为人做担保的人，简称保人；见证人是通过表述所见而为人或事做证明的人。媒人是介绍人和经纪人，是从中沟通双方关系的人。中人是建立在中基础上的系。中间无人事不成。中介是静态的中，介绍是动态的系。担保人是中，做担保是系；见证人是中，做见证是系；介绍人是中，做介绍是系；经纪人是中，沟通是系。翻译、裁判、法官、医生做名词时都是中，做动词时都是系。

四、融合

融是融解、熔化；合是调和、和洽。融合是将不同的事物两两合成一体。多种事物的合成是两两合成的重复。融合是将Ⅱ相融相合的Ⅲ。

五、吸引

Ⅲ是Ⅱ产生的吸引力。Ⅱ者吸引是Ⅲ。没有Ⅲ的吸引，就没有Ⅱ的合成。吸引是一方或双方具有的吸力和引力，吸引是Ⅱ的相吸相引，形成的一种新局面，吸引是居于Ⅱ之中的Ⅲ。吸是引的前提，有吸才有引。吸引是人对人、事对人、物对人产生的吸力和引力。吸引是一种自然的、特殊的、内在的联系。人需要获取，需要表达，

交流是获取和表达的最好方式。因此，交流是出于获取和表达的一种需要。能否交流，交流中能否表达和获取，关键在于有无吸引力，能否激起人们的欲望。吸引引人入胜，吸引能够持久，吸引意味深长、韵趣十足。吸引力的强弱，决定着关系的疏密程度。吸引可以成就深入的交道；吸引能形成密切的、深层次的关系。喜欢、爱好、倾慕、恋爱、敬仰、信仰，都是吸引形成的真正意义上的关系。时间不应该是问题，没有做，不是因为没有时间，是因为没有重视。这段时间怎么分配，肯定是分配给最吸引人、最重视的事件上去，做你最想做的事，最需要做的事。这就是吸引力形成的凝聚力。

女的说："不是我不会温柔，是我不愿温柔。"男的说："不是我不会关心，是我不想关心。"这是失却了吸引力。女的说："只要你愿意，我甘愿做牛做马侍奉你。"男的说："只要你嫁给我，你要天上的月亮我都会为你去摘。"这就是吸引力。有吸引，相识，便能一见钟情，情系一生；有吸引，喜欢，就能不顾一切，追随忘情；有吸引，爱好，而可穷其一生，奋斗无穷；有吸引，倾慕，则会倾其所有，自始至终；有吸引，敬仰，而能万死不辞，忠心耿耿；有吸引，信仰，则能心甘情愿，献以生命。有道是"不打不成交""有缘千里来相会，无缘对面不相知""同气相求""异性相吸""物以类聚，人以群分""心想事成"。这就是吸引的力量。

六、共鸣

共鸣是和谐的音色。共鸣是基于Ⅱ产生的同感，而出现的新言行，属于感悟之Ⅲ。共鸣是通过深刻的打动与激荡，相通或相似的思想情感，形成一种激动的情绪、强烈的心理感应、趋同的审美趣味现象及状态。共鸣是Ⅲ之谐，Ⅰ之谐是单方自我和谐，自得其乐，属私；Ⅱ之谐是双方知音融洽和谐，亦私亦公；Ⅲ之谐是Ⅲ方（或多方）引起共鸣和谐，属公。双方无论是相同观点，还是不同观点，各抒己见，经过讨论、争论，相互激荡，相互启发，形成共鸣，从中品尝韵趣，

享受真意。

七、创新

创新是Ⅲ。Ⅲ是衍生，衍生出新，创出新意。Ⅲ是限无限，新知有限，新知无限。Ⅲ是变通，变化而通达，新意蕴其中。Ⅲ是悟、系、中、另，悟是新感新觉，系是新关新联，中是新出新显，另是新分新立。

创新是创造新的生活元素。创新是社会发展的要求，是人类生活的动力，是人们兴趣的源泉。创新的人是充满激情的人，创新的社会是充满活力的社会。创新是感悟的结果。创新是人类生活的动力和兴趣的源泉。

创新是在原有基础上，基于原有的Ⅱ创造出的、不同于过去任何一种的新物，属于感悟之Ⅲ。

八、变通

变通是原有Ⅱ的变化而通，形成一种新局面，属于感悟之Ⅲ。变通是非原则性的变动、通融。变通是Ⅲ之适，当Ⅱ行不通时，适宜于Ⅲ的变通。当左右两难时，可走在中间，可冲在前边，可留在后边，可超脱上行，可另寻出路。当进退两难时，可停留中间，可侧向旁边（或左或右），可超脱上行，可另寻出路。

当上下两难时，可守在中间，可行于前后左右四面八方，可超脱另辟蹊径。

九、转化

转化是Ⅲ。转化是Ⅱ之间的转变化生，故转化属于Ⅲ。转化是原有的，在Ⅱ基础上的改变、转变、化生，属于感悟Ⅲ。转化是指事物的转变化生。事物对立的双方经过运行斗争，在一定条件下，各自向着和自己相反的方面转变，向着对立方面所处的地位转变。转化就是将事物甲通过某种方法或途径转变为事物乙的一种解决问题的手段。物理学中能量的转变，物态的相变都属于转化。

十、别致

别致是Ⅲ。别致是景致特别，别具风格，别有情趣。别致是与众不同，新奇。别致是基于Ⅱ的别出心裁、与众不同，属于感悟Ⅲ。

十一、公众

公众是由Ⅱ之双方两两垒加而成的，是Ⅱ复合出的Ⅲ。公众是Ⅲ，公是Ⅲ的集合，公是共同的，公是大家利益。众是Ⅲ的集合，Ⅲ是众的基础，Ⅲ表示众多，众哲义为Ⅲ。众是Ⅲ人以上的公众。Ⅰ人为单，Ⅱ人为双，Ⅲ人为众，众形成群。众有上下、有前后，有领导、有牵头、有依从，上下是领导与被领导，左右是牵头与跟随，各归其位。

第四节　析Ⅲ

析Ⅲ，解析Ⅱ生之Ⅲ，分析中的哲学意义。明白中是Ⅱ生之Ⅲ、中是不偏不倚、中是恰到好处、中是和的状态、中是吸引Ⅲ。弄清中与阴阳的位置关系，知晓中转化。分析中间Ⅲ、联系Ⅲ。知晓系是人事物的关联、系有显性联系和隐性关系、系源于交道和吸引。解读启悟Ⅲ、超脱Ⅲ。

一、Ⅱ生之Ⅲ

Ⅱ生Ⅲ，Ⅲ是由Ⅱ化生出来的。有Ⅱ就有Ⅲ，Ⅱ是由Ⅲ划分出来的，只要有了Ⅱ，就有了Ⅲ的存在，或显性Ⅲ，或隐性Ⅲ。Ⅲ是中间，Ⅲ是Ⅱ之中、Ⅲ是Ⅱ之中部、Ⅲ是Ⅱ之间隔、Ⅲ是Ⅱ之中间、Ⅲ是Ⅱ之隐中、Ⅲ是Ⅱ之显中。在Ⅱ中间的就是Ⅲ。Ⅲ是联系，Ⅲ是Ⅱ之联系、Ⅲ是Ⅱ之关系，联系Ⅱ的就是Ⅲ。

Ⅲ是启悟，Ⅲ是Ⅱ之启悟。从Ⅱ中受到启发、启迪、感悟、觉悟的就是Ⅲ。Ⅲ是超脱，Ⅲ是Ⅱ之超脱。从Ⅱ中超脱出来就是Ⅲ。Ⅲ是Ⅱ之另外，Ⅱ之外另有的就是Ⅲ。

二、中的哲学意义

中是隐中显中、中部中间。中Ⅲ具有哲学意义。中Ⅲ，显示居中、显示两端，中把Ⅰ分为Ⅱ。中Ⅲ，小可至○，Ⅱ归Ⅰ。中Ⅲ，大可至全部，两端为○，Ⅱ归中。中Ⅲ有限，限无限。中界中之两界，决定中之大小。界内是中，界外有Ⅱ，中将Ⅰ分为Ⅱ。中界极大至两端，界外为○，两极端为〇，中成为全部，Ⅲ化Ⅱ归Ⅰ。中界极小至〇，中为〇，Ⅲ隐Ⅱ归Ⅰ，中隐含归无，有名无实。Ⅲ是Ⅱ之中，或隐中，或显中；或大中，或小中；或正中，或偏中；或间中，或联中，或系中。Ⅲ是Ⅱ衍生之中，Ⅱ之中是中Ⅲ。

"中"有着丰富的文化内涵。何谓"中"？不偏不倚谓之中；无太过无不及谓之中；恰到好处谓之中；"确定、可以"谓之中；Ⅱ生之Ⅲ，谓之中；和谓之中；天人合一谓之中。中有中正、中偏、中大、中小。

中是Ⅲ，中是Ⅱ之中界，中是Ⅱ之过渡，中是Ⅱ含之Ⅲ，中是分Ⅱ之Ⅲ，中是连Ⅱ之Ⅲ，中是超Ⅱ之Ⅲ，中可隐、可显、可虚、可实、可恒、可变。Ⅱ之吸引也是中Ⅲ。凡是有Ⅱ，无论隐Ⅱ、显Ⅱ，均有中，中是因Ⅱ而生，故中为Ⅲ。中是两个相关联的事物或一个事物相关联的两个方面的静态中间。

三、中是Ⅱ生之Ⅲ

有Ⅱ就有中，中就是Ⅲ，中Ⅲ是由Ⅱ化生出来的，没有中Ⅲ的Ⅱ，就合而为Ⅰ了。所以，中是Ⅱ生之Ⅲ。《道德经》："道生一，一生二，二生三，三生万物"。Ⅱ何以生Ⅲ？Ⅲ是Ⅰ分为Ⅱ之中；中是Ⅱ之中界；中是Ⅱ之过渡；中是Ⅱ含之Ⅲ；中是分Ⅱ之Ⅲ；中是连Ⅱ之Ⅲ；中是超Ⅱ之Ⅲ。〇生Ⅰ，Ⅰ生Ⅱ，Ⅱ生Ⅲ，Ⅲ生万物，如此反复化生，以至于无穷无限。

（一）Ⅱ生之中Ⅲ

中Ⅲ是分Ⅱ化生之中Ⅲ，中Ⅲ是由Ⅱ化生。Ⅰ分为Ⅱ，化生中Ⅲ，Ⅱ化生之中Ⅲ有两个途径：第一是显中Ⅲ，第二是隐中Ⅲ。显中Ⅲ和隐中Ⅲ，殊途同归，是万物生生不息的根源和路径。

（二）Ⅱ生之显中Ⅲ

"道生一，一生二，二生三，三生万物"（《道德经》）。"〇生Ⅰ，Ⅰ生Ⅱ，Ⅱ生Ⅲ"这是Ⅰ分为Ⅱ显示Ⅲ的化生。显中Ⅲ，阴阳之显中、公私之显中、虚实之显中、寒热之显中、燥湿之显中、优劣之显中、俗雅之显中、上下之显中、左右之显中、前后之显中、内外之显中、表里之显中、

细粗之显中、简繁之显中、直奥之显中、远近之显中、宽窄之显中、久暂之显中、快慢之显中、明暗之显中、高低之显中、深浅之显中、大小之显中、多少之显中。

（三）Ⅱ生之隐中Ⅲ

"无极生太极，太极生两仪，两仪生四象，四象生八卦，八八六十四卦，变化无穷"（《易经》）。"〇生一，一生二，二生四，四生八"这是Ⅰ分为Ⅱ的化生，所生之Ⅱ隐含着中Ⅲ。隐中Ⅲ，阴阳之隐中、公私之隐中、虚实之隐中、寒热之隐中、燥湿之隐中、优劣之隐中、俗雅之隐中、上下之隐中、左右之隐中、前后之隐中、内外之隐中、表里之隐中、细粗之隐中、简繁之隐中、直奥之隐中、远近之隐中、宽窄之隐中、久暂之隐中、快慢之隐中、明暗之隐中、高低之隐中、深浅之隐中、大小之隐中、多少之隐中。

（四）中是Ⅲ，Ⅲ是Ⅱ端之中

Ⅱ是阴阳，Ⅲ是中。Ⅲ是Ⅰ分为Ⅱ之中。中是有限的无限，中是有限的，这个限是无限的。中的范围是0.0...01～0.9...9其间的任意数值。极小中是0.0...01→0，极大中是0.9...9→1。〇、Ⅰ是两个极端，小限极端是〇，大限极端是Ⅰ，无限小是0.0...01→0，无限大是0.9...9→1。

（五）中界Ⅲ，中是Ⅱ之中界

1. Ⅱ是中间之外界有限之界：界有外限，外限即是Ⅱ，有Ⅱ才有中。无限之界：界无外限，Ⅱ端接近于〇。假设当Ⅱ端为〇时，中不存在，Ⅱ不存在，中界扩大为Ⅰ。而只要是界，就不会Ⅱ端为〇，只能无限接近于〇。由于界无限，所以Ⅰ也不存在。

2. 中Ⅲ，是Ⅱ之中界中是两个事物之中界，中是一个事物或现象两个方面之中界，中是两极之中界。

两个事物是指对等的两个，包括同样大小、同样多少，也包括大小不等，多少不一，只要对等。Ⅱ个事物有分界，这个分界就是中Ⅲ。中Ⅲ把Ⅰ个事物分为Ⅱ个方面，中Ⅲ是Ⅱ之间的Ⅰ点、Ⅰ线、Ⅰ面或Ⅰ体。可以是隐中，可以是显中。如两个国家的中界，就是边界，因为两个国家是对

等的，中界就是边界；而两国土地的中界，却是两国土地外缘连线的中点，即在土地多的一个国家某一地点，因为两国土地的中界，要求的是土地数量的对等，中界就是两国土地之和的中线。再如在 5 个人正中的人，是第三名。又如在老人和儿童之中的是青年人，无论老人和儿童是否数量相同，无论青年人居于数量的第几位，说老人和儿童之中的人，就是这个青年人。

（六）中是Ⅱ之过渡

中是空间和时间特殊的间、联、系。中连Ⅱ，有间、联、系的意义。中是特殊的间，称为中间；中是特殊的联，称为中联；中是特殊的系，称为中系。中、间、联、系都可以是Ⅱ其中的Ⅰ个向另Ⅰ个过渡的中间状态。如静向动的过渡，动向静的过渡。昼向夜的过渡，夜向昼的过渡。

（七）中含Ⅲ，中是Ⅱ含之Ⅲ

Ⅰ含有Ⅱ端，Ⅱ端之中含Ⅲ。中是Ⅱ含的Ⅲ。Ⅰ分为Ⅱ，Ⅲ居Ⅱ之中。Ⅰ分为Ⅱ暗含Ⅲ，Ⅰ有Ⅱ面，Ⅲ居Ⅱ面之中，隐Ⅲ。只要有Ⅱ的区分，就暗含有中Ⅲ。隐Ⅲ把Ⅰ分为Ⅱ。没有隐Ⅲ就没有Ⅱ的划分，有Ⅱ的划分就有隐Ⅲ的存在。因为Ⅲ只是一种设定，没有界限，没有显露，所以，是含Ⅲ。

（八）中是分Ⅱ之Ⅲ

中是分Ⅱ的Ⅲ。Ⅰ分为Ⅱ必有中。中就是Ⅲ，把Ⅰ分为Ⅱ的中Ⅲ。任何事物，有Ⅰ就有Ⅱ端，有Ⅱ就有分界，分Ⅱ之界就是Ⅲ，Ⅲ居于Ⅱ端之中。无视中之分界，就是Ⅰ，正视中之分界就是Ⅱ，表达中之分界，就是Ⅲ。Ⅲ是中的表达。人、事、物，只要分为Ⅱ，就必然含有隐性之中，或显性之中，中就是Ⅲ，中Ⅲ。"中"区分了一个事物的两个方面。

（九）中是连Ⅱ之Ⅲ

Ⅱ个相互关联的事物有联系，这个联系就是中Ⅲ。中是两个相互关联事物或现象的中间状态、中间部分、交接部位，是联结两点的中间线、两线的中间面（网）、两面的中间体（点）。一个事物分两个极端，中是两个极端之连系。

（十）中衍Ⅲ，中是超Ⅱ之Ⅲ

中部隆起，Ⅱ边平。中犹如"品"字上口，Ⅱ犹如"品"下Ⅱ个口。

四、中是不偏不倚

何谓"中"？不偏不倚谓之中，无太过无不及谓之中。品味《道德经》，趋"中"的道理，避偏倚、忌太过不及而趋"中"的思想随处可见，如"有无相生，难易相成，长短相形，高下相倾，音声相和，前后相随。是以圣人处无为之事，行不言之教；万物作焉而不辞，生而不有，为而不恃，功成而弗居。""不尚贤，使民不争；不贵难得之货，使民不为盗；不见可欲，使心不乱。""道冲而用之或不盈，渊兮似万物之宗；挫其锐，解其纷，和其光，同其尘。""天地之间，其犹橐龠乎？虚而不屈，动而愈出。多言数穷，不如守中。""圣人后其身而身先；外其身而身存。非以其无私邪，故能成其私。""上善若水，水善利万物而不争。""持而盈之，不如其已；揣而锐之，不可长保。金玉满堂，莫之能守；富贵而骄，自遗其咎。功遂身退，天之道也。""生而不有，为而不恃，长而不宰，是谓玄德。"

（一）中正

中正是两个事物的正中，不偏不倚。中Ⅲ是大于〇小于Ⅰ的任何数位或数段。中之数位或数段两边数值相等者为正中。正中是 0.5 及 0.5 两端加减一个相同数。中正是在两个事物或一个事物两个方面的正中间位置。中正是不偏不倚、不太过不不及，中正的实中虚中都是事物的核心部位、重心部位。

（二）中偏

中偏是两个事物的偏中。不正不中。中Ⅲ是大于〇小于Ⅰ的任何数位或数段。中之数位或数段，两边数值不相等者为偏中。中偏是在两个事物或一个事物两个方面之间非正中的位置。中偏的范围在接近于中正和接近于极端之间。中正是相对的，中偏是绝对的。不同的事物对中正的精确程度要求也不同。中是时间上介于过去和将来的现在；中是空间的上下、前后、左右的中间；

中是人与人、人与事物、事物与事物的中间部分。

（三）中界

中界是区分Ⅱ的显而易见的中线、中段，是区分Ⅱ的标志。

（四）中部

中部是Ⅰ分为Ⅱ的中段部分。中部与Ⅱ紧密相连。

（五）中间

中间是Ⅰ分为Ⅱ的中间分隔。中间把Ⅱ分离隔开。中间可以相当大，也可以无限小。

五、中是恰到好处

何谓"中"？恰到好处谓之中，"确定、可以"谓之中。通常所问："中不中？"答："中！"就是"确定、可以、很好"的意思。中无限大，中无限小。

（一）中大

中大，又称大中。显中数位相对大的是大中。

（二）中极大

中极大，又称极大中。极大近Ⅰ。极大中是0.9…9→1。中无限大接近于两极端，永远达不到极端。中是有限的无限大。Ⅱ端无限缩小接近于〇。极大之中Ⅲ表示：蓄劲、谦虚、永不满足、留有余地。

（三）全中

全中是中大至Ⅰ，Ⅱ端变为〇。中扩大到两极，两极缩小至〇，中是全部，包含了两个方面。全中是中的变化。全中是哲学意义上的中，其实是Ⅰ。

（四）中小

中小，又称小中。显中数位相对小的是小中。

（五）中极小

中极小，又叫极小中。中极小近〇。极小中是0.0…01→0。中无限小接近于极端〇，永远达不到极端〇。中是有限的无限小。Ⅱ端是有限的无限大，近似于合Ⅱ为Ⅰ。极小之中Ⅲ表示：种子、希望、永不言弃，留得青山在，不怕没柴烧。

（六）无中

无中是中小为〇，Ⅱ端合为Ⅰ。两端扩大融合，中缩小至〇，中隐，则两端合Ⅱ为Ⅰ。

六、中是和的状态

《说文》："中，和也。"《道德经》："道生一，一生二，二生三，三生万物，万物负阴而抱阳，冲气以为和"。"冲气以为和"就是指"阴阳气的互相激荡，形成新的和谐体"，此乃中和。《中庸》："诚者，天之道也。诚之者，人之道也。诚者，不勉而中，不思而得，从容中道，圣人也。诚之者，择善而固执之者也。"中庸之道的理论基础是天人合一。天人合一的真实含义是合一于至诚、至善，达到"致中和，天地位焉，万物育焉"。"中和"之中，可隐、可显、可虚、可实、可恒、可变。隐中无界，显中有界；实为虚之根，虚为实之神；恒而生变，变而求恒。

（一）中隐

中隐是中的一种特殊表现形式。中隐本身就是中和。

1. 中隐含未显　中隐是隐性中、隐含中。没有明显痕迹的中是中的隐性状态。中隐，中Ⅲ隐无，中Ⅲ为〇，无显示。中隐，Ⅰ分为Ⅱ，中分无界。中隐，是在Ⅱ中感悟出的隐Ⅲ。中隐Ⅲ，是表示而无显示。

中隐含Ⅲ，没有显示中界，是隐中Ⅲ。中隐含而未显，"Ⅱ"名分而未分，有名无实，有实无界，仍为Ⅰ体。"Ⅲ"包括了中与两端，名称其为Ⅲ，实则为Ⅰ体。如阴中阳，有阴阳就有中，有中才有阴阳。隐中有名而无实，阴阳两端可言而无中界。阴阳浑然一体，言Ⅲ实Ⅰ。如前中后，前后之中，中之前后，中隐未显，前中后只是个概说。

2. 中无可显示中　Ⅲ变为〇，Ⅱ端合为Ⅰ，没有中的界限，中无可显示，是中隐。中Ⅲ变为Ⅰ，Ⅱ端变为〇，Ⅱ端和中Ⅲ变化为Ⅰ，中无可显示，也是中隐。

3. 中不必显示　0.0…01～0.9…9，凡是显中没有标识出固定数值的，是中不必显示，也属于隐中。

4. Ⅰ隐含中Ⅲ　Ⅰ分为Ⅱ而不显Ⅱ，分Ⅱ的是隐含着的中，隐含是〇，Ⅲ是中，故隐中为Ⅲ

之〇。Ⅰ含Ⅲ，是指任何Ⅰ个事物，都隐含Ⅲ，如左中右，上中下，先中后。因此，任何Ⅰ个事物都含有中Ⅲ。

5. Ⅱ隐含中Ⅲ　Ⅱ含中Ⅲ，是指任何Ⅱ都含有中Ⅲ。只要有Ⅱ就含有中Ⅲ。Ⅱ方面含有中Ⅲ，Ⅱ个含有中间Ⅲ。没有中Ⅲ，就没有Ⅱ的区分。Ⅱ隐藏着Ⅲ，有隐Ⅲ才有Ⅱ，隐Ⅲ消失Ⅱ也随之消失，成为Ⅰ。

Ⅲ是Ⅱ生之Ⅲ，Ⅲ是由Ⅱ生出来的，Ⅰ分为Ⅱ，就隐含着Ⅲ。如"一根棒分为两部分"，分界线就是隐Ⅲ。

（二）中显

有明显界限的中是中的显性状态。中显是显性中。中显显示了中，又叫显中。显中把Ⅰ分为Ⅱ，Ⅱ端之显中。中分有界，显中分Ⅲ。有中界把Ⅱ个事物分为Ⅱ个方面，是显中Ⅲ。中Ⅲ是两端之中。中Ⅲ小至近似于〇，大至近似于Ⅰ。0.0…01→0 ～ 0.9…9 → 1 标识出任一固定数值的是显中。

1. 中可以显示　中Ⅲ大于〇，小于Ⅰ，即可以显示，显示两端之中。中Ⅲ极小时，近似于〇，Ⅱ端极大，近似于合Ⅱ为Ⅰ。中Ⅲ极大时，近似于Ⅰ，Ⅱ端极小，近似于〇。

2. 中有必要显示　凡是隐中，虽然不显示中值，却需要知道的，也属于显中。如拿中间部分，往中间看。中间部分虽无固定值、没有边际，却可以大致显示出来。

（三）中虚

实为虚之根，虚为实之神。中虚是Ⅱ个事物的隐性中分界。只表述Ⅱ事物，不表述中分界。如阴阳、上下、前后、左右，都是两分，却隐含着中，如果没有隐含的中，就没有阴阳、上下、前后、左右的区分。这就是中虚。

（四）中实

中间实。中实是Ⅱ个事物的显性中分界。既表述Ⅱ事物，又表述中分界。如阴中阳、上中下、前中后、左中右。中是阴阳、上下、前后、左右的区分界限。这就是实中。

（五）恒中

0.0…01→0 ～ 0.9…9→1 的任一数值或数段是恒中，包括恒正中，恒偏中。

（六）变中

1. 中进中退　变中是中进、中退、进进退退。

2. 中走极端　变中是中走向极端，中变为〇，变为Ⅰ，变为Ⅱ之Ⅰ。

3. 中变为〇　中变为〇，Ⅱ合为Ⅰ。中正或中偏小至〇，Ⅱ已合为Ⅰ；

4. 中变为Ⅰ　中变为Ⅰ，Ⅱ缩为〇。中正大至Ⅰ，Ⅱ已缩小为〇。

5. 中变为Ⅱ之Ⅰ　中变为Ⅱ之Ⅰ，中偏走极端，偏中Ⅰ端为〇，另Ⅰ端则成为Ⅰ分为Ⅱ的界限，中变为Ⅱ之Ⅰ。

七、中是吸引Ⅲ

吸引Ⅲ，是双方之吸引，是受吸引的双方之间的吸引力。

（一）两异的吸引力

1. 异性相吸引　异性相吸引，同性相排斥。

2. 异质吸引人　异质出奇，能引人入胜；同质平淡，无吸引人之处。

3. 异量吸引人　异量不均，可招引议论；同量均等，不引起争议。

4. 异状吸引人　异状差别，吸引人关注；同状类似，不引人注目。

5. 异态吸引人　异态不同，引人辨析；同态相同，熟视无睹。

6. 异常吸引人　异常动荡，引发事端，吸引人；平常安定，无事无非，不吸引人。

（二）两同的吸引力

同气相求。相同的，有共同点、共通点，共同探讨，共谋发展。物以类聚，人以群分。

（三）物与物的吸引力

磁铁的两极，N极与S极相吸引。N极与N极相排斥，S极与S极相排斥。

（四）人与人的吸引力

1. 亲人对人的吸引　父母与子女亲情、兄弟姐妹亲情的天然吸引。

2. 恋人对人的吸引　男女恋爱,爱情吸引人。

3. 受喜欢的人对人的吸引　无论同性异性,受人喜欢的人对人有吸引力。如一见钟情、好朋友。

4. 从事趣事的人对人的吸引　从事有意义的事、值得学习的事、愿意做的事对人有一种吸引。人因事吸引人。

（五）人与物的吸引力

人与物的吸引出自人对物的喜好。如把玩喜欢的器物。收藏古董、字画、邮票。

（六）人与事的吸引力

1. 事对人的吸引　趣事吸引人,所关心的事吸引人。

2. 人所从事的事对人的吸引　思想、学习内容、做法、技艺、友情,都可以成为吸引人的事。

3. 事因人吸引人　本不喜欢的事,因为所喜欢的人从事,所以也因此而开始关心,进而喜欢。

八、中与阴阳的位置关系

（一）中居阴阳之中

"中"居于阴与阳之中部、中间、中段。

（二）中被排斥在阴阳之外

"中"本在阴阳之中,由于某种原因,而被排斥在阴与阳之外。与阴阳的关系由原来的内在关系,变为内外关系。

（三）中是阴中阳Ⅲ者之Ⅰ

中与阴阳并列,是阴中阳Ⅲ者之Ⅰ。

（四）中归并于阴阳Ⅱ者之Ⅰ

中由原来与阴阳的并列关系,变为从属关系。中或归并于阴,属于阴的Ⅰ部分;或归并于阳,属于阳的Ⅰ部分。

（五）中统领阴阳

中从阴阳中突出、崛起、冒出,统领于阴阳。

（六）中居阴阳之下

中从阴阳中沉下、降格、后退,居于阴阳之下,受阴阳统领。

九、中转化

中在两个事物或Ⅰ个事物两个方面之间,从无限小至〇到无限大近于Ⅰ。

（一）中〇至中Ⅰ

中为〇时,两个事物合Ⅱ为Ⅰ,Ⅰ个事物的两个方面是为Ⅰ体。中大于〇时,两个事物各自独立,Ⅰ个事物分为显而易见的两个方面。中无限大近于Ⅰ时,两个事物距离无限大;Ⅰ个事物两个方面无限小趋于〇。

（二）中消长

由于分为Ⅱ个方面的整体是一定的,所以Ⅱ个方面和中所占的比例,此长彼消,此消彼长。当中的点、线、面、体逐渐扩大时,Ⅱ个方面做为两端随之缩小,中趋向于Ⅰ时,Ⅱ个方面趋向于〇,就合Ⅱ为Ⅰ了。

当中的点、线、面、体充分小时,Ⅱ个方面做为两端随之增大,中转化为〇时,Ⅱ个方面变为Ⅰ体,中变为隐性状态。中Ⅲ的界限为〇时,Ⅱ最大,囊括了整个事物或现象,事物是Ⅰ体而隐含阴阳两个方面,中是全虚状态。这是中的Ⅰ个极端。中Ⅲ的界限大至Ⅰ时,阴阳Ⅱ即缩小为〇,Ⅱ转化为Ⅰ,中囊括了整个事物或现象。事物的阴阳两个方面合为Ⅰ体。中Ⅲ成为Ⅰ的全实状态时,也就无所谓Ⅱ个方面,也无所谓中Ⅲ了。这是中的另Ⅰ个极端。这就是合Ⅱ为Ⅰ。

（三）中进退

中在阴阳进退之间,既有进退自如的优点,也有进退维谷两难的弱点。生有道、死有理、进退维谷是病机。若中摇摆不定、进退两难便是病态,这是中Ⅲ的弱点。

（四）中动静

中有静态,中有动态。静中时空相对不变,动中时空相对运动。中有隐性,中有显性,静态之中或隐性或显性,动态之中是在隐性和显性之间转化。

（五）中变化

Ⅰ有Ⅱ端,隐含Ⅲ。Ⅰ分为Ⅱ,显示Ⅲ。中Ⅲ增大侵Ⅱ端。Ⅲ至极端转化Ⅰ。

（六）中变通

事有两面,可以变通,变通即为Ⅲ。

（七）"中"字变化的趣味

1. 方中　方中,"Ⅰ"与"口"合成方中,"口"

合中"Ⅰ"，变线。方中，"Ⅰ"合"口"中，变面。方中，"口"扩大成面，"Ⅰ"扩大成面，"口"与"Ⅰ"合，中变为体。

2.圆中　圆中，"Ⅰ与〇"合成圆中。中"Ⅰ"与"〇"，变成点。中方"Ⅰ"、中圆"〇"无限小，中方"Ⅰ"固定，小圆"〇"无限。中"Ⅰ"与"〇"，变成圆。中方"Ⅰ"小无限，大圆"〇"大无限；中方"Ⅰ"固定，大圆"〇"无限；中圆"〇"固定，小方"Ⅰ"无限。中"Ⅰ"与"〇"，变成方。中圆"〇"固定，大方"Ⅰ"无限。中"Ⅰ"与"〇"，变成网。中方"Ⅰ"分离出纵横多条线，变成方格，中圆"〇"固定。

十、中间Ⅲ

Ⅲ是Ⅱ之中；Ⅲ是Ⅱ之间。中是Ⅱ之中间，Ⅱ之中间立义为Ⅲ。与中Ⅲ相关，具有哲义的有：中间、桥梁、枢纽、媒介。"中、间、桥、梁、枢、纽、媒、介"皆是居于Ⅱ之中间的Ⅲ。中间是Ⅱ的中与间，中是Ⅱ之中分，间是Ⅱ之间隔，是居于Ⅱ之中的Ⅲ。桥梁是搭建在Ⅱ之中间，桥是Ⅱ之架通，梁是Ⅱ之搭连，是连接Ⅱ的中Ⅲ。枢纽是运转于Ⅱ之中间，枢是Ⅱ之开合；纽是Ⅱ之拉牵，是Ⅱ之中Ⅲ的开合。媒介是居于Ⅱ之中间，媒是Ⅱ之牵连，介是Ⅱ之中介，是Ⅱ之中Ⅲ的牵线、嫁接、传播、介绍、推出。

（一）间是显

"间"是显示出来的空间、间隙、间隔。间是自然界的空间，是人、事、物两两之空隙，是人与人、人与事、人与物、事与事、事与物、物与物之间隔。

（二）间是有限的无限

间是有限的无限，在有限的范围内，间无限大，无限小。Ⅰ是有限的，Ⅰ的缩小和延展是无限的。间居于两极之间。〇、Ⅰ是两个极端，小限极端是〇，大限极端是Ⅰ，无限小是0.0...01，无限大是0.9...9。因此，间是Ⅰ的0.0...01 ～ 0.9...9。

（三）合而有间

Ⅱ个Ⅰ并称Ⅱ，并Ⅱ有间。Ⅲ是间。Ⅲ是两个Ⅰ合Ⅱ之间。间是无限缩小和无限延展的Ⅰ，间是0.0...01 至无限大Ⅰ。

（四）分而有间

间是Ⅱ之间隔，是隔Ⅱ之Ⅲ。Ⅰ分开为Ⅱ个Ⅰ，Ⅱ个Ⅰ有间。包括正中间和偏中间。

（五）空间

空间，Ⅱ之间，有空相隔。空间是Ⅱ之间空虚。Ⅱ之间的空虚是有限的，这个空间的限是无限的，大至无限大，小至无限小。

真空是无气之空。空气是有气之空。空闲是时闲、事闲、人闲。

（六）实间

实间是充实之间，Ⅱ之间，有实相连。实间是Ⅱ之间充实。间大于〇，小于Ⅱ合之Ⅰ。因为实间为实，Ⅱ也为实，所以实间总是小于Ⅱ合之Ⅰ。

实物包括生物和非生物。生物是具有生机，可以生长发育的实物，包括动物、植物、微生物。人、禽、兽都属于动物。非生物是没有生机的实物，是自然界固有的、变化的，或生物失去生机之后所化之物，包括矿物和生物固体等。

事实是事的实际情况，是具体的、实实在在的事，有人物、有时间、有地点、有事项。

（七）时间

"时"本是计年月日时，一日十二时。这里用"时间"泛指宙的古往今来。包括年月日时分秒。时间是时的间隔。时间是始终的历程，自始至终的经历过程。时间大至无限，过去到现在，现在到将来；时间小至无限，时的间隔无限小，瞬间、刹那间。

（八）有中无间

有中无间，中间和两端没有间隔界限，只有中没有间。

（九）有中有间

有中有间，中间和两端有空间相隔，有中有间。

十一、联系Ⅲ

Ⅲ是Ⅱ之联；Ⅲ是Ⅱ之系；联系是Ⅱ的联和系，联是关联、联接；系是关系、系结。联系是居于Ⅱ之中的Ⅲ。与联系Ⅲ相关，具有哲义的有：

沟通、融合、信息。沟通是沟壑Ⅱ岸的语言交流之通，是居于Ⅱ之中的Ⅲ。融合是Ⅱ的相融相合，是居于Ⅱ之中的Ⅲ的状态。信息是Ⅱ的通讯联络，是居于Ⅱ之中的Ⅲ。

（一）未联未系

未联未系，既未系也未联。没有任何关系，没有任何联系。如这个学校的教师与那个学校的学生，分而言之，有教师，有学生，合而言之，教师与学生没有任何联系。

（二）联而未系

有联未系，有联，却未系。如两个陌生人坐在一起听课，学习把二人联在一起，却没有建立起同学关系。下课走人，互不相识。

（三）系而未联

系而未联，有系却未联。如失散的兄弟，兄弟的血缘亲情关系永远不会改变，却没有取得联接、联结、联通、联系。

（四）有联有系

既有联，又有系。如父母子女生活在一起，既有亲情关系，又联结在一起。

（五）联络接洽

联络是一种联系，联络是把共同办事的人有机关联起来。联络而系，指事物内部矛盾双方和事物之间所发生的关系。接洽也是一种联系，接洽是对已联络或未联络的直接实施。

（六）显性联系

显性联系，是可见的明显的联系。有人、有事、有时间、有地点。

（七）隐性联系

隐性联系，是隐含的不明显的联系。没有明显的人、没有明确的事、没有明确的时间、没有明确的地点。

（八）暗联系

暗联系是私下暗中隐秘的联系、关系。暗联系是能显、可显，而未显的联系。有联系、有关系，而没有显现出来。联系、关系是Ⅲ，没有显现是〇，故为Ⅲ之〇。Ⅱ个含有联Ⅲ或系Ⅲ。Ⅱ个之联是Ⅲ，Ⅱ个之系是Ⅲ。

十二、系是人事物的关联

系是人、事、物的关联。联和系常并称。系是把人与人、人与事、人与物之间关系、维系、连系、牵连在一起。

（一）两个事物之间的关联

系是两个事物之间的关联。两个事物或多个事物常有关联，多个事物是两个事物关联的不断复制。

（二）一个事物或现象两个方面的关联

系是一个事物两方面的关联；系是一个现象两方面的关联。

（三）人自身的关联

系是人自身的关联。人的自身需要与自身关联，人的自身需要与外部关联。

（四）人与人之间的关联

系是人与人之间的关联。人与人需要关联，系就是人与人关联的一种形式。关系、联系、维系。

（五）人与事物的关联

系是人与事物的关联。人在社会中生活，必须与事物建立关联，否则将无法生存。

（六）人与社会的关联

系是人与社会的关联。自然人在社会中生活表现为社会人，无论自然人还是社会人，都与社会相关联。

（七）人与人事物的关系

系是人与人事物的关系。人与人两者之间产生关系、交往、情。人际关系包括天然的血缘关系和在社会交往中形成的各种关系。

（八）天然的血缘关系

系是天然的血缘关系，如父母子女、兄弟姐妹。

（九）社会交往中形成的人际关系

系是社会交往中形成的人际关系，如情缘关系、家庭关系、邻里关系、朋友关系、师生关系、同学关系、同事关系、工作关系、交往关系、社会关系、网络关系。

十三、系有显性联系和隐性关系

系有显性联系和隐性关系。人际关系有显性联系和隐性关系。事物也有显性联系和隐性关系。

显性联系是公开的关系,隐性关系是秘密的联系。显性联系是人和人显而易见的关系;隐性关系是人和人潜在的不明显的关系。显性联系与隐性关系相互转化。"缘分"就是隐性关系转变为显性联系。"恋爱"则是显性联系转变为隐性关系。

(一) 系显而易见,可弄明白

显性联系是公开的、明白的、显而易见的关系。显性联系是人和人、人和事物、事物和事物之间表面的、显而易见的联系。人与事物的显性联系,是人所必须面对的事,是人对物的获取、占有、支配。人与人的关系,如家庭关系、同学关系、同事关系。人与物的关系,如个人可见的私有财物。人与事的关系,如担负的工作,所办的事。事物与事物的联系,如枢纽、桥梁。

(二) 系隐而不见,能够感知

隐性关系是不公开的、朦胧的、隐蔽难见的关系。隐性关系是人和人、人和事物、事物和事物之间潜在的、内在的、不明显的关系、关联。人与事物的隐性联系,是人与事的潜在关联,人对物的影响和物对人的影响。如"心物信息通"是心灵与物的隐性信息联系。由于系只能感知,隐而不见,所以,常借助桥梁、纽带等有形之物做比喻。如搭建双方沟通关系的桥梁,成为双方建立关系的纽带。

十四、系源于交道和吸引

形成系的条件是家庭、学校、工作单位、社会交往。形成系的真正原因是交流和吸引。系源自于交流和吸引。浅层次的系,源自于打交道;深层次的系,源自于吸引。交流是迫不得已的关系,如生活关系,工作关系。吸引才是真正意义上的关系,喜欢、爱好、倾慕、恋爱、敬仰、信仰。打了交道就有了系,无论是愉快的、成功的、朋友式的交道,还是痛苦的、失败的、敌人式的交道,都建立了"系"的相联。有了吸引,就有深入的交流和密切的联系。因此,系的疏密程度,取决于吸引力的强弱,朋友可以有亲密的关系,也可以是疏远的关系;敌人可能是疏远的关系,也可以成为亲密的关系。这就是"不打不成交""有

缘千里来相会,无缘对面不相知""同气相求""异性相吸""物以类聚,人以群分""心想事成"。

如果只有系的条件,是勉强的,人走茶凉,过路云烟。如果只有交道,是短暂的,所需要的,一旦得到满足,便分道扬镳各走各的了。如果有了吸引,则是持久的、意味深长的、韵趣十足的、深奥入胜的、青春常在,而永无枯竭的。社会生活中,有血缘而断绝关系的有,一家人而不相来往的有,同学而不交往的有,同事而不搭腔的有,社会交往而难以深入的也有。原因就是只有条件,只有交道,而缺少吸引。对敌手佩服的,就是源于吸引。所谓弃暗投明就是吸引的作用。

十五、启悟Ⅲ

Ⅲ是人对事物的启和悟,启迪启发,感悟觉悟。启迪是源于Ⅱ的启发、开导,而出现的新思想、新方法,属于悟之Ⅲ。

(一) 启迪启发式交流就是悟

启迪性交往,已经介入,未有临界,更不跨界,符合Ⅲ的特征。人际交往要勇于介入,相互启迪,临界即回,不可跨界。总是处于介入和临界两端之中间。众多人参与的交流有两种形式:一是限定性交流,明确不能跑题,规定发言顺序,限定每个人发言时间,特点是:均衡分配时间,人人有发言机会;二是启发式交流,确定主流思想方向,限定总体时间,接话题随意发言发挥,特点是:想说就说,话题被人接去,是因为别人比你的发言欲更强。在交流过程中,往往有主题之外的发挥者,与众不同,给人的启发可能更大,因为他的行为激起了你的研究兴趣,甚或背道而驰的说法和做法,会对人们有更大的启发。没有人不想说,只是没有被启发;没有人不会说,只是没有时机;没有人不愿施予,只是没有合适的对象;没有人不愿接受,只是没有感兴趣。当然,启发,特别是反面的启发,是对头脑清醒的善于思考者来说的;对于思路欠清者,只有启发,没有明示,便有带入误区之虞。问题的讨论:一是有答案,而用讨论的方式向大家告知;二是没有答案,在讨论中相互启发,引出思路,找到答案。

启发式交流就是悟。

（二）悟是天然之感

悟是人的本能之一。悟是站在局外，感知感受双方，受启发而悟。相对相反的双方，启发更大，感悟最深。悟是对中和系以及中和系相关的两个事物或一个事物两个方面的认识升华。感悟是有感而悟及，感悟是两方面互感，悟出新知。感悟是基于Ⅱ的感受启悟而生Ⅲ，悟立义为Ⅲ。

（三）悟由巧生

悟由巧生，由生变熟，熟能生巧。熟练而变巧就是神通。如拿筷子夹花生米，外国人不会，中国人会，会而用至巧，这就是神通。脚是用来行走的，有失去双臂的人，拿脚写字、弹钢琴，这就是巧。

（四）悟通灵性

悟通灵性，虚灵而悟，悟而灵验。空虚而有充分的想象空间，空虚而有灵性，易于开悟。悟是新生的萌芽、创新的源泉。悟之调，就是创新。悟是收获，收获结果。体现个人价值、感悟人生、积累经验教训。为社会创造财富，为人类做出贡献。人生意义，悟真悟道。悟适宜于领会、探索、创新、提高、超脱。

十六、超脱Ⅲ

Ⅲ是Ⅱ基础上的超脱。超脱是在原有基础上的超凡脱俗。超脱是超过脱离Ⅱ之外的Ⅲ，超脱立义为Ⅲ。

与超脱Ⅲ相关，而具有哲义的有：超过、游离、局外、旁观、衍生、虚拟。犹如"品"字，上边的"口"本来是在下面两个"口"的中间，超脱出去就在下面两个"口"的上边，可以俯瞰下边的两个"口"。

超过是赶超、越过一般水平的Ⅲ。游离是从正常Ⅱ状态中游移分离出的Ⅲ。局外是对局双方之外、Ⅱ之当局之外，属于超脱之Ⅲ。旁观是Ⅱ之旁的观者，是双局双方之旁的观阵者，属于超脱之Ⅲ。衍生是由Ⅱ生出的、多出的，是原有基础上生出新的，Ⅱ之外的第Ⅲ。虚拟是超脱Ⅱ之实的虚设，虚拟是假设，是人与事物之外的第Ⅲ。

种现象，属于超脱之Ⅲ。

第五节　感悟Ⅲ

感是感触、感觉，悟是觉醒、觉悟。感悟Ⅲ，Ⅲ是感悟。感悟Ⅲ，〇蕴Ⅲ、Ⅰ至Ⅲ、Ⅱ生Ⅲ。感悟Ⅲ，Ⅲ归Ⅱ、Ⅲ归Ⅰ、Ⅲ归〇。感悟Ⅲ，Ⅰ自由、Ⅱ兼顾、Ⅲ规定。感悟Ⅲ，激而成Ⅲ。感悟Ⅲ，事有Ⅲ议。

感悟Ⅲ，间隔与联系。感悟Ⅲ，善用宏观的Ⅲ判断。感悟Ⅲ，中Ⅲ，宇宙是有限的无限。感悟Ⅲ，争不足让有余。感悟Ⅲ，知太过不及。感悟Ⅲ，居中而论。感悟Ⅲ，融入Ⅱ中、独立Ⅱ外、超越Ⅱ上。感悟Ⅲ，宇宙中Ⅲ理论应用于生活。感悟Ⅲ，隐Ⅲ、巧Ⅲ、收获Ⅲ、开光Ⅲ。感悟Ⅲ，生死之中，生有道死有理，进退维谷转生机。感悟Ⅲ，有感无觉、感觉无悟、感觉有悟。感悟Ⅲ，做到、看到、想到、悟到。感悟Ⅲ，体验，亲身体验才易悟。感悟Ⅲ，开悟，豁然开朗方为悟。感悟Ⅲ，感应，人人都能感应和反馈超感信息。

感悟Ⅲ，价值，顺应社会潮流，体现人生价值。感悟Ⅲ，信，信是人际关系的基础。感悟Ⅲ，机会，机会永远为有准备的人准备着。感悟Ⅲ，缘分，缘分是心灵的感应。感悟Ⅲ，礼，礼是尊重人的体现。感悟Ⅲ，和，和为贵。感悟Ⅲ，人性本中，偏善偏恶。感悟Ⅲ，两两争斗，第Ⅲ方获益。感悟Ⅲ，学习、应用、研究。感悟Ⅲ，无方向目标、不得已的方向目标、心中的方向目标。感悟Ⅲ，战与和，战中有和，和中有战。

感悟Ⅲ，联系，用联系的观点看问题。感悟Ⅲ，适应，要改造须先适应。感悟Ⅲ，神，神出自熟和巧。感悟Ⅲ，趣，趣是心的发现。感悟Ⅲ，隐，荣辱不惊、多藏少露。感悟Ⅲ，适度，收放自如贵适度。感悟Ⅲ，人贵奇，物贵稀，景羡世外桃源。

一、感悟Ⅲ，〇蕴Ⅲ·Ⅰ至Ⅲ·Ⅱ生Ⅲ

（一）〇蕴Ⅲ

〇蕴含着Ⅲ，隐藏的中、隐秘的联系都是〇蕴Ⅲ，隐是〇，中联系是Ⅲ。

不理是〇蕴含Ⅲ，不理是〇，做自己的事是Ⅲ。不理你，你也就有时间、有机会深入思考、深入研究，从中悟道，做自己想做的事，有所创新，获得成功。"不理"既浅也深。不理很浅，浅在不和睦，不值得理会；不理很深，深在给平台，不忍去干扰。

无为是〇蕴含Ⅲ，无为是〇，自由发挥的空间和条件是Ⅲ。正是因为无为，才给了有为之人自由发挥的空间和条件。这就是无为而治。"无为"既低级也高级。无为很低级，低在没有指导，没有为你的不懂不会做出指导；无为很高级，高在没有羁绊，没有给你的自由发挥设置羁绊。

（二）Ⅰ至Ⅲ

Ⅰ至Ⅲ，有Ⅰ就有中，中就是Ⅲ，中Ⅲ。Ⅰ的中Ⅲ，可以隐而为〇，可以大于〇小于Ⅰ，可以为全Ⅰ。

当中Ⅲ隐而不显时为〇；当中Ⅲ或大或小地显示，为大于〇小于Ⅰ；当中Ⅲ的两端为〇时，中Ⅲ就是整个Ⅰ。有一项任务，让你去做，有了锻炼机会，才可能在做事中有所感悟。做事是Ⅰ，悟理是Ⅲ。例如，三人赶考，临考前问卦：几人能考中？算卦先生伸一指。问：何意？答：天机不可泄露。结果考中一人。皆叹：算卦真准。准不准未可知，机巧却是有的。试想：三人考试无非四种结果：一人考上，一人考不上，一齐考上，一齐考不上。伸一指便将三人的四种结果全都包含其中了。又如训练中，篮球运动员连续三投不中。教练说："你真笨，看我的"。教练三投也不中，教练说："看见了吧，你刚才就是这样投篮的"。如果教练三投中一或中二，会说：看看，这样投才会进，那样投怎么会进呢。如果，教练三个全投进，自然会说：看见了吧，应该这样投。Ⅰ至Ⅲ可以通过转移话题，为自己现实行为找到进退之路，也可以叫做三关语吧。

（三）Ⅱ生Ⅲ

Ⅱ生Ⅲ，有Ⅱ的存在，就有Ⅲ的关联。

1. 意见是Ⅱ生Ⅲ　意见是Ⅱ生Ⅲ。对于你提出的观点，正面顺从、赞同的人多，只能证明你的观点是正确的、适合的，但对你来说是没有多大收获的，没有带来认识的启发、升华和提高。而对于你提出的观点，如果有对立面反对，无论反对是正确的还是错误的，均能验证、补充、完善你的观点。正确的意见，直接采用，修改，错误的意见激起反思，或使更加坚定信心。所以，意见是宝贵的，"请提宝贵意见"，真正把意见看成是宝贵的，便是一种高境界。

2. 创新是Ⅱ生Ⅲ　创新是Ⅱ生Ⅲ。在原有基础上，经过借鉴启发，创造出了新的知识和用品。创新有三个境界：低境界是有知识的积累才能拓展思维，才有创新的资本；中境界是借助别人的经验，方有创新的条件，"站在巨人肩头，何必平地而起"；高境界是有了自由发挥的空间，才有创新的意识和灵感，"影响我们创造发明的不是未知的东西，而是已知的东西"。

二、感悟Ⅲ，Ⅲ归Ⅱ·Ⅲ归Ⅰ·Ⅲ归〇

（一）中隐Ⅲ归Ⅱ

阴中阳，中Ⅲ隐退，归为阴和阳。此为中隐Ⅲ归Ⅱ。中Ⅲ从两端向中收缩，两端渐大，至两端接合，中Ⅲ隐退，Ⅲ归Ⅱ。中间人、介绍人、讲和人隐退了，没有局外人，只剩下双方，要么和好，要么矛盾再起，战事重开。

（二）中极大Ⅲ归Ⅰ

中Ⅲ渐大，两端渐小，当两端为〇时，中Ⅲ为Ⅰ，Ⅲ归Ⅰ。如三口之家，一人说了算，另二人从发言渐少，到完全沉默，说了算的人就我行我素、为所欲为了。这叫一言堂。

（三）中消Ⅲ归〇

中Ⅲ消，Ⅱ无存，Ⅱ合为Ⅰ，Ⅲ归〇，故中消Ⅲ归〇。如一人说了算的三口之家，说了算的人不说了，另外二人也不说，三个人都无语。

（四）Ⅲ多如无

一个灯一个显影，两个灯两个淡影，三个灯三个隐影，多个灯，没有影，这就是无影灯。无影灯并非无影，是多影而成为无影。俗话说：账多不愁，虱多不咬。

三、感悟Ⅲ，Ⅰ自由·Ⅱ兼顾·Ⅲ规定

一个人可自由自在，张扬个性，有利于对

人性的充分发挥。两个人须相互兼顾，补充、关照，优势互补。可以有约定，但是如果一方不遵守，约定即没有意义。三个人要有统一规定，约定共同方向、目标，符合规矩，才有利于获得和表达。三个人尚能共同遵守约定，形成统一意见。如果有一方不遵守约定，另外两方还可以对其进行制约。

三个人以上形成一致意见就比较困难了，经常会出现反对意见。所以，就要有纪律约束，法律法规制裁。如果弄不好，还容易形成一盘散沙的混乱局面。"一人一把号，一人吹个调，你敲鼓他打锣，还有人放炮"。要把众人的想法统一起来，是一件很不容易的事。即便是同一件事，想法和做法也会大相径庭。所以，社会群体，必须要有规定、规则、章程、法律，用来维持秩序。然而，这有利于为管理群体创造条件，却对个性的充分张扬和发挥有所限制。

四、感悟Ⅲ，激而成Ⅲ

感悟Ⅲ的这种激发需要有个人潜质，有才能，有时机和条件。不是任何人都能被激发出来的，不是任何时候都能被激发出来的，不是任何情况下都能被激发出来的。

20世纪六七十年代看电影是一种最高的文化享受，在农村成群结队的大人和孩子们，晚上到几千米之外的村庄去看电影是常有的事。那时候经常停电，电影常演到深夜。电影散场后，小一点儿的孩子困得走不了路，大一点儿的孩子还得背着小孩子走。有一次，电影散场后，有几个小孩子打瞌睡，摇摇晃晃地走不动了，大孩子也不愿背他们，这时一个鬼点子多的大孩子，领着大家到一家门口，啪啪啪地拍人家的门，然后，高声骂一句，扭头就跑，一群孩子一看这阵势，撒腿就跑，那些打瞌睡的孩子跑得比兔子还快。因为他们清醒地知道，要是被那家遭骂的人追上非挨打不可。驱赶睡意的猛醒快跑是被激发出来的。

五、感悟Ⅲ，事有Ⅲ议

任何事物经过三议方可达成一致，方可成熟，方可正确，方可为双方所接受，方可成事。一议

偏左，再议偏右，三议取中。一议有争执，各自发表自己的观点，意见悬殊较大；再议可吸纳，听后反思，开始接受对方的部分观点，大方向趋向于一致；三议已趋同，融合后的各种观点和意见，趋向一致达成共识，通过交流、汇合统一。事不过三，三次过后，要么达成一致，要么各执己见。只有再一再二，没有再三再四。话说三遍，淡如凉水。三之后的勉强统一，就不一定是本意，可能就是出于某种需要的了。

六、感悟Ⅲ，间隔·联系

Ⅲ是感悟，中Ⅲ是从Ⅱ感悟出来的，Ⅲ是Ⅱ之感悟。只要有Ⅱ的存在，就有Ⅲ的居中和联系。如果中Ⅲ不存在了，Ⅱ也就合而为Ⅰ了。

（一）Ⅲ是间隔

Ⅲ是Ⅱ之间隔，间隔也称为中间，中间和两端有空间相隔，有中有间。Ⅱ之间隔把Ⅱ分为两部分，间隔是间中Ⅲ。Ⅱ之中间是Ⅲ。

（二）Ⅲ是联系

Ⅲ是Ⅱ之联系。联系是把Ⅱ之两部分联接维系在一起。联系是物的联系、事的联系、人的联系。联系是联中系中。Ⅱ之联系是Ⅲ。

七、感悟Ⅲ，中间两靠两不靠

Ⅲ是中间状态，两靠，可左可右；两不靠，左也不是，右也不是。半虚半实是虚实之间，虚不虚，实不实。亦冰亦水是冰水之间，冰上有水，水中有冰。似是而非居于是与非之间，看是实非，说非却是。

物象之间，物将成象而未成象，象将形成而未成形。五行之我，中Ⅲ是我，Ⅱ是生我、我生，生我者为母，我生者为子；Ⅱ是克我、我克，克我者为我所不胜，我克者为我所胜。不男不女，亦男亦女，一部分男性征，一部分女性征。恋爱期，比认识关系近了一层，而尚未达到夫妻的程度。怀孕，已有胎而未成人。犹豫不决，处于肯定与否定之间。徘徊不定，处于进退两难境地。宏观与微观的中间状态。物与气之间的混沌状态。气居于精与神之中间，精气神。精气是精化生之气，神气是神形成之气。气居躯体与精神之间（这

里的精神是偏义词，义偏向神）。癌变前期，正常细胞发生变异，而尚未成为癌细胞。病毒感染的窗口期，感染了病毒而未达到一定量没有产生抗体，尚不能被查出。

八、感悟Ⅲ，善用宏观的Ⅲ判断

Ⅲ判断是宏观判断。就是面对Ⅱ的确认性判断，能够站在非此即彼的提示之外去看待事物，做出第Ⅲ种判断，找到第Ⅲ种答案。如避开同意或不同意，选择弃权；面对支持或反对，选择不表态；需要确认肯定或否定，选择无表示；不理、沉默、无为，都是宏观的Ⅲ判断答案。

九、感悟Ⅲ，中Ⅲ，宇宙是有限的无限

中Ⅲ是阴阳之折中，中Ⅲ是针对阴阳之Ⅱ而言的Ⅲ。阴中阳是宇宙的总规律。谐调学提出的"宇宙有限无限论"是中Ⅲ，是继"宇宙有限论"和"宇宙无限论"之外折中的第Ⅲ种学说。"宇宙有限无限论"认为："宇宙是有限的，这个限是无限的"。宇宙有限论认为"宇宙是有限的"，属阳，用Ⅰ表示，微观Ⅰ是有限的小，宏观Ⅰ是有限的大。宇宙无限论认为"宇宙是无限的"，属阴，用〇表示，微观〇是无限的小，宏观〇是无限的大。宇宙有限无限论认为："宇宙是有限的，这个限是无限的"，属中，用〇-Ⅰ-〇表示。微观〇-Ⅰ是有限的无限小，是从〇的微观无限小至Ⅰ的微观有限小，表示为0→0.0...01；宏观Ⅰ-〇是有限的无限大，从Ⅰ的宏观有限大至〇的宏观无限大，表示为10...0→0。因此，宇宙是有限的无限小至有限的无限大。

十、感悟Ⅲ，中Ⅲ，争不足让有余

"争不足，让有余"是一种从众心理。从众心理表现为：你认定的事，如果众人都认可，你则毫无疑义，如果有一人否定，你会据理争辩，有二人否定，你会犹豫疑惑，有三人否定，你可能会动摇放弃。而对于你否定的事，如果众人都否定，你则坚决否定，如果有一人肯定，你会不屑一顾，有二人肯定，你会重新审视，有三人肯定，你可能会改变认识。对于你犹豫未决的事，如果有人否定，你也会随之否定，如果有人肯定，你也会跟着肯定。

"争不足"，是在你肯定时，有人来争，他帮你提高了认知度；在你犹豫时，有人来争，他帮你确定了认知度；在你否定时，有人来争，他使你重新认知而不舍。俗话说：一猪不吃糠，俩猪吃着香。话俗理不俗。俩小孩争玩具，就是这个道理，说不玩都不玩，一个小孩玩，另一个小孩就要去争。"让有余"，是指当你把两个人都想得到的东西让出去时，他可能受到你行为的感染，而不愿再与你争；也可能是碍于面子，心里想争，却不便和一个让给他的人去争，因为那样太没面子。这就是都让了反而有盈余了。

一对夫妻在海边过着恩爱幸福的生活，对餐桌上的大鱼大肉，尽情动筷子；后来没落了，鱼肉少了，吃饭要顾及一点儿对方；再后来餐盘中只有三根咸菜，两人各夹走一根后，当二人又同时下筷子准备夹时，却又同时收手、退回。结果，吃完饭后，三根咸菜还剩下一根。

十一、感悟Ⅲ，中Ⅲ，知太过不及

不及是未达到规定的要求。尚未成熟、萌芽、幼儿稚童、积累不够、荒地、达不到。不及，空而易得。

太过是超出了一定的范围。超出了中稳，过了，熟透了、出人头地。领袖、领导对于一般群众来说就是太过。太过，实而难得。太过者易转化，过犹不及。走极端容易转向反面。"皎皎者易污，峣峣者易折。"美好出众的，易被污损；至高无上的，易被折断。"水至清则无鱼，人至察则无徒。"认真者缺乏包容，细致者难以关联。枪打出头鸟，刀砍地头蛇。

十二、感悟Ⅲ，中Ⅲ，居中而论

中之积极，九五至尊（十进制的九，六进制的五）。中之消极，中则惰生，不思进取，不进则退。

中有储备，有蓄劲，中之潜力大、后劲足。适中如日中天、正值火热、劲足力大。适中是人至中年。适中者安稳，谦虚。谦受益，满招损。虚心使人进步，骄傲使人落后。居中是"人家骑马，咱骑驴，后面还有骑牛的"。不因居人前而喜，

不为居人后而悲。

有人统计，大学毕业若干年后取得突出成就的，多数不是拔尖学生，而是前 10 名左右的学生。因为拔尖者太精专，精专于学习文化知识，不一定能在社会工作中仍然居于突出地位，居后者接受能力弱，也难以在社会工作中拔得头筹，而前 10 名左右，既有较强的接受能力，又有一定的钻研精神，居前后之中，故而能取得成就，做出贡献。居前者易骄傲，居后者易气馁。居中时，便可胜不骄，败不馁，看到既得成绩，利于树立自信心；看到不足之处，便于确定新目标。

十三、感悟Ⅲ，中Ⅲ，融入Ⅱ中·独立Ⅱ外·超越Ⅱ上

（一）中Ⅲ融入Ⅱ之中

中Ⅲ融入Ⅱ之中，和Ⅱ交往，难免矛盾和冲突。假如驾驶的汽车是中Ⅲ，路上的其他车和人就是Ⅱ，这辆汽车和其他车、人在一起，跑在公路上随时可能相遇，相互影响，或相互成为障碍。

（二）中Ⅲ独立Ⅱ之外

中Ⅲ独立于Ⅱ之外，无涉Ⅱ，很少有矛盾和冲突。假如火车是中Ⅲ，火车单设铁路，独立在铁路上跑，对行人和车影响很小，障碍极少。

（三）中Ⅲ超越Ⅱ之上

中Ⅲ超于Ⅱ之上，俯视Ⅱ，基本没有矛盾和冲突。假如飞机是中Ⅲ，飞机在天空中飞，对行人和车没有影响，没有障碍。

十四、感悟Ⅲ，宇宙中Ⅲ理论应用于生活

宇宙的中Ⅲ理论体现在生活的方方面面。如感情是有限的无限，感情是有限的，无论亲情、友情、爱情，都是有限的，超越一定限度就会转化，而这个限是无限的，不同的人交往的感情深浅不同，有的爱情淡然不如亲情、不及友情，有的亲情不如友情。再如手电照去的光应该是有限的，而这个限是无限的。

十五、感悟Ⅲ，隐Ⅲ·巧Ⅲ·收获Ⅲ·开光Ⅲ

Ⅲ是人对事的感悟。悟是由Ⅱ感而生之，故悟为Ⅲ。感悟，有感而悟、积累开悟。由Ⅱ方面感悟升华出的第Ⅲ种情景。感受，有感而接受。感觉，觉察，有感而觉，有觉而察。觉醒，有感而觉，有觉而醒。

觉悟，觉察觉醒而开悟。悟透，悟开而透彻。

（一）隐Ⅲ

Ⅱ隐藏着Ⅲ，有隐Ⅲ才有Ⅱ，隐Ⅲ消失Ⅱ也随之消失，成为Ⅰ。

（二）巧Ⅲ

由生变熟，熟能生巧，巧是Ⅲ。熟练而变巧就是神通。如拿筷子夹花生米，外国人不会，中国人会，会而用至巧，这就是神通。脚是用来行走的，有失去双臂的人，拿脚写字、弹钢琴，这就是巧。

（三）收获Ⅲ

收获结果。体现个人价值、感悟人生、积累经验教训。为社会创造财富，为人类做出贡献。

（四）开光Ⅲ

按照教义的说法，开光就是把宇宙中无形的、具有无边法力的真灵注入到神像中去，神像也就具有无边法力的灵性。开光是一种点化注入的形式，在一定场境中使物得到点化感受、开悟，而具有灵气。开光的人是看透事理与神灵相接的人。被开光的神像，接受开光后，具有神灵的法力。

十六、感悟Ⅲ，生死之中，生有道死有理，进退维谷转生机

生就要珍惜生命，注重养生。尊重自己，尊重他人，维持社会，维护自然。任何情况下，都不能轻生。

人不可无故言死。死就要死得其所。正义需要时，社会需要时，理想需要时，心态需要时，宁可前进一步死，决不后退半步生。有此决心和信心，冒死前进反易得生，后退半步求生若死。

进退维谷，进是峡谷，退也是峡谷，进退两难。若不畏艰难险阻，甚至不惜牺牲生命，进退两难会变得进退自如。畏畏缩缩欲生得死，豁上一搏冒死复生。

十七、感悟Ⅲ，有感无觉·感觉无悟·感觉有悟

经历就有感，有感而无觉，感觉而无悟，感觉而有悟。感觉有悟，目不识丁或可以把握为人处世的真谛；学而无悟，学富五车也可能只是重复已有的知识。一个农村妇女的感言悟语，或许透露着为人处世的玄机，使人思索终生；一个拾粪山翁的悟言哲语，可能道出了为人处世的诀窍，使人恍然大悟。一个高官的夸夸其谈，或许只是一堆废话，使人乏味无获；一个学究的洋洋千言，可能只是迂腐之论，使人味同嚼蜡。"听君一席话，胜读十年书"是对一番话的开悟。"十句通，不如一字精"是对一个字的领悟。"万事易学，一窍难得"是对技巧的一种感悟。"人生两难事，知音知味；世间一快意，悟真悟道"是对知与道的真悟。悟真悟道才真正是人间之快意。领悟才能理解，觉悟才能继承，开悟才能创新，顿悟才能跃迁。

真知是悟出来的，创新是悟出来的，大道是悟出来的，幸福是悟出来的，谐调人生是悟出来的。Ⅲ是感悟出来的真谛。

十八、感悟Ⅲ，做到·看到·想到·悟到

亲自做到才对问题理解认识，还是看到就理解认识？是事先想到，还是从点滴悟到？层次不同。不到黄河不死心、亲自尝了才知道梨子的滋味、不见棺材不落泪、不撞南墙不回头，都是眼见为实的现实做法。

先见之明，是悟的结果。平常人认识事物，感了才有受，在外的想进去，进去的想出来。高明的悟者，没有进去就能预见到出来。进去了就要潜心在那个圈子里运行，不论是甘心情愿，还是身不由己。

十九、感悟Ⅲ，体验，亲身体验才易悟

悟是一种亲身体验，书本上的知识、他人的经验，只是一种借鉴，那是他人的知识，真正悟到了才是自己的。

对于经历过的人，看透了，可能会心灰意冷，而对于没有经过的人，好像那只是发生在别人身上一样，正是这些才具有刺激性，才更具有神秘感和吸引力，从而更想亲身体验。

二十、感悟Ⅲ，开悟，豁然开朗方为悟

悟如登山，至顶观景，有种豁然开朗之感。在登山过程中虽然越走越清晰，那只是点滴积累的清晰，是小清晰，是迷茫中的清晰，总在迷茫之中。只有登临山顶，回头再看走过的路，才会感觉到豁然洞开。

任何一门学科、一门技术、一个行当，如果学习积累达不到豁然开朗，那就没有真正从根本上掌握，没有真正领悟，就只能墨守成规，也就不可能有所创新和发展。创新和发展必然建立在开悟的基础之上。听君一席话，胜读十年书，是一种豁然开朗之悟。一灯能破千年暗，一智能灭万年愚，是一种洞察明白之悟。

二十一、感悟Ⅲ，价值，顺应社会潮流，体现人生价值

人生价值体现在社会评价上。社会是个人生活的沃土，只有在社会中个人才能发挥聪明才智，体现人生价值。价值体现在顺应社会潮流之中，因此，顺应社会潮流才是明智的选择。适应社会，与社会主流保持一致，是顺应社会潮流。改造社会，只要是社会发展的需要，也是顺应社会潮流的一种形式。

二十二、感悟Ⅲ，信，信是人际关系的基础

信是人际关系的基础，没有信就没有人际关系的建立和发展。信则有，不信则无。相信才能交往，不信就无法交往。没有基本的信任，什么也做不成。一手交钱，一手交货，也需要有信，否则，要么收了钱不给货，要么拿了货不给钱。即便在信息社会有录像为证，如果不信，也可以被怀疑是造假所致。而要证明是不是造假的，又与信任有关，如果不信，就是证明了也不信。如果信，就是不证明也信。

二十三、感悟Ⅲ，机会，机会永远为有准备的人准备着

机会，机是时机、机缘；会是际会、遇合。机会是具有时间性的有利的客观条件。机会稍纵即逝。机不可失，时不再来。机会永远为有准备的人准备着。有准备，当机会到来时，就会抓住时机，乘势而上。无准备，有了机会，也难以抓住，只能眼看着坐失良机。"螳螂捕蝉，黄雀在后""鹬蚌相争，渔翁得利"。因为黄雀和渔翁都做好了捕捉的思想准备，所以才得以敏捷地抓住了捕捉的时机。

二十四、感悟Ⅲ，缘分，缘分是心灵的感应

与其说缘分是机会，不如说缘分是心灵的感应，有缘千里来相会，无缘对面不相知。如果无心，有机会也不会出现缘分。只要用心，没有机会，也会争取机会，创造缘分。

二十五、感悟Ⅲ，礼，礼是尊重人的体现

礼是对人的尊重，也是对自己的回报。以礼待人，人就还之以礼。施人以礼，自己就会得到礼遇。尊重别人就是尊重自己。

二十六、感悟Ⅲ，和，和为贵

和，是自身调节的最佳状态，也是人际交往和社会关系的最佳状态。以和为贵，和则顺，顺则通，通则畅达，和则人兴事兴。和谐、和睦就是幸福。

二十七、感悟Ⅲ，人性本中，偏善偏恶

人之初，性本中，中中有偏善，中中有偏恶。和谐激发善，凶险激发恶。善而引导激发善，恶而引导激发恶。善中可生恶念，恶中会有善意。以善对善，或两善相加得以和善，或善被利用反生恶意。以恶对恶，或恶被恶治可以行善，或两恶相加可以增恶。以善对恶，可以降恶生善，也可以纵恶污善。以恶对善，可以损善抑善，也可以践善激恶。

二十八、感悟Ⅲ，两两争斗，第Ⅲ方获益

两虎相争必有一伤。两两争斗，两败俱伤，获益者必是第Ⅲ方。当局者迷，旁观者清，旁观者是Ⅲ。

不识庐山真面目，只缘身在此山中，观山者是Ⅲ。坐山观虎斗，坐观者是Ⅲ。螳螂捕蝉，黄雀在后，黄雀是Ⅲ。鹬蚌相争，渔翁得利，渔翁是Ⅲ。

二十九、感悟Ⅲ，学习·应用·研究

学习是参照接受别人的知识。学习和得到知识是两个方面，感悟真知是Ⅲ。应用是把已有的知识用于实践。知识和实践是两个方面，能很好地应用是Ⅲ。研究是探讨已有未有的知识和实践进行创新。知识和实践是两个方面，研究是Ⅲ。

三十、感悟Ⅲ，无方向目标·不得已的方向目标·心中的方向目标

无方向目标，是没有方向目标的原地打转，或无头苍蝇一般地乱碰乱撞。不得已的方向目标，是迫于一种压力，或出于应付，而设定的方向目标。心中的方向目标，是基于本身本心所愿的方向目标。行车时，有三种情况：一是原地打转转，没有方向和目标；二是朝着一个并不情愿的方向目标走；三是虽朝着一个方向走，心里却想着自己的目标，没有机会便罢，一旦有机会便会转向自己的目标。

三十一、感悟Ⅲ，战与和，战中有和，和中有战

战与和是两个极端。战是一个极端，和是另一个极端。居中是战中有和、和中有战，中的一端是战，一端是和，只是不同情况下战与和的多与少不同。极端的战是为战而战，是毁灭性的战；极端的和是为和而和，是屈从的和，委曲求全的和。不走极端之战，是为了和；不走极端之和，是不屈从的和，是为了熄战的和。

三十二、感悟Ⅲ，联系，用联系的观点看问题

中是两个相关联的事物或一个事物相关联的

两个方面的静态中间。系是两个事物或一个事物两个方面中间的动态联系。悟是对中和系及中和系相关的两个事物或一个事物两个方面的认识升华。用联系的观点看问题。联系是Ⅲ，桥梁是Ⅲ，纽带是Ⅲ。"无所不……"的对义词有三个："有所不……""无所必……""有所必……"。

感悟"无所不……"的意思，抛开"有所不……""无所必……"，直接理解为"有所必……"。如无所不能——有所不能，无所必能，有所必能。只要说"无所不能"，意思即为"有所必能"。这样的词还有：无所不知、无所不为、无所不通等。

"无……不……"的对义词有三个："有……不……""无……必……""有……必……"。感悟"无……不……"的意思，抛开"有……不……""无……必……"，直接理解为"有……必……"。如无微不至——有微不至，无微而至，有微必至。只要说"无微不至"，意思即为"有微必至"。这样的词还有：无孔不入、无坚不摧、无奇不有等。

三十三、感悟Ⅲ，适应，要改造须先适应

适应环境、适应社会、适应人际、适应事件、适应个人。

要改造自然环境须先适应环境。自然环境是个人生存、发展、实现价值的大背景。只有先适应环境，才有可能在适应中发现问题，进而去改造环境。要改造社会须先适应社会。社会是个人生存、发展、实现价值的大洪流。只有先适应社会，才有可能发现社会弊端，进而去改造社会。要改善人际关系，须先适应人际交往，人际交往是双刃剑，可以启发、可以帮助，也可以妨碍、可以敌对、可以扼杀。只有先适应人际交往，才能趋优避劣，改善人际关系。要把握事件，须先了解事件。事件如龙虎，人们在个人生存发展实现价值的过程中，要么降龙伏虎，要么被龙虎所伤。开始人弄事，后来事弄人。只有了解事件，才能弄清事理，进而驾驭事件，做谋事的主人，不做事件的奴隶。要改造一个人须先熟悉这个人，包括对自己，要改变自己，须先了解自己。个人的生存发展实现价值，只能在环境的大背景下，融入社会洪流中，在人际交往中处事。主观上，无论对环境、社会、人际交往是顺应还是背逆，都必须先适应，然后才谈得上促进或改造。只有熟悉一个人，才能趋优避劣，进而改造这个人。要改造须先适应，重在方法和态度。无论是适应，还是改造，只有变换了已有的处世方法，调整了曾经的为人态度，才能很好地适应和改造。

三十四、感悟Ⅲ，神，神出自熟和巧

熟能出神，巧能出神。熟能生巧，熟和巧创造神奇。读书破万卷，下笔如有神，是因为熟。魔术的神奇，是由于娴熟和巧妙。

三十五、感悟Ⅲ，趣，趣是心的发现

趣是用心发现的，有趣无趣不是事物的本身，而是看待事物的人的用心。舒心坦然，处处有趣，事事有趣，人人有趣。否则，有趣之事也会变得无趣。一个心理医生接待了一个病人。病人内心苦恼郁闷，想得到心理医生的帮助，心理医生说："剧院里新近来了一个幽默大师，滑稽有趣，谈笑风生，很多人在那里忘掉了烦恼，得到了快乐，你不妨去体验一番，肯定会解除你的忧郁。"心理医生话音未落，但见那位病人已是泪流满面。病人嗫嚅着说："我就是那位幽默大师。"

三十六、感悟Ⅲ，隐，荣辱不惊·多藏少露

"荣辱不惊"即是趋中。"名高妒起，宠极谤生。""荣宠旁边辱等待，贫贱背后福跟随。"这种转化是一种规律，恰当把握，名虽高而避妒，宠虽极而止谤，荣宠而无辱。荣誉高、名气大、受宠之时，切莫高傲，也不要低调，要趋中。高傲是"妒起""谤生"转化的催生剂，低调虽可避妒止谤却走向了另一个极端，不利于自我发挥。趋中则是抑妒止谤的良方。面对妒忌，一定要自立自主，干你想干的事。

三十七、感悟Ⅲ，适度，收放自如贵适度

收不收？放不放？是收还是放？收到什么程度？放到什么程度？什么是适度？怎样才算是适度？严格要求好，还是环境宽松好？是误人子弟，还是强人所难？有时是只可意会，不可言传。有时是据情而定，不可执偏。教和学要讲究效果，是灌输，还是自省？灌输能挤进知识，却有强迫之虞；自省能唤起爱好，却有放纵之嫌。

逼着教，强迫学，可能扼杀天才；教而不逼，学而无压，也会时光白流。"学而不厌，诲人不倦"自觉时方可如斯。"近朱者赤，近墨者黑"随大流方能如是。"出淤泥而不染"才能鹤立鸡群。"处变乱而不惊"方显英雄本色。

三十八、感悟Ⅲ，嫁接，杂交，转基因，异地通婚

物以类聚，人以群分，同气相求，异性相吸。

物有植物、动物和矿物。植物有树木，有禾苗。动物有畜生，有人。类别的划分，有粗有细。所谓同类，要看是粗分之类，还是细分之类。从细分到粗分，小男孩与大男人是同类，同是男人；男人与女人是同类，同是人；人与猿是同类，同是动物；人与树木是同类，同是物。相同的类别有相同之处，也有不同之处。不同的类别有较大的不同。异性相吸引，利于生殖繁衍，动物、植物皆如此。同气相求，利于和平共处，共同谋事。

人在观察应用不同的类别时，有一种趋优避劣、求变求新的心态和冲动，研究发现，经过嫁接、杂交、转基因、异地通婚，能够保持各自的优势。果树的嫁接能结出新的口感好的品种；水稻的杂交能出高产量；驴与马配种生出的骡子耐受能力比驴和马都强。但是不同类别的嫁接、杂交、配种，会出现不同程度的劣势。嫁接出的果种很难再长成被嫁接后的果树。用杂交稻种，会出现退化，越种产量越低。骡子很强壮却失去了生殖能力。可见，嫁接、杂交、配种后的种子的繁衍难以继承。

总之，无论是嫁接、杂交、转基因，还是通婚，都不能太近，也不能太远。太近，趋向于同类，容易出现不可避免的双方缺陷；太远，趋向于异类，容易出现不同类型的搭配，造成新的缺陷。感悟Ⅲ，嫁接，杂交，转基因，异地通婚，均须适中适度，不可太过，亦不可不及。

三十九、感悟Ⅲ，人贵奇，物贵稀，景羡世外桃源

感悟Ⅲ，人贵奇，人，与众不同，不随波逐流，才有所作为。感悟Ⅲ，物贵稀，物，异于其他，出奇别致，才受人关注。感悟Ⅲ，景羡世外桃源，景，非同寻常，有特色特点，自成风格，才引人入胜。

第二部分

恰之法

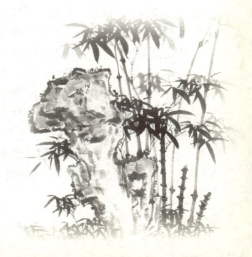

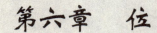

第六章　位

第一节　位的概述

位是位置，位是所居。位是所置的地方、条件。位是所在，位是所在的空间、时间、处境、状况。位是位点、位线、位面、位体，位是点、线、面、体及其变化。位的立义是位置、角色、立场、角度。非"位"是无位、失位、不当位、不到位、否定位。位的哲义：一是层、阶、级、段、等；二是独位、分位、合位；三是位序；四是居位；五是观点；六是价值。

为人、谋事、处世应当定位，找到位。

定位是确定位置，确定位的范围、境况；确定无位、有位、换位；确定初始位、终结位。确定平视位，高低位，大小位，主辅位，主从位，纲目位，本末位，正偏位，公私位，尊卑位，优劣位，隐显位，轻重位，认弃位。确定虚位、统位；确定中位、偏位；确定深位、浅位；确定动位、止位；确定主宰位、依附位；确定领导位、下属位；确定领袖位、裙带位；确定宏观位、微观位；确定概略位、细节位；确定核心位、周边位；确定恒定位、变化位、超脱位；确定人位、事位、世位。定位要比较Ⅱ之位，确定角色，确立地位，确定心目位。

找到位，找位、认位、得位、到位、适位。找到社会地位的高与低，政治地位的主与从，文化地位的优与劣，经济地位的重与轻，家庭地位的尊与卑，工作职位的大与小，方向位置的向与背。找到本位，找到当位。找到○Ⅰ Ⅱ Ⅲ位。找到为人之位，找到谋事之位，找到处世之位。位是会意字，字从人，从立。"立"本义"站立"，引申指"独立"。"人"与"立"联合起来表示"一个人站立时候的专属空间"。本义：独立空间。

第二节　位的立义

位是具有时空占有意义的概念。空置是空间概念，位序是时间概念。

一、位置

（一）所置之位

位置是位之所置、所置之位。位是处境位置，位置是指人或物所在或所占居的空间、时间。任何人、事、物都有一定的位置。位置有高低、上下、前后、左右、内外、远近、虚实之分。位置有位点、位段、位序。位置是确定的时间、空间、方向、序列、等级、角色、关系、地位、心目、境界、境地。位置是人或物相互参照形成的一种关系，如角色位置、人事位置、心目位置。当空间和地点成为一种相互关系时，也叫空间位置、地理位置。空间有静态位置和动态位置。

（二）位形

1. 位点　位点是位的一个点，是位所处之点。位点有广义、狭义之分，有大小、隐显之分。狭义的位点，是"点、线、面、体"之一的点。广义的位点，包括"点、线、面、体"。就是说，位点可以是一个点、一条线、一个面、一个体。位是世之时间段、时间点、时刻、环境区域、空间点、地点、方位、方向点。

如下午3点是时间点，代销点是地点，高空100米处是空间点。位是事所处的时间和场所、经历和程度。事点是事之时间、地点，如出了点事，有事、有时间、有地点。位是人立足的地方，是人之身份、角色、地位、关系。位点是人所拥有的身份，所担当的角色，所处的地位，心目中的位置分量，所在的立场、观点、角度，以及人与人之间的关系。

2. 位线　位线是位居于一条线，位于一段。时段、时辰、地段、两地间、事的阶段、一排人。时段，如 2 点到 5 点这个时段。时辰，如辰时是 7 点至 9 点。地段，如从东到西，洛阳到西安这一地段。

事的阶段，如那件事从开始后到成功前的那个阶段。一排人，如 9 人站成一排。

3. 位面　位面是位居于一个面，位于一个区域。地面、水面、天面。地面，如生活区、绿地。水面，如湖、海、江、河。天面，如一片天空、一片云。

4. 位体　位体是位居一体、位于一体。如一个整体、一个立体、一个房间、一栋楼（整体）、一个岛、敌人（群体）。

（三）位态

1. 静态位置　静态位置是位相对不动。空间的静态位置是：点、线、面、体。点是空间或地域的一个位点；线是空间或地域的两点一线；面是空间或地域的长宽一面；体是空间或地域的长宽高立体。立体的高深位置是上中下、纵向位置是前中后，横向位置是左中右。

2. 动态位置　动态位置是位相对运动。空间的动态位置是：变动着的空间位置。从宇宙的动态性来说，空间位置是在不断变换变动着的。所以，区分为静态位置和动态位置只是相对而言。

（四）时间位置

时间位置是时位，时位是所居何时。"时"泛指宇宙的一切时间位点、某个特定时间点、时间间隔、时间段。任何人事物，都处于一定的时间。时间是有先后顺序的。时间位置是节点的先后。

1. 时间方位　时间方位是时间的方向位置。时间顺向流，是顺向的现实。时间逆向流，是逆向的回忆。

时间静止，是特定条件下的时间凝固。如超光速、百慕大三角未解之谜出现的时间静止或凝固时间。

2. 时间点　时间点，是在时间方向上，过去、现在、将来的某一个时间位点。定时位点，是确定一个固定时间点的位置。先后位点，是比较定

时的中位，有先位和后位。

3. 时间段　时间段是一个时间点到另一个时间点的间隔时间长度，是过去、现在、将来的某个时间段。

4. 时间序　时间序是时间的先后顺序位置。时间的前、中、后，时间从前、经中、到后按顺序经过。

时间的过去、现在、将来。过去是此前的一个时间点或时间段。过去是现在以前、过去是过去以前。过去的时候，是过去的某个时间点或时间段。现在这个时候，是现在的某个时间点或时间段。现在，可以是此时此刻；可以是此前的区间，是从现在追溯到过去的任何一个时间点；可以是从过去到现在还将延续到未来某一时间点的区间。将来的某个时间点或时间段。将来，可以指此时此刻的未来；可以指现在前后的一个时间段完成之后的未来。

5. 计时　计时是计算时间，时间有先后、长短、快慢之分。时间先后是远和近，时间长短是多和少，时间快慢是时差或者感觉。时间是延续的，过去延续到现在，现在延续到将来。

（五）空间位置

空间位置是所在、所占居或所划定的空间界域。空间位置是宇宙空间的点、线、面、体位置。空间位置是距离的远近、间隔的大小，即距离位置、间隔位置。空间位置有远近、高低、虚实之分。有限空间是有极限、有边缘的空间。无限空间是无极限、无边缘的空间。空间方位是空间所处的方向位置，是依据参照物的相对方向位置。空间方位，包括空间点、线、面、体的方向位置。点是空间上的一个点。线是空间上两点连成的线，如航线。面是空间上长宽二维确定的平面，如一片云。体是空间上长、宽、高三维确定的立体，如下雨的天空。

（六）地理位置

地理位置是所在、所占居或所划定的地域界限，地理位置是地球上的点、线、面、体位置，即地域位置，常称为地点、地方。地理位置是相对的位置。地理位置有大小、距离之别。地理位

置与方位相关，常以方位确定地理位置，即方向位置。如地理位置的前后、左右、上下、内外。地理方位是地理所处的方向位置。南北经，东西纬。地理方位，包括地理点、线、面、体的方向位置。点是位于地理上的一个点，任何人事物，都居于一定的地点。地点有大小、远近、高低。地址是一个具体的地点。线是地理上两点连成的线段，称为地段。地段是一个地点到另一个地点之间。面是地理上长宽二维确定的平面，称为地域。地域是一个较大的范围。体是地理上长宽高三维确定的立体。如山体。

（七）环境位置

环境是所在位置周围的自然空间。环境位置是所处环境的具体位置。如回到家里、坐在凳子上、躺在床上等。

（八）方向位置

方向位置简称方位。东西南北上下方向，远近位置。方位是所处地理和空间指向的方向位置。方位是朝向。立足于中，确定上下、左右、前后、内外。地方包括地点及方向位置。方向是面对目标的趋向，方向是相对的。方向是按照人为规定的东西南北大方向，再确定小方向，如东南、东北、西南、西北等。

由于地球规定了南北极，所以指向南极的是向南或南向，指向北极的是向北或北向。地球自转并绕太阳公转，规定了太阳升起的一方是东方，太阳落下的一方是西方。特殊情况是，站在南北两极，就没有了东西方向。站在南极，各个方向都指向北，没有东、西、南；站在北极，各个方向都指向南，没有东、西、北。

（九）心目位置

心目位置是在人们心目中潜在的地位、位序，是人们心目中对人行为的认定和评价，是个人或公众在心目中达成的对某个人或某类人品格高低、上下、尊卑、贵贱、轻重的衡量评判，是一个人在人心目中的轻重尊卑地位。心目位置是心目中的平视位、高低位、轻视位、重视位、尊视位、卑视位、主辅位、偏正位、大小位、认弃位。

（十）关系位置

1. 相对位置　人和物在空间的相对位置，主要是地域位置。人和物要占据一定的空间位置。位置是人和物存在的基本状态。位置间距就是距离。

2. 包含位置　两个事物具有包含和被包含的位置关系。如大套小、重含轻。

3. 先后位序　位是时间位序，位序是位的时间概念。序是序列、次第，位序是位的时间节点，是入位的先后顺序。

（十一）社会地位

社会地位简称地位。地位本是所居何地。这里的"地位"是地理位置、角色位置、身份位置、心目位置的抽象化。地位是比喻高下的认知位置。地位是用地理位置比喻为人处世的认知位置，是事的领属高下位置。地位是借地理位置标识心目位置。地位属于社会价值评议范畴。地位显示一个人在社会中的重要、尊贵、被敬仰程度，也指国家、团体在社会关系中所处的位格。社会地位是人们心目中受尊重、被景仰的标志。社会地位是被公众认可的，一个人在社会中的职务、职位，以及由此显示出的重要程度，也指国家、团体在社会关系中所处的位置。有地位就有条件作为，有作为就有地位。广义的社会地位包括政治地位、文化地位、经济地位、家庭地位。职位是社会地位的一种表现形式，职位是社会所赋予的职业、岗位、职务。职位有高低、大小、主附、轻重之分。社会职位是权利、名望、地位的象征。

二、角色

角色是确立关系的身份，角色是身份关系位置。角色有主从。角色位置又称身份位置，是关系中的身份。角色是动态的，因人而变。角色是人之位。角色位置是人伦的身份等级位置、位序，角色位置是由人伦的身份和等级关系确定的，故也称人伦位置、身份位置、等级位置。角色和角色位置有自然形成的，也有社会交往形成的。自然形成的称为自然角色，社会交往形成的称为社会角色。要区分开自然人角色和社会人角色。区分开什么情况下强调自然人角色，什么情况下强调社会人角色。

（一）自然角色

自然角色是自然形成的角色。父母子女是自然角色，兄弟姐妹是自然角色，由此延伸为有血缘关系的都是自然角色。夫妻是自然角色的创造者，却不是严格意义上的自然角色。而夫妻成为父母之后，则是子女的自然角色，同一父母的兄弟姐妹，是自然角色。按照父母子女延续出的孙子女、外孙子女、祖父母、外祖父母，都是自然角色。旁系的侄孙子孙女、侄子侄女、外甥外甥女、堂兄弟姐妹、表兄弟姐妹、伯叔姑姨、舅爷姑奶姨奶，都是自然角色。自然人的角色是用心做出来的。自然人角色，人与人平等，人格平等。需要修炼自然角色。为自然角色发怒，远比为社会角色发怒，对人身心的伤害要重得多，因为人们可以摆脱社会角色的束缚，却脱离不了自然角色的处境。当自然角色受到伤害时，即便可以进入社会角色暂避一时，却早晚要回归与生俱来的自然角色。一个人在自然角色中可以不带社会角色。我，自己，独立于世的自然角色。却不能在社会角色中，不考虑自然角色，脱离父母子女兄弟姐妹亲情。即便是声明脱离了亲情关系，自然角色的定位也是无法解除的。每一个自然角色的社会化，构成了社会角色、平等角色、主从角色等不同的位置关系。

（二）社会角色

社会角色是指个人在社会生活中的担当，角色是所扮演的形象。角色担负一定的职责，完成特定的使命，是自我价值在社会中实现的补充与完善，是把有限的自我和无限的自我的叠加。夫妻虽然是自然角色的创造者，夫妻关系却属于社会角色，因为夫妻一旦解除婚姻关系，就不相干了。夫妻形成的社会自然角色，对于夫而言，扮演着女婿、姐夫、妹夫、姑父、姨父；对于妻而言，扮演着儿媳、嫂子、弟媳、娘、婶。在夫眼中，有岳父、岳母、妻兄、妻弟、妻姐、妻妹。在妻眼中，有公公、婆婆、夫兄（大伯哥）、夫弟（小叔子）、夫姐、夫妹。

社会角色是在社会交往中形成的角色，如邻居、乡亲、玩伴、同学、师生、朋友、同事、领属、夫妻、亲戚。社会人的角色是用能力演出来的。演好演坏，是由自然人素质所决定的。社会人在社会中担当角色。不同人担当不同角色，同一人在不同社会环境担当不同角色。社会角色有实际角色，也有扮演角色。

一个人在社会角色中，一直带着自然角色。出门，可以隐藏自然角色，带上社会角色；回家，可以脱离社会角色，回归自然角色。"百人百样，百神百像"是角色结构的不同。每个人站在不同的角度、处于不同的位置，就担当着不同的角色。例如，一个人在工作单位是领导，回到家里是父母的儿子、儿子的父亲、妻子的丈夫，在社会上是同学的同学、老师的学生、学生的老师。所以，每个人都可以去演好社会角色。社会人的社会角色，人与人无法平等。社会人对社会角色有意见，有情绪，引起冲突，作为社会角色的当事人，可以争辩，可以认错，可以纠正，甚至可以受到相应的惩罚，却不可以侮辱自然角色的人格，让自然角色去生气，去背心理负担。社会角色需要培养，培养社会角色，是为了更好地保护自然角色。特殊情况下，可以为社会角色发怒，但不应该伤身，因为脱离了社会处境，即可还原自然角色。当然，这种角色的适时转换是一种境界。

（三）角色关系位

角色关系位，是角色位置建立的关系。位置是关系的基础，关系是位置的联结。位置和关系都是相对的，位置改变了，参照物变了，关系也跟着改变。如学生成为教师，和自己原来的老师，就成为同事，师生关系变为同事关系。关系改变了，位置也随之而变。如陌路人经过谈恋爱，结为夫妻关系，男女分别成为对方父母的女婿和儿媳。由原来的陌生平等位置，变为低位的晚辈。

1. **左右平行关系位置**　平行位是在地面上，确定一个平面位置，与此平面位置平行的就是平行位。平行位可以同是高位，同是中位，也可以同是低位。如同一官衔，同一职称，同一工作。左右平行关系是相互协作配合的平行位序、平等位置之间的关系。同学、同事、朋友属于这种关系。

2. 上下领属关系位置　领导与下属是通过一定形式形成的上下级关系。大到一个国家的领袖，中到一个团队的头领，小到三人一组的组长。上下领属关系体现的是一种领导与被领导的关系。

3. 先后次序关系位置　先后次序关系是按照时间先后形成的一种位置关系。先入者为主、为兄，后入者为次、为弟。如先占山者为王，后入伙者为从；先拜师者为师兄，后拜师者为师弟，不论年龄大小。

4. 亲密关系位置　亲密关系位置是亲情、爱情、友情、感情所带来的亲切、密切关系。

5. 松散关系位置　松散关系位置，既非亲密，也不生疏，有事可联系，无事不相关的关系位置。工作或生活交往中的同事、相识、生意、交道等，大部分属于这种关系位置。

6. 生疏关系位置　生疏关系位置，没有交往的面见、初次交往或曾一面之交，或只是买卖、同乘一车、路遇擦肩，尚不知各自情况，还处于比较陌生、疏远的关系位置。

（四）角色人事位

角色人事位是由人与人职位、岗位确定的位置、位序。

1. 岗位　岗位是所从事的工作岗位，是具有一定工作性质的位置，是具有可操作性的具体执行部位。平级平岗位，是级别和岗位相同或平行。总位与分位，是总项目与分项目。

2. 职位　工作的职位，是担当一定职责的位置，包括领导位置和非领导位置。职位有高低之分。平级平职位，是级别和职位相同或平行。高位与低位，是职位高与职位低。强位与弱位，是势力强与势力弱。

重位与轻位，是位置的重要、重视与位置次要、轻视。

3. 事位　角色之事所处的位置。大事与小事，大的事情与小的事情。要事与松事，重要的事情与轻松的事情。急事与缓事，紧急的事情与缓慢的事情。公事与私事，公众的事情与私人的事情。公开事与隐秘事，公开的事情与隐秘的事情。明

白事与糊涂事，明白的事情与糊涂的事情。成事与败事，成功的事情与失败的事情。

4. 实际角色·扮演角色　实际角色是真实的角色。扮演角色是特定情况下临时充当展示于人演绎的、代理的、虚伪的、假冒的、欺骗的角色。

5. 不变角色·可变角色　不变角色是相对固定不变的角色。可变角色是相比较而变化的角色。

6. 临时角色·长远角色　临时角色是一时一事临时充当的角色，时过境迁、事态改变，角色也将变化。长远角色是不因时事而改变的角色。

（五）角色地位

地位本是地理位置。常被比喻为人身份的等级地位。角色地位是被公众认可的，一个人在社会中的职务、职位，以及由此显示出的重要程度。也指国家、团体在社会关系中所处的位置。

1. 角色主从位　角色的主从位置，是不分先后，分主次。主要的主宰、支配，次要的从属、依附。主是独立，从是依附。人格必须独立，情感可以依附；思想需要独立，行为可以依附。如父母与子女，教师与学生、领导与下属。

2. 角色主动位　角色主动位，是角色处于主动位置。凡事能做主，能把控，可以主宰。

3. 角色被动位　角色被动位，是角色处于被动位置。凡事不能做主和把控，听命于他人。

4. 角色高低位　角色高低位，角色有高低、尊卑位置的区别。高低位是等级的高与低。级是层次，等是级别、级差。从高往低计，一级高，二级中，三级低。从低往高计，一级低，二级中，三级高。每级中可以分为高中低等，可以表示为一二三等，或甲乙丙等。等，既可以表示高中低的区分，又可以表示优中劣的差别。高级位是居于相对高的地位，分为高等、中等、低等。中级位是居于高级位和低级位之间的地位。分为高等、中等、低等。低级位是居于相对低的地位，分为高等、中等、低等。

5. 角色平等位　角色平等位，是平等的角色位置，没有高低、尊卑的区别。甚至不分先后、没有主次，关系平等。在角色不平等的关系中，往往忽略角色平等的情况。

6. **角色的自然平等**　角色的自然平等，是指平等的角色关系在处事上的平等。自然平等表现在辈分平、关系平、级别平。辈分平，如夫妻、兄弟姐妹；关系平，如同学、朋友、玩伴；级别平，如同事、陌生人、协作人。在没有确定关系之前，陌生的路人、协作人都是平等位置，熟悉后，可以确定为相应的领属位或平等位。

7. **角色的相对平等**　角色的相对平等是指不平等的角色，在相同的领域内是相对平等的。如甲单位，A领导B，相同工作性质的乙单位，C领导D。两个单位相比较，A与C、D相对平等，B与C、D也相对平等，因为没有领属关系，只有平等的职业关系。再如A领导B，B领导C，A却不能领导C。A与C没有纵向的领属关系，所以是相对平等的。角色不是大与小的包含关系，而是各司其责的相对平等关系。

8. **角色的变换平等**　角色的变换平等，是指本来不平等的角色，可以根据需要变换为平等。上级指挥下级时不平等，而上下级在参加讨论问题时的身份、说话的权力和分量应是平等的，只有平等的讨论才能充分发表个人意见，集思广益、博采众长。如医院的三级医师查房制度，下级医师必须无条件服从上级医师，而当上级医师也无法明确诊断时，需要使用疑难病例讨论制度。疑难病讨论，就是平等的，不同级别的医师，发言的分量是相同的，最后结论，是采纳公认正确的意见，而不必是上级医师的意见。又如父子在关系上是不平等的，父尊子卑；而在父向子学习时，父作为学生则处于低位，子作为教师，却处于高位；在父子做朋友时则转化为平等。

（六）角色境位

境位是人的思想境界、所处的境地、所站的立场、所在的角度、所持的观点。

1. **境界**　境界是角色的思想境，境界有高、中、低之别。境界的高、中、低是虚拟的。高境界。位于高境界，如人们锻炼的高境界是养心、会神，气催形动，身心合一，形神合一。中境界。位于中境界，如人们锻炼的中境界是练气、体引气动，形神兼备。低境界。位于低境界，如人们锻炼的低境界是蓄精，形体运动，注重速度和强度。

2. **境地**　境地是环境之地点、社会之地位、角色之处境位置。境地是处境状况，处境有好、中、差之别。处境的好、中、差是实际的。处于何种境地，担当何种职务，站在何种位置。

3. **血缘依附**　血缘依附，是由夫妻关系延伸出的血缘亲情关系。父母子女、兄弟姐妹等直系血缘，以及旁系血缘形成的精神生活和物质生活依附。血缘依附，依附于血缘的牵挂，靠血缘支撑的依附。

4. **亲情依附**　亲情依附，包括血缘和血缘之外形成的抚育、赡养、扶助等亲情。亲情依附，依附于亲情的关心，靠亲情抚慰的依附。

5. **辈分依附**　辈分依附，是长辈与晚辈的主从位置依附。子女依附于父母的养育；年幼依附于年长的扶助；父母依附于子女的赡养。

6. **等级依附**　等级依附，是相互依附，而依附的内容和形式却不同。下级依附于上级，上级依附于下级；低等级依附于高等级，高等级依附于低等级。水能载舟，亦能覆舟；鱼儿离不开水；瓜儿离不开秧；君主依附于臣民的拥戴，臣民依附于君主的英明；领导需要依附于下属的听命，下属需要依附于领导的支持；教师需要依附于学生的认可，学生需要依附于教师的教育。

7. **经济依附**　经济依附，是依附于经济的互助互利，靠经济供给的依附。

8. **权力依附**　权力依附，是依附于权力的威势，靠权力控制的依附。

9. **力量依附**　力量依附，是依附于力量的强势，靠力量牵制的依附。

10. **能力依附**　能力依附，是依附于能力的优势，靠能力相助的依附。

11. **信任依附**　信任依附，是依附于信任的可靠，靠信任交往的依附。

（七）角色错位

1. **错构角色**　错构是混淆了社会角色关系，以其中的一种关系统领其他关系，用这种角色去处理那种关系。角色错构可以使自身或他人受损或赘生。包括：第一，角色附加，超越了职责范围；

第二，角色逊色，缩小了职责范围；第三，角色转移，改变了职责范围。角色转移有显性状态，有隐性状态。角色错构是人们在社会交往中产生的。生活中常常发生的角色错构是以偏概全，如善者皆善，恶者皆恶；此处能干，处处能干；一事无能，事事无能。

2. 失误　失误是一种角色错位。失误是没有做到位，或过或不及，该轻做的做重了，该重做的做轻了；该少做的做多了，该多做的做少了。

3. 错误　错误是一种角色错位。错误是该做这个却做了那个。该此时做却在彼时做了。

4. 耽误　耽误是一种角色错位。耽误是应该做的没有做，不该做的做了。

5. 选错了参照物　选错了参照物是一种角色错位。生气是因为参照物选高了，自愧不如而自卑。傲气是因为参照物选低了，骄傲自大而自负。比较，参照物不同，结果不同。

6. 感情与理智　错位感情与理智错位属于角色错位。人之所以犯错误，常常是因为：需要用感情时，用了理智；需要用理智时，却用了感情。对于感情用事的人，遇事需要感情安慰；对于理智处事的人，遇事需要理智净化。不必和无关紧要的人争紧要的事，不必和紧要的人说无关紧要的事。

三、立场

场是位，立场是所立之场、所立之位。立场是自己在对应场、对立场中所站立的场。立场是出发点、落脚点。立场有点、线、面、体。立场是自己认识和处理问题时所处的地位、主张和态度。站在一定立场，才有观点，有观点才有路线。基于一个位置，就有一个立场。所在的国家、省、市、区；所在的行业、单位、部门。在一定的形势、任务、人际关系中树立立场。立场坚定，是坚持自己认定的某一立场。立场不稳，是对自己已经认可立场的动摇徘徊。确定立场，表明观点，才便于前行。人要随时把握自己的立场定位。失落的时候、迷茫的时候，先要找到自己的人生坐标定位。脑子决定位置，位置影响脑子。要定位准

确，不但要学会换位思考，站在对方角度考虑，还必须学会脱位思考，站在位之外去看待思考位之间的相互关系，以确定适合的位。换位思考和脱位思考，就是设身处地地站在对方或第三方立场上去考虑。任何立场都需要着眼于一个目标。同时，目标也可以决定立场。目标是为达到一定目的而设的前景。目标是行事者思考和行动的着眼点和落脚点。目标是行事的终点。

1. 立场居于点　立场居于点是立场在一个点上。

2. 立场居于线　立场居于线是立场在一条线上。

3. 立场居于面　立场居于面是立场在一个面上。

4. 立场居于体　立场居于体是立场在一个体上。

四、角度

角度是所处的视角幅度。角度是居于一定位置的视野。角度的视野，简称视角。视角主要有主视、侧视，仰视、平视、俯视；正视、斜视。所站角度，如宏观与微观、概略与细节、核心与周边、根本与枝节、领袖与裙带、有与无、虚与实、主与从、尊与卑、中与偏、纲与目、深与浅、恒与变、动与静。

1. 主视角　主视是正方位正面的视角。

2. 侧视角　侧视是侧方位侧面的视角。

3. 仰视角　仰视是居于下位向上的视角。

4. 平视角　平视是居于水平位向前的视角。

5. 俯视角　俯视是居于上位向下的视角。

6. 正视角　正视是视者正面的视角。

7. 斜视角　斜视是视者斜面的视角。

五、非"位"

1. 无位　无位是没有位置。

2. 失位　失位是原有的位置已经失去。

3. 不当位　不当位是位置不恰当、不得当，不符合当事人的情况和状态。

4. 不到位　不到位是没有走到正位，或者没

有达到应当之位的标准和要求。

5. 否定位　否定位是所在的位置被否定、不被认可。

6. 假位·伪位　假的伪的，不是真的，似位而非位。

第三节　位的哲义

一、层·阶·级·段·等

（一）层

层，一是指重叠起来的东西中的一部分；二是用于可以分出层次的事物。层是层次。层次有高层、中层、低层，每层还可以分为上、中、下。层次是层的位次。一是指事物的次序，如文章层次清楚。二是指同一事物中高低、大小不同的部分，如年龄层次。

（二）阶

阶，原是用砖、石等砌成的分层梯级，用来区分高低的等级，如石阶、台阶；官阶、军阶。阶梯是台阶和梯子，比喻向上的凭借或途径。

（三）级

级是级别。级是层次、等次、分段、台阶、楼梯。相同社会身份或经济地位或政治态度的人群为一个阶级。就阶级的实质而言，它是一个经济范畴。

（四）段

段是节段。段是事物、时间的一节，如地段、片段、段落。

（五）等

等是分等。等是等次、品级、级别。

二、独位·分位·合位

独位，独立的与其他无关联的一个位。百分制的100%。分位，从位中分化出来的位。百分制的1%～99%。合位，合并的位，或所有的位。百分制的＞100%。

三、位序

序是排列次第：序次、序列。序是摆放次序：顺序、秩序、工序、程序、序数。位序是位的序列。位序是位之顺序、次序。位序是位的空间位序、先后位序、主次位序、平行位序、顺逆位序。空间位序包括上中下、左中右、前中后。所有位置都有一定的序列，有初始位、终结位。位序有先后顺逆之分。

位序是人事物相互参照形成的一种顺序关系，是时间、地点、角色、地位、心目位，以及事物、事件，所处"前后、左右、上下、内外"关系的先后顺序。不同的位序展现方式，会产生不同的效果。如空间位序，上中下位会给人高低的感觉，左中右位会给人宽窄的感觉，前中后位会给人远近的感觉。先后位序，会出现先入为主，有先无后的状态。主次位序会给人"主重次轻"的印象。平行位序，给人"不分先后、平等"的印象。顺逆位序表明一种习惯。

（一）空间位序

1. 上中下位序　上中下位序是上位、中位、下位。上中下位序会给人高低不同的感觉。

2. 左中右位序　左中右位序是左位、中位、右位。左中右位是位的宽度。左中右位会给人宽窄的感觉。

3. 前中后位序　前中后位是前位、中位、后位，即位置于前，位置于中，位置于后。前中后位是位的离合。前中后位会给人远近的感觉。

（二）先后位序

先后位序是位点的先后次序。先后位序，会出现先入为主，有先无后的情况。

1. 时间位点的先后顺序　时间早的在先，时间晚的在后。如先皇、皇子，先父、儿子，前辈、晚辈，早清、晚清，早晨、夜晚，先前，以后。

2. 空间方位的先后顺序　前后、左右、上下、高低、浅深、表里、正偏、中边，分先后，如先左，后右；先左上，后右下；先浅，后深；先中，后边。

3. 事件的先后顺序　过去、现在、未来。先大后小，先小后大；先主后次，先次后主；先重后轻，先轻后重；先急后缓，先缓后急。

（三）主次位序

两个不平行的位点排序，其中一个是主要位，一个是次要位。主次位序会给人"主重次轻"的印象。

主要位是首要的、核心的位点。次要位是辅助的、周边的位点。

（四）平行位序

两个不分主次的位置，就是平行位。平行位序，给人"不分先后、平等"的印象。同一时间位点即各个位点同时。不分先后的空间方位即前后、左右、上下、高低、浅深、正偏、中边，同方位。同等轻重优劣即内容的轻重程度相同，优劣一致。

（五）顺逆位序

顺逆位序是顺位和逆位。顺逆位序是两个相反的位序，顺是正向，逆是反向。顺逆位序表明一种习惯。

上中下是顺向，下中上就是反向。左中右是顺向，右中左就是反向。前中后是顺向，后中前就是反向。先后是顺向，后先就是反向。主次是正向，次主就是反向。甲乙平行位，规定了甲乙是正向，乙甲就是反向。

如中国车行右道，驾驶员在左侧；澳洲车行左道，驾驶员在右侧。

四、居位

居位，是所居之位、位之所居、位之所在。居位是居于自己所在的位置。位是"〇、Ⅰ、Ⅱ、Ⅲ"所在的状态。位是"世、事、人"所在的位置。位是自然界人事物信息所占据的地理位点、空间方位、时间段点、认知的社会角色职位和心理评价地位。居（在）位是值班位置，职务行为。不一定是正位、到位、合适的位。寻找确定所居之位，居位思考。居位是所处的位点、方位、段点、职位、地位。人位，所居何人；地位，所居何地；时位，所居何时；事位，所居何事；物位，所居何物。守位是守卫、守持位、守护位、守候位、保守位、坚守位。

五、观点

观点是所观之点，是自我观察认识认为的要点，是自己对某一问题的认识和观察的侧重点。观点可以是探讨性的意见，也可以是对问题的一种结论。观点明确，是自己清楚明白的思想认识、坚定果断的立场和立论。观点不清，是自己模糊不清的思想认识、摇摆不定的立场和立论。确定观点，是即时知识水平的体现。观点随着经历、阅历、知识、经验的丰富而日益正确。有了正确的观点，才有正确的行为；有了正确的行为，才有丰富的经验；有了丰富的经验，才有升华的思想；有了独特的思想，才能独树一帜。

六、价值

价值在"位"中，是指价值的有无与高低。也就是将价值定位于有，或定位于无，价值高，价值低。

价值可以是经济定位，价值有对等的财物，换言之，物值多少钱。价值可以是意义定位，价值有多大意义，换言之，所具有的人和事意义价值多大。价值之位的韵味在于，有的有价，有的无价。有价则灵活，无价则固守。有价的凡俗，无价的崇高。有价可变价，无价可定价。价值在于使用，更在于认可。需用即有价，不需自无价。欣赏、品韵则可用有价换取无价。

第四节　定位

一、确定位置及含义

定位是确定位。定位是为具体的世事人确定一个位置及含义。定位是确定时间、地点、方位、角色、地位、心目位、立场、观点、角度、事位。定位要确定位点、位线、位面、位体；层、阶、级、段、等、次、序。定位要弄清位的准与否、确与否、对与否，准确与否、正确与否。确定位置的远近、高低、前后、左右、上下、内外、虚实。确定方位的东西南北、东南、东北、西南、西北。前后、左右、上下、内外、正偏。确定职位的高低、大小、多少、强弱、主附、轻重。确定地位的高低、上下、尊卑、贵贱。确定位序的先后。确定位序，如一二三级、甲乙丙等、上中下位、高中低位、前中后位、左中右位、内中外位、优中劣位。确定宇位、宙位、方位。宇位是地理位、空间位；宙位是时间位；方位是方向位。

定位要明确角色、社会地位、职位、权势、心目位。定位要明确角度、立场、观点、目标、立足点。定位要认清界、际、极。定位要分清核心与周边、根本与末梢、裙子与腰带。定位要明白领袖、纲目、所居、所在。确定主从位、正偏位、大小位、多少位、高低位、强弱位、轻重位、尊卑位、贵贱位、虚实位、恒变位、远近位、主附位、始终位、分合位。定位，具有相对位的绝对性、绝对位的相对性。任何人事物都必须先确定位，再找到适合自己的位，否则将无立足之地。

二、位的范围·境况

位的范围有大有小，有宽有窄，有长有短。

（一）位的地域范围

位的地域范围是地点、地域、地方。

（二）位的时间范围

位的时间范围是时分、时刻、时间、时段、时辰。

（三）位的权限范围

有位就有权，权是有限的，权是有范围的。位在权限范围内行事是当位；超出界限范围就是越位；未达界限范围就是失位。

（四）位的影响范围

位对周围有影响，影响是有范围的。高位影响范围大，低位影响范围小。

（五）位的境况

位的境况是位的处境。位的境况分为：优、中、劣。定位处于优中劣何种境况。位的境界分为：高、中、低，定位处于高中低何种境界。

三、无位·有位·换位

（一）无位

无位或在有位之前，或在失位之后。无位与有位都可以做为主位或从位。

（二）有位

Ⅰ之位，是有位。Ⅰ就是有，有实有虚。只要有就是Ⅰ，显Ⅰ隐Ⅰ。有位，处于无生之有、隐而有、有失前。Ⅰ位于〇生之后，分化Ⅱ之前。

（三）换位

换位是交换位置，变动原有位、交换为新位。换位是改变位、改换位。双方当事者变换位置。实际交换位置得到体验，虚拟交换位置引起思考。虚拟交换位置是设身处地地站在对方位置和角度去思考、看待问题。体察对方的处境。换了一个位置，变了一个角度，原来的是可能成非，原来的非可能成是。

四、初始位·终结位

初始与终结简称始终，始终是始与终，开始与结束。始终是自始至终，从开始到结束。位于始，位于终，位于始至终之中。初始位是刚刚开始的位。百分制的1。终结位是已经完成了结的位。百分制的100。

〇位于始前终后，始前终后是〇之位，〇位于起始前，〇位于终结后。〇位于有之前后，即出现之前、消灭之后。

五、平视位

平视位是在心目中形成的一个平视位置，这个平视位置是参照位置。平视位居于中间，是轻重、尊卑位的三分法。平视位可以两分为偏轻偏重、偏尊偏卑，生活中，多数是平视位。平视，是最轻松的交往位置，是人们追求公平的基点。

六、高低位

高低位是心目中的高位、低位。重视的、崇敬的、尊重的、欲攀登的，是居于心目中的高位；相反，轻视的、卑视的、不屑的、放弃的，是居于心目中的低位。

七、大小位

大小位是在心目中对照平视位，认为大的是大位，认为小的是小位。

八、主辅位

主辅位是主要位和辅助位。主要位是主宰的、重要的、决定性质的位；辅助位是依附的、次要的、服从性质的位。在心目中对照平视位，主位是认为主要的、主宰的位置。主要是核心的、根本的、为主的位。主要是主动、支配、施令、制约的角色。辅位是认为次要的、辅助的位置。辅助是周围的、帮助的位。在一定条件下主要与辅助会相互转化。主要成为辅助，辅助成为主要。

九、主从位

（一）主位

主位是主视位，第一位。主位是主要的、重要的位。主位处于主宰的、统帅的、领导的、自处的、当局的地位。

（二）从位

从位是仰视位，第二位。从位是次要的、非重要的位。从位处于被主宰的、依附的、服从的、附属的、辅助的、帮助的、旁观的地位。

（三）主从归位

如果有两个位，必有一个主位，一个从位。如果有多个位，必有一些主位，一些从位。主就是主导，就是权力。上级是主，下级是从；领导是主，下属是从；管理者是主，被管理者是从。担当的人到主位，重要的物到主位，自处的事到主位。辅佐的人到从位，次要的物到从位，扶助的事到从位。

（四）主从是非

在主视位置，从一个角度，是就是，不是就不是。在仰视位置，从另一个角度，是可能是是，也可能是非，不是可能不是，也可能是是。

（五）主从关系

主位和从位的关系，可以是相应的、相对的、相反的。主从相应是甘愿的主从关系。主从相对是对立的主从关系。主从相反是强迫的主从关系。

（六）主从状态

主位和从位的状态有正常的，有异常的，有相互转换的。主政与从政，主治与从治，是因事而主从，是正常的。主者有主见有主意，从者愿服从能服从。主难以主，从难以从是主导者无主见无主意，从属者不愿服从，主难以主，从难以从。主导者有权，当权力膨胀的时候，就会滥用。就会出现权威比正确和错误更重要的不正常情况。主从异常，要么压服，要么压而不服。主可以通过灭从来巩固主位。从可以通过造反来推翻主。主从异常蕴藏着玄机、危机和变化。主从转换是

主从异常的结果。主从异常无论是压服，还是压而不服，到一定程度都可能爆发，产生纠纷、争斗，直至主从相互转换。从篡主位，转换为主，主失位沦落为从。甚至从将主灭以称主。这就是政治斗争的残酷性。

（七）主导·服从

主导位是做主、导向的位；服从位是听从、跟随的位。两个或多个位，必有一些占主导地位，一些居服从地位。

十、纲目位

一张网，有提网的总绳，有网的孔眼。纲是网纲，是提网的总绳。纲用以比喻事物的关键部分。纲是统领，是重要的主宰的部位。纲是总纲、大纲、纲要、纲领。纲是事物的关键部分，是事理的要领。纲是维持社会正常秩序必不可少的行为规范，称为纲纪。目是网的孔眼，比喻为大项中再分的小项。目是分目、细目。目是网目是次要的、附属的部位。纲是总体，目是细分。纲目是大纲和细目，是概要与细则。纲目主次分明，层次清晰，纲举目张。抓住总纲，做好细目，提纲挈领。总纲带动引领着细目，细目跟随依附于大纲。

十一、本末位

本末位是根本位与末节位。本是根本，末是末梢、枝节。本是核心，末是周边。根本是树本原的根，比喻事物最关键、最重要的部位。枝节是树的枝枝叶叶、细枝末节，比喻事物非关键、非重要的部位。

抓住根本，带动枝节；完善枝节，养护根本。根本主导着枝节，枝节依附于根本。根本位是起源、基础的位，末节位是派生、发展的位。根本位是根源位、宗位。枝节位是衍生位、次要位。

十二、正偏位

正偏位是心目中的正位与偏位。正位是正当、正中、正确之位。偏位是偏倚、偏离、偏颇之位。

十三、公私位

私是公的一部分。公位是大位、高位、独立位、众位、整体位；私位是小位、低位、分出位、

单位、局部位。公位与私位是相对的，没有公位就无所谓私位，没有私位也无所谓公位。例如，社会是公位，集体是私位；集体是公位，家庭是私位；家庭是公位，家庭成员是私位。公平不是平均，是各归其位。

十四、尊卑位

尊卑位是尊视位和卑视位。尊视位是心目中看得比表面位置高而优，高看，尊敬，仰慕，崇拜。卑视位是心目中看得比表面位置低而贱，低看、看不起、不喜欢、厌恶、蔑视、鄙视。尊位是受尊重位，卑位是卑劣位、谦卑位。处于尊位，受人尊重；处于卑位，让人卑视。尊卑位不仅仅是公认的官位、权位、地位，还在于人心目中的位置。一般情况下，官位、权位、地位高的处于尊位，官位、权位、地位低、或没有官权地位的处于卑位。特殊情况下，地位高的不一定处于心目中的尊位，地位低的不一定处于心目中的卑位。低位可能受尊重，高位反而被卑视。

（一）尊他

心目中看他人的行为比实际位置高，对他人高看一眼，那是尊他。尊他是谦虚、好学，希望充实自己。

（二）自尊

心目中看自己的行为比实际位置高，对自己高看一眼，那是自尊。自尊是有理想、有抱负，不满足于现状。

（三）不被认可的自尊

不被认可的自尊有中义的，也有贬义的。有尚未被认定的，不被人理解的，这是中义；也有自命不凡的，自命清高的，自高自大的，这是贬义。

（四）尊视是榜样

尊视的，认为那是榜样，常常遵照奉行。因此，尊视也是一种眼界，是一种素质、能力和水平。当然这些不包括虚浮的尊视、讨好的尊视、别有用心的尊视。前者的尊视是发自内心的，后者的尊视是有所企图的。

（五）一般的尊

一般的尊，是通常意义上理解的尊重。尊重建立在信任程度高，说话分量重的基础之上。有利于恳请指导，接受建议。

（六）极端的尊

极端的尊，是把被尊崇的人视为创造万物、主宰世界、无所不能的上帝、神灵，神圣不可侵犯。所有尊崇者都要顶礼膜拜，坚信不但今生受益，来世也会受惠。他们相信，对上帝、神灵的尊崇和信仰程度，能决定今生的幸福生活，以及结束今生后是上天堂还是下地狱。

（七）面对尊位

与尊位悬殊大的人，面对尊位，皆怀有崇敬的心态，然后有两个趋向：一是敬而远之；二是尊而学之。

比较尊位悬殊不大的人，常有自惭形秽的情绪。有两个途径：一是振奋精神，树为榜样，努力学习；二是灰心丧气，破罐破摔，一蹶不振。

（八）卑视他人

卑视他人是在心目中看不起他人，对他人低看一眼。在自己心目中，他人的行为远远低于自己对尊视标准的要求，或者他人的行为为社会道德所不齿。

（九）卑视自己

心目中看自己的行为比实际位置低，对自己低看一眼，那是卑视自己，简称自卑。自卑是缺乏自信心。没有自信心多有自卑感。

（十）一般的卑视

一般的卑视是认为其信任程度低，说话分量轻。卑视的，认为没有价值，常常避之弃之。

（十一）极端的卑视

极端的卑视，是把人沦为奴隶，当牛作马，可以视同牲口上市买卖交易。极端的卑视，接近于憎恶。

（十二）面对卑视位

面对卑视位，自己有一种居高临下的感觉。比较卑视位，常有一种得意和成就的优越感。面对卑视位，也有一种亲而近之的同情心态。

十五、优劣位

在人们心目中，优位是处于优势、优先、优

等、优质、优良、优秀的位；劣位是处于劣势、劣等、劣质、劣迹的位。在优劣位之间有中位。优劣位是二分法，优中劣位是三分法。

十六、隐显位

隐位是隐秘的、隐蔽的、隐形的位。显位是显示的、明显的、显著的位。隐显位是可隐可显、时隐时显。有的显示，有的不显示，有时显示，有时不显示。隐显位多是在人们心目中表现出的、可以是相对或者相反的位置关系。

十七、轻重位

轻重位是轻视位和重视位。轻视位是心目中看得比表面位置轻、小看。心目中小看、藐视、轻视他人的行为，那是轻他。心目中小看、藐视、轻视自己的行为，那是自轻。轻他易自傲，自轻易自弃。轻视的，认为无关紧要的，常常疏忽大意。重视位是心目中看得比表面位置重。心目中看他人的行为比实际位置重，看重他人，那是重视他人。心目中看自己的行为比实际位置重，重视自己，那是自重。重视他人易谦虚，自重易勤奋。重视的，认为关系重大的，常常认真对待。

十八、真假位

真与假相对。真假位是真正的位和假冒的位。真是本真的、纯正的、确实的。真与客观事实相符合。假是虚伪的，假冒的，不真实的，不是本来的。假与客观事实不符合。真位是在大众心目中认可的，能经得起时间的检验。假位是不被大众认可的，经不起时间检验的。假位常常冒真位之名而行事。

十九、认弃位

认位，是在心目中认定、承认的位；弃位，是在心目中不承认而放弃的位。

二十、虚位·统位

虚位是有位而空虚着。统位是统治位、所有位。

二十一、中位·偏位

中位是居中之位，中是正中、适中、正好、恰当、合适。偏位是侧偏之位，偏位是不居中的位。中是 $0.0...01 \sim 0.9...9$ 之间的任意数偏是 $0 \sim 0.9...9$ 之间的任意数，或 $0.0...01 \sim 10$ 之间的任意数。中正数是 0.5 前后相等。中偏数是 0.5 前后不等，或 > 0.5，或 < 0.5。$0.0...01$ 是最小的中偏数，$0.9...9$ 是最大的中偏数。中是从介入性交往到启迪性交往，是心胸宽阔。趋向 $0.0...01$ 是偏中小，趋向于介入性交往，是卑微。趋向 $0.9...9$ 是偏中大，趋向于启迪性交往，是高尚。

二十二、深位·浅位

深位是深奥之位。高深莫测、高深难解。浅位是浅显之位。浮浅无知、浅显明白。

二十三、动位·止位

动位是运动动作的状态。止位是停止动作的状态。

二十四、主宰位·依附位

主宰是主管、支配、统治、掌握、当家、做主、决定、统领、发号施令。主宰是领导者、主动者。

主宰是起支配、控制作用的力量，掌握支配人或事物的力量。主宰性是一种源命论，源命论是从根源把握命运，以智能代谢为本质，主宰、自知、洞察、控制、驾驭，信天命而不走向宿命，在自然中善于主宰、驾驭。主宰是权势的体现，权势是权利、权力、势力，掌握权力的大小轻重，势力的大小强弱。权势可以居位，也可以不在位而幕后操控。主宰是把握、主持的位；依附是附和、响应的位。

两个或多个位，必然会分出主宰位和依附位。强强中能分出一强主宰一强依附，弱弱中也能分出一弱主宰一弱依附，强弱中会自然形成主宰与依附。主宰与依附都是Ｉ。相对于依附来说，主宰是大Ｉ。人善于主宰，可以主宰一切。与主宰对应的是依附，与主要对应的是辅助。Ｉ要么主宰，要么依附，要么主要，要么辅助。正信而不迷信，是主宰性与依附性把握得当融洽。"大道自然""天人合一""能大能小是条龙"是主宰性和依附性的融洽。

二十五、宏观位·微观位

Ｉ是宏观，Ｉ是微观。宏观位，Ｉ的宏观思索，能使人不断站出来走向高位抓住根本。微观位，Ｉ的微观思索，能使人常常入进去趋于下位洞悉原委。

二十六、概略位·细节位

Ｉ是概略，Ｉ是细节。概略位，从概况大略着眼，涵盖所有细节。细节位，从细枝末节着眼，可以窥视概略。着眼概略，切莫太粗略；着眼细节，不要太拘泥。概略是抓大放小，细节是抓小放大。概略把握全局，细节决定质量和进程。

二十七、核心位·周边位

核心位，Ｉ位于核心，核心是果实的内核中心，核心是重心和中心，是最重要、最关键的部位。周边位，Ｉ位于周边，周边是围绕核心的周围边缘。Ｉ是核心，Ｉ是周边。找到核心，带动周边。居于核心，统领周边。核心吸引着周边，周边包绕着核心，主次分明，相辅相成。核心多在中间，所以，常常立足中间，把握周边；居于周边，目标盯向中间。

二十八、恒定位·变化位·超脱位

恒定位是恒定不变之位。变化位是变化不定之位。超脱位，超过位，超越位，脱离原位。Ｉ居恒位，恒Ｉ恒常不变，始终如一。Ｉ居变位，变Ｉ变化不定，随机应变。恒位有持续的稳定性，始终如一，保持不变。变位有充分的自由度，收放自如，伸缩自由。

二十九、人位·事位·世位

人位是人的角色位置、职位、权位、社会地位。人位是人在人们心目中的位置。人位是人的角度、立场、观点、目标位置。人位包括亲疏位、尊卑位、高低位、主从位。

事位是具体事情、事件所处的位置。事位是点位、线位、面位、体位。事位是层位、阶位、级位、等位、段位。事位是界位、际位、极位。事位是核心位与周边位、根本位与末节位、裙带位、

领袖位、纲目位。事位是事前、事中、事后位。事位是事的开始、经历、终结位。事位是事的起因、过程、结果位。

世位是空间位、时间位、地理位、方向位、环境位置。

三十、角度视野

（一）角度是处事的出发点

角度是度之位。角度是对同一目标的观点的反映。角度是角色所处的视觉位置。比喻为看事情处事的出发点。角度也是量度。角度是向量，方向的量。

（二）位点·目标·距离·观点

在同心圆中，圆心是目标，同心圆距圆心的距离有远有近。以圆心为原点画出两条半径形成的夹角就是角度。角度为 0 ～ 360 度（全圆）。在 360 度圆中，同一半径上，同心圆不同，距原点（目标）的距离也不同。两条半径的角度不同，在两条半径上的两个位点的距离也不同。不同位有不同角度，不同角度有不同看法。站在一个角度，有一定的立场和观点；换个角度，就有另一个立场和观点。同一角度，可以形成相同的立场和观点，也可能形成不同的立场和观点。不同角度，可以形成不同的立场和观点，也可能形成相同的立场和观点。横看成岭侧成峰，远近高低各不同，同样一件平凡事，角度不同看不同，心情不同看不同，态度不同看不同。

（三）同一角度，位点相同，观点相同

角度为0，且在同一个位点，对同一目标，观点一致。

（四）同一角度，位点不同，距离不同，观点不同

角度分远近，角度相同而有远近不同。同一角度，位点不同。在同心圆相同角度的半径上，距离原点（目标）远近不同。角度相同远近位点不同。相距越近，差别越小；相距越远，差别越大。在同心圆相同角度的半径上，距离原点（目标）近者，两个观点相距近；距离原点（目标）远者，两个观点相距远。

（五）不同角度，位点不同，距离相同，观点不同

不同角度，位点不同。从原点（目标）引出两条半径，在两条半径上的两个位点形成不同角度，站在不同角度，看待同一原点（目标），观点不同。角度越小，观点差别越小，角度越大，观点反差越大，度数不同，程度不同。0～90度是相同的目标，不同的观点；90～180度是相同的目标，相反的观点。度数的不同，表明着程度的不同。180度是最大的角度，也是完全相反的角度，观点完全相反。180～360度是180～0度的回归和不同表现形式。

（六）不同角度，位点不同，距离不同，观点反差

对原点而言，不同角度，不同距离，观点反差较大。角度越大，观点悬殊越大；距离越远，观点悬殊也越大。一定度的观点形成差异，极度的观点形成反向。

（七）角度决定立场与观念

角度决定立场，立场决定和改变观点观念。选对了角度，才能产生正确的认识和思路。志同道合，是基于同一角度的相同立场和观点；分道扬镳，是由于同一角度的不同立场和观点。弃暗投明，是因为不同角度，有相同的立场和观点；势不两立，是源于不同角度，有不同的立场和观点。

三十一、比较Ⅱ之位

Ⅱ之位是并位、从位、殊位、离位、匀位、偏位、逆位、反位、辅位、互位。

（一）Ⅱ位是或显或隐的存在

Ⅱ是一种客观存在，或以显现的方式存在，或以隐蔽的方式存在。只要找，人事世时时事事处处都有Ⅱ。

（二）Ⅱ位于分Ⅰ之后

分Ⅱ，位于Ⅰ分之后而成Ⅱ，Ⅰ分为Ⅱ，Ⅱ与中间Ⅲ、联系Ⅲ同时出现。

（三）Ⅱ位于合Ⅰ之后

合Ⅱ，位于合Ⅰ之后而成Ⅱ，两个Ⅰ合成Ⅱ，Ⅱ与中间Ⅲ、联系Ⅲ同时出现。

（四）Ⅱ位于Ⅰ、Ⅲ之间

序Ⅱ，位于Ⅰ之后，Ⅲ之前。Ⅱ位于分化Ⅰ后，出现Ⅲ前。

（五）Ⅱ位相同

Ⅱ个相同位。平行位：同高同低，同大同小，同优同劣。

（六）Ⅱ位相异

Ⅱ个相异位。不平位：高低位、大小位、优劣位。

（七）列Ⅱ

列Ⅱ是并列的Ⅱ个Ⅰ。Ⅱ是相对应或相对立、存在的可以比较的Ⅱ个。Ⅱ是相互关联的两个事物或现象。如点与点、点与线、点与面、点与体；线与线、线与面、线与体；面与面、面与体；体与体。

（八）序Ⅱ

序Ⅱ是指序列的Ⅱ个，第Ⅰ第Ⅱ。亦特指序列的第Ⅱ。在众多之中，按序取出Ⅱ个排列为第Ⅰ第Ⅱ。

正序，按前后、左右、上下、头尾，分先后排序。倒序，按正序的反向排序，后前、右左、下上、尾头排序。随机，是无序之序。不按正序或倒序，随意排序。排序第Ⅱ，若排序有先后，第Ⅱ在第Ⅰ之后。若排名无先后，排序第Ⅱ和第Ⅰ、第Ⅲ就是并列的。如任意排序，按姓氏笔画排序，按姓氏拼音排序。名列第Ⅱ，是在第Ⅰ名之后。倒数第Ⅱ，在最后Ⅰ名之前。

（九）界Ⅱ

Ⅱ之界分，分合Ⅱ之中间界限。Ⅱ分而有中间，Ⅱ合而有界限。中间界限决定着分合程度，Ⅱ个之大小、多少、关系。Ⅰ分为Ⅱ有中，隐中或显中。Ⅰ分为Ⅱ有间，间隙或间隔。多合成Ⅱ，有分界。多合成Ⅱ，有限度。

三十二、确定角色

人需要定位于某个角色，弄清伦理关系，摆正角色位置。该大应大，该小则小；当主宰能主宰，当依附可依附。需要调整可做调整。能大能小，可伸可缩。当一人兼顾多重角色时，需要根

据不同事件和关系，确定一个角色来处理相应的事件和关系。生活中错误的发生，常常是因为角色错位造成的。

（一）独善其身

独善其身是自顾自，完善自我。独善其身也是社会角色的一部分。每个人都独善其身，社会也就安定了。

（二）社会交往

社会交往是个人在社会中的交往，如教授是教和授，把自己掌握的知识教育传授于人；专家是独创学说、自成体系、专业自成一"家"。

（三）自己

自己是自然人，自然人脱离母体后，还没有经历社会化过程，只具有人的自然属性，而不具有人的社会属性。具有一个国籍的自然人称为公民。自然人在社会中才表现为：男女、老少、愚智、贤刁、美丑、善恶、好坏。

（四）家人

家在哪里？人在哪里家就在哪里。家有多大？人心有多大家就有多大。家可以是那座房子，可以是那个乡村，可以是那个城镇，可以是那个国度，可以是整个地球。家人是具有血缘或亲缘关系，共同生活的亲人，即直系亲属。

（五）众人

众人是为了共同的事业，协作共事的一群人。众人表现为社会人。"世上多舛事，人间温情多"是众人所起的作用。

（六）法人

法人是团体组织在法律上的拟人化。法人，相对于自然人而言，是具有民事权利能力和民事行为能力，依法独立享有民事权利和承担民事义务的组织，是社会组织在法律上的人格化。

三十三、确立地位

干事业的人们，具备了一定的素质和能力，有了一定的社会影响，就有相应的公众评价。这种评价，在机会到来之时，就会成为确立地位的要素。从而确定在社会公众中的地位。地位有高低贵贱之分，有官位，有尊位，有认可位，有拥

戴位。高位不可孤傲。高位无视公众，必被公众轻视、低看、看小；低位不必自卑。低位谦躬为人，必被公众重视、高看、看大。高位礼贤下士，必被奉为尊者；贵位鱼肉百姓，必被贱为卑者。高位、贵位、尊位，宜廉宜公。高必服众，才称其为高；贵必为民，才拥其为贵；尊必自洁，方保其有尊。低位、贱位、卑位，宜谦宜勤。低必谦虚好学，方可不低；贱必勤奋自立，才能不贱；卑必自信自强，方可不卑。

三十四、确定心目位

心目位是人心目中潜在的位置、位序。心目位置是人们心目中对人行为的认定和评价，是一个人在人心目中的轻重尊卑地位。心目位是心目中的平视位、高低位、轻视位、重视位、尊视位、卑视位、主辅位、偏正位、大小位、认弃位。心目位置是自视的、完全由自己决定的、在心目中认定的位置。心目位置会受到外界因素的影响而调整或改变。

人人心中有杆秤，有的清晰，有的模糊，不表达谁也无法知道，只有表达了，才能知道人心目中的位置是什么。当然，也有违心的表达，装出来的说法。心目位是先在心目中形成一个平视的位置，这个平视位置是参照位置。以平视位置为参照，然后确定轻重位、尊卑位。这个参照是存在的，却是在人们潜意识之中，而不为人们所意识、所描绘的，也可以说是无形的。心目位置分为轻重尊卑，包括对他人的轻重尊卑和对自己的轻重尊卑。

在心目中分量少的是轻位，分量多的是重位，位置高的是尊位，位置低的是卑位。轻重尊卑四个方面，合并为两类就是轻蔑（蔑同卑）、尊重。《易·系辞上》："卑高以陈，贵贱位矣。"指的就是高贵与卑贱。心目位与个人综合素质有关，低素质的人容易从一个方面一个角度静态去看位，轻就是轻，重就是重，尊就是尊，卑就是卑，优就是优，劣就是劣；高素质的人往往从多方面多角度动态去看位，看位过去的状况、现在的状态和将来的转化，轻者未必轻或未必永久轻，重者

未必重或未必永久重；尊者未必尊或未必永久尊，卑者未必卑或永久卑，优者未必优或未必永久优，劣者未必劣或未必永久劣。因此，在心目中重视或轻视的位置、看重或看轻的位置，认为尊重位或卑贱的位置，感到优势或劣势的位置，都是有条件的、暂时的、可变的。心目位置与现实位置不一定相符。有相符的，有不符的。心目位是人们内心的评价位置，不完全等同于地位官位的高低。实际位高，心目位未必高；实际位低，心目位未必低。心目中的位置，才是内心深处最真实的想法。关键时刻，心目位所起的作用是巨大的。在人们心目中的崇高位置，是会为人，乐处世，巧谋事的结果。

三十五、持位·守位

持是拿着、握住，遵守不变。持是主张、掌管。持是扶助，支持，撑持。持位是秉持、保持着的地位职位。守是卫护、看管。守是遵照、维持原状不改变。守位是坚守、守护着的地位岗位。

第五节　找到位

一、找位

找位，是寻找确定的目标位置，在寻找中对位进行比较取舍。找位，就是寻找〇之位、Ⅰ之位、Ⅱ之位、Ⅲ之位、位之位、度之位、适之位、律之位、调之位、谐之位、韵之位、世之位、事之位、人之位。

找位，就是寻找人事物应当的位、所在的位、相符的位。找时间位点、空间位点、方向位点；找先后位序、主次位序、平行位序；找角色位置、关系位置、心目位置；找社会地位、政治地位、经济地位、文化地位、家庭地位。找居位，找当位，然后守位。居位是居于目前自己所在的位置，值班位置，职务行为。居位不一定是正位、不一定到位，也不一定是合适的位。寻找确定所居之位，居位思考。当位，是属于自己应当应分的位。当位是正位，但未必是合适的位，也未必到位。守位，是找到位之后的守持、守护、守卫、坚守。没有找到位，是位的错失，失位、篡位、越位、

错位。到位与错位是动态的，人们经常时而到位，时而错位。只有时常的错位存在，才有位的流动变化。因此，要找寻自己的位置，随变化而调，不失位，不越位。世界上没有垃圾，都是放错位置的宝贝。亡羊补牢，知错就改。

找位非常重要的现实意义在于，因人因事而宜，随俗而变。如常人的隐私秘密，关乎面子和尊严，而在病中，对医者来说，就不再是隐秘了，因为健康和生命，比面子和尊严更重要。而作为医者，面对病人的隐秘，是职业职责所系，而非人伦情感之需。找不到位时，设法换位思考、脱位思考，就会豁然开朗，找到适合之位。找位的过程也是选择位的过程。选择位、选取位、被选择位、对待位。选择如何对待之位：低境界的以怨报德，中境界的以怨报怨和以德报德，高境界的以德报怨。

二、认位

认位是认可位、承认位。认位才有韵，认位是有意义之位。

（一）层次位

1. **低位·中位·高位**　低位是居于较低的位置；中位是居于中间的位置；高位是居于较高的位置。低中高位是除法，三分法的下三分之一是低位；中三分之一是中位；上三分之一是高位。位高权重，位低言微，位中沟通上下。

2. **轻位·中位·重位**　轻位是分量轻、影响小、不重要的位置。中位是居于轻重之间、轻重适中的位置。

重位是分量重、影响大、重要的位置。

3. **卑位·中位·尊位**　卑位是卑微位、微小位、轻视位、低下位。中位是居于尊卑之间的位。尊位是尊贵位、崇高位。

4. **未及位·适当位·错构位**　未及位是尚未到达的位。适当位是合适得当的位。错构位是不匹配、不合时宜的位。

（二）局外位

局外位列Ⅲ。局外是当局双方之外。这里说的当局双方，包括双方延伸出的多方。局外也就

是当事方之外。

局外操纵位，身居当局位之外，行使操纵之职能权利。如垂帘听政、幕后操纵、遥控指挥。

局外旁观位，当局Ⅱ方之外的第Ⅲ方。旁观者站在局外，与当事人没有利害关系。因此，旁观者的观点是第Ⅲ位。如坐山观虎斗；鹬蚌相争，渔翁得利。

虚拟局外位是假设位、脱位，假设脱离本位，站在局外去思考。

（三）联系位·交流位

联系位是与双方关联关系的位。如媒介、向导、介绍人。交流位是可以联络双方的位，交流位是可以进行交谈、交流、互通的位。

（四）起始位·过程位

起始位是刚刚开始、〇分、婴儿期。过程位是正在路上。

（五）滋生位·屏蔽位

滋生位是滋生、派生出的新位。屏蔽位是双方之外的位。屏蔽位是被拉入黑名单，置之不理的位。

（六）维持位·丧失位

维持位就是守位，让得到的位不失。位能得就能失，能失也能得。所以，维持位是动态的。失位是失掉位、失去位、丧失位。丧失位可失而复得，可失而不复。失去位是位的不及或太过，应当得到而未得到，或得而又失，这表明找的位不对。

（七）篡位·越位·错位

篡位是贬义词，是篡夺位，位被篡。去篡夺位，是没有找到自己应当的位，才去篡夺别人的位；位被篡，是没有找到适合自己之位，也就没能守住所居之位。越位是僭越之位，是没能找到自己的应当之位，才存在居位的僭越。错位是位的不相照应，是偏离要求的位，是所找之位不当。错位是未到位的两个极端，要么不及位、要么越位。

（八）满怀期望位·现实期望位·相对期望位

期望位是期望于未有的位。满怀期望是一种满足的期待和展望，满怀期望位是一种对位的理想状态的期望。如百分制的100分；10分制的10分。

现实期望是立足于已经获得的现实，期望有更多的收获。如果达不到所期望的，就是失望。现实的期望位是对现实期望达到的位。在没有令人失望的情况下，百分制的51分，尚有49分的发展空间，49分是最大的期望值，所以说，51分具有最大的期望。而70分，则只有30分的期望值，有30分的再发展空间。

相对期望是把满足设为100分，计算出的期望值。相对期望位是相对于某个标准设定的位。百分制的100分已经满足，没有了期望值。如果满足于90分，90分就相当于100分。如果满足于60分，60分就相当于100分。期望值越大，是未有的相对数值越大。无论表面如何，父母都会把子女定格在51分上，留下49分的期望值空间。即便是实际上已经到了99分，也会在潜意识里把它压缩到51分，维持最大期望值。

人们对自己的欲望值也是这样。在不断提高，不断满足中，不断压缩，趋向于51。因此，51分留有实现之后的最大的期望。

（九）职位素质

1. **正职素质**　最低要求：乐于听、敏于察、勤于思、善于讲、有主见、有定力。最高要求：有思想、有思路、有谋略、有规划、以身作则、率先垂范。

2. **副职素质**　最低要求：认真谨慎、忠于职守、服从命令、听从指挥。最高要求：可探讨、能研究、有主意、会妥协。

3. **职员素质**　最低要求：守时、规矩、态度好、心细致。较高要求：敬业、勤恳、重质量、高效率。

三、得位

（一）位的获得

位是基础、根本。位居于基础、根本的位置。无位，便无根基。没有位，将如无根之木，无源之水。

任何人事物都必须先取得位，否则将无立足之地。位的获得要明确目标，认识位、调整位、摆正位。位的获得，有有目的的获得，也有歪打正着。有"有心栽花花不成"的刻意而无果，也有"无心插柳柳成荫"的顺便获得。有通过正当手段谋取合法的地位，也有用不正当的、甚至卑鄙的手段夺得职位。得位是获得位。获得位，自己感受、人们认可、动态维持。

（二）位的得失

得位是获得位，失位是失掉位。得位与失位都有很复杂的因素起作用，有意的、无意的，内因、外因、个人能力、交往问题、社会因素、环境变化、机缘、运气等。得位的内在因素比较主要，失位的外在因素比较主要。得位与失位是维持位的两极状态。自信、信任、威信是维持位置的基本要素和保障。得失易位是得位与失位互换互易，得位而失，失位而得。位得之易失之亦易；位得之不易失之亦不易。

（三）感觉位·感受位·启发位

感觉位，感觉时间的长短、快慢；感觉地段的长短、远近。感受位是自我的一种满足感，是人们对与位相关的人事物的心理感受，包括自我满足和对他人的满意程度。启发位是出新之位，启发位是在交流中可以相互启发获得收益的位。

（四）认可位·满意位·满足位

认可位是被承认、被肯定的位，是觉得可以的位。认可是得人心。认可位是心目中的位置。认可位是对人对己的认知认可程度。认可位是对自己位的认可、称心，是对他人位的承认、公认。认可位决定着人事物的心理位置。主要是对他人的认可程度，也包括对自我的认可程度。满意位是符合心愿、符合合意愿，获得满意的位。满足位是对于所获得感到满意、知足。百分制的 100 分满足，90 分可以满足，60 分也可以满足。

四、到位

到位是得到合适的位，是位的高境界。到位是对获得之位的校正。到位是达到位、及位不越位。到位是得位而无不及、无太过、无脱位、无失位、无越位。到位无论应当不应当，都得位、在位。到位是正位，与位相符。《公孙龙子》："位

其所位焉，正也。"到高位、低位，到主位、从位，到重位、轻位，到优位、劣位，到尊位、卑位。到位是达到要求的位，到位注重的是达到要求规定的程度，而不是注重正位、当位、适位。到位，要么是符合事物的位，要么是认识到位，二者至少居其一。真正的到位是当事人的认识和事物的本意相符。达到位需要调，达到位的过程是位之调的过程。与到位相应的是不到位、错位。不在其位是错位的特殊情形，因为相对于到位来说，只要未到位都意味着错位，而不在位，不可能到位。例如，在一条公路上有 A、B、C 三个连续的点，在公路下有 X、Y、Z 三个相对应的点。要求达到 B 点。到 B 点就是到位，在 A 点是不及位，到 C 点是越位，在 X、Y、Z 任意一点就是不在位。可知，B 点是到位，其余点都是错位。

五、适位

适位是找到合适的位。

（一）找到合适的时间位置

合适的时间位置，是时间、地点、方位、角色、地位、心目位置等某个适合自己、适合他人的时间及顺序。时间的先后顺序。过去、现在、将来。地点的时间先后顺序。先此地，后彼地；先彼地，后此地。

方位的时间先后顺序。先前后后，先后后前；先左后右，先右后左；先上后下，先下后上；先内后外，先外后内。角色的时间先后顺序。先大后小，先小后大；先重后轻，先轻后重；先主后次，先次后主；先主后客，先客后主。地位的时间先后顺序。先高后低，先低后高。心目位置的时间先后顺序。位的先后，先尊后卑，先卑后尊。

（二）找到合适的地点位置

这里、那里，哪里？某个适合自己、适合他人的地点。人和物都居于一定的地点位置，且都需要找到一个合适的地点位置。人的一生都在不断地寻找更适合自己的地点位置。谁找到了合适的地点，谁就拥有幸福生活的基础。

（三）找到合适的方向位置

东、南、西、北，高低、上下、前后、左右、

内外，某个适合自己、适合他人的方向位置。人无论居于何处，都需要先辨清方向位置。知道自己从哪里来，现在哪里，居于何方，将走向哪里。知道自己与别人的相对位置。只有不迷失方向，才能知道自己所居，才能清晰自己的路径，才有希望达到想要达到的目标。

（四）找到合适的角色位置

长辈、平辈、晚辈；领导、同事、下属；同学、同志、同道；朋友、敌人、生人。弄清各自的身份，找到适合人和事的角色位置。

（五）找到合适的地位

找到适合自己能力水平的地位，能充分挖掘和发挥个人才能。找到适合他人能力水平的地位，培养、扶持、相助，这是职责所系的工作需要，也是伯乐发现千里马的爱才之举。找到适合他人能力水平的地位，并助人到达，能充分享受助人的快乐。

（六）找到心目中合适的位置

自己为自己在心目中树起一个合适的位置，找到自己心目中合适的位置，是自己快乐的源泉。找到别人在自己心目中合适的位置，是一种榜样和借鉴。心目中的崇高位与低贱位，尊重位与鄙视位，这些位置的摆放，是自己真实的意愿。

（七）找到合适的立场、观点、角度

对待任何事件都有自己的立场、观点、角度。找到合适的立场、观点、角度，是正确做事的基础。只有立场、观点、角度正确，才有正确的思维和理想的结果。

六、社会地位的高与低

社会地位是指人在社会上的地位、在工作单位的地位。社会地位包括公认的地位，也包括心目中的地位。社会地位包括固定的地位，也包括交往中一时一事中的地位。社会地位有高低之分。社会地位高，是被社会认可并尊崇的德高望重的人。社会地位低，是在一定范围受社会歧视的人。一般人，社会地位的高低是相对而言的。相对于地位高的人，你的地位低；而相对于地位低的人，你的地位高。社会地位的高与低，还包括：团队

在社会上的地位与声望。

七、文化地位的优与劣

主流文化处于优势地位，非主流文化处于劣势地位。主导主流文化的人处于优秀地位，拥有主流文化知识的人处于优越地位。不具备主流文化知识的人处于劣等地位。文化地位以自身的修养和眼界为前提，以大众公认为标志，也是发自内心的一种自我感受。

八、经济地位的重与轻

轻重位是指轻浅位、轻视位、重要位、重视位。经济地位是以财富的拥有量来确定重与轻，拥有财富多的经济地位重，拥有财富少的经济地位轻。因为财富是生存和发展的基本需求，谁拥有的财富多，谁就拥有决定生存状况的更大权力，拥有支配社会发展的更多空间，拥有展现个人能力的更多机会和条件。上层建筑可以反作用于经济基础，经济基础能够决定上层建筑。

九、家庭地位的尊与卑

家庭地位一是指家庭在社会上的地位；二是指个人在家庭中的地位。家族或家庭在社会上地位的尊与卑。家庭和睦是被社会尊重的。在家庭中的夫妻，法律地位是前提，经济地位是基础，情感地位是关键。

在家庭中，地位的尊与卑是血缘亲情关系形成的。长辈尊，晚辈卑，平辈平。父母尊，子女卑，兄弟、姐妹平。家中被认可的能干人，其行为能带动家庭成员的响应，说话有分量、说话算数，那是家庭尊卑关系下的主从地位，类似于政治地位，却永远改变不了家庭的尊卑地位。例如，家庭中，本来父母是主，孩子是从，而当孩子不听父母话的时候，意味着孩子反从为主，父母由主为从，这类似于政治地位的主从，即便孩子长大后真正居于家庭的主宰地位，父母年纪大了居于从属地位，父母听着孩子的话，甚至"青出于蓝而胜于蓝""一代更比一代强"，仍不能影响父母的尊位，孩子的卑位。

十、工作职位的大与小

职位是所担负工作的职务位置。每个职务都有相应的责任，简称职责。职位有大有小，一般情况下，职位大权力大，职责重要。个别情况下，有职无权，大职小权，小职大权，无职有权。

十一、方向位置的向与背

（一）测方位

方位是先确定一个位置为参照物，然后测定：前后、左右、高低、上下、大小、远近。立体的高深方位是上中下、纵向方位是前中后、横向方位是左中右。

空间方位包括天空、地上、地下，是以空间方向确定的。由于地上的位点最容易确定，也为人们所熟知，所以，就把"地点"作为对空间所有位点的称谓。

空间地点的判定，须确定一个立足点和方向，基于立足点和方向进行判定。空间方位是立足于一个位点，在此地，看彼地。向前、向后、侧左、侧右、仰上、俯下，看另一个位点。中间位是在空间确定的一个位点。并以此确立前后、左右、上下位。同一个立足点，方向不同，判定的结果不同；不同的立足点，方向相同，判定的结果也不同。这里所说的不同，包括距离的远近，角度的偏差和反向。如基于左和右判定前方的同一个位点，基于左的，位点在右前，基于右的位点在左前；基于前和后，方向相对，判定中间的位点，结果都是前。

（二）确定方位

人处世谋事，接人待物，都有目标和目的，为了达到目标和目的，需要随时随地确定和调整方向位置。

确定方位，才能朝着目标和目的前进。大目标，有大方向；小目标，有小方向。有长远方向和目标，有短期方向和目标；有固定不变的方向和目标，有随机应变的方向和目标。

（三）一定方向

一定方向是可以通过参照物确定的方向。如居东面西，左南右北。

（四）特定方向

特定方向是与常规不同的方向。如居南极面向北，前后左右指向都是北。居北极面向南，前后左右指向都是南。

十二、找到本位

本位是根本的、基本的、属于自己的位。本位是本来的位，人事物只要存在于世，就有它本来的位置。

（一）自然形成的本位

人的本位，是自然形成的位，自然形成的本位是不可改变的。如子女、兄弟姐妹、父母等。

（二）人为形成的本位

人的本位，可以是人为形成的位。人为形成的位，可以打上烙印，难以改变。如同乡、同学、专业、职业，等等。

（三）人的临时本位

人的本位，也可以是临时的位。临时位，可以随时改变。如工作岗位、临时工、演员等等。

十三、找到当位

当位是合适宜用之位。当位是当下之位、正当之位、应当之位、恰当之位、适当之位。当位，是属于自己应当应分的位。当位是正位，但未必是合适的位，也未必到位。

（一）当位是应当之位

当位是应当的位、公众认可的位，是在一定范围内得到公认的位。位的应当不应当，不是个人的一厢情愿，而是相关人的认可。应当的位，是情感和为人的体现，是人际关系的反映。

（二）当位是适合之位

当位是适合的位，适合个人情况的位。所当之位因个人素质和条件而异。适合正位的，正位就是当位。适合偏位的，偏位就是当位。主位与辅位、重位与轻位、高位与低位、固定位与变化位、静态位与动态位、当局位与旁观位、基础位与发展位、定性位与定量位、现实位与虚拟位，等等，皆以适合为当位。适合的位，是个人素养的体现，是自我修炼的结果。

（三）当位是符合情理法之位

当位是符合情、理、法的位。符合情、理、法的位，是合情、合理、合法的位。通常情况下，情理法是一致的。合情的合理合法，合理的合情合法，合法的合情合理。特殊情况下，也有情、理、法不一致。合情不一定合理合法，合理不一定合情合法，合法不一定合情合理。当位，在和平环境中，应当首先合法，其次合理，最后合情。当位，在动荡环境中，首先合理，其次合情。当位，在变换环境中，首先合情，其次合理。符合情、理、法的位，是机遇和条件使然，是境况的需要。

（四）当位是理想之位

当位是个人的满意之位、享乐之位。当位是每个人追求的理想之位。一般情况下，当事人能认清"当位"，知道自己应当的位。特殊情况下，迷茫时，当事人也认不清"当位"，不知道哪个是应当的位，适合自己的位。所以，能否认清当位是清楚与糊涂的标志。

（五）正当位与不当位的转换

正当位、不当位是衡量位之度。当位是按顺序之位，是在原有基础上的延传顺承，维护原秩序。不当位是不应当之位，是逆顺序之位，是改变原有的延传顺承，建立新秩序。当位和不当位可以相互转变，按原体系当位的，按新体系就是不当位，按原体系不当位的，在新体系可以是当位。所谓的"胜是英雄，败是寇"就是当位不当位的转换。历史的大变迁，多数情况下是当位不当位转换的结果。

十四、找到〇ⅠⅡⅢ位

找到〇ⅠⅡⅢ位，把握度，趋向适。Ⅰ是本位，Ⅱ是位于当局者的双方，Ⅲ是位于旁观者，〇是位于超脱者。本位者，当事之人，我行我素。正确坚持，可以走向成功；固执己见，就会走向歧途。当局者，身在其中，自以为是。换位思考，可以达成理解；偏执对立，就会导致分裂。旁观者，置身事外，客观看待。脱位思考，可以找到真理；没有担当，就会因循守旧。超脱者，脱离关系，超然对待。无为而为，可以潇洒自如；无

所事事，就会消极颓废。

十五、找到为人之位

人之位，是主导位。人之位，包括人在世事间的位置和人在众人中的地位，人的体位，人的思悟、接受、表达部位。

（一）人所居之位

人所居世之时位、地位、物位、象位。人所居事之主宰位、依附位。人所在众人之地位，也就是社会地位。人所居之〇位是无位、空位、空岗。人所居之Ⅰ位是有位、岗位、职位、职务、伦理位。人所居之Ⅱ位是"岗位、职位、职务、伦理位"的"有无、大小、高低、轻重"。人所居之Ⅲ位。Ⅲ个位是Ⅰ兼Ⅲ职，关系Ⅲ个位。Ⅱ位之中，位居于有无之中，似有似无、无作有、有作无；位居于大小之中；位居于高低之中；位居于轻重之中。位之外，"岗位、职位、职务、伦理位"之外，且与之相关的"责任、权利、利益、情谊"。即，不在岗的人做岗位的工作；无职有权；无责权有利益，伦理之外的情谊。人位之"点·线·面"，人位之点，如岗位；人位之线，如这一排人；人位之面，如对立面、敌人。人在世事间居于主宰位。人为万物之灵，人是世界的主宰者。人是自然环境的适应者和改造者，事端的发起者和平息者。不同的人在自然界中、在世事中居于不同的位。居住位置、工作位置、生活位置、学习位置、交流位置。人在众人中各就各位。人在社会中有职位、地位。位有高低、大小、轻重、贵贱、疏密、先后之分。

（二）人之体位·部位

身体是人动静之位。行、站、坐、卧位。心脑是人内省思悟之位。脑想、脑思、心想、心思、心悟。

目、耳、肤是人接受之位。目视、耳听、肌肤触。口、面、肢是人表达之位。口言说、面表情、肢动静。

（三）人之思想·能力位

1.人的三级发展策略 高级——理想、价值、心愿；中级——社会、潮流、标准；低级——金钱、

生存、温饱。

2.人的三层能力水平　高水平——能用谋略、深入人心；中水平——能用资源、借助力量；低水平——依靠自己、单打独斗。

（四）正位·偏位

正位是自然的、公认的位，是应当的、被认可的位置。偏位是非自然、非公认的位，是从属的、没有扶正的位置。正位是"对"，对是位的对应，正好。偏位是"不对"，不对是位的偏离，错开。

正位与偏位是形态位。正位、偏位与到位、当位、适位不是必然对应关系。居于正位或偏位，都可以是到位、当位、适位，也可以不是到位、当位、适位。要摆正位置，就要学会换位思考，分别站在上位、下位、对应位、对立位，去思考问题，然后，才能摆正自己的位置。位的主流是在不断地纠偏扶正。如果位不正，谐调无从谈起，还会与谐调的愿望背道而驰。

（五）尊位·卑位

尊位是受尊重的位置，卑位是卑微的位置。家庭地位的尊与卑，是血缘亲情关系形成的。长辈尊，晚辈卑，平辈平。父母尊，子女卑，兄弟、姐妹平。家中被认可的能干人，其行为能带动家庭成员的响应，说话有分量、说话算数，那是家庭尊卑关系下的主从地位，却永远改变不了家庭的尊卑地位。在家庭中，本来父母是主，孩子是从，而当孩子不听父母话的时候，意味着孩子反从为主，父母由主为从，这类似于政治地位的主从，即便孩子长大后真正居于家庭的主宰地位，父母年纪大了居于从属地位，父母听着孩子的话，甚至"青出于蓝而胜于蓝""一代更比一代强"，仍不能影响父母的尊位，孩子的卑位。

（六）当位·不当位

当位是应当之位，是按顺序到应到之位，是在原有基础上的延传顺承，维护原来的秩序。如太子继承皇位，学子考取学位，业务人员晋升职称，公务员升职。不当位是不应当之位，是逆顺序而到不当之位，是改变原有的延传顺承，建立新秩序。如推翻皇帝，改朝换代。当位和不当位可以相互转变，按原体系当位的，按新体系就是不当位，按原体系不当位的，在新体系就是当位。如考试上大学是当位，推荐上大学也是当位。在必须考试上大学的体制下，推荐上大学就是不当位；在推荐上大学的氛围里，考试成绩再好，也不能作为上大学的理由。所谓的"胜是英雄，败是寇"就是当位不当位的转换。历史的大变迁，多数情况下是当位不当位转换的结果。

（七）居位·失位

居位是确定的所居之位点、位序、位置、地位。居位是在位，是居于所在之位。在位不一定当位，也不一定到位。在位是对获得之位的执掌，无论是临时执掌还是长久执掌。"不当家不知柴米贵，不养儿不知父母恩。"是居位的感受。失位是位的丧失、丢失。失去位，丢失了所居之位。失位是应该在位而不在位。位的丧失、丢失，有主观故意、大意、不作为造成的，也有客观条件的变化形成的。

（八）守位·越位

守位是在位、守候原位，守本位之道，无太过，无不及。越位是僭越原位，超越本分。如在下冒用在上的名义。越位是位之过分。过犹不及，与不及位类同。

（九）领属位·平等位

领属位是包含与被包含。平等位是并列。领是领导，属是从属。领属位是领导与从属的关系位置。

平是平行，等是等级。平等位是平行等级的、没有高低、贵贱之分的关系位置。必要时平行位、高低位、包含位都可以放在平等位置。找领属位，就是要统领者找到主导的位，附属者找到辅助的位。找到平等位，就是找自然人在社会中的平等位置，找不到平等位，才有不平等位的出现。

（十）当局位·旁观位

当局位是主事者、做主者的位。当局位有主位和客位。主位是主视位，第一位；客位是仰视位，第二位。旁观位是局外、事外、无关的位。旁观位置有换位和超脱位。换位是虚拟的交换位置，站在对方位置和角度考虑。超脱位是虚拟地站在自己和对方位置之外的第三方位置去考虑。

"当局者迷，旁观者清""人在事中迷，人在事外清。"当局者，在当事位上，深入其中，熟知内容，居于事件之中，了解事实真象，本应是一种清晰。然而，由于身入其中，没能站出来整体看待事件的全貌，如果过分追求清晰，反而身陷其中，容易拘泥于枝节，迷惑于局部。迷失方向而模糊、糊涂。相对模糊，局限性模糊，清晰中的模糊。故而称"迷"，相对之迷，局限之迷，清晰中的迷。旁观者，在局外旁观位，居于事件之外，虽不清楚内幕，不了解事情原委，是一种模糊。然而，正是因为没有身居其中，却能站得高远而视野开阔，往往能看到事物本质。所以能冷静旁观事情发生、发展、变化的走向，成为清晰。相对清晰，局限性清晰，模糊中的清晰。"礼失而求诸野"礼源于民间，用于民间，延续于民间，故失而求诸于民间。何止于礼？位失也求诸野。当局与局外，清楚与糊涂都是相对的。站在外边是全局的清楚，局部的糊涂；进入里边是局部的清楚，全局的糊涂。当局者要找到当局之位；旁观者要找到旁观之位。错位就是出错的前提。

（十一）秉承位·谋取位

秉承位是秉赋和承袭而来。秉赋位是指人生来就确定了某些位置，如父母子女位置、兄弟姐妹位置。

承袭位是承接沿袭了前人的位置。如世袭王朝的皇位，皇帝把皇位传给儿子，皇子承袭而来。总统把位置传给接班人、领导把位置传给后继者，都是秉承。秉承位有三种情况：一是家族秉承，后代秉承前辈的位；二是位置变更，位的互换或轮换；三是后继接班，后继者接离任者的班。

谋取位是谋取得到的位。有意识地取得就是谋取。争取是积极地谋取。谋取位置要有自信，有威信。

谋取位有正当谋取和不正当谋取。正当谋取和不正当谋取的判别主要是指社会的认可度。公众认可的就是正当的，公众不认可的就是不正当的。胜者为王，败者为寇，得胜者即为正位。谋取位可以是主动争取，也可以是被动推向被篡之位。可以是文取，也可以是武夺；可以是阳谋，也可以是阴谋。文取是通过论情、说理、执法，不动用武力等非武力手段取得的位。武夺是通过武力夺取政权，得到位。阳谋是用公开的手段夺取位。阴谋是用秘密的手段窃取、篡取位。

（十二）应当位·篡夺位

应当位是对获得之位的评价。获得之位有应当的，有不应当的。应当位是获得的正当之位，应该之位。

应当位可能是长久位，也可能是虚位、临时位。应当位不一定在位，也不一定到位。篡位是篡夺而来之位，是不正当的位，不应当的位。篡位稳定之后，可以转化为当位。篡位和当位都是人们的一种评价。有道是：胜是英雄，败是寇。历史是胜利者书写的，篡位者自有篡位的理由，篡位成功，江山稳固，百姓安居乐业，篡位的负面影响也就渐渐淡化，当位的合情合理合法性渐渐清晰。久而久之，也就是当位。

（十三）角色位·心理位

角色位置是人的自然角色位置和所担当的社会角色位置，人们随时随地要站在应当的角色位置。心理位置是在心理中认可的位置，角色位置变了，心态也要变，心理位置要适应角色位置的变化。作为社会人，既要找到社会角色之位，又要找到个人心理之位。

（十四）合适位·不适位

合适位与不适位，就是找到合适的位。找不到合适的位，就有不适位的存在。

合适位是适合的位。合适位，或形态、或状态、或动态，是适合于当事人的位置。合适位是适合、适度、适宜、适当的位。适合的位是适合某人、某时、某地的位。适合的位能使某人在这个位上充分发挥作用。适合的位能使某事趋优避劣，好事扩大，坏事变小，向有利于事态发展的方向变化。适合的位能充分利用环境和时间为人事物创造优势。适合的位可以是正位或偏位、主位或辅位、重位或轻位、高位或低位。

适合的位，可以是好的位，但不都是好的位，可以是攀高的位，但不都是攀高的位。再好的位，如果不适合某人，对他来说就不是适合的位。再不好的位，只要适合某人，对他来说就是适合的位。

合适位可以是，也可以不是正位、当位、到位。所谓：鱼找鱼、虾找虾、乌龟找王八就是找合适的位。

所谓的"好"位置，还要有能耐坐得稳，才是合适的位。再好的位置，坐不稳不叫适合。所谓的"好"事情，还要能消受得了，才是合适的事。再好的事，如果不能消受，就不叫适合。所谓的"好"人，还要有本事能驾驭得了人和事，才是适合自己，才算真好。否则不适合自己，只能受"好"人之屈。

穷人相帮，富人相助，贵人交流，官与官来往，民与民互通，由于位之相适，而少有非议。穷人攀富，小人物讨好大人物，这样的积极、上进，却由于位不适合，常被人们讥讽而成为笑料。贵人屈尊助困、富人施舍救贫、高官下抚平民，由于位的悬殊，这样的同情、关怀，做得好可以为自己添彩增光，被誉为有爱心、亲民、平易近人；做得不好，会由于位不适合，而常被人们猜忌、误解，"炒作""作秀""做样子"，这样的词，就是在这种背景下被炮制出来的。适位不完全是正位的、当位的、到位的。适位一定是适合自己的位。宁可退而求其次，也要找到适合自己的位。找到适合的位。位调至适度才恰当。适合才是好。

不适位是不适合自己的位置。不适位表现为：不合适、难受。再好的位、再高的位，不适合自己就不是好位。很多人不明此理，孜孜以求，得到的却是看似荣耀，实则难受的不适合自己的位。谋位前总是盯着位的荣光和势力，得位后方知里边的操心、艰辛和劳顿。不要人云亦云，不要跟风，不要为了虚荣，追求不适合自己的位置。"人贵有自知之明"的古训，在此散发着耀眼的光辉。

（十五）人与人位·人与物位

找人际相互之主附、主次位，找不到人际位，就难以建立和谐的人际关系。形容人与人位。如兰的层次。义结金兰是朋友美，馨香如兰是外在美，慧心如兰是心灵美，蕙质兰心是内外美。

人与人远距离带来的效果：距离产生美。距离有了吸引、产生亲情；失去才觉得宝贵；外来

和尚好念经；墙内开花墙外香。都是远距离带来的效果。

人与人近距离产生的效果：不亲不疏，想得到却永远得不到，欲分离却永无分离。觉得随时可得到，却什么时候也得不到，觉得随时可离，却什么时候也没离。这是近距离产生的效果。

人与人〇距离出现的问题：〇距离本是最亲近的，却也是最容易出现问题的。个人还在求新求变，更何况是两个人在一起？久居亲也疏。无形中就会出现排斥、嫌弃。优势淡然。得到的不知珍惜，本地不兴本地货。这是〇距离出现的问题。

物为我用。位置是人和物存在的基本条件。找人与物的时空位，找不到人与物的时空位，就难以摆正人与物的相互关系，为外物所困扰。找到了人与物位，才能享受物欲。

人与物的地域位置：人与物占据一定的地域位置。地域位置是人和物存在的基本条件。位置间距就是距离，距离可分为远距离、近距离和〇距离，距离是很微妙的。远距离并非总是远，近距离并非总是近，〇距离并非不是距离。

人与物的空间位置：人与物处于相对的空间位置，由于空间位置的占有和改变构成了自然事件和生活事件。见不到的东西是渴望的，渴望的东西，就会去追求，追求就有可能见到得到。见到得不到的东西是心念的，心念的东西，就会去探望，探望就容易产生感情。得到的东西是兴奋的，兴奋的东西，会渐趋平淡。随身物品久而会离去，意想不到的东西，随时可能来到身边。

人与物的时间位置：人与物经历着一定的时间，并由此而变化着。物新必奇，物久必陈。时间会创造新奇，初见之物，必以之为奇。时间也会把新奇磨掉，久而厌倦。时间还会化腐朽为神奇，使陈旧放光辉。稀罕之物，一是新，新而初识，二是陈，陈而古董。

（十六）地位层次

位的高低往往借"地位"而言人位。地位是社会和个人认知的心理评价位置。地位，常指职位、岗位、官位。经济地位、政治地位、权利地位、身份位置。地位决定着社会认知度、荣誉度、

信任度、情商指数。

地位决定行为。打仗靠什么？士兵打仗靠技能，将军打仗靠谋略，皇帝打仗靠国力。地位的高与低，决定着视野的大与小。找不到社会地位，就难以体现人生价值。找不到家庭地位，就难以创建和睦亲情关系。

找不到心目地位，就难以树人树己。找不到适合自己的位，就会带来痛苦或遗恨。

（十七）高位·中位·低位

1. 地位高　地位高，是居高临下俯视之位。"会当凌绝顶，一览众山小。"争取高，站在高位看问题，思考问题，研究问题。居高临下，胸怀宽广，立足于做大事，多看多想少说，该说时要说，不该说时不说。

不该说时说了就是抱怨，就是多事，就会惹人烦。该说时不说，就是故弄玄虚，故作姿态，那是水平低。

2. 地位中　地位中，立足中，立足平，做好本职工作，不太过，不不及。恰如其分。处事恰当。胸怀宽阔，要有情，不恋情，不恋物，不恋人，在哪里都可以充分发挥。不是去选择好工作，而是要好好地对待工作。不是我去挑面前的工作，而是要去适应所面对的工作。

3. 地位低　地位低，是居低向上仰视之位。居位低，可以不低，不消极，不堕落。

（十八）高管·中层·群众

高管是高级管理者，是策划者、决策者、指挥者。研究政策策略，布署、检查、指导。高层次的表现：多说是，少说否；多干事，少发言；多放手，少约束；多建议，少支配；多为别人，少为自己。

中层是少数人，操办者。中层执行政策，安排工作，上传下达。监督检查，提出改正建议。

群众是多数人，跟随。按政策办、工作落实。群众落实政策，感受政策变化。

高者未必都高，低者未必都低。低姿态可以展现心灵的高度。高管、中层、群众，三者的介入程度，决定了民主化的程度。高管与中层融入得越少，管理的断档程度越大，高管与群众融入

得越少，干群关系冷漠得越多，中层与群众融入得越少，工作脱节会越多。三层皮的疏密程度，预示着团队的凝聚力和战斗作用。团队整体的好，必然是凝聚紧密，战斗力强；团队整体的差，必然是缺乏凝聚力，没有战斗力。

十六、找到谋事之位

事之位，是过程位。事之位是事在人世间的位置和事在事中的位置。

（一）事件位

事件位置是某件事的大小、性质、影响程度。如洛阳牡丹花会先是洛阳市办，后以河南省办，再以国家举办，从市到省，走向全国，影响世界。找不到事件位，就辨不清事件的端倪，弄不清事件的来龙去脉，更无法达到理想的效果。只所以有糊涂事的存在，正是因为有找不到事件位的情况发生。找到事件位，就要根据不同情况，找到己事位、人事位；找到公事位、私事位；找到急事位、缓事位；找到重事位、轻事位；找到大事位、小事位；找到家事位、国事位。

（二）高位·低位

高位是位置高，低位是位置低。帮助之人在高位，被帮助之人在低位；讲话之人在高位，听话之人在低位。高位能谋大事，低位能谋小事。高位不谋大事，就是失位；低位而谋大事，就是越位。谋大事需要有高位，谋小事需要在低位。低位可以有谋大事的胸怀，高位必须要有谋小事的积累。大事是从小事做起的，小事做好了，才能做好大事，低位做好了，才能做好高位。无论高位，还是低位，都需要有远大的理想、脚踏实地的精神。

（三）大位·小位

大位是位的范围大，管辖多；小位是位的范围小，管辖少。大位需要着眼于谋大事；小位需要着眼于谋小事。大事需要有大位，小事需要有小位。大位谋小事是位之不及，小位谋大事是位之太过。

（四）重位·轻位

重位是重要位置，举足轻重的位，是起决定

作用的位。轻位是次要位置，无关重要的位，是起辅助作用的位。如经济地位的重与轻。经济地位是以财富的拥有量来确定经济地位的重与轻，拥有财富多的经济地位重，拥有财富少的经济地位轻。因为财富是生存和发展的基本需求，谁拥有的财富多，谁就拥有决定生存状况的更大权力，拥有支配社会发展的更多空间，拥有展现个人能力的更多机会和条件。上层建筑可以改变经济基础，经济基础能够决定上层建筑。

（五）优位·劣位

优位是优越位置，劣位是次劣位置。如文化地位的优与劣。主流文化处于优势地位，非主流文化处于劣势地位。主导主流文化的人处于优秀地位，拥有主流文化知识的人处于优越地位。不具备主流文化知识的人处于劣等地位。文化地位以自身的修养和眼界为前提，以大众公认为标志，也是发自内心的一种自我感受。

（六）隐位·显位

隐位是隐匿位、未见位；显位是明显位、可见位。隐位是秘密位，行事不便于公开；隐位是未显位，没有必要亮明位置。有些事，只有隐性角色，才能摸到实际情况；有些事只有不公开身份，才能办妥。如间谍、密探、地下工作者、暗访者，都是隐性角色谋事。显位是公开位，亮明身份，以便于谋事。否则，不便于开展工作。如警察、领导、记者、访问者，都需要显示身份，才便于沟通。

（七）对位·错位

对位是位的对应，人放在与能力对应的位置，物处于被充分利用的位置，事有适宜的处理方式。这就叫人尽其才、物尽其用、事尽其宜。对位是人们充分发挥聪明才智的基础，是办事顺利的基础，是谋事高效的基础，是社会稳定和谐的基础。

错位是位的错误、交错。位的错误是一个位的错；位的交错是两个位相互引发的错。错位有主观的错误，有客观的错误。主观错误是主观故意或失误造成的，客观错误是客观条件造成的。

感觉的错位：熟而易平，熟而易俗；新而易奇，新而易雅。这是感觉的错位。"墙内开花墙外香""本地不兴本地货""外来和尚好念经""宝在身边而无知，虽是朽木外来香""入芝兰之室，久嗅不闻其香"。常以新鲜的、生疏的、稀有的，为雅的、奇的、贵的；而以陈旧的、熟悉的、繁多的，为俗的、平的、贱的。皆因熟视无睹、陌生的神秘感。其实，新的未必奇未必雅，熟的未必平未必俗。陌生的神秘感与生疏感俱存，熟悉的平淡感与亲切感同在。

判定的错位：判定的错位，是以此判彼，或以彼判此。彼此虽相关却不能相互印证，也不能作为判定的依据。人们往往以动机的正确证明观点的正确，用观点的正确证明做法的正确，这可能会导致判定的错位。

应用的错位：错位是位的错用，该做的没做，不该做的做了。把人才和庸才都放在了不合适的位置上。或大材小用，或小材大用，或人才轻用，或无才重用，或庸才滥用。世上没有废物，都是放错位置的宝贝。世上所谓的坏人，都是错位的干将。母爱的错位：一个母亲把儿子爱吃的巧克力给儿子，儿子不领情。另一个母亲把自己爱吃的蛋糕给儿子，儿子不领情。母亲说：这是母爱。儿子说：这是强加于我。母亲端着一盆水七上八下还不愿放手。端起高高的爱，未必是真爱。仰起高高的头，未必是尊严。中年人感叹的调侃，就是对错位的幽默诠释："当我们爱上别人时，别人结婚了；当我们心灰意冷结婚时，人家又单身了。"调侃的效果也就源自于错位。

（八）岗位·职位

岗位是担负一定工作的职能。职位是社会认知的管理岗位。岗位决定着责任、义务、收益、价值实现。

职位决定着高度、广度、个人价值和社会价值。

（九）换位·脱位

换位是交换位置，实际交换位置得到体验，虚拟交换位置引起思考。脱位是脱离位置，实际脱离位置便于回味，虚拟脱离位置得以旁观。换位方知当位之不易，脱位才知在位之难得。不当家不知柴米贵，不养儿不知父母恩。当局者迷，旁观者清。设身处地才容易理解。

换位是交换位置，实际交换位置得到体验，虚拟交换位置引起思考。换位是变动原有位、交换为新位。

在位与换位是变化态。

变换定位是位的实际交换，是再次定位。如低位高升，由从变主，变轻为重，劣而趋优，卑成为尊。辞高就低，辞主居从，避重就轻，弃优从劣，辞尊居卑。换位，总是会给一个合适的理由。换位与心态有关。心态阳光，总是换向积极位。这样的人需要阳光，所以避阴趋阳。心态阴暗，总是换向消极位。这样的人不需要阳光，所以，避阳趋阴。

换位思考是设身处地，虚拟交换位置。换位思考是两方当事人中的一方，仍居于原定位，而假设自己是对方，设身处地，站在对方位置和角度去思考、看待问题。体察对方的处境。如居于低位和下位，而设身站在高位和上位去思考看待问题；居于高位和上位，而设身站在低位和下位去思考看待问题。居于从属位，而设想主宰者的思路和做法；居于主宰位，而设想从属者的思路和做法。在轻位，体味重位的责任和难处；在重位，体味轻位的责任和难处。在劣位，理解优位的担当和困苦；在优位，理解劣位的担当和困苦。在卑位，体察尊位的思想和行为；在尊位，体察卑位的思想和行为。

换了一个位置，变了一个角度，原来的是可能成非，原来的非可能成是。"在家不会迎宾客，出门方知少主人。"在家不懂得待客迎宾之礼，出门在外做客，遇到没有人相迎，才知道没有被主人迎的尴尬，此时反思自己不迎宾客，就会给客人带来尴尬。"设身处地想一想"，就是要旁观者站在当局者角度考虑问题。"站着说话不腰痛"，就是当局者对旁观者没有设身处地地站在当局者角度考虑之怨言。

身临其境就是自己本不在那个境位，为了体验那个境位的感受，而亲自到那个境位上去临时体察。亲身感受了那个境位的情况。身临其境之后，再去看待和管理那个境位，就比较容易切合实际。

脱位是脱离位置，实际脱离位置便于回味，虚拟脱离位置得以旁观。脱位是站在自己和对方位置之外，作为旁观的第三方去看待自己和对方。只站在自己角度，还是既站在自己角度又能站在他人角度或者事件之外去看待问题，这是糊涂人和明白人的鉴别点。只站在自己角度考虑问题，就会一切从个人利益出发，把对方当作自己的对立面，他人以及所做的事情总是不能满足自己的意愿，矛盾永远无法调和，自己永远不能从生活的桎梏中摆脱，怨天尤人把自己束缚在地狱之中。能站在事件之外、站在他人角度上去思考问题，就能理解他人、宽容他人，分清哪些是自己的责任，就能找到解决问题的办法，矛盾就会消失，自己就会解脱。乐于面对任何复杂、恼心的事情，自己就享乐在天堂之中。

脱离原位是真实地离开原来的位置，不再回去。脱离原位完全走出来，站在第三方去看待和思考双方位境。脱离原位和在位的视角不同，感受不同，思路不同，处理问题的方式也不同。当然，脱离原位后，还有可能再回归原位。但是这里所说的"脱离"并没有回归的可能。特殊情况下的再回归，与这里的脱离是两回事。

脱失原位是暂时脱开、失去原有的位置，是暂时的丢失，可以回去。脱失原位是临时走出来，站在第三方去看待和思考双方位境。失去的才觉得宝贵，脱失原位之后，再看原位，会有在原位时不曾有的、很深的感受和体会。再回到原位之后，就会有不同的选择和对待。

脱位是超脱于原位。脱位思考是指双方当事人中的任何一方，仍居于原定位，而虚拟游离于自我之外，权作局外的旁观者，设身站在关系双方之局外的第III方角度，以旁观者的视角，去看待和思考自己和对方的关系。超脱原位，就会倏然发现一种清新，一种当局者和旁观者都不曾有过的清醒和新鲜。豁然开朗，大彻大悟，尽在其中。此中境界，便是戏称的：说是就是，不是也是，说不是就不是，是也不是。凡事有利就有弊，能脱位思考者，尽察利与弊，便可趋利而获双赢，避害而获经验。

（十）现实位·虚拟位

现实位是目前所居之位，是现位，是实位。现位是所居的时间位置，实位是所居的地域位置。现实位，如所在的单位、所居的地址。虚拟位置是虚位，是荣誉之位，名誉之位，是设想之位，计划之位，理想之位，梦想之位，幻想之位。虚拟位是现实位的前提。没有虚拟位，就没有现实位。现实位是虚拟位的实现，不达现实位，虚拟位就是空虚的。现实位是一种担当，虚拟位是一种设计。找虚拟位，找到换位思考的心态，找到脱位思考的角度，一切事物便会豁然释然洞然，人生境界至矣！

（十一）定量位·定性位

定量位是对位的量化测定。定量位是可以用坐标测量的位，可以是一维点线、二维平面、三维立体、四维动态。可以量化大小、多少、高低。定性位是对位的性质判定。定性位是可以分为优劣、好坏、成败的位。找到定量位，就是要找到用量衡定的位。找到定性位，就是要找到用性衡定的位。

（十二）基础位·发展位

基础是一切事物的根基。人们经常强调基础的重要，基本功、基础理论、基本操作、基本技能。发展是一切事物的趋向。人类的一切活动，都是意欲在基础之上的发挥、发达、发光、展现、延展、展开。

（十三）正常位·异常位

正常位是正的、经常的、常规的位。异常位是不正常的、有变化的、非常规的位。找正常位，就是找正常的位置。找不到正常位，才有异常位的出现。

多数人拥戴者为正；为多数人谋利益者为正；得民心者为正；得胜者为正；使天下和平者为正。和平是人们的共同心愿。能使天下和平、维护天下和平者，是正。不论用什么方式求得和平，不论用什么方法维护和平，不论是否受到人们的爱戴，都是正。总之，事件涉及多数人、为多数人、得民心、求和平、得胜利者居于正，或者趋势朝向正。

与正相反，少数人拥护、为少数人谋利益，为一己私利、丧失民心、肆意妄为，寻衅滋事、失败者居于非正，或者趋势朝向非正。

常是经常，经常发生的事。常，正之常、非正之常。正常是居于正而成为经常，是相对持久的和平安定状态。非正常是居于非正而成为经常，是相对短暂的、不安定状态。

异常是异于常、非常，异常不是经常，不经常发生的事。异常可以是正的不经常，也可以是非正的不经常。

（十四）固定位·变化位

固定位是相对固定的、不易变化的位。变化位是可以改变的、或经常变换的位。固定位和变化位是相对的。固定中有变化，变化中有固定。找到固定位，就是找到固定的、不变的位。找到变化位，就是找到变化的、不固定的位。

1. 位的轻重　位有固定的轻重，位的轻重可以变化。位有轻有重。如父位重，子位轻，子因父贵，所以，前三十年看父敬子。

2. 位的升级　固定的位可以变化升级。位的升级有家庭因素，也有个人因素。如同学差别较小，而同学的父母不同，同学未来的地位也不同，官宦子弟可以依仗权势提升地位，富家子弟可以依仗钱财提升地位，平民子弟可以依靠努力提升地位，大户人家的佣人也可以依据阅历提升地位。儿子地位提升了，子超越父，子轻位变重，父重位变轻。父因子贵，所以，"后三十年看子敬父"。"宁娶大家奴，不娶小家女"是因为大家奴有经历、有眼光、见多识广，也就有了思想和胸怀，在人们心目中的地位自然会提高。

3. 位的降格　位的降格是有条件学好、本应上进，却没有学好、没有上进；官宦富家子弟，非但没有利用好权势和财势提高地位，反而仗势欺人、为富不仁，使权势和财势成为负担，不善操持，沦为平民，导致家庭和个人地位降格。仗势欺人必堕落，这也是"富不过三代"的原因之一。

（十五）临时位·变通位

1. 临时位　当还不能找到一个持久适合的位时，就先找一个临时的位。临时的位，可以是正位或偏位、主位或辅位、重位或轻位、高位或低位。临时位有三种状态：始终临时、向正式过渡、只是临事一时。"始终临时"是指临时时间较长，自始至终就是临时。"向正式过渡"是指临时向正式过渡的一段，是在没有正式之前的一时。"只是临事一时"是指只是一事一议的临时，事过位移。

2. 变通位　当还不能找到直接的位时，就先找一个可以变通的位。变通的位可以是代理的，也可以是幕后的。垂帘听政、代理市长、顾问、幕后策划等，都属于变通的位，可以执掌权力，也可以只是代言，可以一言九鼎，也可以一文不值。

（1）幕后策划：幕后策划者，有能力、有水平、能掌控，而没有正位。位于幕后策划，能起到和正位同样的作用。但是这需要正位的很好配合。正位要么听之任之，要么不管，要么回避，要么配合默契。否则，如果正位有主见，而且其见解与幕后策划者相左，策划将无法实现。垂帘听政就是这一类型。

（2）代理：代理是正位无人，代理正位行使权力。代理的权力是临时的，如果正位有人选，随时可以终结代理行为，所以，代理者很难长远打算，实现抱负，也就只能走一步说一步。这是代理者感到不踏实，不正式、不名正言顺的原因。

（3）顾问：顾问是有能力策划、指导，而不在其位，没有权力，正位需要这样的策划指导，必要时需要临时赋予某种权力推动工作。顾是看，问是说，能看能说，能提出指导意见，能发现问题、提出问题、解决问题。

（十六）认知位·目的位

认知、目的处于不同的位点。认知是思想，目的是设想。说认知重要，认知决定思路。说目的重要，目的决定方向。不是哪个本身重要不重要，而是看关注点在哪里。关注点在哪里，哪里就重要。认知位是能被认可，而难以测量的位。被自己认可，被他人认可。位的认知有名誉确认和心理认可的不同。

名誉确认是被他人认可，被他人认可有表面认可和内心认可，仅表面认可是口服心不服，仅内心认可是心服口不服，表面内心都认可是心服

口服。自我心理认可，是自我的一种心灵慰藉。

目的位是看到的，准备取得的，或者正在追求的位。目的位在远方。多个点可以盯向一个目的。找到自我认知之位，找到生活现实之位。找目的位，就是找所要求的目的位，找不到目的位，才会有盲目的出现。

（十七）起始位·路线位·目标位

起始位是事件的发端。起始决定基础，起始决定方向、路线、目标。路线是行动的思路、路径、线路，路线决定着过程的正确与否。目标是行动的方向、指引和归结，所说的"立场坚定、旗帜鲜明地拥护""立场坚定、旗帜鲜明地反对"，立场是起始的定位，旗帜是方向的目标，坚持或反对是要走的路线。定位不变，目标明确，路线清晰。相对于"原因·过程·结果"的实，"起始·路线·目标"是虚。

（十八）原因位·过程位·结果位

原因、过程、结果，各处于不同的位点。原因是心态，过程是动态，结果是状态。原因位是事件的起因和动机。过程位是事件的发展和变化。结果位是事件的结束和应用。说原因重要，原因决定动机、起动和走向。说过程重要，过程决定内容、经历和感受。说结果重要，结果决定成效、成果、成绩。

不是哪个重要不重要，而是看关注点在哪里。关注点在哪里，哪里就重要。人们经常强调原因的重要，从起因去追寻过程和结果。人们总是看重结果，品尝丰收的喜悦，追求结果的完美。人们常常看重过程，因为人们是在奋斗的过程中度过的，在经历过程中享受着。人们都有这样的一种感受：在奋斗的过程中有一种激情和干劲，而当奋斗成功了，人们反而会有一种失落感。相对于"起始·路线·目标"的虚，"原因·过程·结果"是实。找原因位，找到原始成因动机之位。找不到原因位，就不能从根本上处理和解决问题，不能杜绝隐患。找过程位，找到经历过程之位。找不到过程位，就无法享受过程的美妙，而在过程中忙忙碌碌难品甘味。找结果位，找到已结果实之位。找不到结果位，整个过程就没有真正完成，

没有结论没有结尾，继续也将失去方向和目标。

（十九）决定者·发布者·通知者·传达者·接受者

决定者的决定意见是真实的，决定者可以发布。发布者发出的声音是代言的，发布者不可决定。通知者是照发布意思告知的，通知者不可加入自己的意愿。传达者是把原意传达给接受者的，传达者不可理解偏差，传达走样，也不可代接受者决定。接受者是决定取舍的，相信传达者，就以传达的内容做决定；将信将疑者，要经过核实后做决定；不信者可以不予理睬。决定者、发布者、通知者、传达者、接受者，各归其位，各司其职，各行各事，理解到位，不滞后，不越位。这是准确定位的需要。最常见的滞后是，发布者、通知者、传达者自己认为不重要而滞后。最常见的越位是，传达者代表接受者表态，通知者按照自己的意愿篡改，发布者按照自己的理解取舍。这是定位不准，没有摆正位置。很多错误、纠纷都是这样发生的。

十七、找到处世之位

处世之位是处境位。处境位是人事物的基本位。处世之位是人与万事万物的基础，任何人事物都以环境空间条件为基础。没有这个基础，则将空无一人，没有一物，一事无成。"时、地、物、象"是世的内涵。"时、地、物、象"位分别有"○Ⅰ ⅡⅢ"。

（一）方向位·时间位

方向位是指前位与后位、左位与右位、上位与下位、深位与浅位。找方向位，就是找达到目标的方向位置，找不到方向位，才有迷失的出现。时间位是指过去、现在、将来的某个时候、时间位点。找时间位，就是找需要的时间点或时间段，找不到适当的时间位，才有误时、误会的产生。

（二）环境位·物象位

环境位置是所处环境的空间、时间、地点、条件位置，如清晨河边的上风头、朝阳面。找环境位，就是找所居的环境位置，找不到环境位，才会有不适应环境的存在。物象位是物的位与象

的位。物可以呈像，象可以成物。物包括：自然存在之物、发明创新之物、改造变化之物。物与物的位置之间形成距离，称为间距。物与物的距离有远距离、近距离和○距离。物以类聚。同气相求。同性相排斥，异性相吸引。

象包括物所呈之像，非物所呈之像。物呈之像是由物形成的象，非物呈像是宇宙中的玄奥所在，人们在不断地认识象、揭示象、解释象，而仍有许多无法揭示的象。人类对物象的探索与揭示是无止境的。从根本上讲，人类永远无法彻底揭示宇宙奥秘和人体奥秘，人类只能在揭示宇宙奥秘和人体奥秘的路上快速前行。

（三）处境位·角度位

处境位置是所处境地的位置，处境位随着时间、环境、当事人、事态发展的变化而变化着。在不同的处境，位置不同；在同一处境，不同的身份，位置不同。找到处境之位，才不至于走偏。角度位置是站在一个角度看事态的位置。在主视位置，从一个角度，是是是，非是非。在仰视位置，从另一个角度，是可能是，也可能不是；不是可能不是，也可能是。换位，换了一个位置，变了一个角度，原来的是可能成非，原来的非可能成是。超脱位，脱离了当局位，多角度观看，是中有非，非中有是，说是就是，不是也是，说不是就不是，是也不是。找角度位，就是要找到相应角度的位置，找不到合适的角度，才有错位的出现。

（四）有形位·无形位

有形之位，是世事人之具体可见的所在位点、所列位置、所排位序。有形之位小到一个点，大至无限。

无形之位，是世、事、人之隐而不见的位。无形之位可以通过现象反应出来。如卑微位和崇高位。

（五）静态位·动态位

静态位是稳定不变的位点。动态位是可以改变的位点，位点的改变可以形成位线、位面、位体、位网。

动态位是在静态位点的基础上，有方向、有

目标、有路线、有行动，把静态的位点连成线、面、体、网。

　　找到静态位，就是要找到静态的、稳定的位。找到动态位，就是要找到动态的、流行的位。

（六）绝对位·相对位

　　绝对位是独立的、没有比较的位。相对位是相比较的位，如上中下、前中后、左中右、高中低、远近、先后、大小、多少、内外、亲疏、轻重、优劣。找到绝对位，就是要找到绝对的、不可改变的位。找到相对位，就是要找到相对的、可以改变的位。

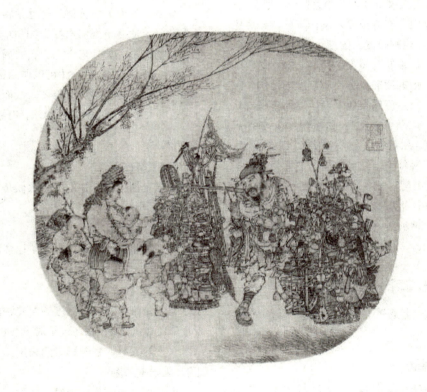

第七章 度

第一节 度的概述

度是程度，度是所限。度的立义是分寸、火候、权重、范围、界限。非度是无度、太过、未及、失度、过度。度的哲义是性度、质度、量度、幅度、尺度、速度、力度、程度、制度、态度、气度、风度、容度。为人谋事处世应当有限度，把握度。限度是度的界限，有界限度，度内度外，极度中度，无限大度，控制限度。限度是量的定性界限，性的定量界限，量变与质变的界限。限度是限制规定的范围。把握度的概念，规定度的范围，掌握度的要点，衡量度的权重，明了度的转变。认清有度无度，把握边缘界限。掌握火候，掌握尺度，关注程度，注意态度，掌控制度。把握量度，把握适度，把握气度，把握容度，把握力度，把握极度，把握中度。把握隐秘的度，把握Ⅱ之度，把握度内度外，把握高度低度，把握粗略详细，把握轻重度。把握寿命质量意义的度，把握原则性与灵活性的度，把握自发谐振的动静度。

第二节 度的立义

度是程度。度是分寸、火候、权重、范围、界限。

一、分寸

（一）分寸是量度

分寸是量度，定量的度。分寸是量化指标，分寸是量的范围，分寸是用尺衡量的。分寸是尺度的量数，是一个广泛意义上的测量度，所以，常以尺度表示对度的定量，用以测量空间实体或虚体的高低、长短、宽窄、粗细。

（二）分寸是精确度

"分"表示详细，"寸"表示粗略。详细是尺度的全面和精确，粗略是尺度的概要和估约。两个极端，要么太粗，要么太细。过度是太粗或太细；不及是该细不细，该粗不粗。要根据具体情况，把握相应的分寸、尺度。该精确要精确，可概略就概略。该精不精是为粗糙，难以精细；该略不略是为拘泥，难以豁达。

（三）分寸是得当

分寸是尺度的具体化。分寸是将大小量度抽象为适度。适度是据情选择详细与粗略，粗细适中，详略得当。分寸形容为说话或做事得当、适当、恰当、得体、准确。分寸可以作为标准或限度，衡量为人处世是否得当、得体。故而，把握好分寸，是对人事物定量的基本要求，也是最高要求。

二、火候

（一）火候是性度

火候是性度，定性的度。火候是性的范围，是对度的定性。

（二）火候是适度

火候本是火的征候。火候是由热冷性度抽象为适度。

（三）火候是温热程度

火候是判定温度、热度的温热程度。火候是一个广泛意义上的判断度，是对火热程度的判断。判断火力的大小、强弱和时间长短。

（四）火候是节制

火候指方士炼丹的功候。即古代道家炼丹时火力文武大小久暂的节制。

（五）火候是定性原则

火候是定性原则，要根据具体情况，确定相应的火候。火候是生熟程度，火候不及则夹生，火候太过则老化，火候适中方为妙道。火候的掌握，有很大的经验成分。只可意会不可言传。千金易得，一窍难求。熟能生巧。适度是火候正好，饭熟了。过度是火太大,饭糊了。不及是火太小,饭夹生。所以,掌握好火候是处置一切事物的要义所在,是定性的最高要求。

（六）火候是时机和关键

火候比喻道德、学问、技艺等修养的深浅程度。火候比喻紧要的时机,关键的时刻。生活中,火候多形容为对恰当时机的判断和选择。火候的适否,合适的火候,不合适的火候。把握火候就是把握最佳时机。

三、权重

（一）维持平衡状态

权是秤锤,衡是秤杆,权衡是衡器的通称。比喻事物在动态中维持平衡的状态。衡量,"衡"计轻重,"量"计容积。

（二）衡量轻重的程度

权重是衡量轻重的程度。权重是用磅称量斤两轻重。权重是称量权衡物体的轻重。权重是权衡斟酌掂量事物的孰轻孰重。

（三）求得恰如其分

权重是定量和定性结合的度。权重是由轻重量度抽象为适度。权重,权衡轻重,以求恰如其分。

（四）评价重要程度

权重是质的范围,是对度的定质。权重是一个相对的概念,是针对某一指标而言。某一指标的权重是指该指标在整体评价中的相对重要程度。

（五）评价区分度

权重是评价的区分度。权重表示在评价过程中,是被评价对象的不同侧面的重要程度的定量分配;权重对各评价因子在总体评价中的作用进行区别对待。权重是有重点的评价,有重点的评价才算是客观的评价。

（六）权衡量质度

权重宜先有量,再有质,最后再讲度。先注重有,再注重数量,再注重性质,最后注重程度。

同质定量,同性质定量,不同性质定量,必须先设权重,即权衡轻重。各项的权重,初始宜重做,中间重做到,最后重做好。

（七）权衡程度

权重是权衡轻重程度、高低程度、深浅程度、准确程度、精细程度、难易程度。

（八）用心权衡

权重可以用心衡量轻重分量。权重以利于选择、决定、折中、转化。如有难度是对能力的考验,解决难题是对能力的提升。

（九）平衡权重

平衡权重,把握事物的侧重点,调节平衡和特殊需求,以满足不同状态的不同要求。权重调整着目标,引领着方向,评价着过程,决定着结果。比如对于一件事情的优劣评价,A 打 100 分,B 打 60 分,如果平均,则是（100+60）/2=80 分。如果 B 的分量比 A 重,假如 B 的权重是 2,A 的权重是 1,这时求平均值就是加权平均,结果是（100×1+60×2）/（1+2）=73.3 分,显然结果向 B 倾斜了。假如 B 的权重是 1,A 的权重是 3,结果是（100×3+60×1）/（1+3）=90 分,显然结果向 A 倾斜了。这就是根据权重的不同进行的平均数的计算,所以又叫加权平均数。

四、范围

范围是有区域、有区间的度。度具有一定的范围。范围有限,限的边际可以有限,也可以无限。度的范围有疏、有密,因人、因事、因物而有很大的不同。度之范围决定度的精密程度、严密程度。

（一）地域范围

地域范围包括地点、地方。地域范围可以是一个点,也可以是一个区域。范围是有界限的,有时界限并不明显。

（二）时间范围

时间范围包括时分、时段。时间范围可以是一个钟点,也可以是一段时间。时间范围可以有明显的界点,也可是模糊、笼统的大概区间。

（三）有界限范围

度是在界限范围内行事,超出界限范围就是过度,未达界限范围就是不及。度的界限范围有大有小,有宽有窄,有长有短。范围小至极其精密，大至无限宽大。

（四）无限范围

度的范围有限，这个限无限，无限大度。这是指人的容忍程度、环境的容纳程度、事的允许程度、物的应用程度。

（五）高精密度范围

高精密度的范围极窄，要求极高，适度较难。多数情况下不是不及，就是过度。所以，适度得来极其不易。这是对人事物要求高的度的范围规定。

五、界限

度是界限划定的轮廓和范围。界是边界、边际、分界。限是限定、限制。界限是界的限定、限制。界限有始界、中界、止界、终界。界限有显界和隐界。无界是特殊的界。

（一）显界

显界是显而易见的界限、区别分别的界限。显界是显示的界限、明显的界限、可视可测的界限。显界是实界。实界是实际的界限。

（二）隐界

隐界是隐含而未显示的界限。隐界是示而无踪的界限。隐界可以是一种说法而无具体界限。隐界是潜界、虚界、空界。潜界是潜在的、深藏不露的界限；虚界是虚拟的界限；空界是以空间为界。

（三）无限界

无限界，界限无限，有界无踪。无限小界、无限大界。无限小界，界无限小，隐含其中而无显示。

无限大界，界无限大，无边无际而难以显示。有限之界，界消无限。小界消，无限小；大界消，无限大。

六、非"度"

（一）无度

无度是没有度的概念，没有度的要求，没有度的约束。

（二）太过

太过是过度，超过度的范围，起不到度的作用。

（三）未及

未及是欠及、欠缺。未及是度之不及。不及是没有达到度的要求，有度而没有按照度的约束。未及是未达到一定度的界限，无而不及、有而不及、无奈不及、故意不及。对于适度来说，未及等于〇。学而无成，劳而无功，未达目的，没有结果，都是未及。未及有程度之分，如1分至59分都是不及格，而每一分是有差别的，且高与低的差别非常之大。59分距及格的60分，只差1分。而1分距60分，则差59分。

不及之人是未达到或达不到适度之人。不及之人，是不学之人、不干之人、背运之人。不及之人，未达到应该的度、未达到需要的度、未达到适宜的度。

（四）失度

失度，指失去分寸。有合适的度、适宜的度，就有不合适的度、不适宜的度。不合适、不适宜的度就是失度。失度是有度而没有遵循度。有度的范围和要求，却没有遵循。失度是失去限度。失去限度也是无度。所以，人们也常常把失度说成是无度。

（五）过度

过度是过分、太过。过度是度之太过，是超过一定的限度。过度也称为无度。而真正的无度是没有度的要求。过度也是偏度、极度。偏度是适偏、太过、不及；极度是适极、极端。无而无太过、有即有太过、无奈太过、故意太过。度是在一定范围内起作用，过度是超越度的界限和要求，超越一定范围即为过度。

第三节　度的哲义

一、性度

性是质的类别区分，有一定性能，如阴阳、寒热、虚实、燥湿、动静、雌雄。性度是事物特性的度。如固体、液体、气体。性度是具有性质状态的度。如高低、亲疏、优劣、好坏、宽严等。性度是用火候定生熟。火候是性的范围，是对度的定性。性是人或事物本身所具有的能力和作用。

性质是具有一定性能的质。性度可以表示程度。如火候的火热程度。性度是人们对"心、气、物、质"的"感知觉悟"的定性判定程度。如寒热度、软硬度、高低度、快慢度。因为"性度"是感觉，所以，对同一人、同一物质、同一状态，不同人判定结果不一样，甚至完全相反。在同一环境，你认为寒，他认为热；对同一物品，你认为软，他认为硬；看待同一物体，你认为高，他认为低；对同一速度，你认为快，他认为慢。

性度体现好、中、差。

二、质度

质是物的本实标志。质有纯杂、精粗之分。纯是单种、单色；杂是多种、多色。精是精细；粗是粗略。

质度是质的变化程度，是物质、实质所处的程度。质度是质的优劣、持续久暂、好坏度。权重是质的范围，是对度的定质。质有质性和质量。性质是用性度权衡质。质量是用量度权衡质。用"量度、性度"定"质度"。用"分寸、火候"定优劣、好坏。物有物质、物性、物量。量变到一定程度就会发生质变，质变也影响到量变。质度表明物质、实质所处的状态，状态度是指物质形状和形态的度。包括固态、液态、气态。

在一定的温度、湿度和压力下，固态、液态、气态，相互转化。质度体现优中劣。

三、量度

量是质的计数单位，如多少、大小、轻重、深浅。

（一）数量多少

量度是可以用数量标识的度，是量化的度，度量的度。量度是用分寸、尺度标数量，用磅秤称重量。

性、质、状态都可以量化，用数量来表示。性的量、质的量、状态的量。量化之前要设定一个基准作为参考依据。量度体现多、中、少。

（二）测量大小

量度是对量的测度。量度是测量的度。分寸、尺度、幅度、广度是量的范围，是对度的定量。

量度是事物测量的度。测量长度。角度是量度，角度衡量夹角的大小。曲度是量度，曲度衡量平直、弧曲、折弯。

（三）衡量轻重

量度衡量轻重，即轻度和重度。

（四）估量深浅

量度可以用来估量深浅，计量容量、深度。

四、幅度

幅度是人、事、物的宽泛程度。幅度有宽有窄，宽者为宽幅，窄者为窄幅。凡是人事物都有幅度，人的幅度是人的心胸开阔程度和知识的宽广程度，事的幅度是事情的可变、可伸缩、可回旋程度，物的幅度是物的宽广度。幅度，以适为宜。如春捂秋冻，捂的程度和冻的程度适中，是一种锻炼，不及无意义，过度是伤害。

五、尺度

尺度是量度，定量的度。尺度常用"分寸"表示。量度是数量的区分，是人们对"心、气、物、质"的定量计数的标识衡量尺度。量是单位，是衡量物质的单位。数量是质的数量界限。尺度的度量有两种：详细和粗略。尺度衡量幅度、广度，衡量长度、宽度、高度、深度、厚度。尺度决定发展，把握人生。

六、速度

速度是动态的度。速度是急缓的程度，速度有快慢、匀否。如快速与慢速，匀速与变速。速度是进程，表示物体运动的快慢程度、进展程度。速度反映着性、质、量。速度是描述物体运动快慢的物理量，定义为位移随着时间的变化率。速度是矢量，有大小和方向，速度的大小也称为"速率"。$v=S/t$。物理学中提到的"速度"一般指瞬时速度，而通常所说的火车、飞机的速度都是指平均速度。在实际生活中，各种交通工具运动的快慢经常发生变化。光速是目前已知的速度上限。最大值：真空光速 $c=299\ 792\ 458m/s$（约30万千米/秒）初中的定义：物体在单位时间内通过路程的多少，叫作速度。高中的定义：速度等于位移和发生位移所用时间的比值。物理意义：速度是描述物体运动快慢的物理量。瞬时速度：运动物体在某一时刻（或某一位置）时的速度，叫作瞬时速度。平均速度：物体通过的位移和所用时间的比值，叫作平均速度（无论做任何形式的运动）。

七、力度

力度是力量的强度、功力的深度。力度是使力的程度。力度用大小、强弱、轻重、深浅来形容。如力度大、力度小、力度强、力度弱、强有力、力度轻、力度重、力度浅、力度深、功力深厚。力度是调节、调整、调理的必要手段。

八、程度

（一）程限

程度是法度、标准、程限。程度是进程的度、过程的度。历程是经历的过程，过程是走过的路。

（二）进度

程度是进度，前进度、进展度。进度是进展的程度、进退程度。进度可以进行比较。进度是进行工作的先后快慢的计划，包括整个工作中每一项目进行速度的计划。学习、工作、工程都涉及进行的程度。如学校教务处根据全年教学进度，安排了各门课的总课时。

（三）性质量度

程度是性、质、量的度。程度是性度，定性的度。如生熟程度、精密程度。程度是量度，衡量的度。如丰富程度、轻重程度、大小程度、深浅程度、宽窄程度、高低程度、精确程度。程度是质度，定质的度。如纯化程度。程度是性的度、量的度、质的度、状态的度。性的质度，质的量度，质的性度。"高深宽厚长"既是性度，又是量度。

（四）状态的度

为人谋事处世借助物质的本质、特性或形态作比喻，形容具有、要求、变化、达到的程度。明确程度才能心里有数，才好计划打算，调整策略。程度是文化、教育、知识、能力等方面的水平。程度是人或事物发展达到的状况。程度是人们考虑打算的范围，是人事物所达到的状态境界。

反映着人、事、物进展过程的度。

（五）维度

程度是有维度的动词。程度的衡量和判定有三种：一维程度、二维程度、三维程度。如重度，轻重度，轻中重度是三维程度。一维程度是朝着一个方向的度。如重度、高度、深度、广度、幅度、容度、精确度、纯化度、进展度是一维程度。二维程度是朝着两个方向的度。如轻重度、深浅度、刚柔度、松紧度、寒热度、生熟度是二维程度。三维程度是居中而朝着两个方向的度。三维程度是二维程度再加上中度。中度是程度的两极之中。如重中轻度、高中低度、深中浅度、粗中精度、快中慢度。

（六）同异度

程度有相同度、相应度、相对度、相反度。

九、制度

制度是制定的办事规程、行为准则和条件范围。制度是要求大家共同遵守、按一定程序办事的规程或行动准则。制度是实现某种功能和特定目标的社会组织乃至整个社会的一系列规范体系。制度也指一定历史条件下的政治、经济、文化等方面的体系，及其形成的法令、礼俗等规范或一定的规格。制度是在一定时期，相对固定的规定。制度作为一个宽泛的概念，一般是指在特定社会范围内统一的、调节人与人之间社会关系的一系列习惯、道德、法律（包括宪法和各种具体法规）、戒律、规章（包括政府制定的条例）等的总和，它由社会认可的非正式约束、国家规定的正式约束和实施机制三个部分构成。符合法律的制度是在法律允许的范围内提出的行事要求。违背法律的制度有两种情况：一是由于不懂或不通，无意中违反了法律；二是企图冲破现行法律约束的行事态度。制度常用"好坏、宽严"来衡量。社会用制度作为人们的行为准则，来形成体系，以指引、限制、禁止人们的行为。制度表述有三种形式：制度的指引性条款、制度的限制性条款、制度的禁止性条款。制度具有机制作用、导向作用、制约作用、禁止作用。

十、态度

态度是自我心态和对人姿态综合表现的度。态度是人的心态、情感、意向综合外化的度，表现为对人、对事的姿态。而人的心态、情感、意向综合内化，表现为心情和愿望。态度是人们对事物的评价和行为倾向。态度是自我对待世事人的重视程度、热衷程度、吸引程度、影响程度。态度是人们在自身道德观和价值观基础上，对事物的评价和行为倾向。态度是人对人事物看法和感受的表达。或语言表达，或行为表达。

态度表现为人的神情和举止，是对人或事物的看法和表现出来的表情、言语、行为。态度是通过个体与环境相互作用而形成、改变的。态度来源于人们基本的欲望、需求与信念。态度经常表现为趋避、喜恶等。如态度的好与差、谦和与傲慢、恭敬与蛮横。态度往往能反映一个人的知识水平、心理状态、为人处事能力，以及性格、城府。态度既是给人看的，让人明确你的立场、观点、看法和心情，也是自我情感的扬抑，或不露声色，或无所顾忌。因此，注意态度既是为人也是为己。端正的态度在于把握。把握选择和对待的态度，以促进事物向有利于自我调控的方向转化。

十一、气度

气度是人内在的气质和度量，外在的气魄、气概和风度。气质是人的素质。度量是人的胸怀，人的容受量，人对人的宽容程度。气魄是人的外在表现。气概是正直豪迈的态度，或者在某种活动中或生存方式中表现出来的态度、举动或气势。风度是人的外在风格。气度是心的接受程度，心包括心性和心量。"气"有大气、小气之分，气概气魄之势。"度"有度量之容，风度之状。气度是大气或小气的度量。气度是一个人心理素质的综合表现形式，一个人的素质修养常常通过气度来体现。它是决定一个人成败的必要因素。气度决定形象，气度决定情绪，气度决定人缘，气度决定作为。

十二、风度

风度是人的外在风格。风度是指一个人的言谈、举止，所显露出的美好神韵。风度是一个人内在实力的自然流露。风度也是一种魅力。风度不同于气质，气质是指人的心理行为动力特征。风度是一个人独有的个性化标志。风度是不可以模仿的。有了实力，风度才显得具有魅力，实力是原因，魅力是结果，因果不能倒置。风度只有通过打造内功、拥有实力才能具备，一个人如果具有很强的实力，那么在他的不经意之中就会显现出风度。

十三、容度

容度是包容度，包容的程度。容度有两指，一是指境物的容纳程度，如环境可容纳的人或物，器物可容纳的物；二是指人对人事物的包容心，如对人的宽容大度、对事的包涵、对物的容纳、对常人难以忍受的容忍。包容度，包括包容的宽度、高度、深度。

第四节 限度

一、度的界限

限度是限制规定的范围、范畴。限度是度的界限。限度是限制的程度。限度是限定适当的度。适当的性度、适当的量度。限度给无度以条件，使其有度。限度是限制过度，归于适度。限度，有一个明确、明白的度。限度，在一定的域值界限内。有最低限度、有最高限度，适中适度，无太过，无不及。限度是事物保持质的数量界限。在这个界限内，量的增减不改变事物的质，超过这个界限，就要引起质变。度是渐进的，没有明确界限。限度是相对的。

二、有界限度

度有一定界限，这个界限是按照具体的人事物设定的，具体人、事、物之度的范围规定，是决定这一人、事、物质量及其成败的关键。度的界限越广大，越容易做到；质量越趋于低，越容易成功；度的界限越狭小，越不容易做到，质量越趋于高，越不容易成功。因此，不同的人、事、物有不同的度的要求，度的界限是要求高低的标准。度的界限过宽，要求过低，会造成粗制滥造；度的界限过窄，要求过高，会影响正常需要。度的界限适合于具体的某人某事某物，是这一事物成功的首要条件。适度才是最好的。这是对多数人事物度的范围规定。

三、度内度外

度内是在限度之内。最大限度、最小限度、最高限度、最低限度。从心所欲不逾矩。虽然随心所欲，但是不过度。这是做人的最高境界了。体现了宇宙与人有限的无限。度外是在限度之外，或者超越了有限之度，或者根本就没有列入限度之内。置之度外是超越限度之外，是度之超越、超脱。生死置之度外。武死战，文死谏。武将把生死置之度外，不惜以死而战；文官把生死置之度外去谏，甚至拼死去谏。

四、极度中度

极度是度之极限。极度是度之两极端。中度是度之中间。中度是极度的高低之中、深浅之中、轻重、燥湿、温热之中；幅度的宽窄之中；浓度的稀稠之中、浓淡之中；速度的快慢之中。

五、限度无限

限度无限有三层意思：一是指限度是有限的，这个限是无限的。因此，限度也可以具有无限性。无限是没有限制，没有限度。二是指度是渐进的，没有明确界限。三是指度是相对的，无限也是相对的。正因为限度无限，才需要有限限定。

六、无限大度

无限大度，度有限，度的限无限。这是指人的容忍程度、环境的容纳程度、事的允许程度、物的应用程度。大度能容，容天下难容之事。人大度、世大度、事大度、物大度，大度能容。很多情况下，认为人不容我、世不容我、事不容我、物不容我，其实不是人世事物不容自己，而是自己的心不够大度，不能容你认为不可容的人世事物。世界上最宽阔的是海洋，比海洋更宽阔的是天空，比天空更宽阔的是人的胸怀。心能容人人自融，心能容世世自融，心能容事事自融，心能容物物自融。

七、控制限度

限度是度的界限。分寸、尺度、火候、态度、程度，都必须控制在一定限度内。控制限度的原则是：以中为核心，延展而不过极度。性和质都可以量化。数字化，就是把定性变成定量，把质变变成量变。只有在一定限度内，才能圆满完成任务。定性与定量在一定限度内相互转化。量可以定性，性可以量化。

八、量的定性界限

量的定性界限是把量作为某一定性的界限。如人的体温37℃，是发烧不发烧的界限。中午12点，是上午与下午的界限。7岁是上学不上学的界限。60岁是退休不退休的界限。

九、性的定量界限

性的定量界限是将某一性量化并定出界限。如童年、少年、青年、中年、老年是定性。确定各年龄段的岁数，就是性的定量界限。如可以规定7岁是童年与少年的界限；18岁是少年与青年的界限；30岁是青年与中年的界限；60岁是中年与老年的界限。

十、量变与质变的界限

限度是事物保持质的数量界限。在这个界限内，量的增减不改变事物的质，超过这个界限，就要引起质变。量变与质变的界限无限。如人18岁成人、70岁老龄，房屋30年老化。成熟和老化都是渐进的过程，不是哪一天的前后，但又必须量化才易于控制。而真正老化与否是质，不是量。色的渐变、光亮度的渐变，都可以定量为一个数字。

十一、限制规定的范围

限度是事物保持量化的分寸。限定分寸，防止量化无度。限度是事物保持性能的火候。限定火候，防止性质无度。限度是事物保持衡量的权重。限定权重，防止轻重无度。限度是事物保持快慢的速度。限定速度，防止快慢无度。限度是事物保持深浅的程度。限定程度,防止深浅无度。限度是人们表达情绪的态度。限定态度,防止情绪无度。限度是人们展示心胸的气度。限定气度,避免心胸狭隘。限度是人们表示容纳的容度。限定容度,避免过量不及。限度是人们进行约束的制度。限定制度,避免有制度无制约。限度是人们限定性度、质度、量度,防止不及、过度。

第五节　把握度

把握度就是把握分寸、火候、权重、范围、界限。任何事物,都有度。任何事物都可用度衡量,衡量优劣、好坏。适度就优、就好,过度或不及就劣、就坏。

一、把握度的概念

(一)度是所适·度是位之幅度

度是所适,度是位之幅度,度是容的层次。度是性度,度是可以判定性质的。度是质度,度是可以显示质地的。度是量度,度是可以测量数据的。度是程度,度是可以确定进程的。事物有衡量的尺度,定性的程度,掌握的限度。度是事物特性所要达到的程度,度是保持事物质的数量界限,即限度。性和质是本,量是标,度是调节器。度是人把握尺度的分寸,掌握程度的火候。调整限度的分寸火候。把握度,就是要达到适度,适度就是恰到好处。适度是度的高境界。度是对规定的范围,加以约、束、限、控、制。常合称制约、约束、限制、控制。

(二)度是"分寸·火候·权重"

度是分寸、火候和权重。常用分寸、火候、权重测量度。量度是分寸,性度是火候,质度是权重。分寸是量的范围,是对度的定量。火候是性的范围,是对度的定性。权重是质的范围,是对度的定质。把握度就是把握分寸火候权重。

(三)度是"性度·质度·量度"

度是性度、质度、量度。性、质、量可以分说,却紧密联系,有所偏重,缺一不可。性度、质度、量度是度的三个重要方面。性度判定性质,质度显示质地,量度测量数据。

(四)度是"程度·制度"

度是人、事、世所达到的程度。度是人谋事所规定的制度。

(五)度是"态度·气度"

度是人对人、对事的态度。度是人表现出的气度。

(六)度是"揣度·标定·比较"

度是揣度,忖度推测,考虑估量。度是标定,标准设定。度是比较,与标准比较。

(七)度是"权衡"

用权衡测量度、衡量度。权衡是量度、性度、质度的引申和抽象化。权衡大小、多少、优劣。权衡多少是定量。数量、标量、重量。用数量标识,用分寸尺度标量,权衡轻重缓急。权衡大小是定性,定性,火候比较测大小。权衡优劣(好坏)是定质,预设评判定优劣。

(八)度是事物保持质的量的界限

度是质和量的统一,度是质和量的互相结合和相互规定。度的两端,是一定的质所能容纳的量的活动范围的最高界限和最低界限。度是最高界限和最低界限范围内的幅度,在这个范围内,事物的质保持不变;突破界限,事物的质就要发生变化。量变与质变相互区别的根本标志就在于:事物的变化是否超出了度。

(九)度是事物所达到的水平或状况

度的境况是某人某事某物之度所处的环境状况、处境状况。度之境况决定度的高中低层次。如高度、深度、浓度、知名度。

(十)度是人的气质或姿态

度是人表现出来的气质,度是为人谋事处世的姿态。如风度、态度。

(十一)度是限度能容受的量

度是限度能够容受的最大量,即最大限度。如气度、度量、过度。

(十二)度是法则、体制

度是规定的法则,度是运用的体制。如法度、制度。

(十三)度是所考虑的范围

度的范围有疏、有密,因人、因事、因物而

有很大的不同。度之范围决定度的精密程度、严密程度。如置之度外。

二、规定度的范围

把握度，必须在度的范围内。所以必须首先规定度的范围。不同的人，不同的事，不同的物，对度有不同的要求。所以，把握度，首先要依据具体的人事物，确定度的范围。度的范围有大有小，小至极其精密，大至无限宽大。

三、掌握度的要点

（一）度之要点

把握度必须掌握度的要点，度的要点在于：把握分寸的详略恰如其分，掌握火候的大小轻重适中，衡量权重设定的孰轻孰重，厘清适度的范围边缘界限。弄清性度质度量度的区别与联系，把握恰当适宜的程度，注意符合情况的态度，培养良好的气度风度，修炼为人的包容大度，掌握尺度的长短适当，掌握恰当的幅度，掌控适宜的力度，把握正好的速度，掌握合理的进度，掌握宽严相济的制度，把握适宜的角度曲度，控制合理的限度。

（二）度之衡量

度之衡量，是对度的衡量。度以适为佳，不适为差。适度之事全是好事，不适度之事未必是坏事。

（三）度之判断

度之判断，是对度的判断。主要是有度、无度；适度、太过、不及。

（四）度之确定

度之确定，是对度判定的确定。确定为有度、无度；适度、太过、不及。

（五）度之调整

度之调整，是在动态变化中，调整度的性质、范围、适用、改变。

四、衡量度的权重

（一）权重的原则

权重的原则：一重有，二重量，三重质，四重度。先注重有，再注重数量，再注重性质，最后注重程度。同质定量，同性质定量，不同性质定量，必须先设权重，即权衡轻重。执行、监管、评估，应以做没做为主。三者权重应视单位情况而定，初始重评估，中间重监管，最后重执行。即评估可以带动监管，监管可以带动执行。先要把评估、监管、执行这个体制，运转起来，形成三位一体。先有量，再有质，最后再讲度。各项的权重，初始宜重做，中间重做到，最后重做好。

（二）度量度

度量轻重度，是对轻重程度的度量。度量高低度，是对高低程度的度量。度量深浅度，是对深浅程度的度量。度量难易度，是对难易程度的度量。有难度是对能力的考验，解决难题是对能力的提升。遇到难题，想法解决是一件快乐的事，不是郁闷的事。

（三）衡量度

衡量度是对度的衡量。权重可以用心衡量轻重分量。衡量测量的精细程度，如刻度、尺度、重度。

衡量的准确程度，如99.9%。衡量判定的标准、原则、行为准则，如法度、制度。衡量也可以是推测、估计、揣度、测度。度德量力，衡量自己的品德能否服人，估计自己的能力能否胜任。衡量度以适为佳，不适为差。适度之事全是好事，不适度之事未必是坏事。

（四）平衡权重

平衡权重，把握事物的侧重点，以调节平衡和特殊需求，满足不同状态的不同要求。

（五）评价的区分度

权重是评价的区分度。权重表示在评价过程中，是被评价对象的不同侧面的重要程度的定量分配，对各评价因子在总体评价中的作用进行区别对待。事实上，没有重点的评价就不算是客观的评价。

（六）权衡人之有度无度

有度之人，是凡事掌握分寸、把握火候之人。有度之人是成事之人，凡成事者，必有度。

无度之人，是凡事没有分寸、不懂火候之人。没有度的人，也指不适度之人，不及或太过即为无度。无度之人，是败事之人，凡败事者，必无度。

适度之人，是凡事适当掌握分寸、适时把握火候，掌握恰当分寸、把握适宜火候之人。适度之人，是优秀之人、恬淡之人、中和之人、谐调之人。

不及之人是未达到或达不到适度之人。不及之人，是不学之人、不干之人、背运之人。

太过之人，是过分之人、过度之人。太过之人，凡事做过头、多吃多占、贪得无厌。太过之人是招损之人、遭损之人。

五、明了度的转变

（一）修·改·变·换

"修、改、变、换"是调变的程度。

修是修复原样，局部修整。修饰是装饰，使其完美；修复是恢复完美，使损坏的东西恢复原来的形状、样子、结构或功能等，如修理、修整。修好是修而更好，更完善，更正确，更融洽，如修订、修正。修炼是学问品行方面的钻研、学习、锻炼，如修养、修行、修业、修学。修纂是编纂、撰写，如修书、修史。

改是不照原样，在原来基础上更改、删节、增添。改动，改道、改掉、改订、改任、改业、改辙；改正、纠正；改称、改行、改期、改选、改移；改造、改革、改建；改善、改过、改进、改良；改编、改写、改版、改稿；改扮、改观、改色、改样。

变是不同原样，原来的发生了变化，性质状态或情形和以前不同。把原定的办法略加改动以适应事实的需要。变化是事物产生新的状况，《礼记·中庸·疏》："初渐谓之变，变时新旧两体俱有；变尽旧体而有新体谓之化。"变更、变调、变动、变通、变法、变革、变卦、变幻、变色、变动、变格、变价、变迁、变速、变谋；突变、巨变、变局、变位、变成。

换是代替原样，抛弃原来的，换新。给人东西同时从他那里取得别的东西。更换，换茬、换代、换样；交换，换文、换帖、换工、兑换；替换，对换、换防、换岗、换言之；换取，换心。

如对人以诚相待，以心换心。

（二）倾·危·覆·灭

"倾、危、覆、灭"是从变到化的不同程度。倾是斜、歪、侧。危是有险情、不安全。覆是倒、塌、翻转。灭是消失、丧失、淹没。

（三）度之转化

度之转化，是度在一定条件下的相互转化。无度转为有度，有度转为无度。不及转为适度，适度转为太过。太过转为适度，适度转为不及。坏事转变为好事的过程就是无度转换为适度的过程。

1. 阴阳转化　阴与阳相互转化，阳极生阴，阴极生阳，寒极生热，热极生寒。乐极生悲，物极必反。大实有羸状，至虚有盛候。

2. 多少转化　多则具备了转化为少的条件，少即具有了积累而转化为多的基础。水少易枯，需而供之。水满则溢，多则弃之。期望值是一个具有弹性的度。"一斗米养了个恩人，一石米养了个仇人"。本不相干，无需给予，他的期望值是０，给了一斗米，就有恩于他，他会感恩；一旦接纳了他，他就有了一定的期望值，当你用一石米养他，满足不了他期望值的时候，就会反目成仇。

3. 强弱转化　度由弱变强，由强变弱。度弱极则生强，强极则生弱。

4. 量变到质变　量变到质变的转化，量变是质变的重要条件之一。量变到一定程度就会发生质变。

5. 主动被动转化　主动被动转化，主动过分就会转化成被动，被动以不变应万变就是主动。

6. 肯定否定相互转化　肯定、否定、否定之否定。肯定和否定都是暂时的，二者在一定程度或一定条件下会相互转化。肯定在一定程度或一定条件下，可以转化为否定；否定在一定程度或一定条件下，可以转化为肯定。

7. 不及、适度、过度相互变化　有度分为不及、适度、过度。度之不及积累为适度；适度太过成为过度。限制、收敛过度，转为适度；适度降解、弱化成为不及。

（四）度之变化

度之变化，是度发生了改变。改变有主动的，有被动的，有调整转化的。度分为无度和有度。无度与有度相互变化。无度可以变为有度，有度可以变为无度。有度分为不及、适度、过度。不及、适度、过度相互变化。度之不及积累为适度；适度太过成为过度。限制、收敛过度，转为适度；适度降解、弱化成为不及。度有强弱之分，度之强弱相互转化，度由弱变强，由强变弱。

1. 一快速·二怠慢·三无视　第一次是由于新奇而反应迅速。第二次是由于熟悉而有所懈怠。第三次是由于过度而无视现实。如《说谎的孩子》中，山上放羊的孩子第一次喊"狼来了！"山民们赶紧上山去救，发现那孩子是说谎话；那孩子第二次喊"狼来了！"山民们带着疑惑上山去救，发现那孩子仍在说谎；狼真的来了，当那孩子第三次再喊"狼来了"的时候，山民们就认定了那是谎话而置若罔闻了。

2. 一鼓作气·二衰·三竭　同样一件事，第一次要求去干，劲头十足，第一次未干，第二次再去要求，劲头就有所衰减，第二次还未干，第三次又去要求，劲头就会衰竭贻尽。如《曹刿论战》中，曹刿指挥作战，在敌人第一次气势汹汹攻击时未出击，敌人第二次攻击时气势有减还未出，敌人第三次攻击时气势已竭，此时出击，而获全胜。

3. 跨界交往就是强人所难　交往中可以建议，但不要跨界。跨界交往，做了应该是别人要做的事，就是强人所难。要不强人所难，就不要跨界。

（五）过度则变

1. 用心过度则转变　用心过度则转变，用心的不及是不用心，用心的过度是操心。操心过度就转化为闲操心，和没用心结果一样。

2. 过当则伤和　任何事物都是适当为佳，过当则伤和。少了是买卖，多了是祸害。如《鉴药》中，治病服药中病即止，为追求更好疗效而过度服药，则会造成伤害。

3. 过度道歉就是骚扰　需要道歉，必须道歉，不道歉是一种无理，适度道歉是一种诚意，过度道歉就是骚扰。如《小公务员之死》中，在剧院里，小公务员打了一个喷嚏，唾沫溅到了坐在前排的将军身上，将军不悦，小公务员赶紧道歉，将军不语，小公务员再次道歉，将军稍烦，小公务员心中忐忑不安，唯恐将军会将自己的不慎视为粗野冒犯，一而再，再而三地道歉，将军先是哭笑不得，后来由烦到恼，由恼到怒，小公务员先是为自己的失礼冒犯而道歉，后是为将军的不耐烦而道歉，再后来又为将军的恼怒而道歉。终于将军无法忍受小公务员的骚扰而杀了他。

4. 过度关心　就是烦人可以关心，但不要过度，适当的关心是温暖，过度的关心就是烦人。亲情闹翻，往往不是因为不关心，而是因为关心过度。父母管孩子太严，激起了孩子的反抗；父母对孩子的溺爱，引起了孩子的不耐烦。

5. 过度帮助出力不讨好　过度帮助人，你出力了，自己委屈。不遂人愿，人家别扭，又不好说出。你靠激情、热情帮人，人家觉得不妥，直说了，怕伤了你的热心，只好婉转说。你听不出话音，我行我素，结果人家不乐意，你觉得委屈。这就是出力不讨好。

6. 热情过分·交往过度·好友闹翻　一些人热情容易过分，交往容易过度，亲密起来伙穿一条裤子，闹翻了谁也不理谁，过犹不及。

7. 矫枉过正则歪斜　学骑自行车，歪歪扭扭向前走。旁观者有三种态度和做法，目的都是不让偏倒。

第一种做法：看见倾斜推一把，结果是从向这边偏，推到向那边偏，甚至偏倒，这是矫枉过正。第二种做法：看见倾斜扶一把，结果会使骑者依赖，胆子大不起来，这是小心过度。第三种做法：看见倾斜关照着，只要不倒就行，让其自行调节，将要倒时稍扶一把，结果是在摇摇晃晃中很快学会了骑车，既无被推之外力作用，又无依赖之胆怯，这便是无为而治，是〇。

8. 讲究过分则转化　讲究卫生是应当的，但是，过分干净，就是洁癖。"不干不净吃了没病"，不卫生是过分的一个极端，洁癖是过分的另一个极端，过分讲究则会转化，所以，要在不卫生与洁癖之间找到适中适度。有一个女士生了个孩子，非常喜欢孩子，却过分担忧，生怕孩子得病，凡是孩子可能摸到的地方她都要消消毒，以防不干净的地方感染孩子。可是没过几个月，孩子还是患了感染性疾病，抗感染药物治疗无效而死亡。因为孩子机体没有最基本的抗感染能力。要知道，人是在尘世上生存的，致病菌充斥在生活空间，人不接触是不可能的，生活接触非但无害，还会增加抗病菌能力。一生下来从不接触病菌，机体缺乏抵抗能力，一旦接触，就会感染，感染后机体便没有抵抗能力，这就为治疗带来难度，因为治疗疾病必须要通过机体反应才能够起作用，而不是只靠药物起作用。抗病关键是机体自身，用药只是辅助而已。国外有报道，一个癌症病人，流落街头靠拾垃圾为生，见啥能吃的就吃，结果癌症不知不觉消失了，虽然有些极端，但也能说明一些问题，接触病菌多，抗菌能力也强。不干不净是适度。还有一个妇女为了防止感染疾病，每天口服抗生素预防。后来还是感染了病菌，这时所有抗生素治疗都用之无效。最后还是死于感染。因为她经常口服抗生素，实际上起到了在杀灭细菌中培养了细菌抗药的能力。所以，一旦感染，说明日益强大的细菌已经具备了对抗生素的耐受能力。此时，再用抗生素治疗，就无济于事了。

9. 过度则求变　任何事物过度了就会自求改变。过劳则求逸，过逸则求劳。忍辱负重，必藏变。卧薪尝胆，以防变。

（六）过极则变

1. 屈极必伸，伸极必屈　屈与伸是一对矛盾，屈极必伸，屈到一定程度就要伸出去，以改变屈的状态；伸极必屈，伸到一定程度就要屈回去，以改变伸的状态。拳头屈回来才能更好地打出去。打出去必须要收回来。

2. 极端转化　极端转化，任何事情，当走向极端时就会转化。曾有名牌大学学生半年内有三个自杀，其中一个心理系研究生、一个博士。他们自以为上了顶级大学，学了最具权威的知识，当面临无奈时，自己解决不了问题，就觉得谁也

解决不了他们的问题。于是只有走向极端，以死了事。

（七）置之度外

置之度外是将身心置于度的范围之外。度内是变改，度外是转化。当为人处世谋事置之度外，人世事物就发生了转化。当把生死置之度外，豁出去了，新的转机就出现了。

六、认清有度无度

（一）无度

无度，指没有限度，没有度的界限。不加节制。无度分广义和狭义两层意思：狭义的无度是没有度，没有分寸，没有度的规定，没有度的范围，没有度的要求。广义的无度是没有依度的要求做，包括失度、未及、过度。失度是失去规定的度；未及是没有达到度的要求；过度是超过度的界限。通常说的无度，多指过度。如荒淫无度、饮食无度，均指过度而没有节制。无度之人，是凡事没有分寸、不懂火候之人，也指不适度之人，不及或太过。无度之人，是败事之人，凡败事者，必无度。过度之人是过分，凡事做过头、多吃多占、贪得无厌。太过之人是招损之人、遭损之人。过分，超过适宜的度。过犹不及。说："我把心扒给你了，你怎么能这样！"评：你把心扒给人家，当人家不需要时，等于○，甚至还可能成为人家的负担。

（二）有度

有度是有一定的度。度是有度。有度是掌握分寸尺度、火候性度，权衡轻重，量度容积。在度的范围内，无太过，无不及。有度之人，是凡事掌握分寸、把握火候之人。有度之人是成事之人，凡成事者，必有度。有度之韵，在度内的满足、享有。

（三）适度·不及·太过

顺从是适度，盲从就是无度。积极是适度，消极是不及，霸道就是过度。自省、自信是适度，自负是过度，自卑是不及，自弃是失度。勇敢是适度，懦弱是不及，鲁莽是过度。聪明适度是智慧，聪明过度，就是小聪明、小能豆、精过了、一面精。聪明反被聪明误。适中是恰当、适度，

是过度与不及之中。顺从是适度,盲从就是无度。积极是适度,消极是不及,霸道就是过度。自省、自信是适度,自负是过度,自卑是不及,自弃是失度。勇敢是适度,懦弱是不及,鲁莽是过度。

七、把握边缘界限

度有边缘界限,把握度就是把握边缘界限。边缘界限有三种情况:一是用界守界,二是界碍清界,三是未界划界。用界守界是使用界、应用界,守护界;界碍清界,是由于界的妨碍而清除界限,有而回归。未界划界是没有界而划定界限,有而终结。

八、掌握火候

掌握火候就是把握最佳时机。火候是定性原则,要根据具体情况,确定相应的火候。火候不及则夹生,火候太过则老化,火候适中方为妙道。火候的掌握,有很大的经验成分。只可意会不可言传。千金易得,一窍难求。熟能生巧。所以,掌握好火候是处置一切事物的要义所在,是定性的最高要求。火候有三种状态:适度、过度、不及。例如,做饭时,火候正好,饭熟了,这是适度;火太大,饭煳了,这是过度;火太小,饭夹生,这是不及。

九、掌握尺度

掌握尺度,就是把握最佳的量。"把握尺度",就是"把握分寸","尺、寸、分"是量度单位,分寸是量化指标,常用"分寸"作比喻描述尺度。把握尺度,就是把握说话或做事的适当、恰当、得当、得体、准确。为人谋事处世,要根据具体情况,把握相应的分寸、尺度。该精确要精确,可概略就概略。该精不精是为粗糙,难以精细;该略不略是为拘泥,难以豁达。故而,把握好分寸、尺度,是对人事物定量的基本要求,也是最高要求。详细是尺度的全面和精确。粗略是尺度的概要和估约。过度是两个极端,太粗或太细,要么太粗,要么太细。不及是该细不细,该粗不粗。把握尺度,分寸适度,就是要据情选择详细与粗略,使粗细适中,详略得当。

十、关注程度

程度是人们考虑打算的范围,是人事物所达到的状态境界。反映着人、事、物的进展程度。明确程度、关注程度,才能心里有数,才好计划打算,调整策略。关注程度是关心注意的程度。高度关注、中度关注、低度关注、不关注。关注度直接影响进入程度,高度关注就会去理解、弄懂、记牢;中度关注可能会一知半解、似懂非懂、记而不牢;低度关注就可能不理解、不太懂、记不住;不关注,就一无所知。与其低度关注进入,不如不进入。要么竭尽全力,要么干脆放弃。关注轻重程度、生熟程度、精确程度、纯化程度、进展程度、深浅程度。程度有一维程度、二维程度、三维程度。

(一) 一维程度

一维程度是朝着一个方向的度。如高度、深度、广度、幅度、容度。温度、热度、湿度、干度。精度、细度、纯度、浓度、密度、洁度、滑度、亮度。重度、厚度、强度、硬度、稳度、安全度。力度、速度、进度、难度。柔软度、偏倚度、关注度。广泛程度、粗略程度、进展程度。重视程度、准确程度、熟练程度。熟悉程度、知名程度。安静程度、稳定程度。痛苦程度、悲伤程度、喜乐程度。

(二) 二维程度

二维程度是朝着两个方向的度。如轻重程度、浓淡程度、纯杂程度、简繁程度。高低程度、深浅程度、厚薄程度、宽窄程度、大小程度、粗细程度。刚柔程度、强弱程度、软硬程度、虚实程度。松紧程度、伸缩程度、方圆程度。明暗程度、黑白程度。寒热程度、温凉程度、冷暖程度、干湿程度、润燥程度、滑涩程度。好坏程度、优劣程度。动静程度、难易程度、快慢程度、缓急程度。容斥程度、增减程度、恒变程度。天真与成熟程度。

(三) 三维程度

三维程度是居中而朝着两个方向的度。三维程度是二维程度再加上中度。中度是程度的两极之中。

如重中轻度、高中低度、深中浅度、寒中热度、粗中精度、燥中湿度、宽中窄度、稀中稠度、浓中淡度、快中慢度。

十一、注意态度

态度是用语言和行为表达看法。态度能反映性格、能力、知识水平、心理状态。态度是给人看的，也是情感的扬抑。注意选择态度，把握对待人事物的态度，有利于促进人际关系，使事态向有利于自我的方向转化。

（一）态度结构三要素——认知·情感·行为

态度结构三要素：认知、情感、行为，三者协调一致，激发其中任何一个要素，都会引发另外两个要素的相应反应。

1. 态度的认知成分　认知是对外界事物存在价值或必要性的内在感受，包括道德观和价值观。态度的认知成分是理智、情感冲动、正确的观念和信念。错误的观念和信念是影响认知的因素。

2. 态度的情感成分　情感，即"喜欢、厌恶""爱、恨"等。态度的情感成分是伴随态度的认知成分而产生的情绪或情感体验，是态度的核心成分。情绪、情感发生变化时，就会引起态度的改变。态度发生变化时，情感也会发生相应的改变。不同态度的情感成分不尽相同，有的态度理智成分较多，有的态度却是非理智的、情绪化的。态度中的情感是和人的社会性需要相联系的一种较复杂而又稳定的评价和体验。这种情感体验具有明显的自觉性，能对自己的行为产生调控和监督作用。它包括道德感和价值感两个方面。

3. 态度的行为成分　行为是行动作为。态度的行为成分是指准备对某对象做出某种反应的意向或意图。

意向是指人们对待或处理客观事物的活动，是人们的欲望、愿望、希望、意图等行为的反应倾向。行为过程从低到高有：个体利益心理、群体归属心理、荣誉心理三个层次。

（二）态度三类型——积极·消极·悲观

积极交往是一种主动的态度，消极交往是一种被动的态度。积极的交往态度带来高效率，消极的交往态度带来低效率。积极的交往表现为唱高调、力争上游、高攀上附。消极的交往表现为降低调、将就、凑合、无所谓。积极向上的人生态度，善于发挥优势，弥补缺点。消极无为的人生态度，不以优点为荣，不以缺点为耻。交往的积极与消极状态，取决于两个人的态度。有三种情况：一是双方均积极；二是双方均消极；三是一方积极而另一方消极。悲观厌世的人生态度，无视优点，显露缺点，大放厥词，无所顾忌。

（三）态度的存在形式——外显·内隐

1. 外显态度　外显态度是指我们意识到的并易于报告的。外显的态度是表现出来的态度，有内隐态度的直接外现，有经过对内隐态度的修饰而表露。

2. 内隐态度　内隐的态度是自然而然的、不受控制的、而且往往是无意识的。有诸内必行诸于外，内隐的态度，常可表露于外。本人有时自知，有时不自知，他人有人能看出，有人看不出。自知的人是清楚人，看出的人是高明人。

（四）相反的几种态度

1. 热情·冷漠　热情交往给人以温馨亲近的感觉。冷漠交往给人以冰凉疏远的感觉。

2. 温和·暴躁　温和是一种礼貌谦躬。暴躁是一种肤浅无知。

3. 尊重·卑视　以尊重的态度交往，置身于下位，必能听进对方的意见和建议。以卑视的态度交往，置身于上位，难以听进对方的辩白和忠告。

4. 捧宠·抛弃　以捧宠的态度交往，容易迁就对方的缺点和错误。以抛弃的态度交往，很难辨清是非曲直、找到正确方向。

5. 乐观·悲观　乐观的人生态度，心情愉悦，笑对人生。悲观的人生态度，或表现为：无视优点，显露缺点，大放厥词，无所顾忌；或表现为失望和厌世。

6. 大度·小气　大度是心胸宽广，大度常和宽容联系在一起。宽宏的气度是指气度宽宏的人。宽容大度是一种美德，清心寡欲是宽容大度的基本态度。人之心胸，多欲则窄，寡欲则宽。小气是胸襟不宽、吝啬，小气常和狭隘联系在一起，小肚鸡肠，难容他人。自私自利是狭隘小气的基本态度。人之气量，狭隘则小，宽容则大。

7. 坦荡·防备　君子之交淡如水，君子坦荡荡。小人之交为功利，小人长戚戚。君子交君子，害人之心不可有，君子交小人，防人之心不可无。

8. 开放·保守　开放的态度，总认为自己不行，那是因为站在高位，站得越高看得越远，把自己和高远处比较，是以开放的心态对待自己。保守的态度，总认为自己还行，那是因为站在低位，站得越低看得越近，把自己和低近处比较，是以闭守的心态对待自己。开放的交往态度开阔视野、接纳先进；保守的交往态度固步自封、停滞不前。开放的态度虚怀若谷；保守的态度斤斤计较。开放的交往，路越走越宽、越走越亮；保守的交往，路越走越窄、越走越黑。

9. 相信·多疑　相信是相互信任。以信交人，人必亲近。多疑是疑惑多、疑心重。以疑交人，人必疏远。

10. 端正·偏执　端正的态度，是比较客观地看待事物，理性地、正确地对待和处理事物。端正的态度还表现为和蔼亲切，"抬手不打笑脸人"。偏执的态度，是比较极端地看待事物，偏执于自己认定的观点。把个人情绪带到事物的处理之中。

11. 直爽·蛮横　直爽是一种直接、坦荡，使人感到爽快。直爽的态度带来通透。蛮横是一种无理、强行，能够激人恼怒。蛮横的态度带来争斗。

12. 坚定·犹豫　坚定的态度是对于认识问题、形成结论和执行命令的坚决确定。犹豫的态度是对于认识问题、形成结论和执行命令的左右徘徊。坚定的态度勇往直前，犹豫的态度进退维谷。

13. 强硬·软弱　强硬的态度是把自己的要求和命令，强加于人，必须完成。软弱的态度表现为下达命令的软弱和贯彻执行上级指示的软弱。

14. 喜欢·厌恶　喜欢，是指高兴、愉快、喜爱的意思。厌恶，是指对某些人或者事物的排斥、拒绝、躲避现象。

15. 快捷·散漫　快捷指快速、便捷，飞快一般。一般用来形容方法方式。常形容办事快捷或信息快捷。快捷也可以解释为投机取巧的方法。散漫是任意随便，不守纪律。

16. 重视·轻视　重视是认为很重要而认真对待的意思。轻视是小看、讨厌，不认真看待。

17. 恭敬·蛮横　恭敬是尊敬或尊重地对待。对尊长贵宾谦恭而有礼的。蛮横是粗暴而不讲理。

18. 谦和·傲慢　谦和是谦虚平和，谦逊易接近。谦和是一种一心向善，心如止水的境界。傲慢是一种精神状态，含有自高自大、目空一切的意味，用于形容人的态度、表情、举止。也指看不起别人，对人不敬重，主要用于描述人的态度。

19. 虚心·骄傲　虚心是谦虚、不自满、不自大。骄傲是自满，自以为是，觉得自己最强，自以为了不起，看不起别人。骄傲是自豪，值得自豪的人或事物。"虚心使人进步，骄傲使人落后"，是对接受知识而言。"骄傲鼓舞志气，虚心甘居人下"是从振奋精神说起。

20. 好·差　适合为好，不适合为差。好的态度表现为：热情、温和、大度、端正、坚定、重视、积极、恭敬、尊重、坦荡、强硬，以及乐业、耐心、恒心、爱心、努力和毅力等。差的态度表现为：冷漠、暴躁、小气、散漫、犹豫、轻视、消极、蛮横、卑视、提防、傲慢、软弱。

（五）态度的改变

通过说服可以改变态度。说服的有效性取决于"谁说""对谁说""怎么说"。

1. 说服者——谁说　有公信力的人比缺乏可信度的人更具有说服力。如一些拥有明显专长的人。有吸引力的人比没有吸引力的人更具有说服力。不论是外表上或是个性上的特征。

2. 听众——对谁说　在沟通过程中，未分心的听众比分心的听众更容易被说服。智商低的人通常比智商高的人更容易受到影响。自尊程度中等的人比自尊程度高或低的人更容易受影响。18至25岁的人更易于改变。此年龄以外的人的态度较稳定，不易于改变。

3. 说服的方法——怎么说　表面看来不是用于说服的信息更具有说服力。单面说服，即只呈现有利于你的立场的观点。双面说服，即同时支持和反对你立场的观点。采取单面说服好，还是双面说服好？一般而言，假如你确定能驳斥相反观点，那么双面说服更有效。什么时候提出自己的观点好？是在持相反立场的人提出其观点之前，还是之后？

如果两种观点是紧接着提出的，最好先提，因为人们改变心意要有一段时间耽搁。在这些条件下，很可能存在一个"初始效应"，最初听到的观点对人们的影响较大。但是如果不同论点提出的时间有一段延迟，那么，人们会在听到第二种观点后再下决定，那么最好是最后提出你的观点。这里可能存在一种"崭新效应"，人们对第二种观点的记忆更为深刻。两种论点间隔多长时间为宜？要因人而定、因事而定。头脑简单灵活多变的人需要间隔时间短些，头脑复杂足智多谋的人需要间隔时间长些，事小事急需要间隔时间短些，事大事缓需要间隔时间长些。

（六）对态度的评价

对态度的评价，包括自我评价和他人评价两个方面。反思自我对自己态度的评价，考虑他人对自己态度的评价。审视自己对他人态度的评价，参考他人对自己态度的评价。对态度的评价关键，一是自我的调整与控制，二是他人的满意与不满意。

（七）态度之谐

态度之谐是合适的态度、适宜的态度、适当的态度。态度合适即为谐，态度从无度追求适度的过程是态度和谐的过程，限制和避免过度的过程也是谐的过程。态度之调谐是调到达到谐的态度。态度之谐振是达到谐而振的态度。态度之谐和是达到谐而和的态度。态度之谐趣是达到和谐而有趣味的态度。

十二、掌控制度

（一）制度的作用

社会用制度作为人们的行为准则，来形成体系，以指引、制约、限制、制止、禁止人们的行为。制度表述有三种形式：制度的指引性条款、制度的限制性条款、制度的禁止性条款。制度具有机制作用、导向作用、制约作用、禁止作用。

（二）制度的机制作用

制度是机制的度。制度具有形成社会运行机制的作用。机制作用是机制关联。看重机制作用，是基于体系的形成，建立系统便于做事。

（三）制度的导向作用

制度是制订的度。制度的指引性条款，对人们行事的导向和指引。引导人们应该做什么事，需要做什么事，怎么做。指引人们做该做的事，告诉人们怎么做。这是人们做事的要求和准则。制度的导向作用是导向正确。看重导向作用，是基于相信人，引导好人做正确的事。

（四）制度的制约作用

制度是制约的度，是节制、限制人们行为的尺度，制度的限制性条款是对人们做事的限制。制约的度，告诉人们该做什么，不该做什么。制约的度有三层意思：一是对做事范围的限制，在一定范围内做事，不可超越范围；二是对做事程度的限制，在一定程度上做事，不可过度，不要出格；三是对人们做事的禁止，制度制止人们莫做不应该做的事。制约作用是制约错误。看重制约作用，是基于监督人，规范人们不犯错误。

十三、把握量度

（一）性的量

性的量是事物属性的量。"温度值"是性的量。温度是定性的，温热寒凉是性；数值是定量的，某个温度值是量，如37℃。温度赋予数值，就是定量。这是性的量度。常态下，即将结冰，或冰将融化时，定为0℃，水沸是100℃。

（二）质的量

质的量是事物质地的量。"分数值"是质的量。定80～100分为优秀，60～80分为良好，40～60分为中等，0～40分为劣等。

（三）状态的量

状态的量，是对状态的测量。"尺寸值"是状态的量。规定一个单位，按这个单位计算状态的量，以表明状态的程度。如以尺寸为单位，测量人的身高，五尺高的人是低个子，六尺高的人是高个子；以米、千米为单位，测量黄河宽度，黄河最窄处仅有十米位于青海省同德县；最宽处有 20 千米位于河南省长垣县。

（四）长度

长度是长短程度，是对长短的测量度。物有长度，时间有长度，空间有长度，地域有长度，环境有长度，寿命有长度。长度决定界域。

（五）宽度

宽度是宽窄程度，是对宽窄的测量度。物有宽度，空间有宽度，地域有宽度，环境有宽度。生命的价值有宽度。宽度决定见识。

（六）高度

高度是高低程度，是对高低的测量度。物有高度，空间有高度，地域有高度，环境有高度，生命的意义有高度。事业有高度。高度决定视野。

（七）深度

深度是深浅程度，空间有深度，地域有深度，环境有深度，专业有深度，人生的创造有深度，理论有深度，思想有深度，感悟有深度。深度决定智慧。

（八）厚度

厚度是厚薄程度，物有厚度，道德有厚度，作品有厚度，艺术有厚度，为人有厚度。厚度决定财富，物质财富和精神财富。读书有厚度。

（九）曲度

曲度是弯曲的程度。曲度是由角度和尺度形成的，曲率是由角度和尺度的值决定的。曲度是曲直程度，是度量角度和尺度的值。曲度常表现为弧度。可分为三类：平直、弧曲、折弯。把握曲度是把握区别，把握据情选择的平直、弧曲、折弯程度，以满足不同事件的需求。平直是弧度等于180度的直线。弧曲是弧度大于90度的曲线。折弯是弧度等于或小于90度的折线。

十四、把握适度

把握适度，无太过、无不及，合适的度、适宜的度、适中的度，以使事物顺利进展。合适的度是适合当时情况的度，度随着事态和情况的变化而变化。适宜的度，享受恬淡安然的趣味韵味。

（一）为人适度

为人，胸怀要大度、说话要适度、工作要有力度、事业要有高度、家庭要有温度、读书要有厚度、思考要有深度、理论要有精度、视野要有宽度、思想要有广度、交往要有弧度、办事要有速度、运动要有限度、吃喝讲适度、寿命要有长度。学而不厌，诲人不倦。

（二）适度因人事世而异

适度因不同的人、事、世，可宽可窄、可大可小。不同的人，不同的事，不同的情况，不同的场合，不同的境况，不同的时间，不同的地点，不同的状态，适合不同的度。适合高度、中度、低度；适合深度、中度、浅度。只有适合的度，才有最佳的效果。

（三）适度因期望值而异

适度与期望值有关，期望值低的，易适，期望值高的，难适。

（四）玩之适度

玩物丧志与玩物励志。玩物可以丧志，玩物也可以励志。关键在于度的把握，玩出花样、玩出名堂，所玩就与所学一样，所玩就是特长，所为就是长志气。否则玩只能耽误时间、懈怠情绪，影响学知识，长本领。

（五）情之适度

亲情适度很难，正是因为亲情太亲，所以，期望值更高，要求太苛刻，高期望值更容易过度。父母对子女恨铁不成钢，故而会出现不和。因此，亲情只有在适度时才真正谓之"亲"情。

爱情是亲密的感情。爱情是两厢情愿的互爱。爱人——如果只有"爱人"的单相思，宜退回为亲情或友情，否则纠结在单相思中，就要伤害自己。被爱——如果只有被爱，宜以友情或亲情待之。不可自恃被爱而使爱者误解或不被理解，使爱转恨。互爱——爱情是一种互爱，双方都宜珍惜而互相体贴。当恋情不再，宜转为亲情。不宜利用对方之爱，放肆自己，蹬鼻子上脸。使对方有受辱之感，因为爱愈深，恨就愈深。爱越深就越脆弱。

友情是一种平等交往关系，宜平等对待，诚心交友，没有欺诈。友情常一冷一热，既然是朋友，就要知心，不为一时冷热所惑。友情宜因人因事，适宜相处，不可过求。

施舍——人情一方面由施舍而来，或施舍物质，或施舍精神。人情的维系在于，宜"不念所施"。不苛求回报。否则人情就会成为双方负担。接受——人情另一方面由接受而来，或接受物质，或接受精神。人情的维系还在于，宜"勿忘所得"，抱有感恩之心。否则，来者不拒，不思回报，必将危及人情。

（六）交往之适度

工作交往：不卑不亢、有原则，有灵活。生活交往：宽容大度、与人为善。玩伴交往：平等无欺。同学交往：平等交流。同事交往：工作讲原则，遇难会变通。待人多宽容，相处求平等。交往领导：敬而不谗。交往下属：威而不欺。交往老师：求知若渴，勤学苦练，尊重爱戴老师。交往学生：授业、传道、解惑，亲近热爱学生。

（七）自我之适度

1. 度的递进——不及·适度·太过　自微、自信、自大；自卑、自尊、自傲；自轻、自重、自恋；自疑、自谦、自弃；自渎、自然、自制；自悲、自己、自负；自害、自公、自利；自贬、自爱、自奉。自微、自卑、自轻、自疑、自渎、自悲、自害、自贬是不适当不及。自信、自尊、自重、自谦、自然、自己、自公、自爱是适当有度。自大、自傲、自恋、自弃、自制、自负、自利、自奉是不适当过度。

2. 度的对义——不及·太过　自微、自大；自卑、自傲；自轻、自恋；自疑、自弃；自渎、自制；自悲、自负；自害、自利；自贬、自奉。

3. 度的近义　自信、自强；自高、自大；自诩、自负；自吹、自擂；自奉、自夸；自傲、自豪；自疑、自馁；自断、自毁；自暴、自弃；自贬、自害；自谦、自卑；自惭、自疚；自微、自轻；自然、自发、自动、自觉；自持、自得、自满；自重、自尊、自爱、自恋。

（八）奖励、激励之适度

奖励、激励要有个合适的度，不偏不倚，不太过不不及。激励太低太弱影响积极性，激励太高太强，别人容易攀比。合适的度在于既不影响积极性，又不至于因为攀比，产生负面效应。不同的情况奖励和激励不同。发展部位，强激励，激发干劲，鼓励创新，保持创造性，开展新项目。重点部位，中激励，调动积极性，保持稳定性。非重点部位，弱激励，保护积极性，减少负作用。压缩部位，不刺激，尽可能少影响积极性。

（九）不可太过

1. 欲速则不达　过分往往是由于操之过急，急则易出错，急则易出乱。适度不可太过，如若过分，欲速则不达，非但无益反受其害。

2. 恭敬不可太过　恭敬是一种表示，微笑、点头、敬礼、握手、拥抱、鞠躬由浅而深，都是恭敬的表达，要据情而宜，不可过分。微笑、点头浅浅的恭敬表示出尊重就好，对方也轻松，只要还之以相应的微笑、点头即可。太过恭敬对对方也是一种压力。鞠躬90度表示恭敬，对方怎么办？也得鞠90度的躬，以还礼。这不是心甘情愿，而是因为半鞠躬不好，不鞠躬更不好，左右为难时，只好以同样的重礼还礼了。

3. 施舍不可太过　不要以为施舍给别人就是做好事。恰当的给予会促成别人。不恰当的给予会把别人推向不义。在别人需要时施舍，是一种帮助。在别人不需要时施舍，就成为了负担，因为让别人欠下了人情债。所谓情债难还。

4. 不要正话反说，挖苦比骂人还难受　正话反说，本来是正常的话，但是口气一变，用以反说，就成了另一种意味的讽刺、嘲笑和挖苦。有时讽刺、嘲笑和挖苦甚至比骂人还难受。正话反说是另一种讽刺挖苦。如"你好，你好，行了吧！""我服了你了，行了吧！""就你伟大！"

（十）不可不及

不合适的度、不适宜的度，要么是太过，要么是不及。宜适度，不可不及。不及是没有达到适度。夹生的饭，未熟的瓜。

十五、把握气度

把握适宜的气度，应当不凡时，要有不凡的气度；需要平凡时，要有平凡的气度。把握适当的气度，需要平和时，要有不卑不亢的气度；需要屈就时要有卑躬屈膝的气度；需要强胜时，要有盛气凌人的气度。

人的心理承受力与他的气度成正比，有气度者，心理承受能力强，少气度者，心理承受能力弱。气度的提升，需要不断的修炼、磨炼，用成功的经验和失败的教训，扩展界域，拓宽心胸，提升气度。气度在某些因素上均是褒义，但在另类因素上均是贬义。而在原则性问题上，气度常常显得苍白无力。常用"气度非凡""气度渊雅"来形容有风度、有度量、有气魄、有气概的人。人际交往是气度的最佳展现。在与人沟通时，气度往往会在最短的时间内让人对你臣服或者藐视。战乱时期，大将风范是人们追求的最佳气度，士兵们皆愿追随这样的将军。所以，气度有时甚至是决定一个人成败的重要因素。提高一个人的气度，就是提高一个人的素质修养。

十六、把握容度

把握为人的容度。把握容纳度、容许度、容入度、容忍度。

（一）满·全·尽

天道忌满，人道忌全，尽人事以听天命。水库一满，就流出来。能量积蓄到一定程度，就爆裂。一个人祷告说：天啊，让我福禄寿占全吧。天说：那我当你好了。委曲求全，不要求全，要知足。一个人要守本分才会知足。守本分是守中，不是消极。人生是阶段性调整，尽量不要走到最高峰，爬山太快就没意思了。早成功不如晚成功，晚失败不如早失败。人一生所追求的，随时随地都能够心安理得。一个人的未来是自己创造的，从更大层面上讲，没人能害得了你，除非自己害自己，也没人能帮得上你，除非自己帮自己。那些所谓的害，必是你积下的怨的回馈，那些所谓的帮，都是你积下的德的回报。每个人对自己的所作所为要负起全部责任。多想想无形的东西，看看看不到的东西，会有很多启示。

（二）贪是贫·足是富

贪婪是最大的贫穷，满足是最大的财富。贪婪是将自己往贫穷的道路上推引，贪是走极端，贪得无厌，没有穷尽，总不知足，极则变，由贪变穷，贪就是贫穷。满足是帮助自己历数家珍，珍惜自己所拥有的点点滴滴，欣赏自己靠努力收获的一切一切，这是一种富足的享受，足就是财富。真正的贫穷在内心，真正的财富也在内心。

十七、把握力度

力度的大小，是力的大小程度。力度大，力度小，力度多大多小。力度的强弱，是力的强弱程度。力度强，力度弱，力度多强多弱。力度的深浅，是力的深与浅程度。力度深，力度浅，力度的多深多浅。力度的重轻，是力的重与轻程度。力度重，力度轻，力度的多轻多重。

十八、把握极度

极度是度之极限。极度是特殊情况下的特殊需要。极度是暂时的，把握极度是对时机的掌控，避免过度。

十九、把握中度

中度是度之中间，多数情况下，中间往往是适度的。人宜据情选择"高中低""轻中重"之适度。胜，喜而不骄；败，愧而不馁。贫，困而不哀；富，裕而不奢。得，幸而不淫；失，痛而不悲。乱，萦而不惶；安，平而不逸。

二十、把握隐秘的度

隐秘有度。隐秘的度，先要明确隐秘的范围：一人为孤，二人为从，三人为众。一个人有个人的隐私，两个人有两个人的隐秘，三个人有三个人的秘密，团体有团体的秘密。每一层秘密，只能在这一层的范围内相守，这就是有度，超过了这一层，就是过度，就是忌讳，就可能引起纷争，甚至杀身之祸。超越界限，画蛇添足，多此一举，重复赘述，都是过度。一个人学说谎，他说："告诉你，我是哑巴"。这就是说谎过度，说了就不是哑巴。"我把心扒给你了，你怎么能这样？"

这是行为过度的表现。用心对待，就可以了，把心扒给他了，就过度了。过度而得不到相应的回报时，就会感到失落，就心理不平衡。对于适度来说，过犹不及，过度回归不及。过度如同不及一样等于〇。所以，过度也称为无度。

二十一、把握Ⅱ之度

（一）Ⅱ的分合度

Ⅱ的分合度是分Ⅱ之度、合Ⅱ之度。分Ⅱ之度是Ⅰ分为Ⅱ的度；合Ⅱ之度，是多合为Ⅱ的度。

（二）Ⅱ的平衡度

Ⅱ平衡的度。如天平两边都是5，平衡度是0；如果一边是4，一边是6，平衡度偏2。

（三）Ⅱ的偏倚度

Ⅱ偏倚的度。如两堆，第一堆是1个，第二堆是10个，Ⅱ的偏倚度是9；两堆，第一堆是4个，第二堆是6个，Ⅱ的偏倚度是2。

（四）Ⅱ的区分度

Ⅱ的区分度是能区别开Ⅱ之度。Ⅱ的难易度，第一个难度是8，第二个难度是2，难易的区别度是6。

（五）Ⅱ的依存度

Ⅱ的依存度是两个人或两方的相互依存程度。

陌生人没有交往。熟人却没有来往。鸡犬之声相闻，老死不相往来。Ⅱ的依存度是0%。

初次交往，关系浅淡，涉交不深，浅尝则止。Ⅱ的依存度是0.9%。

交往交道，一阵紧一阵松，一阵风一阵雨，时有时无，时深时浅，若即若离。Ⅱ的依存度是0～50%。

相互学习，帮助支持，关心友爱。Ⅱ的依存度是60%。

生活高度依靠，情感高度依恋，精神高度依附，思想高度依从。难以割舍，不愿分离。难以割舍，不等于不能割舍；不愿分离，不等于不能分离。Ⅱ的依存度是90%。

相互扶持、相互依存、相互依赖，如果缺一，就会造成伤害。这是高度依存，合Ⅱ为Ⅰ。Ⅱ的依存度是100%。

（六）Ⅱ的消长度

Ⅱ的消长度是Ⅱ消和长的度。

1. Ⅱ相同的消　两个10，一个变为9，另一个变为8，两个10的消度为3。

2. Ⅱ相同的长　两个10，一个变为11，另一个变为12，两个10的长度为3。

3. Ⅱ相同的消长　两个10，一个变为9，消度为1，另一个变为11，长度为1。两个10的消长度是1。

4. Ⅱ不同的消　两个数，一个8，一个10。8变为6，消度为2；10变为7，消度为3，8和10的消度为3。

5. Ⅱ不同的长　两个数，一个8，一个10。8变为9，长度为1；10变为11，长度为1，8和10的长度为1。

6. Ⅱ不同的消长　8变为6，消度为2；10变为12，长度为2。8和10的消长度为2。

7. 消长平衡　此消彼长，此长彼消。两个相同数的消长，如两个10，合数20，其中一个消为8，另一个必然长为12；如果其中一个消为4，另一个必长为16。两个不同数的消长，如一个6，一个8，如果6长为7，则8必然消为7；如果6消为4，则8必然长为10。

（七）Ⅱ的转化度

转化Ⅱ之度。阴阳转化，阴转化为阳，阳转化为阴的程度。等量转化，阳转为阴的量，等于阴转为阳的量。不等量转化，阳转为阴的量大于或小于阴转为阳的量。

（八）"Ⅱ之度"体现了"有限无限论"的观点

Ⅱ是有限的无限，Ⅱ是有限的，这个限是无限的。Ⅱ的区分不仅仅是相对的，Ⅱ的区分还是有限的无限。事物两个方面的区分是有限的，而这个限是无限的。如左与右、黑与白、大与小、难与易是有界限的，这个界限在哪里？这个界限是无限的。

左与右是有限的无限。左与右是有限的，一左一右，而分左右的多少是无限的。一个事物分左右，可以正分，即居中而分，0.5为左，0.5为右；可以偏分，0.1为左，0.9为右，或0.8为，0.2

为右。相连的黑白，黑与白是有限的无限。黑与白是有限的，黑就是黑，白就是白，而黑与白的分界是无限的。因为黑与白是渐进的，界限是人为的规定，可以把纯黑定为黑，其他定为白，0.1为黑，0.9为白，也可以把纯白定为白，其他定为黑，0.1为白，0.9为黑。大与小是有限的无限。大与小是有限的，而多大为大，多小为小，这个限是无限的，可以定1为小，2至9为大；也可以定1至8为小，9为大。难与易是有限的无限。难与易是有限的，难就是难，易就是易。而难与易界限是无限的，可以规定1分努力为易，2至10分努力为难；也可以规定1至9分努力为易，10分努力为难。

二十二、把握度内度外

度内是在限度之内。最大限度、最小限度、最高限度、最低限度。从心所欲不逾矩。虽然随心所欲，但是不过度。这是做人的最高境界了。体现了宇宙与人有限的无限。度外是在限度之外，或者超越了有限之度，或者根本就没有列入限度之内。置之度外是超越限度之外，是度之超越、超脱。生死置之度外。武死战，文死谏。武将把生死置之度外，不惜以死而战；文官把生死置之度外去谏，甚至拼死去谏。

二十三、把握高度低度

高度和低度。有些事物是由最高决定的，有些事物却是由最低决定的。如桶高与水平。桶的高点决定桶的高低度，桶的低点决定水平的高低度。

（一）领高效应

决定水桶高度的不是短板而是长板。一俊遮百丑。

（二）短板效应

决定桶水高度的不是全部桶板，而是最低的那块板。一粒老鼠屎坏了一锅汤。

二十四、把握粗略详细

粗略是尺度的概要和估约。把握粗略是从大的方面着手，大框架、粗线条，不需要详细精准。

详细是尺度的全面和精确。把握详细是从小的方面着手，小部位、细微处，不可以过粗太略。把握粗略与详细，都是基于适度。适度是要粗细适中，详略得当。

二十五、把握轻重度

轻度是指度之较轻者，轻微程度，最小限度。重度是指度之较重者，重要程度，最大限度。中度是居于轻度和重度之间的度。轻度和重度的比较是基于中度而言的。在中度基础上确定轻度和重度。中度、重度、轻度不对应于适度、过度、不及。中度重度轻度，都可能是适度。如果中度是适度，那么重度可能是过度，轻度可能是不及。如果重度是适度，那么中度和轻度就可能是不及。如果轻度是适度，那么中度和重度就可能是过度。重度和轻度虽然都在适度的范围内，但倾向不同。重度是度偏向于太过的边缘，将要超出适度的范畴，近于过度；轻度是度偏向于不及的边缘，将要超出适度的范畴，近于不及。把握重度，宁可使重度不及，不要使重度太过，因为重度的不及近于中度，太过已超出适度。把握轻度，宁可使轻度太过，不要使轻度不及，因为轻度的太过近于中度，不及已脱离适度。

二十六、把握寿命质量意义的度

寿命的长短与生活质量生命意义可以是正比，也可以是反比。寿命长的，生活质量高、生命意义大；寿命长的，生活质量高、生命意义小；寿命长的，生活质量低、生命意义大；寿命长的，生活质量低、生命意义小。寿命短的，生活质量高、生命意义大；寿命短的，生活质量高、生命意义小；寿命短的，生活质量低、生命意义大；寿命短的，生活质量低、生命意义小。这是寿命与生活质量生命意义的层级关系。反过来，生活质量与生命意义也会影响寿命的长短。一般情况下，生活质量越高、生活越有意义，寿命就容易更长。因为质量和意义会带来愉悦的心态，愉悦是影响寿命诸多因素中的重要因素。

二十七、把握原则性与灵活性的度

原则性与灵活性的度是有原则，有灵活，原则指导下的灵活，灵活基础上的原则。遵守原则的前提下，灵活变通。原则性与灵活性相结合有两种意义，一是在遵守规则条款原则基础上的灵活；二是在遵守规则精神基础上的灵活。前者的原则是条款，灵活并没有违背规则条款，在可灵活处灵活运用；后者的原则是精神，灵活违反了规则条款，却没有违背规则精神。

二十八、把握自发谐振的动静度

自发谐振是在可控情况下，气的通畅、强化、凝聚、爆发到达一定程度，气催形动，谐调共振，这种振动是可自控而无自控，可自主而无自主的松静自然地谐调振动。同样出现非自控的自发动作，如各种各样的动作姿势、拔伸、振动、拍打。自发谐振是可自主而没有自主，可自控而不去自控，所出现的动作是不自主、不自控。而需要时，随时可以自主自控。而精神病人是不由自主，不能自控，所出现的动作不知自主，无法自控。走火入魔就是练气出偏，而不能自控，甚至成为精神病。气催形动，而不自控，在精神病人描述为撮空理线。把握自发谐振的动静度，就是在训练时就要在可控范围内循序渐进，能收能放，动静自如。

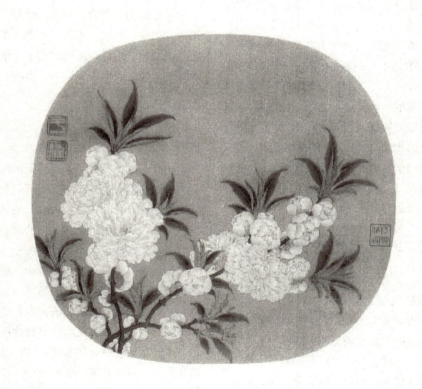

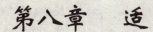

第八章　适

第一节　适的概述

适是合适，适是所宜。适的立义是符合、正好、恰当、相宜。非适是不适合、不适应、不舒适。适的哲义是机会、缘分、默契、照应、匹配、适合、适中、适当、适度、适宜、适意、适调、适应、适用、舒适。

为人、谋事、处世应当合适，趋向适。合适是合于适，与适相合，合适宜。合适是合适地调，调至合适。合适是合单独之适、合群体之适；合所有之适、合部分之适；合整体之适、合局部之适；合独立之适、合分离之适；合主宰之适、合依附之适；合始终之适、合完全之适；合一点之适、合一贯之适；合大小多少之适，人、事、世合适。合适，适〇Ⅰ，适ⅡⅢ，适位度，适调谐，适律韵，适人事世。趋向适，适是一种需要，适之有度。趋向适当明确适的判定和衡量，适的权衡与选择，适的转向与转化。趋向适，趋向于人适、适人；趋向于事适、适事；趋向于时适、适时；趋向于世适、适世。趋向适，施人所欲而适。趋向适，适合就是好。

第二节　适的立义

一、符合

符是古代朝廷传达命令或征调兵将用的凭证，把一个器物平分为两半，双方各执一半，通过两半合在一起能否复原图形，以验真假。有虎符、符信、符节、符玺等。符以合否验证真伪，故常以符合表示切合、相合。符合是相符，符而适合，榫卯相符合。符合实际情况或客观要求。符合有高度符合、中度符合、低度符合，与之相反的是不符合。符合是适合，与适相符合。单因素符合或多因素符合。符合表现为：适合、适宜、适意。适合，适中之合。适，得所需；合，相一致。切合、相合、适合。合而至适，合而达适。合不一定适，适必然合。

二、正好

正好是恰好、刚巧、凑巧、适值。恰好遇到、适可而止。正好是适中、正中、居中。中而适合，恰当正好。正好表现为：适中、适度。

三、恰当

恰是贴切、巧合、巧遇、恰好。当是相应、相当、相合、匹配、正当、妥当、得当。恰当是适时、适境、适机、适当、正好，恰如其分、恰到好处。恰当表现为：适当、适时。

四、相宜

宜是相宜、适宜。相宜是人宜、时宜、地宜、境宜、事宜。相宜是应该、迎合，正好、恰好、匹配。

相宜是水平相当、能力匹配的应该。相宜是口味与饮食的迎合，衣服与季节的迎合。适宜是适之所宜。适宜是合适、相宜。适宜是恰当的时机。适宜是适时的感悟、适宜的联系。人宜是适宜的人。适宜于个人，适宜于他人，适宜于公众。时宜是适宜的时机。适宜的时间，适宜的机会。地宜是适宜的地点。适宜的地区，适宜的地域。境宜是适宜的世道。适宜的社会，适宜的环境，适宜的场境，适宜的处境，适宜的境况。

事宜是适合时宜的事情。适宜是对事适合，适合于某一事，是某一事的适合。事宜，情况不同、条件不同，适宜的事也不同。雪里送炭、锦上添花适宜；雪上加霜、火上浇油不适宜。风度气质，在自由宽容适宜的环境下才能得到淋漓尽致的发挥。

五、非"适"

（一）不适合

不适合是不合适的人、不恰当的事、不应时、地不宜、境不好。

（二）不适应

不适应是各自都很好的事物，却不能相互匹配。

（三）不舒适

不舒适是所处境地，或在一起感觉不好。

（四）假适·伪适

假的伪的，不是真的，似适而非适。

第三节　适的哲义

一、机会

机会是时机、机遇的际会、遇合。机会是具有时间性的有利的情况或客观条件。机会是引人关注、取得资格、出人头地的契机。

（一）机遇

机遇是人生契机、时机，机遇是机会、遇合、运势。机遇是有利的条件和环境。机遇是忽然遇到的好运气和机会。机遇有一定的时间限制或有效期，时间过后，就再也得不到了。有寻找的机遇，有恰逢的机遇。抓机遇就是抓住找到的机遇、恰逢的机遇。不善抓机遇，总是会坐失良机。来得早不如来得巧，来早了不如赶巧了，早是时间，巧是时遇。机遇有显性机遇，隐性机遇。向好的机遇是"转机"，向坏的机遇是"遭遇"。当机立断，当断不断必留后患。

（二）遇合

遇合是改变境况的机会来了。遇合是适合的境遇。

（三）运势

运势是人汇入时空长河中的运气和形势。运是命运、运气，运是人的际遇。运有走运与背运。走运是顺向运势，背运是逆向运势。势是形势、势力、势头，是人的得意程度。势有得势与失势。得势是获得势，失势是丢失势。

（四）适机

适机是适合的时机、机会、机缘、机遇。适机是人的投机，人投机是两个人气味相投，同气相求。有共同的兴趣爱好和话题，能畅所欲言，并相互理解。酒逢知己千杯少，话不投机半句多。

二、缘分

缘分是人与人之间的一种无形的连结，是某种必然存在的相爱的机会和可能，是适合的人在合适的时间、地点遇到合适的事。缘分是中意、默契、对劲。缘分是适之人，适合于人，适合于自己，适合于他人，适合于公众。缘分是遇到合适的人。与其说缘分是机会，不如说缘分是心灵的感应。有缘千里来相会，无缘对面不相知。百年修得同船渡，千年修得共枕眠。如果无心，有机会也不会出现缘分。只要用心，没有机会，也会争取机会，创造缘分。

（一）投缘

投缘是情谊相合、说话投机。投缘是缘分适宜、恰当，恰如其分的缘分。投缘是缘分到了，拥有缘分。

不投缘是失之交臂、擦肩而过。适缘是适宜的缘分、投缘。

（二）机缘

机缘，机是机会，缘是缘分。机缘是机会和缘分。机缘是既有机会，又有缘分。机缘巧合是机会与缘分巧合。投机缘是投机投缘，是机缘巧合、恰如其分之事。适机缘是适当适宜的机会缘分。

三、默契

（一）契

契是符契，符合、投合。契指友谊、情义。契交、契好、契士，指感情志趣投合的朋友；契己是知己；契厚是交情深厚；契密是关系密切、亲密；契分是交谊、情分；契重是友情深厚；契谊是交情、友谊；契义是友谊、情分。默契是心照不宣，心灵相通，配合得好。

（二）暗合

默契是暗合，暗自相合，是未合而合。暗合也包括：心有灵犀、心灵感应、心灵相通、不约而同，不谋而合。

（三）心有灵犀

默契是心有灵犀，不经言传而心意暗相投合契合，没有说明白而能契合。心有灵犀是指双方心意相通，对于彼此的意蕴都心领神会。心有灵犀是由于双方的深厚感情促使双方的生物钟和生物状态达到了共鸣和极为和谐的状态。心有灵犀可以产生于情人之间，比喻恋爱着的男女双方心心相印。也可以产生于亲密的朋友和家人之间，比喻双方对彼此的心思都能心领神会。

（四）不谋而合

不谋而合，是事先没有商量、计议，意见或行动却完全相符、一致。

四、照应

照应是对照、对应，照应表现为：适应、适用。适是照应，对照、对应。单因素或多因素照应。照应有完全照应、大部分照应、小部分照应，与之相反的是不照应。适合是对应，对接照应。

五、匹配

匹配，是指相应、相当、正好的配合或搭配。匹配是适的一种情况。适是配合舒适。先匹配、般配，再相合，达到舒服，才是适。适能够带来安、逸、平、静、稳、定。常并称为安逸、平安、安静、安稳、安定、平静、平稳、平定、稳定。

六、适合

适合是符合、正好、恰当、照应、机缘、匹配、所宜、舒适。适合就是好。适合是合适，合于适，与适相合。合适之前，先是感到，其次觉得，然后做了，最后确实合适。即先是感到合不合适，其次是觉得合不合适，然后做着合不合适，最后确定合适或不合适。合适是适位适度。世的适位适度，事的适位适度，人的适位适度。合适是应用，合适就是合乎实际的应用。合适是适合、适当、适宜、适中、适度、适应、适用、适时、适机、适缘、适意。适合要区别对象和范围。适合个人、适合群体、适合社会。适合双方、适合多方。适合现在、适合将来。适合此地、适合彼

地、适合两地。高度适合、中度适合、低度适合。

七、适中

中是正中，不偏不倚，无太过无不及。适中是恰好、正好、恰到好处。

（一）不偏不倚

适中是不偏不倚。偏是离开中间，倚是歪向一侧。不偏离中间，不倚歪一侧就是中。

（二）无太过无不及

适中是无太过、无不及。太过是多了，不及是少了。无太过、无不及就是中。攀高是太过，畏缩是不及。

（三）适合的中间

1. 中间之适中　适合于居中、求中、调中、折中的人、事、物、境。间适宜于分离、中空。间适宜于容纳、活动。

2. 适合的中间人　适合的中间人，居中、求中、调中、折中之人。如能使双方矛盾调和折中的人。

3. 适合的中间事　适合的中间事，如既不太忙，也不太闲。

4. 适合的中间物　适合的中间物，如既不太大，也不太小。

5. 适合的中间地　适合的中间地，如不在边沿地带。

6. 适合的中间境　适合的中间境，如既不太亮，也不太暗。

（四）适宜的联系

适宜的双方联系。联系既不太密，又不太疏。联系适宜于需要沟通的双方。联系适宜于未沟通而亟待沟通的双方。

1. 人的联系之适　牵线搭桥的中间人，是需要沟通的两人或双方联系之适。常言说：中间无人事不成。

2. 地的联系之适　船和桥是需要沟通的两岸联系之适。

3. 物的联系之适　梁是需要沟通的两墙联系之适。床是人睡觉之适。碗是人吃饭之适。

4. 事的联系之适　考试是需要选拔之事的联

系之适。

5.境的联系之适 光色是境的联系之适。

（五）适时的感悟

在应该感悟之时感悟，在需要感悟之时感悟，在合适的时候、合适的场景、合适的事上感悟。悟适宜于领会、探索、提高、创新、超脱。

八、适当

适当是恰当、妥当、正当。好钢使在刀刃上。

（一）局部适当·整体适当

局部适当是整体中的局部适当，整体则不一定适当。整体适当是整体的适当，局部可能适当，也可能不适当。

（二）环节适当·全程适当

环节适当只是全程中的某些环节适当，全程不一定适当。全程适当是整个全程都适当，某个环节可能不适当。

（三）个别适当·所有适当

个别适当只是对个别的适当，所有的很多不适当。所有适当是对所有的都适当，没有不适当的。

（四）适当的目标·适当的追求

适当的目标，是所制定的目标适当。有了适当的目标，追求就有意义。适当的追求，是追求的内容和过程适当。有了适当的追求，内容才丰富，过程才有意义。人、事、世，有大目标、小目标、终极目标，这些目标适当，是适当追求的基础。人、事、世，要有适宜于环境优化的目标定位、适宜于社会发展的目标定位、适宜于事件顺利成功的目标定位、适宜于人们幸福快乐的目标定位。人类追求的目标是世之处境适当、状况适当、事之过程适当、结果适当、个人适当、交往适当。适当既是一个目标，又是一种追求。

（五）适当的调和

享受宜适当，适当的享受才是一种享受，不适当的享受会走向享受的反面。调和宜适当，适当的调和才能使和持久，不适当的调和，和只是一时。

（六）环境适当·条件适当

环境适当是场合、处境等环境，对于人事世适当。条件适当是物质、时间、地点等条件，对于人事世适当。

（七）时间适当·四时适当

时间适当的适时，在适当的时间里。四时适当的适时，在适当的季节里，在恰当的时候。适时是适合的时间，适合过去、适合现在、适合将来。四时是一年四季。适四时是适值春夏秋冬时令。四时适当，春夏养阳，秋冬养阴；春捂秋冻。四时适当，适于气候特点。如农时就是适值二十四节气。

（八）适当的事

适当的事是事对某个人的适当、事对人际交流的适当、事对某物的适当。

个人适当之事是个人身体适当之事、个人心态适当之事、个人生存适当之事、个人发展适当之事、个人情趣适当之事。

人际交流适当之事是交流的条件适当、时机适当、人适当、物适当。

适当的事、适当的物、相应的事适当、此事适当、彼事适当。与事物相应的环境适当、时令适当、人适当。适当的事物有效应、效率、效果、效益。

（九）适当的人

适当的人，交往适当的人，处事适当的人。

九、适度

（一）适度是度的最佳状态

适度是度的符合、正好、恰当、相宜。适度是合适的度、适宜的度、适中的度。适度是机会、缘分、默契恰到好处。适度是照应的度、匹配的度。适度是适合、适中、适当的度。适度是恰好的分寸、火候、权重。适度是恰当的范围界限。适度是正好的尺度、限度；恰当的性度、质度、量度；合适的程度、幅度、浓度、速度。适度是适宜的态度。适度是符合的气度、风度、容度。适度是合适的力度、进度、制度。适度是度的最佳状态。适度是度的高境界。

（二）适度无止境

适度可以是人的主观感觉，也可以是人为的

规定。适度的精密程度无止境,没有最合适,只有更合适。

适度的欲望要求无止境,好了还想好。适度也有程度的差别。如60分至100分都是及格,都是合适的度,60分距100分差40分。而60分距不及格的59分只差1分。有合适的度、适宜的度,就有不合适、不适宜的度。适度则满、足,无过度、无不及。不适度,要么不及,要么太过。不及是无度、失度,太过是过度。过度则外溢,不及则不满、不足。过犹不及。说话要适度,锻炼勿过度。顺从是适度,盲从就是无度。积极是适度,霸道就是过度。自省、自信是适度,自负就是过度,自卑就是不及,自弃就是失度。勇敢是适度,懦弱就是不及,鲁莽就是过度。聪明适度是智慧。聪明过度,就是小聪明、小能豆、精过了、一面精。聪明反被聪明误。

(三)适度是有限的无限

适度是有限的无限。适之度是有限的,这个限是无限的,因此,适之度无止境。如百分制的适之度可以是30分以上、50分以上、60分以上、90分以上、100分。

(四)适当的度

适度是适当的度,适当的两端是不及和太过。过犹不及。

(五)适合的度

适度是适合的度,适合不同情况的度。度适合于方方面面,任何事物都有个度。而每个具体事物的度是不同的。

(六)适宜的度

适度是适宜的度,时宜、地宜、人宜、事宜。适宜的度是符合事物之适度。多数情况下,中就是适度。何为"中"?不偏不倚谓之中,无太过无不及谓之中。"大小、多少、优劣"合适、适宜。

(七)合适的程度

度随着事态和情况的变化而变化。合适的度是适合当时情况的度。合适的程度是适中的度。文化的高低程度、知识面的宽窄程度、感情的深浅程度、温暖的轻重程度。学习的刻苦程度、用功程度。如奖励激励的适度。奖励、激励要有个

合适的度,不偏不倚,不太过不不及。激励太低太弱影响积极性,激励太高太强,别人容易攀比。合适的度在于既不影响积极性,又不至于因为攀比而产生负面效应。不同的情况奖励和激励不同。对于发展部位,要强激励,激发干劲,鼓励创新,保持创造性,开展新项目。对于重点部位,要中激励,调动积极性,保持稳定性。对于非重点部位,要弱激励,保护积极性,减少负作用。

对于压缩部位,不要刺激,尽可能少影响积极性。

(八)适度的三个层次

适之度分三个层次:低浅度、中度、高深度。简称:高低度、深浅度。三个层次适应于不同情况:低浅度,明显、易为人知;中度,涉及面广;高深度,站高深究,方能通达。

1. 高深度适　高深度,站高深探究方能通达。高度适是要求很高的适。深度适是要求很深的适。

2. 中度适　中度适是要求居中的适。中度适是居于深浅度之中、高低度之中的适。中度涉及面广。

3. 低浅度适　低浅,明显,易为人知。低度适是要求很低的适。浅度适是要求很浅的适。

(九)适度的两个部分

全部适是所有的、全面的适。部分适是全部的其中一部分适,包括点点滴滴适。

十、适宜

适宜是合适、相宜。适宜是适之所宜。适宜是恰当的时机。适宜是迎合,正好、恰好、匹配。适宜是水平相当、能力匹配的应该。适宜是适时的感悟、适当的联系。适宜是口味与饮食的迎合,衣服与季节的迎合。适宜是合乎人宜、时宜、地宜、境宜、事宜。人宜是适宜的人。适宜于个人,适宜于他人,适宜于公众。时宜是适宜的时机,适宜的时间,适宜的机会。地宜是适宜的地点,适宜的地区,适宜的地域。境宜是适宜的世道、适宜的社会,适宜的环境,适宜的场境,适宜的处境,适宜的境况。事宜是适合时宜的事情。适宜是对事适合,适合于某一事,是某一事的适合。

事宜，情况不同、条件不同，适宜的事也不同。

雪里送炭、锦上添花适宜；雪上加霜、火上浇油不适宜。风度气质，在自由宽容适宜的环境下才能得到淋漓尽致的发挥。

十一、适意

适意是合意、符合意愿。适意是顺心、满意、舒服、舒适。适意是目的。意愿是目的，意愿是想要获得的结果。适意是适合自己的意愿。意愿不一定正确，但是却符合自己的思想和行事方式。满意是意愿得到满足、符合心愿；满意是原先美好的设想得以实现；满意是感情上充足。满意是当某事物的价值在过去已经发生了明显增长，并且高于或等于自己所期望的价值时，就会对该事物产生一种满意感。适自己意，适合自己的意愿，舒适舒服。适他人意，适合他人的意愿，和睦顺畅。适众人意，适合大众的意愿，和谐愉快。

十二、适调

适调，合适调、适合调、适当调、适宜调、适时调、适中调。调适因人、因时、因地、因情、因境而调，恰当地调，调至适合当时的情况和状态。适调，可以适调，可以不适调。以适调不适至适；以适调适维持适；以适调过适回归适。以不适调适，防过适；以不适调过适，激变适；以不适调不适至适。适合调〇、适合调Ⅰ、适合调Ⅱ、适合调Ⅲ、适合调位、适合调度、适合调适、适合调调、适合调谐、适合调律、适合调韵、适合调人、适合调事、适合调世。适调是调的基本要求和良好状态，谐调是调的最高要求和最佳状态，韵调是调的理想状态。适合是好，好是谐调之本。雪里送炭是适，雪上加霜是不适，火上浇油是不适。当然，需的雪上加霜和火上浇油，也可以是适。

十三、适应

适应是照应、一致。适应是客观环境需要。适应是适合客观条件或需要。

（一）完全适应·部分适应

完全适应是所有的、整体的都适应。部分适应是所有或整体的其中一部分适应，一部分不适应。

（二）单方适应·相互适应

单方适应是双方或多方中的一方适应。相互适应是双方或多方都能适应对方。

（三）适应在前·适应在后

适应在前，是适应之后从事，即先适应，后从事。适应在后，是从事之后适应，即从事时未适应，在从事中逐渐适应。

十四、适用

适用，适在于用。适用是适宜于使用，用着顺手。

（一）自己适用·他人适用

自己适用是对自己适用。对他人可能适用，可能不适用。他人适用是对他人适用。对自己可能适用，可能不适用。

（二）此时适用·彼时适用

此时适用，是此时此刻适用，彼时彼刻可能适用，可能不适用。彼时适用，是彼时彼刻适用，此时此刻可能适用，可能不适用。

（三）此地适用·彼地适用

此地适用，是在此地适用，在彼地可能适用，可能不适用。彼地适用，是在彼地适用，在此地可能适用，可能不适用。

（四）暂时适用·永久适用

暂时适用，是短期的一时适用，永久可能适用，可能不适用。永久适用，是长期的久远适用，短期可能适用，可能不适用。

（五）部分适用·全体适用

部分适用，是适用于全部或整体的一部分。全体适用，是适用于所有的、全部的、整体的。

（六）适用在先·适用在后

适用在先，是把适用放在第一位，把形式放在第二位。事紧急，宜先设法救急，其他事可以放一放，这就是适用在先。适用在先，同样是迎接贵宾，情况不同，适用的先后也不同。如果贵宾熟悉地形，适用于请贵宾走在前，陪同人走在后，或并排走；如果贵宾不熟悉地形，适用于陪同人走在前引领，贵宾跟在后，或与贵宾并排走稍靠前一点。当然，如果两个以上的人陪同，则适用于一人前引，另一人并排陪同。

适用在后，是把适用放在第二位，把形式放在第一位。事可缓，宜先顾及面子、招待客人，然后再办事，这就是适用在后。

十五、舒适

舒适是舒服、适宜，舒适是适之韵。舒适感可以帮助开启信任之门。让人舒适，就要关注他人的舒适度，调整好自己，以易懂的方式进行沟通，从而使他人获得舒适感，让人感觉到舒适自在。在人际关系中，舒适感能够带来信任和信心，有助于把肤浅的人际关系加深，从而增加互信，乐意协作，畅通交流，共享信息，满足期望，结成硕果。

第四节 合适

一、合于适与适相合

合适是适合、适当、适宜、适中、适度、适应、适用、适时、适机、适缘、适意。合适是合于适，与适相合。符合、恰当、照应、正好、刚巧、机缘、匹配。合适是舒服、舒适、满足。合适是应用，合适就是合乎实际的应用。合适是适位适度。世的适位适度，事的适位适度，人的适位适度。合适有此适、彼适、全部适、部分适。此适是此时适、此地适、此事适、自己适。彼适是彼时适、彼地适、彼事适、他人适。

全部适是整体适、全程适。部分适是局部适、阶段适。合适之前，先是感到，其次觉得，然后做了，最后确实合适。即先是感到合不合适，其次是觉得合不合适，然后做着合不合适，最后确实合适或不合适。

二、合适宜

合适宜是合适、适宜的人、适宜的时、适宜的地、适宜的事。时适宜，适合的时、时间适宜。地适宜，适合的地、地点适宜。人适宜，适合的人、人合适宜。事适宜，适合的事、事情适宜。

境适宜，适合的境、境况适宜。适是对，不适就是错。适是正，不适就是偏。适是直，不适就是斜。适是准，不适就是误。适是好，不适就是坏。适是立，不适就是破。适是清，不适就是浊。适是明，不适就是暗。适是阳，不适就是阴。适是动，不适就是静。适是得，不适就是失。适是光明磊落，不适就是阴谋诡计。反之亦然。

三、合适地调调至合适

合适地调，调至合适。是用合适的方法，调至合适的状态。适调因人、因时、因地、因情、因境，恰当地调，调至适合当时的情况和状态。适合而调、适当而调、适时而调、适宜而调、适中而调。适调是适之调，将不适调而至适。用调的方法，调不适，使之达到适的状态。

四、合"单独·群体"之适

合单独的适是"Ⅰ点、Ⅰ线、Ⅰ面、Ⅰ体"的适，"Ⅰ段、Ⅰ片、Ⅰ区域"的适。合群体的适是"集中、一致、统一"的适，"全线、全面、全体、完全"的适，"所有、整体、融合、始终、一贯"的适。

五、合"所有·Ⅰ部分"之适

所有的适合，全部的适合，全程的适合。部分的适合，局部的适合，阶段的适合。

六、合"整体·局部"之适

整体的适合，适合整体。局部的适合，适合局部。

七、合"独立·分离"之适

独立的适合，适合独立。分离的适合，适合分离。

八、合"主宰·依附"之适

主宰是主，依附是从，要么主宰，要么从属。主宰的适合，适合主宰。依附的适合，适合依附。

九、合"始终·完全"之适

始终的适合，适合始终。完全的适合，适合完全。

十、合"一点·一贯"之适

一点的适合，一贯的适合。适合一点，适合一贯。

十一、合"大·小·多·少"之适

大与小的适合。适合大的，适合小的。多与少的适合。适合多的，适合少的。

十二、"人事世"合适

人合适，事合适，世合适。合适的人，合适的事，合适的世。如自由与民主、少数与多数、意愿与规矩。

（一）自由·民主

自由是任由自己。自，可以是一个人，可以是一个家庭、一个团体、一个国家。自由就是发自内心，任由自己，想干什么，就干什么，想怎么做就怎么做。不受他人及团队的影响。而真正要达到身心自由的目的，前提一定是不妨碍他人，不背逆社会主流，不违反自然规律。否则就会身不由己、违背心愿，事与愿违。自由是有范围的，在一定范围内行使自由权。自由是有层次的，个人的自由，集体的自由，团队的自由，国家的自由。自由是有条件的，自由的前提是不触动妨碍自由的因素，使自由走向反面。妨碍自由的因素，就是自由不能建立在影响别人自由的基础上。民主是人民当家作主，人民是个群体，群体达成共识，人民自己做主，而不受人民团体之外的人或团体的约束和不良影响。民主是在自由的群体层面，团队层面，甚至于国家层面。国家全民做主，统一号令。个人的行为，有个人的自由。作为人民的一分子，个人的自由就要遵守并服从于全民的自由。当然，全民的自由是建立在个人自由基础之上的，在照顾全民自由时，可能会对某些个人自由有所约束。因此，自由和民主不是矛盾的，而是统一的。个人自己与民主，所不同的是层次的不同。个人自由是一个人的自由，而民主是在更大范围、更高层面上的自由。

（二）少数·多数

少数是一个人或一部分人，多数是众多人或大部分人。真理在少数人手中，还是在多数人手中。要看是什么事。达成共识的、被社会认可的、比较普及的、具有现实意义、当下可行的，真理一般都是在多数人手中。而具有前瞻性的、挖掘潜在的、探索宇宙自然规律的，引领大方向的，真理一般都在少数人手中。

少数服从多数是解决当下问题的。多数服从真理，是具有开发性质的。

（三）意愿·规矩

意愿是个人的意志和愿望；规矩是循规蹈矩，是约束不同的意愿归于一处。个人的意愿要服从于民众的意愿，民众的意愿汇聚并兼顾了个人的意愿。民众的意愿也必定舍弃一些个人意愿。符合民众的意愿就是规矩，不符合民众的意愿就是违规。民众的意愿通过法律、法规、条例、纪律、制度等规定下来，使民众共同遵守。

个人的意愿是在变化着的，民众的意愿也随之而变化，所以，规矩也是在变化之中的。而规矩的变动是有时效的，变之前和变之后的遵守，是按时间要求的。过时的和超前的都是错误的。适宜才好。

第五节 趋向适

一、适是一种需要

适是一种需要，一切围绕需要，包括道德需要、文化需要、观念需要、思想需要。

（一）据情定适

凡事都有有利的一面，有不利的一面。"塞翁失马，焉知非福"是一种适的得失转换。"好孩子是夸出来的"还是"鞭打出孝子"，不是绝对的哪个好哪个不好，而是要看适合什么情况。该鼓励的孩子一定要鼓励，鼓励才有利于进步；该教训的孩子一定要教训，教训才能够悔改。反之，不当的表扬会培养其虚荣之心，不该的打骂会激发其怨愤的情绪。

（二）适此适彼

适此适彼是彼此适，彼此适合。适合彼、适合此、适合中。彼此适合的一点、一部分、全部、全过程、始终如一。适此适彼，有三种情况：都适；都不适；此适彼不适，此不适彼适。适人、事、时、地的此和彼。此人适，彼人不适；此人不适，彼人适。此事适，彼事不适；此事不适，彼事适。此时适，彼时不适；此时不适，彼时适。暂时适，永久不适；暂时不适，永久适。此地适，彼地不适；此地不适，彼地适。整体适，局部不适；整体不适，局部适。

（三）定量适与定性适

定量适是适的量，适多少？适多、适中、适少。量适，多适应少、少适应多。定性适是适的度，适的轻重程度、高低程度。轻度适、重度适、低度适、中度适、高度适。

（四）单向适与双向适

单向适是此适合彼，彼不一定适合此。有三种情况：攀高以适、趋低以适、平等以适。双向适是相互适应。你适应我，我适应你；你适合我，我适合你。

（五）顺向适与逆向适

顺向适是次要适应主要，非重要适应重要。逆向适是主要适应次要，重要适应非重要。

（六）主次适与轻重适

主次适，主适应次、次适应主。轻重适，轻适应重、重适应轻。饥饿年代，无病休嫌瘦，身安莫怨贫。富裕时期，无病休嫌肥，无事不生非。

二、适之有度

（一）适之度因人世事而异

适之度因不同的人、世、事，可宽可窄、可大可小。不同的人，不同的事，不同的情况，不同的场合，不同的境况，不同的时间，不同的地点，不同的状态，适合不同的度。适合高度、中度、低度；适合深度、中度、浅度。只有适合的度，才有最佳的效果。

（二）适之度因期望值而异

适之度与期望值有关。适之度与期望值成反比，期望值越低，越容易适，期望值越高，越不易适。即期望值低的易适，期望值高的难适。

（三）适之度是有限的无限

适之度是有限的，这个限是无限的，因此，

适之度无止境。适之度的限是由事物决定的，也是由对事物的要求决定的。要求高低的两个极端近于无限。如百分制的适之度可以是30分以上、50分以上、60分以上、90分以上。

三、适的判定和衡量

适的判定是适不适？适的衡量是适多少？

（一）适的价值判定——实用·观赏·收藏·认可

衡量适与不适要看有无价值。价值是对适的一种基本判定。实用价值，具有切实可用性，应用实惠。

观赏价值，具有可观赏性，赏心悦目。收藏价值，具有研究、把玩、鉴赏、升值性，爱好而持藏。认可价值，具有即时性，被认可才有价值。

（二）适的价值衡量——适宜性·时效性

价值具有适宜性，无论何种价值，都因人、因时、因地而异。不同的人、不同的时间、不同的地域，价值不同。价值具有时效性，此一时彼一时。实用价值、观赏价值和认可价值，因时而变，过去实用的，现在不一定实用，现在实用的，将来不一定实用；过去可观赏的，现在不一定能观赏，现在能观赏的，将来不一定能观赏。收藏价值也在变，但是总的趋向是，收藏越久，价值越高。三十年河东，三十年河西。

（三）感到合适·觉得合适·做了合适·确实合适

感到合适只是对合适有了感性认识；觉得合适是对合适有了觉察；做了合适是做了之后才认为合适；确实合适是完成事件后确定证实是合适的。

（四）需要就是合适

需要就是合适。无论平时合适不合适，只要需要了，就是合适的。

（五）满足就是合适

无论平时认为合不合适，只要令人满足了就是合适的。满足与否？该满足时就满足，不满足不合适；不该满足时不要满足，满足了也不合适。

四、适的权衡与选择

适需要权衡，适需要选择。权衡之后做出选择。适的权衡是有条件的，适的选择也是有方法和策略的。

（一）正·反

找知音，有话说给知者；增人气，有话说给不知者。求共鸣，道德讲给守道有德的人听；讲统一，道德讲给无道无德的人听。探讨时，道理讲给知道懂理的人听；传播时，道理讲给无道无理的人听。求同时，道不同不相为谋；求异时，道不同难得为谋。圆滑者，见人说人话，见鬼说鬼话；拓展者，见人说鬼话，见鬼说人话。进取者，磨刀不误砍柴工；落伍者，借口偷懒去磨刀。

（二）动·静

适宜是当动则动，当静则静。适宜是动中有静，以静制动；静中有动，以动调静。适宜动，好斗者，乱世可堪为英雄，治世可沦为歹徒。适宜静，好静者，乱世或谓之懦夫，治世定然是良民。"树挪死，人挪活"是求动、求变。"一动不如一静"是求静、求稳。

（三）粗·细

包容时，宜粗犷不宜精细；操持时，宜精细不宜粗犷。粗犷易豪放能包容；精细多认真能出彩。粗略掌握大方向；精细决定质和量。粗犷判定取舍，细节决定成败。

（四）整体·分割

关联时，宜整体不宜分割；入微时，宜分析不宜整体。整体宏观多关联；分割剖析易入微。定性适宜整体，定量适宜分割。

（五）坦荡·不坦荡

童言无忌，想啥说啥，坦坦荡荡。青少年懂事了，懂事以后，知道有些话该说，有些话不该说，常常欲言又止。成年人，知道哪些话该说，哪些话不该说，把该说的话说给可以说的人。该说的人越来越局限了，而可以说话的范围却越来越广了。开始分类，哪些话说给哪些人，和哪些人说哪些话。说话知道趋优避劣。有话说给知者。

（六）善·恶

善非绝对善，恶非绝对恶。善恶的权衡要看情况，善恶的选择要看状态。从打仗本身来看，战争是要死人毁物的，无疑是恶。但是面对恶人恶行，你用善不足以醒恶、抑恶、制恶。那就只

有以恶制恶。以小恶换大善。因此，打仗可以是恶，可能是小恶，可能是大恶。打仗可能是小恶换大善。打仗可能是以大恶制大恶。可以用善对待善，可以用善感化恶。当善被恶欺时，一味的善，非但不能制恶，反而成为助恶。因此，以恶制恶也谓之善行。

（七）兴·奇

"兴啥啥不丑"，是追随大流者的口头禅。入国问禁，入乡随俗，站在哪座山，就唱哪支歌。"啥奇追求啥"，是标新立异者的座右铭。奇思妙想，别出心裁，专事追求稀罕之事物。若过分照顾流行，会落于俗套；若盲目追求奇特会离心离德。

（八）思·行

"行成于思"是强调行为前的周密计划。凡事预则立，不预则废。"思成于行"是强调总结前的行为感悟。行为是思想的源泉和动力，思成于行而用于行。若过分拘泥于计划会影响思想拓展；若着意强调行动会失去指引。

（九）生·熟

"外来和尚好念经"是对新奇的渴望。陌生有种神秘感，神秘的吸引，是接受知识的有效途径。"打生不如望熟"是对熟知的需求。轻车熟路，习惯成自然，利于轻松接受。若太看重新奇可能会迷失；若太看重熟识只能因循守旧。

（十）破·立

"不破不立"是出于置之死地而后生。旧不破缺乏立新的动力，破旧必须立新。"不立不破"是出于无缝交接。新不立不敢轻易破旧，在保证立新的前提下，方可破旧弃旧，这是稳妥的需要。若过分强调破，可能会出现青黄不接；若太注重立，可能总是条件不成熟。

（十一）追·收

"乘胜追击"是求得圆满的需要。趁热打铁，一鼓作气，容易扩大成果。"见好就收"是防止转化的选择。极则生变，变则相反，过极易转向事物的反面，及早收手，避免向不利的方向转化是明智的选择。

若被胜利冲昏头脑，不顾一切往前冲，会功亏一篑；若胆小怕事，缩手缩脚，止步不前，会

坐失良机。

（十二）夸·打

"好孩子是夸出来的"是出于对孩子的鼓励，孩子受到鼓励才有利于进步。"鞭打出孝子"，是出于对孩子的教训，孩子受到教训才能够悔改错误。不当的表扬会培养其虚荣之心，不该的打骂会激发起怨愤情绪。

（十三）远·近

"兔子不吃窝边草"是避免引起熟人非议的需要。这是善于掩饰，有长远打算的思想。"近水楼台先得月"是直接便利不走弯路的需要。这是善于走捷径、提高效率的做法。过分的掩饰是虚伪的表现；太过的直接会显得苍白。

（十四）先·后

"人不犯我，我不犯人"是出于防守的需要。这是代价最低的攻防谋略。"先下手为强，后下手遭殃"是出于进攻的需要。这是出奇制胜的攻防战术。过分的忍让会招致被欺；太过的先手，无异于莽撞。

（十五）屈·伸

"男子汉大丈夫，宁死不屈"讲的是原则。认准了的真理，只有坚持才能成功。"男子汉大丈夫，能屈能伸"讲的是灵活。圆润的迂回，才是成事的谋略。"大丈夫宁折不弯"是指气概。英雄气概是胜利的根本。"好汉不吃眼前亏"是指眼色。见机行事是胜利的保障。"好马不吃回头草"是不要轻易犹豫徘徊的提醒。坚定信念是一往无前，取得成果的途径。"知错能改善莫大焉"是接受经验教训的必需。勇于纠错是最终胜利的导向。

（十六）虚心·骄傲

"虚心使人进步，骄傲使人落后"，是对接受知识而言。不自满者总是在接受，方可趋向满；已自满者开始拒绝，肯定变肤浅。"骄傲鼓舞志气，虚心甘居人下"是从振奋精神说起。勇气激励着人们前行，谦虚可以使人们坦荡。过度的谦虚，会显得肤浅、缺乏自信、甚至虚伪；过度的骄傲，会显得粗暴、狂妄自大、甚至鲁莽。

（十七）精熟·大略

"务于精熟"是从精细熟练着手。精细才能深入，熟练才能生巧。精熟才能真正做到位。"观其大略"是从宏观梗概把握。大略才能宽泛，站高才能看远。该精不精难以深入，熟视无睹丧失良机。无视概略难有大度。

（十八）关爱·体罚

"关爱的教育比体罚更有效"是基于境界高远、深入人心的领悟性教育。关爱是从心灵和思想层面的渗透。"体罚比关爱的教育更有效"是基于应急控制、体验唤醒的反思性教育。体罚是从具体事件的是非认定出发。没有关爱就会缺乏感恩，没有体罚可能无法触及灵魂。过分关爱是溺爱，放任了骄横跋扈；过分体罚是虐待，伤及到自尊与自信。

（十九）远亲·近邻

"远亲不如近邻"是基于关照的方便。距离近的便利是生活帮助的必需。"近邻不如远亲"是基于情思的牵连。感情亲近的贴心是心灵的慰藉。远而疏，疏而矛盾少易亲近；远而疏，疏而感情淡而渐远。近而亲，近而易冲突；近而亲，近而有机会谅解。

（二十）外行·内行

内行总想做好专业的表达，外行总想炒出轰动的效果。内行更注意内在的关联，外行更注重外部的影响。"外行能够管好内行"是由于外行的知识参与，并对内行神秘感的尊重起到作用。正是外行才尊重知识和人才，才在学习中管理，具有强烈的吸引力。"外行不能管好内行"是由于外行知识的偏离，并对内行进行瞎指挥的令人无法容忍。正是因为外行，不懂专业知识，如果再不注重学习，势必无法有效沟通，难以让人相信。行有行道，行有行规，谦虚勤学善悟，外行步入行内。自大故步自封，内行偏离行向。

（二十一）大节·小节

"成大事者不拘小节"，是从远大目标而言。立足大者不拘小，小则难成其大。"成大事者需关注小节"，是从具体步骤而言。立足大者必从小处着手，往大处着眼。格局小者难成其大，格局大者常忽略小。

（二十二）道义·利益

"道义比利益对人际关系的影响更大"是指心灵的认可和沟通。人际关系是心灵的交融，道义是心灵的共鸣。"利益比道义对人际关系的影响更大"是指财富的拥有和分配。利益是人际关系最基本的要素，利益可以牵线、维持、拓展人际关系。

（二十三）强权·公理

"强权胜于公理"是从势力而言。"公理胜于强权"是从道理而言。权是权力，公理是法。人际交往遵循着情理法力，理胜情，法胜理，力胜法，情胜力。所以，强权胜公理是改朝换代的需要。公理胜强权是社会稳定的基础。

（二十四）挫折·成才

"挫折有利于成才"是从感受、反思、激励，唤起猛醒而言。"挫折不利于成才"是从误时、灰心、退却，担心消沉而言。挫折有大有小，小挫折小磨炼，大挫折大磨炼。三类人，第一类人经不起挫折，第二类人只能经得起小挫折，第三类人能够经得起大挫折。所以，经不起挫折的人难以成才，经历大挫折的人才能够成大才。

（二十五）竞争·合作

"合作比竞争更能使文明进步"是基于优势互补、避免内耗、减轻压力的需求。"竞争比合作更能使文明进步"是基于反败求胜、逐优避劣、自加压力的激励。竞争在激励的同时，会耗费资源；合作在优化的同时，可能出现内耗。

（二十六）时势·英雄

"时势造英雄"是个人对条件的充分利用。"英雄造时势"是个人能力的充分发挥。时势是造就英雄的条件，英雄是推动时势的力量。时机成熟形势需要就会英雄辈出，英雄出现就会变改推动局势。

（二十七）法律·道德

"社会安定主要靠法律维持"强调的是控制力。"社会安定主要靠道德维持"强调的是自觉性。法律是社会安定的底线，道德是社会安定的基础。法律是靠外力起作用，道德是靠内力起作用。

（二十八）量大·量小

"宰相肚里能撑船"是扩展心胸的提示。"有仇不报非君子"是打开情结的需要。大度是从心胸开阔而言，行事是从一报还一报来讲。大度可以扩展到逆来顺受，行事可以细致到斤斤计较。"大度能容容天下难容之事"是从包容的层面交往。"眼里不能揉沙子"是对具体事情的对待和处理。

（二十九）礼重·礼轻

"礼轻情谊重"是有礼无礼、情轻情重，礼是情的媒介。"礼多人不怪"是礼少礼多、失礼不失礼，礼是情的补充。礼轻礼重是相对而言的。有时无礼也可，有时有礼即可，有时必须礼与关系相匹配、礼与事相匹配方可。

（三十）多优·多劣

"人多力量大"是从共谋一事来说，这是人多的优势。"人多嘴杂"是从各执己见而言，这是人多的劣势。凡事有一利必有一弊，为人谋事处世在于权衡利弊大小得失，从而趋优避劣。

（三十一）扫屋·扫天下

"大丈夫处世，当扫天下，安事一屋乎"是基于远大理想。"一屋不扫，何以扫天下"是基于现实细节。理想有大有小，现实有粗有细。理想必须基于踏实，踏实也须具有理想。理想与现实不可分割，只是比例轻重不同而已。

（三十二）变·不变

"一条道走到黑"表现一种执着。"条条大路通罗马"反映一种变通。"一口唾沫一个钉"是铿锵有力的魄力。"人嘴两张皮，咋说咋有理"是能辩证地看问题。变与不变要根据具体情况，权衡利弊得失，当变则变，当不变则不变，适合才是好。

（三十三）言·不言

"知无不言，言无不尽"是坦荡的展现。"交浅勿言深"是谨慎的反映。"沉默是金"是神秘的诱惑。

言与不言，言多言少，需根据情况，也要看心情。酒后吐真言，言多必有失，不好。沉默寡言，该表达未能表达，也不好。

（三十四）回·不回

"车到山前必有路"是随机应变的选择。"不撞南墙不回头"是执着的现实感受。有时需要随机应变，该回头时就回头。有时需要执着坚持，不要轻易放弃回头。这就是权衡的必要。

（三十五）守·不守

"知识要有产权"是基于对知识创造者利益的保护。"不分享心里不安"是基于表达和相互启发的需要。强调个人权利是对创新的支持和维护，过分强调个人权利，不利于共享资源，不利于发展。

（三十六）面子

"打狗还得看主人"是爱屋及乌的忍让。"杀鸡儆猴"是警示需要的舍弃。在能顾及亲情的情况下，还是要顾及亲情。在亲情影响大局的情况下，必须要舍弃亲情顾大局。

（三十七）亲

"买卖不成仁义在"是保持交往交流的留有余地。"亲兄弟明算账"是避免引起纠纷的防范。通过交易维持而不是伤害人情，这就是仁义；兄弟交往不破坏生意规则，会避免不必要的亲情反目。

（三十八）靠

"一个好汉三个帮"是相助的力量。"靠人不如靠己"是自力更生的锻炼。有些事可以自己完成，省时省力省工，效率高，效果好，不必靠人。有些事必须有人帮助才可以完成，或者才可以完成得更好，不要自己强做。

（三十九）高

"人往高处走"是积极上进的激励。"爬得高摔得重"是走向高处的风险。向高须有度，稳妥是基础。凡事要根据具体情况，具体对待。攀高而稳妥。

（四十）求利·求义·求真

下士求利，中士求义，上士求真。求利是生存的需要，求义是交往的需要，求真是精神的需要。利是基础，不求利就没有生存的基础，也就没有求义的资本；义是心境，不求义就没有良好的心境，也就没有求真的处境；真是意义，求真

是返璞而归的需要，是精神层面的享受。

五、适的转向与转化

（一）适转变方向

适的转向是指适改变了方向，单向适和双向适相互转变。

"单向适"的转向，由顺转逆、由逆转顺。农民好好种地，以适应季节变换，季节变换了，农民的适就要转向。春播夏长秋收冬藏。工人好好做工，以适合质量要求，质量要求不同，工人的适就要转向。要求数量、要求质量，一般要求、精确要求。

"单向适"可以转向"双向适"。由甲适乙，转向乙适甲。你在改变别人的同时，自己也被改变了。你在适应别人时，别人也适应了你。

"双向适"量度的转变——由"主要适应次要"少，转向"主要适应次要"多。学生好好学习，以适应教师，教师也要根据学生情况适当调整以适应学生。医生好好看病，以适应病情的需要；病人要积极配合以适应医生的治疗。管理者要适应新人新环境；人们要适应新领导新举措。

（二）适相互转化

1. 不适转化为适　不适转化为适，就是使"不适"合适。"困难是弹簧，你弱它就强"，面对困难，不是回避，而是克服，不能弱，而要强，不能在困难面前低头。困难本为不适，迎头面对困难，就使不适变为适。

2. 适转化为不适　适转化为不适，本来的适，由于条件的变化而不适了。如乖乖睡着了没？关心？干扰！本来的关心成为了干扰。

六、趋向于人适·适人

适合的人、适宜的人、适意的人、适中的人、适度的人、适当的人、适应的人、适用的人、适机的人、适缘的人。

（一）求者贵如金·弃者贱如草

求者贵如金，弃者贱如草，是适宜与否的体现。求是需要，需要必须适合，适合而又需要者就贵。贵者如金，金稀缺，物以稀为贵，贵者如金，以示其稀。弃是不需要，不需要一定是不适

合，不适合而又不需要者就贱。草随处可见，物以多为贱，贱者如草，以示其多。

（二）人至无求品自高

人至无求品自高是适中。求必屈身、降格，无求则易于守中、持中、适中。品高其实是居中，不卑不亢，无太过不及。

（三）对的标准是适合·适合就是对

适合就是对，不适合就是错。适否决定对错，适合即为对，不适合即为错，对与错的实质是适合不适合。对与错有标准，有参照物。在不同标准，不同参照物发生冲突时，对与错的认定也就各有其理。此时，决定对与错，从本质上讲，就是适合与否。即对错取决于是否适合。对错是由适合与否决定的。所以，从某种意义上说，没有对与错之分，只有适合不适合之别。截然相反的辩题，反映了适合就是对。

辩题一，"错误的方向不如没有方向"还是"错误的方向也比没有方向好"？认为"错误的方向不如没有方向"者，立足点是：沿着错误的方向走下去，只能离正确越来越远。前提是：确定了方向，就一直走下去，不反思，不总结，不善于把教训当经验。认为"错误的方向也比没有方向好"者，立足点是：如果没有方向，将永远在原地徘徊、无所进步，如果有了方向，就可以在运行中发现问题，改正问题，调整方向，摸索着逐渐走向正确方向。前提是：自律性很强，头脑很清晰，善于反思和总结，一时没有找到正确的方向，权且找一个方向，或者尚未认识到是错误方向，根据能力，可以及时发现并调整这个方向。

辩题二，"正确的方向享受效率和成果"还是"正确的方向缺失教训和历练"？提倡"正确的方向享受效率和成果"者，认为：方向正确，不走弯路，效率就高，成果就丰硕。所以，正确的方向能给人以享受，享受效率，享受成果。提倡"正确的方向缺失教训和历练"者，认为：正确的方向，没有弯路，就不容易犯错误，也就缺少了鉴别对与错的实例判断，不利于纠错厘正能力的培养和提高。

（四）适否判断是非·适合为是不适合为非

适合与否是判断"是非"的标准。是与非，正确不正确，其实是用适合不适合判断的。适合的就是，不适合的就非，适合的就是正确的，不适合的就是不正确的。问题的关键是：要弄清适合的层次，适合的人、时、地、事。谁是谁，何时是何时，何地是何地，何事是何事。既不能扩大，也不能缩小。人、时、地、事变了，适合与否也要相应变。适合对"是非"的判定是本质的判定，如果多种因素交织在一起，"是非"实际上是以法律法规、风俗习惯、团体规定、多数人意见、自我认知等因素为原则的综合判定。

（五）有话说给知者·话不投机半句多

有话说给知者是适宜。话不投机半句多是不适宜。没人不会说话，关键是对谁说。再木讷的人，遇到投缘的人，也会有说不完的话。再能说会道的人，遇不到投缘的人，也会缄口不谈。正所谓，人逢知己千言少，话不投机半句多。

（六）鞋舒服与否只有脚趾头知道

在鞋里舒服不舒服只有脚趾头知道，鞋合脚，脚趾头就舒服，鞋不合脚，脚趾头就不舒服。常以此来比喻隐秘潜在的事对人的影响，只有自己能感受得到。

（七）智者急中生智·俗者急则无智·愚者手忙脚乱

急中生智，情急智生，是对智者而言，智者，越遇大事越冷静，冷静的时候，智慧就会萌生。急则无智，越急越疲，是对俗人而言，俗人，遇事多会紧张，紧张就无主张，连平时的机智、正常的思维也会受到干扰，智慧也会荡然无存。急则慌张，手忙脚乱，是对愚人而言，愚人，遇事表现为慌张、慌乱，乱了方寸，乱了阵脚，正常的工作、生活也难以展开。

（八）放心·牵制

放心是放开手，放开心，不参与，不干涉，让其自由发挥、发展。放心，容易发挥能力，但也容易失控。牵制是牵扯制约，有参与，有干涉，有约束，让其受制。牵制，容易掌握，也容易处于被动。

（九）自私·无私

自私与无私是相对而言的。自私有大小，无私有宽窄。自私者有自私和无私，无私者也有无私和自私。

自私者的自私是自我的狭隘，自私者的无私是一定限度的为公。无私者的无私是大公，无私者的自私是一个定限度的小公。

（十）君子得志·小人得志

君子得志，得大志，吃亏也是福。君子有大胸怀大境界，不在乎一时一事的得失祸福，所以总是在得意中生存，有福气伴随。小人得志，得小志，沾光不知足。小人心胸狭隘，境界低下，在乎一时一事的得失，没有满足的时候，所以，总是在不满和抱怨中过活，永远不得意、没福气。

（十一）论是非·论情感

论是非是要分清是非，论情感是只看待我如何。多数男的论是非，以是非为分界看待人和事，是的就支持，非的就反对。多数女的论情感，以自己的感觉看待人和事，对我好就拥护，对我不好就反对。也有例外情况，武松不讲是非，只讲情感，以对我好不好作为唯一的判定标准，决定善恶。施恩待武松好，让他去打蒋门神，他就去了。他不考虑该不该出头去打，而是考虑在别人眼里他敢不敢出头去打。为了报恩，他不顾一切，情理法力，在他眼里只有情，以力还情。

（十二）关系由他人决定·关系由自己决定

人际关系是由对方决定的，还是由自己决定的？常人认为是由对方决定的，高人知道是由自己决定的。

常人总是觉得对方如何对待我，我就如何对待别人，有三种情况：一是人敬我一尺，我敬人一丈；二是人咋对我，我咋对人；三是别人对我好是应该的。高人觉得结交先从我做起，自己如何结交别人，才能换来别人如何回应自己。当你把别人看成仇人时，别人就会视你为仇人；当你对别人有恶念时，别人对你也就有了恶念；当你对别人好时，别人也会对你好。对别人好的付出有三种情况：一是先主动对人好而图回报；二是主动对人好，有无回报无所谓；三是只管播种不问收获，用心用意对人好，助人为乐，不求回报。

（十三）资源匹配就是适合

资源与资源相匹配才是适合。火车跑在铁路上，汽车行驶在公路上，飞机飞在天上。和聪明的女人聊天，和漂亮的女人握手，和诚实的女人过日子。

（十四）适合相关素质

高素质高水平，适合的一定正确，正确的一定适合。低素质低水平，适合的不一定正确，正确的不一定适合。适合，需要语言环境的多元化，多元化的语言环境比较柔和。简短的、直截了当的语言，虽然直指核心，却缺乏温暖。而高素质高水平的人，能够创造多元化的语言环境，低素质低水平的人却不能。

（十五）大众化的易普及，高精尖的易出奇

竹雕最易出新出精品，因为竹子很普遍，大众都可以去雕刻，精品就产生于众多作品之中。玉石楠木雕最易守旧式样，不易翻新，因为玉石和楠木比较珍贵，只有少数人雕刻，而墨守成规最稳妥保险，所以，常雕现成的式样，而不易创新。

（十六）得与失

从局部而言，得就是得，失就是失。从整体而言，得中有失，失中有得。从现时来说，得而有收获，失而有损亏。从长久来说，得而蕴含失，失而蕴含得。塞翁失马，焉知非福。得而可喜，失而不可忧。财去人安乐。舍就是得。

（十七）面临相反的情况，趋向于适合的取舍

面临相反的情况，动与静、恒与变、高与低、深与浅、爱与憎、收与放、伸与缩、统与离、破与立、擒与纵、迷与清、重视与轻视、有心与无心、优点与缺点、竞争与无争、清楚与糊涂、隐讳与夸张、实话与谎言、肯定与否定、接受与拒绝、安息与奋起、放弃与争取、沉默与呐喊、等候与前行、不做事与做大事、与世无争与愤世嫉俗、随遇而安与抗争命运、安于现状与不甘沦落、无所事事与有所作为、顺其意而从之与反其道而行之，趋向于适合的取舍。此时与彼时的适合，这里与那里的适合，这些人与那些人的适合，这个条件与那个条件的适合。适合是动态的，变化

着的，适合就是好。

（十八）机会永远为有准备的人准备着

引人关注、取得资格、出人头地，都是机会。想、说、做，都是准备。思想准备、说话准备、行动准备。想：是什么、怎么样、为什么。说：高度概括一句话，解释分析三句话，详细说明九句话。做：符合要求、达到标准、有所创新。有准备就有机会，机会永远为有准备的人准备着。有充分的准备，有行为就有作为，当机会到来时，就会抓住时机，乘势而上。准备不充分，有行为难有作为；没有准备，有行为必无作为，有了机会，也难以抓住，只能眼看着坐失良机。

（十九）褒贬因人而非事

褒贬因人而异，并非因事而异，同一件事，不同人做的评价就不一样。如用圆滑、狡滑、奸诈来评价。同做一件事，评价不一样，赞成的就是褒义，叫圆滑；居中的不褒不贬，叫狡滑；反对的是贬义，叫奸诈。如用智谋、计谋、阴谋来评价。同做一件事，评价不一样，赞成的就是褒义，叫智谋；居中的不褒不贬，叫计谋；反对的就是贬义，叫阴谋。

（二十）这是什么字？

有一个智者，声名远扬，崇拜者如云。每日讲经论道，听众收获颇丰。这日，他讲道时写出一个"真"字，问民夫：这是什么？民夫摇头。智者说：这是一个字。智者又拿着这个字问一个学生：这是什么？学生说：这是一个字。智者说：这是一个真字。智者又问一个教师：这是什么？教师说：这是一个真字。智者说：这是两个字，直八。智者问哲人：这是什么？哲人说：这是"一｜／＼"组成的字。谐调学家说："真"，不识字的人看它，就是个画；识字而不认这个字的人看它只是个字；识字而认得的人看它是个真字；教师看它是两个字"直八"组成的"真"字；哲人看它是"一｜／＼"组成的，并得到人们认可的"真"字。一个字在不同人眼里有不同的含义，有浅显、有深奥，这是由身份决定的，看你怎么看。

（二十一）渴望

渴望就是对缺失的追求。实在人渴望虚浮，虚浮人渴望实在。实在人在坚守实在的同时，渴望着虚浮，却难以虚浮；虚浮人在继续虚浮的同时，渴望着实在，却难能实在。

（二十二）个人道德标准·公众道德标准

个人道德标准是基于个人的见识与利益。公众道德标准是基于社会公众的文化与利益。同是仗义，有的只是个人对个人的仗义，有的却是团体对团体的仗义。对这个人仗义，对那个人就不仗义，对这个团体仗义，对那个团体就可能不仗义。乱世是英雄时代，治世是奴隶时代，论争是公民时代。

（二十三）制约·改变

社会是什么？社会是众人聚集起来的，是实现个人理想和抱负的场所。你不适应它，它就制约你；它不适应你，你就改变它；它制约不了你，你就改变它；你改变不了它，就受它的制约。

（二十四）机缘相投

机缘是机会和缘分恰巧相合。缘分有善缘，也有恶缘。适宜的才是机，恰当的才是缘。适宜的时机、恰当的缘分。转化的机缘，关键是度的把握。机缘是自然的，强求会适得其反，无视就坐失良机，因而遇到机缘就要不失时机地抓住。机缘也是可以创造的，创造需要的是过程而不是最终结果。创造机缘和强求机缘是绝对不同的，创造是不留痕迹的，强求则是破坏性的。机缘相投是既有机会，又有缘分，抓住了机会，拥有了缘分。机缘巧合是机会和缘分恰巧相合。机缘不投是二者只居其一，有机会没有缘分，有缘分没有机会。有机会没有缘分，身在山中不识山。不识庐山真面目，只缘身在此山中。有缘分没有机会，远隔千山万水，有一面之交，虽然一见钟情，却没有机会相处。鸡犬之声相闻，老死不相往来。

（二十五）冥思·苦想·放空

冥冥思时，若有若无，放不下也理不清。苦苦想时，脑子越想越堵，越堵越想不开。放空不想时，脑子腾空，便会思绪万千、思如泉涌。

（二十六）胜·败·安·危

常人，胜骄傲，败惶馁，安奢逸，危惊惧，喜怒忧思悲恐惊全写在脸上。高人，胜不妄喜，败不惶馁，安不奢逸，危不惊惧，胸有惊雷而面如平湖。一好百好，爱屋及乌。见机行事，看眼色行事。

七、趋向于事适·适事

适合的事、适宜的事、适中的事、适当的事、适时的事。

（一）适可而止·见好就收

适可而止是适当。适可是恰好可以。到适当的程度就停下来，不要过了头。见好就收是适度。见好是达到了最佳状态。达到了最佳状态就收敛，避免过分。

（二）动机·状态·结果

1. 评判动机——注重理　动机是处事的原始想法。动机纯正是原始想法清纯。动机不纯从原始想法就是别有用心。如以情悦为目的；以婚姻为目的；对婚姻别有用心。良好的动机一定是注重讲理的。

2. 评判状态——注重情　状态是形状态势。状态有佳，有不佳。如状态一，AB 两厢情愿；状态二，A 追，B 无所谓；状态三，A 追，B 不接受；状态四，A 纠缠 B。最佳的状态一定是注重情感的。

3. 评判结果——注重法　结果是事情结束之后的成果，有好的结果，有不好的结果。如结果一，走向婚姻；结果二，恋爱分手；结果三，不谈婚姻。最好的结果一定是注重依法的。

（三）发挥长处·取长补短

发挥长处是把长处展现出来，取长处而用。取长补短是取长的把短的补上来。决定水桶高度的是长板，决定水平高度的是短板。桶的高点决定桶的高度，桶的低点决定水的高度。决定水桶高度的不是短板而是长板。如一俊遮百丑。决定水桶水平的不是全部桶板，而是最低的那块板。如一粒老鼠屎坏了一锅汤。

是该把长板做长，还是把短板补长？是发挥长处，还是取长补短？适合才是最好的。短板决定水平，所以，短板补高了水平才会提高，补高长板没有用。基于这种短板效应的宣传，很多不景气的企业，把短板补长，以提高水平，发展企业。长板决定高度，所以，长板补高了高度才会增长，补短板没有用。基于这种长板效应的宣传，很多稳定的企业，把长板加长，以增加高度，扩大企业。是该补短板，还是该补长板是一种谋略。靠一技之长支撑的发展中企业，目标要朝着自己的长处走，定能干出一番事业，取得大的功绩，独特的企业文化是其他企业不具备的，也是学不来的。如果不顾其长，反而去补其短，努力干自己并不擅长的领域，势必荒芜长板，影响长处的发挥，最终成为没有特色，没有长处的企业。拿自己的短处与别人的长处竞争，被挤垮的概率就大大增加了。

（四）开源·节流

决定水是否流失的是接缝，决定水容积大小的是桶粗。是该把缝接接好，还是把桶粗做足？增加桶粗是做大的需要，加固边缝是做强的需要。没有足够的容积，形不成大的规模，企业难以发展。而只注意增加桶粗，扩大容量，而不注意边缝衔接，水就会流失。固然开源很重要，但是只注重开源，而不知节流，也是很危险的。没有坚强的桶围，跑冒滴漏，也能把企业漏垮，正所谓：千里之堤，溃于蚁穴。企业由于经营不善而倒闭的，有些是因为规模不够大，抗风险能力不够强，有的恰恰是因为扩张有些盲目，做大之后，捉襟见肘，顾东不顾西，拆东墙补西墙。有的是开源问题，有的是节流问题，有的是外部原因，有的是内部原因。是注重接缝节流，还是扩大桶粗开源？一定要据适定需，适合才好。这就是"木桶"带给人们的启示。

（五）最有效的办法，可能最简单

最有效的办法，可能是最简单的办法。面对无法解决的疑难复杂问题，往往会把解决问题的思路考虑得太过复杂。很多百思不得其解的问题，都是用最简单的方法得以解决，甚至简单得令人难以置信。万有引力的发现，得益于牛顿看到一个苹果从树上掉下来。

（六）把复杂问题简单化，有助于快速解决问题

把复杂问题简单化也叫简单管理。简单管理就是在企业的运作过程中，准确找到并把握事物的规

律，去伪存真，由此及彼，由表及里，将一个个复杂的工作简单化，然后高效地加以解决。

简单管理的方法：简单管理同时又是不简单的。简单管理在形式上追求简单，在内涵上则要求深刻、丰富，要求对事物的规律有深刻的认识和把握。要想把一件复杂的事情变得简单而有效，并不是件容易的事情。"简单化"并不意味着要"放弃一些"。简单管理是高境界管理，是化繁为简、以简驭繁的思路和技巧，是纲举目张式的统领。简单管理需要有良好理解力、执行力和非常高的专业化能力的人，有了他们才能使整体生产力向更简单、更实用、更高效的方向迈进，要有一批能找出方法、找到工具并具备教育能力和耐心的中层管理者担负传承使命，才能让更多的员工把"简单管理"化为行为中的自觉，从而更好、更多地把事情做对，日复一日，从寻常单调中获取成就感和工作者的尊严。

简单管理的核心：简单管理是一门事半功倍的大学问，是管理的最高境界。需要注意，简单会带来巨大的成功，同时也伴随着巨大的风险，简单不是"减少"，而是浓缩精华，简单不是"放弃"，而是提纲挈领。"简单"需要认真体味，精心操作，执行落实，才会简约、集约、高效。

（七）悬殊之事的适合性选择

适合之事的大与小、多与少、始与终、单与复、简与繁、纯与杂、善与恶、顺与逆、是与非、成与败、雄与雌、进与退、复杂与简单、循序渐进与一步登天。悬殊之事的适合性选择才是有意义的。

八、趋向于时适·适时

适中的时、适当的时。

（一）来得早不如赶得巧

来得早不如赶得巧是适时。早来三光，晚来三慌，来得晚常会误事，而来得早未必就是最好，赶得巧是适时，适时才是高效率，才是真好。

（二）适逢其会·适得其反

适逢其会是适机，正好遇到机会。此时应当抓住机会。适得其反是相反，正好相反。此时需要辨清正反，做出正确判断并恰当选择。

（三）适当时机·分清急缓

黄金的时段，合适的时间、机会。有的适合长时，有的适合短时。任何一段经历，对每个人都是很宝贵的经验。偶尔发现不妥，要抓紧时间，设法事后补救，不能拖，拖就是误。贻误战机，是处事最大的忌讳。遇到紧急情况时，一定要分清急缓，当机立断，迅速果敢做出决定。不可优柔寡断，犹豫不决，以至于错失良机，悔之晚矣。遇到难题时，要沉着冷静，分析利弊，考虑不成熟时，不要急于给出答案。遇到问话，不要急于直接回答问题，接过话，缓缓，解释解释，再说再答。当急则急，当缓则缓。急则治其标，缓则治其本。

（四）递枕头的时机

站着时：人站着时，你给递个枕头，没用，负担；睡着时：人睡得正熟时，你给递个枕头，过分，骚扰；想睡时：人正想睡时，你递个枕头，正好，适用。

（五）适时的历程

历程要适时。历程设定 1 天、10 天、100 天，1 年、10 年、100 年。不同的历程，不同的时间，不同的设定，适合不同的情况。

九、趋向于世适·适世

（一）适境

境，包括环境、处境。适境是适合的境、适宜的境、适中的境、适度的境、适当的境、适用的境。在相反中选择趋向适合的境况：适上适下、适左适右、适表适里、适虚适实、适寒适热、适方适圆、适黑适白、适亮适暗、适远适近、适治世适乱世、适作用力适反作用力。

（二）适地

地，包括地理、地点、地段、地域。适合的地、适宜的地、适中的地、适当的地、适用的地。不同的地理、地点、地段、地域有不同的情况，不同的策略。适地就是根据不同情况，选择不同策略。

（三）适物

适物是适宜的物品，合适的器物。不同人在

不同时间、不同场合、不同的条件、处不同的事，对物品有不同的要求和选择。所以，适物是讲究人、环境和条件的。

（四）适象

适象是适宜的成像、图像、影像。不同人在不同时间、不同场合、不同的条件、处不同的事，对象有不同的要求和选择。所以，适象是因人、因环境、因条件而有变化的。

（五）适应社会

适应社会是对社会状况的适应性。不同的人适应于不同的社会状况，不同的社会状况适应于不同的人。

（六）百无禁忌·随遇而安

百无禁忌是适用性广。适用性广，越走面越大，越走越宽阔。随遇而安是适应性博。适应性博，越走越包容，越走越深入。

（七）以企业为家·企业不是家

有说要以企业为家，有说企业不是家。"以企业为家"是基于感情，体现的是关注、安全、可靠，主人公精神。"企业不是家"是基于理性，体现的是区分、选择，危机感，责任意识。

十、施人所欲而适

（一）施否由自己，欲否由他人

施，给予。欲，想要、愿意、希望、需要、爱好、喜爱。是否施舍，自己说了算，施舍主要以自己的意愿为主，可以考虑对方的情况。而当你照顾对方情况，施舍了的时候，那就变成了你的意愿，切莫事后因为照顾了对方的情绪而抱怨。适合，先要适合单方，才可能适合双方。给不给他人由自己，愿不愿意接受由他人。既不能把别人愿意接受作为自己给的理由，也不能把以为别人不愿接受作为自己不给的理由。

（二）施人所欲，勿施人所不欲

己所欲不等于人所欲，己不欲不等于人不欲。所以，己欲，人欲，可施于人；己不欲，人欲，可施于人；己欲，人不欲，勿施于人；己不欲，人不欲，勿施于人。帮助别人需要的帮助，不要帮助别人不需要的帮助。不要因为自己喜欢，以

为别人也喜欢。不要因为自己不喜欢，以为别人也不喜欢。不要因为自己喜欢，也让别人喜欢。不要因为自己不喜欢，也让别人不喜欢。当然，你的建议被别人采纳了，从而改变了喜欢或不喜欢，那另当别论。

（三）立人所欲，勿立人所不欲

立，树立、建立、设立、独立。己欲立，适其人，而立人；己欲立，不适其人，不立人。己不欲立，为己，而不立人；己不欲立，为人，且适其人，而立人。

（四）达人所欲，不达人所不欲

达，传达、实现。己欲达，适其人，而达人；己欲达，不适其人，不达人。己不欲达，为己，而不达人；己不欲达，为人，且适其人，而达人。

十一、把握机会

（一）适时机

时机是合适的时间，适逢的机会。时机是时宜机会，表示具有时间性的客观条件适宜。时宜机会是适时、适地、适境。适合于时间，适合于空间、地点，适合于环境、处境。适时机是合适、恰当的时机；适合的时间与机会。人适时机，一路顺风。事适时机，一帆风顺。机不可失，时不再来。有机胜无机。一机胜百巧。得时机者胜过百万雄师。不失时机方是智慧中人。

（二）寻找机会

找机会是寻找适合的机会、适宜的机会、适当的机会。机会稍纵即逝。机不可失，时不再来。做同一件事，占用时间是先是后，要看时机。时机适当，效率就高，时机不当，效率就低。时机适当，是所用时间正序，该先就先、该后就后；时机不当，是所用时间错序，该先却后，该后却先。对待机会要善于寻找及时把握。寻找机会——机会是人之动机、世之时机、事之机缘的会合。没有机会，要善于寻找机会，努力创造机会。把握机会——在机会到来之时，要适时把握机会。"螳螂捕蝉，黄雀在后""鹬蚌相争，渔翁得利"。因为黄雀和渔翁都做好了捕捉的思想准备，所以才得以敏捷地抓住了捕捉的时机。

（三）机遇转化

机遇转化，得转失，失转得。

1.创造机会·等待机会·丧失机会　机遇转化，主动地创造机会，被动地等待机会，无视而丧失机会。

2.抓住机会·把握机会·利用机会　机遇转化，积极地抓住机会，主动地把握机会，善于利用机会。

3.有目的遇合·盲目遇合　机遇转化，有目的遇合与盲目遇合相互转化，有目的地转化为盲目，盲目转化为有目的。

4.运来运去·走运背运　机遇转化，运来与运去相互转化，运来转运去，运去转运来；走运与背运相互转化，走运转背运，背运转走运。

5.得势·失势　机遇转化，得势与失势相互转化，得势转为失势，失势转为得势。

十二、适合就是好

什么是好，适合就是好。如何适合？适合谁？孔子讲"己所不欲，勿施于人""己欲立而立人，己欲达而达人"，都是以自己为标准判断他人，认为自己所欲，就是他人所欲，自己不欲，就是他人所不欲。通常情况下是这样。但是这并非最高境界，因为己欲不等于人欲；己所不欲，不等于他人不欲；己欲立，不等于他人欲立；己欲达，不等于他人欲达。最高境界则是："施否由自己，欲否由他人。施人所欲，勿施人所不欲；立人所欲，不立人所不欲；达人所欲，不达人所不欲。"这是以他人为标准的判断。既然是施人，是让他人接受，必须是人所欲，而不是以己所欲推断人所欲。当然，施与否，是自己决定的，对于自己认为人所欲不可施，自己可以不施，但是要施，就必须是人所欲的，而不是己所欲的。这是让他人接受还是适应他人的问题。有五个层次：第一个层次，各自为政。第二个层次，自己不愿接受的，却让他人接受。第三个层次，自己乐意接受的，也让他人接受。如果他人不愿接受，好心没办成好事，甚至"好心当成驴肝肺"。第四个层次，让他人接受他愿意接受的。第五个层次，相互适应，自己愿意，他人也愿意。

己欲而知人亦欲，需要建立在直爽基础上，开诚布公，所表达即是所思所想所愿。

（一）好的本质是适合

好的本质是适合，适合就是好，适合才是真好。怎样才算适合？适合过去，适合现在，适合将来。适合场景，适合事件，适合物品。适合自己，适合他人，适合社会。适合与否，可以通过换位思考来衡量。能经得起换位才是适合，换位思考、换位体验。要想公道打个颠倒、设身处地地替别人想想、替社会想想，这就是适合。适合与否，可以通过换位思考来衡量。当事人站在旁观者角度，置身于事外去思考。"当局者迷，旁观者清"站在局外的第三方看待局中人，就会理性思考，就会更加公平合理，就会更趋于适合。

自私者难享适合之好。自私者只顾自己，不顾是否适合他人、适合社会。完全置身事外，不深入事中，随意评论、指责当事人，是一种不适的表现。饱汉不知饿汉饥，站着说话不腰痛，都没有置身其中，不知当事人的滋味，都是适合的反面。大公无私者常享适合之好。无私者、大公者能够适合他人，适合社会，因为他站在了他人和社会角度考虑了问题。这是在高层次的适合自己。

（二）适合个人·适合群体·适合社会

适合个人是对单个人适合。适合群体是对多人组成的群体适合。适合社会是对整个社会适合。

（三）适合现在·适合将来

适合具有时效性。有的事适合过去，有的事适合现在，有的事适合将来。适合过去的事，已经成为古物、文物、历史。吃喝玩乐、养生保健等生活事件，适合现在，越现实越好。理想、展望、筹谋等先决事件，适合将来，将在未来应用。有的追溯过去启发现在，与适合现在不同，如古物、文物等历史事件，过去适合的东西，对现在有所启发，因为过去的不可复制，只能减少，不能再生，所以越过去越有价值。但那决不是适合现在的东西，不可混淆。

（四）适合此地·适合彼地·适合两地

适合具有地域性。有的事适合此地，有的事适合彼地，有的事适合两地。地域的差别，一是由于地理环境，二是由于文化底蕴，三是由于情感氛围。交通、通讯的发达程度，决定着传播交流范围的深度和广度。传播交流越广泛，越利于适合两地。反之，消息越闭塞，越利于适合此地。

（五）高度适合·中度适合·低度适合

高度适合是适合的程度高、适合得多。高度适合常表现为融会贯通、举一反三、善于权变。中度适合是适合的程度不高不低。中度适合善于根据具体情况，选择对待。低度适合是适合的程度较低，适合的较少。孔子说："言必信，行必果，硁硁然小人哉，抑亦可以为次矣。"言必信，行必果，有诚意，却缺乏变通。只适合比较固定的、变化不大的事情。必然是自由的相对词，"必"，全程肯定，全程否定。"必"，不自由，外在约束，自我约束。

（六）适合此一方·不适合彼一方

同样一种行为，适合此一方，必不适合彼一方，甚至有利于此一方，必有害于彼一方。真正同时适合双方的事较少。战争中，战士变换阵营，从A方投奔向B方。A方斥之为：背信弃义、变节投降、投敌叛变。B方则赞之为：投诚起义、弃暗投明。旁观者评之曰：反戈一击、更旗易帜、改换门庭、讲和、易主。

同一件事，站在不同角度，基于不同考虑有不同解释。面对生死拷问而不招供，自己一方评价为：大义凛然、宁死不屈、舍生取义、不屈不挠；敌方则评价为：顽固不化、死不悔改；旁观者评之曰：拒不招供。

（七）适合单方·适合双方

适合单方是自己接受，或让别人接受，适合双方是相互接受，相互适应。如南方人喜食米，北方人喜食面。困难时期，有一个南方人落户到北方生活，吃不惯面食，且久不食米，思之良久。费了九牛二虎之力，好不容易托人从南方带来了一些自己喜欢吃的大米，得少米而至贵。有一天本地贵客来访，主人煮米饭款待客人，饭后，客人说："我们北方人不喜欢吃大米，还是面食好"。这不经意的一句话，顿时让南方的主人发晕得透不过气来。主人把自己所欲的米，施予不欲米的客人，把自己不欲的面，不施予欲面的客人。他认为自家的面，不是好食物，好不容易弄来的米才是好食物，他把自己珍爱的米给人吃，不料却让客人感觉不适，觉得还不如吃面。这是因为南方人以自己为标准，衡量北方人。犯了"己所不欲，勿施于人，而不论人欲不欲"的错误。这就是适合的错位。甚至是好心当作驴肝肺的基础。如果南方人先征求北方人的意见再做饭，就各得其所，把自己不愿吃的面食，让愿意吃的人吃，把自己喜欢吃的米，留给自己吃，那将是两全其美。

（八）适合多方

适合多方是能让多数人接受，多数人能接受的事物，是缺失了特色的大众化事物，由于照顾到方方面面，所以，个体针对性就差，常显机械。合情是适合单方，合理是适合双方，合法是适合多方。在无涉他人和众人的条件下，自己的事要适合单方，两人的事要适合双方，集体的事要适合多方。把适合单方的事，用在多方不合适；把适合多方的事，用在单方也不合适。北方人喜吃面条，但是面条做起来费时费事，无法携带，于是有人发明了方便面。

第三部分

味之机

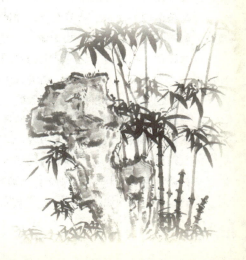

第九章　调

第一节　调的概述

调，作动词，调是动静，调是所变。调是修改变换。调而使之配合得均匀合适。调的立义是修、改、变、换。非调是无调、不会调、不能调、不当调、否定调。调的哲义是校、治、控、配、教、养、解、化、增、减、更、替、分、合。调是搭配均匀、配合适当。调配，调匀，调合。调是消停、妥协、和解。调停，调和，调解。调是教育、训练。调教。调是养护、治疗、康复。调养，调护，调治。调是调理，调是动静，调是律之变。调是改变现状，试图更到位，更适度。调是初衷和动机，结果能否达到理想状态，另当别论。可能满意，可能不满意。

为人谋事处世应当谐调，善于调。善于调是因变而变，是为人处世谋事的关键。谐调，和谐地调，调至和谐。谐调分析调的内涵、调的类型、调的范围、调的层次、调的状况、调的方向、调的目标、调的策略、调的手段、调的对象。调节、调整、调理、调和、调谐、调教、调解、调养、调治、调护、协调。谐调，以调为核心，重在过程，这是谐调的方法；谐调，以谐为核心，重在结果，这是谐调的策略。动调至谐，静调至谐，这是谐调的动态；动谐而调，静谐而调，这是谐调的状态。意谐调，物谐调，这是谐调的目标；意和谐，物和谐，这是谐调的目的。谐调有狭义与广义之分。人生谐调，谐调人生。

善于调，善于调整调的策略，适当把握调的层次，细致分清调的类型，据情选择调的方式，认真区别调的状态。善调〇者，调于化，化则蕴，蕴则奥。善调Ⅰ者，调于活，活则博，博则丰。善调Ⅱ者，调于变，变则细，细则精。善调Ⅲ者，调于悟，悟则通，通则灵。善调位者，调于当，

当则正，正则稳。善调度者，调于适，适则恰，恰则妙。善调适者，调于合，合则妥，妥则好。善调韵者，调于趣，趣则愉，愉则悦。善调律者，调于察，察则明，明则畅。善调调者，调于宜，宜则健，健则益。善调谐者，调于和，和则祥，祥则福。善调世者，调于美，美则优，优则雅。善调事者，调于理，理则顺，顺则达。善调人者，调于心，心而静，静而安。

第二节　调的立义

一、修

修是局部修整，修复原样。调修是通过修达到调。

（一）修饰

修饰是讲究外表、形式。修饰是整理、装饰使其完美。修整装饰，梳妆打扮，使仪容漂亮、衣着美观。

矫饰造情以取悦于人。修整装饰建筑物或各种器物。修改润饰，使文字生动。

（二）修复

修复是修整、修理，使损坏的东西恢复原样，恢复完美，恢复原来的形状、结构或功能等。

（三）修好

修好是修订、修正，修而更好，更完善，更正确，更融洽。修好指国与国之间结成友好关系，人与人之间表示友好，个人行善积德，修养品德。

（四）修炼

修炼是指为实现某种理想信念或技术、技能目标而进行修养和锻炼的过程。不同的修炼目标会产生不同的修炼结果。修炼是指练功与修德。修炼是指学问品行方面的钻研、学习、锻炼。如修养、修行、修业、修学。修炼是磨炼。修炼不

是约束，而是解放之路，成圣之路。从"言必信，行必果"的必所欲，到"从心所欲不逾矩"的从所欲，就是从自我约束到自由的解决之路，成圣之路。

（五）修纂

修纂是编纂，撰写。如修书、修史。

（六）修正

修正是修订更正，可引申为整治、改正、治理。

二、改

改是调整。改是不照原样。在原来基础上改动、删节、增添。

（一）更改

更改，改，更也。重新，再。如改道、改掉、改订、改任、改业、改辙。

（二）改动

改动，删节或增添；改正，纠正。如改称、改行、改期、改选、改移。

（三）改造

改造，造，制作，做。修改或变更原事物，使其适合需要；从根本上改变旧的，建立新的；另制，重制；另行选择。如改革、改建。

（四）改善

改善，使原来的状况变得好些。如改过、改进、改良。

（五）改编

改编，改变原有机构或组织的编制或人员。对作品进行不同体裁的重新编写，如改写、改版、改稿。

（六）改扮

改扮，化妆改变形象。如改观、改色、改样。

（七）改正

改正是纠正错误。

三、变

变是翻新。变，易也。变者，非常也。变已不同于原样，原来的发生了变化。性质状态或情形和以前不同，变动、变法。

（一）变通

变通是把原定的办法略加改动以适应事实

的需要。变通是依据不同情况，做非原则性的变动。变通是对原则的解释、扩展、通融。变通是事物因变化而通达。变通是不拘常规，因地、因时制宜。

（二）变更

变更是改变、更动。变更包括：变法、变革、变卦、变调、变幻、变色。

变法，指历史上对国家法令做重大改革。

变革，是对本质的改变，多指制度、法度而言。

变卦，是突然改变原来的主张或已定的事情，常含贬义。

变调，是将声调变化之方法使用于字词音节并合的处理。普通话的音节在连续发出时，其中有一些音节的调值会受到后面的音、声调的影响，从而发生改变。

变幻，是不规则地改变。

变色，是物体颜色经过物理或者化学的反应发生改变，也有指人的脸色变化及政治局势的变化。

（三）变动

变动是指变化，更动。变更着交替活动。通达权变。变动包括：变速、变迁、变格。

变速是改变速度。

变迁是事物的变化转移。

变格，指"格"的改变。"格"是某些语言中的一种表示名词、代词在句中与其他词的关系的语法范畴。一个词在句中由于功能和作用不同，词的语法形式也会有相应的改变。

（四）变化

变化，是事物产生新的状况。转换旧形，无而忽有。初渐谓之变，变时新旧两体俱有；变尽旧体而有新体，谓之化。

突变，指遗传物质的结构或成分发生突然变化的现象。突变，指基因的结构发生改变而导致细胞、病毒或微生物的基因型发生稳定的、可遗传的变化过程。突变是突然的变故。

巨变是巨大的变化。

变局是变乱的局势，变化了的局面。

变位是指岩石在断裂后，沿着断裂面相对移

动的现象。变位是改换位置。

四、换

换是代替原样，抛弃原来的，调换是改变、更替，弃旧用新。

（一）更换

更是替代。更换是更新替换、更改调换。如换茬、换代、换样。

（二）交换

交换是互换，如换文、换帖、换工、兑换。通信科技中，交换是在需要运送信号时，把一些功能单元、传输通路或电信电路互联起来的过程。细胞生物学中，交换是减数分裂中同源染色体间片段的互换。引起连锁的基因重组。遗传学中，交换是在减数分裂过程中同源染色体因断裂和重接产生遗传物质间的局部互换。

（三）替换

替换是用一个代替另一个。把原来的人或物调换下来。"换言之"就是调换一句话说。如倒换、对换、换防、换岗。

（四）换取

换取是用交换的方法取得。换心，是对人以诚相待，以心换心，两好合一好。换新，是给人东西同时从他那里取得别的东西。

五、非"调"

（一）无调

无调是没有调。可能会调而没有调，也可能不会调。

（二）不会调

不会调是没有掌握调的技能，没有学会调的办法，不知道怎样调。

（三）不能调

不能调是不能够调，如果调可能会带来不良后果。

（四）不当调

不当调是调之不恰当，不该调而调，不应调而调，该大调而小调，该小调而大调。

（五）否定调

否定调是否定了、不认可曾经的调。

（六）假调·伪调

假的伪的，不是真的，似调而非调。

第三节　调的哲义

一、校

校是校正、订正。校正是校对而归正。订正是校订、纠正文字或计算中的谬误。调校是校正、订正而调。

二、治

治，名词，安定；动词，整治。

（一）治理

治理是整治调理。理，条理、清晰。管理、整理、整修、改造、统治、办理、处理、经营、整顿、训练、惩处、惩办、惩治。治丝益棼，整理蚕丝不找头绪，结果越理越乱。比喻做事不得要领，反而使问题更加复杂。

（二）治疗

治疗是医治疗养。

（三）治病

治病是治疗疾病，挽救生命。比喻有针对性地批评缺点错误，促使其改过。

（四）治本

治本，本是树根，治本是治疗原委。采取根本的措施，从根本上解决问题。

（五）治标

治标，标是树木的末端，引申为表面的，非根本的。治标：仅仅减轻病症，对表面的细枝末节加以处理。不从根本上解决问题。

（六）治愈

治愈是通过治疗使健康恢复。

（七）治学

治学是做学问、钻研。

（八）治装

治装是备办行装、整治装束。

（九）治水

治水是整治水利，疏通江河，避免泛滥成灾。

（十）政治

政治是社会安定、太平，与"乱"相对。文

人政治慈，武人政治酷。文人用酷乃是毒，武人用慈便是软。政治家的行政能力体现在把政治蓝图变成政治现实。君为元首，臣为股肱，良臣不逢迎君之喜，不屈就君之怒；奸臣唯君命是从，逢迎讨好。

（十一）治世

治世是和平昌盛之世。管理国家，处理国务。

（十二）治国

治国是治理国家政务，使强盛安定。清净无为，不扰民，民自安。

（十三）治权

治权是统治权，即政府执行政务的权力，包括行政权、立法权、司法权、考试权、监察权五种。

（十四）治下

治下是统治之下，所管辖的范围以及属下的吏民。

（十五）治家

治家是建立和保持一个健康的家庭环境。

（十六）治安

治安是通过治理，使社会更有秩序、安定、安宁。

三、控

控是控制。控制是一种驾驭，控制是一种管理，控制是一种权利。调控是调节、控制。自然界事物可以调控。躯体内有一套完整的应激系统，调节控制机体内外环境，使之保持相对平衡状态。广义的调控包括：调原因调结果，调静态调动态，调自我调他人，调强调弱，调刚调柔，调速调缓，调激调平，调静调动，调饮食调气味，调有调无，调合调离，调聚调散，调强调弱，调补调泻。

四、配

配，配置、配合，配套、配发、配搭、配制、配备、配给。调配，调动分配。适配，配之宜适。配的方法适宜、配的结果适宜。用适宜的方法搭配，搭配至适宜的状态。如果调配的方法不合适，用不适宜的调配方法，调配的状态及结果不适宜。

五、教

（一）教育

教育是指教导启发，使明白道理。培养人才、传播知识。教育是言传身教，指导、示范、考验、关爱。

教育就得放手，让人独立。教育具有同化作用，近朱者赤，近墨者黑。名师出高徒、勤妈带出勤闺女。教育具有异化作用，本地不兴本地货；外来和尚好念经；墙内开花墙外香；身在福中不知福。高师带不出高徒，因为老师不愿让平台，徒弟不觉得老师高。勤妈带出懒闺女，妈干活闺女不干活。

（二）教导

教导是教育指导、教诲开导。

（三）教管

教管是教育、管理。

（四）教练

教练是对他人进行专门训练，使之掌握一定的技能。

（五）教治

教治是教化、教育。

（六）教读

教读是教育、阅读。

（七）教阅

教阅是操演、检阅。

（八）教告

教告是教导、教诲。

（九）教演

教演是教练、演练。

（十）教示

教示是教导、训诲。

（十一）教诲

教诲是教导、训戒、训诲。

（十二）教化

教化是使其能接受思想、习于要求、适应生活、从事工作。

（十三）教迪

教迪是教育、开导、启迪。

（十四）**教训**

教训是教育训练、训导、训戒。从错误或挫折中得到经验。

（十五）**教戒**

教戒是教导、训戒。

（十六）**教禁**

教禁是教化、禁令。

六、养

养：使身心得到滋补和休息。调养是调治保养，使身体健康。调养是对己对人的调理养护。

（一）**养生**

养生，保养身体，养护生命。

（二）**养息**

养息，将养身体，休息。

（三）**养心**

养心，涵养心志。

（四）**养性**

养性，陶冶心性。

（五）**养气**

养气，培养品德；涵养意志。培养先天的元气。儒家指修养心中的正气；道家指炼气。

（六）**养神**

养神，使自己的身体与心理处于平静状态，来恢复精神和体力。

（七）**养育**

养育，抚养、抚育、教育子女。经过抚养、教育使其成长。

（八）**养护**

养护，调养护理。

（九）**养病**

养病，因伤病而休养。调养疾病，养伤。

（十）**营养**

营养，滋养。有机体从外界吸取养料来维持生命。比喻有助于发展的滋养物。

（十一）**休养**

休养，休息养护。

（十二）**奉养**

奉养，侍奉、赡养。

（十三）**供养**

供养，提供生计所需，赡养、养活、培养、滋养。

（十四）**培养**

培养，以适宜的条件促使其发生、成长和繁殖。按照一定的目的，长期教育训练。

（十五）**蓄养**

蓄养，蓄积、滋养。

（十六）**保养**

保养，保护调养、保护培养、保护养育。保护修理，使保持正常状态。

（十七）**修养**

修养是培养高尚的品质和正确的待人处世态度，求取学识品德之充实完美。修养是科学文化知识、艺术、思想等方面所达到的一定水平。修养是指逐渐养成的待人处事的正确态度。修养是指智力、性格。

七、解

（一）**解答**

解答是就事论事的，一对一的应答。

（二）**解读**

解读是详细了解、领会，是解析、解释的前提。

（三）**解析**

解析是解读之后的分析、归纳、整理。

（四）**解释**

解释是用通俗的语言让人理解。

（五）**解开**

解开是解释之后的想开、开悟。

（六）**解决**

解决是调解完成有了结果。

（七）**解放**

解放是松解放开，打破了原来的禁锢。

（八）**解脱**

解脱是解放之后，脱离、摆脱了原来的处境。

八、化

变尽旧体而有新体谓之化。化，表示转变成某种性质或状态。

（一）消化

消化是熔化、消融。动物或人的消化器官把食物变成可以被机体吸收的养料的过程。比喻对知识、事物等的理解吸收。

（二）融化

融化又称融解，是指冰一类的物质由固态转变为液态的一个过程。

（三）熔化

熔化又称熔解，是指物质由固态转变为液态的一个过程。固态物质中的内能增加（通常借由加热）至一特定的温度（称之为熔点），在该温度下（或对于非纯物质，在某温度区段内），会转变为液态。并且晶体（如海波）有一定的熔点，当温度上升到熔点时继续吸热，温度不再升高，吸进的热量用于熔化。当熔化完成后，物体的温度才会继续上升。非晶体（如蜡烛）就没有一定的熔点，非晶体在熔化时不断吸热，不断熔化，温度也不断上升。

（四）强化

强化是指通过某一事物增强某种行为的过程。强化结果引起行为出现频次大幅增加。强化是指驱使力对具有一定诱因的刺激物发生反应后的效果。依据操作学习原理，强化可以分为四种类型：正强化、负强化、正惩罚、负惩罚。从强化程序来看，强化主要有两种类型：连续强化、间断强化。

1. 正负强化·正负惩罚

（1）正强化：给予一种好刺激。为了建立一种适应性的行为模式，运用奖励的方式，使这种行为模式重复出现，并保持下来。如对积极提出合理化建议的职工颁发奖金。

（2）负强化：去掉一个坏刺激。为引发所希望的行为的出现而设立。如不允许在工作时间打个人电话，这种行为一出现就受到指责，一停止就立即停止对他的指责。

（3）正惩罚：施加一个坏刺激。这是当不适当的行为出现时，给予处罚的一种方法。

（4）负惩罚：去掉一个好刺激。这种惩罚比之正惩罚更为常用。当不适当的行为出现时，不

再给予原有的奖励。

2. 连续强化·间断强化　连续强化程序是指每一次理想行为出现时，都给予强化。间断强化程序并不是对每一次理想行为都给予强化，但是为了保证行为能够重复，强化的次数也应是充分的。

3. 五种强化程式　强化程式有五种：连续强化、固定比例强化、固定时间间隔强化、可变比例强化和可变时间间隔强化。

（五）弱化与淡化

弱化是减弱减轻。淡化是弱化、减化。

（六）美化与丑化

美化是装饰、点缀使美观，或玩弄手段，把丑恶的说成美好的。

丑化与美化相对。丑化是一种刻画手法，是将原本美好的东西刻画出丑陋的一面，将丑恶事物的本质充分揭示出来。换言之，丑化是将本来不丑的事物说成是丑的。

（七）绿化

绿化是"使……变为绿色"。

九、增

增是增添，原来没有增添补充新的项目和内容。增是增加，在原有的基础上增加新的项目或内容。

十、减

减是减去，从原有的里边减去、去掉。减是减少，从原来多的里边减去一部分。减是减小，把原来大的减为小的。减是减慢，把原来快的减为慢的。

十一、更

更是经历，更是易，更是改变、改换。更是更动、更替、更正、更改、更换、更递、更番、更迭、更生、更新、更张。更迭是轮流更换。更生是重新获得生命、复兴。更新是除去旧的，建起新的。更张是调节琴弦，喻变更或改革。更是经历，少不更事，即是指年龄小，没有经历过多少事情。

十二、替

替是顶替、更替、替换、替代、替补。替，不同时存在。顶替，顶名代替，由别的人、物接替或代替。

更替，更换、代替。替换，更替调换、倒换。替代，是一种避免重复、连接上下文的手段。替补，即替代和补充。

十三、分

在"调"中，分是动词。分是分出、分化、分开、分离。Ⅰ分为Ⅱ，Ⅰ分为多。

（一）分出

从单独Ⅰ个中，区分、分离、分化出另Ⅰ个。从众多中，区分、分离、分化出其中的Ⅰ个或几个。

分出的几分之Ⅰ，或几分之几。区分表述的Ⅰ个或多个。

（二）其中

其中之Ⅰ，或其中之多。如家庭的其中Ⅰ员、多面体的其中Ⅰ面。Ⅱ方其中之Ⅰ方。多方其中之Ⅰ方。多中之Ⅰ方是多方并列的其中之Ⅰ，几分之Ⅰ。如运动会中的Ⅰ支参赛队。多面中的其中Ⅰ面或几面。

（三）部分

部分，是整体划分出的Ⅰ部分或几部分。

属下之Ⅰ，是大整体中分出的Ⅰ个小局部，附属之Ⅰ。如分出的下属Ⅰ个单位。

一之一部分，是独立Ⅰ中的Ⅰ方面Ⅰ部分。如家庭夫妻中的妻子、团队中的Ⅰ员。

（四）序列

序列是人为分出的顺序、次第。名列第一是排头，可以设定为最优，也可以最劣，可以是最轻，也可以是最重，可以是最高等级，也可以是最低等级。

十四、合

在"调"中，合是动词。合，是由众多合成的。众人Ⅰ群、多数Ⅰ堆。合，是Ⅱ合为Ⅰ对、多合为Ⅰ群。合Ⅰ，Ⅰ可以合成、汇合、合作、聚合、整合，集合形成大Ⅰ。合Ⅰ，是合成Ⅰ，

多个合成Ⅰ个。Ⅰ由二合，Ⅰ由多合。集合Ⅰ体，合聚完整，整合成群。以种类相合，Ⅰ种，Ⅰ类，Ⅰ条，Ⅰ块。合Ⅰ是Ⅰ之谐。谐而合和。

（一）合成

1.合Ⅱ为Ⅰ　Ⅱ个合并成为Ⅰ个。如昼夜合为Ⅰ天；夫妻组成Ⅰ家。相反的状态，Ⅰ致的修为：贫也俭，富也俭；平境镇静，险境也镇静；贫也奢，富也奢；得也悲，失也悲。

2.合多为Ⅰ　多合并为Ⅰ。如多种货物装Ⅰ车；多个人组成Ⅰ个团体。多Ⅰ合并为Ⅰ的实质仍然是二合并为Ⅰ，因为再多也是两两相合，最后成Ⅰ。

（二）联合之Ⅰ

联合是在各自独立的基础上，合作、协作、统一。

（三）综合之Ⅰ

综合是把不同类型的归纳一处。

（四）兼并Ⅰ

兼并Ⅰ，是Ⅰ个主要的，兼并Ⅰ个次要的合而为Ⅰ。如Ⅰ个大企业兼并Ⅰ个小企业，形成Ⅰ个扩大了的企业。

（五）容纳Ⅰ

容纳Ⅰ，是吸纳更多进入Ⅰ，是Ⅰ个的扩展，扩大规模。如Ⅰ个医院900张病床扩大到1200张。

（六）合为所有

合Ⅰ而成为所有。Ⅰ是全局，缩小就合并，扩大就容纳。

第四节　谐"调"

谐"调"，重在调，和谐地调，用和谐的方法调。"谐"调，重在谐，调至和谐，调至和谐的状态。

一、调的内涵

调的内涵是调的立义及哲义所包含的内容。包括：修、改、变、换，以及校、治、控、配、教、养、解、化、增、减、更、替、分、合。

二、调的类型

调的类型有调节、调整、调理、调和、调谐、

调教、调解、调养、调治、调护、协调。调的类型还包括调修、调校、调换、调试、调控、调配、调适。

三、调的范围

（一）个别调·部分调·全部调

个别调是所属全部中的个别人被调。部分调是所属的一部分被调，或一部分成员被调。全部调是所属的全部被调，或全体人员被调。

（二）微观调·宏观调

微观调是从微观上、细节上的调，是局部、微细地调。宏观调是从宏观上、总体上的调，是整体、全面地调。

（三）阶段调·全程调

阶段调是事件某一阶段的调，是中间环节的调。全程调是事件全过程的调，是自始至终的调。

（四）一时调·一贯调

一时调是期间一个时间段的调，是即时、瞬时的调。一贯调是时间上连续不间断的调，是自始至终一贯的调。

（五）原因调·过程调·结果调

原因调是从发生原因上调。过程调是从操作过程中调。结果调是从最终结论上调。

四、调的层次

（一）高级之调

高级之调是谐调、调谐、调和。高级之调，第一步要求调到位，第二步要求调适度，第三步要求调适合，第四步要求调合律，第五步要求调合谐，第六步要求调韵趣。高层次之调是把利益最大化，把害弊最小化。

（二）中级之调

中级之调是调理、协调。调理包括调养、调治、调护、调教、调解。中层次之调是两害相权取其轻，两利相权取其重。

（三）低级之调

低级之调是调节、调整。调节包括调情、调拨；调整包括调控、调配。调情包括调侃、调谴、调弄、调戏；调拨包括调唆。低层次之调，害就是害，利就是利。

五、调的状况

（一）良性状态调

调者身心处于良性状态，被调者身心处于良性状态。

（二）不良状态调

调者身心处于不良状态，被调者身心处于不良状态。

六、调的方向

（一）调中·调端

调中是居中而调，或者调而归中，即把居于两端的状态，调至中。调端是居两端而调，或者调至两端，即把居于中间的状态，调至两端。

（二）调正·调偏

调正是针对正而调，或者调而归正，即把居于偏的状态，调至正。调偏是针对偏而调，或者调而至偏，即把居于正的状态，调至偏。

（三）扶正·纠偏

扶正是扶持正气。纠偏是纠正偏颇，纠偏为正。

（四）褒义调·中义调·贬义调

褒义调是用褒义的词调、调的目的和结果是褒义的。如调谐、调和、调节、调理、调养、调治、调护、调教、调解、协调、谐调。中义调是用中义的词调、调的目的和结果是中义的。如调整、调控、调配、调情、调侃。贬义调是用贬义的词调、调的目的和结果是贬义的。如调拨、调谴、调弄、调戏、调唆。

（五）调现在·调未来

调现在是借鉴过去的经验和教训，调现在的情况。调未来是预想、预设、计划、规划未来之调，是未雨绸缪，是治未病的未病先防，既病防变。

七、调的目标

（一）养生

养生是养护生命。通过修炼性情，锻炼身体，通达强化自然气机，自主凝聚爆发气运，端正为人谋事处世的态度，自我松静自然动静自如，与人融洽交往和睦相处，与自然趋优避劣优化谐振，从而减少自然寿命的缩短，增加平均寿命的长度，提高寿命质量，舒适畅快无疾地生存生活。

（二）保健

保健是保护健康无病。通过调整心理、锻炼体质，修好人际关系，适应自然，从而最大限度地保持健康状态，少生病，生小病，不生病，身心健康地生活。

（三）治疗

治疗是治病疗伤。分别采用中西医两种方法，通过检查诊断，运用手术、药物、理疗、针灸、火罐等多种方法进行施治。

（四）康复

康复是病后的健康恢复。在治疗伤病的方法用尽之后，身体仍未能恢复到正常功能状态时，需要通过以锻炼为主，以药食同源及食物为辅的康复方法，使机体得以进一步复原。

八、调的策略

（一）策略

策略是计策、谋略。策略是为了实现某一个目标，根据可能出现的问题制定的若干对应的方案，并且，在实现目标的过程中，根据形势的发展和变化调整出新的方案，最终实现目标。讲究策略，原则是一种策略，灵活是另一种策略；固守是一种策略，变通是另一种策略；坚信是一种策略，质疑是另一种策略。随意管理是一种策略，经验化管理也是一种策略；标准化管理是一种策略，文化管理也是一种策略。

1. 原则·灵活　原则是能正确反映事物客观规律的准则。原则是事物的本质、事物的原生规则。原则是人类行为的基本道理和准则。原则是说话、行事、看待问题、处理问题所依据的准则。原则便于统一。灵活是指敏捷、快捷、不呆板、善于应变、不拘泥。灵活变化，是根据现实变化的情况进行调整，灵活可以提高效率，挽救失败。

2. 固守·变通　固守是顽固坚守、坚定执着的一种做法。固守是不折不扣按照标准、规定和要求办事。固守便于政策的执行。变通是变化通达的一种做法。变通是基于常规，因地、因时制宜。变通是依据不同情况，做非原则性的变动，

以便于更符合实际情况的变化。

3. 坚信·质疑　坚信是坚定的信心。在执行中，有了坚定的信心，才能激发创造性，产生尽可能多的设想和方法。质疑是对提出的设想、方案、方法、执行过程，逐一质疑，分析其存在的问题、现实的可行性。

4. 管理的"随意·经验·标准·文化"　随意管理是没有参考依据，按照自己的想法和意愿的管理。经验管理是根据自己或他人已经取得的经验去管理。标准化管理是按照制订出来的标准条文去管理。文化管理是依据团队凝炼出的文化思想进行管理。

（二）运筹

运筹是对资源进行统筹安排，在更大范围、有预见性的统一运作筹划和行事。运筹是以整体最优为目标，从系统的观点出发，力图以整个系统最佳的方式来解决该系统各部门之间的利害冲突。运筹是对所研究的问题提出优化方法，为决策者决策提供最佳行动方案、最优解决方案，以达到最有效的管理，并能收到实效。运筹学是用来解决实际问题的学科，运筹的步骤是：确定目标、制定方案、建立模型、制定解法。

运筹学是将事件中带有普遍性的运筹问题加以提炼形成模型，然后研究解决的理论和方法，包括数学方法。可靠的计算是运筹学解决问题的基本保障。运筹学可以根据问题的要求，通过数学上的分析、运算，得出各种各样的结果，最后提出综合性的合理安排，以达到最好的效果。"运筹帷幄之中，决胜千里之外"。

（三）谋划

谋划是筹谋规划、谋虑计划、策划。谋划是试图找到解决办法。谋划需要智谋、需要谋略、需要规划。

筹划是筹谋、筹措。研究制订，想办法，定计划。策划是计策、计谋、谋略、规划。策划是指人们为了达成某种特定的目标，借助一定的科学方法和艺术，为决策、计划而构思、设计、制作方案的过程。策划是要以最低的投入、最小的代价，赢得更高的经济效益、社会效益。策划运

用掌握的技能、新颖超前的创意和跨越式思维，对现有资源进行优化整合，并进行全面、细致的构思谋划，从而制定详细、可操作性的方案。谋略是基于现实谋求战略发展。规划是对若干个核算单位的项目、时间、目的、方法、步骤、要求、实施的安排。计划是对一个核算单位的安排。不谋万世者，不足谋一时；不谋全局者，不足谋一域。成功的谋划是把握好过程，引向自然的结果，常常产生良好的效果；失败的谋划是设定好结果，走着拘谨的过程，往往出现尴尬的效果。事之谋划是筹谋事、谋划事。

（四）言调

言调是用言语说教调之。有两种形式：借现实调是用现代或现实的人和事调之，如现时发生的事。

借古喻今是借助古人古事比喻今人今事，以此调之。如用典故说教。

（五）行调

行调是用行为影响调之。人多数情况下都是模仿别人的行为。"有其父必有其子""孩子是父母的影子"，都是行调的影响。

（六）无为调

无为调是不必调，是不调之调。当"不必调"比"调"更能起到调的实际作用时，"不必调"就成为调的一种特殊形式——无为而调。从这个意义上讲，调不仅仅是调与不调两种形式，而是调、不调、不必调三种形式。区别在于：不调是当调而不调，不必调是没有必要调，此时无调胜有调。

（七）自调·他调

自调是自我力量调。用思想观念调，用精气神调，用情欲调。自调具有主宰性，自调具有持续性。他调是他人力量调。是由他人调、被他人调、受他人支配调。他调具有干预性，他调具有暂时性。

（八）用心调·无心调

用心调是着意调，着意调是有意识、有目的、刻意地调。用心调是以情感人、以心换心、震动、感化。

无心调是不上心，不在意，随意调之。

（九）主动调·被动调

主动调是在自己观念指导下，发自内心主动愿意进行调。主动调自我是支配调整自我机体。主动调事物是主动支配调整事物。被动调不是出于主动，而是受言语、行为、感情、观念支配被动地调。被动地接受或被动地调整事物的发生发展。

（十）心境调·处境调

心境调是心境对人、对事的影响。处境调是处境对人、对事的影响。

（十一）随机调·控制调

随机调是根椐当时情况，随意随机地调。控制调是可控、能控，控制之中的调。

（十二）广义调·狭义调

广义调是从广泛意义、延伸意义上的调，是思想观念上的调。狭义调是从狭隘意义、深细方向上的调，是具体人事世的调。

（十三）趋阳调·趋阴调·趋中调

趋阳调，趋向于阳，即，把原状向主的、显的、合的、大的、强的、多的、积极的方向调。趋阴调，趋向于阴，即，把原状向辅的、隐的、分的、小的、弱的、少的、消极的方向调。趋中调，趋向于中，即，把原状调向中。原来在中，保持原状，原来偏中，调至正中。中的范围大小，因人、因事、因世而定。

（十四）单独调·合作调·群体调

单独调是单个人调或调一件事。合作调是两个人以上共同调。群体调是一个团队形成一种管理机制进行调。

（十五）自然调·自主调·自动调

自然调是事物处于自然状态任其发生、发展、变化、自生、自灭。自主调是自己主动地调、主宰着调。自动调是身心置于松静自然状态，机体内气运行通畅、强化、凝聚、爆发，出现自发动作或静态而调之。有静态自动调和动态自动调两种表现形式。动静相互转化，静极生动，动极生静。静态自动调是内气运行而身体处于静态。静态自动调有三种状态：静坐、静立、静卧。动态自动调是内气运行催动身体做各种自发动作。动态自动调的状态是站立而自动。可以从静态而自发动，也可从自主动进而自发动。

九、调的手段

（一）不调

不调是调的一种特殊状况，不调是任其自然调、自动调。从这个意义上讲，不调也是Ⅰ之调，而从实际意义上讲不调更类似于〇调。无为而治就是〇调。

（二）调调

调调是对调的调。调调包括：调中，调阴阳。调中是调理归中。调阴阳是调Ⅰ之相反、相对、相应的两个方面，包括：调主附，调显隐，调分合，调大小，调强弱，调多少。主宰与依附之调；显现与隐秘之调；分与合之调；大与小之调；强与弱之调；多与少之调；积极与消极之调。

（三）激调

激调是通过刺激、激发而调。激调有轻重程度的不同。激调能使调发生重大变化，达到意想不到的效果。激调是调的一种境界。轻度的激，是激发、激奋、激动；中度的激是激变、激化；重度的激是激反，激而走向反面，激反有逆有顺。

激发是激而启、启而发，启发寂静，启发未萌，启发尘封，启发蒙昧。激奋是激而奋，精神振奋，启动了心智，激活了思维，活跃了行为，跃跃欲试。激动是激而动，心动、行动，荡起了原来的平静状态。

激昂是振奋昂扬，激励，奋发振作。激扬是激奋昂扬、激动振奋、激励宣扬、激越昂扬、激荡冲溅、激浊扬清。激起是激励而奋起，激发而开始。激活是系统从休眠状态进入运行状态的操作或过程。激荡是事物受到激发而产生的震动状态。激荡是因受冲击而动荡，冲击使动荡。激变是激而变，改变了原来的状态。激变是指某一事情或情况突然出现了和原本不一样的结果。激化是激而化，改变了原来的性质。激化是矛盾向激烈尖锐的方向发展。激反是激而反，激而走向反面。激反而逆，激而使原来比较顺的状态转逆。

激反而顺，激而使原来比较逆的状态转顺。

（四）刚调·柔调

刚调是刚性的调，刚强的调，硬性的调。柔调是柔性的调，柔软的调，婉转的调。

（五）强调·弱调

强调是强有力的调，顽强的调，强大的调。弱调是柔弱的调，软弱的调，弱小的调。

（六）速调·缓调·平调

速调是迅速地调、快速地调。缓调是缓时而调、慢慢地调。平调是平平淡淡、不露声色、没有起伏波动地调。

（七）意调·趣调

意调是思想调和意念调。思想调是形成思想、完善思想、充实思想、改变思想的调。意念调是自我修炼气机时，用意念调理气机的运行。趣调是趣味调。用趣味的事调，把事调得有趣味。

十、调的对象

（一）调人

调人是对人的调，自我调，他人调，相互调，共同调。调人用思想观念调、用动作气机调、用饮食气味调、用生活行为调、用手法按摩调、用自然物象调、用自然药物调、用化学药物调、用手术调。

（二）调事

调事是对事的调，调此事，调彼事；调正常事，调异常事；调一般事，调特殊事；调简单事，调复杂事。

（三）调世

调世是对环境的调，对处境的调，对心境的调。调时、调地，调空间、调社会、调心境。

十一、调整

（一）调整的概念

调整是调弄整治。在确定前或确定后，重新调配、整顿、安排，使之适应、适合于新的情况和要求。调整（作动词）是为了改变原来的状态而调，使之更适合客观环境的要求。人生是阶段性的调整，要随着发展调整。

（二）调整的方式

调整的方式是"调"，即用"调"的方式进行整理。

（三）调整的目的

调整的目的是"动"，即调整变动。

（四）调整的最高目标

调整的最高目标是"调理"（形容词），即通过调整得以理顺。

（五）调整的结果

调整的结果有三种：一是没有改变，二是有所变动，三是理顺了。不当的调整，也有越调越乱的。

（六）调整的应用

1. 调整现状　调整现状，改变原有的情况，使其适应客观环境和要求，发挥更大的作用。

2. 调整心态　调整心态，使心理、精神状态处于正常水平，给机体创造适宜的环境。

3. 调整经济　调整经济是用于调整内部经济政策来修正收支或货币利率。

4. 调整机械　调整机械，使机床各部分达到能进入正常工作状态的操作。

5. 调整切换　调整切换是指在电力系统中变压器调压抽头位置或消弧线圈分接头切换的操作等。

十二、调节

（一）调节的动机

调节是从数量上或程度上调整，使适合要求，调节是临时的、局部的、对于整个"调"来说，调节属于微调，不应影响主流，但是过分的调节也会影响主流，即所谓的牵一发而动全身。

（二）调节的目的

调节的目的是建立新的平衡态、丰富有趣、提高效率。

调节的目的是建立新的平衡态。原来的状态不适应新条件的要求，需要重新建立新条件下的平衡态，就需要调节。调节的目的是为了丰富有趣。调节是为了丰富原来的状态而调，使之有张有弛、劳逸结合、增加趣味。调节的目的是为了提高效率。通过调节使原来的工作效率得到提高。

（三）调节的结果

成功的调节是调节成功，达到新的平衡态，增加趣味，达到提高效率之目的。不理想的调节是调节不理想，没有实现新的平衡，没有达到预期的理想状态。失败的调节是调节失败，非但没有达到理想状态，还妨碍了原来的状态，改变了主流方向，要么调节不及，要么调节太过。如玩物丧志，就是失败的调节，欲通过玩物调节生活、调节心态，结果玩物成瘾，以至于丧失斗志。

（四）生态的调节

调节有生态学的，有生物学的。调节的生态学概念：种群离开其平衡密度后又返回到这一平衡密度的过程。调节的生物学概念：维持和调整分子、细胞、组织或机体功能的作用和能力。

（五）生理的调节

调节的生理学概念：有神经调节、体液调节、自身调节。

神经调节是指通过神经系统的活动，对机体各组织器官的功能所进行的调节，其基本方式是反射。神经调节的特点是反应速度快、准确、效应持续时间短暂。体液调节是指体液因子（如激素、代谢产物）通过体液途径（如血液、组织液）对各组织器官功能进行的调节。体液调节的特点是反应速度较慢、不够精确、作用广泛而持久。自身调节是指组织细胞在不依赖于神经和体液因素的条件下，自身对刺激发生的适应性反应过程。其特点是涉及范围较小，只限于该器官、组织或细胞，属于局部性调节。

（六）人体的调节

人体有着完善的调节机构，有一套完整的应激系统，能够感知环境因素的变化，并随环境因素的变化，调控机体内环境，相应地改变人体各种生理功能，并使其相互配合，以适应环境因素的变化，保持内外环境的相对平衡。

十三、调理

调理，调节理顺，调整入理，调解理解，调配居理，调养顺理，调护得理，调治合理。

调理是调弄治理。调理是照顾、照看、管理、料理、教育、训练。调理是调养、调治、调护、调教、调解、理顺。调理（作动词）是为了理顺而调。调理的方式是"调"。用"调"的方式调理。调理的目的是"理"。通过调理达到理顺的目的。调理的最高目标是"调谐"（形容词），即调理和谐。调理的结果有三种：变动、理顺、和谐。

十四、调和

调和是调而达和。调和，调而至和。自动而调和、无为而调和。和是平息争端、折中、妥协、平静、相安。和是谐的基础和表现形式。调和是调解使和好，调理使和顺，配合使适当，调匀，协调，和谐。

调和是调解使和好，如调和对立的观点。调和是配合得适当、和谐，如色彩调和。调和是折中、妥协。调和是混合、掺和。调和是调味。调谐是调和的状态，调谐方和。调谐是调节到谐振状态的行为或过程。

调和是人类十个美感原则之一。这十个美感原则是：连续、渐变、对称、对比、比例、平衡、调和、律动、统一、完整。色彩调和在视觉上可使我们产生美感。调和有多种表现形式：和善、和颜；和美、和睦、和谐；和合、和气、和悦、和平、和煦、和顺、和畅；和谈、和解、和好；和约、和议、和亲、温和、祥和、讲和；和声、和弦、和局。

十五、调谐

调谐，调而达谐。调谐，调不谐为谐，调谐为和谐、谐趣。调谐是在不谐中调，调而至谐；在谐中调，调至和谐。调谐是对谐的调。调至和谐，人境事昌，吉祥福寿。调谐是调的最高要求和最佳状态。调适是调的基本要求和良好状态。调韵是调的理想状态。善调谐者，调于和，和则祥，祥则福。

（一）调是方式，谐是目的

调谐（动词），方式是"调"，目的是"谐"，调谐是调至和谐。即通过调节、调整、调理、调和，通过校正、修改、变换，达到和谐或谐振（形容词），和谐是谐的状态，谐振是谐的极致。结果是：变动、理顺、和谐、谐振。

（二）谐是调的最高境界

调谐是调的最高要求和最佳状态，谐是调的最高境界。调而至谐是愿望和理想。调至谐是一种愿望，是理想的目标目的。

（三）调谐的过程

调谐要识〇、树Ⅰ、辨Ⅱ、析Ⅲ、定位、限度、合适、谐调、调谐、循律、品韵、知人、懂事、察世。调谐的过程，就是寻找、摆正人事世的位点，把握适度，趋向适合，达和谐，探索律，品韵趣。

（四）重点是调

调谐的重点是调，目的是和谐，因为调谐重在调的手段，所以调的方法可以是和谐，也可以是不和谐，被调的状态，或者和谐，或者不和谐。即用和谐或不和谐的方法去调和谐或不和谐的状态，从而出现和谐、不和谐、更加不和谐的结果。换言之，调前状态、调的方法、调的结果，都可能是和谐，也可能是不和谐。

（五）调的一般情况

通常情况下，和谐的方法调至和谐的结果，不谐的方法调至不谐的结果。用不谐的方法调原来不谐的状态，结果更加不谐；用不谐的方法调原来和谐的状态，结果导致不谐；用和谐的方法调原来不谐的状态，会出现和谐的结果；用和谐的方法调和谐的状态，会更加和谐。

（六）调的复杂情况

复杂的情况是：用和谐的方法调，不一定调出和谐的结果，可能恰恰相反，调出了不谐的结果；用不和谐的方法调，却可能调出和谐的结果。用不谐的方法调至和谐的状态，是谐调的良性过程和状态；用和谐的方法，调至不谐的状态是谐调的不良过程和状态；用不谐的方法，调至不谐的状态是谐调的不谐过程和状态。所以，调谐包含着对生命适应和不适应性的调。

（七）调谐的状态

调谐的高级状态是：和谐地调，调至和谐，即用和谐的方法，调至和谐的状态。如用和平的方法，达到和平的目的。

调谐的中级状态是：不谐地调，调至和谐，即用不谐的方法，调至和谐的状态。如用战争的方法，达到和平的目的。

调谐的低级状态有两种情况：一是和谐地调，调而不谐。即用和谐的方法，调至不谐的状态。如通过和平的方法，无法制止战争。二是不谐地调，调至不谐。即用不谐的方法，调至不谐的状态。如通过战争消灭战争，非但不能带来和平，结果导致了更大的混乱。

（八）调至谐

调谐就是要调至谐，因为，谐是调的最高境界和理想状态。

1. 调不谐至谐　不谐是不温和、不和洽、不融洽、不调和、不统一。不谐是同类事物的不融洽，不同事物的不调和，对立事物的不统一。整体内各部分之间的关系不协调，不一致。调谐就是把原来不谐的状态调至和谐的状态。

2. 调不及至谐　谐的不及表现为：表面谐，内心不谐。调谐就是触及灵魂，把内心的不谐调为和谐。

3. 调太过至谐　谐的太过表现为：放弃原则、放弃自我的一味和谐。调谐就是在原则指导下发自内心、表里如一的真正和谐。

4. 静调至谐　用静的方法调静的状态达至谐，调至趣谐、和谐、振谐。用静的方法调动的状态达至谐，调至趣谐、和谐、振谐。

5. 动调至谐　用动的方法调静的状态达到谐。用动的方法调动的状态达到谐。

6. 不调自谐　可以调，而不需要调，能自动、自然达到谐。由于种种原因，无法调，却能达到谐。可以调，打算调，还未来得及调已经达到谐。

7. 以谐，调至谐　原来和谐的状态，用和谐的方法，调至新的和谐状态。以治治治而治，用和的方法治理和的状态而和谐。这是锦上添花，好上加好。以小谐，调大谐。以大谐，调小谐。用谐，调不谐，使之和谐。原来不和谐的状态，用和谐的方法，调至和谐的状态。这是以治治乱而治，用和解的方法，解决战争，达到和平。以

柔克刚。淡味中加糖格外甜。以小谐，调不谐。以大谐，调不谐。

8. 以不谐，调至谐　原来和谐的状态，用不和谐的方法，调至新的和谐状态。以乱治治而治，治久必萌生乱源，合久必分，治久必乱，和久生懈，原来的和谐中潜藏着危机，这是把危机消灭在萌芽状态，及时变改，获得新生。这需要洞察力、前瞻性、大胆果断。于静中求动，动中求静。这是居安思危，长治久安的策略。以小不谐，调小谐。以小不谐，调大谐。以大不谐，调小谐。以大不谐，调大谐。原来不和谐的状态，用不和谐的方法，调至和谐的状态。这是以乱治乱而治，用战争的方法，解决战争，取得和平。强中要有强中手。苦口要用苦药治，因为口苦是因热引起，苦药能清热。苦瓜能品出滋味来。以小不谐，调小不谐。以小不谐，调大不谐。以大不谐，调小不谐。以大不谐，调大不谐。

9. 以谐，调至不谐　原来和谐的状态，用和谐的方法，调至不和谐的状态。以治治治而乱，用和的方法治理和谐的状态，结果可能导致乱。淡加糖是甜，糖加糖便是酸。无事生非，盲目求新求变。结果打破了原有和平静。此时应无为而治，不治便是最好的治。用谐，调不谐，使之不和谐。原来不和谐的状态，用和谐的方法，调至新的不和谐状态。这是以治难以治乱，用善去制恶，恶非但没有得到制约，反而助长了恶的嚣张气焰，好心没有得到好报。苦遇多甜反而泛酸，口苦是因为内热，糖吃多了会腻胃助热。宜以乱而治，宜以战制战，以恶制恶。

10. 以不谐，调至不谐　原来和谐的状态，用不和谐的方法，调至不和谐的状态。这是以乱治治而乱，用乱的方法治理和平的状态，导致乱。一只老鼠坏了一锅汤。规矩人遇到了胡来的。宜无为而治。原来不和谐的状态，用不和谐的方法，调至新的不和谐状态。乱难以治乱，甚至会乱上添乱，火上浇油、冰上加霜。宜以治而治，用和的方法治乱。

11. 调而"可心·融洽·统一·启迪"　无论原来是什么状态，通过调而达到可心、融洽、统

一、启迪。

12.调至"谐趣·谐和·谐振" 无论原来是什么状态，通过调而至谐趣、谐和、谐振。

（九）谐与不谐的问题

不谐调要弄清问题出在哪里？影响到了什么？如何影响的？如没有立足〇，立足了Ⅰ。没有着眼Ⅰ，着眼了Ⅱ。

偏执、走极端，大Ⅰ，无Ⅱ、Ⅲ。只有Ⅰ条路，Ⅰ条道走到黑。只从Ⅰ个方向、Ⅰ个方面，考虑单Ⅰ问题，不从两方面看，没有正反的比较。更没有中间、联系和感悟。生活中，常有见面打招呼很熟悉，却不知道是谁。没有也不必要深入了解。问题出在有Ⅱ，无Ⅲ。表里不Ⅰ，言行不Ⅰ。谐与不谐的问题，可以站出来看，可以把Ⅲ或第Ⅲ看成是：站在Ⅱ之外去看Ⅱ。

十六、调教

调教是传授、辅导、带教、培训。传授是知者向未知者传授应用的知识和技能。辅导是辅助、引导。带教是带领教实际操作。培训是通过教学会议形式讲解知识。调教是调理管教，教育训导。教是指导，训诲。

十七、调解

（一）调解的概念

调解是对人际关系的调理劝和性解决。调解是调和的条件，调解至和。调解是斡旋于双方之间，调解争执，以便使双方和解。调解是有层次的，层层递进。调解是有技巧和忌讳的。

（二）调解的技巧

1.听取 听取是耐心倾听，以取得信息信任。

2.分析 分析是条分缕析，有利于认清情理。

3.疏导 疏导是帮助疏理引导，以便于解开心结。

4.建议 建议是提出建设性意见，有建议方能够明确方向。

（三）调解的忌讳

1.立场 立场站在被调解的其中一方，是调解的忌讳。调解者如果站在一方立场上去说话，就会把自己置身于另一方的对立面，会直接影响调解效果。调解者应当是法官，而不是律师。法官是站在中间公正立场上，而律师则是站在所维护的一方当事人立场上。

2.争执 争执于一理，是调解的忌讳。调解者如果执一理而去争执，不利于达到理想的调解效果。

3.评价 评价过分偏于其中一方，是调解的忌讳。调解者的评价对当事人是一种刺激，受到肯定容易接受调解，受到否定容易排斥调解。可以评价，但要双方大体均衡，不可明显偏于一方。

4.结论 结论不是调解者的主要目的，主要目的是调解和睦，所以，按照自己意愿而妄下结论，是调解的忌讳。调解者永远都是第三方、局外人，对当事人下结论，会使自己自觉不自觉地参与其中，陷于纠葛，而使调解变得复杂而难解。

十八、调养

（一）调理保养

调养之一是指调理保养，调养身体，使机体健康。中医中药博大精深，中医治未病就是用于对身体健康的调养和皮肤健康自然美丽的调养。

（二）修养

调养之二是指修养，修炼养生，修身养性，修养就是通过对内心思想和行为的改造，提高人的综合素质。

十九、调治

调治是调整性治疗、医治、医疗。高级调治是自调，低级调治是他调。调治是心调、气调、物调。心调、气调、物调都有高级之调和低级之调。

（一）心调

心的高级调治，一要信，二要静。信，思想接受，观念认可。信，信息，信了息才通，气方顺，意方达。静，静心，心态心境安静。

心的低级调治是：心理咨询、心理疏导、心理暗示。

（二）气调

气调，一是内气调，二是外气调。内气，是调者用内在的气机去调。外气，是利用饮食和气候去调。

饮食是气的实物，进入人体后转化为气，为人体所吸收。气候包括自然环境、人造环境、人为应对。自然环境气候，是四季气候，春温、夏热、秋凉、冬寒。人造环境气候，是制冷的空调、制热的暖气调节气候。

人为应对气候，是昼穿衣、夜盖被，应对气候。迎合气候是避其伤害。虚邪贼风避之有时。逆反气候是锻炼适应，增加耐受。春捂秋冻、冬泳、冷水浴。

气的低级调治是指导练气、摄入饮食物。制订食谱：选择自然食物合理搭配；按照营养成分依量配餐。

（三）物调

物调是通过物而调。

物的高级调治，如食疗、中药、火罐、针灸、按摩等。

物的低级调治，如配制食疗、制剂中药、改造拔罐、重设针灸、替代按摩。

二十、调护

调护是调整维护，调理性养护、保护、守护、防护、爱护，护卫、护佑、护理。护是掩蔽、监视、监督，使不受侵犯和损害。

二十一、协调

协调是为了共同完成计划和实现目标，对各项工作及各位人员的活动进行调节，使之同步，互为依托。由于各个部门和各个工作人员的条件各不相同，因而在活动中的矛盾冲突及不和谐在所难免，就会导致效率下降乃至影响目标实现。协调的目的就是要减少矛盾，把内耗降到最低的程度。

（一）协调的概念

"协"是共同合作，和洽，帮助，辅助。"协"和"调"，都具有和谐、统筹、均衡等富有理想色彩的哲学含义。协调既指事物间关系的理想状态，又指实现这种理想状态的过程，协调也是一种目标。

（二）协调的基础

关联是协调的前提和基础。"协调"首先是一种"关系"，协调对象是相互关联的系统，"协调"是系统内外联动的整体概念，孤立的事物或系统组成要素不存在协调。因此，系统间的关系和有机联系是协调的前提和基础。当然，协调不仅仅是关系和联系。

（三）协调的形式

协调必须有协调主体、手段、机制与模式。协调手段有自然的和人为的，以及二者在不同程度相互配合形成的不同形式。

（四）协调是状态

协调是一种和谐一致的理想状态。协调就是正确处理组织内外各种关系，为组织正常运转创造良好的条件和环境，促进组织目标的实现。协调是配合得当和谐。协调，尊重客观规律，强调事物间的联系，坚持取中正立场，避免忽左忽右两个极端。协调是具有系统属性的事物及其构成要素，在运动、发展中的对立统一，是差异中的一致，是"不协调→协调→不协调→协调……"不断循环往复的过程。

（五）协调是目标

实现目标是协调的目的。协调以实现总体演进目标为目的，总体演进目标是协调的前提。

（六）协调是过程

协调是关系达到理想状态的过程。"协调"是"关系"的"理想状态"和实现过程。协调是对"理想状态"的判断和把握。"理想状态"是指为实现系统总体演进目标，各子系统或各元素之间相互协作、相互配合、相互促进而形成的一种良性循环态势。"协调"是在尊重客观规律，把握系统相互关系原理的基础上，为实现系统演进的总体目标，通过建立有效的运行机制，综合运用各种手段、方法和力量，依靠组织和管理，使系统间的相互关系达成理想状态的过程。

（七）协调有度

协调的反面是"不协调"或"失调"，但在现实中"协调"存在一个随着协调目标及其环境条件而变化的具有一定值域的"协调度"，越过"值域"为"失调"。

（八）协调无终极

协调是动态和相对的，协调是始终与发展相联系的具有时间、空间约束的概念。"理想状态"意义上"协调"的终极含义，决定了"过程"意义上的"协调"永无终极。

（九）协调的殊途同归

1.道家的无为是协调 《道德经》中"无为"即"道"，即规律，"为无为，则无不治"的哲学观认为，事物的运动都是以世界的整体为条件的具体展开，出发点是整体，而不是个体，强调"行道"即人与自然、人与社会群体要素之间的协调。

2.儒家的中庸是协调 《中庸》中"不偏之为中，不易之为庸。中者，天下之争道。庸者，天下之定理"。"中庸"即"执其两端，用其中于民"，提倡不偏天下之正道，不易天下之定理，强调时中、执中、用中、适中、适度、审时度势、通数达变，灵活处置，切莫太过不及，允许和而不同。此即"协调"之意。

3.经济学的均衡是协调 经济学中，"协调"既可以视为在各种经济力共同作用下，经济系统的均衡状态，也可以视为经济系统在各种经济力的共同作用下，趋向均衡的过程。

4.管理学的效率体现着协调 管理学中，协调主要指实现管理目标的手段和过程，强调的是对各种管理要素的综合考虑。管理学使资源成本最小化，因而效率体现着管理学的协调。

5.系统科学的控制是协调 系统科学中，协调是为实现系统总体演进的目标，两种或两种以上相互关联的系统或系统要素之间相互协作、配合得当、互为促进的一种良性循环态势及其控制过程。

（十）协调有别于和谐、统筹、均衡

1."协调"与"和谐"相近 "协调"与"和谐"相近，但不等同。和谐是融洽、调和、统一。和谐是同类事物的融洽发展，不同事物的调和相成，对立事物的统一互补。和谐强调的是在整体秩序下，整体内各部分之间关系协调一致时的理想状态。如果将"协调"等同于"和谐"容易导致对现状的承认和维持，最终将"协调"机械化

为"平衡""结构稳定"和"静态比例"，从而抑制创新。

2."协调"与"统筹"相联 "协调"与"统筹"相联。"统筹"侧重强调人为力量的"协调"。如果将"协调"等同于"统筹"容易导致背离事物发展的内在规律和发展目标，夸大人为力量，只关注人为的手段和方法运用的"调和""平均""按计划""按比例"和"共性化"。

3."协调"与"均衡"相交 "协调"与"均衡"相交，但并不相等。"均衡"具有多重均衡解的可能性，而"协调"是达成目标条件下相互关系的理想状态，既定目标下，"协调"是唯一的最优均衡解；"均衡"强调市场交易，而"协调"则还注重政府、组织、社会、道义等"非市场"力量；"均衡"只是"协调"的一种形式，"协调"可能是非均衡的。

二十二、谐调，以调为核心，重在过程

（一）和谐地调

谐是调的一种方法。和谐地调，用和谐的方法调。用意和谐地调，用物和谐地调。

（二）调至和谐

谐是调的一种结果。调至和谐，调至和谐的状态。调至意的和谐，调至物的和谐。

（三）和谐地调，调至和谐

谐调是和谐地调，调至和谐，即用和谐的方法，调至和谐的状态。谐调的方法是和谐（名词），手段是调，目的是和谐（形容词）。谐调（动词），是调适和谐。

二十三、谐调，以谐为核心，重在结果

谐趣、和谐、谐振都是结果，也可以作为方法去用。

二十四、动调至谐·静调至谐

（一）动调至谐

动调动，至谐动、谐静。动调静，至谐静、谐动。

（二）静调至谐

静调静，至谐静、谐动。静调动，至谐动、

谐静。

二十五、动谐而调·静谐而调

（一）动谐而调

动谐，动而达谐，动而达静谐。动谐，动而达谐，动而达动谐。动谐而调至谐静。谐静而至动。动谐而调至谐动。谐动而至静。

（二）静谐而调

静谐，调，静而达谐，静而达静谐。静谐，调，静而达谐，静而达动谐。静谐，调至谐静，谐而至静，谐静而至静。谐静的方法：静站、静坐、静卧。静谐，调至谐静，谐静而至谐动，谐而至动。谐动的方法：静站状态，静极生动；静坐状态，内气运行或气催形动。

二十六、意谐调·物谐调

（一）意调

意调至意谐、意调至物谐。意调调意达意谐，意调调意达物谐。意调调物达物谐，意调调物达意谐。

（二）物调

物调至意谐，物调至物谐。物调调意达意谐，物调调意达物谐。物调调物达物谐，物调调物达意谐。

二十七、意和谐·物和谐

（一）意和谐

谐调意达到意和谐，谐调物达到意和谐。

（二）物和谐

谐调物达到物和谐，谐调意达到物和谐。

二十八、谐调的狭义与广义

狭义的谐调是谐和调的内容，广义的谐调是谐调学的内容。

（一）狭义的谐调是调和谐

调是修、改、变、换、教、治、校、化。调是调教、调解、协调、调节、调整、调控、调理、调和、调谐。调有主动调、被动调，自调、他调，言调、行调，心境调、处境调。调有用心调、无心调、无为调，自然调、自主调、自动调。调有单独调、合作调、群体调。调有调中、调端。调

有调正、调偏、扶正、纠偏。宏观调、微观调，广义调、狭义调，全程调、阶段调，整体调、部分调、个别调，一贯调、一时调，趋阳调、趋阴调、趋中调，高级调、中级调、初级调，褒义调、中义调、贬义调。谐调是匀调，匀调是均匀地调，适当地调，匀称地调。调，从不谐调走向谐调。谐之谐调，谐调至和，人境事昌，吉祥福寿。谐调，和谐地调，谐趣地调。谐调是理想状态的调，适调是最佳状态的调，韵调是特殊需要的调。谐调是和谐地调，调至和谐。

（二）广义的谐调是谐调学

谐调学提倡要立足〇、着眼Ⅰ、洞察Ⅱ、感悟Ⅲ、找到位、把握度、趋向适、探索律、善于调、达和谐、享韵趣、会为人、乐处世、巧谋事。

1. 谐调学的一个核心——谐调人生　谐调人生，人生谐调。

2. 谐调学的两个要点——调·谐　谐调、善于调；调谐、达和谐。谐调，调谐；善于调，达和谐。

3. 谐调学的三个支柱——人·事·世　人是核心，事是内容，世是条件。知人、会为人；懂事、巧谋事；察世、乐处世知人、察世、懂事；会为人、巧谋事、乐处世。

4. 谐调学的四个层次——〇·Ⅰ·Ⅱ·Ⅲ识〇、立足〇；树Ⅰ、着眼Ⅰ；辨Ⅱ、洞察Ⅱ；析Ⅲ、感悟Ⅲ。

识〇、树Ⅰ、辨Ⅱ、析Ⅲ，立足〇、着眼Ⅰ、洞察Ⅱ、感悟Ⅲ。

5. 谐调学的五个环节——位·度·适·律·韵　定位、找到位；限度、把握度；合适、趋向适；循律、探索律；品韵、享韵趣。定位、限度、合适、循律、品韵；找到位、把握度、趋向适、探索律、享韵趣。

二十九、人生谐调

生命在于谐调；养生在于谐振；自然在于谐趣；关系在于谐和；生活在于调节；健康在于调理；心情在于调畅；自我在于调适；人际在于调配；社会在于调谐。

第五节　善于调

一、善于调整调的策略

调的策略包括运筹、谋划。策略有原则与灵活、固守与变通、坚信与质疑。管理策略包括：随意管理、经验管理、标准化管理、文化管理。策略要依据政策，根据实际情况，结合发展方向，因人、因时、因地、因事，进行策划，形成决策。调是永恒的，是人生无时无事不在的。无论言调还是行调、有为调还是无为调、自调还是他调、用心调还是无心调、有意调还是无意调、乐意调还是不乐意调、主动调还是被动调、心境调还是处境调、随机调还是控制调、广义调还是狭义调、趋阳调趋阴调还是趋中调、单独调合作调还是群体调、自然调自主调还是自运调，调都充斥在人生的时时事事。而如何调却是一种策略。何人调，何时调，何地调；调何人，调何时，调何地。调至何位，调至何种程度，调至适合何人、何时、何地、何事、何物。调的是否合乎律，调的有无韵味，调的是否和谐。区分调的层次、分清调的类型、选择调的方式、区别调的状态。粗分细说，讲究的是一种策略。调的微细差别会带来悬殊的结果，研究调的策略是调的第一要义。谐调人生的要义就在于善于调整调的策略。

二、适当把握调的层次

根据人、事、世的不同情况选择把握调的层次，褒义之调、中义之调、贬义之调，高级之调、中级之调、低级之调。各有各的位置和作用，要选择适当；各有各的对象，不可轻易错用；各个层次适应各种情况，不要盲目跨越。适合才好，不适合就糟。

褒义之调有高、中、低级之分，调之高级有谐调、调谐、调和；调之中级有调理、调养、调治、调护、调教、调解、协调；调之低级有调节、调整、调控、调配。中义之调有调情、调侃、调谑。贬义之调有调戏、调弄、调唆、调拨。

三、细致分清调的类型

调的类型有：调节、调整、调理、调和、调谐、调教、调解、调养、调治、调护、协调，调修、调校、调换、调试、调控、调配、调适。调的不同类型适应于不同的情形，宜参悟透彻方能运用自如。言调、行调、现身说法、现实例举、借古喻今、借教会调教；用心调、无心调；着意调、随机调；他动调、主动调、自动调、自然调，细分缕析，灵活变通，方能达到谐调。

四、据情选择调的方式

调的方式对调的效果至关重要，不同的方式有不同的用途，宜据情适当选择，把握分寸。强调、弱调，刚调、柔调，控调，无为而调，宏观调、微观调，广义调、狭义调，速调、缓调、平调，意调、趣调，激调，种种，可以数种方式并用，恰当掌握，以求达到谐调的理想效果。

五、认真区别调的状态

认真区别调的状态。研究调之前所面临的状态，把握调之中的状况，追求调之后的效果，是选择调的策略、调的层次、调的类型、调的方式的重要依据。静态调、动态调；良性状态调、不良状态调、到位之调、失位之调、适度地调、无度地调、适宜地调、不适地调、合律地调、无律地调、有韵地调、无韵地调、和谐状态调、不谐状态调。要加以区别对待。方能达到理想的谐调效果。

六、善调〇者，调于化，化则蕴，蕴则奥

善调〇者，调于化，化则蕴，蕴则奥。调〇，无中生有，有隐于无，趋于平淡，归于深奥。〇之谐调，无中蕴有，有化于无，平淡深奥。

（一）无调而调·调而无调

〇是无调，无调也是一种调。无调，无应对。不理，以不变应之。空调、虚调、隐调、失调。调无，调而无，调而归〇。调空、调虚、调隐、调失。

（二）无而调有·有而调无

1. 无中蕴有　〇没有，蕴含有，从无调有。

2. 无中生有　无而生有：生长发育、启迪蒙昧、挖掘潜力、创造发明。〇是陌生，陌生有一

种神秘感、陌生生畏惧。○是无为，无为而治。○是无形，无形生有形。○是无声，无声生有声。○是无招，无招生有招。○是无极，无极生太极。

3.有而调无　所有的一切,在完成使命之后,调归于无。

（三）无而调空·空而调无

本无调而成空：本来没有，调而有了边际、界限，就有了空。空而调无:空之边际界限消除,调归于无。

（四）空而调有·有而调空

空而调为有：空中容纳实物，即调为有。有而调为空：有实物而移去，即调为空。

（五）显而调隐·隐而调显

1.有隐于无

（1）悄无声息:静悄悄没有声息。○是空白、有形之○。

（2）默不作声：静默没有发出声音。○是沉默，沉默是金。○大智若愚。不表态也是一种态度。不表示，无争议。不表态，机会让给别人。

（3）回归自然：○是自然、○是大道，大道自然。○是虚，虚怀若谷。○是松，松是放而不弃。○是恬淡，恬淡虚无。○是容，○有容德乃大。○是无欲，○无欲心自闲。○圆满。○善始善终。○是淡然而来之生，坦然而归之逝，○是淡然而来世，坦然而归天的真正洒脱。

2.有化于无　○表示没有：表示是“有”，没有是“无”。○是不理，不理是无须理，有时不理是最大的蔑视。○是寂静，寂静无声无息。○大象无形；○大音希声；○大恩不言谢；○熟视无睹；○深藏不露。

3.趋于平淡　○是无限简单，是复杂问题的简化。世上本无事，庸人自扰之。○难得糊涂。

4.归于深奥　○是玄，玄乎，玄远，玄虚，玄妙。○是奥，深奥、奥妙精深而高深莫测。

5.隐而调显　隐含、隐匿、隐藏、隐蔽的，调而显示出来。○是幽，○有幽雅之美、幽静之逸、幽默之趣。大德是○隐，变为行动是显现。

（六）实而调虚·虚而调实

实调为虚：搁置争议，求同存异；以退为进，

以守为攻；总结经验；树立典范。虚调为实：为理想而奋斗；把想法落到实处。

（七）闲而调忙·忙而调闲

1.闲而调忙　闲而调忙，本来闲着经调而变忙。

2.忙而调闲　忙而调闲，本来很忙经调而变闲。

（八）无极调而有极·有极调而无极

无极生有极，有极回归无极。无极经过调而有了极；有极经过调而无极。

（九）无界调而有界·有界调而无界

无界调而有界，原本无界，经过调而有了界限。有界调而无界，原本有界，经过调而没有了界限。

（十）得而调失·失而调得

得而调失是本来已经得到的,经过调而失去,原有丢失而无。失而调得是本来已经失去了,经过调而得到,原来没有获得而有。

（十一）有而调灭·灭而调生

有而调灭，原有的经调而灭失，有归无，毁掉、消灭，有而灭无。灭而调生，已经灭失的，经过调而再生，无而新生。

七、善调Ｉ者，调于活，活则博，博则丰

善调Ｉ者，调于活，活则博，博则丰。Ｉ之谐调，大小显隐，分合灵活，博大丰富。Ｉ能大能小，能显能隐，能分能合。Ｉ之调，恒、变、分、合。Ｉ是恒，Ｉ是变。Ｉ是分，Ｉ是合。分离是局部，结合是整体。需分能分，需合能合，统而合，离而分，能分能合统离有节。独调、整调、统调、宗调、大调、小调、极调。

（一）Ｉ恒定调

恒Ｉ是恒定的Ｉ，不变的Ｉ。恒调是恒定不变的调。恒调是Ｉ之调。

（二）Ｉ变通调

虚实变，虚Ｉ变实Ｉ，虚幻变实有；实Ｉ变虚Ｉ，实有变虚幻。大小变，大Ｉ变小Ｉ，大变小；小Ｉ变大Ｉ，小变大。变通调，Ｉ之调，博大丰富，灵活变通。能主能附，能显能隐，能分能合，

能大能小，能强能弱，能多能少，能积极能消极。该主宰能主宰，当依附会依附；需显现则显现，应隐秘必隐秘；要分就分，须合则合；当大则调大，当小则调小；需强则调强，需弱就调弱；需多就调多，该少就调少；要积极就调积极，要消极就调消极。据情而变，变则通，调则顺。

（三）不调

不调是没有调，没有调是○调。事实上，不调是一种没有人为干预的、听任自然的调。所以，不调也是调。不调是调的一种特殊状态。从这个意义上讲不调属于Ⅰ之调。无为而治的○调，即属于特殊的Ⅰ之调。

（四）调调

调包括：调中，调阴阳。调中是调理归中。调阴阳是调Ⅰ之相反、相对、相应的两个方面，包括：调主附，调显隐，调分合，调大小，调强弱，调多少。主宰与依附之调；显现与隐秘之调；分与合之调；大与小之调；强与弱之调；多与少之调；积极与消极之调。调Ⅰ，整合为Ⅰ，合Ⅱ为Ⅰ，合多为Ⅰ。分析为Ⅰ，Ⅰ分为Ⅱ，Ⅰ分为多。

（五）持原状

Ⅰ之调，保持原状不变，或在不偏离原状基础上的调。

（六）趋阳调

Ⅰ之调，趋向于阳，即，把原状向主的、显的、合的、大的、强的、多的、积极的方向调。

（七）趋阴调

Ⅰ之调，趋向于阴，即，把原状向辅的、隐的、分的、小的、弱的、少的、消极的方向调。

（八）趋中调

Ⅰ之调，趋向于中，即把原状调向中。原来在中，保持原状，原来偏中，调至正中。中的范围大小，因人因事因世而定。

八、善调Ⅱ者，调于变，变则细，细则精

善调Ⅱ者，调于变，变则细，细则精。阴阳之Ⅱ，阴阳再细分阴阳，阴可以再分为阴和阳，阳也可以再分为阴和阳。Ⅱ有相应之Ⅱ、相对之Ⅱ、相反之Ⅱ。Ⅱ之谐调，阳分阴阳，阴分阴阳，

无限可分，阴阳变化精细。

九、善调Ⅲ者，调于悟，悟则通，通则灵

善调Ⅲ者，调于悟，悟则通，通则灵。Ⅲ是中，Ⅲ是悟。把握中间，决定两端，联系两端，调和两端。

悟而创新，悟而畅通，通则灵验。Ⅲ之谐调，Ⅱ生悟Ⅲ，联系中间，悟通灵验。

十、善调位者，调于当，当则正，正则稳

善调位者，调于当，当则正，正则稳。调位，动态调、静态调，式微而调恒定位，据情而调平常位，依变而调变化位，位正调而不偏，位偏调而归正。位正恰当，恰当位正，位正则稳固。位之谐调，恰当位正，稳固之基，造化之始。

十一、善调度者，调于适，适则恰，恰则妙

善调度者，调于适，适则恰，恰则妙。调而适度，适度则恰当，恰当才最妙，妙在毋太过、毋不及，守中持中适中。度之谐调，适度恰当，毋过不及，妙在其中。

十二、善调适者，调于合，合则妥，妥则好

善调适者，调于合，合则妥，妥则好。调适，因人因时因地而适宜、适合。适之谐调，适合是好，好必稳妥，谐调之本。

十三、善调调者，调于宜，宜则健，健则益

善调调者，调于宜，宜则健，健则益。调之谐调，适宜之调，稳健公益，人事至要。调校、调修、调改、调变、调化、调换。调节、调整、调理、调和、调谐、协调。调高级、调中级、调初级。调宏观、调微观。调全程、调阶段。调原因、调结果。调静态、调动态。调自我、调他人。调言、调行。调主动、调被动。调自然、调自动。调强、调弱、调刚、调柔。调速、调缓、调激、调平。调静、调动。调中、调端。

调正、调偏。调有、调无。调合、调离。调

聚、调散。调强、调弱。调补、调泻。调饮食、调气味。

十四、善调谐者，调于和，和则祥，祥则福

善调谐者，调于和，和则祥，祥则福。谐之谐调，谐调至和，人境事昌，吉祥福寿。

十五、善调律者，调于察，察则明，明则畅

善调律者，调于察，察则明，明则畅。律之谐调，察明律道，人心思善，境优事畅。

（一）调"点线面体"

点成线，线成面，面成体，体是大点。点、线、面、体及其转化是一种规律。

（二）调"气、液、固态"

气态、液态、固态在一定条件下相互转化。气态变液态，气态变固态，液态变气态，液态变固态，固态变气态，固态变液态。气态、液态、固态的相互转化是一种规律。

（三）调"形精气神"

形、精、气、神相互为用。神驭气，气化精，精成形，形藏神。形、精、气、神的相互转化是一种规律。

（四）调"赤橙黄绿青蓝紫"

"赤橙黄绿青蓝紫"是光变化的规律。三原色光及其调出的二次色、三次色。构成了多彩的世界。

（五）调"变化"

变化是宇宙世界的普遍规律。形象精气神都在不断的变化之中。调变化就要以不变应万变，以小变应大变，以变应不变。

（六）调纲目领袖

纲是统领、主宰，目是服从、附属。领袖是领导、指引。任何事物都有主有次、有纲有目。调纲目领袖是对主与次之调，是对领导与非领导之调。

（七）调条理、调虚实

条理是规律的特征，虚实是存在的状态。条理而调，调出条理。条理是调出的结果。虚实是调出的状态。

（八）调时序

时序是年、月、日、时、分、秒的时间顺序。调时序是调配时间为一定的人事物所用。时间的分配、时间的先后顺序都是有规律可循的。

（九）调自然规律、调人为规律

人应当遵循自然规律，但是如何适应自然规律，如何利用自然规律，如何借助自然规律，如何改造自然规律，就是调的问题了。调自然规律就是解决适应、利用、借助、改造的问题。人为规律是人们制订的规律，制订的规律是为一定的人事服务的，在具体应用时，必须要调整调理人为规律，才能更切合实际。

（十）调定律

定律是固定的律。定律有适应范围、变通和变化，调定律就是调律的适应范围、变通和变化。

（十一）调旋律、韵律

旋律、韵律是音乐上的律动，也可以用于生活，称为主旋律和有韵律。调旋律和韵律就是将旋律和韵律调到适合于人事在当时当地可以很好应用的状态。

（十二）调程序

程序是先后的程式和顺序。程序有先后之分，程序的安排要因人因事因时而异。调程序就是合理安排顺序。

十六、善调韵者，调于趣，趣则愉，愉则悦

善调韵者，调于趣，趣则愉，愉则悦。韵之谐调，品评韵趣，愉悦悠然，境界高远。

十七、善调人者，调于心，心而静，静而安

善调人者，调于心，心而静，静而安。人之谐调，自我平静，交际安全，社会安定。调思想、调观念、调行为。调态度、调语言、调饮食、调睡眠。调身体、调心态。

（一）用思想观念调

1. 仰信　仰信即信仰。仰信是仰视而信。信仰是信而仰视。仰信是对伟大、崇高的崇敬、崇拜、追求。注意：仰信容易走向迷信。

2. 平信　平信即信平。平信是平视而信。信平是信而平视。平信是相信，是平等之间的互相信服。平信是对平常、平凡的学习、研究、接受、接纳。注意：平信容易造成不信。

3. 俯信　俯信即信俯。俯信是俯视而信。信俯是信而俯视。俯信是信任，信而任用。俯信是对基础、根本的发挥、发展、发明、创新、创造。注意：俯信容易出现失信。

（二）用动作气机调

1. 形体运动

（1）上肢运动：上肢运动包括指、腕、肘、肩的分别运动和综合运动。上肢所有运动都可以视为旋圆运动，因为所有运动都是弧形运动，不同的只是正圆或椭圆、大圆或小圆、整圆或半圆而已。上肢有平圆运动、立圆运动、侧圆运动、变圆运动、腕指运动、上肢牵引。

（2）下肢运动：下肢运动包括趾、踝、膝、髋的分别运动和综合运动。下肢运动是直线运动结合旋转运动。下肢运动，包括：前踢、后蹬、侧踢、旋踢、提膝、摇髋旋腿、齐跳、垫步、踝动、下肢牵引。

（3）椎体运动：椎体运动包括上下、前后、左右运动，顺逆扭动，顺逆转动，综合旋动，脊柱牵引。

（4）椎体带动上下肢体综合运动：椎体动带动上下肢体摆动、圆动、综合动。

（5）头面运动：头面运动包括眼、耳、鼻、口、齿、舌、面、发的运动。眼珠的上下动、左右动、旋圆动、伸缩动。耳的拉揉搓动。鼻的自行纵动，以及用手揉搓动。叩齿动、弄舌动。双手揉搓洗面部。发的用手牵拉动。

（6）综合运动：综合运动是头面四肢椎体的综合性运动，正常的生活运动、跑步、体操、游泳、跳高、跳远、球类运动等都是综合性运动。

（7）自由体位：自由体位是人在当时当地那样的条件下最舒适的体位。人们根据需要选择适当的站、坐、蹲、卧位。站有各种姿势，如单腿站、双腿站。坐有坐高凳子、低凳子、席地坐、垂腿坐、盘腿坐等。蹲有高蹲、低蹲。卧有仰卧、俯卧、侧卧、蹲曲卧等。在没有特殊要求、在可能的情况下，处于病态宜根据病人的舒适度由病人决定体位。

2. 动态调形引领气　形体运动的一些动作姿态在松静自然状态下，在轻柔圆缓的运行中，通过对形体的调整，引领气的运行。能够感知气、通畅气、强化气、凝聚气、爆发气。动态调形引领气有上肢运气，脊柱运气，全身综合运动运行气，包括动作导引气行、谐振、谐调拳、太极拳、瑜伽、硬气功等全身综合性运动。

3. 静态调气催动形　入静状态调气机，气催形体做动作。要领是"恬淡虚无，真气从之，精神内守。"

入静可以观想美好景象、可以意守穴位，可以意引气行。意守是为了凝聚气、体验气。意引是为了引导气、强化气。意守意引至一定程度，要丢掉意念，让气按照自己的规律随意运行，松静自然，气浑然一体，就会气催形动，出现自然运动。静态调气催动形，不必强求，不必强抑，以心观之，以意制之。

（1）静立：静立，百会穴与会阴穴成一直线与地面垂直，放松、入静、自然，气浑然一体，气催体动，做各种动作。意念守之，意念引之，意念发之，意念收之。

（2）静坐：静坐，百会穴与会阴穴成一直线与地面垂直，放松、入静、自然。单盘腿、双盘腿、自由盘腿、坐椅均可。静而气机沿经络内运；静而体动，可随意动之，可意抑而引气内运。

（3）静卧：静卧就是睡卧。睡眠姿势以随机、随意为佳，可以仰卧、俯卧、左右侧卧四种姿势变换。变换可以是一夜的多种变换，也可以是几天一变。不要推崇一两种姿势而否认另外的姿势。睡眠姿势有模仿和习惯，也有身体状况的原因。在认为仰卧、俯卧、左右侧卧四种姿势都可以选用的前提下，此时此刻喜欢用哪种姿势，是机体的需要，是最舒适的。睡眠姿势没有好与不好之分，只有适合与不适合之别。一句话，要让生活习惯变成舒服的需要。前提是不否定任何姿势，因为脏器受压是一种锻炼，而脏器不受压是一种舒适。

（4）站桩：站桩有弓步、马步、如弓似马步等。用固定的静站姿势激气、候气、感气、引气、聚气、发气。

（三）用饮食气味调

用饮食气味调，应当饮食有节。所有饮食都具有"寒热温凉"四气，"酸苦甘辛咸"五味。通过对机体"阴阳虚实表里寒热"，以及五脏盛衰等诸多方法的辨证，确定饮食气味，调节机体，这是治未病的重要方面，因为人一日三餐不可缺少，饮食不当久之会影响健康，导致疾病的发生，从某种意义上讲，病从口入不仅是饮食不洁问题，更重要的是饮食不当问题。食物是通过四性五味调理。四性是寒凉温热，五味是酸苦甘辛咸。经过加工处理的食物会改变性味。食物包括粮食、肉食、蔬菜、水果等。饮品包括水、茶、咖啡、果汁等。

（四）用生活行为调

生活行为包括：劳逸、起居、寤寐等。

1. **劳逸** 劳逸适度。劳是劳动，逸是闲逸，劳逸要适度。不过劳，不过逸。劳动不可过分，安逸也不可过分。

2. **起居** 起居有常。居室清雅，环境安静。生活有规律，昼行夜眠。

3. **寤寐** 睡眠舒适，困寐寤起。睡姿仰卧、俯卧、左侧卧、右侧卧均可，宜因人、因时、因地、因情交替选用，姿势久则改变，受压而舒适，无压也舒适，受压是锻炼，松压是休整，压久放舒，舒久喜压，无论时间，不分先后，以自然处之，以舒适为度。不可以一种说辞，拘泥于一种睡姿。一个姿势久必受累。喜好宜以自然舒适为度，不宜以心念支配为则。

十八、善调事者，调于理，理则顺，顺则达

善调事者，调于理，理则顺，顺则达。事之谐调，事事条理，理顺畅达，兴盛之兆。调情、调理、调法、调力。调事件、调关系。

（一）相应调

相应Ⅱ，是同类而相应。以战息战，以暴制暴，以毒攻毒，以心换心。寒因寒用，热因热用；以寒治寒，以热治热。如冻僵的人，须用雪搓激热以调，而不能用温热水洗。"甘温除大热"是中医的一种治疗方法，即用甘温药物治疗热证。

（二）相对调

相对Ⅱ，是相对不同。避开锋芒，避实就虚。调寒远寒，调热远热。因人、因事、因时、因地而宜。对不同的人、不同的事，在不同的时间、不同的地点，采取相对不同的方法。例如，用寒凉药物治疗温热之病证，宜凉服；用温热药物治疗寒凉之病证，须温服。

（三）相反调

相反Ⅱ，是绝对不同。以和息战，以柔克刚。用灯照亮，用情感人。寒者热之，热者寒之；实则泻之，虚则补之。例如，寒冷之人，须以温暖调之，用暖气、温水、火取暖；火热之人，须以凉爽调之，用冷气、凉水、冰块降温。

（四）并从辅互殊离匀偏逆反

并调、从调、辅调、互调、殊调、离调、匀调、偏调、逆调、反调。

十九、善调世者，调于美，美则优，优则雅

善调世者，调于美，美则优，优则雅。世之谐调，环境美观，处境美妙，心境优雅。调世界、调环境、调社会、调时、调地、调物、调象。下美在貌，中美在智，上美在心。

（一）用自然物象调

自然物象调归属于理疗的范畴。自然界的所有现象和物质，适当应用都可以成为调的材料。如植物、动物、矿物、水、泥、蜡、石、气、光、声、电、波、磁、金属等，均可取其寒热温凉属性及物理作用，调理机体。

1. **物理诊断** 人工物理因素可用于物理诊断。常用低频脉冲电测定周围神经功能状态；用压力传感器测定人体重心的变化，以判断平衡功能；用紫外线红斑反应测定人体对日光是否敏感；

测定穴位电兴奋性以估计经络的功能状态等。通过穴位压痛，判断疾病。

2. **物理治疗**　物理治疗即理疗，是利用人工或自然界物理因素作用于人体，使之产生有利的反应，从而预防、治疗、康复疾病的方法。理疗是一种古老而年轻的治疗方法，公元前7000年的石器时代，原始人就利用阳光、砭石、石针、水（矿泉水、温泉、热水浴、冷水浴）、磁、体操、按摩等，治疗疾病，维护健康。春秋战国时期的《黄帝内经》就详述了针灸、角（拔罐）、药熨（温热）、导引（呼吸体操）、按跷（按摩）、浸渍发汗（水疗）等物理疗法。名医扁鹊常用针灸、砭石、熨贴、按摩等治疗。现代物理学促进了医学的发展，同时也使古老的物理疗法得以不断的完善，并充实了丰富的内容。

（1）常用的人工物理因素：常用的人工物理因素有光、声、电、波、磁、温度（热疗、冷疗、冷冻疗法）、机械力。利用机械力的疗法有按摩、推拿、手法治疗、牵引和运动等。运动疗法是理疗的重要内容，是综合利用患者的力和外加的机械力以防治疾病的方法。

（2）常用的自然界物理因素：常用的自然界物理因素有日光、大气、海水、矿泉、高山和森林等，人处在不同的自然环境中，接受环境中的不同自然物理因素的综合影响，防治疾病。

（3）中医理疗：中医认为人体是一个有机的整体，人体的各个脏腑经络之间相互协调，相互为用。人是自然界的一部分，人与自然息息相关。在人类远古时代，人们就利用自然带来的阳光、温泉水、冷水、石器治疗疾病，强身健体。中医理疗是以中医理论为基础，经络理论为指导的外治法，是利用人工或自然界物理因素作用于人体，产生有利的反应，预防和治疗疾病。包括砭、针、灸、罐、药和导引按跷等。

3. **用气候调**

（1）自然气候调：根据季节规律调。春暖夏热秋凉冬寒。春生夏长秋收冬藏。春夏养阳，秋冬养阴。春捂秋冻。冬病夏治。

（2）人造气候调：暖气制造了温热环境，冷气制造了寒凉环境。桑拿洗浴，制造了温室蒸浴。吸氧，直接吸入对人体有益的氧气。

4. **用光调**　光调主要是光疗法。光疗法是应用阳光、人造光线防治疾病、促进机体康复的方法。分为可见光线和不可见光线，包括：日光疗法、红外线疗法、可见光疗法、紫外线疗法、激光疗法、光电美容、X光检查、放射治疗、光敏效应疗法。

5. **用声调**　声调是用音乐调。物体规则震动发出的声音称为乐音，由有组织的乐音来表达人们思想感情、反映现实生活的一种艺术就是音乐。有节奏的劳动号子和相互呼喊，敲打石器、木器以表达收获和分享劳动成果的喜悦和欢乐之情，就是最原始的音乐雏形。在所有的艺术类型中，音乐是最抽象的艺术。音乐疗法是用音乐来减轻或消除患者的病痛。音乐疗法效果显著，受到人们的欢迎。音乐是人们抒发感情、表达感情、寄托感情的艺术，不论是唱、奏、听，都包含着人们的情感因素。音乐是通过熏陶及感染的途径，潜移默化地影响人的心灵，使人们得到美的滋润。因为音与音之间的联接或重叠，产生的高低、疏密、强弱、浓淡、明暗、刚柔、起伏、断连，与人的脉搏律动和感情起伏有一定的关联，对人的心理起着巨大的影响。耳聋的人也能够通过感觉自己身体的振动来体验音乐。伟大的音乐家贝多芬，绝大部分著名的作品都是在他完全丧失听力后创作的。古今中外应用音乐治疗疾病有过很多历史经验。古代中国、埃及、阿拉伯、希腊和罗马，已有学者或医学家论述音乐治病的道理和经验。如祖国医学《黄帝内经》《金匮真言论》把五声音阶（宫、商、角、徵、羽）与人的五脏（脾、肺、肝、心、肾）、五志（思、忧、怒、喜、恐）相联系，结合阴阳五行学说应用于疾病的诊断和治疗。伟大学者孔子、毕达哥拉斯、达尔文和爱因斯坦等都论述音乐与健康有密切的关系。他们在工作间隙，业余之暇聆听音乐或自己演奏乐曲，对调节身心起到极好的作用。

6. **用电调**　电疗分直流电、低频电、中频电、高频电和静电等疗法。用电调，包括：脑电检查、心电检查、静电疗法、感应电疗法、直流电疗法、低中高频电疗法、超高频电疗法、特高频电疗法、离子导入疗法、电离空气疗法、电水浴疗法。

7. 用波调　用波调包括：长波疗法、中波疗法、短波疗法、超短波疗法、微波治疗、射频疗法、超声波、超低声疗法。

8. 用磁调

（1）磁共振成像检查：磁共振成像（MRI）是断层成像的一种，它利用磁共振现象从人体中获得电磁信号，并重建出人体信息。磁共振成像技术与其他断层成像技术（如CT）的共同点是：它们都可以显示某种物理量（如密度）在空间中的分布。

（2）磁疗法：磁疗法，是利用磁场作用于人体一定部位或穴位，治疗疾病的方法。包括静磁场疗法、脉冲磁场疗法、低频磁场疗法、中频电磁疗法、高频电磁场疗法等。其作用机制的基本点是通过磁场对机体内生物电流的分布、电荷的运行状态和生物高分子的磁距取向等方面的影响而产生生物效应和治疗作用。宋代《济生方》有用真磁石棉裹塞耳治耳聋之记载。明代李时珍《本草纲目》亦有用吸铁石加一些药物制成药膏敷贴治疗诸疮肿毒之论述。现代用磁珠贴穴位进行治疗。磁疗法具有镇痛、消肿、消炎、镇静等作用。主治多种内外疾病。磁疗法包括：贴磁法、旋磁法、磁电法。

9. 温热调　温热疗法包括泥疗、石蜡疗、玉石疗、水疗、火酒疗、火疗等。

10. 冷冻调　冷冻调包括冷敷降温、冷冻治疗。冷敷降温是用凉水或冰块敷于患处，以降低局部温度，达到治疗作用。冷冻治疗是利用致冷物质产生的低温，作用于病变组织，使人体局部组织迅速降温冷冻，引起一系列物理化学变化，导致组织细胞坏死，达到治疗目的。

（二）用自然药物调（中药）

中医中药是中华民族传统的防治疾病的方法。中药是在中医理论指导下应用的药物。中药有植物药、动物药、矿物药。包括中药材、中药饮片和中成药。中药有汤剂、丸剂、散剂、膏剂、丹剂、颗粒剂等。

中药有寒、热、温、凉四气，寒性药治热证，热性药治寒证。中药有酸、苦、甘、辛、咸五味。药味不同，功效各异，酸味能收能涩，苦味能泄能燥，甘味能补能缓，辛味能散能行，咸味能软坚润下。酸入肝、苦入心、甘入脾、辛入肺、咸入肾。中药归经是药物的作用趋向。"用药如用兵，任医如任将。"中药有君、臣、佐、使之分。中药配伍有七情：单行、相须、相使、相畏、相杀、相恶、相反。常用药有"十八反""十九畏""妊娠忌"。中药服用时有一定的饮食禁忌，俗称忌口。中药常分为以下几类：解表药、清热药、泻下药、祛风湿药、芳香化湿药、利水利湿药、温里药、理气药、消食药、驱虫药、止血药、活血祛瘀药、止咳化痰平喘药、安神药、平肝息风药、开窍药、补虚药、收涩药、涌吐药、攻毒杀虫止痒药、拔毒化腐生肌药。药食同源，饮食物也具有四气五味，功效主治。不同点在于，药物比食物性味偏重，食物比药物口感好。

（三）用手法按摩调

按摩是以中医的脏腑、经络学说为理论基础，并结合西医的解剖和病理诊断，用手法作用于人体体表的特定部位以调节机体生理、病理状况，达到理疗目的的方法，从性质上来说，它是一种物理的治疗方法。

1. 三类按摩作用

（1）保健按摩：保健按摩是指医者运用按摩手法，在人体的适当部位进行按摩，调节内环境，消除疲劳，以达到增强体质，健美防衰，延年益寿目的的一种方法。保健按摩动作轻柔，运用灵活，便于操作，适用范围甚广，不论男女老幼、体质强弱、有无病症，均可采用。

（2）运动按摩：运动按摩是以调整和保护运动员良好的竞技状态，增进和发展运动员潜在体能，达到运动成绩为其目的。按摩能帮助调节赛前的功能，消除赛后的疲劳，加速体能恢复。

（3）医疗按摩：医疗按摩又称推拿疗法、伤科按摩，是中医外治疗法之一，也是人类最古老的一种主要应用按摩以达到治病目的的物理疗法。

2. 七类按摩手法 摆动类、摩擦类、挤压类、叩击类、运动关节类、复合类、特定手法。

3. 常用的按摩手法 按、摩、推、拿、揉、搓、掐、点、叩、颤、拍、击、啄、捏、提、压、抚、抹、捻、分、合、抖、扳、摇、振、擦、梳。

（四）用针灸火罐调

1. 针灸调 针灸由"针"和"灸"构成，二者常配合使用，合称为"针灸"。所以，针灸是中医针法和灸法的总称。针灸是中医学的重要组成部分，其内容包括针灸理论、腧穴、针灸技术及相关器具。针灸是中国特有的治疗疾病手段，是以针刺、艾灸防治疾病的方法，是一种"内病外治"的医术，是通过经络、腧穴的传导作用，以及应用一定的操作法，来治疗全身疾病。临床上按中医的诊疗方法诊断出病因，找出疾病的关键，辨别疾病的性质，确定病变属于哪一经脉，哪一脏腑，辨明属于表里、寒热、虚实中哪一类型，做出诊断。然后进行相应的配穴处方，进行治疗。以通经脉，调气血，使阴阳归于相对平衡，使脏腑功能趋于调和，从而达到防治疾病的目的。针灸疗法是祖国医学的宝贵遗产，也是我国特有的一种民族医疗方法。在形成、应用和发展过程中，具有鲜明的汉民族文化与地域特征，是基于汉民族传统文化产生的宝贵遗产。千百年来，对维护健康，民族繁衍，做出了卓越的贡献，直到现在，仍然担当着医疗保健任务，为广大群众所信赖。

针法是以特制的金属针为主，辅以其他药物或器物，按一定穴位，刺入、按压、刺激、照射穴位或患病部位，运用捻转、提插等操作手法，调整营卫气血，以达到医疗保健目的的方法。

灸字从久从火。"久"意为"时间长"，"火"指"烧灼"。"久"与"火"联合起来表示"慢火烧灼（皮肤）"。灸法是用燃烧着的艾绒（艾条或艾炷），或其他可燃材料、药物放置在体表的穴位上熏灼、温熨，借灸火的温和热力及药物的作用，通过经络的传导，起到温通经脉、调和气血，扶正祛邪，达到治疗疾病和预防保健的目的。

2. 拔罐调 拔罐疗法古称"角法"，是以罐为工具，利用燃烧、抽吸、挤压等方法排出罐内空气，造成负压，使罐吸附于体表特定部位（患处、穴位），产生广泛刺激，形成局部充血、瘀血、起疱现象，从而促使经络通畅、气血旺盛，具有活血行气、止痛消肿、散寒、除湿、散结拔毒、退热等作用，达到防病治病，强壮身体之目的。拔火罐是物理疗法中最优秀的疗法之一，老少皆宜。古代医家在治疗疮疡脓肿时用它来吸血排脓，后来扩大应用于肺痨、风湿、感冒发热等多种疾病。

（五）用手术调

手术俗称"开刀"，医者用刀、剪、针等器械在人体局部进行操作，以诊断或治疗疾病。如去除病变组织、修复损伤、移植器官、改善机体的功能和形态等。手术是一种破坏组织完整性（切开），或使受到破坏的组织复原（缝合）的操作。早期手术仅限于用简单的手工方法，在体表进行切、割、缝，如脓肿引流、肿物切除、外伤缝合等。

随着外科学的发展，手术领域不断扩大，已能在人体任何部位进行。应用的器械也不断更新，如手术刀即有电刀、微波刀、超声波刀及激光刀等多种。在治疗心脏预激综合征的手术时，可借助高功能电子计算机定位。有的手术操作也不一定要进行切割来破坏组织，如经各种内窥镜取出胆道、尿路或胃肠道内的结石或异物；经穿刺导管用气囊扩张冠状动脉，或用激光使闭塞的血管再通等。因之手术也有更广泛的含义。

（六）用化学药物调（西药）

西医西药是西方人防治疾病的方法。西药是在西医理论指导下应用的药物。西医西药是相对于中医中药而言的。西药一般用化学合成方法制成或从天然产物提制而成。包括有机化学药品、无机化学药品和生物制品。西药有化学名、结构式，剂量精确，通常以毫克计。西药分为 11 类：抗感染类药物、激素及其有关药物、呼吸类药物、消化类药物、心血管类药物、泌尿类药、神经类药物、麻醉药及其辅助药物、调血糖药物、抗肿瘤类药物、精神类药物。

第十章　谐

第一节　谐的概述

谐是融洽，谐是所和。谐的立义是和谐、融洽、可心、安全。非谐是无谐、不谐、否定谐。谐的哲义是谐调、谐和、谐振。

为人、谋事、处世应当调谐，达和谐。调谐当知谐的内涵、谐的类型、谐的状态、谐的对象、谐的目标、谐的层次、谐的手段、谐的目的。调谐当分清意谐、物谐、谐静、谐动、调动谐、自主谐、自动谐、自然谐、自我谐、相互谐、相同谐、差异谐、相反谐。达和谐，达和、达谐，和而达谐。达和谐是人与自然的美景，达和谐是人生的享受，达和谐是〇ⅠⅡⅢ的自然状态，达和谐是位的高境界，达和谐是度的延展，达和谐是适的超脱，达和谐是调的最终目的，达和谐是谐调所追求的理想目标，达和谐是律的精义，达和谐是韵的精髓，达和谐是人事世的和与谐。谐是融洽的状态。谐有多种含义，谐义的解读带有谐趣的意味。谐义之一：皆言为谐。"皆"是副词，意为全、都；"言"是说话，泛指表达思想；"皆言"有发言权，全都可言，全都能言。众人都有发言权时就是谐。《说文解字》："谐，洽也。从言，皆声"。"皆"比白，意为"清零"。"言"与"皆"联合起来表示"大家同时开口说话""大家异口同声""大家一同发声"。谐的本义：一同发声。谐义之二：言比白为谐。说话比直白。或者无可说，不用说。直白坦率地说是谐，无言共识也是谐。谐义之三：言比丿曰为谐。曰，言也；撇"丿"义为对曰的节制，言比节曰为谐。谐义之综合："谐"是人人皆可言，全民都能畅所欲言，表达思想；言必须要直白明白，而不是隐言、讳言、谎言，否则宁可不言；言必须有节制地言，比较着言，而不是胡言乱语。

第二节　谐的立义

一、和谐

和谐是融洽、协调、幽默、有意思。和谐是匀称、适当、和好相处。和谐是一种状态，更是一种动态。和谐、和睦、和气、和平、和合。和谐，环境优美，处境优越，心境开阔。和谐，谐必然和，和不一定谐。和是谐的前提和条件。谐是和的最佳状态，谐是有韵味的和。和谐是结果。和谐是指对自然和人类社会变化、发展规律的认识，是人们所追求的美好事物和处事的价值观、方法论。和谐社会，社会和谐，是指一种美好的社会状态和一种美好的社会理想，即"形成全体人民各尽其能、各得其所而又和谐相处的社会"。

（一）和

和，口禾为和。禾，是庄稼，泛指自然界物产，人食之为粮；口，是嘴，泛指人口。口禾，是糊口养生、有饭吃，是人与自然界相融洽。和是和谐、和顺、和畅、和煦、和美、和解、和平、和衷、和气、和蔼、和睦、和敬、和乐、中和、合和、安和。讲和是一团和气，和为贵。

和有三种状态：敌对而和、不同而和、相同而和。和有三种境界：和解是低境界，和平是中境界，和谐是高境界。和，是自身调节的最佳状态，也是人际交往和社会关系的最佳状态。以和为贵，和则顺，顺则通，通则畅达。和则人兴事兴。和谐、和睦就是幸福。和，是顺向波动，顺的程度不同，有中平、太过、不及。中是高度的和；太过是过度的和，过而易失和；不及尚未达和，是没有达到的和。违和，是逆向波动，逆向波动是拗、执拗、粗暴、蛮横。和，个人和蔼、和乐、和气、和善、和颜。人际和睦、和衷。社会和平、和顺、和美。事调和、和谈、和解、和约、和亲、和好。世（自然）和煦、和谐，和局、和弦、和声。

（二）谐

谐是融洽、可心、安全；谐是统一、启迪；谐是自然谐、调动谐、自主谐、自动谐；谐是意谐、物谐、动谐、静谐、谐静、谐动；谐是谐调、谐和、谐振、谐趣。谐是和谐，谐是调之和。谐是和的最佳状态，谐是有韵味的和。

二、融洽

融洽是感情或行动上一致。融洽是感情好、没有隔阂和抵触。融洽是融和，乐融融。融洽是相互美的感觉。融洽是投缘、友好、和睦。投缘是情意相合、说话投机，有缘分，合得来。友好是交往亲近友善、如意。和睦是相处和谐融洽。

三、可心

可心是自我感觉爽快、愉悦、满意、坦然。爽快是爽朗、快活、舒适、畅快、痛快。愉悦是愉快、喜悦。满意是心满意足、中意、乐意。坦然是坦白、心安、平静。

四、安全

安全是在人类生产生活过程中，将系统的运行状态对人类的生命、财产、环境可能产生的损害控制在人类能接受水平以下的状态。安全是人类的整体与生存环境资源的和谐相处，不受威胁、没有损失，互相无伤害，不存在危险、危害的隐患。安全是免除了不可接受的损害风险的状态。

五、非"谐"

（一）无谐

无谐是不存在谐，没有谐可言。

（二）不谐

不谐是没有达到谐，该谐而不谐，能谐而不谐。

（三）否定谐

否定谐是不承认存在的谐。否定谐是打破推翻现有的谐。

（四）假谐·伪谐

假的伪的，不是真的，似谐而非谐。

第三节　谐的哲义

一、谐调

谐调，和谐地调，调至和谐。用和谐的方法，调至和谐的状态。谐调的动态是动调至谐、静调至谐。

谐调的状态是动谐而调、静谐而调。谐调的目标是意谐调、物谐调。谐调的目的是意和谐、物和谐。谐调的方法是和谐（名词），手段是调，目的是和谐（形容词）。谐调（动词），是调适和谐。以调为核心的谐调，重在过程。以谐为核心的谐调，重在结果（谐调的策略）。谐调，用思想观念调、用动作气机调、用饮食气味调、用各种手段方法调。人生谐调，生命在于谐调，生活在于调节，健康在于调理，心情在于调畅，自我在于调适，人际在于调和，关系在于和谐，社会在于调谐。养生在于谐振，自然在于谐趣。

二、谐和

谐和是和睦融洽。谐和是原有的状态，或者达到的状态，谐和是适合和融洽。谐和是和气。和气生财，和为贵，家和万事兴，适合就是好。谐和，众人要么心照不宣，要么直白明白地畅所欲言，而且有比较、有节制地言，对口味，达到和睦融洽。和，自然和顺、环境和煦，世界和平，国家和美，社会和谐，团队和衷，家庭和睦，处世和畅，谋事和美，为人和蔼，人际和气，自我和悦。谐和，谐而至和，因谐而至和，谐（中）之和。谐静而至和，谐静的状态至于和。谐动而至和，谐动的状态至于和。谐之谐是纯真谐、高度谐、理想谐。

三、谐振

谐振，振谐，振而达谐。谐振三句话四个字：松、静、自然。松则轻，静则安，自然则动，动则振，振则谐。轻松则敏捷、快乐、欢畅、力增。安静则气蕴、畅通、清澈、感悟。自动则通滞、消赘、补虚、泻实、祛瘀、温暖、散热。自动，涌动、抖动、振动、波动。振奋，振而奋，激奋、兴奋，这是振谐的启发。振作，振而作，作为，动作,这是振谐的启动。振动,振而动,由被动到主动,再到自动。这是振谐的正常状态。振静,振而静,由振动而至振静,静是动的一种特殊形式,这是振谐的非常状态。振谐,振而至谐,谐而再振,振振谐谐,谐谐振振。从自主谐到自动谐,再到自然谐。这是谐调的至高境界。养生在于谐振。

第四节 调"谐"

调谐,调而谐,调至谐,调达谐。调"谐",重在谐,对谐进行调。"调"谐,重在调,和谐需要调。

一、谐的内涵

谐的内涵包括和谐、融洽、可心、安全、谐调、谐和、谐振。

二、谐的类型

谐的类型包括谐调、谐和、谐振、谐趣。谐趣是谐而有趣,归属于品韵之列。

三、谐的状态

谐的状态包括意谐、物谐、谐静、谐动。

四、谐的对象

谐的对象包括人谐、事谐、世谐。

五、谐的目标

谐的目标包括自我谐、相互谐。

六、谐的层次

谐的层次包括调动谐、自主谐、自动谐、自然谐。

七、谐的手段

谐的手段包括谐调、谐振。

八、谐的目的

谐的目的包括谐和、谐趣。

九、意谐·物谐

(一)意谐

意谐是惬意,意趣。意谐是心意的和谐,是

物的意化而谐。

(二)物谐

物谐是润物、物恺(恺,乐也。忠诚之心,愿物安乐)。物谐是物象的和谐,是意的物化而谐。物包括原生态的植物、动物、矿物,以及生活可用之物;象包括事物所呈之像。

十、谐静·谐动

(一)谐静

谐静是谐至静,静而达谐。身体静,心平静,气机谐。谐而气机调,调而身心平,平而安静。

(二)谐动

谐动是谐至动,动而达谐。身体动,意动,气机鼓荡,全身通畅、通泰,达谐。谐而气机运行通畅、进而强化、意可凝聚,必要时可以爆发。气的运行通畅、强化、凝聚、爆发,是炼气的四大步骤。或自主谐动或自然谐动,自主谐动可抵抗外力,自然谐动是自发自动自然状态。

十一、调动谐·自主谐·自动谐

(一)调动谐

调动谐是人为干预的初级状态,调动是在形体、表面的层次。

1. 调动自身谐 调动自身谐是通过调节身体,使形体达到和谐的状态。全身运动,以及肢体动作导引气机运行,气运体健,达到身心和谐。

2. 调动相互谐 调动相互谐是通过关心帮助支持,调理人与人之间的关系,使双方在相处时能够达到和谐融洽的状态。这是交往的境界。

3. 调动团队谐 调动团队谐是团队策划者和领导者综合运用各种方法和手段,通过调整团队管理,使团队众人达到和谐状态。

(二)自主谐

自主谐是自己主动支配着去谐,自主是在意识的层面,自主谐是中级状态。自主谐是观念谐、形体谐、身心谐。自主谐是自我谐动、自我谐静、自我谐调、自我谐和。

1. 观念谐 观念谐是主动支配观念谐。

(1)陶冶情操:陶冶情操是怡情养性,修炼品行和操守。给人的思想、性格以有益的影响。

（2）优化性格：优化性格是指能够使性情品格优化，使人在态度和行为上，保持良好的心理状态。

（3）完善自我：完善自我是通过学习和修行，使自我趋于完备美好。

（4）改善人际关系：改善人际关系是与人为善思想在实际交往中的运用。改善人际关系在于趋同、互补、互利、互助。要改善关系，必须先从自我做起，诚信、积极、主动、担当、包容、谅解。

（5）融入社会：融入社会就是把自我置身于社会之中，与社会相适应。要与社会相适应，就必须先修炼自身，改善人际关系，在改造自然环境中适应社会，在适应社会中改造自然环境。既能在和平社会中适应，也能够在动乱社会中适应。

（6）融合自然：融合自然就是把自身融入自然之中，合为一体，与自然相融相合。自发谐振就是与自然相融合的一种高级状态。感受自然，敏察自然，融合自然。

2. **形体谐**　形体谐是导引动作主动支配形体谐。

（1）体操：各种形体动作编排的成套操。熟练之后，即可达到形体谐。

（2）动作导引气行：动作导引气行，或站姿，或坐姿，以动作导引内气之运行。

3. **身心谐**　身心谐是身体与心相和谐。身心谐是形神合一、身心融洽的自主谐。观念和动作相统一。观念和动作达到随心所欲的程度。一有意念，身心即可松静自然；形体松静自然，观念即可进入情景状态。

身心谐是生活化的谐调。

（三）自动谐

自动谐是把机体身心处于松静自然状态，在意念谐调下，或自发动或状态静，机体自动谐调达到的一种谐振的状态。自动谐，全过程是"松静自然，恬淡虚无，意内守而气行，意外鹜而体动，顺从真气，动静自如，静极生动，动极生静。"自动谐是可自主而未自主的高级状态。自动是提高层次的自然回归。从自然到调动，从调动到自主，从自主到自动，从自动进而回归自然，是层次的逐渐提高，也是经过人为干预后的自然回归。

1. **自发动与状态静**　自发动是指机体静立或者谐振发动，产生内气，内气运行通畅强化，催动形体做出各种各样不自主的自发动作。状态静是指形体静止不动而内气运行。自发动和状态静均受意念谐调。注意：〇意念也是意念的一种形式，即本无意念，或先有意念而后丢弃意念，听任自然。自发动是内气催促身体动，形体与内气均动；状态静是身体处于静态而内气处于运行态，形体静而内气动。简言之，自动谐是机体经自发动或状态静调理而和谐。自动谐是把自己处于有利于谐的状态，而自动去谐。自动谐自己不用支配，也不必限制，而听任或谐静或谐动的状态。

2. **动作引导出自动**　动作引导自动是自主谐过渡到自动谐。

（1）形体动作引出自动：规定固定的形体动作，经常重复这些动作引出自动。

（2）自由振动引出自动：站立从全身自由振动开始，进入自动状态。

3. **意念引导出自动**　意念引导自动是意领气行，自发气催形而自动。

（1）静态中意念引出自动：处于静止状态中，或意念气行，或意念动作，或意想自然景观，从而引发出自动。

（2）动态中意念引出自动：处于动态中，或意念气行，或意念动作，或臆想自然景观，从而使非自动转为自动。

4. **自然自动**　自然自动是身体处于自然状态，自发气催形振动，自动是一种谐振状态。

（1）无动作导引而自然自动：处于静态，无引导动作的自然自动；有引导动作的，丢掉引导动作而自动。

（2）无意念导引而自然自动：开始即无意念引导而自然自动；开始有意念引导，渐至丢掉意念而自然自动。

十二、自然谐

自然谐，是自然产生的谐，符合自然的谐。自然谐，是指自然融洽、自然和谐的条件、天生谐和的性格、投缘融洽的人际缘分。自然谐，既是最原始的初级状态，同时又是经过修炼的高级状态。自然谐达到了修炼的高级状态。修炼至高级状态自主谐和自动谐自然进入到了自然谐。自然谐包括：环境谐、处境谐、和煦。

（一）真纯朴的自然谐

1. 胎儿　胎儿是身心本真纯朴的自然谐状态。

2. 童真　童真是孩童纯朴本真的童心。童真是自然谐。

3. 睡眠　正常的睡眠，尤其是深睡眠，处于返璞归真的状态。

（二）自主谐达到自然谐

1. 习惯成自然　自主谐至一定程度，形成习惯，自主成分越来越少，渐渐形成自然谐。

2. 动作熟练　自主动作熟练至一定程度，自然而然达到自然谐状态。

3. 自主弃而自然生　自主谐至一定程度，丢弃自主成分，达到自然谐状态。如初始练气，需要有意念，施加意念便于集中精力，气聚一处，同时也使气感得以强化。而当气强化畅通之后，则需丢弃意念，让气自由地运行。气的运行因人因时因地因心情不同而异，气每时每刻都在调整着自己的运行规律。所以，初始的意念是强化气的感觉，后来就是妨碍气的运行，因为意念使气汇聚一处可以生滞。因此，在气强化之后，只有丢弃意念，才能使气的运行进入自然状态。

（三）自动谐达到自然谐

1. 自然谐静　自动谐静达到自然谐静；自动谐动达到自然谐静。

2. 自然谐动　自动谐静达到自然谐动；自动谐动达到自然谐动。

3. 自然谐是自动谐的生活化　自动谐走出训练场进入日常生活的自然状态。生活的过程可以调成为自然谐的状态，这就是自动谐的生活化。生活的自然谐，这才是自然谐的真正意义。

十三、自我谐·相互谐

（一）自我谐

自我谐是个人身心和谐、融洽。感觉的可心、

思想的启迪。自我谐的初级状态是形体和谐，是自我调动谐；自我谐的中级状态是形引气运，是自主谐；自我谐的高级状态是气催形动，是自动谐。自动谐是回归的自然谐。自我谐有意谐、物谐。自我谐调、谐和、谐振、谐趣。

（二）相互谐

相互谐是和气、和睦。相互谐调，达到谐和。

1. 相互谐是一种需要　相互谐是自然的需要，是人际交往的需要，也是社会的需要。相互由自然谐到不谐，再由不谐到谐。相互由人为谐到不谐，再由不谐到谐。其中有自然的调谐，也有人为的调谐。在这个过程中，不谐是谐之因，谐是不谐之果。经过不谐达到谐。如大地稳定是谐，地震是不谐，通过地震，使大地重新稳定归为谐。

2. 心心谐　心与心的和谐融洽。包括心灵默契、心心相印、心中惦念。

（1）心灵默契：心灵默契是心有灵犀的灵性相通。

（2）心心相印：心心相印是两颗心相互关注、关怀、关爱。

（3）心中惦念：心中惦念是藏在自己心中的牵挂、惦记、思念。

3. 性情谐　性情谐是性情和谐。表现为：眷顾爱恋、情投意合，对脾气。

（1）眷顾爱恋：眷顾是眷念、思念、垂爱、关注；爱恋是因相爱深深地吸引而恋恋不舍。

（2）情投意合：情投意合是情投契合、情投谊合、情投意洽、情投意炊。情投意合是是双方思想感情融洽，心意投合相通，合得来。

（3）对脾气：对脾气是性格融洽、生活习性相合。物以类聚，人以群分，同气相求。人在遇到的形形色色的人中，能够嗅出相同或接近的气质的人，互相接受，互相欣赏，或成为朋友，或成为恋人，或成为工作中的好伙伴。这无疑是幸运的。如果夫妻对脾气，家庭和睦；如果亲人对脾气，其乐融融；如果朋友对脾气，能够知己；如果同事对脾气，合作愉快。人就是在不同的环境中感受着生活的气息，影响着人的心情。

4.形体谐　形体谐是形体的和谐，表现为：形体般配、动作协调。

（1）形体般配：形体般配是看上去比较匹配，或特殊情况下的实际般配。主要有：高低般配、胖瘦般配、妍媸般配（妍是美，媸是丑）。

（2）动作协调：二人交手动作协调、双人体操动作协调、多人运动姿势协调。生产劳动动作配合协调。

5.神气谐　神气谐是神与气的和谐。表现为：心领神会、气味相投、气调形神。

（1）心领神会：心领神会是领会、领悟，理解。指对方没有明说，心里已经领会。

（2）气味相投：气味：比喻性格和志趣；投：投合。气味相投指人的思想作风相同，彼此很合得来。

（3）气调形神：气调形神是指用气调理形与神。

6.配合谐　配合谐是相互配合谐调。表现为：因类同而配合互励、因不同而配合互补、因敌对而配合互谅。

（1）因类同而配合互励：因类同而配合互励，是因为两个类同而相互配合互相激励。

（2）因不同而配合互补：因不同而配合互补，是因为两个不同而相互配合形成互相补充、弥补不足。

（3）因敌对而配合互谅：因敌对而配合互谅，是因为两个互为敌对，由于相互配合而互相达成谅解。

十四、相同谐·差异谐·相反谐

相同融洽，差异融洽，相反融洽。

（一）相同之谐

两个相同而和谐。同方同圆，同亮同暗，同平同奇，同常同怪，同乐同忧。由于二个相同而和谐。

习惯成自然，熟能生巧，看惯了就顺眼了。

（二）差异之谐

两个差异而和谐。方与圆，亮与暗，常与变，奇与怪，乐与思，高与低，上与下，宽与窄，因有差异而和谐。异域风情，因差异而诱人，因诱

人而和谐。

（三）相反之谐

两个相反而和谐。黑白相反对比而和谐。昼夜明暗相反映衬而和谐。男女相反，异性吸引而和谐。

第五节　达和谐

一、达和

达和，自然和顺、环境和煦、世界和平、国家和美；社会和谐、团队和衷；人际和气、交往和蔼、相处和敬、公共和乐、关系和解；家庭和睦、自我和悦，为人和善、处世和畅、谋事和美。

（一）和美

和美是和谐美好。谋事和美。

（二）和顺

顺是顺应、不违背。和顺是指人的性格温和柔顺、性情和顺。和顺是指交往的和睦顺从、和睦融洽、和善温顺、调和顺适。国家和顺。

（三）和畅

和畅是温和舒畅、和协通畅、融和顺畅。处世和畅。

（四）和煦

和煦是和畅、温暖。和风细雨，和缓轻柔，暖和软和。自然和煦。

（五）和平

和平是顺、平静、安定，心平气和。和平是无争而和。和平通常指没有战争或没有其他敌视暴力行为的状态，也用来形容人的不激动或安静。世界和平。

（六）和乐

和乐是和睦欢乐、和睦安乐、平和安适。和颜悦色、和解纷争、两性媾和，和约媾和。和风细雨、和缓轻柔、暖和软和。公共和乐。

（七）和悦

和悦是喜悦、取悦。和颜悦色、和蔼。自我和悦。

（八）和善

和善是人内在品行的体现；和善是待人的一

种形象描绘。和善既是对弱者的同情、怜悯、慈悲，对他人的关心、付出、贡献，也是对自我价值的肯定与主动鼓励。为人和善。

（九）和气

和气是指态度温和，心平气和。交往和气。

（十）和睦

和睦是和好相处、和谐相处，与别人相处得好，不争吵。家庭和睦。

（十一）和蔼

和蔼是性情温和、态度可亲，让人心里感到温暖。人际和蔼。

（十二）和敬

和敬是和顺恭敬。人际相处和敬。

（十三）和衷

和衷是团队和睦同心，和衷共济。团队和衷。

（十四）和解

和解是宽和、宽容。和解是息事而和，和解是平息纷争，通过平息敌对情绪和纷争达到和的状态。和解是敌对归于好。和解是原来的和好有隙，经和解重归于好。和解是息事而和。和解是当事人约定互相让步或者一方让步，以解决双方的争执。和解与调解不同，和解是当事人之间自愿协商，达成协议，没有第三者参加；调解是在第三者主持下进行的。

（十五）调和

调和是相和、应和、附和、温和、和通、和之。和弱是调和抑制、温和文弱。和丸比喻母亲教子勤学。明代汪廷讷《狮吼记•抚儿》："他和丸不厌朝和暮，你反哺休忘桑与榆。"和熊为母亲教子勤学之典。和颜悦色、和解纷争、两性媾和。和揉、和味、和羹、和诗、和唱。

（十六）合和（相同而和）

合和是相同而和。相同显示出的和。和是同，合和是匹配、掺合、调制。如一个灯光一个影，两个灯光汇合一处两个影，多个灯光汇合一处没有影。一个影浓，两个影淡，多个影如无。

（十七）中和（不同而和）

中和是不同而和、和而不同。和是合，不是同。中，和。《礼记•中庸》："喜怒哀乐之未发谓之中，发而皆中节谓之和；中也者，天下之大本也，和也者，天下之达道也。致中和，天地位焉，万物育焉。"

中和是中正平和。中和谓宽猛得中也。不同而和，是不相同显示出的和；和而不同，是和中仍然有不同。中和是把两个极端拉到中间。不好不坏，不早不晚，不黑不白，不清楚不糊涂。生活是多姿多彩的，并非一定要追求相同的和。生活中，有许多是不同而和、和而不同。

（十八）比和（敌对而和）

1. 对比而显和　比和是敌对而和，通过对比而显和。敌对而和是在敌对中通过对比找到难得的和。如果没有敌对，也就无所谓和。有敌对才显示出来。如敌我激战之后的停战讲和。此时的和犹为宝贵。又如划破黑夜的灯光。有黑暗才能显示出灯光，有灯光才显得有黑暗存在。相反中有和，和中有相反。

2. 事敌而心和　比和是敌对而和，虽然处事为敌，却是心中有和。如电视局《亮剑》中，共军团长李云龙和国军团长楚云飞，在抗日战争中就相互佩服而心和，到了解放战争时期，虽两军对垒为敌，但是内心的佩服仍在，心和仍在，只是两军交战各为其主，将个人内心中的和深掩，各为所追随的事业而敌对。

（十九）安和（无争而和）

安和是安定和平、安定和睦、安祥平和、平安安好。安和是晴和、温和。安和是无争而和，观点一致，没有争执，相安无事而和。

（二十）祥和（恬静而和）

祥和是吉祥和谐。祥和是恬静而和、安祥慈祥而和。

（二十一）平和（公心而和）

平和是平而和。平和指平静、安宁、气氛平和。平和是一种较为稳定的心态。平和指性情或言行温和，如语气平和、态度平和。在平和的两端是公与私。平和是公心而和，平和是私利而合。

（二十二）随和（淡泊而和）

随和是淡泊名利，远离纷争。随和是顺从众议，不固执己见。随和是自然、恬然、安然、坦然、悠然、怡然、超然。随和的人，高瞻远瞩，宽宏大度，豁达潇洒。随和的人，是谦虚人，没有贪欲。随和是淡泊而和。

二、达谐

达谐是达到谐调、谐和、谐振、谐趣。达到自然谐、调动谐、自主谐、自动谐。人为自然谐、人为调动谐、人为自主谐、人为自动谐。达到身体谐、心态谐、身心俱谐。达到个人谐、交往谐、人际谐。达到众人谐、团体谐、社会谐。达到国家谐、世界谐、宇宙谐。达到你谐、我谐、他谐。达到此事谐、彼事谐、此地谐、彼地谐、此时谐、彼时谐。达到刚刚谐、已久谐、暂时谐、持续谐。达到全部谐、部分谐。达到根本谐、枝节谐。达到轻度谐、重度谐。达到静态谐、动态谐。达到恒定谐、变化谐。达到大谐、小谐。

乐意就是谐。乐意是心意快乐。乐意不乐意，不在于人、不在于事、不在于世，而在于心，在于意，在于心意是否乐。无论人如何，无论事如何，无论世如何，只要能达到当局人、当事人心意快乐，就是谐。

三、和而达谐

和谐，和而至谐，和而达谐。和而达谐，是从和的状态达到谐。和而达静谐，和的状态达到静谐。和而达动谐，和的状态达到动谐。自我谐动、自我谐静、自我谐调、自我谐和。相互谐调、达到谐和。

（一）和谐的相关义

和谐的相关义是：和、睦、融、洽、适、合、宜、恰、妥、当、中、正、舒、畅、韵、幽、雅、趣。

和气、和善、和顺、和扬、和婉、和煦、和颜、和蔼、和易、和悦、和衷、和睦、和美、和平、柔和、融和、融洽、适意、适合、适宜、适当、舒适、合适、合宜、合意、合度、符合、恰好、恰当、妥当、妥帖、妥善、稳妥、适中、中意、正好、舒展、舒服、畅达、畅快、舒畅、韵味、韵致、幽雅、幽趣、雅趣、趣味、情趣、谐趣。

（二）和谐是追求的状态

和谐是追求的状态。追求和谐，先要弄清，

什么是和，什么是谐，为什么要和，为什么要谐。和什么，怎么和，谐什么，怎么谐。"趋优避劣、不致矛盾、相互配合"是和的状态。"情爱、道德、到位、适度、韵趣"是谐的状态。

1. 和谐的低级状态　和是口禾，有饭吃；谐是皆言，有发言权。人人有饭吃，人人都有发言权，这就是最基本的和谐，低级的和谐。

2. 和谐的高级状态　和是口中无禾，辟谷；谐是比白言，无言、无为。这是修炼的高境界。炼气从口鼻呼吸到体息、胎息的状态，可以不经过食物，直接从大自然中吸收营养物质。这是为人谋事处世的高水平，无为而治。这是和谐的高级状态。

（三）和谐的结果

和谐的原因＋和谐的过程＝和谐的结果。和谐的原因＋治理不和谐的过程＝和谐的结果。治理不和谐的原因＋治理不和谐的过程＝和谐的结果。治理不和谐，要弄清是非，认清黑白，辨清正误，坚持是的，排除非的；需要白的，就要摒除黑的；树立正的，就要纠正误的。和谐是〇、Ⅰ、Ⅱ、Ⅲ，到位、适度、有韵律、得道、守德、情融、有趣味、和气的理想状态。国以泰为谐，泰乃稳定；民以安为谐，安则坦然；家以和为谐，和而顺畅。

（四）和谐是满足基本需求的高要求

人生活在自然中，吃是生存的基本需求，说是交流的基本能力和精神需要。"和"是对基本需求的高要求。"谐"是对基本能力的最好体现。"和谐"是在满足个人基本需求、表达个人基本能力前提下，实现社会和谐。社会和谐，人与自然相融洽，人人衣食无忧，个个畅所欲言，通过交流思想和愿望，达到相互理解。人与自然和谐是一种高境界。

（五）和谐是各部分关系协调一致

和谐是同类事物的融洽发展；和谐是不同事物的调和相成；和谐是对立事物的统一互补。

和谐强调的是在整体秩序下，整体内各部分之间关系协调一致时的理想状态。和谐是原则指导下的和谐，和谐不是一团和气，不是委曲求全。和谐是各方的共同需要。和谐是温和、和洽、融洽、调和、统一。和谐是一种高境界。和谐是福。

四、达和谐是人与自然的美景

人与自然和谐，人是美丽的，景色是美妙的。不是因为人不同，而是因为人的心态不同，角度不同，得出的结论也不同。不是因为自然不同，而是因为对自然的看法不同，得出的结论也不同。人类不是缺少美，而是缺少对美的发现。缺少美的发现，在于缺少心灵美的纯化。当人与自然和谐，天人合一，形气交融，融为一体时，人的心灵美了，自然景色美了。达到人与自然和谐，是人与自然的美景。

五、达和谐是人生的享受

达和谐是人生的享受。当人在锻炼过程中谐振而达到自我谐动、自我谐静时，就是人生的一种身心享受。当人在生活中能够自我谐调、自我谐和时，就是人生的一种生活享受。当人与人和睦共处、相互帮助、携手发展、相互谐调、达到谐和时，就是人生的一种交流享受、同享人生快乐。

六、达和谐是〇Ⅰ Ⅱ Ⅲ的自然状态

达和谐是〇Ⅰ Ⅱ Ⅲ的自然状态，〇的自然状态是和谐，无边无际，其小无内，其大无垠，包容一切。Ⅰ的自然状态是和谐，独Ⅰ无Ⅱ，有边有界，能大能小，能伸能缩，动静自如，自然发展。Ⅱ的自然状态是和谐，一阴一阳，阴阳依存互根，对立统一，消长平衡，相互转化，动态和，静态谐。Ⅲ的自然状态是和谐，Ⅱ生Ⅲ，Ⅲ是中间联系桥梁纽带感悟，Ⅲ维持了Ⅱ的存在和平衡。

七、达和谐是位的高境界

达和谐是位的高境界，位的低境界是生存，位的中境界是有序，位的高境界是和谐。和谐的位是无位而位，已无所谓有位，无所谓无位。位已不是人为之规定，而是人心之所向。位已不是一种仪式，而是一种感应。心目之位，融于心中，关键时候，外化表达。

八、达和谐是度的延展

达和谐是度的延展。从无度到有度是一种规范，从有度到合适是一种需求，从合适到和谐是一种延展、一种突破、一种超越。无度无和谐而言，有度则可和谐。高度和谐，与无度无异。高度和谐没有度的限制，一种自觉、自主、自动、自然。

九、达和谐是适的超脱

达和谐是适的超脱。从不适到适是一种和的过程，从适合到谐和是一种超脱。谐是高度的和，和是适的状态，谐是适的高境界。适是暂时的，会因人因时因地因境而改变，谐则是永久的，和谐的状态不因人、时、地、境而轻易改变。因此，可以说，达和谐是适的超脱。

十、达和谐是调的最终目的

达和谐是调的最终目的。从调节、调整、调理到调谐，是一个逐步和的过程，达到和谐状态是调的最高境界、最后归宿。和谐地调，调至和谐。和谐地调，是调的最佳方法；调至和谐，是调的最佳状态。无论调的过程如何，调的最终目的是达到和谐。

十一、达和谐是谐调所追求的理想目标

达和谐是谐调追求的理想目标。谐调的目的是和谐，和谐是一种最佳状态。韵趣是和谐的一种体现。所以，从这个意义上讲达到和谐状态，已经是谐调的理想状态，是谐调所追求的理想目标。达和谐是〇、Ⅰ、Ⅱ、Ⅲ、到位、适度、韵律、调谐、得道、守德、情融、有趣味、和气的理想状态。国以泰为谐，泰乃稳定；民以安为谐，安则坦然；家以和为谐，和而顺畅。

十二、达和谐是律的精义

达和谐是律的精义。律的最终目的是和谐，律则是和谐的必然过程。律从无律到有律，从有律到和谐，和谐已无律。律从无到有，再到无，是一个升华的过程。律的过程就是达和谐的基础和条件。达和谐是律的最佳状态、最高境界、最后归宿。

十三、达和谐是韵的精髓

达和谐是韵的精髓。韵是到位、适度、和谐的升华。而和谐则是韵最重要、最关键、最核心、最精华的内容。和谐是韵趣的基础。到位、适度，若达不到和谐的状态，就难以品出韵味。韵之谐是趋于一致、达成默契、享受幸福。谐之韵是幽默、奥妙、玄远、趣味。

十四、达和谐是人、事、世的和与谐

（一）人和谐

1. 自发谐振　人和谐是自发谐振的谐动、谐静、自主谐、自动谐、自然谐。

2. 自我和谐　人和谐是自我和谐的可心、意谐、启迪、和乐、和悦、心境开阔、自己和悦。自我和谐是人的和谐、和睦。身体谐、心态谐、身心俱谐。

3. 相互和谐　人和谐是相互和谐，是关系融洽、相处谐趣、为人和善、说话和气、人人和睦、态度和蔼。相互和谐是个人谐、交往谐、人际关系谐。

4. 家庭和谐　人和谐是家庭和谐，家庭成员有幸福感。

5. 团体和谐　团体和谐是团体成员和衷共济，同甘苦，共患难。你谐、我谐、他谐、众人谐。

6. 社会和谐　社会和谐是社会公平、和平、稳定、安全。

（二）事和谐

事谐，事和顺。此事谐、彼事谐。刚刚谐、已久谐；暂时谐、持续谐；全部谐、部分谐；根本谐、枝节谐；轻度谐、重度谐；恒定谐、变化谐；大谐、小谐。

1. 和顺　办事顺利，处事顺心。

2. 和平　世界和平，处境平和。

3. 安全　环境安全，处境安全，心境安全。

4. 处境优越　处境优越，心旷神怡。

（三）世和谐

世和谐，和谐、和美、和煦。环境优美。世谐，地谐，地和利；时谐，时和应；物谐，物和美。团体谐、社会谐；国家谐、世界谐、宇宙谐。此地谐、彼地谐；此时谐、彼时谐；静态谐、动态谐。

（四）和谐统一

统一是合为整体，一致的、整体的、单一的。统一是一致、制约、特异。一致是相同、求同、辅成。

一致而谐、制约而谐、特异而谐。统一是众人的心愿。

1. 一致　一致而谐。

（1）相同：一致是趋向相同，没有分歧，由于相同一致而谐。如玉石、珍珠、黄金成色好含量高，显示谐。又如一对石狮子，两个相同。

（2）求同：求同是追求相同，存异、弃异，与立异相反。

（3）辅成：辅成是相辅相成，甘为辅助共谋成功。

2. 制约　制约而谐，两个方面相互制约而形成并维护统一。如太极图阴阳鱼的相对而谐。昼夜的更替而谐。

3. 特异　特异是特别异样。特异而谐，是由于特别异常而谐。如琉璃的光滑圆润显示出谐，根雕的奇形怪状，也显示出谐。

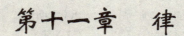

第十一章　律

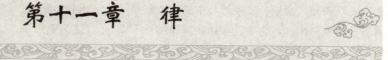

第一节　律的概述

律是道律，律是所循。律的立义是规律、道、经验、轨迹。非律是无律、不循律、否定律、非道。律的哲义是均布、序列、重复、循环、习惯、规范、恒变。律是均布，均布是律的特点，律是均匀分布。《说文》：律，均布也。无论律居何位，都是均匀分布的。律是轨迹。律是循环，循环是世界的根本。律是道，律是路径。律是习惯和经验。律是条理，条理是顺畅之理。律是程序，程序是有序的程式。律是所规和约束，律是适之序。律是所规。人律，所规何人；地律，所规何地；时律，所规何时；事律，所规何事；物律，所规何物。律是约束。律是法则、规章、法律、纪律。《尔雅·释诂》："律，法也。"律是对人的一种约束。律己，就是用律约束自己。律又是一定范围和一定条件下的必须。因为包括自我在内的人际和社会需要有一种约束，才宜于共同遵守和实施。所谓"没有规矩不能成方圆"，就是此意。律包括天然律和人为律。律是指规律、定律。律有总括律与专门律，律是纲目、领袖。律有固定律与变化律。有律无律，隐律显律，实律虚律，硬律软律，强律弱律，治律乱律。律有律条，有律之精神。律有适度、太过、不及。守律、悟律、创律。人律、事律、世律。律是点、线、面、体的重叠更替，点律成线，线律成面，面律成体，体是大点。律可循环，有重复。律是重、复、稳、变、循。能重复、较稳定、可变化、可利用、易掌控、能遵循。潜律居于低位，显律居于中位，自然律居于高位。律，跌宕起伏、四平八稳、一帆风顺、蕴含深意。有起就有伏，有伏就有起，原来否定的去肯定，原来肯定的去否定。律的绝对性和相对性，律的稳定性和变化性，律的粗略性和细致性，

律的规律性和无律性。律的特点是均匀布、可循环、能重复、较稳定、可变化。律有一定稳定性，律形成之后，不会轻易改变，所以，律可利用、易掌控、能遵循。律在一定条件下可以变化。律的变化是渐进性的，潜移默化的、润物无声的。

为人谋事处世应当循律，探索律。循律，遵循规律，遵循自然，遵循道，察律，循环之律。探索律，探索天然律，人为律，交往律，社会律，"心物信息通"律，"他动律、自主律、自动律""情、理、法、力"律，"无律、有律""隐律、显律""实律、虚律""硬律、软律""强律、弱律""治律、乱律""律适度、律太过、律不及""守律、悟律、创律""总括律、专门律""固定律、变化律"加减律，顺逆律，"无、有、转、化、消、失"生化律，"木、火、土、金、水"五行律，"点、线、面、体"Ⅰ变律，"根、干、枝、叶、花、果"自然律，"○ⅠⅡⅢ"律，"位Ⅰ、度Ⅱ、适Ⅲ"律，"律Ⅰ、调Ⅱ、谐Ⅲ、韵○"律，"世Ⅰ、事Ⅱ、人Ⅲ"律，数之道——○ⅠⅡⅢ关系律，恰之法——位度适关系律，味之机——调谐律韵关系律，境之本——人事世关系律。

第二节　律的立义

一、规律

规律是有规可循的、可以重复出现的，事物的本质的、必然的、客观的联系。律是所规，规矩是点，重复的规矩成律，是规律。规律是可以重复发生的道。律是适之序。规律可以重复。而这种重复是在微小变化中的大体上的重复。律是相对的，应运而生，极可转化。规律是均匀、均布、规则；规律是程序、规定、约束；规律是条理、循环、平衡；规律是习惯、经验。规律是事

物之间内在的必然联系，决定着事物发展的必然趋向。规律是客观事物发展过程中的本质联系，具有普遍性的形式。客观性规律是客观的，不以人的意志为转移，既不能创造，也不能消灭；不管人们承认不承认，规律总是以其必然性起着作用。规律和本质是同等程度的概念，都是指事物本身所固有的、深藏于现象背后并决定或支配现象的方面。规律与本质的差别在于：本质是指事物的内部联系，由事物的内部矛盾所构成，而规律则是就事物的发展过程而言，指同一类现象的本质关系或本质之间的稳定联系。规律是反复起作用的，只要具备必要的条件，合乎规律的现象就必然重复出现。世界上的任何物质都受规律约束，彼此对立又互相联系。规律是有一定规则的律，分为外在规律和内在规律。外在规律是事物外部的规律；内在规律是事物内部的规律。无规律是规律的一种特殊形式。规律包括自然规律、社会规律、历史规律、人为规律、主观规律、客观规律。

二、道

（一）道的概念

道是自然，自然即是道。星辰自列序，日月自明亮，禽兽自发育，草木自生灭，风水自动静，人心自跳动。宇宙自然，环境物气神，生长化收藏，其大无外，其小无内，在亘古不变中，时时刻刻在变化。道生天地万物，是一切的本原。道是终极的真理。道是万事万物运行的轨道轨迹。道是事物变化运动的场所。道是规律、途径、方向。人类认识的真理、客观运动的规律和轨迹、运动定律等都是道的表现。道是万物之始，始于〇，道是Ⅰ，道是Ⅱ，道是Ⅲ，道是万物。《道德经》："道生一，一生二，二生三，三生万物。"阴阳是道，阴阳交合是宇宙万物变化的起点。《易经》："一阴一阳之谓道"。大道无言无形，看不见、听不到、摸不着，只有通过我们的思维意识和心灵去觉知悟知，通过德行去认知、识别、感知。道形是有形之道，道迹是有迹之道，道理是有理之道，道心是居心之道，道意是对道的会意，道虚是道的

存在状态，道律是道所彰显的规律，道德是道的承载和昭示。

（二）道形

道形是有形之道，道有形可循。道、路、径是道形。道大，路中，径小。常称：大道、轨道；道路、路径；小径。径是小道，如通道。径有直、曲，如径直、曲径。路是中道。如路线、路面。道路的道，是狭义的道，如大道、道路。从字形上看，"径"字从"彳"、从"㘅"（㘅亦声）。"彳"意为行。"㘅"意为纵向的、高低走向的、陡直的。"彳"与"㘅"联合起来表示"陡直的山路"。本义：陡直的山路、狭窄的小路，如曲径通幽。"路"字可以理解为"各迈各的脚"，"路"是明显可见的，人们一眼就可以认出的路径。意思是只要迈步顺着走就可以到达目的地。"路"是连通人们经常前往目的地的路径，只需顺着就行。"道"字则可以理解为"在脑袋指导下而走"，意思是必须用脑袋思考、探索而走通的路径。"道"是通往个人所希望的目的地，并且少有人走，甚至是人迹罕至、杳无方向的路径，必须随时用脑袋分析、思考、感悟、探索，才有可能走通。"道"和"路""径"的区别在于，路和径是眼睛明显可见的路径；道则是眼睛看不到或看不清，必须由头脑分析、思考和探索才能迈步而行的路径。道起于基础，止于结果。道有起点、路线、方向、目标（目的），经历过程，形成结果，完成一个循环。结果又作为新起点的基础，进行另一个循环往复。

（三）道迹

道迹是有迹之道，道有迹可察。行迹、轨迹、迹象是道迹。航线、经络是道迹。航线包括航行线和航海线。航行线是飞机的道迹，航海线是轮船的道迹。经络是气在人体运行的道迹，经络无形而有迹，经络的行迹或轨迹，被称为十二正经，奇经八脉，十五络脉。

（四）道理

道理是有理之道，道有理可推。道理，理是条理，条理是顺畅之理。律都是条理清晰的。理是众人约定的道。众人交往是两两交往的叠加，

二人交往是两个独立人的交往，所以，每个人的道德必然影响着二人交往的道理。众人交往是社会交往的表现形式。道理是对思想的理性归纳、提升，是具有指导意义的道和理。道理是理的规律。道理是行事的道和理。伦理是社会人约定俗成，自觉遵守的天伦常理。

（五）道心

道心是道居于心，道由心成。道心是道而无形，无而有情。道在人身，则为神明，神明在心。道以心得，心以道明。心明则道降，道降则心通。修道即修心，修心即修道。内观己身，以澄其心，内观不遗，生道长存。人能常清静其心，则道自来居，神明存身，生不亡也。心若清净，则万祸不生，此其心道也。

道不可见，因生而明之。生不可常，用道以守之。道发于心，而动之以性情。若生亡则道废，道废则生亡。性情灭则心道死，心道死则性情了。生道合一，则长生不死，羽化神仙。心之性情恬淡恬静，则心道久永。

内观之道，静神定心；外藏万境，内察一心。千经万术，道自在心。心道自然映照宇宙。

（六）道意

道是会意字。道的原始涵义指道路、坦途，供人行走。以后逐渐发展为道理，用以表达事物的规律性。老子借用道字，描述自然的规律性。《说文解字》："道，所行道也。"《尔雅》："一达谓之道。"《易经》："道坦坦。"《老子·五十三章》："大道甚夷，而民好径。"道是符合一定规律的事物。如小道、大道、暂时的道、永恒的道。道是自然界构造、运动、存在的规律，是社会发展和变化的规律，是生物生长化收藏的规律，是人生老病死的规律。道是自然运行与人世共通的真理。世道人心，事情事理。道意是道的意境，道心是道的高级状态，道理是道的中级状态，道迹和道形是道的基础状态。道是律，律是道。道大至无垠、小至无内。道法自然。大道自然。大道是无律之律。大道看似无律，实是天地自然变化之律。是高深莫测之律。遵循道以适应自然，改造自然，使社会稳定，人类和谐。为人、谋事、处世的谐

调之道是情理法力之律的到位适度有韵味。道意，感悟自然规律和人类生活规律之关系总结归纳出的道理。包括人道、世道、事道；人（伦）理、世理、事理；人情、世情、事情。道，有广义的道、狭义的道。广义的道，是自然的潜在规律和显性规律。狭义的道，包括径、路、道，有点、线、面、体。道是对多人习惯和经验的总结归纳提取。道是路径提升为道路、道理、道德。

（七）道虚

道虚是道的状态，无形无象，无处不在，没有边际；无时不在，无始无终，是最大的虚空；产生出万物，是万物的宗主；装载着万物，永远装不满。道虚的作用就是无的作用，无穷无尽。它能化解万物的矛盾，协调万物的关系，与万物混而为一。

（八）道律

道是律。道是依据道路抽象出的一个概念。道是一种律。道有显性律、隐性律；道有独律、全律；道有分律、合律。独律是独立的律、单独的律。全律是完全的律、所有的律。分律是分化的律、分支的律、律的一部分、律的一点。合律是合成的律、汇合的律、综合的律。悟道是道心的延展，是修身养性的结果。

知道易，信道难；信道易，行道难；行道易，得道难；得道易，守道难。守而不失，乃常存也。

（九）道德

德，是会意字，由"彳、十、目、一、心"组成。"彳"象人胫，双立人，表示众人之行走。"十"指四方路线，在十字路口，有待于选择正确的目标和方向。十是足数十全十美，表示圆满、完美。"目"是眼睛，用于寻找、辨别、明确路径方向和目标。"一"，道立于一，唯初太始，造分天地，化成万物。始于一而归于一。"心"是本心、初心、本性，为人行事要遵循本心、顺从本性，不违初心，用心用意，凭良心而行。

"德"的字面义是指：众人奉行的，目标路线方向正确的，遵循本心，顺应本性，凭良心达心灵，为人处事臻于圆满完美的行为准则。德行必须要顺应自然，符合社会，适应人类的客观规

律。"道可道，非常道"，大道是无以言表的自然规律，大道至简，简至趋〇，天机不可泄露，泄露天机就转化。无言是一种状态，言明就是另一种状态了。道是无法对无言之道言明的，一旦发言，就把无言时的那种多维状态，转化为一维状态了。换言之，当"道"表达出来之后，就不是大道，而是中道或小道了。如站在原地不动，要去哪里，要走哪条道，谁也不知道，去哪里都行，哪条道都可以走，而只要一抬脚，目标道路就确定了，就显现出来了，道就具体了，就只有一个方向一个目标一条路径了。所以，〇包含了所有。而Ⅰ就只能是一了。

大道无言无形，看不见、听不到、摸不着，只有通过我们的思维意识去理解去觉悟。而德，是道的具体、具象，是实例，是道的体现，是我们能够认识、感知到、看到的心行，是可以进行的行为。所以，如果没有道，就不能很好地指导人们的行为。如果没有德，就不能具体形象地了解道的理念。道是自然运行着的一切，从无到有，从简到繁，从规律到无律，从有序到无序，从有度到无度，从可视到无视。无论人们认识不认识，承认不承认，都存在着，都在起着作用。

德是道的载体，是道的体现，是我们能看到的心行。德是在昭示道的存在，承载道所表达的具体和具象。德是我们通过对道的感知后所进行的行为。道，存在于对自然状态及运行规律的揭示上，大道自然，道于无形，一阴一阳之谓道。德，体现在包容性和承受力上。德高望众，厚德载物，大德具有宽广的包容度和深厚的承载力。德高德厚者，威望高，承受力强，能服众。老子说："道生之，德畜之，物形之，势成之。是以万物莫不尊道而贵德。道之尊，德之贵，夫莫之命而常自然。""生而不有，为而不恃，长而不宰，是谓玄德。"其中"道"是指自然运行的状态，是人世共通的真理与规律。而"德"是指人世的德性、品行。德宜配位，德行应与相应的角色、角度、立场、观点、位置相匹配。以德行事必须顺应自然、适应社会、符合人类的需要。当德不配位时，就会违背自然规律，行不合时宜之事；超越社会底线、违背公序良俗，行不仁不义之事；违背良心，行恶劣之事。因此，为人、谋事、处世要不违背自然发展规律，去发展自然改造自然；不背离社会道德规范，去发展社会适应社会；不违拗本性真心，去发展事业完善自我。如是才能谐调人生品享韵趣。

三、轨迹

律有轨迹，律沿着一定轨迹运行。一定轨迹的均布、循环、重复、稳定、变化就是律。轨迹的表现：一是用条形的钢材铺成的供火车、电车等行驶的路线；二是天体在宇宙间运行的路线轨迹；三是物体按一定规则运动的路线轨迹；四是行动应遵循的规则、程序或范围。

四、经验

经验是经历过程的验证，自己的经验，或别人的经验。经验是在社会实践中产生的，是客观事物在人们头脑中的反映。经验是认识规律、形成规律的开始。经验的深化提升形成理论，理论是具有规律性的、经得起重复应用的经验。经验是律之适，律适于所有的人、事、世。不同的人、事、世，适合于不同的律。

五、非"律"

（一）无律

无律是没有律，没有轨迹、没有经验、没有道、没有规律，无律可循。

（二）不循律

不循律是有律而不按律行事，或者完全不按律行事，或者不完全按律行事，或者违背律，或者修改律。

（三）否定律

否定律是不认可存在的律。可能认为律有错，或者律不适合。

（四）非道

非道是对道有非议，否定道，反对道，不认可道。因而不依道行事。

（五）假律·伪律

假的伪的，不是真的，似律而非律。

第三节 律的哲义

一、均布

律是均布，均布是均匀分布。均布是律的特点。《说文解字》："律，均布也。"无论律居何位，都是均匀分布的。时间、空间、声音、事物都有均布的情况。

二、序列

律是序列，序列是被排成一列的对象或事件。每个元素不是在其他元素之前，就是在其他元素之后。元素之间的顺序非常重要。构成基因的极大多数是单一序列，还有重复序列。

三、重复

重复是相同的、同样的东西再次出现。按原来的样子再次做。再一次或反复说或做。

四、循环

循环是运行一周而回到原处，重新开始运行。循环是以环形、回路或轨道运行。循环沿着流畅的或曲折的路线运行。律是可以循环重复的。循环是律的根本。律的循环往复是遵循律所必须的。律是点、线、面、体的重叠更替。点律成线，线律成面，面律成体，体是大点。

五、习惯

习惯是人们习以为常的惯性。习惯就是点的重复成线。习惯成自然，习惯就是律。习惯是人们自然形成的律。习惯形成规律，按部就班。如行为习惯、生活习惯、工作习惯、学习习惯。习惯的形成，一是成瘾性，成瘾会变成习惯。成瘾性有大有小，如毒品、烟、酒。二是刺激性，刺激多了，就成为习惯了。无论是视觉、听觉、嗅觉、言语等感官的刺激，体触的刺激，还是食物的刺激，无论是好的习惯，还是不好的习惯，能接受的习惯，不能接受的习惯。习惯形成之后，改变了习惯反而不习惯了。

六、规范

（一）所规

律是所规。人律，所规何人；地律，所规何地；时律，所规何时；事律，所规何事；物律，所规何物。

（二）约束

律是约束。节制是一种约束。节律是律的节制、有节制的律。法则、规章、法律、纪律都是约束节制。《尔雅·释诂》："律，法也。"律是对人的一种约束。律己，就是用律约束自己。律又是一定范围和一定条件下的必须。因为包括自我在内的人际和社会需要有一种约束，才宜于共同遵守和实施。所谓"没有规矩不成方圆"，就是此意。

七、恒变

（一）定律

定律是研究确定的律。为人们所引用的定律。定律是相对固定不变的律。定律是人们发现总结的自然规律和社会规律。自然定律是对自然现象规律的总结归纳概括。社会定律是对社会管理规律的总结归纳概括。科学定律是科学研究自然规律得出的定律。定律是被人类认识的固定的规律。定律是为实践和事实所证明，反映事物在一定条件下发展变化的客观规律的论断。定律是一种理论模型，它用以描述特定情况、特定尺度下的现实世界，在其他尺度下可能会失效或者不准确。没有任何一种理论可以描述宇宙当中的所有情况，也没有任何一种理论可能完全正确。如相对论力学研究宏观大尺度，阐明了物体在光速运动时的状况；经典力学的牛顿三定律，研究物体在低速度下的运动；量子力学是研究微观的粒子运动的力学。

（二）变律

变律是变化律，变化律是在变动转化之中的律。

第四节 循律

一、遵循规律

（一）规律是本质联系

规律是自然界和社会诸现象之间必然、本质、稳定和反复出现的关系。规律是客观事物发展过程中的本质联系，具有普遍性的形式。规律和本质是同等程度的概念，都是指事物本身所固有的、深藏于现象背后并决定或支配现象的方面。然而本质是指事物的内部联系，由事物的内部矛盾所构成，而规律则是就事物的发展过程而言，指同一类现象的本质关系或本质之间的稳定联系。规律是真理的反映。世界上的任何物质都受规律约束，彼此对立又互相联系。

（二）规律的特性

规律具有必然性、普遍性、客观性、永恒性。

1. **必然性**　规律是事物之间的内在的必然联系，决定着事物发展的必然趋向。必然性，一指规律的存在、作用及规律作用的后果的不可避免性；二指规律的重复出现，只要具备必要的条件，只要规律发生作用的客观条件没有发生变化，只要决定规律的本质原因没有消失，合乎规律的现象就必然重复出现并发生作用；三是指事物之间必然的纵横联系，一事物的发展变化必然引起相应事物的变化。

2. **普遍性**　规律对于同一本质的事物和现象具有普遍的支配作用。如新陈代谢、四季更替，它适用于所有的社会阶段、所有领域、所有层次。

3. **客观性**　规律是客观的，它的存在和发生作用不以人的意志为转移。规律既不能被创造，也不能被消灭。规律具有不可抗拒性。人们能够认识规律并利用规律。人类社会和自然界一样，也是按照自己固有的客观规律运动和发展的。自然科学和社会科学的规律都是对客观事物发展过程的客观规律的反映。

4. **永恒性**　无论自然界还是人类社会，不仅都按照本身固有的规律向前发展，而且规律贯穿着事物发展过程的始终。开始如此，过程如此，将来也必然如此。

（三）自然规律

自然本身就是一种律。自然规律是一种天然律。自然规律是来自先天形成而存在的规律。自然规律是自然界不以人的意志为转移的各种动力相互作用的表现。反映着客观的物质世界和神秘的非物质世界的规律。自然规律是对自然存在现

象的归纳条理，是自然界能够重复发生发展变化的过程。人们生活的过程，很大程度上是在发现、摸索、确定、运用宇宙自然规律。如与我们生活息息相关的有光亮、颜色、声音、气味、寒热规律等。

最能说明自然规律的是时间规律。日复一日，昼夜更替，是地球自转一周；月复一月，月圆月缺，是月球绕地球转一周；年复一年，四季变换，是地球绕太阳转一周。时光荏苒，斗转星移，是太阳系、银河系，乃至整个宇宙的运转。道、时律、地律、空律、音律、数律、形态律、光色律、生态律等都是人们对自然规律的总结、归纳、应用。更大范围的自然规律，如宇宙天体运动规律、宇的变化、宙的规律、生物遗传规律、太阳系的演变规律、太宇时间（太阳相对于宇宙的时间）规律、地太时间（地球相对于太阳的时间）规律、人地时间（人相对于地球的时间）规律。人类在宇宙中生存，一方面不断探寻自然规律，掌握自然规律，遵循自然规律，利用自然规律。另一方面，也自觉不自觉地违背自然律、干预自然律、破坏自然律。不符合自然律，就要为之付出代价。世律是宇宙变化规律，是空间律、时间律、环境律。

（四）社会规律

社会是人类群居形成的一种相互关系。社会规律是在社会活动中形成的带有普遍意义的循环轨迹。社会规律是通过人们自觉的社会活动表现出来的。社会规律从某种意义上反映着客观的物质世界的规律。社会规律是人类社会需要遵循的。

（五）思维规律

思维规律是人们思维形式的规律性。思维规律是人们的主观思维对物质世界的客观规律的反映，也是对社会活动规律的客观反映。思维规律的形成具有先天因素形成的思维模式，也有后天因素的影响。学习、感悟、体验、锻炼、思考是形成思维规律的重要方面。

（六）规律和规则的区别联系

规律是事物运动过程中固有的、本质的、必然的联系。规律是客观的，不能被修改、补充或废除。规则是人们制定的、供大家共同遵守的制

度或章程。规则是主观的，可以修改、补充或废除。一个正确的合理的规则总是根据客观规律制定的，是对客观规律的反映。符合客观规律的规则具有恒定性，实用性，有效性。

（七）按规律办事，实事求是

实事求是，出发于实事，着眼于是，而用力于求。"实事"就是客观存在着的一切事物，是客观事物的内部联系，即规律性；"求"就是去研究新情况，解决新问题；"是"是正确，思想和实际相符合，主观和客观相符合。按规律办事要实事求是，实事求是本身就是按规律办事。一切探求规律的社会实践活动，都必须基于实事求是。一切实事求是的做法，都是按规律办事。

二、遵循自然

（一）年·月·日·时

时间"年、月、日、时"律。这是自然现象的表现。年是地球绕太阳转的周期，月是月球绕地球转的周期，日是地球自转的周期，时是昼夜间隔的划分。

（二）气态·液态·固态

状态"气态、液态、固态"律。这是物质存在状态的表现。气态转液态，液态转固态，固态转气态。气态转固态，固态转液态，液态转气态。

（三）生·长·化·收·藏

植物"生、长、化、收、藏"律。这是植物的生存状态和表现。生而长，长而化，化而收，收而藏，藏（蕴）而生。生——发生。派生、衍生、发展。长——成长。形成、长大、扩充。化——变化。渐变、突变、极变。收——收敛。收缩、内收、聚敛。藏——隐潜。潜藏、归隐。生长，生而至长——由隐渐显、由静渐动。长化收，长而化收——从快减慢、从进渐缓、从扩到收、从张到弛。收藏，收而至藏——由显渐隐、由动渐静。"生长化收藏"借用于人事世：人之生长化收藏、事之生长化收藏、世之生长化收藏。

人"学习、应用、创新、收获、隐藏"。事"开始、进行、转化、收场、总结"。世，一日的"早晨、上午、中午、下午、晚上"。一周的"周一、周二、

周三、周四、周五、周六、周日"。五季的"春、夏、秋、冬"。

（四）生·长·壮·老·已

动物"生、长、壮、老、已"律。动物从出生到成长，至壮大，再到衰老，最后终已。这是自然规律。

（五）赤·橙·黄·绿·蓝·靛·紫

阳光"赤、橙、黄、绿、蓝、靛、紫"律。这是阳光的色彩层次规律，彩虹就是阳光色彩分层的体现。

（六）黄金律 0.618

黄金律是人们发现的自然界的审美规律。黄金律又称黄金分割、神圣分割。是将整体一分为二，较大部分与较小部分之比等于整体与较大部分之比，或长段的平方等于全长与短段的乘积。黄金分割数是无限不循环小数。确切值为 $(\sqrt{5}-1)/2$。其比值约为 1：0.618 或 1.618：1，即：长段为全段的 0.618。

0.618 是最具有审美意义、最能引起人美感的比例数字，按此比例设计的造型十分美丽柔和。如绘画、雕塑、音乐、建筑、管理、工程设计等。黄金分割率具有极强的自然属性，是世界事物运动永恒的转折点，只有在这里转折，事物的运动才会和谐，才会持续。它是作用在人们深层潜意识里的客观规律。

三、遵循道

（一）天道·地道

天道是日月星辰天体的运行规律对人的影响。地道是地球的运行规律、气候变化对人的影响。人们遵循道，依道而行事，借道研究事物的规律。

（二）自然道·修行道

道是人行走的道路。自然道是借助人行之道，阐述自然界的循行之道。自然之道是自然界的发生发展变化轨迹。在这些轨迹中有一定的规律，这就是自然规律。自然规律是自然之道的一个方面。天道、地道、人道都先是自然之道，然后才是人为之道。人道的先天就是自然之道。修行道

是人修炼奉行的道理、道德。自然道只有经过修行才能为人所感，为人所悟，为人所用。修行道是人的必修之道，修行道有深有浅。道行深者可达高人、圣人、至人、真人，道行浅者是为常人、凡人、普通人。

（三）常道·非常道

常道是恒常的、常规的道。常道是有程序的律。程序是有序的程式。非常道是非恒常、非常规的道。

常道为人们提供了原则性，非常道为人们提供了灵活性。

（四）显性道·隐性道

显性道是显而易见的道。显性道是人们易于遵循的道。隐性道是潜隐暗中的道。隐性道是在暗中发挥作用，而且可以推测推断的道。

（五）社会之道

社会之道是社会生活的轨迹，是显性道和隐性道共存的道。社会之道包括：权力者的权术、社会的显规则和潜规则。权术其实是一种维护集团利益的政治需要。权术面前没有绝对的对错、是非，只有为政治需要的一种解释。因为这是一种为一定目的服务的解释，所以，常有被冤枉的情况发生和漏洞百出的自相矛盾出现，这成为激化社会矛盾的导火索，或不为社会人所信服，或被对手作为靶点攻击，或成为内部分裂、颠覆政权的借口。权力者常把对自己统治有利的信仰、文化作为社会之道加以宣扬。行业是支撑社会大厦的砖瓦。社会的每个行业有每个行业的道行。在此行业可以公开的，在彼行业可能是隐秘；在此行业提倡的，在彼行业可能禁止；在此行业忌讳的，在彼行业则是必须。如男女袒胸露背，小裤头遮身。如果在公众场合，会有伤风化。而在游泳池里，则成为正常。如果在手术台上，赤身裸体便只有躯体没有男女了。

（六）动静之道

道是大静而小动，事是小静而大动。道是静态的表述动态的事物。谐调拳、太极拳是形动，自发动是气动，慈善仁是情动，人际交往是理动，社会变改是法动，科学进步是技动，哲学思考是术动。

（七）有道·无道

有道，就是有道，无道就是无道。有道，就是正道，无道就是邪道。正门是正道，歪门是斜道。有道者，怀有自然之道，懂得社会之道，遵循行业之道，树立为人之道。无道者，无视自然之道，不懂社会之道，违背行业之道，不知人为之道。怀有自然之道，尊重自然、敬畏自然，在顺应自然的基础之上，有限地改造自然，为我所用。否则，无视自然之道，将受自然之惩罚。懂得社会之道，识时务，度时势，与时俱进，顺应历史潮流。否则，不懂社会之道，背逆社会，伤及人性，将为社会所不容，受到社会惩罚。遵循行业之道，按照行业规矩，研究专业的发生发展变化规律，技术、方法、思想的创新和突破，以不改变专业特点、不逾行业之道为原则。否则，违背行业之道，必为业内所不容，再好的思想方法也会付之东流。

树立人为之道，依据自己的条件和特点，找到立身之本，立足之地，建立自己的为人谋事处世哲学。信仰是目标，信任是基础，信心是动力，信用是条件。人为之道，要符合行业之道，融入社会之道，顺应自然之道。否则，不知人为之道，鹤立鸡群必然招致无限烦恼。

道有大小，道有远近。为私是小道，为公是大道。先私后公是小道，先公后私是中道，大公无私是大道。为私者必遭私怨；为公者必得公益；先私后公，公必无视；先公后私，公必助之。利己是小道，利人是大道。利己为主利人为次是小道，利人为主利己为次是中道，毫不利己专门利人是大道。利己者人必不利；利人者人必利之；利己为主利人为次者，难得人利；利人为主利己为次者，必得人利。大公无私精神是大道，共产主义理想是大道，共享资源是大道。大公无私诚难做到，不能因为难做而放弃提倡；共产主义确实遥远，不能因为遥远而失去信仰。得道多助，失道寡助。得道者昌，失道者亡。

（八）人道（道德）

1.人为之道　人道是道德，德是每个人遵循的道。人道是每个人需要遵循的道德。社会道德是由每个人的道德组合而成。人道是自己的思想观念行为，与人相处的态度和做法，社会的状态对个人的影响。如善行、仁术、诡计、兵法，都是人为之道。人为之道是社会人在自己尊崇的道的影响下，形成的自我之道。人为之道就是每个人自己的行为准则。人为之道包括对天道、地道的微调。

2.人道之隐显　人为之道，有显性的知道，有隐性的不知道。显性的知道，就是自己清清楚楚地知道该做什么，不该做什么，该怎么做，做之后有什么后果，有利的后果怎么办，不利的后果怎么办。隐性的不知道，自己分不清该做什么，不该做什么，更不知道该怎么做，不知道做之后有什么后果，更不知道有利的后果怎么办，不利的后果怎么办。做什么都是稀里糊涂的。自己不知道。这就是明白人和糊涂人的界限。明白人好讲，糊涂人难缠，就是因为你讲的道理，明白人清楚，能够接受或者不接受，而糊涂人不清楚，也不知道能不能接受，他为了弄清，就要缠来缠去。

3.道之差别　人为之道，千差万别。有尊崇真理的正道，有谬论歪理的邪道；有具有深远影响的，有一时一事的；有高深的，有肤浅的；有自己受益的，有自己受害的；有使人受益的，有使人受害的。

4.道与德　道是在昭示一切，德是在承载道的一切。老子说："道生之，德畜之，物形之，势成之。是以万物莫不尊道而贵德。道之尊，德之贵，夫莫之命而常自然。""生而不有，为而不恃，长而不宰，是谓玄德。"其中"道"指自然运行与人世共通的真理；而"德"是指人世的德性、品行。"德"的本意为顺应自然、社会和人类客观需要去做事。不违背自然发展，去发展自然，发展社会，发展事业。德，是道的载体，是道的体现，是我们能看到的心行，是我们通过感知后所进行的行为。所以如果没有德，我们就不能如此形象地了解道的理念。道德是指以善恶为标准，通过社会舆论、内心信念和传统习惯来评价人的行为，调整人与人之间及个人与社会之间

相互关系的行动规范的总和。

道德具有调节、认识、教育、导向等功能。与政治、法律、艺术等意识形式有密切的关系。中华传统文化中，形成了以仁义为基础的道德。韩愈《原道》："博爱之谓仁，行而宜之之谓义；仁与义，为定名；道与德，为虚位。"道德是为人之道。德是每个人遵循的道。为人之大道是每个人需要遵循的道德。社会道德是由每个人的道德组合而成。德是通过付出使人受益，而凝练出的性情和品行。付出大到财物、知识、帮助、精神、智慧；小到笑容、温和。德对自己来说，是一种付出，而积德则是一笔无形的财富。厚德载物。人出生后，只有本能，而不知约束，在与人交往中，本能可能出现危害其他人的行为。人们都需要对本能的外在约束和内在约束。他人约束是外在约束，自我约束是内在约束。法律是外在约束，法律的功能是约束、制裁人的危害行为。道德是内在约束，道德是教化、约束人的本能冲动。这种本能冲动不违法，但亦会对他人，甚至人类社会造成危害。道德是一种社会意识形态，是人们共同生活及其行为的准则和规范。道德是对事物负责，不伤害他人的一种准则。道德往往代表着社会的正面价值取向，起判断行为正当与否的作用。道德由一定社会的经济基础所决定，并为一定的社会经济基础服务。不同的时代，不同的阶级具有不同的道德观念。《韩非子·五蠹》："上古竞于道德，中世逐于智谋，当今争于气力。"《后汉书·种岱传》："臣闻仁义兴则道德昌，道德昌则政化明，政化明而万姓宁。"唐·韩愈《原道》："凡吾所谓道德云者，合仁与义言之也，天下之公言也。"因而，最高的道德就是不断地为人服务，为人类的爱而工作。所以，道德包括社会规范对人的本能制约。

（九）事道（道理）

事道是世事所行之道。事道是道理，理是两个人约定的道。事道是行事之道理。事道是二人约定的道理。二人交往是两个独立人的交往，所以各自的个人道德必然影响着二人交往的道理。多人交往只是两两交往的叠加而已。〇ⅠⅡⅢ。

道生一,一生二,二生三,三生万物,这是事理的基础。学会《诗经》会说话,学会《易经》会算卦。用大道理解释日常事,从日常事反映大道理。围棋体现着大战略,中战术,小战斗。有谋略,有布局,有占领,有弃舍,有收官,有手筋。象棋体现着战术和战斗。军棋直接就是战斗。

(十)世道(道路)

世道是用道路比喻人类在这个世界上生活的规律性。路是众人走出来的道,世道是人们共同形成的社会生活氛围。世道包括法律、法规、规定、纪律,也包括自然状况、人文状况、环境情况、经验习惯做法。

世道是众人共同遵守的道路。三人成众,众是两个以上交往者的叠加。所以,每个人的道德、相互交往的道理必然影响着大众所选择的道路。

(十一)路径

路径是道路、途径、路线、门路办法、文件层次、绘出的线。

1.路径是道路 径路有陆路、水路、航路。陆路是脚踏实地的道路。水路是水上行船的通路。航路是空中飞行的线路。路坎坷是有障碍的路、不平的路。路平坦是无障碍的路、通畅的路。路顺利是没有阻力、路行顺畅有利的路。小径迂曲,曲径通幽。直径最短,捷径方便。

2.路径是路线 路径是具体的线路。路径是到达目的地的路线。

3.路径是门路办法 路提升为办法,多人的习惯就是路径。路径是办事的门路、路子、办法。门路,用来形容某人有方法或关系等达到不可告人的目的。也用来形容某人做事的诀窍、方法,或解决问题的途径。

4.路径是文件层次 在电脑中,路径指指向文件或某些内容的文本标识,常用斜杠"\"或"/"分隔每一个区间,斜杠后面是前面的子项。

5.路径是绘出的线 路径就是用钢笔等工具描绘出来的线。路径由一个或多个直线段或曲线段组成。线段的起始点和结束点由锚点标记,就像用于固定线的针。通过编辑路径的锚点,可以改变路径的形状。可以通过拖动方向线末尾类似锚点的方向点来控制曲线。

(十二)入道·得道·出道

入道修行积累到一定程度,有一种豁然开朗的感觉,方谓得道,得道而熟练,道理融会贯通,呼之欲出,方可出道。

1.入道 入道从问道、闻道开始。问道是认知的开始,是对生命境况的思索。闻道是认知的过程,是对真法、真理的探索。入道是进入道的领域,找到正确的道路,俗称"上路"。人们总是看重追求的目标,关注目标的到达,其实在很多情况下,不是何时到达目标的问题,而是有没有上路的问题。只要上了路,方向正确,离目标也就走一步近一步了。如果没有上路,没有确立正确的方向、路线和目标,就是盲目的走,走越快错得越多。

2.得道 得道就是知道。得道是顺应自然、与天合一的境界。道法自然、大道自然。其知道者,法于阴阳,和于术数,食饮有节,起居有常,不妄作劳,故能形与神俱,而尽终其天年,度百岁乃去。知道是认知的结果,是对道的理解和获得。得道是知晓事理,懂得道理,符合道义、正义,得道多助。

3.出道 出道是学道有成,入世行道。行道是依道而行,是获得的结果,是得道的一种体现,是道久长的必由之路。行道是目的。出道的意义在于传道、授业、解惑,有益于后人。

(十三)心道·失道

1.心道 道居于心。心道是道的最高境界。心为一身之主,心藏神,心能禁制,使形神不邪。心者,大包天地,细入毫芒;制之则正,放之则狂;清净则生,浊躁则亡;明照八表,暗迷一方;但能虚寂,生道自常;永保无为,其身则昌。人以难伏,唯在于心,当以正心教人。教人修道,则是修心。教人修心,则是修道。内观己身,是为澄心,心若清净,则万祸不生。

心道者,有而无形,无而有情。道不可见,因生而明之;生不可常,用道以守之。守道长生,为善保真。道以心得,心以道明。心明则道降,道降则心通。人能常清静其心,虚心静神,则道自来居，神明存身，生不亡也。所以通生，谓之道。若生亡则道废，道废则生亡。生道合一，则长生不死，羽化神仙。修心道当知，虚心者，遣其实也；无心者，除其有也；定心者，令不动也；安心者，使不危也；静心者，令不乱也；正心者，使不邪也；清心者，使不浊也；净心者，使不秽也。此皆以有，令使除也。心直者，不反复也；心平者，无高低也；心明者，无暗昧也；心通者，无窒碍也。内观之道，静神定心；内观不遗，生道长存；道贵长存，保神固根。乱想不起，邪妄不侵；表里虚寂，神道微深；外藏万境，内察一心；了然明静，静乱俱息。千经万术，唯在心也。

2.失道　人所以流浪恶道，沉沦滓秽，缘六情起妄，而生六识，六识分别，系缚憎爱，辗转系缚，流浪生死，永失于道矣。欲自识起，识自欲起。妄想颠倒，而生有识。本来虚静，元无有识。有识分别，起诸邪见。邪见既兴，尽是烦恼。去来取舍，染着烦恼，与道长隔。人常欲生，而不能虚心；人常恶死，而不能保神。亦犹欲贵，而不用道；欲富，而不求宝；欲速，而足不行；欲肥，而食不饱也。道无生死，而形有生死。所以言生死者，属形不属道也。形所以生者，由得其道也。形所以死者，由失其道也。人能存生守道，则长存不亡也。所以流浪生死，沉沦恶道，皆由心也。妄想憎爱，取舍去来，染着聚结，渐自缠绕，辗转系缚，不能解脱，便至灭亡。由如牛马，引重趋泥，转增陷没，不能自出，遂至于死。人亦如是，始生之时，神元清静，湛然无杂。既受纳有，形染六情，眼则贪色，耳则殢声，口则耽味，鼻则受馨，意随健羡，身欲肥轻，从此流浪，莫能自悟。内观其身，惟人尊焉。而不自贵，妄染诸尘，不净臭秽，浊乱形神。人不能长保者，以其不能内观于心故也。愚者不知，劳其形，苦其心，役其志，躁其神，而道愈远，而神愈悲。背道求道，择选当慎。

四、察律

（一）测律

测律是测量律、测定律。规矩是测律工具，规是量圆的工具；矩是测方的工具。没有规矩不成方圆，指的就是对律的检测。

（二）初级律·中级律·高级律

初级律是早期的、原始的、低级状态的律。中级律是成熟的、标准的、应用的律。高级律是超脱的、精神的、前瞻的律。初级律无争议，中级律有争执，高级律能包容。

（三）律之"聚·散·求同"

聚有聚的规律，散有散的规律，在聚散的过程中有求同。有聚就有散，有散也有聚；有不同就有相同，有相同也有不同。聚散为常，求同为奇。刹那间求同。

（四）律之"左·中·右"

律之左是律条之上限、从严、激进。律之中是律条之中间、适度。律之右是律条之下限、从宽、保守。

（五）习惯·律条·精神

习惯是一种习以为常、按部就班的惯例做法。习惯的延续形成规律。律条是根据人类社会需要，把要求做的成熟的内容记载下来制订形成条文。律条是律之精神的具体体现。如法律条文。律之精神是律条的宏观目的，是指导律条的目的和原则，是律条的延伸义和律条的弦外之音，是律条想要表达而无法用文字表达的精神。律之精神是律条的本义，是律的更高层面。

五、循环之律

（一）往复回旋

往复回旋，指事物周而复始地运动或变化。花开花谢，月圆月缺，循环无尽。人生就是一个生老病死，循环不息的过程。人类在一个大循环中生生不息。

（二）循环的重复

从二维世界来看，循环是封闭的圆圈，是周而复始的重复。只是一种理想化的状态。而真实的三维世界或四维世界里，循环存在的方式，是不断变化的。不在螺旋中上升，便在螺旋中下沉。计算机能很好地表达循环的重复，在不少实际问题中，有许多具有规律性的重复操作，因此在程序中就需要重复执行某些语句。一组被重复执行的语句称之为循环体，能否继续重复，取决于循环的终止条件。在使用循环语句时，必须要确定循环体及终止条件两个重要因素，亦即首要考虑的是：我要重复执行哪些语句，我要重复到什么时候为止！

（三）循环的递增

就像生命的生长，每一次循环过程之后，不断发展壮大。人所处的生存环境、人际关系、问题的处理都有其内在的规律。人生的循环不都是圆周运动，而是一种循序渐进的过程。没有什么困难可以难倒我们，遇到挫折，只要坚持不懈，就会有起色。

（四）循环的衰减

比方说太阳相对地球的每天升起，是一种循环，看似没有变化，实际上，太阳每天都在衰减消亡，只不过与人的生命相比，其过程过于缓慢罢了。循环常常是递增与衰减并存的。从单体的生命或物质诞生开始，其不断成长的同时，也不断衰老。

（五）音乐中的循环

循环是民族曲式结构原则之一。一个曲调反复出现达两次或两次以上，在每次反复之间插入另一新曲调。每次插入的新曲调与原曲调，或者成为一个完整的结构，但各自不能独立，不可分割；或者各自独立，各自表现不相同的音乐形象。

（六）程序中的循环

循环是程序设计语言中反复执行某些代码的一种计算机处理过程，常见的有按照次数循环和按照条件循环。

第五节 探索律

一、律是有序

律是有序，有序是相对于无序而言的。无序是没有序列，没有顺序，没有规律。循着顺序而行是遵循律，寻找序列、顺序的过程是探索律。如律是从愿望到实现的过程。"愿望—梦想—理想—目的—目标—计划—执行—实现"。实现愿望是执行计划，完成目标，达到目的，实现理想，圆了梦想。

二、天然律

天然律是自然界的自然规律。自然界从无到有，从有而消失归于无。宇宙自然日月星辰按照一定的规律运行变化着。空间和时间在用不同的方式运行变化着。宇是空间变化规律，宙是时间变化规律。声音有音律，音乐和乐曲。文字有声韵的抑扬顿挫规律。天然律是自然谐调律，宇宙的自然谐调，人与宇宙的自然谐调。人和生物都经历着，"生长壮老己"或"生长盛衰亡"的过程。人类在研究自然规律中享受自然的恩赐，取得思想的进步，创造生活的安逸、趣味和意义。人类对自然规律的研究永无止境。

三、人为律

人为律是后天总结规定形成的规律。人为律是对感觉、感受、习惯，观察、研究的成果。人为律是社会律，社会律是交往律、家律、团律、国律。人为律是人在自然界生存中的自律、人际交往中的约定、社会对人的约束。大到法律对人的严厉惩罚，中到规章制度对人的制约，小到相约一事共同遵守。人为律的制定是一种自觉行为，有的是有意而为，有的是无意而成。不自觉常常是出于无知无觉。人为律包括自由律和约定律。人为律是人们发现总结的自由律，约定规定的法律纪律。

（一）自由律

自由律是人们凭自己的意愿自由自在地生活。自由律，如自律、随意。自律是个人自觉履行的规律。

（二）约定律

约定律，是人们按照自然规律，约定、规定的律。约定律是人们约定而相互遵守的律。约定律应当遵循自然规律法则。约定律，包括相互约定和群体约定。相互约定，是人际交往规律，如承诺、合约、合同、约会。群体约定，是社会或团体的规律，如法律，纪律。如约定100年为一世纪，10年为一年代。

（三）自作自受

有人说：古今中外有一条规律——任何人都是自作自受。人的一生都是自己活出来的，所以必须自己来承受。人的一生只做一件事，画一条线。人在行事中都有动机，在动机支配下有过程、有结果，人们可以掌握过程，不能控制结果。所以，高人只问耕耘不问收获。这是一种说法。

（四）习惯

习惯是习以为常的惯性。习惯的形成，一是成瘾性，成瘾性有大有小，如毒品、烟、酒；二是刺激，刺激多了，就成为习惯了，无论是视觉、听觉、嗅觉、言语等感官的刺激，体触的刺激，还是食物的刺激，无论是好的习惯，还是不好的习惯，能接受的习惯，不能接受的习惯。习惯形成之后，改变了习惯反而不习惯了。

（五）经验

经验是经历验证的事。许多经验是建立在失败的教训之上。适合的经验才最好。

（六）人之道律

人之道律是道所具有的规律，人们按照前人的规律生活着，并在生活中不断调整规律，形成当代人的律。一是自然形成的，二是习惯形成的，三是传承形成的，四是需要形成的。人之道律有求新、求奇的心态，新新旧旧，旧旧新新。经验告诉我们：最坚固的堡垒，最容易从内部攻破。经验还告诉我们：动手之前要有铺垫，高潮之前，要有序曲。

四、交往律

每个人都有自己的处世态度、行事原则和习惯做法。人际交往律就是人与人交往所形成的规律。

（一）交往的"介入·启迪·临界·跨界·离崩"

一个完整的人际交往规律，往往经历五个阶段，介入性交往、启迪性交往、临界性交往、跨界性交往、离崩性交往。

第一个阶段，先从介入性交往开始，双方从陌生开始认识，进行交往。第二个阶段，稍微熟悉之后，进入启迪性交往，相互启发、启迪、学习、分享、进步，如果能无限期地保持启迪性交往状态，是人生的超脱，是受益的人生，是成功的人生，是快乐的人生。第三个阶段，特别熟悉之后，容易进入临界性交往状态，启迪减少，问题增多，经常处于矛盾的边缘，此时如能克制、理智、清醒，也能保持相安无事。第四个阶段，双方总想以自己的思路与做法要求对方，形成跨界性交往状态，干涉对方，常常形成对峙，产生矛盾冲突，此时，如能自知自觉，后退一步尚好，如维持这种状态，会经常吵吵嚷嚷，争执不休。第五个阶段，如果长期持续跨界交往，而不自知自觉后退，则将走向分崩离析，关系崩溃。离崩之后，要么结束，要么重新从介入性交往开始下一个循环。

低级趣味的人往往把一个循环走完，再开始下一个循环；中级趣味的人临界不少，跨界不多，离崩也少；高级趣味的人保持启迪，较少临界，更少跨界。

（二）交往的"情·力"

1. 情志·友情·爱情·亲情　情志是个人的情绪因素。友情是朋友之间的友好情谊。爱情是恋人的爱慕之情，以及亲人的爱护、爱戴之情。亲情是具有血缘的亲人情感，或没有血缘而组成家庭的成员之间的亲人情感。包括家庭中的父母、夫妻、子女，以及堂亲、表亲。

2. 交往的力　交往的力，强力胜弱力，巧力胜拙力。弱力与拙力相互化生，强力与巧力相互化生。

3. 强力胜弱力　强力能够胜弱力。一力降十会，欺软怕硬。

4. 巧力胜拙力　巧力能够胜拙力。四两拨千斤。巧劲避实就虚、攻其不备。

5. 弱力与拙力互相转　换弱力由于不能发挥作用，而变为拙力。拙力由于不能成为主流，而成为弱力。

6. 强力与巧力互相转换　强力由于能占主导地位，可以在实用中变为巧力。巧力由于能很好地应用，可以支配主流成为强力。

7. 强力和拙力互相转换　强力而不巧，起不到应有的效果，就会成为拙力。拙力而费劲，完不成而加力，也会成为强力。

8. **巧力和弱力互相转换** 巧力省力，渐渐会成为弱力。弱力难以奏效，也会激而成为巧力，以发挥作用。

（三）交往的"远·近"

1. **日远日疏，日近日亲** "日远日疏，日近日亲"是出于陌生的疏远感和熟悉的亲近感。

2. **距离产生美** 距离产生美是出于新鲜感，是由于距离能减少冲突和摩擦，给人以反思。没有距离的交往，会淡化新奇，产生视觉疲劳。久居亲也疏。

3. **远近适度** 远近与亲疏不是简单的对应关系。并非远疏近亲，也非远亲近疏。情况不同，远近亲疏关系也不同。远与近不是亲与疏的根本，远近适度才是亲疏的要义。

（四）交往的"少·多"

1. **少则未及** 交往太少，起不到交往的作用，达不到交往的目的。

2. **多则生厌** 交往过多，在相互交流的同时，还会产生厌倦、厌烦。

3. **过犹不及** 过度交往同交往未及一样，达不到应有效果。

4. **极则生变** 一个极端是未交往，另一个极端是交往过频。未交往时渴望结缘交往，交往过频会产生变化，向相反的方向转化。

5. **适合为好** "适合为好"是出于效果。少了是买卖，多了是祸害。"少则未及""过犹不及"是效果不佳；"多则生厌""极则生变"是没有达到效果。少与多，过与极，都是由于不适合。

（五）交往的"争·让"

1. **争着不足，让着有余** 两相争取，嫌不够；两相谦让，尚有余。争是自私，让是无私。

2. **谦虚而处，留有余地** 虚心使人进步，骄傲使人落后。自谦而不自满，后退一步路自宽。宁让心宽不让衣宽，宁让心大不让屋大。

（六）交往的"亲·疏"

交往的亲与疏与很多因素有关。

1. **生养决定亲疏** 生育之恩，养育之情，决定亲疏。有生育之恩则亲，无生育之恩则疏；养育之情浓则亲，养育之情淡则疏。怀有感激生育之恩则亲，淡化感激生育之恩则疏；常思养育之情则亲，漠视养育之情则疏。

2. **缘分决定亲疏** 有缘则亲，无缘则疏。有缘千里来相会，无缘对面不相知。

3. **接触决定亲疏** 同样投缘，接触多则感情深而亲亲；接触少则感情浅而亲疏。同样反目，接触少则敌对轻而疏亲；接触多则敌对重而疏疏。

4. **反响决定亲疏** 为人的反响、谋事的反响、处世的反响、人品的反响、文章的反响、艺术的反响，决定亲疏。受到反响好则亲，受到反响差则疏。物以类聚，人以群分，同气相求。同类亲，不同类疏；同群亲，不同群疏；同气亲，不同气疏。

（七）交往的"容·挤"

容是容纳、容忍；挤是挤兑、计较。交往交道可以包容以处，也可能挤兑以处。

（八）交往的"引·斥"

引是吸引，斥是排斥。交往中的人，有吸引，也有排斥。吸引日亲，排斥日疏。

（九）交往的"信·疑"

信是信任，疑是怀疑。交往中打交道离不开信，无信不立。交往中也有怀疑，可疑但不可深疑。

五、"心物信息通"律

"心物信息通"是谐调人生的根本规律。物有物的自然规律，心有心的思想规律。物的信息和规律必以人的知晓通达为前提，而息通的作用，必以人的信任为条件，如果没有相信，物的信息和规律不被采用，有物又有何用？"心物信息通"说了四个方面的问题，一是有物，二是有心，三是有息，四是有信。物和心必须有息和信才能互通。通者，没有物不行，没有心也不行，没有息不行，没有信也不行。物和心是基础，息和信是条件。心与物由息和信才能通达，这是谐调人生的重要规律。探索"心物信息通"是谐调人、事、世的关键。

六、他动律·自主律·自动律

（一）他动律

他动律是由他调而动的律，他动律是他调的

结果，他调是他动的条件，他动律是他人谐调的规律。

1.他动—自动—自然　"他动—自动—自然"是由他动走向自动，再走向自然。在他动的引导下，形成自动，自动走向自然。他动是一种引导，是一种帮助，他动是思想观念支配的动，自动则是不受思想观念支配的动。他动只有走向自动才起到真正的锻炼作用，自动只有走向自然，才获得了真谛。

2.自然—自动　"自然—自动"是自然为人所用，成为自动。人们真正理解了自然，应用了自然，就能成为自动。生活中，真正放松入静进入自然状态，可以成为自动。所说的"不由自主"，就是对自动的描述，梦境、梦话、梦游，也属于自动。

3.自己支配动作　自己支配动作是自己从主观上去支配肢体动作。生活中大多数是自己有意识地去做某个动作。

4.他人支配动作　他人支配动作是他人主动支配你被动地做动作，或者你受他人影响，通过语言形象等，模仿他人的动作。生活中很多情况下是通过听到或看到，而受别人明示或暗示做一些动作。

（二）自主律

自主律是自己可以主导和主宰，也愿意主导和主宰。自主律与人为律相对应。自主律是自我支配的律，不受外界影响。

（三）自动律

自动律是自动调节的规律。包括：自发动功、自发谐振、自动谐调（自调律）。自动律与他动律相对应。

1."自然—自动"律　现实生活中的人们，源于自然，而在着意去做事的时候，却是一种刻意。刻意是一种不自然。当处于松静自然状态下，进行锻炼时，就克服不自然，走向自动。应用自然律，进行训炼，使机体在自然中自动，就是自动律。如"自发动功""自发谐振""自动谐调"，都是自然到自动的训练。

2."自动—自然"律　因为人是自然的一部分，所以自动律本身就是自然律的一部分。这里所研究的"自动—自然"律，是自动律走向自然律，而不是走向他动律。自动律走向自然是需要深入理解领会自动与自然的关系，自动走向自然是对自动的一种升华，自动来源于自然，修炼于自动，回归升华于自然，这是自动的升华，也是自然的纯化。自动走向自然是层次的提高，是自动的生活化。如"自动谐调"就是自动到自然的训练。

3.静极生动　从静开始，静极而动，动而再静。静极生动是机体处于安静状态，静而气运畅通，催动机体。

4.动极生静　从动开始，动极而静，静而再动。动极生静是机体处于气催动状态，动极而谐，谐而归静，静极是体静而内气行运。

5.习惯　习惯是积习而形成惯性，习以为常的惯性，习惯成自然。

七、"情·理·法·力"律

（一）情

1.人情——人的同情　情是人情，人的同情、人的感情，交情、友情、爱情、亲情。人的情感，情亲，情谊，情爱，情绪，情怀。

2.事情——事的情况　情是事情，事的情况，具体事件的情况。一件事的来龙去脉，原因、过程、结果。

3.世情——世的情景　情是世情，世的情景。自然环境、社会状况、文化观念形成的情景、情境。

（二）理

1.人理——人心之理　理是人理，人心之理。

2.事理——事业之理　理是事理，事业之理。

3.道理——世道之理　理是道理，世道之理。社会认可的道理，保持原有道理，改变原有道理，发展创新道理。

（三）法

法是心法，人心之法。法是操作，实施操作，操作规程，是统一众人之操作。法是办法，办事之法。法是职责，职位责任、职务责任。法是道法，世道之法。宪法、法律、规章、制度。

（四）力

力是人力，人的力度。心力、势力、权力、能力、力量、号召力。力是事力，事的力度。影响力，影响范围，改变。力是世力，世的力度，推动力，社会的推动力。

（五）"情理法力"化生制约规律

"情、力、法、理、情"形成制约机制。"情理法力"化生、制约、外延、失补。

1. 化生　情化理，理化法，法化力，力化情。
2. 制约　力制法，法制理，理制情，情制力。力胜法，法胜理，理胜情，情胜力。情理法力所胜，须达到极致方可言胜。强力胜严法，严法胜道理，道理胜笃情，笃情胜强力。社会变革、改朝换代是力胜法；法律面前人人平等是法胜理；讲道理、以理服人是理胜情；用情感化劝降是情胜力。
3. 外延　情有感，情感；理成道，道理；法成律，法律；力成势，势力。
4. 失补　失情而后理，失理而后法，失法而后力，失力而后情。

（六）"情理法力道德神"的制化转换规律

一人独处讲情，只有情感宣泄；二人相处讲理，才能达成相交共处；众人讲法力道德神，才能形成团体与社会。情理基于信。法基于守。情上升为理；理上升为法、道、神；法上升为力；道上升为德；力和德，回归于情。

（七）"情·理·道·德·仁·义·礼"的制化转换规律

"情、理、道、德、仁、义、礼"律，发乎情，止乎礼。情化理，理化道，道化德，德化仁，仁化义，义化礼，礼化情。情胜礼，礼胜义，义胜仁，仁胜德，德胜道，道胜理，理胜情。情制礼，礼制义，义制仁，仁制德，德制道，道制理，理制情。失情而后理，失理而后道，失道而后德，失德而后仁，失仁而后义，失义而后礼，失礼而后情。

（八）人与"情理法力"

1. 一人为孤，依情　一人为孤，依情。独来独往，我行我素，为所欲为。
2. 二人成双，依理　二人成双，依理。二人互相协作，携手共进，达成一致。二人决裂，回

归个人。

3. 三人为众，依法　三人为众，依法。或少数服从多数，或少数不服从多数。少数不服从多数有六种情景：独立、争取多数、被服之、被弃之、被压之、被灭之。

八、无律·有律

（一）无律

无律是没有律，无律是隐含律，无律遵循着自然规律。从某种意义上说，无律也是最大的律。

（二）有律

有律是有而可以遵循的律。律有隐性的、有显性的。有律是可以找到的律。有律有适度、有不及、有太过。

九、隐律·显律

（一）隐律

隐律是隐性的，不明显的律。隐律是内在的规律、潜伏的规律、隐藏的规律。隐律是潜在的、隐而难见的、只能感受意会的律。隐律可能不明显、不明白、不透亮，深奥难解，不能发挥作用。如道、自然规律、自动律，都属于隐律。

（二）显律

显律是显性的，显而易见的律。显律是可演示的律、可重复的律、可以明文规定的律。法律、纪律、程序、条理、纲目都是显性律。

十、实律·虚律

（一）实律

实律是实在的律，具体可操作的律，可演示的律，可重复的律。

（二）虚律

虚律是虚化的律，概念性模糊的律，暗含的律，隐藏的律。

十一、硬律·软律

（一）硬律

硬律是条文规定的、明确的、具有约束力的硬性的律。如条约、协定、法律、纪律、规范、规则、协议、契约、合同。

（二）软律

软律不是用条文规定而是靠人们自愿追随、自觉遵守的弹性的律。如道德、约定、约会、习惯、经验、座右铭。

十二、强律·弱律

（一）强律

强律是约束力强、执行力度大、影响范围大的律。

（二）弱律

弱律是约束力弱、执行力度小、影响范围小的律。

十三、治律·乱律

（一）治律

治律是能够治理的律、有条不紊的律。

（二）乱律

乱律是混乱的律、错误的律。

十四、律适度·律太过·律不及

（一）律之适度

律之适度，是律有一定的度，律在一定的限度范围内适合。律之适度就是在具体的时间、地点、境况，适合于具体的人，具体的事，具体的物。

（二）律之不及

律之不及，是律的缺失，在需要用律要求时，律达不到事的需求。

（三）律之太过

律之太过，是律的过多、繁琐，画蛇添足。律之太过可能事与愿违，本想更多更细更好，结果却导致了混乱，无所适从。

十五、守律·悟律·创律

（一）守律

守律是遵守既定律。既定律包括道、理、天然律、人为律、规律、定律等。守律有三种情况：一知半解、理解掌握、融会贯通。一知半解：半懂不懂，理解不全面。理解掌握：全面理解，掌握应用。融会贯通：理解内容，领会精神实质，并可以在原有的基础上变通、升华、创造。

（二）悟律

悟律是感悟既定律之精神，感悟内在的规律。如无律即是律，是对律的感悟。或使用律之条文，或使用律之精神，也是悟律。

（三）创律

创律是创造新律。无律可创律。创律有三种情况：别出心裁、独到见解、得心应手。别出心裁：有不同寻常的想法。独到见解：有独到的理论思路和解释。得心应手：形成完整的套路。并熟练操作。

十六、总括律·专门律

（一）总括律

总括律是具有概括统领意义的律。总括律是高位律、上位律。

（二）专门律

专门律是具有分类细化意义的律。专门律是低位律、下位律。低位律不能超越高位律，下位律不能违背上位律。如自然大道是自然规律，一切具体之律不能超越和违背自然规律；宪法是根本大法，民法、刑法、诉讼法等不能超越宪法；民法是上位法，一切民事活动所制订的合同、约定、规章、制度等，不得违背民法精神。

十七、固定律·变化律

（一）固定律

固定律是相对稳固确定不变的律。有的是短期不变，有的是长期不变，有的是终生不变。

（二）变化律

变化律是在变动转化之中的律。有的变化快，有的变化慢，有的是显性变化，有的是隐性变化。

十八、加减律

（一）"学"是加法·"道"是减法

"学"是加法，"道"是减法。少学是知识1，多学归自然0。0—1—2—3—4—5—6—7—8—9—10，从0学日多，多至一定程度回归10。10—11—12—13—14—15—16—17—18—19—20，从10学日多，多至一定程度回归20。90—91—92—93—94—95—96—97—98—99—100，从90学日

多，多至一定程度回归100。

老子说："为学日益，为道日损。"要长学问，必须积累。要行大道，必须放下执着，放下趋○，趋○就是净心，净心则道日大。知识越多，应当感悟越多，感悟多了，就开始放下，否则知识越多，离道越远。

（二）过犹不及

对于适中来说，过是多了，不及是少了。过多与不及结果一样，都不合适。"少了是买卖，多了是祸害"是讲不能贪，贪多非但无益，反而有害。对于饮食来说，太少挨饿，适中耐饥，过多食滞。食滞的难受与挨饿的难受相同。

十九、顺逆律

（一）顺逆有比较才有鉴别

顺与逆是比较出来的，逆是相对于顺而言的。没有顺就无所谓逆，没有逆也无所谓顺。有逆才有顺，有大逆才有大顺。

（二）顺与逆各有优劣

顺是享受，逆是锻炼。享受快乐，忍受痛苦。喜极而泣，乐极生悲，悲极生乐。痛哭流涕，破涕为笑。

春暖秋凉，春捂秋冻。"顺为人，逆为仙，只在其间颠倒颠。"贪图享受的是人，人追求顺境，经受磨难的是仙，仙在逆境中修成正果。所以，不能说顺境好，逆境不好，而是顺境与逆境各有优势，要看怎么用。

（三）顺与逆相互包含

顺与逆相互包含，顺境中有逆，逆境中有顺。"大实有羸状，至虚有盛候。"实中含虚，虚中含实。实证达到极端时，会出现虚的状态；虚证达到极端时会出现实的状态。

（四）顺逆相生

顺逆两个方面相互滋生。寒与热是相反的两个方面。"寒极生热，热极生寒。""静极生动，动极生静。"只有经受住苦难的磨练，才有可能百毒不侵而成为大器。"天将降大任于斯人也，必先苦其心志，劳其筋骨，饿其体肤，空乏其身，行拂乱其所为，所以动心忍性，曾益其所不能。"

（五）极则转化

极则向相反的方向转化。"阳极转阴，阴极转阳"。"苦海无边，回头是岸"。"苦尽甘来"。"大公无异于大私"。这些都是一方面达到极致，然后向另一方面转化。

二十、"无·有·转·化·消·失"生化律

宇宙万事万物，按照"无、有、转、化、消、失"律，发生、发展、变化、转归。无生有，有转变，变而化，化而消，消而失，失而无，无而再生。按照如此规律循环往复。

二十一、"木·火·土·金·水"五行律

世间任何人、事、物，立足于我，都有生我，我生，三种相生关系。立足于我，还有克我，我克，三种相克关系。生克关系合起来，由于"我"居中而重复，就形成了五行的生克关系。因此，五行是最简洁明快的生克制化关系。在此基础上，可以累加变得很复杂。"木、火、土、金、水"五行律，用于人、用于事、用于世。"木、火、土、金、水"五行，具有生克乘侮规律。木生火、火生土、土生金、金生水、水生木，这是五行的相生关系。木克土、土克水、水克火、火克金、金克木，这是五行的相克关系。木乘土、土乘水、水乘火、火乘金、金乘木，这是五行的相乘关系。木侮金、金侮火、火侮水、水侮土、土侮木，这是五行的相侮关系。

二十二、"点·线·面·体"I变律

I是点线面体，I是独点、孤线、单面、整体。点、线、面、体是I之律，点、线、面、体之间的相互有关系。点成线，线成面，面成体，体是大点。I之律是显规律，是事物相对浅层次的已经探明的规律。

律是点线面体的重叠更替。点律成线，线律成面，面律成体，体是大点。

（一）点

点没有方向，处处是方向。点有了方向，就有了起点和终点。

1.点的类型　点有多种类型，虚点、实点；

小点、大点；静点、动点；恒点、变点。

2. **点的位置及状态** 点有普通点、一般点，点有要点、重点、难点。点有一定的位置，点有相应的状态。点的"隐、中、显"状态。点的"小、中、大"状态。点的"近、中、远"位置。点的"内、中、外"位置。点的"低、中、高"位置。点的"浅、中、深"位置。点的"前、中、后"位置。点的"左、中、右"位置。点的"上、中、下"位置。

3. **起点·立足点** 起点是起始的点、开始的点、起点是头，一切事物从起点开始。起点是启动Ⅰ，从〇而启动、开始即是Ⅰ。立足点是立足的点，是一切的基础、根本。起点可以是立足点，也可以不是。立足点可以是起始点，也可从是中间点。绝大多数事物，当以起点为立足点，立足于〇，从〇做起。

4. **中点·环节点** 中点是中间点，是事物过程之中的点。环节点是分为多个环节的事物，环节与环节交接的点。中点可以是环节点，是发展的过程中，某一环节的点。中点也可以不在环节点，而在过程中的某一个点。

5. **终点·着眼点** 终点是终了的点、是完成了的点。着眼点是目标点、目的点、落脚点。终点可以是着眼点，是事物的目标、目的。终点也可以不是着眼点。而以终点之前的某一点为着眼点。终点和着眼点，取向均为Ⅰ，整个事物的目标取向、走向都是Ⅰ。终点有临时的，阶段性的，有完了的，最后终结的。

着眼点，是被盯着的目标、目的。事物的目标是Ⅰ。大目标是大Ⅰ，小目标是小Ⅰ。事物的目的是Ⅰ。大目的是大Ⅰ，小目的是小Ⅰ。

（二）线

线是一维。线是点的连接，线是点的延伸。线由无数个点构成。

1. **线的类型** 线有多种类型：虚线、实线；平线、曲线；长线、短线；粗线、细线；静线、动线；恒线、变线；直线、射线、线段。线段有两个端点，是固定的长度；射线有一个端点，有一个方向，一端可以延伸；直线没有端点，有相反两个方向，可以向两个方向延伸。

2. **线的关系** 线与线形成一定关系，如平行线、相错线、相交线。平行线是两条或多条线平行，距离相等，永不相交；相错线是两条线或多条线不平行，也不相交；相交线是两条线或多条线交叉，交叉点距离为〇。

3. **路线** 路线，是指从一地到另一地所经过的道路、路径、线路、航线。路线用以借代思想上、政治上所遵循的根本途径。思想上、政治上的路线有初级、中级、高级之分，有落后、居中、先进之别。

（三）面

面是二维的，线曲折拐弯形成面，线与线围成面。

1. **三边面·四边面** 三条边三个角形成的是三边面。有正三边面、等腰三边面、任意三边面。三条边和三个角有一定匹配才能构成三边面。四条边四个角形成的是四边面。正方形是面的四边均等四个直角，长方形是面的相对两边相等四个直角，平行四边形是对边相等对角相等。还有梯形、棱形、不规则四边形等。

2. **多边面** 三边面、四边面是常见的面。还有五边面、六边面，无穷边面。多边面有正边正角面，有非正边正角面。边越多角也越大，多边多面趋向于圆。从某种意义上说，圆是多边面的极致。

3. **圆面·扇面** 圆是没有角的圆滑曲线构成的面。有正圆、椭圆。圆面是全圆。扇面是半圆，是全圆的一部分。角扇面是小于1/2圆面。

4. **全面·片面** 全面是面的全部，是所有方面，是完整的、周密的考虑。片面是面的部分，是非全面的，偏于一面的，不够系统，不够全面的考虑，以及论述。

5. **实面·网面·虚面** 实面是致密不透的面，网面是网状通透的面，虚面是疏松或投影的面。

6. **平面·曲面** 平面是平整无曲的面，曲面是弯曲不平的面。

7. **大面·小面** 大面是相对于事物比较大的面，小面是相对于事物比较小的面。

8. **静面·动面** 静面是静止不动的面，动面是活动未止的面。

9. **恒面·变面** 恒面是恒定不变的面，变面是变化改变的面。

10. *层面·层次* 层面是具有层次的面。层面有表层面、深层面。层次分为低层次、中层次、高层次。常用层面层次比喻人们相互关系的级别和级差。层面借指多个有比较明显差异的事物组成和结构形式的上下关系。层次是指同一个层面中事物组成和结构形式的充分展示。层面是多个层次的共性所指。多个低阶的层面向高阶层面跃迁时，低阶的层面就会演变成高阶层面的层次，但绝不会把低阶层面的层次提升到高阶层面的层次与原来低阶层面产生并置关系。层面的描述必须要求简洁概括，观念性强，对于它的理解必须通过内在层次的描述形成共识，指向那个层面。层次的描述是一种线性的展开。分层不清，知识体系不完整，有时会消解对层面的理解，给人以不知所云的感觉。高阶的层面往往体现出来的是立体辐射的形式，从而致使许多低阶的层面（方面、平面）升格为它的高阶层次，而原来高阶层面的层次降格为低阶层次。

层面不能等同于层次。层面与层次的级别关系应当非常清楚。层面所形成的概念不能与层次所形成的概念产生混淆，否则就会形成矛盾，不能自圆其说，"公说公有理，婆说婆有理"。对事物的研究进行的逻辑推理，只能在同一层面之中进行演绎。如果有两个不同层面的概念，必须通过各自不同层次的描述，把它们转化到共同的一个层面上，逻辑推理才能够成立。探索律，必须注意事物之间层面与层面、层次与层面的辩证思维。

（四）体

体是三维的。方体（三棱锥体）、扇体（四分之一球体）、半球体、球体。

1. **三棱体·四方体** 三棱体是三边加一底面形成的体。四方体是四边加顶底面形成的体。

2. **多边体** 多边体是比四方体边多的体。

3. **圆球体·扇球体** 圆球体是整个圆球。扇球体是半个圆球。

4. **全体·部分** 全体是体的全部。部分是全体的一部分。

5. **实体·网体·虚体** 实体是致密结构的体。网体是网状结构构成的体。虚体是疏松或投影形成的体。

6. **平体·曲体** 平体是平面体，曲体是曲面体。

7. **大体·小体** 大体是比较大的体，小体是比较小的体。

8. **方体·圆体** 方体是有棱有角有直面的体。如六面体。圆体是无棱无角有曲面的体，圆体是球，球满而不凸、不凹。方圆之间有曲面方体和扇体。如似圆非圆、似方非方体、半球体。四面八方、八面玲珑。圆而滑，圆满才成功。方稳不滚，形成定势；圆滚不稳，形成动态。常用方体和圆体比喻为人处世。

9. **静体·动体** 静体是静止不动的体。动体是流动变化的体。绝对的静体只有空间没有时间；相对的静体是外静内动；动体是空间加时间。

10. **恒体·变体** 恒与变是相对的。恒体是恒定不变的体，变体是变化不定的体。恒定不变是指物体外部的不变，物体内部是在不断地变化之中。

11. **整体·合体** 整体是完整的统一的体或体系。合体是多个合在一起的体或体系。

（五）"点·线·面·体"的生成

点形成线，线形成面，面形成体，体归于大点。点是线的特殊形式，点是特殊的面和体。体是大点，体有面，体是线的集合。Ⅰ由点到线，由线到面，由面到体，纵横经纬便是立体。太极是球体结构，是最大的Ⅰ。

1. **点连线** Ⅰ点是Ⅰ个点，单个点。大点或小点。Ⅰ线是两个点连成的线。Ⅰ线是单条线。线段有两个端点不向两端延伸，射线是有一个端点可以向另一端延伸，直线是没有端点可以向两端无限延伸，曲线是弯曲的线。

2. **线连面** Ⅰ面是至少三条线或一条圆曲线或一条弧线与一条直线，或三条直线连成的面。平面或曲面，实面或网面，方面或圆面。Ⅰ面是单方面。

3. 面连体　Ⅰ体是至少四个面或球面连成的体。Ⅰ体是单独体。不规则体、棱体、方体、球体。

4. 体是大点　对于面来说，体是面连成的立体结构。从局外来看，体是大点。体还可以作为点，连成线。

（六）点＝线＝面＝体＝点

从更高更宽泛的角度看：点＝线＝面＝体＝点。任何点都是线、面、体。体是大点，面是平点，线是长点。

任何线都是点、面、体。体是粗线，面是宽线，点是短线。任何面都是点、线、体。体是厚面，线是窄面，点是小面。任何体都是点、线、面。面是薄体，线是细体，点是微体。

（七）动而成"点·线·面·体"

动态之中，可以成点、成线、成面、成体。点动成线、成体；线动成面、成体；面动成体、成点；体（大点）动成线、成面。

（八）"点·线·面·体"形而律

形状"点、线、面、体"之Ⅰ、Ⅱ、Ⅲ律。两点成线，三线成面，四面成体。

1. 点Ⅰ·线Ⅱ·面Ⅲ　Ⅰ维之点变为Ⅱ维之线，变为Ⅲ维之面。Ⅱ维之线变为Ⅲ维之面，变为Ⅰ维之点。Ⅲ维之面变为Ⅰ维之点，变为Ⅱ维之线。Ⅲ维之面变为多维之体。

2. 线Ⅰ·面Ⅱ·体Ⅲ　Ⅰ维之线变为Ⅱ维之面，变为Ⅲ维之体。Ⅱ维之面变为Ⅲ维之体，变为Ⅰ维之线。Ⅲ维之体变为Ⅰ维之线，变为Ⅱ维之面。Ⅲ维之体变为多维之大点。

3. 面Ⅰ·体Ⅱ·大点Ⅲ　Ⅰ维之面变为Ⅱ维之体，变为Ⅲ维之大点。Ⅱ维之体变为Ⅲ维之大点，变为Ⅰ维之面。Ⅲ维之大点变为Ⅰ维之面，变为Ⅱ维之体。Ⅲ维之大点变为多维之线。

4. 体Ⅰ·大点Ⅱ·线Ⅲ　Ⅰ维之体变为Ⅱ维之大点，变为Ⅲ维之线。Ⅱ维之大点变为Ⅲ维之线，变为Ⅰ维之体。Ⅲ维之线变为Ⅰ维之体，变为Ⅱ维之大点。Ⅲ维之线变为多维之面。

（九）"点·线·面·体"用于人

一人为点，二人是线，三人成面，四人为体。

一人不影响他人，为点。二人相互影响，为线。三人各抒己见，形成三足鼎立，为面。四人可形成多数人意见，即为团体。

（十）"点·线·面·体"用于事

点，事之起点、事之终点。线，事之过程。面，事之涉及相关的方方面面。体，事与事、事与境、事与人之相互关联影响。凡事，战略上要顾大局识大体，看大面；战术上要看大面，盯主线；战斗上要盯主线，关注点。以点带线，以线带面，以面带体。关注细节，把握主线，多方兼顾，全面发展，总体受益。

找到切入点，明确目标，确定路线，把握方向，端正态度。切入点是进入的最佳位置和时机。明确一个目标，沿着一条路线，兼顾周围关系，一心一意去实现总体方案。

二十三、"根·干·枝·叶·花·果"自然律

"根、干、枝、叶、花、果"分别是一棵树的树根、树干、树枝、树叶、花蕾、果实。"根、干、枝、叶、花、果"区分部位、层序、主次，部位有别，层次分明，主次有序，条理清晰。人、自然界、事物，许多都可以用"根、干、枝、叶、花、果"来比喻。凡事有根本，有主干，有枝节，有叶，有花，有果。

根本是基础，主干是主体主要骨干，枝节是细节辅助，叶是陪衬烘托，花是表现表达，果是结果目的。

二十四、"为人、谋事、处世"律

为人、谋事、处世律是"愿望、梦想、理想、目的、目标、计划、执行、实现"。从愿望到实现的过程是律的表现。实现愿望是，执行计划，完成目标，达到目的，实现理想，圆了梦想。愿望是原始的期许、期盼、愿景、期望。梦想是梦寐以求的思想、理想。理想是理性的梦想。目的是达到理想的最终要求和效果。目标是为达到目的而设定的可操作性的指标。计划是实施执行前的布署安排和打算。执行是依照计划的实际践行。实现是执行的终结，计划的落实，目标的完成，

目的的达到，理想的实现，梦想的圆满，愿望的满足。愿望实现的过程，是落实计划，完成目标，达到目的，实现理想，圆了梦想，满足愿望的过程。

完成是落实、兑现。落实计划是制订计划、修改订划的过程。实施执行是落实、检查、纠正、改进的过程。完成目标是阶段性目标和总目标的完满达成。达到目的是完成了既定过程，到达了目的地。实现理想是把理想落到了现实之处。圆了梦想是当初设置的梦想实现了，圆满了。满足愿望是按照当初的心愿和期望，如愿以偿地得到了满足。

二十五、"○·Ⅰ·Ⅱ·Ⅲ"律

（一）"○·Ⅰ"律

1. 无和有　○是无，Ⅰ是有。无生有，无中生有，生机勃勃，有变化至无穷。有消无，有而消失，回归于无。

2. 道生一　○进而生Ⅰ。Ⅰ能大能小、能伸能缩、能进能退、能显能隐。○退而生－Ⅰ，无事找事，无事生非。－Ⅰ进而转○，负转正，失而复得，因祸得福。Ⅰ是具有充分自由度的稳态，一统。Ⅰ退而转○，一无所获。

3. 无极生太极　无极是无之○，太极是有之○。无之○是○，有之○是Ⅰ，Ⅰ个○。○是静止。○是平衡，平安是福。○是永恒，亘古不变。

4. 佛○道Ⅰ　佛是○，佛讲究放下执着即是求○。道研究太极，道是Ⅰ，从Ⅰ而始，至Ⅰ而终。

（二）"Ⅰ·Ⅱ"律

Ⅰ是静态，Ⅱ是动态。有两种情形：第一是不均衡，第二是均衡。不均衡为Ⅱ，均衡Ⅱ合为Ⅰ。

1. Ⅰ分为Ⅱ　Ⅰ生Ⅱ，太极生两仪。Ⅰ分为Ⅱ，阴阳、寒热、虚实、表里、大小、多少、高低、胖瘦、优劣、好坏、胜败。依此分化，2分为4，4分为8，8分为16，16分为32，32分为64，以至于无穷。两仪生四象、四象生八卦、八八六十四卦，有限的数无限可分。阴阳Ⅱ分，阴中有阴阳，阴中之阳，阴中之阴；阳中有阴阳，阳中之阳，阳中之阴。寒热之中，寒中分凉、冷，热中分温、烫。

2. Ⅱ合为Ⅰ　Ⅱ互根、依存、互用、统一、对立、制约、消长、转化、平衡。

互根——相互以对方存在为根基，如果失去一方，则另一方也就不存在了。如上下、寒热、大小、多少。

依存——相互依赖于对方而存在，如果失去依赖，就要变化。如夫妻关系、父子关系。

互用——双方相互帮助、相互为用。

统一——各方面达成一致；在较小范围的对立，在较大范围的一致。

对立——各方面相反；无论在较大范围，还是在较小范围，形成对立、对峙。

制约——一方对另一方的节制约束。

消长——此消彼长，此长彼消；此长彼长，此消彼消；此长彼不变，此消彼不变。

转化——互相转化，此转向彼，彼转向此；各自转化，此沿此的方向转，彼沿彼的方向转；此转彼不转。转化是"一俊遮百丑""一招不慎满盘皆输"。

平衡——平衡有静态平衡，也有动态平衡。静态平衡，如桌面平衡。动态平衡，如水面平衡（无浪）。局部（小范围）平衡，如社会动乱而家庭平安。整体（大范围）平衡，如国家安定（内部许多矛盾）。

3. Ⅱ失Ⅰ而成Ⅰ　Ⅱ失去Ⅰ，而成为Ⅰ。分别的Ⅱ失去其中之Ⅰ（Ⅱ的一半），剩下其中之Ⅰ（Ⅱ的另一半）。

（三）"Ⅱ·Ⅲ"律

1. Ⅱ含Ⅲ　Ⅲ是Ⅱ的虚含。有Ⅱ就有中，中就是Ⅲ。有隐Ⅲ，有显Ⅲ。隐Ⅲ，没有界限的中是隐中，隐中是隐Ⅲ。显Ⅲ，有明显界限的中是显中，显中是显Ⅲ。

2. Ⅱ生Ⅲ　Ⅱ生Ⅲ，就是Ⅱ有中间，连Ⅱ有"中"、分Ⅱ有"间"。有Ⅱ就有中，分出Ⅱ的中就是Ⅲ，Ⅱ生Ⅲ就是中，隐中是隐Ⅲ、显中是显Ⅲ。管理是Ⅱ，Ⅱ是管理者与被管理者，产生的效果是Ⅲ。

3. "Ⅱ·Ⅲ"五行　两两衍生出Ⅲ,合为五行。相生关系为:生我、我、我生。克我关系为:克我、我、我克。生我者为母，我生者为子；克我者为我所不胜，我克者为我所胜。合成五行为：我、生我、我生、克我、我克。五行是最简单的生克制约关系，由此延伸可以有更复杂的变化。

4."Ⅲ·Ⅱ"六合 Ⅲ个Ⅱ形成六合。前后、左右、上下形成六合空间。

5.Ⅲ分Ⅱ Ⅲ是中，隐Ⅲ之中分为隐Ⅱ，显Ⅲ之中分为显Ⅱ。隐Ⅱ实为Ⅰ的Ⅱ说，显Ⅱ则是Ⅱ个、Ⅱ部分。

6.Ⅲ失Ⅰ而成Ⅱ Ⅲ失去Ⅰ，而成为Ⅱ。分别的Ⅲ个，失去其中Ⅰ个，剩下Ⅱ个。

（四）"Ⅲ·〇"律

1.〇生Ⅲ 〇是无、有隐〇、有显〇。显〇在作为中分Ⅱ时即表现为Ⅲ。

2.Ⅲ隐为〇 Ⅲ隐藏而为〇。中Ⅲ在隐藏不显示时即表现为〇。"难得糊涂、大智若愚"是Ⅲ隐藏而归〇的表现。

3.Ⅲ失归〇 Ⅲ消失归为〇。Ⅲ作为隐中，消失即归为〇。

（五）"Ⅲ·Ⅰ"律

1.Ⅰ含Ⅲ Ⅰ有隐中而含Ⅲ。左、中、右。

2.Ⅰ分Ⅲ Ⅰ有显中而分Ⅲ。阴、中、阳。

3.Ⅲ合Ⅰ Ⅲ合而归Ⅰ，去除中Ⅲ，即连Ⅱ成Ⅰ体。

4.Ⅲ分为Ⅰ Ⅲ分开为各自独立的Ⅲ个Ⅰ。Ⅲ分出其中的Ⅰ个Ⅰ。

5.Ⅲ失Ⅱ成Ⅰ Ⅲ个失去其中的Ⅱ个，成为Ⅰ。

（六）"〇·Ⅱ"律

1.〇的Ⅱ方面 一方面是纯无之〇，另一方面是无显示之〇。

2.〇生Ⅱ 〇生为Ⅱ个，一个是隐〇，一个是显〇。

3.Ⅱ隐显〇 是隐去Ⅱ显示〇。

4.Ⅱ失为〇 Ⅱ全部失去而变为〇。

（七）"〇·Ⅰ·Ⅱ·Ⅲ"相生律

"〇ⅠⅡⅢ"之相生有两个关系途径：第一个相生关系是"道生Ⅰ，Ⅰ生Ⅱ，Ⅱ生Ⅲ，Ⅲ生万物"。

第二个相生关系是"无极生太极，太极生两仪，两仪生四象，四象生八卦，八八六十四卦。"〇无生Ⅰ，Ⅰ失为〇。Ⅰ分为Ⅱ，Ⅱ合为Ⅰ。Ⅰ分为Ⅱ（阴阳）隐含Ⅲ中（阴中阳），Ⅲ隐归Ⅱ合为Ⅰ。合Ⅱ为Ⅰ，有中间Ⅲ（"中"或"间"）。生灭〇，整体Ⅰ，阴阳Ⅱ，中Ⅲ（隐中为显Ⅱ，显中为显Ⅲ）。Ⅲ是由Ⅱ派生出来的；Ⅲ是感悟出来的。

（八）"〇·Ⅰ·Ⅱ·Ⅲ"位律

"〇ⅠⅡⅢ"之位律。Ⅰ是本位，Ⅱ是当局位，Ⅲ是旁观位，〇是超脱位。〇是始前，〇是终后。Ⅰ是独立、单个。Ⅱ是Ⅱ分。Ⅱ分法，如适合、不适合；好、不好；好、坏；到位、不到位；合律、不合律；调、不调；说、不说；听、不听。Ⅲ是立体结构。Ⅲ分法，如阴、中、阳；上、中、下；好、中、差；过度、适度、不及；韵、淡、不良刺激；好人、平人、坏人；收入盈余、收支平衡、入不敷出。

（九）"〇·Ⅰ·Ⅱ·Ⅲ"相互包含、关联、依存、转化

探索"〇ⅠⅡⅢ"之间的相互关系。〇含Ⅰ（Ⅰ个〇），〇生Ⅱ（隐〇、显〇），〇生Ⅲ（〇无、隐〇、显〇）。Ⅰ隐〇（无限小，近似〇），Ⅰ分Ⅱ（阴阳），Ⅰ分Ⅲ（阴中阳）。Ⅱ隐〇，Ⅱ合Ⅰ，Ⅱ含Ⅲ（隐中）。Ⅲ隐〇，Ⅲ归Ⅰ，中Ⅲ隐成Ⅱ，Ⅲ归〇。〇无生有Ⅰ，Ⅰ含Ⅱ，Ⅰ分为Ⅱ（阴阳），Ⅱ隐含Ⅲ中（阴中阳），Ⅱ生Ⅲ，Ⅲ生万物，变化无穷，归于大〇。去Ⅲ连Ⅱ成Ⅰ体，有而还无。

（十）人之"〇·Ⅰ·Ⅱ·Ⅲ"律

1.人之律〇 人之律〇是无律，无律即是最大的律，自主、自动、自觉、自愿，随心所欲。在不影响他人的情况下，自己自由支配，自主发挥，随心所欲。自己和他人一起，在二人一致，且不影响第三方的情况下，也可以自由支配，自主发挥，随心所欲。一个团队在内部达成一致，且不影响第三方的情况下，都可以自由支配，自主发挥，随心所欲。依此类推，总的原则是：内部一致，不影响第三方。

2.人之律Ⅰ 人之律Ⅰ是有律，有Ⅰ个律。

有总律，有分律，有细律。人之律Ⅰ是唯一律，排斥他律。人之律Ⅰ是定律、规律。

3. 人之律Ⅱ　人之律Ⅱ是律的Ⅱ个方面，是律的上下尺度、左右幅度，是律的宽严程度、难易程度。

人之律Ⅱ是律的原则性与灵活性的选择。人之律Ⅱ是律的生生灭灭。

4. 人之律Ⅲ　人之律Ⅲ是律Ⅱ之中间，即上下尺度之中，左右幅度之中，宽严程度之中，难易程度之间，原则性与灵活性之间，生灭之间的事实存在。人之律Ⅲ是一律之前后联系，是律与律的联系。人之律Ⅲ是对律的感悟。

（十一）〇随意・Ⅰ经验・Ⅱ标准・Ⅲ文化

〇随意，Ⅰ经验，Ⅱ标准，Ⅲ文化，是指：自己的随意，是〇，自己或参考别人的经验，是Ⅰ，标准是经验提升到理论，是Ⅱ，文化是原则结合灵活的圆润变通，是Ⅲ。

（十二）〇理想・Ⅰ个目的・Ⅱ个方面・Ⅲ条主线

1. 〇是理想　心愿、期望。自觉、自愿、自主、自立。治理的理想境界和最高境界是无为而治。

2. Ⅰ个目的　目的是为人、谋事、处世想要达到的愿望，目的可以是阶段性的愿望，也可以是最终的愿望。

3. Ⅱ个方面　Ⅱ个方面有相关的，也有无关的。相关的方面，如自己与上级、自己与平级、自己与下级。无关的方面，如与本单位的无关者、与自己的无关者、与自己上下级的无关者、单位以外且与本单位或自己无利害关系者。

4. Ⅲ条主线　Ⅲ条主线可以分别是：调研、谋略、方案；动机、做法、实施；执行、监管、评估。

（十三）〇含Ⅰ，Ⅰ含Ⅱ，Ⅱ含Ⅲ，Ⅲ归Ⅰ

〇包括无〇和有〇，无〇为纯〇，有〇即含Ⅰ；Ⅰ包括独Ⅰ和分Ⅰ，独Ⅰ为纯Ⅰ，分Ⅰ即含Ⅱ；Ⅱ包括静Ⅱ和变Ⅱ，静Ⅱ为纯Ⅱ，变Ⅱ即含Ⅲ；Ⅲ包括恒Ⅲ和化Ⅲ，恒Ⅲ为纯Ⅲ，化Ⅲ可化多、可归Ⅰ。

二十六、"位度适"律

探索位之律、度之律、适之律。探索"位度适"之律。

（一）"位・度・适"三者相互关联

"位度适"律，是"找到位，把握度，趋向适"。有位即有度，有度即有适，有适必有位。位之适度，适当位置。

（二）"位Ⅰ・度Ⅱ・适Ⅲ"律

位Ⅰ、度Ⅱ、适Ⅲ，是把"位度适"放在一起比较而来的。

1. 位Ⅰ　位是Ⅰ，位Ⅰ是指人、事物都只能处在一个时间位点和一个空间位点。时间的变化是一个时间位点的移动，空间的变化是一个空间位点的移动，充裕的时间和多个地点就是时间和空间位点的积累。

位：有位、无位、当位、错位、失位、越位、显位、隐位。位的次序、位的偏正、位的消长。位的变换：人的变换、时代变换、关系变换、角色变换。位的点、位的面、位的立体。

2. 度Ⅱ　度是Ⅱ，度Ⅱ是指度有高限和低限。度都是在一定范围内把握，这个范围最基本的是Ⅱ维，由Ⅱ维可以延伸为多维。度Ⅱ，就是在最低限度和最高限度的取舍。度：位的度，适度、失度、无度、过度、不及。过度是矫枉过正，不及是未达到要求的度。度的变换：范围的增大缩小、习惯的改变、欣赏的角度、不同水平。

3. 适Ⅲ　适是Ⅲ，适Ⅲ是指适既可以是两极、两端，而更多的则是中间，因为中居于两极两端之中，距两极两端都近，有着更广泛的适应性，会适合更广泛的人事物。中相对于两极两端是Ⅲ，故而适为Ⅲ。

适：适是相对的、可变的，可以向不适转化。适的变换：因人、因地、因时、因事而宜。

（三）"位度"律

"位度"之律在于适。纲是纲，目是目，称纲即是纲，称目即是目。小纲是大纲的目，大目是小目的纲。纲再小也是纲，目再大也是目。再小的国家也是一个独立体，再大的省份也是一个附属体。各自独立的两个纲目比较，有三种情况：此纲比彼目大、此纲和彼目同、此纲比彼目小。

（四）"度适"律

"度适"之律在于位。如条理明晰，条有顺序、逆序、无序，理有大理、小理、无理。条理是层次清晰、主次分明。

（五）"位适"律

"位适"之律在于度。"观念—思想—理论—实践—新观念—新思想—新理论—再实践"。从虚到实，由实到虚。先由观念，形成思想，总结为理论，用于实践，再从实践中，产生新观念，树立新思想，上升为新理论，指导再实践。

1. 观念

（1）意念：意念是意想和闪念，是观念的启蒙。

（2）观点：观点是在意念的基础上形成了看法。

2. 思想

（1）想法：想法是观点的系统设想。

（2）思考：思考是对想法的严谨考量。

3. 理论

（1）道理：道理是对思想的理性归纳、提升，是具有指导意义的道和理。

（2）论述：论述是对道理的阐述。

4. 实践

（1）实际：实际是实实在在的事物。

（2）践行：践行是踏踏实实地实践、实行。

（六）"位度适之序重"律

"序重律"是位度适的顺序、侧重规律。

1. 无序无侧重　阴中阳相同。

2. 无序有侧重

（1）侧重阴：中阳同轻；阳比中稍轻；中比阳稍轻。

（2）侧重中：阴阳同轻；阳比阴稍轻；阴比阳稍轻。

（3）侧重阳：中阴同轻；阴比中稍轻；中比阴稍轻。

3. 有序无侧重

（1）先阴：中阳无先后；中先阳后；阳先中后。

（2）先中：阴阳无先后；阴先阳后；阳先阴后。

（3）先阳：中阴无先后；中先阴后；阴先中后。

4. 有序有侧重

（1）先阴：侧重阴。中阳无先后——中阳同轻、阳比中稍轻、中比阳稍轻；中先阳后——中阳同轻、阳比中稍轻、中比阳稍轻；阳先中后——中阳同轻、阳比中稍轻、中比阳稍轻。

①侧重中：中阳无先后——阴阳同轻、阳比阴稍轻、阴比阳稍轻；中先阳后——阴阳同轻、阳比阴稍轻、阴比阳稍轻；阳先中后——阴阳同轻、阳比阴稍轻、阴比阳稍轻。

②侧重阳：中阳无先后——中阴同轻、阴比中稍轻、中比阴稍轻；中先阳后——中阴同轻、阴比中稍轻、中比阴稍轻；阳先中后——中阴同轻、阴比中稍轻、中比阴稍轻。

（2）先中：侧重阴。阴阳无先后——中阳同轻、阳比中稍轻、中比阳稍轻；阴先阳后——中阳同轻、阳比中稍轻、中比阳稍轻；阳先阴后——中阳同轻、阳比中稍轻、中比阳稍轻。

①侧重中：阴阳无先后——阴阳同轻、阳比阴稍轻、阴比阳稍轻；阴先阳后——阴阳同轻、阳比阴稍轻、阴比阳稍轻；阳先阴后——阴阳同轻、阳比阴稍轻、阴比阳稍轻。

②侧重阳：阴阳无先后——中阴同轻、阴比中稍轻、中比阴稍轻；阴先阳后——中阴同轻、阴比中稍轻、中比阴稍轻；阳先阴后——中阴同轻、阴比中稍轻、中比阴稍轻。

（3）先阳：侧重阴。中阴无先后——中阳同轻、阳比中稍轻、中比阳稍轻；中先阴后——中阳同轻、阳比中稍轻、中比阳稍轻；阴先中后——中阳同轻、阳比中稍轻、中比阳稍轻。

①侧重中：中阴无先后——阴阳同轻、阳比阴稍轻、阴比阳稍轻；中先阴后——阴阳同轻、阳比阴稍轻、阴比阳稍轻；阴先中后——阴阳同轻、阳比阴稍轻、阴比阳稍轻。

②侧重阳：中阴无先后——中阴同轻、阴比中稍轻、中比阴稍轻；中先阴后——中阴同轻、阴比中稍轻、中比阴稍轻；阴先中后——中阴同轻、阴比中稍轻、中比阴稍轻。

（七）"位度适之显隐"律

"显、隐"律，是位度适的显露、隐避规律。

从显到隐表现为趋避、掩饰。趋是走近、接近、汇合。避是回避、逃避，避开、离开、脱离。掩是遮盖，饰是装扮、伪装。掩饰并没有脱离，只是隐藏起来。立足于中趋边，从中趋优，从中趋劣，不是趋优就是趋劣，走极端。立足于边趋中，从优趋中，从劣趋中，折中。趋避分为：趋而显、趋而隐、避而显（不掩）、避而隐（掩）。

1. 从中趋阳避阴　如趋优避劣。显阳显阴、显阳隐阴、隐阳显阴、隐阳隐阴。

2. 从阳趋中避阴　如趋中避劣。显中显阴、显中隐阴、隐中显阴、阴中隐阴。

3. 从阴趋中避阳　如趋中避优。显中显阳、显中隐阳、隐中显阳、阴中隐阳。

4. 从中趋阴避阳　如趋劣避优。显阴显阳、显阴隐阳、隐阴显阳、隐阴隐阳。

（八）位度适之掩饰

掩分为掩而避、掩而不避。

1. 掩饰阴　显中阳，避阴、不避阴；不显中阳，避阴、不避阴；显中不显阳，避阴、不避阴；显阳不显中，避阴、不避阴。

2. 掩饰阳　显中阴，避阳、不避阳；不显阴，避阳、不避阳；显中不显阴，避阳、不避阳；显阴不显中，避阳、不避阳。

3. 掩饰中　显阴阳，避中、不避中；不显阴阳，避中、不避中；显阴显阳，避中、不避中；显阳不显阴，避中、不避中。

4. 掩饰阴阳　显中，避阴阳、不避阴阳；不显中，避阴阳、不避阴阳。

5. 掩饰阴中　显阳，避阴中、不避阴中；不显阳，避阴中、不避阴中。

6. 掩饰中阳　显阴，避中阳、不避中阳；不显阴，避中阳、不避中阳。

7. 掩饰阴中阳　避阴中阳；不避阴中阳。

二十七、"律·调·谐·韵"律

探索韵之律、律之律、调之律、谐之律，探索韵律调谐之律。

（一）律之"适度·不及·太过"

律之适度，是律有一定的度，律在一定的限

度范围内适合。律之适度就是在具体的时间、地点、境况，适合于具体的人，具体的事，具体的物。律之不及，是律的缺失，达不到需要律的要求。律之太过，是律的过多、繁琐，画蛇添足。

（二）"律·调"律

律之调，律的调节，律的调整，律的调和，律的调谐。无律之调，有律之调。节律之调，规律之调，韵律之调。察明律道，人心思善，境优事畅。标准、约定、纪律、法律，都是对个人思想和行为的约束、束缚。为的是统一思想，统一指挥，统一行动，统一调整。或许个人意见是正确的，但是在没有被采纳之前，必须服从现行的规定，那怕是被后来的实践证明是错了的规定，也不能认为当初的执行有错。否则，将无法统一。那种冲破规律和条条框框束缚的，要么是违规，要么是跃迁。

（三）"调·谐"律

调谐之律的结构是○、Ⅰ、Ⅱ、Ⅲ。调谐之律的基础是位度适。调谐之律的追求是韵律。调谐之律的过程是调。调谐之律的目的是谐。调谐之律的对象是人世事。人是主宰，世是条件，事是内容。调谐的高级状态是：和谐地调，调至和谐，即用和谐的方法，调至和谐的状态。如用和平的方法，达到和平的目的。调谐的中级状态是：不谐地调，调至和谐，即用不谐的方法，调至和谐的状态。如用战争的方法，达到和平的目的。调谐的低级状态有两种情况：一是"和谐地调，调而不谐"，即用和谐的方法，调至不谐的状态。如通过和平的方法，无法制止战争。二是"不谐地调，调至不谐"，即用不谐的方法，调至不谐的状态。如通过战争消灭战争，非但不能带来和平，结果导致了更大的混乱。

（四）"韵·律"律

韵源于律而超乎律。韵是人品出的滋味，重在品，韵之浓淡与品者素质相关。音乐上的韵律，如声律、乐谱等。

（五）"律Ⅰ·调Ⅱ·谐Ⅲ·韵○"律

律Ⅰ、调Ⅱ、谐Ⅲ、韵○，是把"律、调、谐、韵"放在一起比较而来的。

1.律Ⅰ　律归类为Ⅰ，是指形成的任何律，都是唯一的、铁定的、不可变更的。日常看到的变通，要么是在本律之外，对律内涵外延的解读，要么是律构成要素的变化。变通的律，可以视为新律。所以，律的本义都只能是一个。

2.调Ⅱ　调是Ⅱ，调Ⅱ是指调的最基本特性是调事物的Ⅱ个方面、或Ⅱ端，无论是相同、相近、还是相反，都只能是Ⅱ个方面。多方面的调，要么是Ⅱ方面的重复，要么是Ⅱ方面的细分，要么是Ⅱ方面的延伸。通常是从两极往中间调，特殊情况下也有向极端调的。

3.谐Ⅲ　谐是Ⅲ，谐Ⅲ是指谐基于"中"对两极两端不谐的调和，两极两端是Ⅱ，中是Ⅲ。谐是对两极两端的融合。

4.韵〇　韵归类为〇，不是指韵无味，而是指韵蕴含着丰富的有趣味有意思的内容。一方面，有韵味的内容是蕴含着的，只有带有幽默感的挖掘，才能显示出韵味，直白的表露有失韵味。另一方面，韵味是含蓄的，只可意会不可言传，意会到的才是有滋有味的韵趣。韵〇是言其多无限、大无限、广无限、深无限、蓄无限。韵是从〇含中品尝出的滋味。

二十八、"人、事、世"律

世是条件，事是经历，人是主宰。"世、事、人"三位一体，缺一不可。探索世之律、事之律、人之律。探索世事人之律。

（一）人律

人律是人的生理规律、生活规律、行为规律、逻辑思维规律。人律是人在相互交往中的规律。人律是众人形成社会的规律。

1.形•精•气•神　人生存之"形•精•气•神"律。形、精、气、神相互转化。

（1）精成形，形摄精：形是由精构成，精依靠形的固摄。

（2）气运形，形藏气：形的运动得益于气的助推，气归藏于形体之内。

（3）神驭形，形托神：形的活生须由神的驭领，神寄托于形体之中。

（4）气行精，精生气：精的运行靠气的推动，气以精为原料而化生。

（5）神摄精，精蓄神：精得益于神的统摄而不离散，神蓄藏于精中而发挥。

（6）神引气，气纳神：气的运行靠神的引导，神的运用归纳于气之中。

（7）高级状态：高级状态是对低级状态的感悟和升华。上——聚精会神，出神入化，运用自如；下——以意驭气，气催形动，动由自发。

（8）中级状态：中级状态是大众化追求的状态。上——气贯于形，形圆气顺，绵绵不断，如谐调拳、太极拳；下——形运含气，形引气动，力发于气，如八段锦、易筋经。

（9）低级状态：低级状态是最原始朴素的状态。上——形体圆运动，动在全身引领局部，如体操。

下——形体线运动，动在局部牵动全身，如跑步、打球。

2.养生•保健•治疗•康复　人生活之"养生•保健•治疗•康复"律。

3.介入•启迪•临界•跨界•离崩　交往之"介入•启迪•临界•跨界•离崩"律。

4.规律•遵守•习惯　遵守规律，变成习惯。

（二）事律

事律是事的发生、发展、变化规律。事包括人事和世事。事律因事不同而不同。

1.计数进制事之计数律　二进制、三进制、四进制、五进制、六进制、七进制、八进制、九进制、十进制、十二进制、十六进制、二十四进制、六十进制等。

2.无律•有律•分律•超律　事从无律，形成律，从成律到分律，从一般律到超越律。"人俗礼不俗，话糙理不糙"是因其中有内在的规律。

3.情•理•法•力　感情用事，以感情行事。事有道理，行事必循道理。律法行事，依律依法做事。力量之事，事以力量衡量。事情：事之情况、情状、情形。事理：事之理论、条理、道理。事法：事之方法、办法、做法。事力：事之力度、力量、势力。

4. 单独·重复·循环　单独：单个独自。重复：反复多次。循环：周而复始。

5. 平稳·改变·进展　平稳：照原来的平平稳稳进行。改变：改变了原来的状态，有了新的做法。进展：有了进步和发展。

6. 谋·行·监·评·调　谋：运筹谋略、计谋、谋划。行：操作、执行、运行、行动。监：监督、监察、监视、监管。评：评论、评估、评价、批评。调：改进、改变、进步、提升。

7. 设想·实施·目的　设想是预设的想法；设想是设计、想象；设想是考虑、着想。实施是实际施行，把行事的设想通过一定措施落到实处。目的是指行为主体根据自身的需要，借助意识、观念的中介作用，预先设想的行为或结果。作为观念形态，目的反映了人对客观事物的实践关系。人的实践活动以目的为依据，目的贯穿实践过程的始终。随着活动层次的不同，就有了目标、目的的不同。

8. 计划·实施·检查·改进　计划："凡事预则立，不预则废。"预，就是预先计划、准备。"多算胜，少算不胜。"算，就是计划。"人无远虑，必有近忧。"虑，就是思考、计划。实施："路虽近，不行不到；事虽小，不为不成。"检查：自查与他查，普查与抽查。只有检查，才能发现问题。改进：对于发现的问题，提出改进意见，进入下一个"计划、实施、检查、改进"的过程。

9. 路线·方向·目标　凡事有起点，有路线，有方向，有目标。事的起点与终点，起点与方向，路线与方向，路线与目标。盯着目标，订好位，找到路线，有了方向，奔向目标。

10. 运筹·谋略·策略　运筹是对资源进行统筹安排，决策者进行决策提供最优解决方案，以达到最有效的管理。谋略是通过对眼前和长远的问题思考而制定的解决对策和方案。谋是针对眼前问题思考出来的对策和解决方案；略是针对长远问题思考出来的对策和解决方案。策略是计策、谋略。策略是在当前决策时，已将未来的决策考虑在内的一种计划。策略是可以实现目标的方案集合。策略是根据形势发展而制定的行动方针和斗争方法。策略是有斗争艺术，能注意方式方法。

11. 战略·战术·战斗　战略，战指战争，略指谋略。战略的特征是发现智谋的纲领。指军事将领指挥军队作战的谋略。春秋时期孙武的《孙子兵法》被认为是中国最早对战略进行全局筹划的著作。战术是指导和进行战斗的方法。主要包括：战斗基本原则以及战斗部署、协同动作、战斗指挥、战斗行动、战斗保障、后勤保障和技术保障等。如进攻战术和防御战术；兵团战术、部队战术和分队战术。战斗，是指敌对双方进行武装冲突，作战战斗之事。

12. 指南·标准·措施　指南是指向南方，引申为指导、指导者，比喻辨别正确发展方向的依据。标准是从"标靶"衍生而来。意指"如何与其他事物区别的规则"。将"用来判定技术或成果好不好的根据"广泛化，就得到了"用来判定是不是某一事物的根据"。标准可以用来为某一范围内的活动及其结果制定规则、导则或特性定义的技术规范或者其他精确准则。标准往往对应该严肃对待的方面有深远影响。措施通常是指针对问题的解决办法，可以分为五类措施：非常措施是在异乎寻常的，特殊的时期而实施的措施；应变措施是应付事态变化而实施的方法、方式；预防措施是事先防备，应付可能发生或出现的事；强制措施是使用暴力强迫，迫使强制执行的方法；安全措施就是没有危险，不受威胁，不出事故的操作方式。

13. 开始·中间·结束　凡事都有三个阶段，开始、中间、结束。不同的是三个阶段各自的时间、效果、程度。

14. 起点·进程·终点　凡事都从起点，经过路途的进程，到达终点。事的起点不同，路途进程不同，终点自然也就不同。

15. 来源·途径·走向　凡事都有来源、途径、走向。事的来源不同，途径不同，走向也不同。

16. 起源·归属·状况　凡事都有起源、归属、存在的状况。起源不同，归属不同，存在的状况也不同。

17.原因·过程·结果 原因是缘由，是原始的因素。继因是继发的因素。过程是经过、进程、路径。过程有长有短。造一个物品需要设计、生产、销售。医生诊治疾病就要把几个环节浓缩一次完成。过程是由若干细节构成，细节影响结果。细节决定成败。过程中，严格按照规程，记录、遵守每一个细节，就能达到预期结果，疏忽一个细节，可能导致前功尽弃。结果是终结、终了的最后成果。结果基于完成，完成不一定有结果，而完不成肯定无结果。完不成有搁置的，还有灭失的。经历就是财富，有经历才有成熟。不同的人原因不同，不同人的过程不同，不同人的结论不同。

18.起·兴·衰·亡 凡事从起，到兴，渐衰，终亡。不同的是时间的长短不同。

19.启·承·转·合 事有开启，有承续，有转化，有聚合。

20.动机·行动·目的 事有动机，有行动，有目的。动机是渊源，行动有目的。目的才是需要。

21.发生·发展·变化·转归 事物按照一定的规律和速度，发生、发展、变化，当迅速必迅速，当迟缓则迟缓。当速不速则迟滞，影响发展速度；当缓不缓则过激，影响发展质量。过怠事难成，欲速则不达。

22.启发·生成·拓展·变化·停止·熄灭 事从启发，到生成，经过拓展，发生变化，最后停止，然后熄灭。每件事都沿着这个规律，无一例外，不同的是时间的长短、进展的快慢、重视的程度。

23.自然发展·主动谋事·被动从事 自然发展之事，不以人的意志为转移。按照自然规律发展变化。人们只能调整自己，适应自然发展规律，而无法改变。主动谋求之事，是人们主动去发明创造，可以有条件地改造自然，满足自己的要求。被动顺从之事，是人们只能被动地接受、顺从、适应事物的发展变化。

24.自然事·个人事·家事·社会事 事关自然、事关个人、事关家庭、事关社会。自然事、个人事、家事、社会事，众人事、团体事、国家事，事事相关。一件小事可以引发一场大事，一场大事牵涉诸多小事。

25.超常发挥·正常轨迹·偏离轨道·背道而驰 超常发挥，事半功倍。正常轨迹，顺利进行。偏离轨道，事倍功半。背道而驰，南辕北辙，事与愿违，适得其反。

26.原则·变通·变化 原则是原本不变的规则。变通是对原则的解释、扩展、通融。变化是对原则的调整、修订、改变。

27.启迪·发明·创造 启迪是开启思路，有了思路就会发明，发明可以是理论思想，也可以是实际事物。创造就是把发明创造成实物，供人们方便使用。

28.发现·挖掘·整理 发现隐藏着不为人知的事物，发现曾经拥有一度丢失的事物，发现别人拥有而自己没有的事物。挖掘寻找需要的东西，挖掘事物的深层次，挖掘拓展事物的领域。整理归纳散在的事物，整理理顺无序的事物，整理提取精华的东西。

29.检查·分析·评论 检查是对做过的事的检查，通过检查总结优点，发现缺点，找出问题。分析是对整个事件的剖析，有成绩，有问题，有经验，有教训。通过分析，看到正反、好差、优劣两方面的状况。评论是品评、论述。总结经验，成为丰富生活的积累；接受教训，为以后的成功奠定基础。

30.监督·批评·建议 监督是对执行情况的监察、督导。监督有利于从第三方角度发现问题，纠正错误。批评是对存在问题的批判评论，通过批评辨清正误。批评有利于焕起清醒。建议是从旁观者的角度，对事物提出自己的看法，给出参考意见。建议可以采纳，也可以不采纳，但是必须用正确的态度去提建议，用谦虚的心情去参考建议。

31.总结·反馈·调整 总结是对事物全面的归纳和概括。便于知晓成绩和错误，为下一步计划，做出理论的实践的指导。反馈是将总结的情况向相关部门相关人通报，提醒其关注和重视。调整是根据反馈等多方面的情况，做出相应的调理归整。

（三）人与事

1. 人想事　理想、设想、打算、筹谋。谋划、规划、计划。

2. 人看事

（1）看待：认可、不认可；可行、不可行。

（2）估：事前评估、事中评估、事后评估。优与劣、成与败。

3. 人做事　执行、监管。

4. 巧谋事　理想、设想、落实。执行、监管、评估。

（四）人与世

人的生、长、壮、老、已。人的处世态度包括大公、自私；乐观、悲观；豁达、狭隘；积极、消极。

人所处的地点是人所处的环境、人所处的条件。

（五）事与世

包括事所处的环境、事所处的条件、事所处的时间。

（六）为人知足·处世不知足·谋事知不足

为人要知足，处世要不知足，谋事要知不足。

（七）"世Ⅰ·事Ⅱ·人Ⅲ"律

世Ⅰ事Ⅱ人Ⅲ，是把"世事人"放在一起比较而来的。世是条件，事是经历，人是主宰。"世、事、人"三位一体，缺一不可。

世是Ⅰ，世Ⅰ是指无论自然环境、社会环境、心境，或大或小，都是独立的Ⅰ个范围，扩大、缩小、合并之后仍是Ⅰ个独立体。人一个时间点只能在一个环境或处境中，同一个时间点也只能在一个环境或处境中。

事是Ⅱ，事Ⅱ是指任何事都可以从两方面去认识和评价。优与劣、好与坏、大与小。任何事

的高级状态都是两难状态，各有利弊。两利相权取其重，相害相权取其轻，就是在两难之间的取舍。所以，凡事都可以从Ⅱ个方面去讲、去分析。只有弄清了事的Ⅱ个方面，并加以比较鉴别，才能明达事理，获得正确认知。中可以理解为是Ⅱ的融合。

人是Ⅲ，人Ⅲ是指人是多角色、多思路的，因而也是多面的、形形色色的。人的灵性就体现在变通上，Ⅲ就是Ⅰ分为Ⅱ的隐含和变通。人Ⅲ反映着人的大智大慧。同事，也有人Ⅰ和人Ⅱ。人Ⅰ是只朝一个方向走，不知权变的人，被称为一根筋、死脑筋、犟筋、认死理。一头碰到南墙上不知拐弯。人Ⅱ是与众不同、不随大流、另类、异常、非主流。这是通常被称为"Ⅱ"的人。人Ⅲ是原则学Ⅰ、灵活晓Ⅱ，为人精明能干，知变通，会办事。会为人，巧谋事，乐处世。

二十九、数之道——〇Ⅰ Ⅱ Ⅲ关系律

识〇、树Ⅰ、辨Ⅱ、析Ⅲ。立足〇、着眼Ⅰ、洞察Ⅱ、感悟Ⅲ。识〇立足〇、树Ⅰ着眼Ⅰ、辨Ⅱ洞察Ⅱ、析Ⅲ感悟Ⅲ。

三十、恰之法——位度适关系律

定位、限度、合适。找到位、把握度、趋向适。定位找到位、限度把握度、合适趋向适。

三十一、味之机——调谐律韵关系律

谐调、调谐、循律、品韵。善于调、达和谐、探索律、享韵趣。谐调善于调、调谐达和谐、循律探索律、品韵享韵趣。

三十二、境之本——人事世关系律

知人、懂事、察世。会为人、巧谋事、乐处世。知人会为人、懂事巧谋事、察世乐处世。

第十二章　韵

第一节　韵的概述

韵是韵趣，韵是所享。韵的立义是趣味、神会、含蓄、玄奥、意义。非韵是无韵、无视韵、否定韵。

韵的哲义是幽默、知音、美妙、动人、吉祥、如意、欣怡、惬意、舒适、安逸、幸福、价值、启迪、奇特、滑稽、诙谐。

韵是趣味，韵和谐而有节奏。韵是趣、味、风、意、美、妙、愉、舒、畅。趣是情趣、韵趣、风趣。味是趣味、意味、韵味。风是风韵、风雅、风情、风度、风姿、风致。意是意义、意思。美是美好、美妙。妙是奥妙、妙趣。愉是愉悦、愉快。舒是舒适、舒服、舒心、舒坦。畅是畅快、畅通、畅达、畅销、流畅、通畅、欢畅、舒畅、顺畅。韵是趣味、情趣、意味。韵是幽默、蕴含、含蓄、玄奥。韵是知音、神会、意会、奇特、古怪。韵是惊险、刺激、滑稽、诙谐。韵是舒适、安逸、惬意、心悦、动人、美妙、吉祥、如意、幸福。韵是风度、风致、风趣。韵是韵味、韵致、韵趣、风韵、气韵。韵是顺韵、逆韵、奇韵、平韵、动韵、静韵、美韵、丑韵。韵是适之趣。韵是适宜而有趣味。韵是有意思、有趣味、享受。韵是耐人寻味。韵是视觉、听觉、嗅觉、味觉、触觉、欲觉，所感受到的享受的最佳状态。韵是颜色润泽的、形态丰满的、声音悠扬的、气味醇香的、味道浓厚的、手感圆滑流畅的、令人心驰神往的。韵是神采奕奕的、活灵活现的、气魄非凡的、斗志昂扬的。韵是一种动听的声音，沁人肺腑。韵是一种美妙的境界，美不胜收、妙不可言。韵是一种幸福的享受。韵是形神兼备。艺术形象介于像与不像、似与不似之间。太像是匠，不像是妄；太似媚俗，不似欺世。韵有自我感受

之韵和感觉自然之韵。自我感受之韵包括五觉之韵、六欲之韵、七情之韵、交际之韵。感觉自然之韵是置身并陶醉于自然界的美好感受。韵是人们想要达到的目的，有的显而易见，有的比较隐讳，有的潜在而无意识到。人生命的全部意义，人生活的全部过程，其实，目的只有一个，就是韵、品韵、享韵趣，活得有滋有味。

为人、谋事、处世应当品韵，享韵趣。品韵，品品韵、品韵味、品韵趣、品韵致、品韵态、品中韵、品奇韵、品谐趣。享韵趣，享趣味之韵趣、享神会之韵趣、享含蓄之韵趣、享玄奥之韵趣、享幽默之韵趣、享动人之韵趣、享幸福之韵趣、享滑稽之韵趣、享心悦之韵趣、享世之韵趣、享事之韵趣、享人之韵趣。

第二节　韵的立义

一、趣味

趣味是能使人感到愉快、能引起兴趣的特性。趣味是有趣有味。

二、神会

神会是领悟的韵，有三个层次：心领神会、意会、眉目传情。言语表达有很多不便或忌讳，不用言语表明而心领神会，不便明说而可以意会，无法表明而眉目传情。

（一）心领神会

心领神会是内心的领悟。心主神，领、会：领悟、理解、懂。心领神会，即：心神领会、会心。见、听、触，只要给个信息，心神就能够领会。心领神会是领会、领悟，理解。对方没有明说，心里已经领会。

（二）意会

意会，即：会意，领会意思。意会是对隐讳表达的领悟。不明说而有意识、有感觉，内心领会。对不便明说、无法直接表达的话，一听心里就明白。如只可意会不可言传。喜欢一个人是种感觉，不喜欢一个人却是事实。事实容易解释，感觉却难以言喻。男女的意会是有差异的，两个男人追一个女人，用情浅的那个先放弃；两个女人追一个男人，用情深的那个先放弃。

（三）眉目传情

眉目传情是直接传递，能够看得出来的领悟。眉目传情，眉来眼去，暗送秋波，用眉眼的活动向对方表达自己的情意。常用来形容用眼色表示爱情，义同"眉来眼去"。

三、含蓄

含蓄是蕴含、蕴涵、涵养。含蓄是委婉的表达，耐人寻味。说话时不把情意全部表达出来。

含蓄，让人忍俊、含笑。委婉是运用迂回曲折的语言和融洽的语气含蓄地表达本意。用与本意相关或相似的话，来烘托本来要直说的意思。含蓄委婉的表达，是语言交际中的一种"缓冲剂"，它会让原本可能困难的交往变得顺利，让听者在比较舒适的氛围中领悟到本意。

语言的含义是极其模糊的，利用不确定或不精确的语言进行交流，常常可以收到精确语言难以收到的效果。含蓄是一种巧妙和艺术的表达方式。很想表达内心的强烈愿望，而又难以启齿时，常用含蓄示之。

含蓄能够避免尴尬。从某种意义上说，没有含蓄就没有艺术。音乐就是含蓄的语言。含蓄是一种情趣，一种修养，一种韵味，一种魅力。巧妙运用含蓄，什么都没有说，却什么都明白了。

四、玄奥

玄奥是玄机奥妙、玄秘深奥，玄奥是玄虚深奥的义理。

（一）玄

玄是神秘，玄秘、玄虚、玄妙、玄机。玄具有神秘色彩。玄是无色，无色就是黑色。色彩中，

最意味深长、最深奥而难以捉摸的不是赤、橙、黄、绿、蓝、靛、紫七色阳光，也不是七色的合成色，而是黑色。黑色可以说是没有颜色的一种颜色，正因为如此，才显得玄妙、深奥，难以捉摸。玄机是玄妙深奥，玄远是道理深远，玄想、玄虚、玄乎是具有虚意。

（二）奥

奥是含义深、深奥、奥秘、奥妙、虚无、缥缈。奥是高深莫测、难以捉摸的精深奥妙。深奥是幽深隐秘、精深高深不易理解、还没有被认识的内容或道理。深奥是耐人寻味的韵趣。奥妙是深奥微妙、奇巧、神奇、巧妙。奥妙是含义深博而美好的韵。

五、意义

意，思想、意愿、意旨；义，公正合宜的道理或行为。意义是人所具有的思想、意愿、公正合宜的行为，事物所具有的意旨、含义、公正合宜的道理。有意义是韵味的一种体现。

六、非"韵"

（一）无韵

无韵是没有韵。没有趣味、没有意会、达不到心领神会、不含蓄、不玄奥。

（二）无视韵

无视韵包括三个方面：一是有韵而无视韵的存在；二是缺少欣赏韵的素质，达不到品尝韵的水平；三是不认可有韵。

（三）否定韵

否定韵是对存在的韵不认可，不承认个人或者公众普遍认可的韵。

（四）假韵·伪韵

假的伪的，不是真的，似韵而非韵。

第三节　韵的哲义

一、幽默

幽是寂静，寂静就是没有声音。没有声音才意境深远。幽雅寂静称幽静；幽静寂寞叫幽寂；深而幽静叫幽深、幽邃；沉静地深思或隐藏在内

心的思想感情称幽思；深远的感情叫幽情；相爱的男女秘密相会叫幽会；含意深而曲折的文学作品、声音、语调叫幽婉；安详文雅称幽闲；幽雅的趣味叫幽趣；幽雅而奥妙称幽奥。幽雅之美、幽静之逸；幽趣之意境深远，幽默之意味深长。

默是沉默、默契、默许、含蓄。默是无语、不说话，不出声。沉默不言可以是有内涵而不发；默契是无声的契合；默许是默认、允许。幽默是有趣、可笑而意味深长。幽默玄奥，幽之神秘，默之神会，玄之神秘，奥之深远。幽默是幽趣，冷笑话，妙语中暗含玄机。幽默是自然而然地笑，是发自内心深处的默契。自然的流露是心灵的光辉与智慧的丰富。幽默能让人笑了以后有所感悟，能从深层次感悟出道理。因此，在各种风调的引笑中，幽默是最富于感情的上乘的笑。

有的幽默是把人"引向歧途，突然转折，意想不到"；有的幽默是"前题暗示，做判断，幽默在判断之外"；还有的幽默是"前题暗示，二选一，幽默在第三"。

二、知音

知音是知己。知音是能赏识自己的人。相传伯牙善弹琴，钟子期善听琴。伯牙弹到志在高山的曲调时，钟子期就说"峨峨兮若泰山"；伯牙弹到志在流水的曲调时，钟子期又说"洋洋兮若江河"。钟子期死后，伯牙不再弹琴，以为没有人能像钟子期那样懂得自己的音志。后遂以"知音"比喻对自己非常了解的人、知己朋友。知音也指对作品能深刻理解、正确评价的人。

三、美妙

妙是美、好，美妙，绝妙。美妙是美好、美丽、妙曼、奇妙、动人、快乐、安逸、幸福、舒适、吉祥、如意。美妙是感觉美，是一种美的感觉。美妙是韵之谐，趋于一致，达成默契，享受幸福。韵之谐，韵基于谐，以谐为基础。有韵自然谐。有谐即有韵。

四、动人

动人是打动人心，令人神往。动人是吸引人的根本。动人是恋爱的基本要求，俗称"来电"。动人是激荡人心的韵趣。

五、吉祥

吉祥是吉利、幸运、美好。吉祥是预示好运之征兆，祥瑞。《易·系辞上》："吉，无不利"。《逸周书·武顺》："礼义顺祥曰吉"。人们的祈愿意识是追求吉兆、趋吉避凶、趋利避害。吉祥祈愿在潜移默化中影响着人们的生活和行为，引导着个人和社会向和善、向光明、向乐观。吉祥是祈愿追寻的韵趣。

六、如意

如意是自如、符合心意、称心如意、随心所愿。如意是自我满足的韵趣。自如是自若、自由、自然而然，是一种轻松自若的感觉，镇定自然的神态，自由无拘无束的状态。自如是居中央，能大小，善分合，可屈伸，知进退，化简繁。

七、欣怡

欢欣，欣悦，心悦、快乐、怡然。心情愉悦、高兴、快乐。心悦源于欣赏、品味、把玩。快乐是快和乐。快，痛快，有痛才有快，有痛才觉快，比痛才知快。乐，乐意，乐在于意，乐必须有意，乐必定愿意，想乐才有乐。助人为乐，帮助别人就是帮助自己，帮助别人就能获得快乐。快乐是爽快、欢乐。快乐不是不乐，也不是狂欢，快乐是开心的人。开心，是精神上的一种愉悦、心灵上的一种满足。快乐能够表现在脸上，那就是笑脸，淡淡的笑、羞涩的笑、灿烂的笑。快乐其实很简单，只需要保持积极乐观的心态。每天都笑笑，每时都快乐。快乐是令人兴奋的韵趣。

八、惬意

惬意指心情舒畅，感到愉悦或者高兴。惬意是称心，满意，舒服，舒心。

九、舒适

舒适是舒心、舒服，适合、安适。舒适是美好感受的韵趣。

十、安逸

安逸是安闲舒适、安稳太平。安逸是满足、舒服、合适、恰到好处。

安逸是悠然自得的韵趣。

十一、幸福

幸是宠爱、宠幸、荣幸、得幸、高兴。福是安利、百顺、福气、福分、福利、福音、福佑。幸福是对生活的满足，是对乐趣的感受，是对愉快心情的保持，幸福是感觉到的甜蜜。幸福既是每个人追求的目标，也是整个人类追求的终极目标。幸福是心灵震撼的韵趣。

十二、价值

价值在"韵"中，是指价值的分量和意义。价值是以价量值、以价论值。以价格衡量值得与否。事的价值，物的价值，心理感受的价值。人们做有价值的事情，获得心理的价值感。人们追求有价值的事物，获得心理价值的提升。人们崇尚价值的无价，向往价值无限的奥妙。

十三、启迪

启迪是启发、开导的意思。在思考、学习、交流、讨论中，受到影响或启发，得到指导或点化，而豁然开朗，融会贯通。

十四、奇特

奇特是出奇、特别、别样、新奇。奇特是特别的、不同寻常的、非常罕见的、令人惊奇的、惊险、刺激、新鲜、古怪。

十五、滑稽

滑稽是语言、动作引逗人发笑。

十六、诙谐

诙谐是谈话富于风趣，引人发笑。

第四节　品韵

品韵有四个层次：品赏韵、品觉韵、品趣韵、品享韵。赏韵感受而知觉是觉韵，觉韵有心而获趣是趣韵，趣韵入心而欣快是享韵。无心而品赏韵，有知而品觉韵，有心而品趣韵，入心而享受韵。

一、品品韵

品品韵是品赏韵、品觉韵、品尝韵、品味韵、品逗韵、品评韵、品享韵。品韵适于一定的场合，品韵适于一定的事，品韵适于一定的人。品韵适于调节气氛，品韵适于取悦逗乐。品韵适于安享幸福，品韵适于陶冶情操。品韵适于高境界的生活。

（一）品赏韵

赏韵是观赏、欣赏、品赏而有韵。赏韵浅层是用眼睛欣赏，深层是用心欣赏。品赏美景、品赏奇特、品赏滑稽。

（二）品觉韵

赏韵感受而知觉是觉韵。品觉韵基于对韵的品赏、品尝和品味。尝韵是用口品尝美食之韵味。也把非食物而有趣味的叫做品尝。如品尝趣味。品味韵是品尝美味之韵。也把非口尝而有韵的比喻为品味。如品味含蓄。在品赏、品尝和品味的基础上去品觉韵。觉韵是赏韵尝韵味韵感知而觉之韵，品觉而有韵。品觉含蓄、品觉神会。

（三）品趣韵

觉韵有心而获趣是趣韵。趣韵是有趣味之韵，是风趣、情趣之韵。是逗乐的、逗趣的、好玩的韵。如品滑稽之趣韵。

（四）品享韵

享韵是趣韵而欣快、享受韵味意趣，品享韵之趣。趣韵入心而欣快是享韵。品享韵趣、品享幽默、品享心悦。品享神会之韵，品享出奇之韵，品享趣味之韵，品享奥妙之韵。

（五）品评韵

品评韵是品赏、品尝、品味、品觉、品趣之后对韵的评论。品评之韵也是一种享受。

二、品韵味

（一）韵味

韵味是含蓄的意味、情趣风味。韵味是一种含蓄的、浓厚的、意味深长的无穷回味。韵味是意味、含蓄、玄奥、知音、神会、舒适、安逸、惬意、心悦、动人、美妙、吉祥、如意、幸福。

（二）韵含

韵含是韵中含有趣味、情趣、意味、风趣、风雅、风情、风度、风姿、风致、幽默、含蓄、蕴涵、知音、意会、神会、心悦、幸福、美妙、动人、惬意、吉祥、如意、安逸、韵趣、韵味、气韵、风韵、韵致、玄奥等。

（三）意味

意味是意义和味道。意味是情趣、情调、兴趣、趣味。

三、品韵趣

品韵趣是觉韵而入心、韵而有趣味，品趣而有韵。品韵趣是对韵的品味感觉，获得趣味。品韵趣是品尝韵的滋味意义。品出韵味，享受韵趣。品趣幽默、品趣奥妙。

（一）韵趣

韵是所趣，韵是谐之趣。韵居于人心深位，是发自内心深处的一种美妙趣味。有心有趣方有韵，无心就没有趣，无趣便没有韵。心中有趣方有韵，眼中有趣方有韵，感觉到趣方有韵，感受到趣方有韵，感悟到趣方有韵。人韵，人之趣味；地韵，地之趣景；时韵，时之趣应；事韵，事之趣意；物韵，物之趣美。

韵趣是情趣、风趣、趣味、幽默、滑稽、诙谐，令人忍俊不禁。韵趣能给人以莫可名状的高兴、难以形容的兴奋、无以言表的快乐。韵趣令人如醉如痴、恋恋不舍、流连忘返。

（二）风趣

风趣是指风尚志趣、风味情趣，也指语言、文章幽默诙谐的趣味。说话风趣。

（三）情趣

情趣是志趣、志向或情调趣味。高雅情趣是健康、科学、文明、向上的情趣。它符合现代科学和文明的要求，也符合社会道德和法律的要求。它体现了一个人对美好生活的追求、乐观的生活态度和健康的心理。

四、品韵致

（一）韵致

韵致是气韵情致。风雅、风姿、风情、情致。韵致是声韵、音韵、神韵、韵事。韵致是奇特、古怪、惊险、刺激、风度、风致、风韵、气韵、顺韵、逆韵、奇韵、平韵、动韵、静韵、美韵、丑韵。

（二）风致

风致是指美好的容颜容貌，姿态优美、举止大方、态度娴雅。风致是风味、风趣。

（三）风度

风度，是指一个人的言谈、举止，所显露出的美好神韵。风度是一个人内在实力的自然流露。风度是一种魅力。风度是一个人独有的个性化标志。风度是具有了实力才显示出的魅力。实力是原因，魅力是结果。因果不能倒置。风度可以培养，不可以模仿。风度不同于气质，气质在心理学中是指人的心理行为动力特征。

（四）风韵

风韵，指风度、韵致、多用于女性优美的姿态神情。风韵，指诗文书画的风格、情趣。风韵，指食品的风味。

（五）气韵

气韵，指文学或艺术上独特的风格；文章或书法、绘画的意境或韵味。也指人的神采和风度等。

五、品韵态

韵态是指顺韵、逆韵、奇韵、平韵、动韵、静韵、美韵、丑韵。品韵态是对韵之状态的品赏。

（一）顺韵

顺韵是韵的流畅、通顺。顺韵是情趣、意味、趣味。顺韵是韵味、韵致、韵趣。顺韵为人，逆韵为仙。

（二）逆韵

逆韵是韵的逆向、波折。逆韵是惊险、刺激。逆韵为仙，顺韵为人。顺为人，逆为仙，只在其间颠倒颠。

（三）奇韵

奇韵是不同寻常之韵。奇韵是奇特、古怪。如根雕之韵。

（四）平韵

平韵是平安平适之韵。平韵是舒适、安逸、惬意。

（五）动韵

　　动韵是动态之韵。动韵是风韵、气韵。动韵是风度、风致、风趣、风雅、风情、风姿。

（六）静韵

　　静韵是静态之韵。静韵是幽默、含蓄、蕴含、玄奥。静韵是知音、神会、意会。

（七）美韵

　　美韵是具有美感、美态、享受的韵。美韵是心悦、动人、美妙。美韵是吉祥、如意、幸福。

（八）丑韵

　　丑韵是具有玩笑、讽刺意味的韵。丑韵是小丑表现出的滑稽、诙谐。丑韵是奇异古怪的韵，根雕具有丑韵意味。

六、品中韵

　　品味中之韵。Ⅲ是中，中Ⅲ之韵，体现在对立双方的调和折中。找中之高远。折中之兼顾。用中之调和。

（一）中隐Ⅲ归Ⅱ

　　阴中阳，中Ⅲ隐退，归为阴和阳。此为中隐Ⅲ归Ⅱ。中Ⅲ从两端向中收缩，两端渐大，至两端接合，中Ⅲ隐退，Ⅲ归Ⅱ。中间人、介绍人、讲和人隐退了，没有局外人，只剩下双方，要么和好，要么矛盾再起，战事重开。

（二）中极大Ⅲ归Ⅰ

　　中Ⅲ渐大，两端渐小，当两端为○时，中Ⅲ为Ⅰ，Ⅲ归Ⅰ。

（三）中消Ⅲ归○

　　中Ⅲ消，Ⅱ无存，Ⅱ合为Ⅰ，Ⅲ归○，故中消Ⅲ归○。

七、品奇韵

（一）品评奇特

　　品评出奇、惊险、刺激、特别、新鲜、古怪之韵趣。

（二）品评出奇

　　1. 屡战屡败，屡败屡战　曾国藩领兵与太平军交战，多次吃败仗。上表报奏朝廷，皇帝不悦，批阅：无能！责罚！曾国藩找来上表，一看上面写着：我们与太平军交战屡战屡败。再次上表奏

报时把屡战屡败，改为屡败屡战，皇帝欣慰，批阅：顽强！嘉奖。

　　2. 评奖　评先会前，大家戏谈，有人提议：评上谁，谁把奖金拿出来请客吃饭。附议者说：应该先请客后评，大家都是吃别人的，都高兴。还有人说：干脆谁先垫钱当奖金吃饭，就评谁。

　　3. 受与让　有人这样说：评上优秀是因为干得好，没评上是因为风格高把优秀让给了别人。

（三）品评古怪

　　古怪是偏离一般、非正常、异乎寻常的稀奇怪异。如根雕形态古怪，有一种古怪的美。

　　心理学家费尼•贝克做过这样一个实验：在男洗手间里挂上禁止涂鸦的牌子。其中一块警告："严禁胡乱涂写"；另一块以相对柔和的语气声明："请不要胡乱涂写"。然后调查挂牌子的洗手间里被涂写的数量。结果挂"严禁胡乱涂写"牌子的洗手间被涂写的情况更加严重。

（四）品评惊险

　　惊险是惊奇与危险，惊险使人惊讶紧张。有些人专门寻找惊险的刺激。

（五）品评刺激

　　刺激使人激动引起反应。刺激的意思是：外界事物作用于生物体，使事物起积极变化。

八、品谐趣

　　谐趣是诙谐、谐戏。诙，调也。诙谐是谈话富于风趣。谐之韵是最真的韵、最纯的韵、最美的韵。谐之韵是最高的韵、最有韵味的韵。谐至有韵才得谐的真意义和韵的真趣味。

　　谐则韵和，不谐则韵调。自然在于谐趣。

（一）谐而有趣

　　谐而有趣是谐和而具有趣味。

　　1. 谐静而有趣　静态的谐而有趣味。

　　2. 谐动而有趣　动态的谐而有趣味。

　　3. 谐和而有趣　和谐而有趣味。

（二）谐而至趣

　　谐而至趣是谐和而达到趣味。

　　1. 谐静而至趣　谐静以至于有趣味。

　　2. 谐动而至趣　谐动以至于有趣味。

3. 谐和而至趣　谐和以至于有趣味。

（三）趣而达谐

趣而达谐是趣谐。

1. 趣而达静谐　有趣味而达到静态谐。

2. 趣而达动谐　有趣味而达到动态谐。

3. 趣而达和谐　有趣味而达到和谐。

九、品字韵

汉字是从象形、指事、会意中演化而来的。从汉字中可以看出图画，可以看出事件，可以看出寓意。如果加以想象和引申，还能从汉字中品出更多的韵味来。

第五节　享韵趣

一、享趣味之韵趣

（一）数韵

下列式子等于几？

1+1+1+1+1

1+1+1+1+1

$1+1×0+1=?$

任何一个等式都要先设定条件，按条件做才会有答案。一般情况下，默认公认的条件，如"+"表示加号，把两个数合在一起。"×"表示乘号，表示数的倍数。"="表示等号，后边是运算的结果。

一般情况下，算式是一行，如果换行，要做规定，如两位数可以分开换行、两位数不能分开换行等。

特殊情况下，符号可以规定为新的意义。如"+、×、="可以赋予别的意义。因此，只要设定相关条件，这道题的答案可以是2、12、30、552，甚至更多答案。由于前两行没有等号，所以可以只算第三行，按照先算乘法，再算加法，那么 $1×0=0$，$1+1=2$。若默认三行相加，则第一行5，第二行5，第三行2，一共12。若允许两位数在行末可以分开在两行，一个位于行末，一个位于行首，那么其中就有两个11，则 $1+1+1+1+11+1+1+1+11+1×0+1=30$。由于第一二排分别为5，第三排为2，若把三行数按位排列，就是552。

（二）字韵

若、苦、人。上联：若不撇开终是苦。下联：各自捺住就成名。横批：撇捺人生。释义："若"字不撇（出）即为"苦"，"各"字捺（停）住即成"名"。一撇一捺即一生之"人"字。世间之事，撇开一些就不苦了；为人处世，捺住忍让，才会有好名声。

（三）情趣

1. 话里有话　有人这样说话：干掉熊猫，你就是国宝。别和我谈理想，戒了。跌倒了，爬起来，再哭。低调才是最牛的炫耀。不吃饱哪有力气减肥呀。我能抵抗一切，除了诱惑。老子不但有车，还是自行的。

2. 嚼之无味，弃之可惜　鸡肋"嚼之无味，弃之可惜"。别人丢弃了鸡肋，你捡到了，别人又想要了，你该不该还他。态度一，大度地还他，因为他曾丢弃，还了他他还会丢弃，好让他死了这份心。态度二，不还他，不给他犹豫的机会。说"态度一"对，是因为大度可以感动人，他在二次经历后，就会甘心。说"态度一"错，是因为做了错误判断，正因为曾经丢弃才会珍惜，"失去了才觉得宝贵"。说"态度二"对，是因为断了他的念想，否则他还有可能再次犹豫。说"态度二"错，是因为不给他机会，他可能总惦念着。

3. 味　有味之味，味是气味。无味之味，味是对味、投机、投缘、对脾气。臭味相投。不对味，好心没办成好事，好心当成驴肝肺。

（四）志趣

兴趣来自于两个方面：一是感兴趣了，就会进入；二是进入了，就有兴趣了。兴趣源自于感觉的喜欢；兴趣也来源于用心的培养。因为感兴趣所以进入了，因为进入了所以感兴趣。所以，要干一行爱一行，不要嫌弃不愿的经历。经历就是财富，经历了可能就是兴趣的开始。

（五）智趣

对弈后，问结局如何。答：第一局我没赢，第二局他没输，第三局我要和棋他不肯。曾国藩率领湘军与太平天国作战，屡吃败仗，上书朝廷言及战败时，战报初稿上写的是屡战屡败，让人觉得他们很无能；后经修改战报上写的是屡败屡战，让人认为他们很顽强。一个词顺序的改动，竟然化腐朽为神奇，由作战无能变为奋勇无畏。

二、享神会之韵趣

品觉神会，是对心领神会的品味和感觉。言语表达有很多不便或忌讳，不用言语表明而心领神会，不便明说而可以意会，无法表明而眉目传情。

（一）心领神会

领会、领悟，理解。对方没有明说，心里已经领会。

（二）意会

不明说而有意识、有感觉，内心领会。喜欢一个人是种感觉，不喜欢一个人却是事实。事实容易解释，感觉却难以言喻。男女的意会是有差异的，两个男人追一个女人，用情浅的那个先放弃；两个女人追一个男人，用情深的那个先放弃。

（三）眉目传情

用眉眼的活动向对方表达自己的情意。常用来形容用眼色表示爱情。义同"眉来眼去"。

（四）没有拒绝

品觉一下，有些话既不是婉言拒绝，更不是直白拒绝。而是品味、感觉、心领神会出的拒绝。

（五）话有三讲巧说为妙

评价同样一件事，说法各有不同，虽然都不为错，但效果迥然。

（六）描绘

人生如书，念念不忘；岁月如画，幅幅珍藏；问候如诗，句句情长；祝福如歌，曲曲悠扬。方寸间，历数世上沧海桑田；时空里，细问人间暑往寒来。是朋友，斗转星移真情不变；是知音，天涯海角铭记心怀。

（七）得道

得道者不枉生。何谓道？孔子发现，道是中庸；老子发现，道是无为；庄子发现，道是逍遥；墨子发现，道是非攻；如来发现，道是无常；板桥发现，道是难得糊涂；今人发现，道在和谐。糊涂之难得，在于明白太难；和谐之难得，在于实现太难。

（八）三宝论

言语三宝：谦逊，亲切，赞许。入世三宝：乐观，合群，互助。兴趣三宝：热爱，怡情，享受。看家三宝：轻松，幽默，体贴。饮食三宝：均衡，营养，节制。养生三宝：静心，动体，养气。祛病三宝：心安，有序，锻炼。智慧三宝：广闻，觉悟，活用。学问三宝：倾听，记忆，思辨。交友三宝：喜欢，投缘，关爱。吉祥三宝：慈悲，善良，宽容。幸福三宝：吃香，睡实，如愿。问题三宝：宏观，具体，放下。人生三宝：身体，事业，亲情。

（九）象由心生，展现于容

象由心生，改变内在，才能改变面容。一个境界低的人，讲不出高远的话；一个没有使命感的人，讲不出有责任感的话；一个格局小的人，讲不出大气的话；一颗阴暗的心托不起一张灿烂的脸。有爱心必有和气，有和气必有愉色，有愉色必有婉容。

（十）心智

心净智高，心和智博，心慈智深。高者俯瞰世界，博者包容万物，深者耳顺人生。

（十一）交往

以利相交者，利尽则散；以势相交者，势去则倾；以权相交者，权失则弃；以情相交者，情逝人伤；以心相交者，铭心刻骨。

（十二）为贵

体以健为贵，衣以洁为贵，食以欲为贵，住以适为贵，行以步为贵，喜以度为贵，怒以制为贵。

（十三）至近·至久·至善

至近者，非携手而携意；至久者，非处事而处情；至善者，非施恩而施心。愿近者真，久者恒，善者同。

（十四）你在哪里

鲜花，或雅或艳，总栽在盆里；月亮，或圆或缺，总挂在天上；情谊，或远或近，总握在手中；朋友，见或不见，总记在心中。

（十五）友谊·爱情

天下之友无数，以投缘为佳；天下之谊无尽，以适己为悦；天下之爱无穷，以知音为贵；天下之情无量，以称心为重。

三、享含蓄之韵趣

（一）找对人

恋爱靠感情，生活靠素质。有人越品越有味，有人越品越无味。有内涵有素质的人含蓄而不轻易表露，缺内涵缺素质的人张扬而容易外露。

（二）浪漫·最浪漫·最最浪漫

浪漫的人这样描述他的浪漫："我想有一天和你去旅行，去那没有去过的地方，没有行李没有背包，不带电脑更不要手机，走一个地方停一个地方。在我心里最美好的，就是和你一起老在路上，捕捉最后的流星，坐在最高的山顶上，可以听音乐、聊电影、吃东西，陪你一起看细水长流。当日出越过山涧，我未老，你依然。"

评价：很有想象力，富有诗意。这是没有受过苦，没有在农村待过的人编的，在农村经历过苦难的人，无论如何也写不出这样的天方夜谭。浪漫的事是想象着富有诗意。最浪漫的事是心里装着。最最浪漫的事是在她有难的时候能帮助她。难关有大有小，小与大没有明显界限，大到灾难性的，小至心情不悦。在你不悦时，看到一个你想看到的人发来一个信息就会释放心中的块垒，在最需要的时候他出现在你的眼前，这就是最最浪漫的事。

（三）无字表的启示

有一种无字手表，只有指针，没有数字。有字表是定量，清晰的定量，模糊的定性，几点几分几秒，清清楚楚。无字表是定性，定方位，清晰的定性，模糊的定量。在定性中，清晰着定量的准确性，久而久之，估计的定量就很准了。刚学做菜，都是按标准定量。行至高级厨师，从来都是以定性为主的定量，盐、味精少许，用不着称量，火候仅凭感觉，更不需要测量温度。低级状态是定性，中级状态是定量，高级状态又是定性。

（四）淡然一笑

被误解时微微一笑，是一种素养；受委屈时坦然一笑，是一种大度；吃亏时开心一笑，是一种豁达；身处窘境时自嘲一笑，是一种智慧；无奈时达观一笑，是一种境界；危难时泰然一笑，是一种大气；被轻蔑时平静一笑，是一种自信；遇难题时微微一笑，是一种放松。

（五）食物不甘寂寞，食话食说

肉包子：人心都是肉长的。

油条：不受煎熬你就不会成熟，总受煎熬，你终究会成为老油条。

面包：在你很渺小的时候，其实你还是比较充实的；当你变得伟大了，你会觉得很空虚。

汉堡：有内涵还不够，还要让内涵有所表现。

烧饼：人生处处是"烤"场。

四、享玄奥之韵趣

品赏玄奥绝妙而享韵趣。深奥、绝妙、动人、快乐、安逸、幸福、舒适、吉祥、如意而好玩、有意思、有韵趣。

五、享幽默之韵趣

（一）引向歧途，突然转折，意想不到

A. 问："司机在路口突然看见前面一只猴，赶紧刹车，为什么？"答："为了保护动物呗。"判定"错，他把猴屁股当红灯了。"

B. 问："1+1 在什么情况下等于 3 ？"答："在什么情况下都不等于 3。"评：在算错的情况下等于 3。问题的核心是对"什么情况"做判断，而不是对"是否等于 3"做判断，意想不到吧。

（二）前题暗示，做判断，幽默在判断之外

党员大会上，支部书记高兴地说："报告大家一个好消息，我们支部被评为优秀支部。"书记接着说："是不是有点儿不可思议？"众人纷纷议论："有什么不可思议的""我们当之无愧"。书记说："没有掌声不可思议。"掌声如潮……

（三）前题暗示，二选一，幽默在第三

考官问考试司机：你在车辆行驶中，看见一个人和一条狗，你是撞人，还是撞狗？多数会答："撞狗。"考官说："下车吧，考试不合格。"司机说："不对吗？"考官说："踩刹车呀！"

（四）真正的幽默

真正的幽默是发现幽默的人幽默，觉得幽默的事幽默。

六、享动人之韵趣

激动人心，是兴奋的动人。"来电"是恋爱的动人。"雷人"是话语的动人。

七、享幸福之韵趣

幸福是自己享受的，心胸坦荡，你就拥有幸福。幸福是自己寻找的，用心体验，你就得到幸福。幸福是自己争取的，求其所适，你就换来幸福。幸福是自己独自享有的自得其乐。幸福是发自心底深处的美好感受。

八、享滑稽之韵趣

（一）小心地滑

一玩童在刚拖过湿地的大厅上滑旱冰。地上放着一个标牌，上边写着："小心地滑！"保洁员过来制止说："你怎么在这里跑来跑去？没看见我刚拖过地吗？"玩童说："我小心着呢！"保洁员："不能在这里乱跑！"玩童指着标牌说："你不是让小心地滑嘛！我滑得很小心呀！"保洁员啼笑皆非。

（二）zǎo

儿：我要吃 zǎo（枣）。母：你先洗洗 zǎo（枣？澡？），再吃。儿：我不洗 zǎo（澡？枣？），我就要吃 zǎo（枣）。母：你要不洗 zǎo（枣？澡？），我把皮给你扒了（枣皮？人皮？）。听者把洗枣，听成了洗澡，试试效果。

（三）功夫

一个来中国的美国大学生问："在你们中国人心目中，是不是练武功比其他事情都重要？""没啊，怎么啦？""每次约姑娘吃饭，她们都会回答：等我有功夫（工夫）了再去。"

（四）合理就好

乾隆让刘罗锅去死，刘去湿了身来见乾隆，乾隆说：你怎么不去死，又回来了？刘答：我死了，被屈原骂回来了，他说：我没有遇到好老板才死了，你有好老板为什么还要死，回去！我就回来了。

（五）讲理的十大戒律

和恋人讲道理，是不想谈了；和老婆讲道理，是不想过了；和同事讲道理，是不想混了；和上级讲道理，是不想干了；和老板讲道理，是不想升了；和邻居讲道理，是不想见了；和朋友讲道理，是不想交了；和老师讲道理，是不想学了；和社会讲道理，是不想待了；和权力讲道理，是不想活了。告诉你一句话：这是讲情的地方。

（六）游戏人生

象棋——政治的象征：一切都为了保帅。

麻将——国民的象征：互相算计，所做的一切只为自己成功。

京剧——社会的象征：所有的角色都已固化，从分工到举止。

围棋——思维的象征：一切都是非此即彼，一切又皆有可能。

九、享心悦之韵趣

（一）品享快乐

1. 快乐源于心　快是畅快，乐是欢乐。快乐是畅快淋漓兴奋欢乐。快乐写在脸上，喜笑颜开。快乐挂在眉宇，喜上眉梢。快乐露在慧中，用心笑慧中展。快乐发自心中，会心一笑。

2. 知足不知足　真正的快乐是没有条件限制的。知足者常乐，是对贪欲的劝诫，不知足者常乐，是对懈怠的激励。知足者常乐，是享受满足和安逸之快乐；不知足者常乐，是享受追求和奋斗之快乐。

3. 皆得其乐　忙一点为生活充实而快乐；闲一点为轻松自在而快乐；晋升了为受到重用而快乐；没晋升为少些操心而快乐；发了财为高端消费而快乐；没发财为低碳生活而快乐；名气大为声名远扬而快乐；名气小为远离狐朋而快乐；应酬多为广结人员而快乐；应酬少为有益健康而快乐；回短信为礼尚往来而快乐；不回信为心领神会而快乐！

4. 痛苦·快乐　将痛苦分享，你不会因此减轻痛苦；将快乐分享，你会因此而更快乐。分担痛苦，是雪里送炭；分享快乐，是锦上添花。在痛苦时，一点点同情都会得到极大的安慰；在快乐时，添再多的快乐也增加不了多少开心。

（二）品享舒适

舒适是舒服适宜，是给人以安乐舒服的感觉。舒适是心悦的感觉。心若不悦难有舒适可言。所以，品享舒适，首先是要净化内心，用心感受。心觉舒适就是舒适，心觉不适就是不适。春来减衣适应温热是一种舒适，春捂刻意保暖也是一种舒适；秋来加衣保温是一种舒适，秋冻锻炼凉爽也是一种舒适。夏避暑冬避寒是一种舒适，夏练三伏冬练三九也是一种舒适。品享菜香是一种舒适，品享苦瓜是另一种舒适。

（三）品享安逸

安逸是平安、闲逸、安闲、舒适、闲适、悠闲。安逸是指安闲舒适、舒服和享乐，自由自在。安逸是由情逸决定的，有了情逸忙也安逸，没有情逸闲也躁动不安。安逸是安闲舒适。《庄子·至乐》："所苦者，身不得安逸，口不得厚味，形不得美服，目不得好色，耳不得音声。"《后汉纪·明帝纪》："君静於上，臣顺於下，大化潜通，天下交泰，群臣安逸，自求多福。"安逸是安稳、平安无事。《宋书·索房传》："今者域内安逸，百姓富昌，军国异容，宜定制度，为万世之法。"《红楼梦》："宝玉和你们姑娘生来第一件大事，况且费了多少周折，如今才得安逸，必要大家热闹几天，亲戚都要请的。"安逸是恰到好处、合适，心里感到很舒服，满足。品享安逸就是品享平安无事、闲情逸致、舒适安闲、悠闲自由、恰到好处、感到满足。

十、享人之韵趣

享受人之韵趣。人的神采奕奕之韵，楚楚动人之韵，气魄非凡之韵，斗志昂扬之韵，意味深长之韵。

（一）享仪韵

美丽、漂亮、靓丽、动人、幽默、趣味、风韵、风趣、风流、风姿、风采、风范、风度、风格、风骨、风雅、风情，都可以表现在仪容仪貌上，令人享受仪表的美感。

（二）享情韵

情韵是美好的、美妙的、友情的、亲情的、爱情的情感、情爱。情韵是七情之韵。喜、怒、忧、思、悲、恐、惊七种情志，到位、适度、适宜、合律、和谐，就有韵趣。享情韵是对情的韵味的品享。能享受美好情感的是常人，能享受非美好情感的是超人。

（三）享欲韵

品享六欲之韵。视欲、听欲、味欲、言欲、意欲、触欲六欲，是眼、耳、鼻、舌、身、脑，对视觉、听觉、嗅味觉、触觉的一种渴望。

视欲是对美好景物的欲望。听欲是对美妙声音的欲望。味欲是对醇美气味、味道的欲望，食欲是对食味的欲望。言欲是对语言表达的欲望。意欲是思念、想念的欲望。触欲是对体触舒适美感的欲望。性欲是六欲的综合表现，是对心仪异性爱的欲望，性欲是情感的欲望，对人诱惑极大。视欲、听欲、味欲、言欲、意欲、触欲之六欲，到位、适度、和谐，就有欲之韵趣。欲太过就是淫，因而欲韵忌贪、忌过。

（四）享觉韵

觉韵是五觉之韵。眼、耳、鼻、舌、身所反映的视觉、听觉、嗅觉、味觉、触觉之到位、适度、适宜、合律、和谐，就是韵趣。

视觉之韵，和颜悦色、丰满润泽，造形奇特，速度适宜。听觉之韵，声音甜润、旋律悠扬、韵律舒适。

嗅觉之韵，清淡的、清香的、浓香的、浓郁的、纯美的气味。味觉之韵，醇和、适口的味道，气味清、浓、醇香适宜的五味。口舌味觉所反映的，味道醇厚浓重、适宜而有滋味的酸、苦、甘、辛、咸。触觉之韵，对触及的感觉，身所反映的触觉、质感、感觉、食觉、性觉。温度适中、湿度适宜、柔韧度恰好。温度是感受寒热温凉适宜的度，如冬天的温暖、夏天的凉爽。湿度是燥湿程度，是根据需要选择干、燥、润、湿、水，适合的度。如水湿太过，需要干燥之，太过干燥需要水湿滋润之。润滑度是用湿滋润的度。润是湿度中最具韵味的。如滋润、丰润、圆润、滑润、甜润、润色、润泽。柔韧度是手和肌肤所感受到的光滑、流畅、舒适程度。感觉之韵是心的感受和觉知，对韵的感觉感受，包括自然之韵、情韵、欲韵、觉韵。爽韵是爽快、爽朗、痛快之韵；乐韵是快乐、欢乐之韵；欣韵是欣喜、欣慰、欣赏之韵；敞韵是敞亮、宽敞之韵；畅韵是畅快、顺畅之韵；舒韵是舒适、舒服之韵；顺韵是顺利、通顺之韵。幸福之韵，幸福是做该做的，不做不该做的。美满之韵，是美好、美妙、满足、圆满之韵。

（五）享怡然之韵

怡然之韵是怡然自得之韵。怡然之韵包括：趣韵、情韵、真韵、直韵、善韵、德韵、仁韵。趣韵是趣味，有悠然之韵。情韵是情感交融，有美妙之韵。真韵，在有假话的氛围里，就显得说真话的可贵，有难得之韵。直韵是率直而使人无所顾忌，有坦率之韵。善韵是和善使人动情关注，有情动深交之韵。德韵，有德使人仰慕，有恭敬之韵。仁韵，有仁使人心胸开阔，有大度之韵。

（六）享交际之韵

交际之韵，包括：诚韵、信韵、礼韵、义韵。诚韵，诚使人放心，有安心倾心之韵。信韵，信使人交心，有安全可靠之韵。礼韵，礼使人心悦，有互尊互敬之韵。义韵，义使人拥戴，有侠气激情之韵。

交道和善之人，品赏高尚之韵美。交道凶恶之人，品赏反思之韵味。交道难缠之人，品赏挑战之韵趣。

交道计较之人，品赏精细之韵觉。交道豁达之人，品赏轻松之韵感。

（七）享身心之韵

身心之韵，身体健康心态愉悦有韵，身体患病心情复杂也有韵。健康之人，身心无恙，品赏愉悦、爽快之韵。患病之人，经历痛苦，品赏痛快、甘苦之韵。无病身心安，无病一身轻松，品赏安逸之美。有病方为贵，有病激起防御，增加抵抗之力。身体有病，机体在患病中产生抵抗疾病的能力，反而长寿了；身体健壮，机体缺乏抗病能力，却可能在突发疾病中倒下了。有时，血管首次堵塞很可怕，而第二次堵塞反而好些，因为在血管第一次堵塞后建立了侧支循环，血液绕道而行了。

（八）享内省之韵

内省是自我反思反省。内省有想、有思、有悟。畅游山川海天。思韵，条理清晰缜密。悟韵，通透开朗豁然。享内省之韵在于品享思维过程的价值、意义。

（九）享外受之韵

外受是来自于外来的感受、接受。外受是身心接受、感受来自于外来的视、听、触、味刺激。视韵，聚精会神；听韵，全神贯注；触韵，用心感受；味韵，用心品尝。

（十）享表达之韵

表达包括：表情、说、做、玩、知遇、顾请、比较、自荐。表情韵：表情丰富，喜上眉梢，怪相，逗乐。

说韵：平心静气，心平气和地说；激情四射，斗志昂扬地说。做韵：亲自操作，享受过程之韵趣。玩韵：把玩欣赏。知遇之韵：识才，伯乐识千里马，慧眼识英才；知音，俞伯牙遇钟子期，高山流水觅知音。

顾请之韵：周文王请姜太公出山，刘备三顾茅庐请诸葛辅佐。比较之韵：诸葛亮自比管仲乐毅，胸怀博大，志存高远。自荐之韵：毛遂自荐。享表达之韵，是享受表达过程的韵味。

（十一）享感悟之韵趣

感悟包括：同中感悟，异中感悟。悟之韵体现在感悟之升华，创新之振奋，悟中之奇妙。感悟是为人处世谋事的智慧。感是Ⅰ，觉是Ⅱ，悟是Ⅲ，Ⅱ生之Ⅲ。感是直观感应、感受。有感无觉是Ⅰ，没有是非，分不清对错。觉是感之后的觉察、觉知。有觉无悟是Ⅱ，有了是非观，能分清对与错。这是一对一的选择，要么是，要么非，要么对，要么错。一对一仅是一种处理。悟是觉之后的反思、透悟。有感悟，有觉悟是Ⅲ。从一对一中思悟；对于是非、对错的领悟；在是非对错之外，从中间联系吸引中，悟出了真谛，有了超脱。从而找到定位，把握限度，趋向合适。在对事物的继承、探讨中有所有发现，有所发明，有所创造，有所前进，享受生活的奥妙、趣味、和谐。

十一、享事之韵趣

事之韵味趣味是品尝出来的，只有品尝出韵趣，才能够去享受。事之韵趣就在心中目中，平凡事普通事，在心目中把它看成韵事趣事，它就有韵味趣味。事顺，品赏顺利之愉悦；事逆，品赏研究之乐趣。事难，品赏考验之经历；事易，品赏轻松之快意。事好，品赏愉悦之情韵；事坏，品赏惩诫之事韵。成大事之韵趣，就在于把梦想化成理想，把理想做成事业。事之韵趣是韵而有趣味、有滋味。能产生趣味的有五种情况。

（一）歪打正着

歪打正着是比喻方法本来不恰当，却侥幸得到满意的结果。也比喻原意本不在此，却凑巧和别人的想法符合。

（二）正话反听

正话反听是说话人正着说，听话人反着理解。

（三）话里有话

话里有话是话里含有别的意思。话里有话令人引申联想。话里有的话，有的是正话反说，有的是婉言拒绝，有的是借故推托，有的是含沙射影，有的是炫耀自己，有的是打击别人，有的是抬高自己打击别人。

（四）错落有致

错落：参差不齐。致：情趣。错落有致形容事物的布局虽然参差不齐，但却极有情趣，使人看了有好感。错落是不整齐，不整齐有不整齐的雅致，错落有致，正是由于不整齐，才显得雅致。

（五）得失失得

得失失得，得到的总会失去，失去的也会得到。在这里失去，从那里得到，在这里得到，从那里失去。

拿得起，放得下。失去的才觉得宝贵。塞翁失马焉知非福。

十二、享世之韵趣

（一）享受自然之韵

自然界的形状、质地、色彩、声响、音乐、神奇诸般景致，皆有趣韵，使人乐在其中。艳阳高照，享受阳光明媚。细雨蒙蒙，享受雨露滋润。大雨浇注，品享自然沐浴。雷鸣电闪，品味声光交汇。狂风大作，品觉飙举电至。享受自然之韵，在于心与自然的交融。

（二）享受自然奇趣

自然界的植物、动物、矿物，奇闻趣事数不胜数，用心品味皆得享受。

（三）享受形之韵趣

形状流畅之韵，或长或扁，或方或圆。形状流畅，如玻璃、瓷器、珍珠、玛瑙。着意品享皆有韵趣。

形状奇特之韵，不长不扁，不方不圆，形状稀奇、特别。如根雕。有兴致品享亦是韵趣。形状怪异之韵，不同寻常，形状奇怪、异常荒诞。如若有心，可以品味，进而享受形状怪异之韵趣。形态丰满之韵，形态丰富圆满，蕴含韵趣、韵味。喜欢者可以享受形态丰满之韵趣。形状小巧之韵，形状小巧精致，欣赏把玩，令人爱不释手。用心则享受形状小巧之韵趣。

（四）享受静态动态之韵趣

静态千年不变之韵，动态匀速节律之韵。固态稳定之韵，气态流动之韵，液态变化之韵。静态动态交替变化之韵。晴空看鸟飞，流水观鱼跃，识宇宙活泼之机；霜天闻鹤唳，雪夜听鸡鸣，得乾坤清纯之气。

静中观物动，闲处看人忙，才得超凡脱俗的趣味；忙处会偷闲，动中能取静，便得安身立命的功夫。栖迟蓬户，耳目虽拘而神情自旷；接纳山翁，仪文虽略而意念常真。进德修业，要有个木石的念头，若稍涉矜夸，便趋欲境；济世经邦，要有段云水的趣味，若一有贪恋，便坠危机。

（五）享受性质之韵趣

性韵：温和之韵，凉爽之韵，柔软之韵，坚韧之韵，弹动之韵，强硬之韵。质韵：圆之韵、润之韵、滑之韵、细腻之韵、流畅之韵、舒适之韵。享受性质之韵趣。

（六）享受色泽之韵趣

色韵：颜色适宜之韵，赤之韵，橙之韵，黄之韵，绿之韵，青之韵，蓝之韵，紫之韵。泽韵：光泽滋润之韵，光之韵，亮之韵，匀之韵，艳之韵。享受色泽之韵趣。

（七）享受声音之韵趣

声之韵、音之韵，声音清脆之韵，声音悠扬之韵，声音甜润之韵，声音洪亮之韵，声音浑厚之韵，声音变化之韵。享受声音之韵趣。

（八）享受神之韵趣

自然的奇特传神之韵。自然界是充满神奇的世界。自然界的植物、动物、矿物皆有传神之处。还有现代科学尚没认知的，有大量现象存在的神。神秘是宇宙自然的特征，也是人体的特征，探讨神秘是人类永远的课题。

（九）享受谐和美之韵趣

享受谐之韵趣，享受和之韵趣，享受美之韵趣。谐韵：谐和，谐调，谐振，谐趣，有愉悦之韵趣。和韵：和声、和音、和颜悦色，有轻松之韵趣。美韵：美的欣赏，美的感受，美的交往，美的奉献，使人舒心，有享受之韵。

（十）享受道德之韵趣

享受道德之韵趣。道使人清晰，方向明确，有透彻之韵趣。德使人淳厚，互助互爱，有和乐之韵趣。

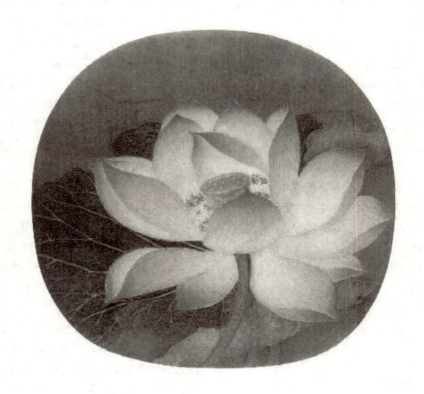

第四部分

境之本

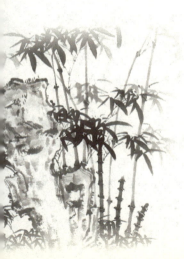

第十三章　人

第一节　人的概述

人是灵性生物体。人是对物赋予神气的高级动物，人是在时空中对物的生长发育赋予气和神灵的高级动物。物气神对于人，先天所具有的是志气。人对世和事后天所感应、感悟的，形成了意、识、思、想，思想意识。意志是人先天与后天的反应，意属后天，志属先天。心灵感应是神的具象表现。

人是主从，人是所主。人的立义是体、命、性、能、信。体包括：体、形、精、气、态、势、象。命包括：命、魂、魄、灵、神。性包括：性、情、欲、爱、智、慧、意、志、愿、心。能包括：能、觉、悟、涵养、思想、感受、观念、行为、言语。信包括：信任、信服、信仰、互信。

非人包括：无人、无视人、否定人、不成人。

人的哲义是自然人、社会人、平常人、圣人、至人、真人、神、仙、佛。

人是主宰。自然人是自然存在的个体人，社会人是个体人共同生活、具有协作性质的集体人，境界人是人的思想境界类分。人具有身体性命、形态形象，人有精气神、魂魄灵，人有意志能力，人有信心愿望，人有情欲爱，人有智慧觉悟。人能够感受表达，人有思想观念行为。个人是个性化的人，亲人是具有血缘姻缘关系或以血缘姻缘关系相处的人，友人是朋友。

社会人有人才、人势、人群、人缘、人脉、人气。社会人中有个人的走向、社会指向、社会角色。社会人有本分、应分、缘分、生分。社会人有公心、私心、公心与私心的比较。社会人有道德感、道德观。社会人有价值感、价值观。人在自然中生活，人与自然息息相关。为人、谋事、处世应当知人，会为人。

知人，了解人、知晓人、知悉人。知人的品格，灵性。知人的自然属性与社会属性。知人的接受（视、听、触、思），表达（说、做），反省（想、思、悟）。知人，启智，知己，知彼，认可。知人的人生、人缘、人脉、人际、生活。知人的心境、境界。知人的比较，知人的理想、思想、意义、谋划、实施、改进、拓展、提升、品韵。知人的俯信、平信、仰信，知人的形精气神。

会为人，为人要素，调身怡心，悟道积德，通情达理，守法知力，恰当选择，正确对待，准确判断，比较取舍，合理评价，时时反省。会为人，调气机，巧助人，妙用人，把握命运，学会交际，参与社会，谐调人生。

第二节　人的立义

一、体

（一）体

体：人本；本：树根。体：木头一样的人、尸体。没有魄的体是尸体。体是生命的载体，是精气神的聚合体。体是躯体，是人的实性形体，是生命存在的自然基础。躯体的基本要素是精和气，表现为形和象。

体是有精气之形象。身体是固体、液体、气体相互转化的表现形式。身体有盛有衰。精、气是人的形态基础，精凝聚人之躯体，气赋予人之生机。形、象是人的外在表现，形表现人之形态，象表现人之相貌。

《解剖学》基于微观，从系统、器官、组织、细胞，细致研究了躯体的结构层次。《生理学》研究系统、器官、组织、细胞的生理功能，新陈代谢、兴奋性等生命活动，以及功能的调节。《中医学》基于宏观，从脏象、经络、精气血津液、筋骨肌肉皮毛、五官九窍，整体把握了躯体的系统关联。

由生命物质组成的生物体称为机体。生命体是物质的一种特殊运动形式，具有新陈代谢、感应、自我繁殖、生长发育、遗传变异、衰老和死亡等特性。生命体活动的基本特征是新陈代谢和兴奋性。人体功能的调节有神经调节、体液调节、自身调节。

形象是内脏精气反映于外的征象，中医称为脏象。内脏包括五脏、六腑、奇恒之腑。五脏是心、肺、脾、肝、肾；六腑是胃、胆、小肠、大肠、膀胱、三焦；奇恒之腑是脑、髓、骨、脉、胆、女子胞。有诸内必形诸于外，象是脏腑功能表现于外的征象。反映人体的健康状态。形象是内在素养、气质、心理活动的外在反映。形象是人的穿着和仪表、动静和举止。仪表是人综合气质的反映。精气是人体内在的功能表现，精可化气，气能生精，常精气并称。精气是形象的基础，形象反映着精气的状况，精气旺则形象优，精气弱则形象劣。

（二）形

精构成形体、身形。

1. 形状　形状是人的外形状况，如高低、胖瘦、长相。五官，目、耳、鼻、舌、口、肤分别主司视听臭味语触。目视、耳听、鼻臭、舌味、口语、肤触。

2. 形质　形质是构成人体形的基本物质，皮（毛）、肉、筋、脉、骨。人体形质的基本单位是细胞，人体有一百万亿个细胞。许多形态和功能相近的细胞与细胞间质共同组成组织。人体的基本组织有：上皮组织、结缔组织、肌肉组织、神经组织。几种组织结合在一起，构成具有一定形态和功能的结构，叫做器官。如心、肺、脾、肝、肾、胆、胃、肠、膀胱。

一系列在结构和功能上具有密切联系的器官结合在一起，共同行使某种特定的生理活动，称为系统。人体可以从形态功能上划分为九个系统：运动系统、消化系统、呼吸系统、泌尿系统、生殖系统、循环系统、内分泌系统（内分泌器），感觉系统（感觉器）、神经系统。人们通常把人的形质描述为：皮肤、肌肉、肌腱、筋脉、骨骼、毛发。

3. 形体　形体是构成形的实体。形是身体，是实体结构。身体有五脏六腑、脑髓神经、血脉淋巴、皮肉筋骨、五官五孔。

五脏是肝、心、脾、肺、肾，六腑是胃、胆、小肠、大肠、膀胱、三焦。五官是眼、耳、鼻、口、舌。五孔是鼻孔、咽喉、前阴、后阴、汗孔。

形体可动可静。形体静态是练气的状态。形体动态可以练形，也可以练气。形体运动是增强体质的重要方法。形体动作有分部形体姿势动作、综合形体姿势动作、谐调形体姿势动作。这是气与形的有机结合，可以形导气行，也可以气催形动。归纳起来，形与气的运动有三种情况：一是形体自主运动，二是形动带动气行，三是气行催动形动。常规生活是自主运动；谐调拳、太极拳是形带动气行；自发谐振是气催形动。活体有三个系统，形体系统、气机系统、灵魂系统。形体是三个系统中的基础。

（三）精

精是生命之本。精化生气，常称精气；精表现为神，合称精神。精分为先天之精和后天之精。

1. 先天之精　先天之精是生殖、发育、生活之精。生殖之精，如精液、卵子。生长发育之精，如激素。生活之精，如消化液、唾液。先天之精禀受于父母，与生俱来，是构成胚胎发育的原始物质、是生存必要的原始物质。先天之精藏之于肾。先天之精具有生殖、繁衍后代的基本功能，并决定着个人的体质、生理、发育，在一定程度上还决定着寿命的长短。在出生离开母体后，先天之精，就成为肾精的一部分，它是代代相传、繁殖、生育的物质基础。

2. 后天之精　后天之精是水谷之精，运于脾。后天之精源于摄入的饮食水谷，通过脾胃运化功能生成水谷精气，通过脏腑生理活动化生精气。后天之精化生于脾胃。

3. 先天之精与后天之精的关系　精禀赋于先天父母，充养于后天水谷，是构成人体的精微物质，是人体生长发育及各种功能活动的基础和根本。先天之精有赖于后天之精的不断充养，才能充分发挥其效能；后天之精的化生，又依赖于先天之精的活力资助。先天滋后天，后天养先天。

4. 精气　精气是精灵细微的气，氤氲积聚而为万物。精气是世界的本原。精气是构成人体生命的基本物质，是人体生长发育及各种功能活动的物质基础。

5. 精神　精神指人的意识、思维活动和一般心理状态。精神也指表现出来的活力。如活跃，有生气。

人类精神是宇宙精神之一种，是记忆于人体中或记录于人造物中的过去事物。哲学上，精神的定义，有内涵和外延。就内涵而言：精神是过去事、物的记录及此记录的重演。精神物是过去事、物在现实物中的记录。精神事是精神物在现实物中的重演。记录是以新叠旧式的暂态变化；重演是以旧启新式的暂态变化。

就外延而言：精神包括所有的精神物件和精神事件。精神物件是占空有界，拥质有限的。精神事件是历时有尽，占空有界，拥质有限的。

6. 代谢（排泄）之精　代谢或排泄物是弃而无用之精，如泪、涕、汗、尿、便。之所以亦称其为"精"，是因为代谢或排泄产物，也是人体精微的一部分，只是表现形式不同，用途不同而已。

（四）气

气是动态的，气运体动、气运体静。气是构成宇宙的基本物质。气是构成人体和维持人体生命活动的基本物质，气是生命存在和人体功能活动的外在表现。《难经·八难》说："气者，人之根本也。"张景岳说："人之有生，全赖此气。"气是活体的标志。气既是体的表现，又是命的表现。气来源于先天元气、自然清气、水谷精气。无气就解体，无气就命亡。

1. 先天元气　先天元气是原真之气，源于先天之精气。人是气的聚合体，先天元气，犹如胎儿在母体中的晶莹剔透。

2. 自然清气　自然清气，呼吸出入于肺，是人体必须的氧气之源。气清（阳），轻、清，向上、

轻盈。高兴时兴高采烈。晶莹剔透、光明亮丽。虚，能容纳。气浊（阴），重、浊，向下、沉重。难受时心情沉重，腿就像灌铅一样。致密不透、实，难以容纳。

3. 水谷精气　水谷是一切饮食物的代称，饮食水谷通过脾胃化生为精气，维持人体正常的生命活动。这是人生活最重要的方面，人的正常生存，必须依赖于饮食水谷，所以，吃是人生活水平高低的重要标志之一。

4. 气的生成　气的生成是脏腑的共同作用。气是以先天元气为基础，自然清气和水谷精气在脏腑的共同作用下生成人体之气。与肺、脾、肾三个脏器关系密切。如心气、肝气、肺气、脾气、肾气。自然界，地气上为云，天气下为雨，雨出地气，云出天气。

5. 气的功能状态　气的功能状态是寒热、燥湿、动静、清浊。

（1）寒热：寒热是寒、凉、温、热、火的简称。

（2）燥湿：燥湿是润、湿、燥、干的简称。

（3）动静：动静是运动状态、静止状态。

（4）清浊：清浊是清楚、清爽、糊涂、混浊的简称。

6. 气的作用　气有六大作用，也是六大功能：推动、温煦、防御、固摄、气化、营养。气的六大功能，虽然各不相同，但都是人体生命活动中不可或缺的，它们密切地协调配合，相互为用，共同维持着人体生理活动的正常进行。

（1）推动作用：推动作用是指气推动血液运行的作用。气是活力很强的精微物质，它对于人体的生长发育，以及经络等组织器官的生理活动，血液的生成和运行，津液的生成、输布和排泄等，均起着推动和激发其运动的作用。人体的整个水液代谢过程，也都依赖于气的推动而完成。如果气虚衰弱，推动无力，则影响人体的生长、发育，或出现早衰，或使脏腑、经络等组织器官的生理活动减退，或使血和津液的生成不足或运行迟缓，从而引起血虚、血液运行不利和水液停滞等病理变化。

（2）温煦作用：温煦作用是指气温煦全身内

外的作用。所谓温煦，是说气是人体热量的来源。《难经·二十二难》说："气主煦之。"人体的体温相对恒定，主要靠气的温煦作用来维持和调节；各脏腑、经络等组织器官，在气的温煦作用下进行正常的生理活动；机体内的血和津液等液态物质，要依靠气的温煦，才能维持正常的循环运行。故"血得温而行，得寒而凝"。如果气的温煦作用失常，则不仅可出现畏寒喜热、四肢不温、体温下降、血和津液运行迟缓等虚寒之象；还可因某些原因，引起气聚而不散，气郁而化热，从而出现恶热喜冷、发热等实热之象。故《素问·刺志论》说："气实者，热也；气虚者，寒也。"

（3）防御作用：防御作用是指防御外邪侵袭肌表的作用。机体的防御系统是非常复杂的，虽然包括了气、血、津液和脏腑、经络等组织器官的多方面的综合作用，但毫无异议，气在防御方面具有相当重要的作用。气的防御作用，主要体现在护卫全身肌表，防御外邪入侵。如《卫生宝鉴》说："盖阳气为卫，卫气者，所以温分肉，充皮毛，肥腠理，司开合，此皆卫外而为固也。"正因为气有防御外邪之作用，所以，一旦外邪侵入人体，则气能趋于病所，积极与邪抗争，并能驱邪外出，使人体恢复健康。《素问·评热病论》所说："邪之所凑，其气必虚。"则是说气的防御作用减弱，则全身的抗病能力必然随之而下降，外邪则易于乘虚侵袭，从而使机体罹患疾病。

（4）固摄作用：固摄作用是指固摄血液精津的作用。气的固摄作用，主要指对于血液、津液等液态物质具有防止其无故流失的作用。具体可表现在：固摄血液，使之在脉管中循行，防止其逸出于脉外；固摄汗液、尿液、唾液、胃液、肠液等，控制和调节其分泌排泄量，以防止其无故流失；固摄肾精，使其不妄泄而耗损；摄纳清气，能维持呼吸的深沉及清浊之气的正常交换；提固维系内在脏腑器官，使之保持正常的位置，而不致虚陷下垂。

气的固摄作用与推动作用是相反相成的两个方面。如气一方面能推动血液的运行和津液的输布、排泄；另一方面，则气又可固摄体内的液态物质，防止其无故流失。正是由于这两个方面作用的相互协调，构成了气对体内液态物质的正常运行、分泌、排泄的调节和控制，才能维持机体正常的血液循环和水液代谢的正常进行。

（5）气化作用：气化作用是指通过气的运动而产生的各种变化。气化是指精、气、血、津液等物质各自的新陈代谢及其相互转化。如气、血、津液的生成，都需要将饮食物转化成水谷之精气，然后才能再化生成气、血、津液；又如津液经过代谢气化之后，方能转化成汗液和尿液；而饮食物经过消化吸收之后，其残渣方能转化成糟粕等，这些都是气化作用的具体表现。故《素问·阴阳应象大论》说："精化为气"，王冰注曰："气化则精生，味和则形长。"所以说，气化作用的过程，实际上就是体内物质代谢的过程，即是物质转化和能量转化的过程。如果气化功能失常，则能影响到气、血、津液的新陈代谢；影响到饮食物的消化吸收；影响到汗液、尿液和粪便等的排泄，从而形成各种代谢异常之病变。

（6）营养作用：营养作用是指气对于人体脏腑、经络等组织器官，具有营养的作用。它不仅能"肥腠理""荣四末"，而且能"内注五脏六腑"，营养内外上下。如《妇人大全良方》说："荣者（即营气），水谷之精，和调于五脏，洒陈于六腑，乃能入于脉也。源源而来，化生于脾，总统于心，藏受于肝，宣布于肺，施泄于肾，灌溉一身。"具体说明了气在人体内的营养作用。

7.气的描述　气有强弱之分。气通常描述为：力气、精气、神气、气色、气质。气还可以描述为：人气、意气、志气。人气引申为人的关注程度。意气、志气引申为人的风度、豪情、决心。喜气洋洋、怒气冲冲、怨气，借以描述人的情绪和精神状态。

8.气门　气门就是汗孔。是体气出入的门户之一。体呼吸就是通过汗孔实现的。气门的收缩、扩张，可以调节体温和体液。汗孔收缩速度的快与慢、力量的大与小是体质强弱的重要因素。如春捂秋冻，春捂是锻炼机体对热的耐受性，秋冻是锻炼机体对寒的耐受性。机体对寒热的耐受幅度增加了，遇到风寒热的侵袭自然就不容易患病了。又如冬泳，既是对形体的锻炼，又是对气的锻炼。冬泳要循序渐进，渐渐适应对寒冷的刺激，增大对气温反差的适应性。没有经过锻炼或锻炼不到位，突然增大反差，承受不了，就患病。

9. **经络之气** 经络是气血运行的通路。经络是运行气血、联系脏腑和体表及全身各部的通道，是人体功能的调控系统。经络学也是人体针灸和按摩的基础，是中医学的重要组成部分，是中医基础理论之根。经络系统有"十二正经、奇经八脉。经络是人感知到的，一般人感知不到经络，功能特殊者、练气有素者能感知经络的循行路线。经络的循行通路因人而有微殊。

10. **腧穴** 腧穴是人体脏腑经络之气输注于某一部位而在体表的反映，是针灸治疗疾病的刺激点与反应点。腧与"输"通，有转输、输注的含义；"穴"即孔隙。所以，腧穴的本义即是指人体脏腑经络之气转输或输注于体表的分肉腠理和骨节交会的特定的空隙。腧穴分为经穴、经外奇穴和阿是穴、耳穴四类。腧穴的功能是输注脏腑经络气血，沟通体表与体内脏腑的联系。

11. **丹田** 丹田是气的汇聚地。上丹田在印堂，中丹田在膻中，下丹田在气海。丹田是道家炼丹时意守之处，是内丹呈现之处。修炼内丹是对精气神的修炼。丹田位置处于人体的黄金分割线上。

12. **气机运行** 气的运行形式是升降出入，气的升降出入运动称为"气机"。经络是气机运行的通路，称为经气；输穴是气机运行的驿站和反应点。丹田是气的汇聚地。锻炼气运的基本条件是：机体放松入静自然；早期可以意守，最终必须丢掉意守。意守既是得气、聚气的方法，也是气滞的因素。因此，意守是得气的小道，松静自然才是气蕴育、气腾然之大道。气机分为自然气机、意引气机、形引气机、自发气机。

（1）自然气机——自由气动：自然气机是身体自由状态下，气的自然运行状态。包括形静、形动、睡眠等生活的自然状态。气的自由运行，是指人在生活的自由状态下气机的运行，没有人

为控制，甚至没有觉察。

（2）意引气机——意领气动：意引气机是意念引导气的运行。包括静态意引和动态意引。静态意引是静坐意引，动态意引是形体动作加意引。意引可以强化气机。

（3）形引气机——形领气动：形引气机是形体动作引领气机运行。包括形静气运、形动气运。形静气运，是形静气机运行，是指人的静坐功法训练，外形静而内气运。常用的有盘腿坐或自由坐，盘腿坐有双盘坐、单盘坐、自由盘坐；自由坐是双脚着地的坐姿。形动气运，是形动引领气行，是形体运动带动气机运行，如谐调拳、太极拳。

（4）自发气机——气带形动：自发气机是气机运动的高级状态。机体只要处于松静自然的状态，便可出现气机自发自动。意引自如，不意引自然。气带形动，是在松静自然的条件下，气自发而催促形体运动，动作是根据形体气的通畅程度决定的，做什么样的动作，之前自己不知道，也不需要知道，动作做出来之后才知道。回顾一下身体状况，即知所做的动作，就是调整所做动作部位的气机，增强局部气的运行，如此不断强化，以提高气的通畅程度。如自发动静、自发谐振。

13. **锻炼气机的作用** 身体锻炼的过程是锻炼气机的过程，有三种作用：第一种作用：自发气动，气促形体动，改善全身通透性。自发谐振是最佳的自发气动。第二种作用：气的运行、强化、凝聚、爆发，使体质增强，体力增加。第三种作用：强化对外界温度反差变化的适应性。主要是适应寒热、燥湿、风。

14. **气的状态** 气有六种状态：气滞、气通、气畅、气强、气聚、气发。

（1）气滞：气滞是气机阻滞不通畅，气滞轻者是症状，重者即是病态。

（2）气通：气通是气的正常流通状态，气按照自己的运行规律运行，没有阻滞。气通是非病态。

（3）气畅：气畅是气在通的前提下，更加流畅，这是通过锻炼强化气机后的状态。气畅是健康态。

（4）气强：气强是在气机通畅的情况下，增

强气的质与量。气强是强壮态。

（5）气聚：气聚是气的聚积，气聚是锻炼有素者对气聚积的感知和可控。气聚是正常的可控的聚积，气滞则是不正常的不可控的阻碍。气聚是武术的防守状态或发气的准备状态。

（6）气发：气发是发气，是气在可控状态下的外发，或武术技击的进攻状态。

15.古人对气的描述　古人极其清晰地描述了气的存在状态、条件、运行通路，同时这也是句句真言、字字玑珠的练气方法。总括为：松静自然，气机腾然，动静悠然，觉悟妙然，机体安然，经络洞然。"恬淡虚无，真气从之，精神内守，病安从来？"（《内经·素问·上古天真论》）"内景隧道，惟返观者能照察之。"（李时珍《奇经八脉考》）

16.气质·气魄·气概　气质，是人的心理行为动力特征。气质不同于风度，风度是指一个人的言谈、举止，所显露出的美好神韵。气魄，是气质表现于外的气势。如气势惊人，胆识过人，领袖气魄。气概，是正直豪迈的态度，或者在某种活动中或生存方式中表现出来的态度、举动或气势。

17.神气　神气，是神情、神态、风格气韵，也指神采焕发、得意、骄傲的样子。神气是神妙灵异之气，是存养于人体内的精纯元气。神气是有精神，有气魄。

（五）态

1.体态　体态是人的外形姿态，如站、坐、卧的静态或动态。反映形状、形态的主要是体形和五官。尤其是五官，能表现人的美丽、英俊、丑陋、和善、凶恶。动生静养。动是绝对的，静是相对的。

2.静态　静态是静止状态。静是与动相对的人生存的基本状态，也是行的一种终止状态。静态蕴含着七情六欲、爱憎（恨）得失。七情是喜怒忧思悲恐惊，六欲是视听嗅味触性。意含思想。

3.动态　动态是运动状态。动是人生存的基本状态。动气作用于体外为力——气力、听力、能力、吸引力。

（1）形动：脊柱动——颈椎、胸椎、腰椎。上肢动——肩、肘、腕、指。下肢动——髋、膝、踝、趾。

面部动——口、鼻、眼、耳。胸腹动——胸廓、腹部。单部位动——一个部位运动。多部位动——两个以上部位配合运动。直动——直线发力。旋动——旋转发力。单旋如刀旋，双旋如剪旋。主旋主力，主旋助力；助旋主力，助旋助力。

（2）气动：气动是气在体内的运行流动。经络是气运行的通路，网络全身，无处不在。

（3）形动带气动——生活常态：只要形动就会带领气的运行，如一般的运动。

（4）形动引气动——导引：形体动作有意识地引领气的运行，如导引气运的功法、谐调拳、太极拳。

（5）气动促形动——自发气动：机体处于松静自然状态，气机强盛催促形体自发运动。如自发谐调动静、自发谐振。

4.冷态　寒凉致冷，冷为寒凉之态。凉为寒之渐，寒为凉之极。冰为寒凉之因，冻为寒凉之果。

5.暖态　温热致暖，暖为温热之态。温为热之渐，热为温之极。火为温热之源，烫为温热之果。温暖、炽热、火热。

6.状态

（1）生：生是男女媾合而有了生命的孕育，生殖、生产、繁衍。生是开始的状态。不怕生是敢于活着，怕生是要寻求自杀。

（2）长：长是人的成长发育。长是延展的状态。

（3）壮：壮是人的逐渐成熟。壮是强劲的状态。

（4）老：老是人的逐渐衰老。老是退化的状态。

（5）已：已是人生命的终结。已是逝去的状态。不怕死是生死置之度外，敢于面对死亡；怕死是害怕死，不敢面对死亡。

（6）健康：健康是身心平和无病。维护健康是自我的第一要义。有什么比健康更重要的呢？可惜的是，许多人在健康时，往往不把健康放在心上，等有病了，才知道健康的重要，才去珍惜身体。那种"年轻时用身体换金钱，年老时用金钱换健康"的论调是一种谬误。

健康是需要重视和维护的，在健康时就要树立起健康的观念，尽可能做有利于健康的事，少做或不做不利于健康的事，当然这应该是在助人的基础上，在服务于社会的前提下。讲健康不能脱离生活现实。这里所说的健康第一，是在条件允许的情况下，在可支配的范围内，把健康的观念放在第一位，把健康的做法渗透于生活之中。身心疲惫是健康的损害者。修身养性是健康的维护者，自发气动、自发谐振是健康的高境界。

（7）疲惫：疲惫是健康状态下，身心劳累的一种感觉。这种状态更容易发生疾病。所以，要避免过于劳累。疲劳是症状，不是证，也不是病。中医和西医在这个问题上认识不同：

中医的基本特点是：整体观念，辨证施治。通过诸多症状，确定某种证候，根据"证"确立治疗原则。疲劳是一种症状，可以作为辨证的重要依据之一。所以，中医承认疲劳的病因病机，在进行阴阳、表里、寒热、虚实、燥湿，以及气血津液、脏腑经络辨证后，可以针对性治疗。

西医的特点是：根据检查结果，确定某种疾病，针对疾病进行治疗。当一个症状不能确定为某种疾病的时候，便无从着手。故而，过去把有症状而无阳性检查结果支持，不能明确为某种疾病的，叫做癔病或神经官能症。现代人们称其为"亚健康"。疲惫状态，符合亚健康的特征，可以算做亚健康状态。

要及时改善疲惫状态，使其向健康方向发展，避免其向疾病状态变化。

（8）疾病：疾病是器官损伤、损害，或生理功能障碍、丧失，引起的身心不平和，而出现的难受状态。

疾病发生之后，要正确对待。一方面要树立信心，调整好精神状态，平和心理；另一方面要及时调治，促使其向健康的方向转化。治疗方法很多，由医者决定。信心和心理状态，必须由患者自我调适。为此，作者写了一篇文章，题目是"有病方为贵"。有病之后，从外在来说，给自我一个警钟，会引起对健康的关注和对疾病的反思，寻找病因病机，从而有效预防和避免；从内在来

说，人类免疫功能的建立和抗病能力的表达，就是在患病与治病中完善起来的。在战争中学会战争，在患病中学会防范。抗病疫苗，就是根据患病与抗病的机制，把病毒灭活或减毒之后注入人体，使机体产生抗病般的反应，在反应中，强化其免疫功能。一般情况下，越是烈性传染病，注射疫苗后，越容易一次性获得终生免疫。

和患病相同的是：给机体一个刺激，激发其产生抵抗能力。和患病不同的是：疫苗是灭活或减毒的病毒不会真的患病，没有患病时的痛苦。因此，注射疫苗更像一场军事演习，而患病就是真枪实弹了。军事演习，提高了战斗力和应变能力，而没有伤亡；真枪实弹打仗是有伤亡的。"有病方为贵"是从患病可以激发、强化机体的免疫能力和抗病能力的角度讲的。是一种面对现实的优劣分析和评定。是一种对患病痛苦和治病信心的安慰。并非是说绝对的患病方为贵。无病早防，既病防变，坦然对待，积极调治，才是正确态度。

7. 态变　人是气的聚合体。胎儿在母体中晶莹剔透，出生以后，婴儿开始呼吸、饮食、运动。自然气候、饮食、情绪等，都影响着机体的通透性，出现不适，甚至疾病。所以，状态是在渐变或突变的变动之中。

（1）透亮：胎儿，就像一汪透亮清水，或晶莹剔透的水晶球。

（2）清亮：婴幼儿，就像一汪清水，或透明球。

（3）稍浊：成人健康时，就像是稍微混浊的水，或稍稍混浊的透明球。

（4）混浊：可愈的病态，就像是混浊的水，或混浊的透明球。

（5）稠糊：难愈的病态，就像是稠糊的水，或极度混浊的透明球。

（6）凝固：将亡者，就像是凝固的液态，或实变的球。

8. 功能态　人的功能态，是人功能的不同状态，包括：尸体、活体、植物人、活动人、憨傻人、正常人、愚笨人、聪明人、无为人、智慧人、懦弱人、强悍人、领头人。

有体无魄为尸体，有体有魄为活体。有魄无

魂为植物人，有魄有魂为活动人。有魂无神为憨傻人，有魂有神为正常人。有神无灵为愚笨人，有神有灵为聪明人。有灵无意为无为人，有灵有意为智慧人。有意无志为懦弱人，有意有志为强悍人。有精气神魂魄意志者为领头人。

（六）势

势是人所表现出的形貌。势是人表现出来的情况、样子或趋向。势是人的威力、力量、姿态、动作、形状、样式、架势。人常表现出来的势主要有：形势、情势、姿势、态势、气势、坐势、手势、攻势、守势、顺势、随势、位势、样势、阵势、威势、倚势、仗势、势相、势能、势力、势威。

（七）象

象是表现于外的征象。表现为容、貌、相。容是面容，貌是面貌，相是长相。相貌是人的长相外貌，相貌的美丑、善恶，是由人们的审美观所决定的。肥美和瘦美是审美的轮换。同气相求，不同人有不同的审美趋向。相貌常描述为：相貌堂堂、相貌出众、相貌平平、长相美丽、相貌丑陋。容貌是人的精神面貌，面容面貌是内在精气和心理活动的一种外在表现。常描述为：容光焕发、红光满面、容貌姣好。

二、命

（一）命

命是生命、性命，是人的根本。生命表现为神灵魂魄。神赋予人之活力，灵赋予人之灵犀，魂赋予人之核心，魄赋予人之气度。神灵魂魄从何而来，为何表现，归向何处，是人迫切想知晓，而永远无法全部彻底知晓之谜（局部、部分感知和知晓还是可以的）。正是由于这个谜使人无法把握生前和故后，甚至难以把握今生，因而才使生命充满无限的诡秘、奇异和诱惑。

（二）魂

魂是人之灵性者，魂居则常，魂丢则病，魂离则亡。《素问》曰："随神往来者谓之魂。"《四圣心源》曰："神发于心，方其在肝，神未旺也，而已现其阳魂；盖阳气方升，未能化神，先化其魂，阳气全升，则魂变而为神。魂者，神之初气，故随神而往来。"魂指附在人体上主宰人，又可离开肉体而独立存在。如魂灵、鬼魂、魂不附体、魂飞魄散、魂不守舍。

肝藏魂，肺藏魄，体魄赋予肝气即为魂魄之体，魂魄体是清醒着的活体。没有肝气就没有魂。失魂，人体就失去清醒状态而昏迷，这就是肝昏迷。失魂，就像行尸走肉、植物人。魂较轻灵，可以离开体魄而云游。魂是核心，魂是精神，魂是主宰，魂是非物质。魂分阴阳，魂可依附体，魂可离体，魂可再聚，魂可轮回转世，魂存有疑。

1. **魂是核心**　魂是人的核心，是起主导或决定作用的因素。魂是正常生命活动的核心，魂和灵合称灵魂，有了灵魂才能维持人的正常行为。

2. **魂是精神**　魂是高尚的净化了的精神。一个高尚的人，可以被誉为国魂、民族魂。事物中人格化了的精神，可以称为花魂、诗魂。

3. **魂是主宰**　魂附在人躯体上成为躯体的主宰。灵魂附居于人或其他物质躯体之内并对其起主宰作用。灵魂主宰着人的思想、行为、精神、感情等潜意识。每一个人都有他独特的灵魂。

4. **魂是非物质**　魂可以看成是生物形体的信息，永存但不是永生。正常人有时也会像丢了魂儿似的。魂和躯体若即若离、魂不守舍，是时轻时重的"精神病"人。魂和躯体分离而各自独立存在，轻者是灵魂出窍、魂不附体，犹如行尸走肉的痴呆、憨傻；重者是不能自主活动的植物人。

（三）魄

魄是体魄、气魄、魄力、魂魄。魄是生命力的表现，魄是依附于人体的一种非物质。

1. **体魄**　肺藏魄，体赋予肺气呼吸即为体魄。体魄是活着的、动态的人体。没有肺的呼吸体就没有魄。呼吸停止了，魄就散了。

2. **气魄**　气魄，表示动魄的强弱。气魄亦指气势，比喻气势惊人，胆识过人。

3. **魄力**　魄力是一种人格魅力。魄力是一个人处理和对待问题时，能发挥自身能动性，忽略不重要细节对整体的影响而做出正确的决定或选择，关键时能够显示自身才干，自身思维，自身特点。魄力的重要表现是从容，干练，不拖泥带水，有一定的鼓动性、带动性。做到有魄力，一是要知识全面，这是基础；二是要性格强势，干练，突出，看问题容易从整体着眼，这是先天条件。

4.魄的要素　魄的要素包括：呼吸、冷暖、饮食、动静、睡眠。睡眠状态是魂魄分离，魂离而魄在。

5.魄是生命力的表现　魄是人之体魄、气魄、魄力，是人内涵的外在表现。体魄是体质和精力；气魄是无所畏惧的精神或作风，是显示出来的气质、气度、气势；魄力是处理问题的胆识和果断坚决的作风。

（四）灵

灵，存于世，可感应。灵也是附于人体的精神或心意之灵。《风俗通》曰："灵者，神也。"《大戴礼记·曾子问》曰："阳之精气曰神，阴之精气曰灵。"

1.灵性·灵气　灵性是天赋的聪明才智。人是有灵性的，人可以接受信息、发放信息。灵是动物区别于植物和矿物的生命灵性，人是生命灵性之最灵，所以，称"人为万物之灵"。

2.心灵·灵犀　灵是心灵、灵犀。心灵是精神思想等内心世界。灵犀是相通的心意、共鸣的情感。

3.灵慧·灵机　灵是人的灵慧、灵机。灵慧是机敏聪明。灵机是机敏的思维。

4.聪明·感悟　灵是人的聪明、感悟。聪明是有灵气，是聪慧机敏明晰透达的气质。感悟是灵感、悟性，是富有创造性的思路。

5.灵巧·灵秀　灵是灵巧、灵秀。灵巧是灵敏巧妙。灵秀是灵透秀美。

6.灵敏·灵活　灵是灵敏、灵活。灵敏是反应迅速。灵活是指敏捷、不僵硬、善于变通、不拘泥。

7.灵通·灵便　灵是灵通、灵便。灵通是快捷通畅。灵便是灵活敏捷。

8.灵动·灵验　灵是灵动、灵验。灵动是灵活机敏。灵验是效应神奇，形容预言能够变成现实。

（五）神

神是生命力，神是精神意识思维活动，神是表情所显示的内心活动，神藏于心，神是神魂意魄志的统称。心藏神，神是人正常与否的标志，得神者昌，失神者亡。有神则清，无神则迷，神志清则人清醒，神志不清则人昏迷。精神、神气是人状态好差、强弱的标志。

1.神是能力　《吕氏春秋·本生》："天全，则神和矣，目明矣，耳聪矣，鼻臭矣，口敏矣，三百六十节皆通利矣。"

（1）视力——眼神：眼神是眼睛的神态。眼睛体现为视力。

（2）听力——耳聪：耳聪是耳朵的神态。耳朵体现为听力。

（3）嗅觉——鼻嗅：鼻嗅是鼻子的神态。鼻子表现为嗅觉。五嗅：臊、焦、香、腥、腐。

（4）味觉——舌味：舌味是舌头的神态。舌头表现为味觉。五味：酸、苦、甘、辛（辣）、咸。

（5）感觉——身体：感觉是身体的神态。五觉：风、寒、热、燥、湿。

（6）知觉——意识：意识是知觉的神态。知觉：意、思、想。有意、无意、故意。思是对内，思考、思虑、反思。想是对外，想念、想要、想给。

（7）悟及——开窍：开窍是悟及的神态。窍是关键、要害。

2.神是生命力　神是赋予人生命的活力，是生命的主宰和标志，神是生命活动的外在表现。得神者昌，失神者亡。

3.神是精神意识思维活动　如聚精会神、全神贯注。精神并称是偏义复词，其义在神。精神正常的人是常人，精神不正常的人是精神病人。

4.神是表情所显示的内心活动　如神情、神采、神色、神态、神气、精神。

5.神藏于心　神藏之于心，称为心神。用心则养神，不用心则失神，用心过度则伤神。五脏有五志，心藏神、肝藏魂、脾藏意、肺藏魄、肾藏志。神志、魂魄、意志。

6.神是"神魂意魄志"的统称　神魂意魄志是五脏所藏之五志，可统称为神，或神志。狭义的心神是指心所藏之神。广义的心神是神志，包括心神、心魂、心意、心魄、心志。即五脏统领于心，五志统归于神。心主神明。心魂、心魄密切相关。

7. 气行催形动出神入化　机体松静自然，气通畅强化，催动形体运动。气的通畅程度、强壮程度无止境。动极生静，静极生动，是通畅程度的逐级提升。相对不通则动，动而通畅，即静，静而提升，又相对不通，不通则动，动则通，通则静。动则通，通则静，静则升，升则相对不通，不通则动。气行催形动，出神入化。无欲无求无杂念，道德高尚，胸怀宽广。自发谐振是气行催形动，而出神入化的典型方法。

三、性

广义的性，包括情、欲、爱、智、慧、意、志、愿。性由心生。性是特质，情是心迹，欲是萌动，爱是倾慕，智是能力，慧是潜质，意是打算，志是方向，愿是外化。

（一）性

狭义的性是特质。性是秉赋于先天，体现为后天的本性、性格、性情、性欲。性是赋予有生命躯体的灵性，所以性和命合称性命。性是通过心体现的，故称为心性。

1. 本性　本性是性之根本，是人与生俱来的天性、秉性、特性。人之初，性本中，中包含着或善或恶的倾向，因而，人可以有中、善、恶的不同表现。

（1）本性中：人之初，性本中。中性之人，以自我独立为特性，无善行也无恶意，不助人也不欺人。中是相对的，先天的中本性，后天则表现为：中性偏于善或中性偏于恶。

（2）本性偏善：本性中而偏善，多有善心，常行善事。性善表现为和善、仁慈、柔肠、好心。性善多助人。行善，且不求回报，受人称赞；极善可无原则、无条件行善，而被人利用。性偏善者，即便在特定环境下作恶，也善心难泯。所以，中性偏善之人作恶，总能找出源由，易得到人们的同情。作恶之后，会有真心悔意，是善根未绝。

（3）本性偏恶：本性中而偏恶，多有恶意，常做恶事。性恶表现为凶恶、歹毒、铁石心肠、坏心。性恶多欺人。作恶，一是贪利，二是泄愤，三是寻求刺激，令人痛恨。作恶而无悔过之心，恶意难掩，行恶至极，丧失人性，沦为恶魔。所以，中性偏恶者，善性未萌，即便在特定环境下行善，善也难有始终，本性终不能归善，少作恶而归中性已属难得。

（4）本性的社会化：本性而成善或成恶，是社会化的结果。本性居中之人，在人的社会化之后，可以居中性而过活，可以从善，也可以从恶，然而，性根仍为中。

先天性中之人，所表现出的偏善或偏恶是后天教育、人际交往和社会影响造成的。从善者萌生善性，从恶者产生恶念。且表现或善或恶不是固定的，在不同的人际环境和社会条件下，人可以表现为行善作恶的不同偏性。此一事表现为善，彼一事可以表现为恶，另一事可以表现为中。因此，人社会化的本性是中、善、恶的混合体，本于中而偏善恶。近朱者赤，近墨者黑，性或偏善，性或偏恶。或表现为善，或表现为恶。性偏善是高尚的基础，性偏恶是恶棍的根基。

性中之人，行善则善，行恶则恶。性中偏善之人，在社会化之后，可以从善，也可以从恶，这是善人行善，或善人作恶。成善便是善中善，成恶便是善中恶。例如，助人为乐、乐于施舍是善人行善，本性中而偏善；一向本份无恶迹的好人，由于不堪被欺怒而杀人，是善者行恶。兔子急了咬人，乃因兔子被逼所致，而兔之本性终归为善。性中偏恶之人，在社会化之后，可以从恶，也可以从善。这是恶人恶行，或恶人善行。成善便是恶中善，成恶便是恶中恶。如喜欢搞恶作剧者，本性中而偏恶。偶尔也做善事，不是出于本性，乃是出于好奇。圈中老虎虽似猫乖，是恶性未发，本性仍吃人。

善恶是可以转化的，为恶畏人知，恶中犹有善路；为善急人知，善处即是恶根。善恶是会带来因果报应的，有原因必有结果，有结果也有原因。善有善报，恶有恶报，这种认识会造成社会影响，引起善恶者的心理反应，会带来快乐或折磨，并进而影响生理和健康。至于善恶何时能报，报到何种程度，是复杂多变的。由于忽视了这种复杂多变性，把因果报应简单化，从而出现了是否存在因果报应之纷争。后天之人，受交际和社会的影响，本性的表现会有所改变，但是中性偏善之根，中性偏恶之根是很难改变的。现实生活中，人们更习惯于通过一两件事把一个人打上善或恶的烙印——称为善人、恶人，然后，再有不同的表现，就有了所谓的善人作恶、恶人行善，改邪归正、好人学坏的说法。

不同的种族群体、不同的人文环境、不同的社会现状、不同的历史条件，人们对善恶的评价不同。如杀戮本是恶行，在稳定的社会，行凶杀人，必是恶人。而出于对乱世治理的打杀，人们可以不将其称为恶人，并且可以称为正义。所以同一行为，在不同情况下，可以有不同的认定，打打杀杀在乱世无所谓恶不恶，而在治世就是恶；慈悲怜悯在治世是善行，而在乱世就可能成为容恶纵恶。

2. 性格　性格是指性的不同之格。性格是人的天性、个性，是对人、对事的态度和行为方式上所表现出来的特征。性格有不同的类型，常用相反对比的方式表述性格特征，如强弱、刚柔、曲直、动静、内向外向。不同性格特征，表现出不同的处世态度。一个人可以有多重性格，很多情况下表现为复合型性格，在同一件事上，可以表现为相反的性格特征，如内心爱如火、表面冷若霜。性格会因文化层次、交际群体、工作条件、生活环境、经历和年龄的不同，而有不同的表现。

（1）性格强与弱：强是要强，弱是软弱。性格强表现为要强、坚强、勇敢；性格弱表现为懦弱、软弱、怯懦。性格强多争，性格弱多让。

（2）性格刚与柔：刚是刚毅，柔是温柔。刚毅型性格，常表现为：刚烈、刚强、冷酷、倔强。温柔型性格，常表现为：温和、乖巧、柔情。性格刚似铁，性格柔似水。性格有刚强、柔弱者，也有刚弱、柔强者。

（3）性格曲与直：曲是迂曲，直是直爽。迂曲型性格，常表现为：委婉、婉转、狡猾、灵活。直爽型性格，常表现为：耿直、直率、爽快。性格曲而多婉转，性格直而多豪爽。

（4）性格善动与喜静：动是好动、急躁。静是安静、慢悠。好动易为急躁型性格，常表现为：快速、粗鲁、暴戾。好静易为慢悠型性格，常表现为：细心、认真、缜密、拖沓。性好动而活泼。性好静而安娴。

动，分主动和被动，主动是自动，自己动；被动是他动，他使我动。静，分自静与被静，自静是心静，被静是他人或环境要求我静。

（5）性格内向与外向：性格外向，性情开朗，喜交流易表现，常表现为：豪放、乐观、逍遥、热心、粗心。性格内向，性情封闭，不愿交流，常表现为：含蓄、内敛、忧思、悲观。性内向而自闭，性格外向而开朗。

3. 性情　性情是性格的情感表现，是秉性和气质，常称为脾气。

（1）性情温和与暴躁：性情温和似棉，性情暴躁如风。

（2）性情热情与冷漠：性情热情似火，性情冷漠如冰。

（3）性情细致与粗犷：性情细致入微，性情粗犷宽厚。

（4）性情委婉与直白：性情委婉引人，性情直白通透。

（5）性情自闭与豁达：性情自闭远人，性情豁达近人。

4. 性别　性别是人的雄雌两性，以男女区别之。男男、女女称为同性，男女称为异性。男女性别从生理特征反映。男女性别是两性行为和生殖繁衍的基础。

（二）情

情是心迹。情是心情。情包括：情欲、情思、情爱、情志、情绪、情感、情味、情操。情有浓淡深浅、厚薄。情有亲情、爱情、友情。情是一种心理感受，情是通过心体现的，故称为心情。情欲是对异性的欲望。情思是情意、情感，情绪、心思。情爱是人与人互相爱慕的感情。情志是天然形成的情感，归纳为喜、怒、忧、思、悲、恐、惊七情。喜是欣快、兴奋之情；怒是气愤、恼羞之情，愤是怒之渐，怒是愤之极；忧是担心、多虑之情；思是企盼、牵挂之情；悲是伤心、难过之情；恐是畏惧、害怕之情；惊是意外、突发、震动之情。情绪，是从事某种活动时，对外界刺激产生的肯定或否定的心理状态和反应，包括喜怒忧思悲恐惊七情所产生的愉快和不愉快的激动的情感。如高兴、快乐，有兴就高，有乐就快。又如喜欢、愤怒、悲伤、恐惧、爱慕、厌恶、性情急躁、心情抑郁、神情呆滞等。

情感是人感情的信息表达。是大脑的思维活动，也是心神的一种体现。情感是人的自我心理反映。包括：情愫、情操、情怀、情调、热情、情味、情致、情趣。情愫是本心真实的情意、诚意。情操是由感情和思想综合起来的、不轻易改变的心理状态。情怀是含有某种感情的心境。情调是思想感情所表现出来的格调，事物所具有的能引起人的各种不同感情的性质。热情，是高涨的情感。情味是情调和意味。情致是情趣和兴致。情趣是性情志趣。情操指人对具有一定文化价值或社会意义的事物所产生的复合情感，又称高级情感。情操不同于一般单一的情感，它是围绕某一事物或某一对象而产生的多种情感（甚至完全相反的情感）的复合体。亲情是血缘之亲、养育抚育之情。父母、子女、兄弟姐妹之缘亲育情。

爱情有两层意思：第一，爱情是异性亲密的感情，是两厢情愿的互爱。第二，爱情是爱戴之情、敬爱之情、爱护之情。

友情是朋友之间关系融洽。友情是一种平等交往关系。

（三）欲

欲是一种萌动。欲是一种欲望。欲望是对欲的渴望、愿望、想要、需要。欲望是想得到某种东西或想达到某种目的的要求。凡是受约束的都是人们的欲望。欲有生理六欲和心理三欲。欲分先天之欲和后天之欲。

1. 生理六欲 生理六欲是：视欲、听欲、嗅欲味欲、触欲、意欲、言欲。欲是一种渴望。欲是眼、耳、鼻、口舌、身、脑诸感官，对光色、声音、味道、触感、心思、语言，所产生的视觉、听觉、嗅觉味觉、触觉、意觉、语觉的一种渴望。表现为：视欲、听欲、嗅欲味欲、触欲、意欲、言欲六种生理欲望。视欲是对美好景物的欲望；听欲是对美妙声音的欲望；嗅欲味欲是对嗅闻气味和品尝美味的欲望；触欲是对舒适美感的欲望；意欲是思念想念的欲望；言欲是对语言表达的欲望。

生理六欲表达：心平气和地说，全神贯注地听，聚精会神地视，用心用意地触，享受般地品、畅开心扉地想。

2. 心理三欲 心理三欲是：情欲、爱欲、性欲三种心理欲望。情欲是情感表达的欲望；爱欲是爱意表达的欲望；性欲是对心仪异性渴求的欲望，性欲是对情爱及六欲生理心理的综合表达，性欲对人具有极大的诱惑。心理三欲通过生理六欲表达，即"情爱性"欲，通过"视听嗅触意言"欲表达出来。

3. 先天之欲 先天之欲，秉受于父母，来自于天生，是人的本能，是生理功能催动的一种反应，是生理之欲。如由吮乳到食欲，由情欲到性欲。食欲、情欲、性欲，初为先天本能的一种反应，以后转化为后天的一种想念和渴望。

4. 后天之欲 后天之欲，是发自内心深处的一种想念、渴望，是基于先天生理功能而产生的心理之欲。

后天之欲，是感官刺激激起对生理欲的渴望，是为满足生理欲望而对财物和权力的占有和支配欲望，是获得人格尊重、能力认可的一种欲望，是获得理想生活、体现人生价值的一种欲望。后天之欲是对物质、精神的需求欲，如物欲、财欲、占有欲、支配欲。

5. 生活之欲 先天生理之欲和后天心理之欲不可分割，共同构成生活之欲。呼吸欲、饮食欲、排泄欲、睡眠欲、性欲、动静欲，既包含有先天生理之欲，又是后天生活之欲。

6. 欲的初级表现 想是欲的初级表现，爱是欲的成熟表现，热爱是欲的急切表现，强烈的欲望，称为热爱。盼望是对未来的企盼欲，期望是对未来的期待欲，希望是对未来的展望欲，渴望是对现状的急切欲。

渴望是从对水的获得欲，借喻为对人对事的欲望，如获得知识的欲望，可以称为渴望知识。欲的满足除了自我生理、心理需要外，还有对人财物的拥有和支配。多欲表现为急切，少欲表现为淡漠。无欲有两类情况：一是没有欲，二是有欲而淡化欲、有欲而不欲。没有欲表现为木然，有欲而不欲是一种境界。通常所说的无欲是有欲而不欲的境界。欲易贪、易过，欲太过就是淫。六淫即是太过之六欲。贪欲表现为无厌无制。无欲事能成，欲速则不达，贪得无厌，会走向反面。欲需要他制，更需要自制，制欲、制情、制贪念。适当之欲是谓福，过度之欲即为祸。视欲、听欲、嗅欲味欲、触欲、意欲、言欲六欲，到位、适度、和谐，就有韵趣。

（四）爱

爱是倾慕。

1.爱的根源　爱情源于对异性的欲、想、感、觉、恋。爱情是对异性的欲望、念想、感觉、依恋。爱情包括情欲、情爱。情欲是对异性的欲望。情爱是男女在感情、友情的基础上，进而产生的爱意。爱是发自内心深处、具有吸引力的情愫（愫是指真实的情意、诚意）。爱能带来愉悦、思念、眷恋。爱情特指男女异性发自内心深处、具有吸引力，带来愉悦、思念、眷恋的情感。男女恋情，夫妻爱情。热爱是发自内心深处、具有吸引力、强烈而不可遏止的一种思念、眷恋情感。热爱是用热度来形容爱的高深程度。爱是一种激情，是一种付出；被爱是一种豪情，是一种获得；爱和被爱是一种温情，是一种享受。

2.爱的境界　高境界的爱是博爱、大爱、奉献爱。奉献爱心，以满足对方的爱情为前提。中境界的爱是平等、对等、互动爱。互敬互爱，以满足双方的爱情为前提。低境界的爱是自私、狭隘、索取爱。满足爱欲，获得爱意，以满足自己的爱情为前提。喜欢一个人就要为你喜欢的这个人带来欢喜，而不是忧愁。爱一个人就要为你爱的这个人带来爱，而不是恨。

3.爱的正向转化　爱情的发生发展经历五个阶段：情感、感情、友情、爱情、亲情。个人情感产生感情，感情可以发展为友情，友情可以转化为爱情，爱情可以转化为亲情。爱情根基是情感，源于感情，依托于友情，较友情更深一层。爱情的归宿是亲情，爱情里有亲，亲情里有爱，真正稳固的爱情是以亲情做支撑。因此，爱情建立在感情的基础上，包含着友情和亲情。爱情的正向转化有两个途径：进而成为亲情，退而成为友情。当爱情不在的时候，友情还在，亲情还在。爱情进而转化成为亲情，退而转化成为友情。这才是爱情发生、发展、变化的正确方向。

4.爱的方向偏离　爱不成恨终生，情爱成了情仇，把爱变成了情感被伤害的定时炸弹，那是偏离了爱情的航向，主要原因有五：一是爱的过分、偏激；二是爱的期望值过高；三是对爱的理解狭隘；四是爱得太过自私；五是根本不是真爱，只是一种情感的索取。认识爱的发生发展过程，把握爱情的转化方向，才能真正享受到爱的快乐、甜蜜、幸福、美满。

（五）智

智是能力的基础，能力是智的体现。智是智能、智慧、聪颖、明达的能力。智秉赋于先天，学习充实于后天。智慧是辨析判断、发明创造的能力。智能是智慧和能力。智力是人认识、理解客观事物并运用知识、经验等解决问题的能力，包括记忆、观察、想象、思考、判断等。机智是睿智和能力；智略是智谋和才略。智谋是智慧和计谋。智商是智力商数。智术是权术。智育是发展智力的教育。上智之人，善变；中智之人，跟变；下智之人，不知变。

（六）慧

慧是潜质，是潜在的灵性。慧是先天秉赋的智慧、聪明、聪慧。慧是人与生俱来的先天慧根，可以得到后天的激发、启迪。慧根是指能透彻领悟事理的天资。慧心是指能领悟真谛的心。慧眼是敏锐的洞察力。

慧中是印堂穴，是上丹田的穴窍，躯体松静

自然状态下，会心笑舒展慧中、内视慧中，久之感觉蕴蕴气机，这是练气的基本方法。智与慧有别，却常并称。有无智，有无慧。有智有慧，有智无慧。无智有慧，无智无慧。智是慧之显。慧是智之根。

（七）意

意是后天之本。意是人的后天意愿、愿望。意是打算。意，音心，心的声音，意欲、意愿、想法。脾藏意，食欲就是意在脾运化水谷中的表现。正常的人都是有欲望、有意愿、有想法的。意气，表示欲望的强弱。没有意气的人，是无所事事的人。意是人的基本思维能力、想象力、思维的广度。意是脾的神明。

意坚，是一种韧性。意包括思和想。是人的心思、愿望、思想、观念。意是"运、筹、谋"的基础。表现意的情境有：意识、意会、意想、意念、意下、意愿、意图、意料、意旨、意向、意思、意匠、意见、义、意味、意蕴、意趣、意境、意兴、意志、意气、意态、意象。

1. 意识　意识是人的头脑对于客观物质世界的反应，是感觉、思维等各种心理过程的总和，是人的高级心理反应形式，是对某一问题的认识和重视程度，是自觉抱有的某种目的，是觉察、感到。

2. 意会　意会是用心领会，即不明说而内心领会。

3. 意想　意想是料想、预料、猜想，是人发挥、发展的特征。

4. 意念　意念是想法、念头。意，心音；念，今心。现在之心，即起之心。现实的心声，念念不忘。

5. 意下　意下是想法和意见。

6. 意愿　意愿是心意和愿望。

7. 意图　意图是打算实现某种愿望的想法。

8. 意料　意料是事先估计、预料。

9. 意旨　意旨是意愿和要求，是（文章、著作的）中心思想。

10. 意向　意向是心意所向、意图和目的，是人的向导。

11. 意思　意思是用语言文字等表达出来的思想内容，是想法、意见，是趣味、意味，是心意，是某种动向或迹象，是情意。

12. 意匠　意匠是作文、绘画等的精心构思。

13. 意见　意见是看法、见解。

14. 意义　意义是语言文字或其他符号所表达的含义，是事物所包含的内容和道理，是作用和价值。

15. 意味　意味是含蓄的意思，是需要体会才能明白，是意趣、情味，是某种趋势或苗头。

16. 意蕴　意蕴是内在的含义。

17. 意趣　意趣是意味和情趣。

18. 意境　意境是一种境界。

19. 意兴　意兴是兴致、兴趣。

20. 意志　意志是为了实现某种理想或达到某种目的而自觉地为之努力的心理状态。意志坚定、意志薄弱。

21. 意气　意气是志向、趣味和性情，是意志和气概。

22. 意态　意态是神情姿态。

23. 意象　意象是印象、意境。

（八）志

志是先天之本。志是人的先天志向、志气。志是方向。志，士心，士的心愿。志气、志向、斗志。肾藏志，勇士首先体现在心性、精力、性欲上，肾藏先天之精，主生长发育与生殖，正常的人都有士气、心气、精力、性欲。志气，表示士气、心气、精力、性欲的强弱。没有志气的人，是平庸的人。

志是人将来要有所作为的意愿和决心，是人的远大理想和目标，是志向、志气。志是定力，是思维的深度。志定，是一种力度。肾藏志，志是肾的神明。

1. 志愿　志愿是志向和意愿。

2. 志向　志向是人发挥、发展的方向。

3. 志气　志气是积极上进的决心，实现理想的气概。

4. 志趣　志趣是志向和兴趣，是意志的趋向。

（九）愿

愿是心意的外化。愿是心愿，愿是内心的愿望、意愿、愿景。望是希望、期望、欲望、渴望。心愿的随意度就是自由度。心愿有情愿不情愿两种截然相反的态度。如愿意与不愿意、乐意与不乐意、佩服与鄙视。愿望分为原始愿望、现实愿望、价值愿望三类。愿望需要取舍，价值愿望与现实愿望有冲突、有统一，社会环境对愿望会产生巨大影响。违心是违背心愿，违心有三种情形：因自己、因他人、因社会。违心有三种程度：勉强、无奈、被迫。

1. 原始愿望 原始愿望是本性的、本能的、潜意识的心愿，可以我行我素、随心所欲，为所欲为，无所拘束。由于原始心愿是对本性、本能、潜意识的挖掘，往往成为人返璞归真的心理活动，却常与现实的人际交往和社会要求冲突。

2. 现实愿望 现实愿望是在现实生活中，受生存、交往、社会、环境、教育、他人的影响而产生的即时心愿。人生活在现实社会中，所以，现实心愿是多数人的主流心愿。如感恩心、怨愤心。为现实生活意义计，表达的多是现实愿望，是对职业、职务的忠于职守，这是成为匠人、英雄的表达。

3. 价值愿景 价值愿景，为自我价值实现计，表达的多是原始的内心愿景，这是个性中人、圣人的表达。

4. 愿望的取舍 两个以上愿望同时存在，而又无法同时兼顾时，就需要对愿望进行取舍。愿始心愿和现实心愿都是自己心甘情愿，而这两个心愿不同，甚至冲突。在冲突中，需要选取其中一个心愿，舍弃另一个心愿。

5. 价值与现实愿望的冲突 自我价值实现的原始愿望表达，与求生计的现实愿望表达，常常会产生冲突。冲突是内心愿景与职业职务愿景的对立。这是不干正事、搞破坏，成为社会反面人物的基础。这类人常常表现为，觉得不被注意，感觉生不逢时，不被重用，不服从管理，调皮捣蛋，搞恶作剧，甚至滋扰社会，破坏公物，自残自毁、伤害他人、危害社会。

6. 价值与现实愿望的统一 可以把自我价值实现的原始愿望表达，与求生计的现实愿望表达统一起来。

统一是内心愿景与职业职务愿景一致。这是敬业、干事业，成为社会正面人物的源泉。这类人快乐生活、乐于助人、奉献社会。

7. 社会环境对心愿的巨大影响 社会环境对心愿的影响是巨大的。战争年代需要冲锋陷阵的战将，是英勇者的用武之地，勇敢好斗者在战争年代能成为英雄，在和平年代如果教育不到位，难保不会沦为歹徒。

和平年代需要经天纬地的文人，文弱书生在和平年代是治国之栋梁，在战争年代如果信念不坚定难说不会成为叛徒。因此，可以说，学习教育的过程，既是培育完善原始心愿、培养独立人格的过程，也是转化心愿使之符合现实愿望，符合人际交往、社会要求的过程。

8. 违心的三种情形 因自己而违心、因他人而违心、因社会而违心。违背心愿，简称违心。受人际交往和社会的约束。违心就是表里不一。

（1）因自己而违心：因自己而违心，就是自己在原始愿望和现实愿望中，选取其中一个，而违背另一个。要么违背原始愿望，要么违背现实愿望。

（2）因他人而违心：因他人而违心，就是因为他人的影响或不得已，而做违背自己心愿的事。

（3）因社会而违心：因社会而违心，是因为社会的约束、社会的变化，迫不得已，而做违背心愿的事。

9. 违心的三种程度 勉强、无奈、被迫。

（1）勉强：勉强是因自己而违心，或因他人、社会而违心，程度较轻。是被勉强的心愿。

（2）无奈：无奈是人际交往和社会约束对个人心愿的改变，是难以如个人心愿的无可奈何。如交换辩论的观点，其中一个是个人心愿，而另一个就是无奈。内心认为好的人或事，而不能说好，因为那是竞争对手。自己说对手的好，无疑于自动放弃竞争。内心认为差劲的人或事，有时要说个好，因为你需要他的帮忙。说了对方的不好，很难达到自己的要求。内心佩服，却要打，因为那是自己的敌人。内心鄙视，还要和，因为那是自己的同伙。

（3）被迫：被迫是非心所愿。是个人心愿在人际交往和社会约束面前的被强迫和屈从。

（十）心

"心肝脾肺肾脑"分别归藏"神魂意魄志思"。心是五脏之主，心藏神。心是心理状态、心理感应。外界的一切存在与变化，只有通过心理感应才能起作用，才变得有意义。世界观是心察的结果。吸引人的不是源于物，而是源于心：爱心、交心、倾心、热心、动心、心仪。

1. 心性　心性是心之本性。心为性之府，性为心之灵。明心见性。有无心，有无性。有心有性，有心无性。无心有性，无心无性。

心性有善恶之分。心性善，心善，心良，心好，心正。心性恶，心恶，心坏，心歪（心眼不正）。心性是人天生所具有的禀性，结合后天修炼所养成的一种性情。心性乃人生之"本体"。心性是自然的流露。依心性本体而应世为人，就在人生的真理中，也在宇宙的天道中。心性是后天行为与思想的起源。人的道德与行为源于心性；人的道德与行为的发生以及目标的实现都应遵从心性；人生价值的最终体现在于顺从心性而发的行为与道德。"尽心"是人生的最高境界，也就是"从心所欲""坦荡荡"，顺性而为，无可无不可，天理正道顺从心性而发，将心性顺其自然地发挥出来。天理回归了自然心性。

2. 心理　心理是指生物对客观物质世界的主观反应，心理现象包括心理过程和人格。人的心理活动都有一个发生、发展、消失的过程。人们在活动的时候，通常各种感官认识外部世界事物，通过头脑的活动思考着事物的因果关系，并伴随着喜、怒、哀、乐等情感体验。心理过程是折射着一系列心理现象的整个过程，按其性质可分为三个方面，即认识过程、情感过程、意志过程，简称知、情、意。心理是心的理性表现，理的由头。心理是心认可的理由、道理、理论。启动心理的力量。心理正常是健康的心理，不论是顺向

思维，还是逆向思维，都是合理合情的、合乎自然的想法。心理不正常是有障碍的、不健康的心理，是不入理、有违情的思维，甚至荒诞的想法。

3. 心法　心法是在心中形成的法则，是处于精神层面的，没有也无法形成文字。心法只可意会，不可言传，心中了了，纸下难明。心法口诀，有助于强化心力。如武功心法，练武时的口诀，有助于该武功的内功。心法是用心的准则。每个人都有自己用心的标准和原则。这些标准和原则有自然的、有学习的、有悟道的。

（1）心法自然：用心的准则，源于先天自然。如婴儿的啼哭、吮乳、微笑、活动都是自然心法。成人的良知、善行，以及被恶行掩饰了的良心发现，都是自然心法。

（2）心法学习：人类是相互学习的，在学习中接受新知识、新方法，通过学习修改自然心法，树立新的用心准则，这就是学习心法。随着阅历和知识的增长，学习心法是在不断调整的。三十而立，四十而不惑，五十而知天命，六十而耳顺，七十而从心所欲不逾矩，就是一类学习心法。学习心法有正向的，也有反向的。正向的学习心法是追求自然的，向善的，助人的用心准则。如是，可以成为好人、善人、贤人、快乐人、幸福人。反向的学习心法是追求功利的，利己的，甚至向恶的用心准则。如是，则成为寡欢人、抑郁人、烦闷人、坏人、恶人、罪人。

（3）心法悟道：心法悟道是在学习和实践中觉悟，悟到人生真谛，具有超越生活，进入自然大道的悟性得道心法。

4. 心情　心情是心的情感表现，喜怒忧思悲恐惊七情是心情表现的根源。心情是指无特定、普遍及能够广泛影响认知和行为的一种情感状态。心情会受到外在环境和因素及食物和药品的影响。心情有三种状态：心情好、心情平和、心情不好。

（1）心情好：心情好时，看什么都顺眼，兴高采烈、趾高气扬，走起路来轻飘飘的，见人就想打招呼。

（2）心情平和：心情平和时，能够客观地看

待人事物。不以物喜，不以人悲。

（3）心情不好：心情不好时，看什么都不顺眼，心情沉重，士气低落，走路两腿如灌了铅似的，见谁烦谁，不想多说话。

（4）心情好而情绪稳定：心情好而情绪稳定，是良好的心态，有利于身心健康。

（5）心情不好而情绪稳定：心情不好而情绪稳定，是理智的表现，也是抑郁的根源。

（6）心情好而情绪激动：心情好而情绪激动，是激情的体现。常常可以超常发挥，做出平时做不到的事。

（7）心情不好而情绪激动：心情不好而情绪激动表现为暴躁易怒，不利于身心健康。

5. 心态　心态是心理状态。心态是指对事物发展的反应和理解表现出不同的思想状态和观点。对世间万事万物的看法，可以是正向的、积极的，也可以是负面的、消极的。积极的心态可使人快乐、进取、有朝气、有精神。消极的心态则使人沮丧、难过、没有主动性。自己认为自己是什么样的人，就将成为什么样的人。这是心态带来的影响。

（1）心态激奋·心态平和·心态抑郁：激奋是对生活激动兴奋的心理状态。激奋常表现为积极、乐观、欢快、愉悦。平和是对生活平静和气的心理状态。平和常表现为折中、不卑不亢。抑郁是对生活压抑郁闷的心理状态。抑郁常表现为消极、悲观、低沉。

（2）乐观心态·悲观心态：乐观者，穷也乐，富也乐；悲观者，穷也愁，富也愁。良好的心境充满快乐，不良的心境充满忧愁。

（3）积极心态·消极心态：积极是正面的、促进发展的、努力进取的；积极是鼓励的、增加动力的；积极是正能量，奋进、向上。消极是否定的、反面的、阻碍发展的；消极是不求进取的、思想沦落的、消沉；消极是负能量，堕落、向下。任何事物都有阴阳两面，积极的心态看到的是事物好的一面，消极的心态只看到不好的一面。积极的心态能把坏的事情变好，消极的心态能把好的事情变坏。积极的心态像太阳，照到哪里哪里

亮，消极的心态像月亮，初一、十五不一样。不是没有阳光，是因为你心中阴暗，不是没有绿洲，是因为你心中一片沙漠。

（4）学习的心态：学习是给自己补充能量，先有输入，才能输出。尤其在知识经济时代，知识更新的周期越来越短，过时的知识等于废料，只有不断的学习，才能不断摄取能量，才能适应社会的发展，才能生存下来。要善于思考，善于分析，善于整合，只有这样才能创新。读万卷书，行万里路，阅人无数，名师指路，都是学习的过程。学习的过程就是紧跟成功者的步伐。

（5）归零的心态：重新开始。第一次成功相对比较容易，但第二次却不容易，原因是不能归零。一次失败是因为他曾经的成功。事物发展的规律是波浪前进、螺旋上升、周期性变化。中国古话叫风水轮流转；经济学讲：资产重组。生活就是不断的重新再来。不归零就不能进入新的财富分配。就不会持续性发展。

（6）付出的心态：付出的心态是一种因果关系。舍就是付出，付出的心态是做主的心态。是为自己做事的心态。舍的本身就是得，小舍小得，大舍大得，不舍不得。不愿付出的人，总是省钱、省力、省事，最后把成功也省了。

（7）坚持的心态：不能成功者占 90% 以上的人，就是因为不能坚持。坚持的心态是在遇到坎坷，而不是顺利的时候反映出来的。遇到瓶颈的时候还要坚持，直到突破瓶颈达到新的高峰。

（8）合作的心态：合作是一种境界。合作可以打天下。合力不只是加法之和。成功就是把积极的人组织在一起做事情。

（9）感恩的心态：感恩周围的一切，包括坎坷、困难和我们的敌人。事物不是孤立存在的，没有周围的一切就没有你的存在。

（10）谦虚的心态：去掉缺点，吸取优点。虚心使人进步，骄傲使人落后。谦虚是人类最大的成就。谦虚让你得到尊重。越饱满的麦穗越弯腰。

6. 心绪　心绪是心思、心情。心情与心绪合称情绪。情绪是情思意绪。情绪有两种状态：情绪稳定、情绪激动。稳定的情绪比较理智，激动

的情绪易失去理智。

7.心力

（1）心力是心的力量：心力是心的力量、心的劲头，是用心的动力。心力是心的定力，俗称"定性"。

心力是一个人心的能量、精神的能量、意念的力量。心力是一个人行为的内驱力。如意志力，忍耐力，勤奋、坚持。心力可以释放出大量的能量，表现为让一个人在某一段时间内思维高度集中于某一事物，专注于某一目标，调动人体自身的和外界的各种资源来为实现这一目标努力。常说的"有心雄、心雄大"是心力有余；"身心疲惫"是心力不足，"心力憔悴"是心力受损，"无心"是心力失用。"心有余而力不足"是指心力强，体力弱，心力充足，而体力缺乏。

（2）心力是感性的行为：心力作为一种精神力量，主要是感性的，情绪性的行为。心力表现更多的是情感方面，有十分强烈的感性因素在起决定性的支配作用。有些人有永不言败、不轻言放弃的精神，有坚韧不拔的意志，他们总是不断地建立自己的目标，向着自己的目标努力，遇到困难也不放松，时机不合就等待时机，没有机遇就创造机遇。有的人没有多大理想，对任何事情都提不起兴趣，日子过得浑浑噩噩，见难就退，不思进取，做事三分钟的热度。有的人天生爱"钻牛角尖"，"不撞南墙不回头"；有的人遇事绕道，不想付出半点努力和辛苦。有的人能够面壁十年耐得住寂寞与孤苦；有的人却难以安坐几分钟。

（3）心力具有战略和战术意义：心力对于一个人来说，既有长期宏观的战略意义，又有短期微观的战术意义。宏观上，是对人生中长期的规划和把握。微观上，是对日常具体事务的完成。长期规划，为心力提供源源不断的动力能源；短期目标，又为心力提供实时的动力释放场所。长期心力是短期心力的动力方向；短期心力为长期心力积蓄力量。

（4）优质心力：优质的心力是建立于理性思考上的心力，它是一种充盈的、圆通的、运动着的力量，它会因外界的条件变化而变化，但是不会改变已有的目标方向。这种心力能够不断自我产生，取之不尽，用之不竭。甚至有些人会把自己多余的心力输送给其他人，帮助他人实现目标。这样的人往往会有较大的成就，无论在事业、情感、经济上，都会有较多的收获，能够很好地适应社会，并从社会中获得更多的利益。

（5）平常心力：平常的心力是社会大众平常人的心力，他们有一些心力却不充足，有心力却不够持久，能够实现一些小的目标，却不会有大的成就，他们的心力能够基本保持自给自足的状态。

（6）劣质心力：劣质心力表现为三种人。一种人，心力特别弱，他们几乎没有任何耐心，没有一点坚持精神，怕吃苦，怕劳累，他们总是不想付出就想获得和享受。另一种人，心力旺盛，但却没有恰当运用。比如一些偏执型人格的人，固执保守，墨守成规，不知变通，一条路走到黑，听不进别人的意见，结果总是撞得头破血流，也不知自己错在哪里。还有一种人，困扰于微观层面，不能自拔，常常为一点小事瞻前顾后，自虑凶吉，烦恼不已，疲惫不堪。

形成劣质心力的原因有三：一是心理浮躁，追求速成速效，缺乏忍耐力；二是条件优越，安于享受，缺乏进取心；三是缺少教养，奉宠溺爱，缺乏自制力。孩子青春期的反抗往往是对心力要求成长的一个表现。然而令人担忧的是家长不了解这一点，而把孩子对心力自制的需求，看成是坏事，进行压制。更令人担忧的则是很多孩子，已经没有足够的心力达到反抗的目标，或者把反抗的心力用于不恰当的方面了。

（7）培训心力：心力来源于三个方面：一是来源于天生的、遗传的或自小养成的思维方式和行为习惯；二是基于理性的分析；三是目标的吸引力。因此，心力不足可以通过后天培养和训练来提高。自信可以增强心力，心力强有利于树立自信。让人的信念处于信仰之中。树立远大的理想和崇高的信仰。心力是一种由片面到全面的发展过程，由幼小到成熟的成长过程。在每个人的成长过程中，心力不是均衡的发展，而是由某一点开始成长，然后再向不足方面完善。

（8）力所能及：力所能及是心力体力所能达到的。力是否能及，要看自知能力、评估能力、判断能力。只有正确地客观地看待自己的能力，才能做力所能及的事，才能做好力所能及的事。

（9）力不从心：力不从心是体力不能达到心力所愿。力不从心的结果，源于三方面原因：一是力弱不能从心，二是用力不当不能从心，三是过高估计自己而未能达到力所能及，而不能从心。

8. 心象　心象是臆想、想象。心象可以呈现。心象是当对象不在面前时，我们的头脑中浮现出的形象，称为知觉形象或者组织样式。心象是很重要的一类知识表征，能够使我们在对象没有出现的情况下去表征和加工这些对象。根据心象感觉通道划分为：视觉心象，即大脑中出现的具有视觉特征的形象；听觉心象，即大脑中浮现出的具有听觉特征的形象；运动心象，即与动作系统相关联的形象，比如打乒乓球、游泳、打谐调拳、太极拳。根据心象信息的加工深度划分为：遗觉表象、记忆表象、想象。

9. 心神　心主神明。心神悟道。心自身就是道，心道是道的高境界，神是心的主宰，神明载道。心神安宁，宁静则悟道；心神不宁，不安则心烦意乱。

10. 心境　心境是心态境界、胸怀、抱负等境况。心境与欲望有一定关系。心态境界有四个层次：一是开放，全吸收，能听取各种意见，选择性接受。二是半开放，半吸收，有限听取和接受别人的意见。三是半封闭，半排斥，较难听取和接受别人的意见。四是封闭，全排斥，汇总、总结、结束。

11. 心气·心劲　心气是指心的气量、志气。心劲是指思考分析问题的能力，也指念头、想法。

12. 心物·心事　心物一是指心的物质实体，二是指心中所承载的实物。心物与心神相对应。心事是心中所装的事情、心里想的事、心里盘算的事、心里思虑的事、心中所思念的事、心中期望的事。心事一般有三种：高兴的事、不高兴的事、惦念着的事。

13. 心思·心想　心思是念头、思虑、想法。心想是心的想法、考虑、想象。心思心想是心中所思所想。

14. 心意·心愿·心志　心意是对人的真情、情谊，意思，心情，思虑，想法，主观想象，情意。诚心诚意、有心无意、无心有意、无心无意。心愿是内心的意愿、愿景。心愿的随意度就是自由度。心愿有情愿不情愿两种截然相反的态度。如愿意与不愿意、乐意与不乐意、佩服与鄙视。心愿分为原始愿望和现实愿望两类。心志是意志、志气。有志向高远，有缺少志气。

15. 心宇·心胸·心场　心宇是心的上下四方，心的整个空间世界。心胸是指胸怀、胸襟、抱负。也指心中、内心。心胸豁达是胸怀坦荡、心胸旷达、虚怀若谷、海纳百川、包容别人，不把事放在心上，能够忍耐，善于发泄。心胸狭隘是指胸襟紧窄，形容气量小、喜欢斤斤计较。心场无限。心场大：心大、心胸宽广；心场小：心小、心眼小、心胸狭隘。心有多大，舞台就有多大。

16. 心静·心动·心潮　心静是心里平静，情绪安静，心静若水。心动是动心，心情激动。心潮是心情激动的表现。心潮澎湃。

17. 心红·心明·心亮　心红亦称赤心、丹心，是忠诚于人的一种心态。如赤胆忠心、一颗红心、一片丹心。心明是心中明白、明察、分明，坦荡，没有杂念。心明是觉悟的智慧。心亮是心中敞亮、清亮。

18. 心急·心躁·心颤　心急是心中着急，是急切不宁的心境。心躁是心中烦躁，是躁动不安的心境。心颤是心颤动，是惊悸恐慌的心境。

19. 心闲·心忙·心累　心闲是指心情舒畅、心灵宁静的悠闲，这是休闲的更高境界。心闲可以保持内心的宁静，获得更多的幸福感。"闲到心闲始是闲"。心忙是心中忙事，思考、运筹、决策、行动。心忙而想做，忙而有意义，忙而不至于累，不失为一种生活趣事。心累是过度操心费神，以至于心力憔悴。心累未必心忙，心闲未必心不忙。心忙而舒心坦然，便是心闲；心不忙而过度操心费神，便是心累。身心之闲忙累，体现着一个人的涵养和境界。

"身闲心闲"，身清闲、心清闲，无所事事，清静无为，飘逸自然。能有此心境，也应该是人间仙境了。

"身闲心累"，身闲心不闲，没有太多的事，却操了很多的心。表面上看似清闲无事，却有着来自灵魂深处无穷无尽的忧虑、惶恐和疲惫。总是为了理想化，而劳心费神。"身累心累"，做不完的事，操不尽的心，无穷的压力和责任，终日为达到理想化而劳累，身心疲惫不堪。"身累心闲"，虽然每天忙忙碌碌，却总有一颗"清闲"之心，即使时间紧身体累，内心深处却坦然安闲。面对纷杂的世事，我们无力改变事情的客观存在，不可能不做任何事，但心理的感受却是我们自己可以掌握的，只要能保持一种恬静、淡然之心，纵使再忙，也能拥有一份来自内心的快乐。人生之高境界就在于斯。

20．心甜·心酸·心苦　心甜是内心甜美、甜蜜、快乐。心酸是内心酸楚、辛酸、难过。心苦是心中苦恼、苦闷、辛苦。

21．心虚·心软·心硬　心虚是心有所愧而胆怯。心软是容易受感动而产生同情或怜悯。心硬是不容易受感动而产生同情或怜悯。

22．心暗·心黑·心狠　心暗是心中阴郁、抑郁、黑暗。心黑又称黑心，是欲坑害别人的一种心态。如黑心肠。心狠是心肠凶狠苛毒；心狠亦指过分的贪求。

23．爱心　爱心是指同情怜悯之心态。当对象为亲人时，爱心表现为亲爱之心。当对象为恋人时，爱心表现为恋爱之心。当对象为朋友时，爱心表现为友爱之心。当对象为仰慕者时，爱心表现为敬爱之心。爱心可以化为相应的行动。

24．信心　信心是对于尚未见到事物的信念和凭据，它包括相信和敢于将自己完全委托两个层面。信心，信在于心。只要有信心，相吻合可信，因为看见了实效；有差距也可信，因为需要据此缩小差距。心大容易信，因为信心大。心小也容易信，因为信心可以使小心变大。

25．决心·耐心　决心是坚定不移的意志。耐心是一种忍耐的心性，心里不急躁、不厌烦；能坚持完成一件可能十分繁琐无聊的事。

26．诚心·实心·虚心　诚心是诚恳的心意、真心诚意。实心是真实的心意。虚心是谦虚、不自满、不自大。

27．粗心·细心·精心　粗心是指不谨慎、不细心。细心是指心思周密、细致。精心是指专心、周密细心。

28．有心·无心　有心是指怀有某种意念或想法；有心计；有志向；有侠义心肠的人；有情意，有爱心；有意。无心是指无意，没有心情，不想，没有做某事的念头；不是故意如此，不是存心的。

29．静心·安心　静心是心平静。人们不患繁忙而患不静。安心是心平安。人们不患孤寡而患不安。身安为富，心安为贵。

30．均心·偏心　均心是心均衡，平等待人。偏心是心有偏，袒护偏向其中一方。人们不患贫穷而患不均。

31．好心·歹心　好心是好意、忠心、友好、心肠好、富有同情心。歹心是坏心，险恶的心思。

32．常心·贪心　常心是平素的心迹、通常的见解、恒心。贪心是贪得的欲望，不知足。无欲则刚。人至无求品自高。贪心不足蛇吞象。

33．公心·私心　公心是为公之心、公正之心，为公众利益着想之心。私心是为私之心、自私之心，为私人利益打算之心。

34．一心·二心·三心　一心是一心一意，专心致志。心无旁骛，专情务事，是人人渴望的至境，却很少有人达到。一心一意的优点是执着，缺点是固执。二心是分心，优点是兼顾，缺点是不专一。三心是三心二意，优点是灵活、多变；缺点是犹豫不决，徘徊不前。

四、能

广义之能包括觉悟、涵养、理想、感受、思想、表达、观念、行为。觉是自知，悟是自省，涵养是内修，理想是心仪，感受是触及，思想是内化，表达是宣泄，观念是达成，行为是表现。

（一）能

1. **本能**　本能是先天秉赋、天然具备、与生俱来、无须传授的功能和能力，是人自处生存的本事。能量是能的量化。能势是能的态势。本能是维持基本生命活动的必需，如呼吸、吮乳、饮食、感觉（寒热温凉）、情感（哭笑）。人的本能特征是：呼吸、饮食、视、听、言、嗅。

人第一重要的是呼吸，须臾不离；第二重要的是饮食吃喝，天天需要补充；第三重要的是睡眠，也是天天需要休息。然后就是生活的必需，眼神表现视力，耳聪表现听力，鼻闻体现嗅觉，口舌体现味觉。人的本能还表现为：情、欲、想、感、觉、悟、智、慧、意、志、力、行、止。情表达人之激动；欲体现人之愿望；想蕴含人之需求；感反映人之体验；觉表明人之敏感；悟透晰人之灵动；智表达人之机敏；慧展现人之聪颖；意赋予人之思想；志体现人之追求；力表现人之力量；行表现人之干劲；止表现人之明晰。

无情是冷酷人；无欲是冷漠人；无想是简单人；无感是麻木人；无觉是迟钝人；无悟是迂阔人；无智是鲁莽人；无慧是愚蠢人；无意是糊涂人；无志是庸俗人；无力是懒散人；无行是消极人；无止是功利人。身体接触是感觉，意识是知觉，开窍是感悟，意志体现坚强刚毅程度，智力表现为能力应用，动静是表现身体状态。

2. **体能**　体能是通过力量、速度、耐力、协调、柔韧、灵敏等运动素质表现出来的人体基本的运动能力，是运动员竞技能力的重要构成因素。体能水平的高低与人体的形态学特征以及人体的功能特征有着密切的相关。人体的形态学特征是其体能的质构性基础，人体的功能特征是其体能的生物功能性基础。

3. **功能**　功能是人人所具有的，包括先天具有的能力和后天练就的本领。人的生存是靠功能维系着的。功能的获得、锻炼、强化都是为了更好地生存自处。"功"是人对"能"运用的中间环节，完整的过程应该是：力——动——功——律——韵——运筹。力动做功，力在力的方向上移动一段距离叫功，符合律的功，才是有用功，有韵律的功才是需要的功，经过运筹的功，才是有意义的功。功有多种形式：一般的叫做功，动作打斗叫武功，气机运行叫气功。

人的生理功能主要有：呼吸功能、消化功能、排泄功能、生殖功能、运动功能、睡眠功能。生理功能异常出现不适症状，功能障碍导致疾病。综合分析各种症状，概括病因病位病变性质得出结论就是证候。证候是反映功能异常和功能障碍的根本。同是功能异常，治疗却有对症、辨证、治病的不同。

4. **能力**　能是先天秉赋的本能和后天培养的意气、志向、力量，合称为意志、能力。力是气的外在表现，故也称意气、志气。能力是人生存自处的本事，也是人进化、发展的条件。能力包括人与生俱来的先天潜能和后天获得的本领。先天潜能包括本能和慧根，是人生存的必要条件。本能是维持基本生命活动必需的能力，如呼吸能力、吮乳能力、饮食能力、睡眠能力、感觉寒热温凉的能力、哭笑等情感的能力、视听言嗅等生活的能力。

后天获得的本领是智、慧、悟，智慧、感悟在人的知识、态度、观念、行为等方面体现。人有动手能力、学习能力、沟通能力、表达能力、交往能力、协作能力。人能够研究认识宇宙世界，进行发明创造，主动适应自然、改造自然，从而提高生存能力。各行各业需要各种相应的能力。具备潜质、得到真传、刻苦习练能够获得特殊能力。特殊能力是常人达不到的能力，甚至令人瞠目结舌、无法想象的奇特能力。

能力表现为行和止，当行则行，当止则止。体现能力的有：体力、心力、精力、气力、神力、眼力、视力、听力。知识转换成能力。

5. **能量**　能量是功能、能力积蓄的量。能量是衡量功能、能力的尺度。能量是功能最大最多的衡量值。能量是人可以最大限度发挥出来的能力和作用。

6. **能动**　能动是发挥功能、能力的动力。能动自觉努力、积极主动地表达能量。能动是气魄、意志的一种表现。能动性反映着人的本能、功能、能力、能量。

7. 本领 本领是指能够将学到的知识用于生活、工作，以及创造的能力。本领直接影响人的活动效率，决定活动任务能否顺利完成。根据本领影响范围的大小，可将本领分为一般本领与特殊本领。根据本领的主动性、独立性、创造性的不同，可将本领分为模仿与创造。根据本领影响的活动领域不同，可分为认知本领、操作本领与社交本领。本领的形成和发展受许多因素制约。本领总是和人完成一定的活动联系在一起的。离开了具体活动既不能表现人的本领，也不能发展人的本领。

8. 交往 交往是指两人或两个以上的人为了交流信息而相互作用的过程。交往是人类特有的存在方式和活动方式。交往属于人与人之间的社会关系。交往始原于物质生产活动，又不仅仅存在于物质生产活动中，它是以物质交往为基础的全部经济、政治、思想文化交往的总和。人是交往的主体，交往双方都不仅要承认自己是交往的主体，同时要承认他人也是交往的主体，交往是一种以主客体关系为中介的主体与主体之间的关系。

心理学上的交往概念，指人与人之间的心理接触或直接沟通，彼此达到一定的认知；社会学上的交往概念，主要指特意完成的交往行为，通过交往行为形成特定的社会联系；语言学上的交往概念，主要用来表明信息交流；哲学上的交往概念，是指人所特有的相互往来关系的一种存在方式，即一个人在与其他人的相互联系中的一种存在方式。

交往表现的是个人表达能力、与人沟通能力、团队协作能力。现实中的交往，可以分为宏观交往与微观交往；从交往的规模，可以分为群体性交往与个人交往；从交往的途径，可以分为直接交往和间接交往；从交往的主体，可以分为角色交往和非角色交往；从交往的目的，可以分为公务交往和私人交往；从交往的心态，可以分为自由交往和情谊交往；从交往时间，可以分为长期交往和短期交往；从交往的形式，可以分为语言交往、书面交往、动作交往。

广义的交往，既包括人与自然之间的交往，又包括人与人的社会交往。次广义的交往，仅仅指人与人的相互作用，包括个人之间的相互作用，社会集团之间的相互作用，国家与民族之间的相互作用。狭义的交往，指与生产相对应的交往，即物质交往；最狭义的交往，是劳动产品的交换。

（二）觉

觉是觉察、知觉。觉是自知。觉是对刺激的感受和辨别。人有六觉：视觉、听觉、嗅觉、味觉、触觉、感觉，由眼、耳、鼻、舌、身五官及思想所反映。六觉之到位、有度、适宜、合律、韵趣、和谐，是人们需求的美妙感觉。

1. 视觉 眼所反映的美妙视觉是：光线柔和、和颜悦色、丰满润泽，造形奇特，速律适宜。色泽：和颜（调和的颜色）、润泽（滋润的光泽）、适宜。形态：形状（圆满、奇特）、静态（丰满、饱满、有意境）、动态（匀速、节律）、适宜。

2. 听觉 耳所反映的美妙听觉是：声音甜润、旋律悠扬、韵律舒适。

3. 嗅觉 鼻所反映的美妙嗅觉是：清淡的、浓郁的、醇香的、纯美适宜的气味。

4. 味觉 口舌所反映的美妙味觉是：清纯的、醇厚的、适口的、有滋味的酸、苦、甘、辛、咸、淡、香。吃是食欲的需要，食欲是对味欲味觉的满足。

5. 触觉 身所反映的美妙的触觉和质感是：温度适中、湿度适宜、柔韧度恰好。柔韧度是手和肌肤所感受到的光滑、流畅、舒适程度。温度是感受寒热温凉适宜的度，如冬天的温暖、夏天的凉爽。湿度是根据需要选择干、燥、润、湿适合的度。润是湿度中最具韵味的，如滋润、丰润、圆润、滑润、甜润、润色、润泽。干燥可以调和湿润，湿润可以调和干燥。

6. 感觉 感觉是思想的综合感受觉察。感觉包括：欲望和感知。欲望是一种需要，欲望有心理欲和行为欲。心理欲使你产生一种驱动，行为欲使你专心专一去做。"一朝遭蛇咬，十年怕井绳"

就是心理欲在起作用；"明知山有虎，偏向虎山行"是行为欲在起作用。感知是一种"知道"。感知有感觉和知觉。

（三）悟

悟是自省。悟性是一种先天灵性。悟性是对事物深入理解分析和判断的功能。悟是人对事物的感觉、感受深化，在了解、领会、获得的基础上，受到启发、有所触动，有所洞察，而茅塞顿开、突然开窍、豁然开朗。悟是由不解而理解，由迷惘而解惑；悟是由糊涂而明白，由模糊而清晰。悟是猛然惊醒、幡然醒悟。悟是知识积累到一定程度的认识升华。"听君一席话，胜读十年书"是悟；"一语道破真谛"是悟；"一灯能除千年暗，一智能灭万年愚"也是悟。悟是事物转化的机缘。通常说：悟性好、有觉悟、易感悟、能醒悟。

1. 途径　悟有两种途径：自悟、点悟。

（1）自悟是自己悟及。自悟是自我在松静自然状态下悟及。自悟是知识和经验积累结果的升华，是质的跃迁。就像是十月怀胎，一朝分娩。

（2）点悟是经过别人点化悟及。点悟是经指点、点拨、点化、启发而悟及。点悟是能人点化、高人指点迷津。

2. 类型　悟有两种类型：醒悟、开悟。

（1）醒悟是从迷茫如睡梦中清醒过来，悟及道理。

（2）开悟是由封闭中开窍而悟。

3. 状态　悟有三种状态：感悟、觉悟、领悟。

（1）感悟是感受而悟及。感是人感人、人感物、人感事。悟是人的本能之一。悟是认识到自己的不足，看到宽阔的前景。感是悟的前提，悟是感的结果，有感才有悟。悟是感觉之后的豁然开朗、突然开窍、猛然觉醒。感悟是人对人、人对物、人对事的感触、感觉、感受之后而悟及，醒悟、开悟、领悟。感悟是感觉悟的略称。觉是感和悟中间的过度。感只有觉才有悟，感而未觉，就没悟。悟是由感而觉到悟。

感是Ⅰ，觉是Ⅱ，悟是Ⅱ生之Ⅲ。有感无觉是Ⅰ，没有是非，分不清对错。有觉无悟是Ⅱ，有了是非观，能分清对与错，却是一对一的选择，

要么是，要么非，要么对，要么错。一对一仅是一种处理。有感悟，有觉悟是Ⅲ。从一对一中悟出来，在是非、对错之外，还有中间联系吸引，悟出了真谛，才能找到定位，把握好度，趋向于适，才能在继承、探讨中有发展，有进步，才有奥妙、趣味、和谐。因此，Ⅲ是由Ⅱ延伸出来的，是基于对Ⅱ的感悟、觉悟。Ⅲ是感悟出来的，感悟出来的是Ⅲ。

（2）觉悟是觉察而悟及。悟是觉的出新。悟是由觉而悟。悟是感觉出的新知识、新理论、新思维、新观念。悟是觉的深化。觉悟概念、定义、含义、道理、道德。

（3）悟是吾心，用自己的心去领悟。领悟是领会、启发而悟及。领悟是对悟的领会，接纳。

4. 方式　悟有四种方式：渐悟、顿悟、大悟、彻悟。渐悟是一点点逐渐悟及。顿悟是突然悟及。大悟是悟后清楚明白，悟及远大。彻悟是洞彻而幡然醒悟，彻悟是彻头彻尾彻底的悟及。大彻大悟，悟后清晰透彻。

5. 内容　悟有四项内容：悟道、悟理、悟事、悟情。悟道是悟及正道、悟及大道。悟理是对理的悟，悟及道理、伦理、哲理。悟事是对事的悟，悟及事由。悟及事的起因、走向、结果，发生、发展、变化过程，处理方法、预后及影响。悟情是悟及情感。悟及情感的微妙之处，悟及情况的变化趋向。

（四）涵养

涵养是内修。涵养是指滋润养育、培养；涵养是修身养性；涵养是道德、学问等方面的修养。涵养，使人严肃而不孤僻，使人活泼而不放浪，使人稳重而不呆板，使人热情而不轻狂，使人沉着而不寡言，使人和气而不盲从。每个人都是塑造自己的工程师。涵养，不是束缚，而是解放。机会在有准备的人身上才会发生作用。懂得如何避开问题的人，远远优于知道怎样解决问题的人。找到根本，并从根本上去解决问题，远比治理结果要有意义。在这个世界上，不知道怎么办的时候，选择顺其自然，也许是最佳选择。胜出者往往不是能力而是涵养。涵养决定信念，信念改变

思维，思维改变心态，心态改变行动，行动改变习惯，习惯改变性格，性格改变命运。因此，要改变命运，先确立信念，要树立正确的信念，就需要修炼涵养。

（五）思想

1. 思（内化）　思，心田。思由心主，存于脑。思是动脑筋，思是内化。沉思、深思。思是思维活动。思之有序，思绪。思是考虑、思忖、思索、构思、思念。思而联想，思想。思想形成观念。反思是重新思考原来想的是否合适，原来说的是否准确，原来做的是否得当。

2. 想（外联）　想是开动脑筋、想象。想是思考、认为。想是希望、推测、打算。想是怀念、思念、想念。想是意欲、感觉的体现。想是设想、谋略、规划、计划。想形成观念。想是思想、畅想、梦想、理想。想是外联。想是人对宇宙发出的邀请。想是人与宇宙沟通的诚意。想是人整合宇宙信息的能量。想是人汇聚宇宙能量的洪流。只有想不到，没有做不到。心想一切美好的、远大的、崇高的事，都能成为现实。

感想，有感而想。感想近而小。理想，推理而想。理想远而大。称为远大理想。众人多感想而少思想、缺理想；少数人有感想、有思想；伟人富于思想、有远大理想。不同的是，有的思想丰富，有的缺少思想。思想丰富者，自己单干；缺少思想者，借思想合干。单干者多独断专行，在世时荣耀至极，离世时功过两分；合干者，由于相互制衡，要柔和得多，功多过少。空想是所想落空，感想落空、思想落空、理想落空。

3. 思想　思想是内化。思想，思是思考，想是想法。思想是深思熟虑的、形成体系的思考和想法。思想、观念、愿望、境界构成了思想体系。进步的思想，迎合、领导时代潮流；落后的思想，跟不上时代的步伐。即所谓：你今天不生活在未来，明天你就会生活在过去。老子《道德经》，既说了教化人的、该说的话，也说了只可意会不可言传的、本应避讳的、不该说的话。

"不尚贤使民不争"，不是说不尚贤，而是说如果尚贤会引起纷争，那么就宁可不尚贤。只有

领悟透彻了那些没有言传的"意会"的话，才能站在《道德经》之上，无为而治，才可称之为高人。"用道教治国，用佛教治心"，表明治国和治心是两套思想体系。且是无法放在一起的思想体系。思想支配行为，有什么样的思想就会有什么样的行为。思想有多远，人们就能走多远。

4. 理想　理想是心仪。理想是意想、想象、梦想的理性设想。理想是对未来事物合理的美好的设想与期望，是对一事物臻于最完善境界的观念。理想是人们在实践过程中形成的、有实现可能性的、对未来社会和自身发展的向往与追求，是人们的世界观、人生观和价值观在奋斗目标上的集中体现。

理想作为一种精神现象，是人类社会实践的产物。人们在改造客观世界和主观世界的实践活动中，既追求眼前的生产生活目标，渴望满足眼前的物质和精神需求，又憧憬未来的生产生活目标，期盼满足未来的物质和精神需求。形成理想的动力源泉是：对现状永不满足，对未来不懈追求。

5. 思维定式　思维定式是固定不变的思维模式，按常规套路行事。习惯于用已有的知识和经验思考新出现的情况。

6. 思维变式　思维变式是经常变换思维，不按定式思维。用思维变式思考问题，重新观察旧事物会发现新效果。

7. 常见的思维模式　常见的思维模式有：顺向思维、逆向思维、发散思维、分析思维、创新思维。顺向思维又细分为婉转思维、圆滑思维。顺逆向思维交织会出现纠缠性思维。

（六）感受

感受是触及之后的感觉接受。感是咸心，咸是全，用全心受。感是触及、意识到。觉是觉察。觉是感的结果。受是接受、承受。感而未觉只是接触，感而有觉才有意识，感觉而接受才有意义。感而难以接受，觉了才能接受。自我有满足、幸福、坦然、舒服、甜蜜、喜悦等美好的心理感受，也有相应的不满、不幸、计较、难受、痛苦、煎熬等不良的心理感受。从满足、幸福、坦然、舒服、甜蜜、喜悦到不满、不幸、计较、难受、痛

苦、煎熬，更多的是由心理感受出来的。知道满足、获得幸福、坦然而然、享受舒服、感受甜蜜、满怀喜悦，以及消除不满、避开不幸、不多计较、解除难受、去掉痛苦、摆脱煎熬，是心理健康的一项重要任务。

1.感（接触） 感是客观事物在头脑中引起的反应。感是受到外界影响而引起的变化。感是对别人的好意或帮助怀有谢意。感是内心激动；感是内心受到触动而慨叹。感是对自然界人事物的觉和受。感是觉得、认识到；感觉是体验，感受是接纳。有感而应，感应是对感的回应。有感而动，感动是为感而激动。

感分三个层次：平感、次感、超感。感有四种含义：感觉、感受、感应、感动。感的多种情境：感情、感激、感谢、感恩、感戴、感奋、感佩、感人、感慨、感喟、感叹、感愧、感伤、感愤、感想、感念、感怀、感性、感化、感染、感召、感悟。

（1）平感：平感就是视、听、嗅、味、触五种感觉、感应、感受。感而有情，感而有想，感而有慨，感而有悟。灵感是平感的突发感应，抓住灵感就能成功，总结灵感就是创新。潜意识是平感的深层次，近于超感，潜意识往往是准确的，这是人的超感潜质。

（2）次感：次感是平感异常时具有的一种不同于五觉的感觉，也是超感的异常反应。如人的精神异常、鬼魂附体等。

（3）超感：超感是不同于五种平感的第六感，是特殊人或一般人特殊情况下的感觉反应，人类和动物一样具有超乎五觉之外的第六感。这种功能有一些人较强、一些人较弱，大部分人在正常情况下显示不出这种感觉，而能在梦境中显现，正常人的梦境是超感的表现形式之一。在紧急情况下，可以激发出这种特殊的功能而显示超感。这种感觉和功能也可以通过特殊训练获得。如气机训练、谐调太极训练、自发谐振等。人们把超感所具有的功能称为"特异功能"。

（4）平感、次感、超感的区别：超感和次感都是平感外之感，感平感之所不能，区别在于，

超感是超出平感的正常之感，是平感之超脱，故称为第六感。次感则是平感的异常之感，是一种病态或一过性的异常。潜意识是平感，有时和超感接近。轮回转世的说法，属于功能与形体分离的魂魄之列，不属于超感范畴。

（5）感觉：感觉是客观事物的个别特性作用于人的感官时，在人脑中引起的直接反应，是最简单的心理过程，是形成各种复杂心理的基础。如幸福与痛苦、快乐与悲伤、成功与失败、得与失、美与丑。

（6）感受：感受是受到、感觉到，是在接触外界事物的过程中得到的感想或体会；感到是感觉到、觉得；感知是客观事物的表面特性通过感觉器官在人脑中的直接反应，是感觉到。感触是跟外界事物接触而引起的思想情绪。

（7）感应：感应是受外界刺激而产生相应的反应。感言是述说感想的话。

（8）感动：感动是为别人的事物动心。感动是受外界事物影响而引起内心激动。

（9）感情：感情是受外界刺激而产生的爱、憎、喜、怒、哀、乐等心理反应，是对人或事物关切喜爱的心情，是由于外界事物的触动而产生的思想情感。

（10）感激：感激是因对方的好意或帮助而对他产生好感，由衷地感谢。

（11）感谢：感谢是对别人的好意怀着谢意，是用言语或行动表示感激、谢意。

（12）感恩：感恩是感激别人对自己的恩德，是对别人所给的帮助表示感激。

（13）感戴：感戴是感激、拥护、拥戴。

（14）感奋：感奋是因感动、感激而兴奋、振奋、奋发。

（15）感佩：感佩是感动钦佩。

（16）感人：感人是使人感动。

（17）感慨：感慨是内心受到触动而慨叹，多用于感新怀旧。

（18）感喟：感喟是感慨、叹息。

（19）感叹：感叹是有所感触而叹息，多指触景伤情而叹息。

（20）感愧：感愧是既感激又惭愧。

（21）感伤：感伤是因有所感触而悲伤。

（22）感愤：感愤是面对不平的事情而激动愤慨。

（23）感想：感想是在同外界事物的接触中引起的想法。

（24）感念：感念是因感激或感动而怀念、有所感而想到。

（25）感怀：感怀是心中有所感触。

（26）感性：感性是指属于感觉、知觉、表象等直观形式的心理活动，跟理性相区别。

（27）感化：感化是用行动影响或口头的善意劝导，使人的思想行为逐渐向好的方面转化。

（28）感染：感染是通过言语行动等影响别人，激起别人相同的思想感情。

（29）感召：感召是感化和召唤。

（30）感悟：感悟是受到感动而觉悟，是有所感触而领悟，感是悟的前提。

2.受（接受）　受，指接纳别人给的东西。受权、受托、受降、受益、受业、受教、受领、受聘、受理。承受，指忍耐遭遇。忍受、受苦、受制、受窘、受累。受到，遭到。遭受、受害、受挫、受屈、受辱、受阻。受用、受吃、受看、受听、受使。受，适合，中。

（1）目——视：目有视觉，接受物象。视是用眼睛看万物形状形态、明暗色彩，感觉感受自然万物。这是人类享受五彩缤纷自然生活的最直接体现。视延伸为看待，看待问题的角度、态度和能力。成为思想的表达和反应。

（2）耳——听：耳有听觉，接受声音。听是用耳朵听声音。通过不同的声响，判定事物，享受音响效果。听取有三种状态：主动听取、可以听取、不听取。

（3）鼻——嗅：鼻有嗅觉，接受气味。嗅是用鼻嗅气味。气味对人来说也是很重要的。通过气味判断物品，判定好恶。

（4）舌——味（饮食）：舌有味觉，品味饮食。饮食是水饮与食物。食物是人体必需的原料，饮食是维持人体生命活动的主要方面。正是由于需

要饮食，人类社会才会有秩序。试想，如果人们不需要饮食，头发就像植物的叶子能直接进行光合作用，合成类似叶绿素的人体营养物质，人们便不需要组成生活生产单元，人们可以自由自在地想去哪里就去哪里，想什么时候去就什么时候去，想和谁在一起，就和谁在一起，想多长时间就多长时间。人的自由度该有多大。然而，如果那样的话，人们也将失去生活的情趣，与草木无异。所以，饮食是聚合人类生活的根本要素，不可或缺。

（5）口鼻——呼吸：呼吸是呼气与吸气。口鼻呼吸是维持人体生命活动的最重要和基本职能之一。一呼一吸是自然界的基本设定，是自然界的活力所在。宇宙万物都是在扩张与收缩，张与弛、升与降、寒与热、燥与湿，相对相反，相辅相成中生存和发展着的。小到人体，大到宇宙，都是一呼一吸。

（6）肤——触：皮肤对外来刺激的觉触，包括温凉、软硬、干湿等。

3.幸福·悲伤　幸福是一种自我感受；幸福是一种自我满足；幸福是一种虽不满足却不奢求。幸福是从心底深处流淌出来的一种甜蜜、美妙；幸福是称心如意、心情舒畅。幸福感是对生活幸福与否的感觉。幸福感是知足基础上的感觉，是心态的一种体现。幸福与否，取决于对欲望的奢求，奢求越大，越不易满足，奢望越小，越容易满足。幸福与否，取决于对满足的态度，心胸越宽阔，对"满足"的要求越低，心胸越狭隘，对"满足"的要求越高。不追求满足感，就易获得幸福，追求满足感，就不易获得幸福。同样的事，有人感到幸福，有人没有感觉，甚至有人感到是痛苦。

幸福在哪里？幸福就在自己的心里。悲伤是悲痛哀伤。悲伤有来自于自己，有来自于他人，也有来自于社会。悲伤归根到底还是由于自己所伤，如果自己不伤，别人无以为伤，自己不悲伤，就没有悲伤而言。他人和社会能否对自己构成伤害，很大程度上取决于自己对待伤害的态度。当他人和社会对自己造成身体上的伤害，这是不以人的意志为转移的。自己只能设法尽快恢复身体，

并尽可能减少心理上的伤害。当他人和社会没有造成身体上的伤害，自己能否造成心理上的伤害，那就是自己调理的问题了。自己可以把心理伤害降低到最低限度，甚至消除心理伤害。或者，把坏事变好事，从中汲取经验和教训，为以后的为人处世积累精神财富。即便没有来自他人和社会的伤害，如果自己心胸狭隘，不容人和事，或独自瞎想，杞人忧天，终将使自己身体或心理受到伤害而产生悲伤。

4. 满足·失落　满足欲是生活满足与否的欲望。生活要知足，为人要知不足，追求要不知足。

（1）知足：知道满足——懂得达到满足的时间、地点、数量。知所以满足——因为知晓，所以能够满足。

（2）知不足：知道不足——懂得不到位之处。知所以不满足——因为知晓，所以不能够满足。

（3）不知足：不知道满足——不懂得达到满足的时间、地点、数量。不知所以满足——因为不知晓，所以容易满足。

（4）失落感：失落感有两种情景，一是比较不如人，感到缺失而情绪低落；二是得而丢失，心理感到落差，而情绪低落。

5. 舒服·难受　舒服是舒适服帖的心理感受。难受是难过不受的心理感受，难受是一种痛苦的心理感受。难受来源于三个途径：一是自责，二是计较，三是外界刺激。难受的程度与自责的程度成正比，自责愈深，难受愈重；难受与计较的程度成正比，计较多，难受就多；难受与外界刺激量成正比，外界刺激愈强，难受愈大；与自己的心理承受能力成反比，心理承受能力愈差，难受愈多。持续难受是健康的大敌。自责、计较是难受的催生剂。坦然是难受的化解剂，坦然能够减轻，甚至化解难受。

6. 甜蜜·痛苦　甜蜜是甜美如蜜的心理感受。痛苦是痛楚苦涩的心理感受。

7. 喜悦·煎熬　喜悦是欣喜愉悦的心理感受。煎熬是如煎难熬的心理感受。煎熬是一种心理上的折磨。煎熬是比难受更深重的痛苦。持久煎熬就是心理精神疾病的开始。煎熬有来自不堪的痛苦，有来自丢失幸福的反差，也有来自对难以获得所求的刻求。失恋是一种煎熬，单相思是一种煎熬，无时无边的企盼也是一种煎熬。煎熬是心理感受难解的情结。

（七）观念

观念是观点和念头的达成。观念是思想意识，是客观事物在头脑中留下的概括印象。观念是看法、想法、信念、打算、计谋。观念是思想的导向和表达，愿望是思想的方向和期盼，境界是思想的层次和目标。

观念是一个人在某一阶段的人生观、世界观。

（八）行为

行为是动静状况。行为是表现。行为是行动和作为。行为是做法。行为分三类：自觉行为、无约束行为、约束行为。这三类行为体现在个人、人际、社会的方方面面。这是个人的需要、人际交往的需要、社会共处的需要。

1. 自觉行为　自觉行为是公平公正甚至利人的行为，个人靠自觉，人际靠诚信，社会靠道德。自觉行为效率最高，自觉行为是人类文明的标志，是行为的高境界，是人类社会追求的理想行为，是人类奋斗的目标。道德是这一行为的代表。自觉行为是高级管理，效率最高。无为而治是这种行为的很好体现。

2. 无约束行为　无约束行为是缺乏自觉，尚未建立约束或者脱离已有约束的行为，个人处于任意状态、人际处于随意状态、社会处于随机状态。无约束行为是低级的管理，效率最低。

3. 约束行为　约束行为是人为规定的对人的约束，是教育、激励、惩戒的方式。约束行为是中级的管理，效率居中。约束是教育个人的需要，是规范人际交往的需要，是维持社会秩序的需要。承诺、约定、协议、制度、规章（规则、规范、章程）、法律等是这一行为的代表。

约束是不同程度的思想禁锢、情感限制、精力消耗、物质浪费。约束对人力、精力、财力都是一种耗费。约束越强，耗费越大。而在一定的社会生活中，这却是行之有效的行为。如果个人自觉，就要追求高境界自觉地要求，求得高效率，不贪图利益，反而能使利益最大化。只有在缺乏自觉性时，才需要自律，需要自我或者被人低境界的约束。交往频度和交往人数，影响自觉性，交往越频繁，交往的人越多，自觉性相对越差，越需要约束，个人需要自律，两人需要协议，多人需要规章制度，社会需要法律。

尽管约束会带来耗费，但是，在现实生活中，个人、人际、社会都需要不同程度的约束。不同的约束有不同的适应范围和不同的约束力，人们常常通过对遵守和违反者的奖惩，来显示约束力。轻者失去信任、受到贬损，影响人际关系和社会公众认可，影响前途；重者丧失财产，失去人身自由，毁掉前途，甚至丢掉性命。

4. **行为之前的三种状态**　行为之前有三种状态：一是没有思路，二是有思路没有规划，三是有思路有规划。三种情况虽然都没有行为，但是层次不同。第一种情况，没有思路就没有准备，有行为也是迷糊的、盲目的，谈不上正确，更谈不上效率，瞎猫撞上死耗子的概率极低。第二种情况，有思路没规划，没有准备妥当，有行为也容易出错，且效率较低。第三种情况，有思路有规划，有充分准备，一旦有行为就是正确的、快速的、有效率的。

5. **行为进行中的三个方向**　在行为进行之中有三个方向：一是发现错误及时修正；二是效率不高及时调整；三是路线方向正确勇往直前。

6. **行为的后果和影响**　简单地说行为的后果和影响有四条：一是利己，二是利人，三是害己，四是害人。

详细地讲行为的后果和影响有八条：利己利人、利己不利人。不利己利人、不利己不利人。害己害人、害己不害人。不害己害人、不害己不害人。

7. **思想指导行为·行为带来后果**　任何行为都是在思想指导下进行的，有的是显性思想，有的是隐性思想，有的思想清晰，有的思想模糊，甚至有时自己也弄不清为什么那样做。思想指导支配行为，行为带来相应后果。有什么样的思想，就有什么样的行为，有什么样的行为，就有什么

样的后果。思想和行为不一致，必然会导致不良后果。笨人有笨办法，巧人有巧办法。巧人不用笨法，笨人用不上巧法。思想和行为、为人和作为，适合才好。

8. **行为是自己的双刃剑**　每个人都在享受着自己行为为自己带来的愉悦、便利、实惠、丰盛和幸福，为自己铺就着道路、昭示着前景、带来必然的成果。每个人都要为自己的行为付出代价，或较小的代价、或沉重的代价、或血的代价、甚至生命的代价。自觉者享受多，代价小，不自觉者享受少，代价大。低级的管理是约束，高级的管理是谐调。

9. **身体力行**　身体的力气、力量。力是身体的效能，身强力壮。力也指身体器官的效能：目力、脑力。精气充盈身体。

10. **执行·实施·行动**　执行是低级状态，按计划去做，是照章办事；实施是中级状态，依事理去做，是合理行事；行动是高级状态，凭感觉去做，是自然行为。

11. **检查·反馈·调整**　检查是对执行、实施、行动过程的检验查看。反馈是把检查的情况通报给相关的人。调整是改变原有的执行、实施、行动情况。

12. **放荡·收敛·约束**　放荡是无所顾忌，任由性情绽放。收敛要顾及面子、他人感受和社会影响。约束是制约束缚难抑之情绪，不使其放纵。

13. **机会为有准备的人准备着**　机会永远是为有准备的人准备着的。有充分的准备，有行为就有作为；准备不充分，有行为难有作为；没有准备，有行为必无作为。

14. **"上路"**　做比想和说都要难，老百姓说："伸手巴掌合手拳，看事容易做事难"，形象地说明，要想达到思想要求的行为是不容易的。但是，只要朝着思想的方向和目标行动，就是进步，就是俗称的"上路"。

15. **行侠仗义**　行侠仗义是肯舍己助人的义气，是一种利他行为。

（九）言语

言语是说。或自言自语，或与别人说话。说

有三种作用：表达、展示、交流。说是对事物看法的反应，是对自己思想观念的表达。说是对自我的一种展示。人与人说就是交流，交流是沟通和理解的重要方式。

多数情况下，人们无法亲身感验，而只有听说，来判定，是否认可或接受。随着信息交流技术的日益发达，说的力量越来越重要。同时也越来越难辨真伪。虚言说得比实言还真。因此真言就显得更加可贵。

五、信

信是诚信，信是相信，人无信不立。信则有，不信则无。信了，没有也认为有，按有对待，能起到一定作用；不信，有也认为没有，按没有对待，起不到应有的作用。

（一）信的概念

信，人言为信。人的言论应当是真心诚意的、诚实可信的。无论自然人、关系人、社会人，信都是第一位的，如果没有基本的信任，一切都无从谈起。信是一切魅力的源泉。信是人与宇宙沟通的纽带、桥梁。信是开辟进入理想状态的隧道。信是接纳宇宙信息的通路。信是整合信息的根本。信是物类相聚的黏合剂。信是人群区分的航向标。信是同气相求的诱饵。信是异性相吸的中介。信是人与自然吸引的磁力。

信、诚信、相信、坚信。信则灵。信则有，不信则无。信神有神在，不信也无妨碍。信"心想事成"，心想的就能成为现实。"信"是人与宇宙的沟通。"想"是人对宇宙的吸引。"成"是宇宙对人所吸引信息的整合。信的阳性吸引最强。信是开放的、沟通的、接纳的、包容的、吸引的。信则能吸引一切阳性的事物——正面的、阳光的、美好的、积极的、向上的、远大的、崇高的事物。不信的阴性吸引最强。不信则是封闭的、隔断的、排斥的、拒绝的、分离的。不信则吸引着一切阴性的事物——负面的、黑暗的、丑陋的、消极的、向下的、近小的、低沉的事物。不想上天，永远没有飞机。不想入地，永远没有地铁。不想好的，永远没有好的。不想美的，永远没有美的。不想

健康，永远没有健康。不想幸福，永远没有幸福。

想，要真想、真信。只管想的过程，不刻求想的结果。自然水到渠成。不要急于求成。

（二）信的类型：信任·信服·信仰·互信

1. 信任　信任，信就任用。信任就会接近，不是因为一致而接近，是因为信任而接近。

2. 信服　信服，信就服从、佩服。

3. 信仰　信仰，信就仰视、敬仰，无条件接受。

4. 互信　互信，是人与人互相信从对方。

（三）信的获得途径：缘分·专注·从众

1. 缘分　有缘千里来相会，无缘对面不相知。缘分是信获得的基础。

2. 专注　专注是信获得的基本条件，专注程度越高，越易获得信。

3. 从众　从众心理是信的重要途径。众人是具有说服力的证据。

（四）信有三个层次：俯信·平信·仰信

1. 俯信——信任　俯信是信任。俯信是由高向低、自上对下的俯视而信。信任，信而敢于托付，信并加以任用。任是任用、担当。信了才能任用，才有所担当。

2. 平信——相信　平信是相信、相互信。平信是平视而信、平等而信。相信会因条件和认识而改变，人们需要从我做起，建立互信，相互诚信。

3. 仰信——信仰　仰信是因仰而信，是由低向高的仰视而信。信是认可、相信，仰是尊敬、倾慕、敬仰、仰慕。信而未必仰，仰而未必信。信而不仰是有很强的自主性，仰而无信是一种盲从。仰信是由敬而仰，因仰而信。前提是敬，过程是仰，仰而易从，敬而易迷。盲从、迷信即源于仰信。仰信会听从于他人。仰信很难改变。若信仰中含有不信会被惩罚之类的内容，则易信难出，因为信是处于仰，仰而易受，出则需要更大的决心和正信。

（五）信有三个方面：自信·信他·他信

1. 自信　自信是自己相信自己的认知，相信自己的秉承、外受、内省、表达。按自己的认知行事。自信是一种信心，是自己信自己的一种信心。信心是自己对自己、对事业、对他人信的一

种心情。自信心对自身有一种调节功能。

2. 信他　信他是自己信他人，相信他人的言行。信他人包括信任、相信和信仰。"听人劝吃饱饭"就是信他的一种说教。

3. 他信　他信是他人信自己。他信取决于自己值得信，并且被他人相信。

（六）信有两种理解：正信·偏信

1. 正信　正信是诚信，诚实而可信。正信是正常途径的信、正规正式的信、全面把握的信。正信是客观正确的认识，是清清楚楚的信，是自己说服了自己。

2. 偏信　偏信是单从部分而对整体做出判断的信、不全面的信、偏离正常轨道的信、容易出错的信。

（七）信有四种态度：天然相信·凭感觉而信·听信·证实才信

1. 天然相信　天然相信是自然而然地信、不假思索地信。母子的相信是天然的。

2. 凭感觉而信　凭感觉而信是凭借自己的感觉而信任。自己觉得信，一是直接感觉；二是人云亦云；三是间接承认，自己说服自己，包括类比和推理。

3. 听信　听信是听了别人的说辞而信任。包括传说、书说、报纸杂志说、网络说、信息说等历史记载和现实所说。也包括听别人说已经证实了的。

4. 证实才信　证实才信是经过亲自证实了的人和事才信。信别人证实的，除非亲眼看到的，属于证实才信。没有亲眼看到的都是听信或凭感觉而信。

（八）信的三种程度：全信·半信·不信

信，信任、相信。信是交往的本质基础。信则有，心里有，实际有无并不重要。心诚则灵，是坚信其有，无论实际有无，心里有。若信神，信世界是神造的，看万事万物都是神的旨意。若不信神，看世界万事万物都是自然的。

1. 全信　全信是笃信、坚信、诚信、虔诚而信。"清而全信"是想清楚而全信、看清楚而全信、弄清楚而全信。"迷而全信"是迷糊而全信、迷茫而全信、迷失而全信。

2. 半信　半信是信疑各半、半信半疑、将信将疑。信而有疑，信多疑少；疑而有信，疑多信少。

3. 不信　不信是不信任、不相信、没有信仰。包括清而不信和迷而不信。"人无信不立"，没有基本的信任，就没有交往的开始。如果没有最基本的相互信任，就连最简单的一手交钱一手交货也难以实现。拿钱的怕钱松手而得不到货，拿货的怕货松手而得不到钱。因为两人之间的事，没有人能够作证。更不要说先交钱后交货，或先交货后付钱了。不信任就会远离，不是由于事实而远离，是因为不信任而远离。不信则无，心里无，实际有无又有何用？不信神，世界就是自然形成的，万事万物有规律的作用，也有人为的因素。信神有神在，不信也无妨碍。

（九）信有三种程度：深信·浅信·疑信

1. 深信　深信是深度地信、坚信。深信不疑。

2. 浅信　浅信是表面的肤浅的信。

3. 疑信　疑信是将信将疑。

（十）信有三种状态：诚信·守信·失信

1. 诚信　诚信是诚挚地信。信是从人、从言，认可、承认，真心诚意。

2. 守信　守信有自愿自觉的守信，有迫于无奈的守信。守信，可能是避麻烦而守信，可能是怯力而守信，可能是畏法而守信。守信是自觉。自我修炼的自觉，觉得应该守信，所以能在没人监管的情况下守信。

守信是避麻烦：守信是不愿惹出麻烦，若不守信就会影响别人，别人会来找麻烦，出于怕麻烦所以要守信。守信是怯力：如果不守信会招致别人恼怒，因为害怕别人暴力相加而守信。守信是畏法：如果不守信违了法，会受到法律制裁，因为畏法而守信。

3. 失信　失信，有怀疑而失信，有将信将疑而失信，有不信而失信，有欺负人而失信，有找事而失信，有暗偷而失信，有明抢而失信，有欺骗而失信。失信，无信用，不公平，强买强卖。失信，失去信用，无事生非，找事闹事。失信，避开人的视线拿走他人的钱财和用物。失信，当人、当众抢夺他人或财物。失信，用自己的不守信，利用别人的守信，去获取不义之财色。

（十一）信有六种作用

1. 信而肯定，信而屏蔽　信既可以成为对真理的肯定，也可以成为对真理的屏蔽。认识到是真理就信了，这是对真理的肯定。因为信了非真理，所以难以再接受真理，这样的信成了对真理的屏蔽。

2. 信而可交，信而可倾　信而可交往，信而可倾心。信而可尊重、可尊敬、可屈从、可服从、可交付、可依靠、授秘诀、献计策、谈隐私、为之赴汤蹈火。

3. 信而坦荡，信而守候　信既可以变得坦坦荡荡，也可以变得遮遮掩掩。因为有了信心，心底无私而坦荡。因为有了信守，不愿示人而遮掩。

4. 信而有情，信而依靠　信而有情，信是亲情、友情、爱情的基本要求。理解、误解、谅解，皆因信而起，因失信而落。中医讲："病不许治者，病必不治，治之无功矣"是信而依靠的表现，疾病能否痊愈的走向，与对医者的信任程度有很大关系。因为中医是激发患者机体的功能而达到治病目的的，而机体功能的激发与心理上的信否有很大关系。信是开放，不信是屏蔽。

5. 信而服，信而从　信是服的基本条件，服是从的必然要求。未信难服，未服难从，信服才能服从。

6. 信的"基础、条件、目标、动力"　信任是基础，信用是条件，信仰是目标，信心是动力。

（十二）信有三种情形：清信・迷信・盲信

信都是自己认定了的。信，包括清信、盲信、迷信。清信是正，盲信是零，迷信是负。

1. 清信　清信是清楚地信。弄清楚了才信。信得清澈。清澈明亮地信、清清亮亮而信、明明白白而信、透透彻彻而信。信得清楚。想清楚而信、看清楚而信、弄清楚而信。信得清白。不因慑于压力而信、不为委曲求全而信、不为苟且偷安而信。

2. 迷信　迷糊地信，没弄清就信。因迷而信。迷糊而信、迷茫而信、迷失而信。迷信容易坚信。

迷糊而信，迷糊是无知，没打算知，只知信。迷茫而信，迷茫是难知，打算知而没弄清，只知信。迷失而信，迷失是弃知，放弃了已知，只知信。

3. 盲信　盲信是盲目信、轻信。盲目地、轻易地、不假思索地信。盲目跟随，轻易相信，人云亦云。

信任度日高，输入量渐多，接受渐多，也可能会形成盲信。

（十三）信与迷的四种类型：迷而信・迷不信・不迷信・清不信

1. 迷而信　迷而信，一是着迷地信，是坚信到痴迷的程度；二是迷茫而信，是迷迷糊糊地信。

2. 迷不信　迷不信，一是着迷而不信，是顽固不化的坚守而不信；二是迷茫而不信，因为迷茫所以不信，迷茫是难知，打算知而没弄清，就是不信；三是迷糊而不信，迷糊是无知，没打算知，就是不信；四是迷失而不信，迷失是弃知，放弃了已知，就是不信。

3. 不迷信　不迷信，一是没有着迷于信，没有所谓的信；二是不迷而信，因为不迷惑所以信。

4. 清不信　清楚而不信。想清楚而不信、看清楚而不信、弄清楚而不信。

（十四）信与迷的两种状态：清中有迷・迷中有清

清中有迷、迷中有清，都是半清半迷。

1. 清中有迷　在清中有迷。清而想解迷，打算弄清迷。不迷信。清而不想解迷，清楚不了糊涂了了。

2. 迷中有清　在迷中有清。迷而想弄清，打算弄清。迷而不想弄清。

六、非"人"

（一）无人

无人是没有人。或者从来就没有人，或者有人而不在。

（二）无视人

无视人是有人而不正视，有人而不以为然，有人而不重视。有人当无人看待。

（三）否定人

否定人是不认可某人或某些人的思想做法，

反对某人或某团体的主张和主义。

（四）不成人

不成人是需要照顾的小孩，不成熟的思想和行为，夭折的人。

（五）假人·伪人

假的伪的，不是真的，似人而非人。如机器人，动物扮人。

第三节　人的哲义

一、自然人

自是自身、本身；然是样子。自然是本来的样子。自然人是不加修饰的人，是人本来的样子。

（一）人

人是生命体，组成生命的基本元素是：形、精、气、神。人是我你他，人是世之灵物、事之主谋。人是自觉解放自我的生命体。人的基本属性是自觉的自我解放。人的基本属性即人性。人的基本物质基础是自然生命下的生理系统与思维系统。人是生物、精神与文化等各个层面的结合体。生物学上，人是一种高级动物。精神层面上，人具有灵魂。

文化人类学上，人是能够使用语言、具有复杂的社会组织与科技发展的生物，尤其是能够建立团体与机构来达到互相支持与协助的目的。中国古代对人的定义是：人是有历史典籍，能把历史典籍当作镜子以自省的动物。那些没有历史典籍的部族，虽有语言，能使用工具劳动，都只能算野蛮动物，其邦族称号在汉字中都从犬旁。人擅长用口头、手势与书面语言来表达自我、交换意见。自然人根据智能、作用和贡献分为：俗人、凡人、贤人、圣人、至人、真人、仙人、神人。

社会人根据所担当的任务和作用分为：自然角色、社会角色、平等角色、主从角色。人有主动的，人有被动的。自然人是人之О，社会人是人之Ⅰ，关系人是人之Ⅱ，境界是人之Ⅲ，角色是人之位，涵养是人之度，满意是人之适，和蔼是人之韵，道律是人之律，和悦是人之谐，身心调是人之调，心境是人之世，生活是人之事，神仙是人之人。个人是单体，是生存的需要。双方是复体，是交流的需要。双方可以是个人与个人、团队与团队、个人与团队。多方是由双方重复而成，即多方是多个双方。团队是集体，是一个基本组织，是由两个人以上通过一定形式组成。团队中必有主宰、有依附。主宰只能有一个，可以是一个人，也可以是一个领导团体。都主宰不行，一山不能容二虎。都依附也不行，群龙无首，难成事。

（二）一生

1. 诞生前　人诞生之前，人从哪里来？随着人们视野的不断扩大，旧有的一些理论已不能解释不断发现的很多现象，因而需要新的学说来加以解释。以期破译人类面临的困惑。而人类起源问题，是一次性生成还是自然逐渐演化而来？人诞生之前是什么状态？这些都是从古至今的推测、传说。人永远无法全部解开自然宇宙的秘密，永远无法解开人自身的秘密。

2. 胎孕　男女媾和，男人精子与女人卵子形成受精卵，在子宫腔内着床，孕育胎儿。经过40周，婴儿出生。自然人可以从胎孕算起，因为胎儿是有生命的。自然人也可以从出生算起，因为出生以后才真正称得上是人。所以，胎孕是自然人的萌芽阶段。人是这样，任何事物都是这样。

3. 出生后　自然人是人本来的样子。本来的样子是可以变化的，变化之后对于重新所面临的，仍然是本来。自然人是在自然状态下出生，以生命为存在特征的个人。每个人都是自然人。自然人的身体是自然的完全独立的人，自然人的思想可以是独立的，也可以是具有社会性的。自然人是О。自然人未知生前，也未知逝后。就是对当世，也知之甚微。自然人在当世生存中不断扩大认知领域，也不断迷茫着、迷失着。

自然人，是人的自然个体，是生命的生长壮老已过程。人的生命有一个自然的长度，这是人的自然的寿命。

出生之后，受空气、饮食、冷暖、情绪、外力作用的影响，人们在一点点耗费生命，使寿命一点点缩短。

自然人，以性命为基础，通过"自我"体现。自然人表现为：体、命、性、能、信等。体和命是人不可或缺的两大支柱。躯体是生命的载体，是生命存在的自然基础，是人赖以生存的根本。体是命的依附，命是体的展现。体有命则活，无命则亡；命有体则存，无体则失。体是存的基础，命是活的体现，性是生的根本，能是人的特征。性和命并称性命，性命之灵称为灵性。性和能并称性能，性能之悟称为悟性。

本性、本能禀赋于父母与生俱来，性格、性能、性情、性欲，可随世事变化。有体无命是死人，有体有命是活人；有命无性是植物人，有命有性是动物人；有性无能是憨傻人，有性有能是平常人，有能无势是可怜人，有能有势是能干人，有势无交是孤傲人，有势有交是正常人。正常人有不同的体质、精神、灵性、性格、能力、优势和交往。自然人具有精、气、神；体、魄、魂；意、志、能、力；智、慧、灵、悟；动、静。这是人的基本要素，通常称为精气、精神、精力、精灵、神气、气魄、意气、志气、灵气、气力、神志、神能、神灵、神力、体魄、体能、体力、体动、体静、魂魄、魄力、灵魂、意志、能力、能动、智慧、智力。体是魄的支撑，体支撑着魄才构成人。有体魄就有性命。

4. 逝者 逝者是逝世的人，逝是生命的结束，人逝世之后，魂飞魄散，灵消神亡，躯体逐渐腐化为气体，唯有骨质可以延续较长时间。人对人的研究永无止境。人逝世之后无论如何，此生任务已经完成，作为自然人已经终结。而作为社会人是可以被怀念的，也可以叫"精神永生"。

（三）个人

个人有三种类型、三个层次："人""亻""自"。"人"，左右两划相互支撑，伏下相依方为人，这是普通的人，也是做人的基础。"亻"，直立无依非人也。这是特殊的人，由于过分独立而脱离了人的群体。"自"，自己，人具有清醒的认识，自我、自知、自爱、自尊、自省。"自"提示人们，自是一种眼界，为人重点在目，用目看人看世看事。个人是自然人在社会上具有独立性的人，个

人有私密。双方是两个人，两个人有互守的秘密。

1. 自我 个人是自我。自我是为人的体现。自我以个人独立体为存在形式；以人与人之间的交往为活动方式；以处理人际关系和各类事件为生活内容；以适应自然、改善环境、改造自然为生活条件。人类不断地认识自我、提高自我、完善自我。从对自身的浅表认识到对生命本质的揭示；从健康到治病，从治简单病到治复杂病，从治病之标到治病之本；从追求生存时间延年益寿，到提高生存质量追求人生意义。自我谐调是认识自我、提高自我、完善自我的永恒。自我是以生命为基础的独立自然人。自我，是在社会中生存、生活的独立体。个人有智慧、有能力、有知识、有思想、有行为。个人可以判断、决定、选择，可以完全独立于世中。

对个人的描述：自己，自在、自觉、自愿、自勉、自励、自夸、自轻、自卑、自贱、自尊、自重、自高、自大。个人是 I。个人是独立的自我个体。个人是自然人在交往关系人中的一个。个人是自然人处于社会之中的一分子。个人的低级状态是力。个人的高级状态是情。

2. 独立自主 独立的一个人，单个的自然人。一人为单，每个人都是独自步入人生，处世谋事走完全程，再单个迈出人生。单个人行走于世，可以我行我素，依然故我。每个人一生留给后世的，或悄无声息，或名扬四海，或遗臭万年。

3. 修行悟真 修行有三种状态：避世、隐世、入世。避世是离世脱俗，逃避现实，逃避社会，这是隐于野。隐世是隐于世中，在社会生活中若隐若现，这是隐于市。入世是行于世间，在正常的社会生活中修行悟真，这是隐于朝。这三种状态都是隐。小隐隐于野，中隐隐于市，大隐隐于朝。

4. 一以贯之 人专一，人唯一，一心一意。言行一致，表里如一，始终如一。说话算数，一言九鼎。

5. 能大能小 人之 I，当大能大，该小能小。能大能小是条龙，只大不小是条虫。

6. 能分能合 人之 I，能分能合，能独能众。分可独立自主、自我主宰、单打独斗；合可联合

成众、形成团队，与人相处，共同谋事。

7. 能柔能刚　人之I，能柔能刚，刚柔并济，有原则会灵活，处事得当。

（四）表现

1. 气度　气度是人内在的气质和度量，外在的气魄、气概和风度。度量是人的胸怀，人的容受量，人对人的宽容程度。气质是人的素质。风度是人的外在风格。气魄是人的外在表现。气概是正直豪迈的态度，或者在某种活动中或生存方式中表现出来的态度、举动或气势。气度是心的接受程度，心包括心性和心量。

"气"有大气小气之分，气概气魄之势。"度"有度量之容，风度之状。气度是大气或小气的度量。气度是一个人心理素质的综合表现形式，一个人的素质修养常常通过气度来体现。它是决定一个人成败的必要因素。

气度决定形象，气度决定情绪，气度决定人缘，气度决定作为。把握适宜的气度。应当不凡时，要有不凡的气度；需要平凡时，要有平凡的气度。把握适当的气度。需要平和时，要有不卑不亢的气度；需要屈就时要有卑躬屈膝的气度；需要强胜时，要有盛气凌人的气度。人的心理承受力与他的气度成正比，有气度者，心理承受能力强，少气度者，心理承受能力弱。气度的提升，需要不断的修炼、磨炼，用成功的经验和失败的教训，扩展界域，拓宽心胸，提升气度。气度在某些因素上均是褒义，但在另类因素上均是贬义。而在原则性问题上，气度常常显得苍白无力。常用"气度非凡""气度渊雅"来形容有风度、有度量、有气魄、有气概的人。人际交往是气度的最佳展现方式。在与人沟通时，气度往往会在最短的时间内让人对你臣服或者藐视。战乱时期，大将风范是人们追求的最佳气度，士兵们皆愿追随这样的将军。所以，气度有时甚至是决定一个人成败的重要因素。提高一个人的气度，就是提高一个人的素质修养。

2. 风度　风度，是指一个人的言谈，举止，所显露出的美好神韵。风度是一个人内在实力的自然流露。风度也是一种魅力。风度不同于气质，

气质是指人的心理行为动力特征。风度是一个人独有的个性化标志。风度是不可以模仿的。有了实力，风度才显得具有魅力，实力是原因，魅力是结果，因果不能倒置。风度只有通过打造内功、拥有实力才能具备，一个人如果具有很强的实力，那么在他的不经意之中就会显现出风度。

3. 涵养　涵养是涵纳和素养，涵纳是包涵容纳，接纳，忍受，忍耐。素养是有涵养，大度，包容。涵养是道德品质文化学问等方面的修养。有涵养者善于修身养性，善于控制情绪，有教知礼节、懂礼貌。有涵养者有良好的习惯。

4. 素质　素质是指人的体质、品质和素养。素质是指个人才智、能力和内在涵养。素质是完成某种活动所必需的基本条件。素质可以分为：政治素质、思想素质、道德素质、业务素质、审美素质、劳技素质、身体素质、心理素质等。素质表现在对于同一个挫折的不同认识和态度。

5. 淡然　淡然是指不在意、不放在心上。恬淡虚无、从容淡定、清闲、冷静、无视。淡然是淡泊名利，这在得意时显得尤为重要。得意淡然，失意坦然，平衡心态，含义深远。

6. 超然　松静自然，放松、入静、自然。安逸、洒脱。超然是离尘脱俗、超脱世俗，不置身于对立各方的任何一方。

7. 忍让　忍，心字头上一把刀，刀刃在心。让，对人言上，甘居于下。忍让是一种深厚的涵养，是一种善待生活、善待别人的境界，能陶冶人的情操，使自己的心灵得到慰藉与升华，带给人心灵的恬淡与宁静。忍让是一种修养，忍让的人具有长远的眼光，胸怀全局，着眼未来，不计较一时的高低、眼前的得失。

忍让是一种美德，忍让待人需要有宽阔的胸襟，以宽广的胸怀、无私的心灵去理解人、容纳人、感化人。

忍让是大智大勇，面对荣辱毁誉，不惊不喜，心静如水，忍让比一时的逞强更能使人得到成功。忍让是一种豁达的挚爱，犹如一弘清泉浇灭艾怨嫉妒之火，可以化冲突为祥和，化干戈为玉帛。适度的忍让并非懦弱和无能，而恰恰是自信、坚

强和识大体的表现。廉颇与蔺相如的"将相和"是忍让的最好例证。然而，忍让不是无原则的退让。忍让不等于纵容。一味忍让就是纵容，一味忍让，会失去原则、丢掉人格、助长嚣张。愚人常常得寸进尺，挺身而起，及时制之，于人于己效果会更好。忍让之度，需要把握。

8. 隐退　隐退是隐没、逐渐消失。回归隐退、潜藏、蛰伏、收敛、示弱、掩饰、含蓄。

9. 自由度　自由度是自由的程度。人际交往中，自己自由度大，二人自由度受限，人越多，自由度越受限。一人自由、二人制约（相互约定、约束、制衡）、三人纪律、众人规章、社会法律。

（五）关系人

关系人是两个有关系的人。

1. 亲人　亲人是具有血缘亲情，姻缘亲情，或以血缘姻缘亲情关系相处的人。亲人以亲情为基础。亲人有血亲、缘亲、情亲、亲切。如母子是血亲，兄弟姐妹是缘亲，夫妻是情亲，上下级良好的关系是亲切。

2. 爱人　爱人是亲爱、敬爱、恋爱。爱人之初是恋人。男女产生感情，相互依恋爱恋，这是爱人的前提。爱人以爱情为基础。爱人是组建家庭产生亲人的基础。所以，爱人不是亲人胜似亲人。

3. 缘亲　缘亲是直系血缘亲情。如父母子女，兄弟姐妹。缘亲形成家庭。家是自然人诞生和延续的亲情之所。家人体现的是亲情。家是社会人的基本单位。

4. 继养干亲　继养干亲是类似血缘亲情。继承过继，赡养抚育，承认干亲。如继父母，过继子女，养父母，领养子女，干父母，干子女。

5. 家族　家族是由兄弟衍生出的旁系血缘亲情，或继养干亲。姐妹所招入赘女婿，也属家族成员。如叔伯，堂兄弟姐妹及家人。

6. 亲戚　亲戚是由姐妹衍生出的旁系血缘亲情，或继养干亲。如舅、姨夫、姑夫、姐夫、妹夫及家人。

7. 友人　陌生人是不认识、未交道、初谋面。陌生通过交往成为熟人，熟人是认识、同事、熟悉的人。

熟人产生了友谊，变为友人。友人是在交往中产生感情，关心互助的朋友。友人以友情为基础。友人有朋友、挚友、密友。

（六）人才

人才不仅仅是考试出来的，人才更是挖掘发现出来的。是金子总会发光，英雄自有用武之地。机会永远为有准备的人准备着。人才不仅仅是达到了多少，人才更是看到了多少。先能看到，然后才是达到。能看到不一定能达到，但是看不到一定达不到。人才不仅仅是拥有多少学问，人才更是吸取学问的能力。看到感兴趣或者擅长的学问就想撬个缝钻进去吸取。

（七）人气

人气是形象比喻。人气是一个人在社会群体中的受关注度。有人气是亲和力强、人际关系融洽。人气是人情多，人情浓。人气作用很大，个人想要成就一番大事离不开人气的作用。人气以自身的成绩及外在的表现为基础，吸引他人的关注，得到他人的认可，进而像滚雪球一样越聚越多，从而拥有更多的资本去进行更大的投资和事业的经营。每个人的生活和工作都是这样，只是范围和影响不同而已。

（八）人势

1. 权势　权势是世人利用权利地位将所管之事形成一种力势。权的繁体字是權，在權的本意中，木指由木头做的秤杆，指秤；草字头指草民；双口指百姓之口；隹是好。权就是民众心中的秤。权是一种力，权是强大力量做后盾的势，即权力、权势。权势即是由权力形成的势。权势包括权力和势力。

2. 财势　财势是钱财形成的势。钱财是对物拥有的标志。物不仅有直接作用，还有间接作用。因为物是生活的必需，对生活质量和生活条件无止境的渴求，使得钱财的诱惑居高不下，因此，钱财不仅是经济利益，在一定条件下，还可以收买精神意志，甚至道德良心。财势是具有弹性的势，你看重了钱财，它就是势，你不看重钱财，它就不是势。一方面"有钱能使鬼推磨"；另一方面"钱财如粪土，礼义值千金"。

3.**气势**　气势是人或事物所表现出来的力量、士气、气概、威势、声势。气势是一种外在的形式，可以是内在强势的外现，也可以是虚张声势。

4.**势力**　势力就是势所表现出的力。势力的形成主要是：强有力的抱团众人、比较大的力量、比较多的钱财。当然，人多不一定势力大，以少胜多的事例也很多；力量强不一定势力大，以弱胜强的例子也不少；钱财多不一定势力大，钱多人被钱少人所困也并非罕见。权力大不一定势力大，权力大被架空而徒有虚名的傀儡时有出现。势力大不一定权力大，游离于社会认可的权力之外的势力，不具有社会认可的权力。

（九）人缘

1.**缘的概念**　缘是上天赐给的缘分、机缘、机会。有交往的条件和时机就是机缘，有交往的可能和实现就是缘分。缘是一种机遇，有缘是机遇的巧合。缘是一种凝结剂，缘是一种恰到好处的对接。缘因人因时因地而异。一见钟情是缘，相处投机是缘。有缘千里来相会，无缘对面不相识。有缘相处能避免许许多多的干扰。缘可遇而不可求，缘正视而不可失。缘，强求会适得其反，无视则坐失良机。有缘分的人，短暂的聚会，偶然的邂逅，都能一见钟情结成人缘。

2.**人缘的内涵**　人缘的形成主要有：血缘、地缘、学缘、事缘、客缘、随缘。血缘是由家族形成的人缘。地缘是因同地居住结成的人缘。学缘是因共同学习产生的人缘。事缘是因共同处事产生人缘。客缘是因打交道双方互为顾客形成的人缘。随缘是随机形成的人缘。人缘的维护在于抓住机遇，表现自己，理解他人。

（十）人脉

人脉即人际关系、人际网络，体现人的人缘、社会关系。人脉是经由人际关系而形成的人际脉络。人脉是从最初的认识发展成为关系。人脉是一种关系资源。人脉需要管理、储蓄和增值。诚信和情感是积累人脉资源的泉源。人人都可以成为善于人脉经营的脉客。

1.**人脉按形成过程划分**　血缘人脉、地缘人脉、学缘人脉、事缘人脉、客缘人脉、随缘人脉。

（1）血缘人脉：血缘人脉是由家族、宗族、种族形成的血缘人脉关系。

（2）地缘人脉：地缘人脉是因居住地域形成的人脉关系，简称"老乡"。"老乡"关系因所处地域的大小而不同，同村、同乡、同县、同市、同省、同国都可以称为"老乡"。出了乡同乡的人是老乡，出了县同县的人是老乡，出了省同省的人是老乡，出了国本国的人是老乡。

（3）学缘人脉：学缘人脉是因共同学习而产生的人脉关系，常称为"同学"。小学、中学、大学、短期培训班、会议，凡一同学习过的都可以称为同学。

（4）事缘人脉：事缘人脉是因共同工作或处理事务而产生的人脉关系。常称为"同事"。工作中的伙伴、上司、下属，凡长期或短暂共事的，都可以称为"同事"。

（5）客缘人脉：客缘人脉是工作中打交道的双方互为顾客，形成的人脉关系。称为"关系户"。"不打不成交"，客缘是否能成为人脉，考验着每一个人的能力和品行。

（6）随缘人脉：随缘人脉是"有缘千里来相会"，有缘分的人，一次短暂的聚会，一次偶然的邂逅，都是上天赐给的缘分和机会，只要抓住机遇，善于表现自己，而又理解他人，一见钟情的缘分就会降临。

2.**人脉按作用划分**　政府人脉、金融人脉、行业人脉、技术人脉、思想智慧人脉、媒体人脉、客户人脉、上下级人脉。上级人脉，如领导、上司、老板；平级人脉，如同级同事；下级人脉，如下属。

3.**人脉按重要程度划分**　核心层人脉资源、紧密层人脉资源、松散备用层人脉资源。

（1）核心层人脉：对职业和事业生涯能起到核心、关键、重要、决定作用的人脉资源。这些资源根据个人目前所处的职业位置、事业阶段以及未来的发展方向不同而不同。可以是顶头上司、关键同事、下属、重要客户，以及其他可能影响职业与事业发展的重要人物等。

（2）紧密层人脉：在核心层人脉资源的基础上，适当的扩展，围绕核心层的其他领导、同事、一般下属、次重点客户、对自己有影响的老师、同学、朋友等。

（3）松散备用层人脉：根据自己的职业与事业生涯规划，在将来可能对自己有重大或一定影响的人脉资源。未来可能的接班人选、有发展潜力的同事、下属、客户、同学、朋友等。

4.人脉按动态变化划分　过去时人脉、现在时人脉、将来时人脉。过去时人脉，是曾经的人脉，现在基本不联系，或很少联系。现在时人脉是现阶段正在联系的人脉。将来时人脉是有潜力的、将来可形成的人脉。

（十一）人的走向

人走向的上升期、平台期、波折期、牵强期，每一期，都可能平稳度过、可能明智退出、可能出事。出事是一种沦落。

1.上升期　上升期是学习进步提高期。上升期能吃苦耐劳、处处留心皆学问，勤学、善思、多悟。

2.平台期　平台期是安定平稳过渡期。平台期遇事能急流勇退是上策。

3.波折期　波折期是产生波动、动荡、曲折。波折期能全身而退是中策。

4.牵强期　牵强期是发生问题，解决牵强，勉强维持。牵强期坍塌而退是下策，也是不得已。

5.沦落　沦落是沉沦败落。无论哪期，出了事还浑然不知不觉，是下下策。

二、社会人

（一）人类

人类是与其他动物相区别的人的属性。人类为社会性动物。人类创造了复杂的社会结构，从家庭到国家。人具有高度发达的大脑，具有抽象思维、语言、自我意识及解决问题的能力。人类希望能够理解并改造环境，试图用哲学、艺术、科学、神话以及宗教来解释自然界的现象。这种与生俱来的好奇心导致了高级工具和技术的发展。人类是已知的唯一会用火、会穿衣、会烹调

食物及其他高级技术的物种。人类创造了语言、文化、哲学、艺术以及科学。人类具有哲思和审美的观念。人类个体之间的社会交际创立了广泛的传统、习俗、价值观以及法律，这些共同构成了人类社会的基础。

（二）宗族人

宗族人是同宗同族人。宗族人是传宗接代逐渐扩大的产物。宗族人亲近的以称呼为标志，较远的以姓氏为标志，久远的以民族为标志。亲近的宗族关系，以家为单位，以称呼为标志，表明血缘宗亲：爷爷奶奶外公外婆、父母、叔姑姨舅、兄弟姐妹、子女、嫡孙及堂亲、表亲。较远的宗族关系，以姓氏划分大家族。赵钱孙李，周吴郑王等百家姓是反映家族的标志。事实上，以姓氏划分的种族，已经在族亲传承的关系中融入了社会关系的成分。同一姓氏中不一定就是由本姓氏血缘所传承的，不同姓氏可能具有相同的血缘关系。过继的、抱养的、改姓的等，导致了宗族血缘关系的不纯粹性，这是宗族延续和社会发展的必然现象。所以，姓氏宗族只能反映大致的族亲情况。久远的民族关系，是以旅居为特征，从原始部落发展而来的。我国的汉、满、蒙、回、苗、藏、彝等五十六个民族就是这种关系的特征。不同国度也属于这种民族关系的区别。全世界有2000多个民族，分布在200多个国家和地区。

（三）团体人

团体是有组织的团体，团体是组织的表现形式。团体人是有组织的人。团体相对于无组织的群众而言。群众是自由人的集合。散兵游勇、乌合之众，都是无组织的群人。团体人是社会化的需要，是目的和志趣相同的人结合在一起，以一定的组织形式临时或长期组成集体的人群。团体可以称为：单位、团队、集体，也可以称之为团伙、帮派。团体人是共同奋斗的人。团体人社会价值的实现，需要一定的组织、领导、谋略、实干。人类的社会化，也有很多无奈，目的和志趣相同的人不一定能够结合成团体，目的和志趣不同的人却结合成了团体。团体的形成存在着复杂的原因，有继承的需要，有就业的需要，有养家糊

口的需要，有社会分工的需要。

（四）国家人

国家是以地域划分的，国家人是全世界以国家为标志划分的人群。国家人以国籍为标志，获得有本国国籍。国家人以民族为主体，也有民族的交织融合，有的国家人与民族一致，有的与民族不一致。在一定条件下，可以变更国籍。随着历史的变迁和社会的进步，国家人正在进行着各种方式的大融合。外交关系、移民、工作、学习、生活、跨国婚姻等，打破了国界。

（五）洲际人

洲是以地域划分的国家集合，一个洲包含若干个国家。所以，洲人是比国家人更大的区分度。全世界划分为七大洲，分别是亚洲、欧洲、非洲、北美洲、南美洲、大洋洲、南极洲。其中南极洲没有固定居民，仅有一些来自其他大陆的科学考察人员和捕鲸队。洲际人由于地域的关联，语系趋同，长相相似。

（六）众人

一人为自，二人为从，三人为众。众人是三人以上结成群体，包括家庭、团体、国家。众是大众、广众、群众。众，一人居上，二人居下。居上者是领导人，居下的是群众，群众居前者是群首，居后者是随从。每个人都是社会的一分子。社会人是众人，众人要按照社会规范行事，受法律法规的约束。众人的秘密就是团队的秘密，团队的秘密是相对的。

（七）人群

群是群众。一人为独，二人为伴，三五成群。人生活在群众之中，人注定要和众人打交道，人在群众中相互交往、相互依靠、相互帮助，同时也相互纷争、相互争斗、甚至相互杀戮。没有组织而凑在一起的人群是散兵游勇；临时组织起来的人群是乌合之众；有组织的人群就是社会团体。参与社会团体之人就是社会人，社会人担当社会角色、具有社会地位、参与社会。

（八）交道人

交道人是有交际、有交往、有交流，打交道的人。社会人就表现在人与人的交流，群体的交流。二人交往即有主有从，三人为众即有领导有依附。由于人与人的差别比较大，所以，打交道就会带来很多不同、不解和误解。这是社会复杂性的重要原因。

（九）当事人

当事人是事的主办主导者。当事人可以是一个人，可以是多个具有关系的主办主导者，也可以是部分或所有社会人。如独立处事时，当事人就是一个人；合作处事时，当事人就是具有关系的多人；涉及每个人的事，当事人就是社会人。

（十）关系人

关系人是事关之人，即与事相关之人。关系人是与事利害相关，却非主事者。这里的关系人，特指当事人之外，与事件相关而联系的人。而非人与人之间的关系。如介绍人就是介绍双方当事人认识这件事的关系人。事关之人，可以是一个人、两个人、三个人、多个人。有些事只有当事人，有些事只有关系人，有些事只有旁观者，有些事只有无关人。而多数事是有两类以上的人。

（十一）执掌者

执事是执掌事。执掌事的人可以是当事人，也可以是关系人，中人，甚至可以是旁观者。幕后策划，垂帘听政，外聘经理都是执掌者。执掌的人有愿望、有需要、有获取；执掌事的人有决策、有执行、有监管、有评估。

（十二）中人

中人是中间人，是和事人或介绍人。中人应与当事无利害关系，才能公平公正。

（十三）旁观者

旁观者是事件之外的观望者、知情者。如争斗场外的围观者。

（十四）无关人

无关人是与事无关，也无观望、不知情者。如路人，对身边发生的事，毫无兴致，不愿旁观，就是无关人。无关人也包括当事人而不当事、心大不在乎。

（十五）各类人的关系

执掌者是当事人或当事人之外的人执掌事。独立做事，与他人无涉，就只有当事人；事件涉及当事人之外的人，就是当事人与关系人；做事，有人旁观，就是当事人与旁观人；做事，有旁人而无视，就是当事人与无关人。二个当事人之间，是当事人的关系，不是关系人。中人是调和当事人关系、调和关系人、介绍旁人进入关系的人。

（十六）人的社会性

人是"社会"的载体，是社会组成的最基本的"单元"。社会性是人性的发展，人性通过社会关系表现为社会性。社会性是个体人与人结成的关系，同时社会性也反作用于个体的人格。社会是人的群体交往。社会人是自然人参与社会，进行社会活动的人。社会人是社会群体中的个人。社会人是通过组织形式行事的众人。社会人通过人际交往群体归属的社会角色、社会地位和社会权势体现。社会人是自然人在社会交往中体现自我修养和价值的过程，表现为：社会参与中的主宰、服从，以及悟道、明理、守法。

社会人是与"自然人"相对的。是指具有自然和社会双重属性的完整意义上的人。通过社会化，使自然人在适应社会环境、参与社会生活、学习社会规范、履行社会角色的过程中，逐渐认识自我，并获得社会的认可，取得社会成员的资格。社会人是要求规矩之人。社会人是在一个社会类型中生活的人，一般的社会类型是以一个国家为单元。社会人是"Ⅲ"。个人和人际离不开社会，所以，每个人的自然人角色都必须融入到社会之中，担当社会人的角色。社会人在自然人之外，要尽社会责任和义务。因此，每个社会人都不仅仅是个人的问题，不仅仅是人与人交际的问题，而是要担当社会角色，维护社会秩序。在这个过程中，有时需要放下个人利益去维护社会利益，这就是大公。当然自己也在社会中汲取利益，这叫私利。这种个人利益与社会利益的付出和获得是相互的。有付出才有获得。只想获得而不愿付出的人，是短见的。社会人选择众人共同服从的"法"或"教"中的一项或多项，作为管理策略，如以法治国、信奉道教、信奉儒教、信奉佛教。社会人有本分、应分、缘分和生分。

（十七）社会指向

社会指向统、领、和、平。

1. 统　统是一统、统一。社会分分合合，合合分分，分久必合，合久再分，而社会指向的远大目标是统一天下。

2. 领　领是引领、领属。社会需要领导，需要引领，社会人与人是领属关系，分与合的根本原因是领导权之争，因此，领导和引领决定着社会的指向。

3. 和　和是相应、和谐。社会人以和为贵。

4. 平　平是平安、公平、平允。社会以太平、平安、平允、公平为准则。

（十八）社会人的角色

社会人的角色是自然角色的社会化。每一个自然角色的社会化，构成了社会角色。社会角色有平等角色、主从角色等不同的位置关系、人事关系。社会角色有实际角色、扮演角色；不变角色、可变角色；临时角色、长远角色。一个人在自然角色中可以不带社会角色，却不能在社会角色中，不考虑自然角色。

夫妻虽然是自然角色的创造者，夫妻关系却属于社会角色，因为夫妻一旦解除婚姻关系，就不相干了。

社会角色是在社会交往中形成的角色，如邻居、乡亲、玩伴、同学、师生、朋友、同事、领属、夫妻、亲戚。社会人在社会中担当角色。不同人担当不同角色，同一人在不同社会环境担当不同角色。社会角色有实际角色，也有扮演角色。一个人在社会角色中，一直带着自然角色。出门，可以隐藏自然角色，带上社会角色；回家，可以脱离社会角色，回归自然角色。

"百人百样，百神百像"是角色结构的不同。每个人站在不同的角度、处于不同的位置，就担当着不同的角色。例如，一个人在工作单位是领导，回到家里是父母的儿子、儿子的父亲、妻子的丈夫，在社会上是同学的同学、老师的学生、学生的老师。社会角色中有自己、家人、众人、法人。社会人的社会角色，人与人无法绝对平等，但这不影响社会追求平等。社会角色可以独善其身，也可以进行社会交往。所以，每个人都可以去演好社会角色。

（十九）社会人的本分

本分，是属于自己的分。社会人的本分是社会人的支柱和人文架构。当社会人都懂得并守着自己的本分时，社会就和谐了。

（二十）社会人的应分

应分，是分内应该做的，是社会人在社会生活中应该属于自己的那一部分责任、权利、义务、利益。

每个社会人的应分，在社会中会出现冲撞，应以理解谦让化解之。

（二十一）社会人的缘分

缘分，是相识相交的部分，是人与人之间无形的连结，是某种必然存在的相遇的机会和可能。缘分是陌生人联系的窗口和纽带。

（二十二）社会人的生分

生分，是相互陌生、不熟悉的部分。生分是有机会接触，却不熟悉。生分不在于接触机会的多少，而在于是否把接触看成是机会和缘分，成为熟人。有的多次接触仍然生分。

（二十三）社会人的公心

公心有两个特点：一是胸怀宽广；二是不在乎自己的得失。公心胸怀宽广，心胸宽阔，善于包容，相处融洽，易于深交。公心心里没有邪恶，当你心里没有邪恶时，邪恶就不在你心中存在。公心总把人往好处想，把人往好处想，一切都是好的。公心重舍，公心从不计较，不在乎自己的得失，路越走越宽。公心是君子之交，君子之交淡如水。公心常舍己为人，舍己为人是一种高尚。高尚道德是用公心换来的。公心会为团队争取机会。公心为别人，要民主，无怨言，气血通畅，身体好。大公无私，没有忧愁，有一分公心，就有一分快乐。德高则大公，大公则寿长。大公是胸怀天下，可以为全人类的解放事业奋斗终生。

（二十四）社会人的私心

私心有两个特点：一是斤斤计较；二是不在乎别人的情感。私心斤斤计较，心胸狭隘，不善包容，易结仇怨，不易深交。私心心里有邪恶，当你心里有邪恶时，邪恶就在你心中存在。私心总把人往坏处想，把人往坏处想，一切都是坏的。私心重得。私心斤斤计较，不在乎别人的情感，路越走越窄。私心是小人之交，小人之交重于利。私心只顾自己忘记别人，顾己不顾别人是一种庸俗。极端自私会损人利己，损人利己是一种卑鄙。卑鄙猥琐是用私心换来的。私心只为自己创造机会。私心为自己，要自主，不知足，气血凝滞，病缠身。私心自私自利，处处忧愁，有一分私心，就有一分忧愁。缺德则自私，自私则寿折。

大私则一心为自己，为了自己的利益不惜一切。

（二十五）比较公心与私心

公心有两个特点：一是胸怀宽广；二是不在乎自己的得失。私心有两个特点：一是斤斤计较；二是不在乎别人的情感。多数情况下公与私是相对的，而大公、大私则是绝对的。个人是私，家庭是公。家庭是私，社会是公。

大公是胸怀天下，可以为全人类的解放事业奋斗终生。大私则一心为自己，为了自己的利益不惜一切。

公心是君子之交，君子之交淡如水。私心是小人之交，小人之交重于利。公心心胸宽阔，善于包容，相处融洽，易于深交。私心心胸狭隘，不善包容，易结仇怨，不易深交。公心从不计较，不在乎自己的得失，路越走越宽。私心斤斤计较，不在乎别人的情感，路越走越窄。公心大公无私，没有忧愁，有一分公心，就有一分快乐。私心自私自利，处处忧愁，有一分私心，就有一分忧愁。公心要民主，私心要自主。公心要团队的机会，私心要自己的机会。公心心里没有邪恶，当你心里没有邪恶时，邪恶就不在你心中存在。私心心里有邪恶，当你心里有邪恶时，邪恶就在你心中存在。公心总把人往好处想，把人往好处想，一切都是好的。私心总把人往坏处想，把人往坏处想，一切都是坏的。公心重舍，私心重得。大舍大得，小舍小得，不舍不得。得到不当的物质，会失去快乐；失去施舍的物质，会得到快乐。公心常舍己为人，舍己为人是一种高尚。私心只顾自己忘记别人，顾自己不顾别人是一种庸俗。极端自私会损人利己，损人利己是一种卑鄙。高尚道德是用公心换来的。卑鄙猥琐是用私心换来的。公心为别人，无怨言，气血通畅，身体好。私心为自己，不知足，气血凝滞，病缠身。公私兼顾，启发受益，心平气和，和平共处。即便会小有摩擦，路却可以平稳走下去。

（二十六）社会人的道德感

道德感是用一定的道德标准，去评价自己或他人的思想和言行时产生的内心情感体验。不同的时代有不同的道德标准，如社会主义国家崇尚爱国主义、集体主义、见义勇为和互帮互助等。

道德感是一种高级情感。同情、反感、眷恋、疏远、尊敬、轻视、感激、爱、憎、背信弃义等都是道德感。同志感、友谊感、爱国主义感、集体主义感，也属于道德感。道德感和道德信念、道德判断密切相关，因而具有明显的社会性。

（二十七）社会人的道德观

个人道德观是指用来指导个人行为的原则或规则。社会道德观，是社会人达成共识的道德观。

道德作为一种社会意识形态，是无形的巨大力量。道德增值，人人自爱，社会和睦；道德贬值，良知泯灭，必生祸乱。"无德不能怀远"，没有崇高的思想道德，就不具有高度的文化修养，也不能胸怀远大的理想。道德观能使人们不惜任何代价，甚至不惜生命达到目标、目的、愿望。

（二十八）社会人的价值感

人的价值感表现为自尊、自强、自惜、自爱、自护。

人们随着世界观的初步形成和人生理想的确立，人的情感也更为独立和稳定，对人的行为有一种持久而强大的推动力。当他的行为符合自己的理想和价值追求时，就会感到自尊、自重，有一种自豪感；而当他的所作所为同自己坚持的理想和价值标准相违背时，就会感到痛苦、懊悔，甚至丧失自尊心。

（二十九）社会人的价值观

价值观是指一个人对人事物的意义和重要性的总体评价。价值观是人们对社会存在的反映。是社会成员用来评价行为、事物以及从各种可能的目标中选择自己合意目标的准则。价值观通过人们的行为取向及对事物的评价、态度反映出来，是世界观的核心，是驱使人们行为的内部动力。它支配和调节一切社会行为，涉及社会生活的各个领域。价值观是以得可偿失为条件来影响人们的行为。人们所处的自然环境和社会环境，包括人的社会地位和物质生活条件，决定着人们的价值观念。处于相同的自然环境和社会环境的人，会产生基本相同的价值观念，每一社会都有一些共同认可的普遍价值标准，从而发现普遍一致的或大部分一致的行为定式，也称社会行为模式。

1. 价值观的内容　价值观的内容，一方面表现为价值取向、价值追求，凝结为一定的价值目标；另一方面表现为价值尺度和准则，成为人们判断价值事物有无价值及价值大小、是光荣还是可耻的评价标准。

2. 价值观的特点　价值观取决于人生观和世界观。个人价值观一旦确立，便具有相对的稳定性和持久性。形成一定的价值取向和行为定式，是不易改变的。在特定的时间、地点、条件下，人们的价值观总是相对稳定和持久的。比如，对某种事物的好坏总有一个看法和评价，在条件不变的情况下这种看法不会改变。但就社会和群体而言，价值观又是处于不断发展变化之中。传统价值观念会不断地受到新价值观的挑战，这种价值观冲突的结果，总的趋势是前者逐步让位于后者。价值观念的变化是社会改革的前提，又是社会改革的必然结果。

3. 价值观的类型

（1）理性价值观：它是以知识和真理为中心的价值观。具有理性价值的人把追求真理看得高于一切。

（2）美的价值观：它是以外形协调和匀称为中心的价值观，他们把美和协调看得比什么都重要。

（3）政治性价值观：它是以权力地位为中心的价值观，这一类型的人把权力和地位看得最有价值。

（4）社会性价值观：它是以群体和他人为中心的价值观，把为群体、他人服务认为是最有价值的。

（5）经济性价值观：它以有效和实惠为中心的价值观。认为世界上的一切，实惠的就是最有价值的。

（6）宗教性价值观：它以信仰为中心的价值观。认为信仰是人生最有价值的。

（7）教育价值观：指人们对教育的价值关系的认识和评价以及在此基础上所确定的行为取向标准。

（8）快乐价值观：快乐价值观，是以寻欢作乐为价值。吃喝玩乐悠闲是快乐的不同方式。

4.价值观的影响效应　价值观念是后天形成的，个人价值观，是随着知识的增长和生活经验的积累，通过社会化逐步培养起来的。家庭、学校、所处工作环境等群体对个人价值观念的形成起着关键的作用。

一个人所处的社会环境、社会生产方式，及其所处的经济地位，对其价值观的形成和变化有决定性的影响。另外，报刊、电视和广播等宣传的观点以及父母、老师、朋友和公众名人的观点与行为，对一个人的价值观也有不可忽视的影响。反过来，价值观又影响个人行为、群体行为和整个组织行为。在同一客观条件下，对于同一个事物，由于人们的价值观不同，就会产生不同的行为。在同一个单位中，有人注重工作成就，有人看重金钱报酬，也有人重视地位权力，这就是因为他们的价值观不同。同一个规章制度，如果两个人的价值观相反，那么就会采取完全相反的行为，将对组织目标的实现起着完全不同的作用。

人各有志向，有不同的价值观是正常的，不必盲目攀比。在多面价值观中，认清自己，找到适合自己的那个价值观，自我价值才能很好地体现出来。

5.价值观体系　对诸事物的看法和评价在心目中的主次、轻重的排列次序，就是价值观体系。价值观和价值观体系是决定人的行为的心理基础。

三、常人

常人是平常人、一般人、普通人、众人。平常人中有俗人、凡人和贤人，有平民、义士、学者。平民是谋求生计之人；义士是讲义气、愿打抱不平之士；学者是学习、研究、传道、授业、解惑者。

（一）俗人

俗人是低级的人、庸俗的人、低俗的人、低级趣味的人、极端自私自利的人、无聊的人。《荀子·儒效》："不学问，无正义，以富利为隆，是俗人者也。"

（二）凡人

凡是一般，凡人是平凡之人，平常之人，一般之人。凡人是相对于神人、仙人而言，凡人是人世间的人。凡人中有平常人，有能干人，病人是凡人的特殊情况。凡人不俗。平常人是一般人，绝大多数人属于一般的平常人。能人是凡人中的精明能干之人。病人是人之患病时，包括身病和心病。凡人有私心，并非极端自私；凡人有公心，亦非大公无私。高人追求境界，能人追求价值，常人追求利益，病人追求健康。

常常烦恼的是常人，能使烦小的是高人，能使烦持续小下去的是仙人；烦没了，那就是神人。

（三）贤人

贤人是有才有德、有道行道的人。贤人是善良的优秀之人。贤人所爱好、厌恶的情感与人民完全相同，想要选择与舍弃的事物与人民完全一致。行事完全顺应天道、地道、人道客观规律，处理问题能够标本兼治，尤其注意从根本上解决。所说的话能够作为天下人的行为准则，按照他说的话去做就能成功。身为平民时，有志向、有抱负，希望能够身居高位为人民造福；成为王侯将相时，不是为了积攒财物，而是为了造福人民。甘愿为改善人民生活、提高生存质量或生命意义而奋斗。这样的人，就可以称作贤人。

贤臣必须具备荐贤才、量功利、明贵贱、心为公、不为私。《易·系辞上》："有亲则可久，有功则可大。可久则贤人之德，可大则贤人之业。"《黄帝内经·素问·上古天真论》："有贤人者，法则天地，象似日月，辨列星辰，逆从阴阳，分别四时，将从上古合同于道，亦可使益寿而有极时。"《史记·太史公自序》："守法不失大理，言古贤人，增主之明。"唐代杜甫《述古》诗之一："贤人识定分，进退固其宜。"老舍《四世同堂》十九："一个贤人若是甘心受苦难而一声不出，一个凡人就必须说出自己的苦难，以便自居为贤人。"

四、高人

高人是众人中的智慧之人，见人所未见，察人所未察，思人所未思，行人所难行。思路清晰，处事高效。可为人导航指引。高人是圣人、至人、真人，高人仍属于众人的一分子，有与众相同之处，更有与众不同的出众之处。圣人、至人、真人大公无私、超凡脱俗。高人是人之典范。

（一）圣人

圣人是受世人尊崇的人。圣人，儒家指知行完备、至善之人，是有限世界中的无限存在。"才德全尽谓之圣人"。孔子被尊称为"圣人"。

《孔子家语·五仪》："所谓圣人，必须达到自身的品德与宇宙的法则融为一体，智慧变通而没有固定的方式。对宇宙万物的起源和终结已经彻底参透。与天下的一切生灵，世间万象融洽无间，自然相处，把天道拓展入自己的性情，内心光明如日月，却如神明般在冥冥之中化育众生，凡夫俗子永远不能明白他的品德有多么崇高伟大，即使了解一点，也无法真正明白他精神的边际到底在哪里。达到这种境界的人才是圣人。"明黄道周《节寰袁公（袁可立）传》："智者不能谋，勇者不能断，慈者不能卫，义者不能决，赖圣人特起而后天下晏然。"《黄帝内经·素问·上古天真论》："圣人者，处天地之和，从八风之理，适嗜欲于世俗之间，无恚嗔之心，行不欲离于世，举不欲观于俗，外不劳形于事，内无思想之患，以恬愉为务，以自得为功，形体不敝，精神不散。"

（二）至人

至人是做得极好的人。至人，道家指具有很高的道德修养，超凡脱俗，达到无我境界，顺应

自然而长寿的人。老子被尊称为"至人"。

《黄帝内经·素问·上古天真论》："至人者，淳德全道，和于阴阳，调于四时，去世离俗，积精全神，游行天地之间，视听八达之外，此盖益其寿命而强者也。"《庄子·逍遥游》："至人无己，神人无功，圣人无名。"

（三）真人

真人是追求纯粹真理的人，是脱俗之人。真人是存养本性、修真得道的人。

《黄帝内经·素问·上古天真论》："真人者，提挈天地，把握阴阳，呼吸精气，独立守神，肌肉若一，故能寿敝天地，无有终时，此其道生。"

1. 纯朴本真　纯朴本真在于谐。胎儿孕育在母亲怀抱之中，没有情绪、饮食、环境、处境的影响，处于清纯、朴素、本根、真正的谐和状态。

2. 澄纯返璞，求本归真　人出生后，由于受到情绪、饮食、心境、环境、处境的影响，先天秉赋的纯朴本真，一点点被世俗所掩饰、淡化，甚至丢失。故需要澄纯返璞，求本归真。而纯朴本真在于谐，只有谐，才能够澄清纯、返朴素、求本根、归真正。这样，不仅要从观念上认识谐、理解谐，还要从行为上达到谐。

3. 修炼真人　修炼真人，须从"谐"入手。修炼的核心意念是"我与全天球优化谐振"。谐的状态：谐静、谐动；动静转化；静极生动，动极生静。谐的类型：谐调、谐振、谐和。谐的方法：松、静、自然。或静立或静坐，百会与会阴成一直线与地面垂直。谐的层次：自主谐、自动谐、自然谐。谐的内涵：身谐、心谐、身心谐。

五、超人

超人是神人、仙人、佛。神、仙、佛是对人之超脱者、成道者、大觉悟者的不同表述。神仙是人中之神，人中之仙。神仙与圣人、至人、真人的不同点，在于其神其仙，含有人们期望和合理想象的神化成分。

（一）神人

神是特殊，神人是超常之人。神人超越人的能力范围。神人是人成神者。神人是古代道教和

方士理想中修真得道而长生不老的人。神人指精神境界极高的圣贤，哲人。《庄子·逍遥游》："至人无己，神人无功，圣人无名。"神人指神奇非凡的人。谓其姿容、行止、技艺等非常人所及。神人指思维活跃或者料事如神的人。如诸葛亮真乃神人也！神是繁育众庶的先人、人民的祖先。神是繁育万物的天灵。神是不平凡的、特别高超的、高深莫测的灵性。天神是天地万物的创造者、主宰者。天神是自然神力。

（二）仙人

仙是人山，人之佼佼者，仙人是出众之人、能力非凡之人。仙人是超人。仙是得道而成者，得道成仙。仙是人之得道超脱，通神灵者。仙境是阴世之境，仙界是阴世之界。成为仙人可以是阴世之人。仙人，亦指长生不老、神通广大、达到至高境界的阳世之人。仙是道家修行之后所得到的果位，是指成道的天仙。

仙已经超脱轮回出三界。

（三）佛

佛是人弗，弗是"否定"，人之否定是一种超脱。人之否定者，修炼成佛。佛是人之修炼身心超脱，通神灵者。佛是成道的大觉者。佛是超脱世俗之人。

"弗"意为"不平"（即"社会不平等"）。"人"指"教导者"。"人"与"弗"合起来表示"教导人们如何去面对社会不平等的人"。本义是：教导人们理性面对社会不平等的人。转义是：先知先觉者。

佛是一切觉行圆满者。佛意为觉、觉者、知者、觉悟真理者。

佛教的"觉"有三种含义：自觉（声闻、缘觉）、觉他（使众生顿悟）、觉行圆满。觉行圆满是佛教修行的最高境界。佛是修行之最高果位。修行者以至佛果为其终极目的。小乘佛教所说的佛，专用做对释迦牟尼的尊称。大乘佛教除指释迦牟尼外，还泛指一切觉行圆满者。

第四节　知人

一、了解人·知晓人·知悉人

知人就是要了解人、知晓人、知悉人。知人就要明晰"情、理、法、力"，懂情、明理、守法、知力。

"人"可以用"〇ⅠⅡⅢ位度适调谐律韵人事世"归纳、衡量、判断。

自然是人之〇；自立是人之Ⅰ；关系是人之Ⅱ；悟道是人之Ⅲ；角色是人之位；涵养是人之度；境界是人之适；习惯是人之律；生活是人之调；和顺是人之谐；趣味是人之韵；知人是人之人；执事是人之事；社会是人之世。

知人就要识〇、树Ⅰ、辨Ⅱ、析Ⅲ、定位、限度、合适、谐调、调谐、循律、品韵、懂事、察世。知人就要立足〇、着眼Ⅰ、洞察Ⅱ、感悟Ⅲ、找到位、把握度、趋向适、善于调、达和谐、探索律、享韵趣、会为人、巧谋事、乐处世。

二、灵性——万物之灵

人为万物之灵。人是具有形精气神的生命体。人类是具有灵性的动物群体。人是禀于父母而具有性能智慧的生命体。

人有三个层次，一是形精，二是精气神，三是神灵。

形精是人体的基础，精构成形体、身形。精气神是人的活力，精化气，气化神，神驭气，气生精。神灵是人的灵性和生命。形是躯体的构件，包括皮肉肌筋骨、五脏六腑、四肢百骸。精是构成形体的基本物质。人之精根源于先天而充养于后天，"人之始生，本乎精血之原；人之既生，由乎水谷之养。非精血，无以充形体之基；非水谷，无以成形体之壮。"（《景岳全书·脾胃》）。从精的来源言，则有先天与后天之分。先天之精秉受于父母，是生命的根源，后天之精来源于水谷精微物质。生殖之精是男性精子及女性卵子。《灵枢·本神》："故生之来谓之精，两精相搏谓之神。"《素问·上古天真论》："七八，肝气衰，筋不能动，天癸竭，精少，肾脏衰，形体皆极。"精是构成人体和维持生命活动的基本物质。《灵枢·决气》：

"两神相搏，合而成形，常先身生，是谓精。"《灵枢·经脉》："人始生，先成精，精成而脑髓生。"《素问·金匮真言论》："夫精者，身之本也。"精是构成万物的灵气。《素问·阴阳应象大论》："故天有精，地有形。"

气是形精气神灵一体化的核心。气的升降出入运动叫气机，调气机是人的基本需要。气的功能状态是自然、自动、自静。自然有生有消，自动有自主动、自发动，自静有动而静、息而静。气的表现形式是形、精、气、神。形是固态，包括植物、动物、矿物；精是液态；气是气态，神是神态。气有阴阳、虚实、寒热、表里、燥湿、动静之Ⅱ分，以及含中的Ⅲ分。阴中阳是阴气、中和气、阳气。虚中实是气虚、中平气、气实。寒中热是寒气、中温气、热气。表中里是气在表、气在中、气在里。燥中湿是燥气、中润气、湿气。动中静是气动、气中安、气静。气机有动、静、谐之分：动是升、降、出、入；静是平、安、和、中；谐是动静依需要达到的和谐状态。

神，会意字。从示从申。"示"为天启智慧之义。《说文解字》："示"，天垂象，现吉凶，所以示人也；"申"是天空中闪电形，古人以为闪电变化莫测，威力无穷，故称之为神。神，本义是天神。《说文解字》："神，天神，引出万物者也。"所谓天神，天就是神。"天"字的本义是人头，人的头顶就是天。天的本质是太阳。所谓"天神"，就是指创造天地万物的太阳和人。天人合一，Ⅰ即天地自然。自然之力即神力。灵，是指灵性、魂灵。

三、属性——自然·社会

人有两种属性，自然属性和社会属性。自然人是赋予躯体生命，具有精气神、魂魄、意志，具有本性、性格、性情、性欲特征，具有情欲、思想、感觉、意志、行止之本能、功能、能动、能力。自然人是能够感悟自然、感悟社会、感悟人生的高智慧灵性动物。

人是万物之灵。人是宇宙世界的缩微景观。每个生命的个体都是唯一的、独一无二的人。独有的人是拥有别人没有，而自己独有的人。独有的，可能是特征、特点、知识、技术等。

社会人是众人的集合体，是以人与人的交际为基础，从人际交往开始，形成的众人大协作。社会人在群体环境中，形成丰富的文化知识和艺术涵养，按照道、理、法的明规则或潜规则生活。

四、接受——视·听·触·思

人通过"视、听、触"感知外界信息。通过"思"整理、归纳、感悟外界信息，然后，有选择地接受需要接受的信息，放弃不需要的信息。眼看到的、耳听到的、手身触及的，感知的过程就是选择的过程，通过心想、脑思决定取舍。人生的全过程，是在不断接受新事物，接受人们的观念和行为，接受环境的变化。

五、表达——说·做

说是语言交流，做是行动作为。人通过"说"和"做"表达自己，相互交流。通过"做"改善生活，改造世界，改变自然。"说"和"做"是生存、生活的重要方面，"说"和"做"体现着人生意义。

六、反省——想·思·悟

想是想象、想念，思是思考、思辨，悟是感悟、觉悟。人通过"想、思、悟"反省内心。人在社会环境和自然环境中生活，要通过"想、思、悟"不断进行反省，不断纠正错误。人类的进步，就是在不断总结经验和教训，不断进行反省中，发挥着智慧的光芒。

七、品格

品格是品位、格调。品格可以区分不同境界的人，人的品格各不相同。区分品格的核心是公与私。公心则品格高尚，私心则品格低微。平常人有私，私心有轻有重；圣人至人真人大公无私无我；神仙佛已然超脱世俗。平常人又有俗人、凡人、贤人之分。俗人是低级的庸俗之人，凡人是一般的平凡之人，贤人是德才兼备、有道行道的善良优秀之人。圣人是知行完备、受世人尊崇的人，至人是道德修养很高、做得极好、达到无我境界的人，真人是存养本性、修真得道的人。

神仙佛是神人、仙人、佛人的神化。神人是超越人的能力范围之人，仙人是能力非凡、超脱之人，佛是大觉成道、超脱世俗之人。

八、启智

（一）一句话的点拨

智慧是一种积累，而启智往往是一句话的事。一句话可以使人充而不闻，也可以使人终生难忘，受益无限。那句话可以是名言，也可以是俗语；可能是新话，也可能是熟语。同样还是那句话，不同的时期，不同的状态听了，感觉不同，开悟不同。"真传一句话""听君一席话，胜读十年书""一灯能破千年暗，一智能解万年愚""一言启迪百年惑，一行捷登十年路"。就是在特定的境况下，有一句话、一番话，使人眼前一亮，豁然开朗，受益终生。关键是在最需要的时候听到了最恰当的话。

（二）百闻不如一干

诚然事例的教化是有效果的——书上的实例、别人的例子、身边的事例。但是，书上得来终觉浅，绝知此事要躬行。听得再多，说得再多，不如一干体验深。所以，亲身经历的事例，就显得犹为宝贵。

（三）说话和听话

1. 偏·全 说话人只说了事实的一部分，而听话人却没有，也很难分析出这一部分在全部事实中占多大比例。莫说把部分事实误听成全部事实，就是把小部分事实听成了大部分事实，也足以被误导。彩票宣传说：某人中奖500万元，却没有告诉你，这两元彩票的得中率不足千万分之一。医疗宣传敢说：某种疑难病证的治疗有效率可以达到90%，却不敢说，治愈率能达到10%。因为有效是症状减轻即可，而治愈却必须是理化指标转为正常。

2. 说者无意·听者有心 说者无意，表明说者感受浅。听者有心，表明听者感受深。说者只是想，听者则是悟。

（四）认识人·理解人

认识人有两个层面，一是认，二是识。见面即为认，了解才叫识。认识之后再交往，需要理解。理解是在认识的基础上，能够从深层次知道对方的所作所为，并在某些方面达成共识。理解人包括承认对方的优势，原谅对方的过错，能够互相谦让，共同前行。

（五）善解人意·为人着想

善解人意是善于站在对方角度去考虑问题，能够接受对方的言行，体验对方的感受，体谅对方的缺点和过失。为人着想，凡事基于对方的情况和状态，站在对方立场上去思考和谋略，朝着有利于对方发展的方向前进。

（六）设身处地·换位思考·脱位思考

设身处地是设想自己处于对方的境地去考虑。换位思考是模拟与对方交换位置，站在对方立场上，基于对方的视野去思考看待事物。脱位思考是从原来的位置走出来，摆脱原来的思维模式，站在双方之外的第三方去看待你与对方的关系，思考事物的来龙去脉，寻求对双方都有利的解决问题办法。脱位思考是公平公正的基础。

九、知己

（一）食道·气道

人有食道、气道。低级状态用食道，高级状态用气道。大部分的食物消耗，是为欲念而耗，少欲则少耗，无欲则无耗。食道：食物经口入胃肠，吸取精华，排出糟粕。气道：气道是气出入的道路，人体有两条气道，一是从口鼻入；二是从气门入。口鼻吸收天然空气，气门和汗孔同出入于一穴，汗孔即是气门。全身无处不气门。饮食物是植物和动物，植物动物赖天地之气而生。气门直接汲取自然之气，为人体所用。辟谷就是基于气门通畅，直接从气门汲取气之精华。修炼的初级状态是口鼻呼吸，中级状态是脐呼吸，高级状态是体呼吸。

（二）晶莹剔透·逐渐浑浊

机体谐振，组织条理，规律有序，清亮明白，排除杂质，气机通畅，身体晶莹剔透，消耗益少，进食益少，呼吸益浅，气门益通。人能长期辟谷就是基于此理，能在水中憋气较长时间也是这个原因。把人从脖子以下掩埋，虽有呼吸也不能活，就是因为气门闭塞所致。辟谷是因为充分调动了气门呼吸，直接从自然环境中汲取能量。水中能生存，是利用气门呼吸，减少或杜绝了口鼻呼吸。把人从脖子以下掩埋，就可窒息，表明只靠口鼻呼吸是不够的。说明平时气门就在呼吸，只不过人们没有注意罢了。或者说没有经过训练，气门呼吸功能尚弱。但是不可缺少。一旦断了气门呼吸，则将无法生存。胎儿是晶莹剔透的，出生之后，空气、食物、水，以及情绪、劳逸等时时对人体产生影响，这种影响浑浊着清水。清亮的机体听任空气、食物、水、情绪、劳逸等因素而逐渐浑浊，直至消耗殆尽。

（三）想法·思想·行为

有想法不一定有思想，有思想肯定会产生一些想法。想法是一时的，思想是恒久的。想法可以是幼稚的，思想肯定是成熟的。想法是一时的念头，思想是成熟了的想法。没有思想只靠想法去做事，做完事容易后悔，做好了觉得对别人造成了影响，做不好觉得自己很笨。用思想支配想法去做事，做完事不会后悔，做好了是获得经验，做不好是接受教训。独立思想是自己独立思考、奇思妙想而形成的成熟思想。独立行为是按照自己成熟的思想行事，不受任何影响，我行我素。志士，思想救人，为了理想，大义凛然，宁死不屈，视死如归。叛徒，只有想法，追随时髦，一有变故，屈膝投降，反复无常。歹徒，思想害人，凶狠残暴，肆意妄为，顽固不化，死不悔改。从犯，闪现想法，追随起哄，一时冲动，被抓醒悟，悔恨不已。

出现想法，得到启发，带来思想，充实思想，验证思想，传播思想。没有形成思想的想法，是片面的、零碎的、断续的；形成思想的想法才是全面的、完整的、连续的。思想得不到认可，经不起实践检验也是没有意义的。压力与动力，快乐与痛苦，都不是事情本身带来的，而是想法和思想带来的。

行为和思想一致，没有问题；行为和思想不匹配就会出问题。行为与思想匹配，是一种快乐和幸福。

行为与思想不匹配，是一种问题和纠结。行为与思想不匹配表现在思想超前、思想滞后、行为超前、行为滞后。思想超前要么是理想，要么是空想，要么是妄想。思想滞后要么是迷茫，要么是困惑，要么是悔恨。行为超前要么是创新，要么是出奇，要么是鲁莽。行为滞后要么是保守，要么是停滞，要么是怯懦。思想超前的人容易树立信念，却常常抱怨。思想滞后的人容易感到失落，而常常自卑。行为超前的人容易小瞧别人，却常常后悔，行为滞后的人容易羡慕别人，而常常遗憾。思想行为滞后所带来的：当我们爱上别人的时候，别人结婚了；当我们心灰意冷结婚时，人家又单身了。当我们年轻时，组织讲论资排辈；当我们具备资历时，组织又讲年轻化了。当我们青春洋溢时，社会强调生活作风；当生活作风不成问题时，我们的身体成了问题。当我们没有进入股市时，傻子都赚钱；当我们进去了，才发现自己是傻子。当我们是儿子时，一切老子说了算；当我们熬成老子时，一切儿子说了算。究其根源，皆因思想行为的滞后，思想行为一致了，跟上时代步伐了，思想行为与时代的错构也将远离人们。

（四）理想·事业·激情

有理想，有事业，满怀激情。有理想，就有事业，有事业，就满怀激情。有事业，事业就是理想，为了理想和事业，就满怀激情。因为不满现实，就去树立自己的理想。因为有了理想，才觉得现实存在的每一瞬间重要。珍重现实存在，就要满怀激情干事业，就要勇于面对困难，面对他人，面对社会。只要自己不歇脚，脚步就不会停下；只要自己不畏难，困难就不在话下；只要自己不躺下，精神永远倒不下。远大的理想靠脚踏实地的奋斗。崇高的事业靠美好的理想引路。生活的激情靠事业和理想支撑。

（五）体验·相信·开悟

1. 体验 体验是指人生世事须经过身体的亲自验证，才能证实、才被认可。有些事必须亲眼看到才能相信，"眼见为实"是一种体验。要想知道梨子的滋味，必须亲口尝尝，"亲自尝试"

也是一种体验。有些事必须看到结果，有些事必须坚持到最后，有些事必须亲历亲为。"不见棺材不落泪。不到黄河不死心。不碰南墙不回头。不见兔子不撒鹰。书上得来终觉浅，绝知此事要躬行。不经一事，不长一智。吃一堑长一智。"都是对体验的描述。

2. 相信　相信是指人生世事需要经过理性判断，相信他人的说法，不须证实就能认可。"站在巨人肩头，何必平地而起。书是人类进步的阶梯。读书破万卷，下笔如有神。听君一席话，胜读十年书。听人劝，吃饱饭。"都是基于相信。相信，不用经过亲身验证。所以，相信是行事的一条捷径。但是，信有三种状态，需要加以鉴别：一是可靠不可靠，即值不值得信；二是是否有骗局；三是是否因为认识误差思维不同，导致轻信。"用人不疑，疑人不用"是基于在决定相信之后，不可在过程中犹豫，并不是在发现问题后不去纠正。

3. 开悟　开悟是人生世事经验积累到一定程度，豁然悟开，而使认识升华。"知之者不如好之者，好之者不如乐之者。"有感性，还要有理性，有记性，更要有悟性。开悟，无须体验，不存在相信不相信。悟及可以创造创新，从无到有，以小见大，举一反三。

（六）愚·智

"愚民"消极的意义是，使民愚，真愚，想让民愚，以便于管理。"愚民"积极的意义是，该知道的要知道，不该知道的别知道。大智若愚。打听了不该知道的，或误知道了不该知道的，会招致麻烦，甚至杀身之祸。智是该知道的知道，不该知道的不知道。愚是该知道的不知道，不该知道的想知道。该知道的要知道，不该知道的别知道。该知道的不知道，是蒙昧。不该知道的知道了，是忌讳。人们的心态往往是：想知道的，不让知道；不想知道的，想让知道。"欲擒故纵"，就是本想知道，觉察到对方可能主动说，所以，表现出不想知道的样子，等待对方主动告诉。对方主动告诉自己要主动得多，自己要求要被动得多。

（七）能力·意愿

能力与意愿，一般情况下都是一致的，有一定的能力，就有相应的意愿；意愿的产生，基于相应的能力。特殊情况下，能力与意愿不一致。要么是能力服从意愿，要么是意愿服从能力。当能力与意愿不一致时，往往是能力较强，而被自己忽视，意愿难以使能力得到发挥，或能力的发挥改变了意愿。

1. 能力服从意愿　能力服从意愿源于二者的不一致性。意愿引领行为，行为决定着能力的发挥，因此，能力服从意愿。虽有能力，但却不愿违背自己的意愿去行事。如信教、甘愿听从别人的安排。能力服从意愿，会使智能降低，最终违背心愿。

2. 意愿服从能力　意愿服从能力源于二者的一致性。意愿的起源与能力相关，有一定的能力，就有相应的意愿。当能力能够辨清是非曲直的时候，意愿也因之而产生。意愿不愿干能力之外的事。如不盲从盲信于教、不盲目听任人的摆布，哪怕是心爱的人。当然自己会用能力和智慧去说服心爱的人与自己另辟奚径，而不是穿新鞋走老路，不是重蹈覆辙，更不是背道而驰。意愿服从能力，会使智商提高，总是心随所愿。

（八）感性·理性·理智·道理

感性是感情的自然流露。感性是凭借感官认知、由个人的感情决定的、并未深入思考而基本以第一印象来做判断的。

理性是对感性的有效控制。相对于感性的概念，理性通常指人类在审慎思考后，以推理方式，推导出结论的思考方式。感性和理性，都属于意识的范畴，且为意识的性质。理性，基于意识，是具有参照性的意识。理性是人类能够运用理智的能力。

理智是基于对理性的强化和自我控制。理智是一个人用以认识、理解、思考和决断的能力，或辨别是非，利害关系及控制自己行为的能力。

道理是出于社会公理对行为的控制。道理是事物的规律，是事情或论点的根据、理由，是处理事情的办法、打算等。

（九）生理问题·心理问题

男女的生理问题与心理问题有区别也有联系。

1. 生理没问题，心理没问题　如果没有生理问题，终生没近异性的人和过早接触异性的人是一样的。

区别在于：要求的高低、理智影响的大小、道理约束的大小。

（1）要求高低的区别：终生没近异性的人，不是因为不愿近异性，而是因为要求过高，而没有被满足。要求没有达到，不愿委屈自己。过早接触异性的人，只是因为自己要求较低，很容易被异性满足而已。

（2）理智影响大小的区别：终生没近异性的人，理智影响的成分更大些，理智使其加大加重了附加因素的影响，使异性对自己的满足欲和欢快感阈值提高，能符合自己各种条件要求的越来越少。最终没能找到自己的中意人。过早接触异性的人，理智影响的成分小些，感性认识多些，也就减少了附加因素的影响，使异性对自己的满足欲和欢快感阈值降低，自己的条件很简单，很容易找到自己的中意人，也就较早地进入到了异性爱与被爱的行列之中。

（3）道理约束大小的区别：终生没近异性的人，受社会公众道理的约束更大些，按道理有许多不该做的事，而不愿去做，所以，也就在其他影响因素之外，又多了一道道与异性接触的壁垒。过早接触异性的人，漠视道理的存在，只顾自己的感受，跟着感觉走，一时兴起即可接触，不合适就分手，然后再以同样的感受去找下一个感觉。自己少受道理的约束，社会人也少以道理去约束。

2. 生理没问题，心理有问题　虽然生理没问题，但凡心理有问题，会加重健康状况对人的影响，对未来交往的关系和深度有担心，从而顾虑重重，瞻前顾后，止步不前。

3. 生理有问题，心理没问题　虽然心理没问题，只要生理有问题，生理的问题也会影响心理，即便不影响心理，虽有心，却无力。

4. 生理有问题，心理有问题　生理问题会影响到心理成问题，心理有问题也会使正常的生理难以发挥，而出现问题。最终身心都有问题。

（十）爱·被爱·影响爱

1. 爱是喜欢和亲近　爱是出于内心深处的一种喜欢和亲近。

2. 被爱是被动接受的爱　被爱是被动接受的爱，而当被爱成为自己内心深处喜欢和亲近时，也就变成了爱，而不是被爱了。

3. 爱是平等的　爱是平等的，因为爱是发自于内心深处的一种纯粹，爱没有条件的限制，只有心的启动与保持。爱是人本能的体现，人人都有爱的权利，所以爱是平等的。由于爱的平等，会使爱保持温度，或持续升温状态，而不受任何外因的影响。

4. 爱情是纯真的　爱情的纯真，总保持着一定的爱意。真爱就像惯性定律（牛顿第一定律）一样纯真。惯性定律告诉我们：物体在没有外力作用下，总保持匀速直线运动或静止状态的特性。外力的影响才使爱情的纯真有了或多或少的改变。

5. 影响爱情纯度的因素　相貌、年龄、学识、智能、风度、风趣、时间、物质条件、健康状况、情绪状态、爱情经历等，都是附加因素影响着爱情的纯度。

（1）相貌：相貌是眼缘，看上去顺不顺眼、入不入心、动不动情。时间可以冲淡相貌带来的影响。

（2）年龄：年龄主要是对心理的影响，一般情况下，年轻有活力，有激情，但也幼稚，冲动，持续性差些；年长成熟，有经验，沉稳，选择性强，善于交流，但激情容易平稳或下降。

（3）学识：学识可以使人更接近于本真，也可能使人更远离本真。学透了，感悟了，得道了，就会走向本真；教条了，束缚了，受限了，就会远离本真。

（4）智能：智能，能助人分析，使人开悟，走向本真。走向本真后有两条走向：一是知真而掩饰真，不被社会公众所误解，二是知真而无所顾及，袒露真，让人感到豪爽。智能也会聪明反被聪明误，自以为是，走向迂阔，露能而为公众忌。

（5）风度：风度是素质的体现，却也可以

成为装出来的样子。风度也会被时间消磨得一文不值。

（6）风趣：风趣是素质能力水平的综合体现，风趣是取悦人心的良方，风趣是生活的笑料调味，风趣是永恒的，日久日新，除非对方熟视无睹。

（7）时间：时间可以激起爱意，强化爱意，也可能淡化爱意，消蚀爱意。时间可以强化某些影响因素，使爱深入，时间也可以淡化某些影响因素，使爱浅出。时间的多与少，离与合，与它的影响不是正相关，即并不是在一起待久了，就更好了，或更不好了；也不是离得远，不常见面就更好了，或更不好了。待久了，可以更亲热，也可能变烦了；离得远，可能更思念，也可能淡化了。

（8）物质条件：物质条件都是暂时的，没有永远的财富。富不过三代，因为富，而不会创富，富终究会被坐吃山空。因为穷，而欲脱离穷，富早晚会来到。当然，富者如能激进，站在巨人肩头，会更富；贫者如果破砂锅破摔，必将沦落为乞丐，甚至自取灭亡。爱的力量会催生物质条件的创造者。

（9）健康状况：强壮能给人帮助使人依靠，赢弱能搏得同情和爱怜。疾病状态会影响自己的心情和交往双方的心情。

（10）情绪状态：情绪的影响是直接的、短暂的。而长期的情绪状态会直接影响关系，好的情绪会带来良好的影响，差的情绪会带来不良影响。

（11）爱情经历：不要让爱情经历成为爱的妨碍，而要成为爱的经验。当爱真正到来的时候，有无爱情经历，其实都是一样的纯真。不同的是影响因素的影响程度和分量不同，有爱情经历者，或者更理性、理智、道理，或者更看得开，放得开，更感性，更冲动；而缺少爱情经历者，可能更羞涩，也可能更感性，更不管不顾。

（十一）外受与内省之关系

"视听触"的"感觉"与"想思悟"的关系。

1. 视想　视与想。视了未想、视着想着、先视后想；想而未视、想着视着、先想后视。

2. 视思　视与思。视了未思、视着思着、先视后思；思而未视、思着视着、先思后视。

3. 视悟　视与悟。视了未悟、视着悟着、先视后悟；悟而未视、悟着视着、先悟后视。

4. 听想　听与想。听了未想、听着想着、先听后想；想而未听、想着听着、先想后听。

5. 听思　听与思。听了未思、听着思着、先听后思；思而未听、思着听着、先思后听。

6. 听悟　听与悟。听了未悟、听着悟着、先听后悟；悟而未听、悟着听着、先悟后听。

7. 触想　触与想。触了未想、触着想着、先触后想；想而未触、想着触着、先想后触。

8. 触思　触与思。触了未思、触着思着、先触后思；思而未触、思着触着、先思后触。

9. 触悟　触与悟。触了未悟、触着悟着、先触后悟；悟而未触、悟着触着、先悟后触。

10. 感想　感与想。感而未想、感而有想；想而未感、想而有感。

11. 感悟　感与悟。感而未悟、感而有悟；悟而未感、悟而有感。悟不一定感，悟可以是顿悟。

12. 觉悟　觉与悟。觉而未悟、觉而有悟。悟不一定必觉，可以是顿悟。

（十二）内省与表达之关系

"想思悟"与"说做"的关系。

1. 想说　想与说。想而未说、想着说着、先想后说；说了未想、说着想着、先说后想。

2. 思说　思与说。思而未说、边思边说、思后再说；说而未思、边说边思、说后反思。

3. 悟说　悟与说。悟而未说、边悟边说、悟后再说；说而未悟、边说边悟、说后有悟。

4. 想做　想与做。想而未做、边想边做、想了就做；做而未想、边做边想、做后再想。

5. 思做　思与做。思而未做、边思边做、思而后做；做而未思、边做边思、做后反思。

6. 悟做　悟与做。悟而未做、边悟边做、悟后再做；做而未悟、边做边悟、做后有悟。

（十三）外受与表达之关系

"视听触"与"说做"的关系。

1. 视说　视与说。视而未说、边视边说、视后再说；说而未视、边说边视、说后再视。

2.视做　视与做。视而未做、边视边做、视后再做；做而未视、边做边视、做后再视。

3.听说　听与说。听而未说、边听边说、听后再说；说而未听、边说边听、说后再听。

4.听做　听与做。听而未做、边听边做、听后再做；做而未听、边做边听、做后再听。

5.触说　触与说。触而未说、边触边说、触后再说；说而未触、边说边触、说后再触。

6.触做　触与做。触而未做、边触边做、触后再做；做而未触、边做边触、做后再触。

（十四）责权利

责权利应该是相对应的，三者相辅相成。就像是等边三角形。权力、责任和义务是双刃剑。权大利大责也大。权小利小责也小。但是，在很多情况下，三者是不对应的，更像是等腰三角形，或任意三角形。要么责大，权小利中，或权中利小；要么权大，责中利小，或责小利中；要么利大，权中责小，或权小责中。

十、知彼

（一）相识·了解·相知·看透

相识是指从陌生到熟悉的认识。初次认识，还不了解。

了解是有一定的认识和记忆，晓得、知道、明白。了解，可以用来形容人对某件物或事的掌握领悟程度。

相知是相互了解知心。

看透是彻底了解,透彻认识。看透"得救"，所谓得救是自己救了自己，别人只是帮助而已。你只要放下自己，马上就能得救。这并非神的旨意和作用。看透"高人"，一个高人不是说了大家听不懂的话，而是说了大家想说而没有说出来的话。看透"偷盗"，小偷偷钱，中偷偷身，大盗盗心。

（二）知人·知面·知心

知人是听说,认识,了解。知面是有一面之交，或面熟。知心是彼此非常了解而关系密切。

"画虎画皮难画骨，知人知面不知心"是指认识一个人容易，但要了解一个人的内心却很困难。

人与人的交往，通过平时的言行，既要知人知面，还要真正了解人的内心。要有知人之明。

十一、认可

不同的角色对事物有不同的认识，不同的认识就有不同的效果。就处理一件事来说，就有以下几种认可方式。

（一）洞察性认可

洞察性认可是指能够不受任何条条框框限制，不迷信于任何人和物，经过理智的明察分析甄别是正确的即认可。能够把握全局、领导时代潮流、有先见之明、能够认清事物的发展规律，从而趋优避劣，防患于未然，积极地、有目的地、有把握地处事。但如果失察也容易脱离实际。常见的洞察性认可有：司外揣内、见微知著、以常达变、以小见大、举一反三、落一叶而知秋意、窥一斑而知全豹。

（二）效应性认可

效应性认可是指在身边的人群中或在社会上有效应就认可。能够直接看到效果，比较真实，用不着多思考就可采纳。但是如果过于讲究有效应才认可，也容易呆板、狭隘。常见的效应性认可有：不到黄河心不死、不见棺材不落泪、不经一事不长一智、不当家不知柴米贵、不养儿不知父母恩。

（三）随俗性认可

随俗性认可是指习俗的说法或有经典记载就认可。能够直接引用别人或前人的经验，避免许多弯路。但是如果不假思索，就容易盲从风俗、教条。

（四）检测性认可

检测性认可是指能被仪器检测到的才认可。检测结果直观性好、重复性强、可信度高。检测结果的定量分析，并不能反映事物的全部，很多事情需要定性判定，这不是仪器所能检测到的。所以，如果较真于检测结果，就容易迷信仪器，而对仪器检测不出来或检测出来的并不能客观反映现实的情况，就束手无策、无所适从。许多功能性疾病不是靠体温表、血压计、细胞计数器等仪器所能检查出来的。归结为"神经官能症"就是对量化无异常的无奈定性。

（五）权威性认可

权威性认可是指有自己认为的权威人士或权威部门认可才认可。能够直接采纳专门研究者的意见可以免除一些盲目性，但是完全依赖于权威、迷信权威，也容易以偏概全、甚至走向极端。因为事物有多面性、多角度，权威认可的是从自己的角度去认可共性的事物，而对于个人来说，有自己的实际情况，所以权威性认可，也容易盲从。

（六）众纳性认可

众纳性认可是指随大流，大多数人能够接纳就认可。站在多数一边，即使错了心理也容易平衡，有"天塌砸大家"的群胆。但是多数也并不意味着正确，真理也常常掌握在少数人手中。众纳性认可，容易盲从多数而失去自我。

（七）自知性认可

自知性认可是指自己经验或亲身体验方认可。自我亲身效应切实可行，但是限于自身的学识和认识水平也容易自以为是、坐井观天。

（八）不同认可方式各有所需

"要知道梨子的味道，必须亲口尝尝"，在需要效应性认可时此话当真，在需要洞察性认可时此话有碍。效应性认可只讲临时效应，尝到的梨是甜的就得出甜梨的结论、尝到的梨是酸的就得出酸梨的结论、尝到的梨是苦的就得出苦梨的结论。洞察性认可能够从梨的甜酸苦各种味道推测出好梨甜、差梨酸、坏梨苦，进而知道好梨水分大、差梨渣干、坏梨腐烂。洞察性认可不尝梨便能根据察知分辨梨的类型，效应性认可必须品尝才能分出好差坏。

（九）认知能力决定认可方式

人的认可方式取决于认知能力。行道德者，洞察性认可。能洞察者，善于谋略运筹。有智慧者，效应性认可。知效应者，善于辨析正误。无思虑者，随俗性认可。愿随俗者，善于随波逐流。需精细者，检测性认可。观检测者，善于对号入座。有信仰者，权威性认可。信权威者，善于服从安排。无主见者，众纳性认可。依众纳者，善于避险相安。欲求真者，自知性认可。靠自知者，善于我行我素。在认知中，能看到优势、优点容易，能看出问题、缺点难。在道德修养高者眼中，优劣可以相互转化，问题破解可能就是超越。在有智慧、有思想、有主见者眼中，看出问题的能力很强，一眼就能发现问题，并找出问题的症结所在，然后去寻求解决方案。在一般人眼中，既能看出一些优点，也能看出一些问题。遇优而喜，知难而愁。可以得到优利的激励，也可以设法解决一些问题。在愚钝者眼中，要么只看到优点，要么只盯着问题。或者夸大优点盲目乐观，或者紧盯缺点悲观失望。

十二、人生

（一）目标结果

人生的三种目标结果：破坏人生、维持人生、谐调人生。

破坏人生，是自觉不自觉地自残自虐、自毁毁人。维持人生，一是为生活所迫，艰难度日，生活的艰辛和精神的艰难；二是不求上进、不求养生，得过且过，过得去就行；三是想极力维持好人生，却苦于没有好的方法，有时欲维持人生结果是破坏人生，如美容不当而毁容、求长寿服药而折寿。谐调人生，善于谐调，对人对事，立足〇，着眼Ⅰ，洞察Ⅱ，感悟Ⅲ，找到位，把握度，趋向适，善于调，达和谐，探索律，享韵趣。用和谐的方法，调至和谐的状态。

（二）影响因素

人生的三个影响因素：个人因素、社会因素、环境因素。

个人因素，个人的本性、性格、情感、情绪直接影响自我、影响人际交往、影响社会。社会因素，社会是人生活的大环境，社会对人的影响是巨大的，人们也可以改造社会。环境因素，包括生活环境和自然环境，环境是人赖以生存的处所。人们首先要适应环境，然后方可谋求改造环境。

狭隘的处世观：一个人独处，怕孤独；两个

人相处，怕辜负；三个人以上共处害怕孤立。豁达的处世观：一个人独处，清静；两个人相处，和气；三个人以上共处，和睦。人生的影响最重要的是对自由的影响，自由是躯体和心愿的随意度。即躯体活动自由和心愿自由。个人因素会影响自己的心愿自由。社会和环境可以影响自我的躯体自由和心愿自由。

（三）选择与对待

人生时时面临着选择与对待。选择：得还是失、拥护还是反对、管理还是放纵，等等。对待：热情还是淡漠、全力以赴还是应付，等等。选择与对待是人生在现实生活中时时事事面对，而必须做出的。不选择也是一种选择，不对待也是一种对待，对选择和对待的逃避也是一种选择与对待。选择与对待不是平行关系，而是相互包含关系。选择包括选择如何对待。对待包括如何对待选择。从这个意义上来说，选择就是一种对待，对待也是一种选择。

（四）学习与教育

人生需要学习与教育。学习就是把最难点变成最易点。学习是解决问题的，解决问题的过程就是学习的过程。如果学习中没有了问题，就是学习的最大问题（障碍）。通过学习获得生存能力、生活知识、交往技巧、与社会融洽。不断总结经验教训，增长才干，从而增强生存能力、提高生活质量。通过教育把自己的知识传播给他人和社会，形成知识共享。

（五）观念和行为

人生的观念和行为，各自独立又相互影响。人生的观念形成有先天因素，有后天因素。先天是基础，后天是条件。先天是秉性，后天是影响。人的观念决定行为，有什么样的观念，就有什么样的行为。人的行为影响观念、验证观念、充实观念、调整观念、改变观念。人的行为表达观念，有什么样的行为。就反映着什么样的观念。

（六）表达与获取

人生的表达与获取，密切相关。表达与获取是人生的生活方式和交往的必需。表达包括言语表达和行为表达。获取包括精神获取和物质获取。

人生在表达中获取，在获取中表达。看一个人怎么样，是看他表达得怎么样，获取了什么。表达是有层次的：话有三讲，巧说为妙；行为良莠，称心为佳。获取是有境界的：君子爱财，取之有道；精神食粮，胜于万石。表达层次的提高，需要智慧、经验、知识作为背景。获取境界的高远，需要胸怀、修炼、悟性作为铺垫。

（七）评价

人生质量意义评价。人生质量表现为幸福程度，幸福是人之快乐、欲望满足的综合表现。幸福程度取决于自己的心态，知足者常乐，贪得无厌者常悲。人生常以生活质量的高低、幸福美满与否来表述生命质量。人生的意义是对生命体的形式、表现、过程、质量，以及名分、声誉的评价。

评价的种类有：品、格、德、度。常用的有：品位、品性、品行、品质，规格、性格、风格、格调，道德、德性、德行；品格、品德，度、大度。评价的等级分为：高、中、低；有、缺；端正、不端；好、坏。人生价值影响的范围有：空间和时间。人生意义的评价包括：自我评价和感觉、众人评价、社会评价和影响。评价和影响可以扩展到古今中外，古今是评价和影响在时间上的追溯和延续，中外是评价和影响在空间上的扩展和强化。

常用的人生意义评价，如高（低）品位、品性好（坏）、品行端正（不端）、品质好（坏）、规格高（低）、性格好（坏）、性格温和、风格高（低）、格调高雅（低俗）、道德好（坏）、有（缺）德性、德行好（坏）、品格高（低）、品德高尚（低下）、态度好、有（缺少）度量、度量大、有（缺少）大度。

（八）四个年龄

人生有四个年龄：自然年龄、生理年龄、心理年龄、文化年龄。

1. 自然年龄　自然年龄，是人的自然天数、自然寿限，是在尽可能排除外力干扰的情况下，自然生存的时间。年龄是人体在宇宙中生长变化的时间标识，一般以年、月、日、时记之。一个人出生的年、月、日、时的干支称为"八字"，由于每个人入世的时间不同，在世的运行规律也就不同，于是有了对人入世时间的研究，这就是子午流注、五运六气对人体影响的依据。（具体情况，可参考"世"的相关内容）

人的自然年龄是以宇宙时间计算的，每个人都是统一的。自然年龄的记录，只能是记录社会人在世时间的一种标志。

2. 生理年龄　生理年龄，是从小到大变老。生理年龄，由于每个人的先天禀赋不同，出生之后的生活环境、生活条件不同，处世心态、谋事影响不同，其身体的生长发育状况有很大不同，长命百岁的有之，未老先衰的有之，精力过人的有之，体力不支的有之。因此，生理年龄是比较而言的。小一大一老。按照生理年龄可以分为：婴儿期，童年期，青春期，成年期，中年期，老年期。

婴儿期：是指1周岁以内的孩子。婴儿是人一生中生长发育最旺盛的阶段。幼儿期：从1岁开始至满3岁称为幼儿期，这一时期是儿童智力的发展非常迅速的时期，是孩子的特殊才能开始表现的时期，也是个性、品质开始形成的时期。童年期：3—6岁。青春期：指以生殖器官发育成熟、第二性征发育为标志的初次有繁殖能力的时期。中年期：一般指个体从24岁起到60岁的时期。成年期身心发展变化的特点是比较平稳，是生理学上的成熟期。老年期：身体各器官组织出现明显的退行性变化，心理方面也发生相应改变，衰老现象逐渐明显。由于各种变化包括衰老是循序渐进的，人生各时期很难截然划分。多数人的衰老变化在40岁左右逐渐发展，60岁左右开始显著。因此，从医学、生物学的角度，65岁以后为老年期，80岁以后属高龄，90岁以后为长寿期。

3. 心理年龄　心理年龄，是人的成熟程度。从幼稚到成熟，从成熟到豁达，豁达之后，近似于童真。即所谓的返老还童、老小孩，老人就像小孩一样。幼稚—成熟—豁达—童真。心理年龄，是指保持年轻的心态。年轻的心态，有利于长寿，忘掉年龄，保持一颗年轻的心，是与年龄抗争的

法宝。孔夫子的年代讲：三十而立，四十而不惑，五十而知天命，六十而耳顺，七十随心所欲不逾矩。此前的古人接触面小，文化传播慢，相对愚钝，四十可能难立。此后的人，以至于今人，文化日益丰厚，信息日益便捷、交通日益发达，很小就受到丰富信息的熏陶，"立、不惑、知天命、耳顺"都不成为年龄问题，而是思想、立场、观念和态度问题了。有人可能很小年龄就立，有人可能终生不立，有人可能一直不惑，有人可能终生迷惑。年龄界限日益淡化，人的悟性日显突出。

4. 文化年龄　文化年龄，是人的知识程度。从无知到学生，从学生到先生，从先生到无为。无知—学生—先生—无为。文化年龄是文化的丰富程度。文化之于人，如精神食粮。具有丰富文化内涵的人，头脑灵活，思维敏捷，就显得年轻，否则文化贫瘠的人，反应迟钝，就显得苍老。活到老学到老，知识越丰富，思维越通达，心态越平和，气血越通畅，身体越健康，就能延年益寿。

（九）三大力

人的三大力分别是：接受能力、影响力、号召力。人的接受能力是指对事物和他人知识的学习、理解、接受、掌握能力。能借助知识充实完善自己。人的影响力是指个人思想观念行为对他人、对事物影响的范围，影响的广度和深度。人的号召力是指个人对众人的鼓动性所能起到的轰动效应，即自己的思想和行为对公众有较大的影响并能付诸行动。

（十）特殊需要

人生的三大特殊需要：性欲释放、情感表达、心理满足。性欲释放是人的生理功能，情感表达是人的精神需要，心理满足是人生意义所在。

十三、人缘

（一）人缘源于尊重别人

尊重别人其实就是尊重自己，你尊重别人，别人就会尊重你。妈妈为了启发孩子尊重别人，把他领到一个山谷中，对着周围的群山喊："你好，你好。"山谷回应："你好……好……好……"妈妈领小孩喊："我爱你，我爱你。"山谷也应道："我

爱你……爱你……爱你……"小孩惊奇地问妈妈，妈妈告诉他："你尊敬别人，别人也会尊敬你。"

（二）人缘来自乐于助人

人人都需要关怀和帮助。尤其应该珍惜在困境中得到"雪中送炭"的关怀和帮助。帮助别人有多种方式，物质上的、精神上的、心灵上的。简单的举手之劳、热情的关怀话语，都能使人产生久久的激动。特别是帮助曾经伤害过自己的人，那则是一个博大的胸怀，就能"化敌为友"，为自己营造一个更为宽松的人缘环境。

（三）人缘受于真诚赞美

人类行为学家约翰·杜威说："人类本质里最深远的驱策力就是希望具有重要性，希望被赞美。""美"表明被赞美者的卓然不凡，"赞"表明赞美者友好热情的待人态度。对于他人的成绩与进步，要肯定，要赞扬，要鼓励。当别人有值得褒奖之处，你应毫不吝啬地给予诚挚的赞许，以使得人们的交往变得和谐而温馨。

（四）人缘在于心存感激

人与人的关系是微妙的，对于别人的好意或帮助，要心存感激。否则就会带来怨恨。你工作觉得轻松了，就会有人在为你负重。你享受着生活赐予的甜蜜，就有人在为你付出辛劳。生活在社会大群体里的人们，总有人为你担心，替你着想。享受着感情雨露的人们，要常存一份感激之心。这样才能使人缘更好、关系更和谐。"滴水之恩当以涌泉相报""投之以桃，报之以李"。心存感激之情，才会在同事、朋友、家人中有一个好人缘。

（五）人缘要会真诚道歉

保持良好的人缘，就要提高个人修养，尽量减少过失，如曾子所说：吾日三省吾身。经常反省自己。而一旦出现过失，就要真诚道歉，真诚道歉有利于促进心灵上的沟通，可以弥补过失，化解矛盾，缓解彼此不和。如果把道歉当成耻辱，终将失去人缘。

（六）人缘需要大度宽容

人与人的交往难免磕磕碰碰。大度和宽容，将使你赢得一份很好的人缘环境。"人非圣贤，孰能无过"，不要对别人的过错耿耿于怀，要对别人的恩德念念不忘。生活的路，因为有了大度和宽容，才会越走越宽。

（七）人缘结于诙谐幽默

人人都喜欢和机智风趣、谈吐幽默的人交往，而不愿同动辄与人争吵，或者郁郁寡欢、言语乏味的人来往。幽默是一块吸引人的磁铁，是一种润滑剂。幽默可以把烦恼转为欢畅，使痛苦变为愉快，将尴尬转为融洽。

（八）人缘寻求同频共振

声学中的"同频共振"，就是指一处声波在遇到另一处频率相同的声波时，会发出更强的声波振荡，而遇到频率不同的声波则不然。人与人之间，主动寻找共鸣点，使自己的"固有频率"与别人的"固有频率"相一致，就能够增进友谊，结成朋友，发生"同频共振"。即所谓"二人同心，其利断金"。

十四、人脉

（一）拓展人脉资源从自己开始

人脉是一种资源。自信和沟通是高效拓展人脉资源的两大法宝。

1. 树立自信心　舒适圈是在不同场合中感觉到自在的程度。一个没有自信心的人，总是怕被拒绝，而不愿主动走出去与人交往，因此，舒适圈很小。有自信心的人，勇于主动交往，舒适圈扩大，人脉自然得到拓展。酒会或婚宴，是认识陌生人拓展人脉的很好场所。有的人出发前先吃点东西，并提早到现场，希望利用机会认识更多陌生人。有的人则对这种场合有些害羞，不仅会迟到，还会尽力找认识的人交谈，好朋友约好坐一桌，以免碰到陌生人。因此，总是失去很多拓展人脉的机会。

2. 培养沟通能力　沟通能力是了解别人并让别人了解的能力。了解别人的能力，包括了解别人的需要、渴望、能力与动机，并给予适当的反应。倾听是了解别人最妙的方式。让别人了解的能力，是适时适度展现自己的能力，通过沟通在了解别人的同时，也让对方了解了自己。会说话，更要会听话，不管听得如何，都要一本正经，两眼注视，真的在听，让对方觉得听得极感兴趣。同时，要在紧要关头补充一两语，引申一两义，使得滔滔不绝者，有莫逆于心之快，自然会觉得投机而成至交。适时赞美别人也是沟通妙法。美国"钢铁大王"卡耐基为自己写的墓志铭是"这里躺着一个人，他懂得如何让比他聪明的人更开心。"

（二）积累和巩固人脉

1. **熟人介绍**　熟人介绍是一种事半功倍的人脉资源扩展方法，它具有倍增的力量。一个人的能力再强，但是他的精力和时间是固定的、有限的。熟人介绍可信度高，能很快产生一生二，二生三，三生万物的几何指数倍增效应。"我需要您的帮助，请您给我介绍3个您的朋友的名字，好吗？"很多人答应帮忙，因为这对他们来说只是举手之劳。熟人介绍加快了与人信任的速度，提高了合作成功的概率，降低了交往成本，确实是一种人脉资源积累的捷径。

2. **参与社团**　人与人的交往、互动，太主动亲近陌生人时，容易遭受拒绝。而在自然的情况下，则有助于建立情感和信任，交往和交流会比较顺利。社团具有公益活动、休闲活动的性质，参与社团可在自然状态下与他人互动建立关系，扩展自己的人脉网络。

3. **善用名片**　递名片的行为就像是农民在播种，播完种后，就会收获他所付出的劳动。告诉认识的每个人，你是谁，你在做什么。

4. **重复交往**　重复交往是加强沟通、强化了解、加深印象的必要过程。诚实守信，才能赢得重复交往的机会。

5. **展现才能**　展现才能，增加被利用的价值。人与人是相互需要，相互利用的。只有适时展现才能，让他人更多地了解自己，才能创造结缘的条件，拓展强化人脉关系。

6. **不断创新**　多些创意，不断增加新鲜感。更有利于人脉的巩固。

7. **乐于助人**　把握每一个帮助别人的机会，并且是发自心底的乐意。

8. **富有同情心**　富有同情心，乐于与别人分享快乐，承担痛苦。

9. **善用同理心**　善用同理心，容易与别人产生共鸣，达成一致。

10. **保持好奇心**　保持好奇心，不让机会擦身而过。

11. **人脉经营的二八原理**　企业经营管理中的"二八"理论是说，在企业中20%的产品在创造着企业80%的利润，20%的顾客为企业带来80%的收入，20%的骨干在创造着80%的财富，80%的质量瑕疵是由20%的原因造成的等。二八原理告诉人们，要抓住那些决定事物命运和本质的关键的少数。经营人脉资源也是如此。对一生前途命运起重大影响和决定作用的，只是几个重要人物，甚至只是一个人。所以，我们不能平均使用时间、精力和资源，必须区别对待，对影响或可能影响前途和命运的20%的"贵人"另眼相看，必须在他们身上花费80%的时间、精力和资源。这是经营人脉资源的原则，与我们的人品与道德是两码事。

美国一句流行语说，"一个人能否成功，不在于你知道什么，而是在于你认识谁。"这话虽有偏颇，却有一定道理。人脉是一个人通往财富、成功的入门票。

十五、人际

人际是人与人之间的关系，交际、交往、交流。

（一）关系——你·我·他

关系是你、我、他。关系，是人与人之间形成的关系、联系。关系人是以"德行、才干、品质、优势、风貌、威名、缘分、爱憎"为基础，以"血缘、情缘"形成的各种关系，进行"介入性、启迪性"交往，在"德、才、品、势、风、威、缘、爱、憎、情"的影响下，相互帮助，相互为用，相互制约。

1. **人际关系**　人际关系是人与人建立起的各种关系。关系两端，利害相连。关系是相关和联系，有关系就有利的相关和害的株连。有关系就有联想，可因关系人而获得有利的影响和帮助，也可因关系人获得有害的影响和株连，甚至被冤枉。看到一个人除了想到看到他的显著特征外，很容易就会想到他的关系人。然后，或多或少会去参考关系人的关系看待这个人。所以，关系人的影响是显而易见的，其中，有的是显性影响，有的是隐性影响。关系人风光，你跟着沾光，关系人倒霉，你跟着冤枉。有人是有目的地攀关系，或显露关系，有人则是盲目地拉关系，或亮明关系。很多人、很多情况下，其实，他与关系人并没有多大关系，但利害的影响已经形成了。

狐假虎威是狐狸借老虎而显威；拉大旗做虎皮是人借虎而获利；为虎作伥是因虎而致害。人际关系受个人之性格、情感、爱憎、欲望、精气神、魂魄意志、智慧的影响。人与人之间，系于缘，感于情，亲于仁，舍于义，忠于诚，托于信，交于礼，屈于势，得于道，服于德，慑于力，通于理，束于法。人际关系有亲、近、疏的不同。亲是零距离，易熟视而无睹；近是近距离，若即若离产生吸引；疏是远距离，陌生有种神秘感，外来和尚好念经。

2. 血缘关系　血缘关系是指父母与子女、兄弟姐妹之间具有血缘联系的关系。血缘关系来自于天然，是一种基于姻缘，天然形成的传宗接代的生生繁衍的关联。血缘关系是一种无可回避的亲情联系。时间和空间都无法割断亲情的关系。血缘关系是无可选择的关系。夫妻是血缘关系形成的基础。父母子女是血缘传承关系，兄弟姐妹是血缘并行关系。亲戚是姻缘和血缘关系衍生出的联系。

3. 情缘关系　情缘关系包括：感情、友情、爱情、亲情。

（1）感情：感情是人与人之间的相互情感。感情包括：情意、情分、情思、温情、钟情等。情意是对人的情感。情分是人与人相处的感情。情思即情意和心思，是对人思念的情感。温情是对人含情脉脉。钟情对人情感专注，情有独钟。感情是人深层交往的首要情感，感觉好才可能有感情。有了感情，进而可以巩固为友情，异性则可以发展成为爱情。感情有三种状态：感情积累、感情用尽、感情亏欠。

（2）友情：友情是情谊。友是人与人之间的亲近相好，友情是朋友之间的情意，是一种平等的感情。

友情源于交往。友情是人际交往的情缘。人际在交往中产生友情，有友情的交往能使交往广泛而深化。邻里、玩伴、师生、同学、同事、相识，都可以通过交流，形成和发展友情。有友情必然有交往，而有交往不一定有友情。

（3）爱情：爱情是情爱。广义的爱情，是对人的博爱，包括亲情的爱、友情的爱和陌生人的爱，并由此建立起一种爱或互爱的关系。狭义的爱情，是对异性的爱，由爱建立起的恋爱关系，这种关系是婚姻的基础，是产生亲情的源泉。爱情是情缘关系中最为吸引人的关系。无论感情、友情、亲情，有爱才有真情，有爱才最吸引人。

（4）亲情：亲情是情亲。亲是血缘关系、或以血缘关系相处。亲情是具有血缘关系或以血缘关系相处亲近密切的情感。亲情源于血缘、扶养、赡养、夫妻。亲情是家庭的情缘。家庭是亲情的基础，血缘关系、扶养赡养关系、夫妻关系是形成亲情的基本条件。正常情况下，家庭是由夫妻关系和血缘关系形成的，自然具有扶养和赡养关系。特殊情况下，家庭也可以由非血缘关系形成扶养赡养关系。所以，血缘关系不一定组成家庭，形成家庭的不一定具有血缘关系。夫妻关系是一种特殊的关系，虽无血缘关系，却是血缘关系的创造者。爱情交往日益密切，进而产生了亲情。夫妻感情无论有无爱情，随着时间的推移均应转化为亲情。夫妻感情的变化，不是因为别的，正是因为爱情转化为亲情不到位，夫妻守望着爱情不弃，当爱情不再，而没有及时转化为亲情时，夫妻矛盾就会加剧、甚至分手。亲情也是爱，夫妻关系的永久维系，就在于及时把恋情的爱转化为亲情的爱。

4. 家庭关系　婚姻是家庭关系的基础，家庭关系中有：亲生父母子女、兄弟姐妹，继养父母子女、兄弟姐妹。家庭关系是由亲情维系的。正是因为亲情，才容易跨界交往。

（1）夫妻：男女结婚成为夫妻，这是繁衍后代的基础。夫妻，平平淡淡方为真。女人温柔，男人厚重。女人因温柔而美丽，男人因厚重而可靠。女人如水，男人如火，水最有韧性，火最有力量。夫妻不和，生活上的同行人，感情上的陌路人。

（2）夫妻之间有三可三不可：感情可以交流、交往可以宽容、生活可以宽泛。感情不可过热过冷、交往不可过切过分、生活不可过于计较。

（3）对待孩子有三是三不是：孩子是人，孩子是小朋友，孩子是孩子。孩子不是皇帝，孩子不是出气筒，孩子不是玩偶。

（4）对待老人有三顺三开导：对待老人要三顺：言顺、行顺、心顺；三开导：劝谏而不激惹、开导而不强求、建议而不替代。

（5）孝顺父母：尊重老人要孝顺，孝就要顺，要孝必须顺，顺才是孝。顺势而为，因势利导，不违拗。

随父母的心愿就是孝。父母要你尽忠，你尽忠就是孝。父母想让你有出息，你有出息就是孝。父母为你担着心，莫让父母担心，消除父母担心，为父母宽心、让父母顺心就是孝。坦诚会惹父母生气，隐瞒能消除父母担心。当面临这种矛盾的两难选择时，父母希望你的坦诚，来消除他们的担心，而你应该选择隐瞒来达到孝顺的目的。"忠孝不能两全"那是你欲忠而非父母要你忠时，你放弃了孝，选择了忠。当你和父母一致选忠时，尽忠即是尽孝，此时"忠孝便可两全"。

5. 邻里关系　邻里距离最近。远亲不如近邻，近邻不如对门。邻里关系宜互谅互让，互帮互助。搞好邻里关系，既是心态愉悦的需要，又是应急的需要。因为天天要面对邻居，心情好地面对，就天天心情好；在遇急时，时间就是取胜的关键，只有邻居离你最近，呼之即来，有时看到紧急不呼也来，省时省力，便利快捷，燃眉之急可解也。

6. 朋友关系　同样德行的为朋，同样类别的为友。朋友是一前一后，前有引领，后有跟随。朋友是同气相求、机缘相投。朋友是建立在理解基础上的或和气或纷争。朋友需要把问题争论透彻，朋友更需要必要时的包容。朋友是发自内心

的、自由结合的一种融洽和谐关系。朋友是在朋友笑得前仰后合时，扶上一把，免得摔一跤，让朋友知道不能得意忘形、乐极生悲。朋友是在朋友哭得难以自抑时，坐在一旁，递上一纸巾，让朋友知道有朋友在默默静候着泣止。

7. 师生关系　师生关系是教学关系。师是知识的先知者、领悟者，生是知识的学习者、受益者。师是生知识的领导者。师与生的关系，是教与学的关系，教学相长、相互启发。故称教师、学生。培养"师"的学府叫"师范"，学高为师，身正为范。真正的"师"是学养人格俱佳者，是和教育对象进行深度心灵交流者。

教学生的学府叫"学校"，边学边校正。

8. 同学关系　同校同级是同学。同校不同级是校友。同学是以相同的经历和知识为基础。同学关系因为亲密接触可以发展为朋友关系、同学关系作为相识交往的媒介也可以发展为情缘关系。

9. 同事关系　同事是共谋一事形成的关系。同事关系也是一种泛泛的关系。同在一个单位可以称为同事，同是一个行业而在不同单位则称为同道。

10. 工作关系　工作关系是由于工作需要而形成的同事、领导、下属之间的关系。工作关系也指由于工作上的交往、交流而形成的一种联络关系。

11. 社会关系　广义的社会关系是指一切社会交往。在社会交往中形成的各种关系。狭义的社会关系特指亲属关系。关系网，就是在社会交往中，一些可以相互为用的人联络亲朋好友等各种关系形成的具有一定功用的关系网络系统。

12. 网络关系　网络关系，是通过互联网建立起来的联络，形成的一种关系。网络关系很神秘，不见面可以谈得很投机，能起到面谈所无法达到的特殊效果。网友相交，不论地域、年龄、性别、身份、文化、地位、经济状况，只要有共同话题，就能形成网友关系。网友交往聚会活动，畅所欲言，能者为师，正确者引领，趣味相投者聚，味气不对者散。

13. 攀附关系　攀附关系是一方当事人刻意

攀扯依附，或通过介绍人、举荐人牵线搭桥达成的关系。这种关系起因于一方情愿，而另一方无所谓，甚至不情愿。所以，这种关系，多是有一定的目的和企图。为了达到自己的目的和意图，而去套近乎。一旦达不到自己的需要，就会迅速丢弃。

14. 协作关系 协作关系有上下、内外之分。先别内外，再分上下。内外有亲疏，上下有主从。内亲外疏，上主下从。对内可以分歧，对外必须一致。问题解决在内部，团结表现在外部。

（二）交际

1. **人际** 人际是人与人的际遇，是人与人之间的相互交往。关系是人与人建立的相关联系，交往是人际联系基础上的交道来往。

2. **人际相遇**

（1）自然相遇：陌生人的自然而然相遇。即常说的缘分。熟人的不约而同相遇。即常说的邂逅。

（2）设计相遇：设置计划相约而遇。单方寻候，单方有意，去寻找或守候，这是有意而然。相约遇见，双方约定去见面，这是刻意而然。

（3）变化而遇：一点点变化会带来一条线的变化、一个面的变化，甚至一系列的变化。①自然的变化。人算不如天算。人为的有意设计不成，自然的瞬间变化可以促成。有缘千里来相会，无缘对面不相知。缘就是变化引起的效应。看起来很好的一件事，如果没有由头，即没有缘，就很难关联起来；看起来很不般配的一件事，如果机缘相投，就能走在一起。②设计的变化。计划赶不上变化。设计好的，情况变了，一切随之而变。相约错过。双方约定，却由于种种原因而错过。这是刻意失然。

3. **人际相识** 人们常把相识看做是有缘。人与人相识有多种方式：因血缘相识、因介绍认识、因偶然邂逅相识、因事件相识、因工作相识。

4. **人际沟通**

（1）沟通层次：沟通层次，取决于人的单技术知识深度（专家）或多知识修养广度（博学），以及职位权势。沟通层次的选择，决定着沟通的效率和效果。①同层次沟通。同层次沟通是平等型。平等交流，便于切入，可以畅所欲言。②低层次与高层次沟通。低层次与高层次沟通是听取型，仰视交流。容易看眼色行事。所以多数情况下，瞻前顾后，取舍语言，趋优避劣，择善而从，遮遮掩掩，听得多说得少，说的也多有偏颇。沟通偏于做汇报。③高层次与低层次沟通。高层次与低层次沟通是命令型，俯视交流。居高临下，说得多听得少，命令多训斥多。沟通偏于下指示。

（2）沟通方式：沟通方式的丰富性和准确性，影响着沟通效率和效果。①单向交流。单向交流是一对一的交流，适用于有隐秘不愿示人的交流。②多向交流。多向交流是多对多的交流，适用于公开的、群体性的交流。如讨论、辩论。两人以上参与的交流属于多向交流。③单对多交流。单对多的交流，是指一个人对公众的讲授。适用于教学传授知识。④多对单交流。多对单的交流，是指两个人以上对一个人的批评与劝说。多数情况下是由于这个人特别顽固，单对单交流不能解决问题。

（3）沟通内容：①随手拈来。随手拈来，可能是草率、随意说，无所顾忌；也可能是熟练老道，驾轻就熟。②凭印象说道。凭印象说，是按照自己粗浅的印象说道，不一定准确，不一定有依据。③靠经验讲述。靠经验讲，是根据自己的经验进行介绍，可能全面，也可能片面。④用文字表达。用文字表达，是把想要说的话写出来，写出来的文字、文章、书籍。也有随意写的，而绝大多数文字表达比较严密、谨慎。文字表达能持久流传，"千年的笔墨会说话"。⑤拿证据讲话。拿证据讲话，是按照验证的依据讲，出于尊重历史、尊重现实，公平、公正。人们生活经验的积累，要依据证据进行传递。研究的过程，就是去伪存真、寻求真理的过程；学习的过程，就是辨别是非，接受真知的过程；生活的过程，就是再现真实、不断提高的过程。法律讲究证据。

（4）沟通形式：①告知。告知在于告，不在于知，只要在一定范围告了，就视为知。因而，告知，可以知，可以不知。不知有的是确实不知，有的是视而不见。无论如何，不能以不知而免责。

如法律一经公布，便是告知天下，公民必须遵守，任何人不能以不懂法犯法为借口，免于法律制裁；医院门诊的告知，也是这样。细论告知，有两种形式：一是公告，二是私告。公告是告诉公众，只要通过张贴告示、登报、广播、书面传播通知，就算是尽到了告知义务。私告是当面告诉，不论你是认真听了，还是视而不听，都已经告知。②知情。知情在于知，可以是告而知，可以是自知。知情可以同意，可以不同意，而在没有表态前，只是知情，不意味着同意或不同意。根据场境不同，有时不表态是同意，有时不表态就是不同意。如建议送病人到医院，当事人清醒状态下，不表态就是不同意，他人不能把不表态视为同意。当然，没有认知能力或救命除外，因为生命权高于一切权利之上，任何人没有权利放弃救治生命。在医院，除外有创检查、有创治疗，可能导致不良后果的检查治疗方案，必须经当事人同意才能实行外，对于医生给病人的一般治疗方案，当事人不表态，就是视为默认、视为同意。因为医院是治疗疾病的场所，送到医院就意味着大前提是同意治病，除非表示不同意。③同意。同意是当事人的真实意愿表示，同意多数是基于知情，也有基于信任而不知情的。同意，必须明确表示同意，或口头表示，或书面表示。为了防止日后改口，同意多以书面签字按指印为证。如医院对身体的有创检查、有创治疗、可能导致不良后果的治疗方案，必须征得当事人同意并签字。被迫同意，也是同意，事后改口，很难弄清当时是被迫同意，还是事后反悔。④支持。支持是被沟通者对沟通者观点的拥护，并加入其行列，帮助其去扩大沟通，或者实施。

（5）沟通效率：①信口开河，多有不实。信口开河的沟通，随便说话，不负责任，多数不符合实际情况。②泛泛而谈，所获甚微。泛泛而谈，说话肤浅，停留在事物的表面，收获不大。③取类比象，浅显易懂。取类比象是按照类别打比方、做比喻，通过所比喻的、熟悉的、浅显易懂的事物，去理解感悟比较复杂抽象的事情事理。④深入浅出，收益匪浅。深入浅出是在进入事件深处的基础上，退在浅处看待，有利于对比较抽象难解事物的理解和接受，从而受益。⑤引人入胜，收获颇丰。引人入胜是能引起人们兴致勃勃地进入胜境，沟通效果极好，很易达成共识。收获丰富。⑥一语道破，豁然开朗。得到点化，道破天机，使人突然醒悟，豁然开朗。

（6）沟通效果：①迷茫了·不理解·误解了。沟通后更迷茫了，一是出于沟通者把简单的问题复杂化，把道理说绕了；二是出于被沟通者头脑简单或尚不坚定，被沟通者震慑了；三是沟通偏离了正确方向，使人迷失了。不理解，是沟通前没有理解，沟通后仍然没有理解；甚至，沟通前尚能理解，沟通后反而不理解了。误解了，是沟通并没有消除误解；或者没有沟通尚未误解，沟通了，由于未说明白，或者越涂越黑，反而让人误解了。②听懂了·一知半解·理解了。听懂了，是沟通后懂得了说的意思。一知半解，是听说后，理解了一部分，一部分还不理解。理解了，是听明白了，能够理解，知道原由。③沉默了·反对了。沉默有两种情况：一是不懂而沉默，二是无所适从而沉默。反对也有两种情况：一是弄懂了清楚地反对，二是没弄懂自以为懂了的盲目反对。④同意了·拥护了。同意是认同、赞同，达成共识，这是沟通想要的效果。拥护是比同意更进一步地站在同一战线上。⑤入迷了·开悟了。入迷了，是经过沟通，接受了前所未有的知识，被深深地吸引。开悟了，是沟通之后，受到启发，由此及彼领悟到更多知识。

5. 人际影响

（1）影响的因素：影响人际交往的因素很多，所有个人因素，都直接影响着人际交往效果。如形象、精气神、性能、身体状况、心理感受、素质涵养、能耐能动、命运，等等。这里所说的人际影响因素，主要是指：道、德、仁、义、礼、智、信、情、品、风、貌、才、威、势。这些个人因素，只有在人际交往中才能显现出来，也只有在人际交往中才具有意义。

人际影响的重要表现是信，信而必忠，忠诚、信赖。对于"忠信"而言，"道、德、仁、义、礼"

从厚实到华薄。道，忠信的程度最厚实；德，忠信的程度较厚实；仁，忠信的程度居于厚薄、华实之间；义，忠信的程度在厚薄之间偏薄、华实之间偏华；礼，忠信的程度薄而华。

大丈夫，高境界者修道，其次修德，最次为仁；小人处世首先为礼，提升求义，拔高为仁。厚道、厚德，道德厚实。薄义、薄礼，义礼华薄。仁居厚薄华实之中。人际影响最基本的是父母对孩子的影响。孩子是父母的影子，父母子女互相影响着。顺向影响是高级状态，以豁达、明智、高远为特征；逆向影响是低级状态，以自闭、狭隘、固执为特征。顺逆参半的影响是中级状态，趋向顺是进入高级状态，趋向逆是进入低级状态。争论的双方在坚持自己观念的同时，接受着对方的观点，但不会在这一次争论中表现出来，会在实际中应用，或在下一次争论中显现出来。

（2）道的影响：道是万事万物的变化规律，各行有各行的道，交往有交往的道。德、理、法、律都是道的体现。智慧是道的清晰，是对德、理、法、律高程度的掌握和运用。理是事理，是人们认可的事物潜在规则、道理。法是社会管理需要人们共同遵守的具有惩戒作用的道，律是自然的或人为的具有一定规律的道。以道化人，以德育人，以理服人，以法制人，以律量人。交往是斗智、斗勇、斗法。小道是刁虫小技。魔高一尺，道高一丈。

（3）德的影响：人际交往受德的影响。德表现为信服。厚德载物。广义的德包括：仁、义、礼、信、廉、耻等。信是诚信；廉是清廉、廉洁；耻是羞愧，无耻是不要脸面、卑鄙。君子与小人就是有德无德的区别。物以类聚，人以群分，人际交往，最看重的就是德行。有德，值得信赖，人皆敬之；缺德，卑鄙无耻，人皆唾之。美德是中华民族倡导和尊崇的高标准。仁德表现为公德，义则表现为私德。

德有阳德和阴德。阳德是显而易见的德，即时可见的德，有现实影响的德；阴德是潜在的影响，长远的影响，包括对身后子孙的影响。"德"，左边"彳"双人旁，代指众人、人民。右边"十"和"四"代表四方。"彳、十、四、一、心"，表示"四方人民一心"。这就是"德"的本义。孔子说："为政以德，比如北辰，居其所众星共之。"意为：行政要与四方人民一心，就像北极星，居其位置，众多星星都围绕着它转。《大学》讲："是故君子先慎乎德。有德此有人，有人此有土，有土此有财，有财此有用。德者，本也。"意指：高尚的人先要谨慎地了解四方民心，与四方人民一心，就有人气，有人气就能获得领土，有领土就能获得财富，有财富就能享用。"与四方人民一心"是执政的根本。这就是积德。

（4）仁的影响：仁字由一人两横组成。横指土，一横为薄土，较贫瘠；两横为中土，厚薄适中；三横为厚土，厚土埋下，万物无活。仁之两横中土，不厚不薄，厚薄适中，正可融生万物。所以，仁就是人要有中土一样可融万物之污、可生万物之命、可养万物之灵的美德。仁是仁爱、宽容。仁是孔子最高的道德原则、道德标准和道德境界。仁人的表现是：己欲立而立人，己欲达而达人，己所不欲勿施于人。以仁为本，表现在具体行为上就是：对父母为孝，对兄弟为悌，对朋友为信，对国家为忠，对人为爱。

（5）义的影响：义本指公正的道理、正直的行为。如正义、道义、见义勇为。义是义气，义表现为私德。如仗义、侠义，行侠仗义是为个人，甚至是与自己无关的个人而打抱不平，这时的义是以个人的看法为标准，可能与法相违背。当然，多数情况下，义则是对法难以涉及的具体问题的一种正义的补充。

（6）礼的影响：礼是礼貌、礼物。礼包括精神上和物质上两个方面。言语举止恭敬的态度是一种礼貌，致敬的手势是敬礼，都是精神上的令人兴奋、满足。信物、财物作为礼敬，则是物质上的礼物。礼在交往中影响交往的方方面面，甚至左右着交往的效果和结果。礼既表示一种尊重，又是一种示弱。见面礼是交往良好印象的开端。礼多人不怪。

（7）智的影响：智力状况决定二人的主辅和高低。智力水平高者为主、居高，智力水平低者为辅、居低。在交往中智力水平指引着关系的走向。二人的交往和关系是由智力水平高的方面引领和左右着的。所谓："有智者吃智，无智者吃力"，就是这个道理。

（8）信的影响：信任度决定二人交往的广度和深度。有信才有交往，无信难以交往，信任度越大，交往越易于广和深；信任度越小，交往越易于窄和浅。

（9）情的影响：情既有自我成分，又有人际交往成分。情的自我成分是指在没有人际交往的独处中所具有的一种心理感受。情的人际交往成分是指只有在人际交往中才显现出来，具有意义的情欲、情思、情爱、情绪、感情。情欲是对异性的欲望。情思是对他人思念的心情。情爱是人与人互相爱慕的感情。情绪作为自我成分，是从事某种活动时产生的兴奋心理状态和不愉快的情感。情绪的人际交往成分是天然形成的个人情志、情感在人际交往中的表现，在交往中引起的喜欢、爱慕、愤怒、忧思、悲伤、恐惧、吃惊、厌恶、憎恨。

感情包括：亲情、爱情、友情。亲情是血缘关系、扶助关系产生的一种爱的情感。亲情以物质和精神上的帮扶为主要内容。爱情是异性间的倾慕之情。一见钟情是爱，渐生好感是爱，情至深笃更是爱。爱情是婚姻的基础，无论是先恋爱后结婚，还是先结婚后恋爱，爱情是男女结合的黏合剂，是男女关系的纽带。特定情况下，男女先有婚姻搭配，肉体结合，两性交媾，爱只是潜藏在朦胧之中。男女因爱情走向婚姻、家庭之后，爱情就要转化为亲情。倘若爱情不能及时转化为亲情，当爱的吸引被生活淡化后，就会趋于冷漠；当爱移情别恋时，就会引起争吵、仇视，甚至决裂。友情是朋友之情，朋友有深有浅，心交心的挚友是朋友，一面之交的话语投机也是朋友。朋友是把你看透了，仍愿相信你、和你交往的人。性情关乎情绪，情绪影响交往。良好的情绪维护人际关系，恶劣的情绪破坏人际关系。和善的关系带来良好的情绪，进入良性循环状态；恶化的关系带来不良的情绪，进入恶性循环状态。

（10）品的影响：品是众人的评论，三人为众，三口为品，众口才称得上评品。人际交往受人品的影响。人品主要指品质、品格、品德、品行。人品是对人的品评。人品是一个榜样，一个人的品质、品格、品行、品德在无形中影响着他人。品质是对素质的品评；品格是对性格的品评；品德是对德的品评；品行是对行为的品评。上品人（上乘人）、中品人（中乘人）、下品人（下乘人）分别对上品人、中品人、下品人产生影响。

（11）风的影响：风影响人际关系和人际交往。风的描述主要有：风貌、风度、风格、风范、风趣、风雅、作风。风貌、风度是一种吸引；风格、风范是一种榜样；风趣、风雅是一种影响；作风是一个带动。

（12）貌的影响：相貌对人际关系和人际交往有一定影响，以貌取人就是看重相貌。貌的影响是表面的，但有时也起决定性作用，因为，当没有"一见钟情"时，就可能中断交往。

（13）才的影响：人际交往受才的影响。有人天资聪慧是天才、有人功能突出是奇才，有人学而有悟是人才，有人才能出众有才干是干才。平等交往量才而行，上级对下因才使用，敌对双方斗智斗勇，榜样典范学而习之。

（14）威的影响：威是树立起来的。威的正面描述有：威名、威望、威风、威信、威势、天威。威的反面描述是：淫威。威名是名誉、名声所构成的声威，是一个人在他人心目中的感觉和地位。威名远扬是名声影响大。威望是期望形成的威。威望是一种感召令人倾慕。威风是风度、风格、风范形成的威。威风是一种气魄，令人羡慕。威信是信任形成的威。威信是一种凝聚令人敬仰。威势是一种力量令人敬畏，是优势形成的威。天威是天然的威。淫威是过分的使威。

（15）势的影响：势的本义是指雄性生殖器和性能力。引申为力量或能力、姿态或动作、事物的情况或趋向。个人所拥有的，只有示之于人、交际于人，才能构成势。势是人与人之间形成的较大差别。势分有形之势和无形之势。①有形之势。有形之势主要是：力、权、财、风、貌、礼。

势力、权力、财力是人最具代表性的势。力是一种强势，称为势力，势力表现为力量强大。权是交往的社会化产物，由权形成的势称为权势，权势表现为支配。财的拥有也是一种势。财大气粗、有钱有势是财势的一种反映。风是风度，貌是相貌，礼是礼仪、礼物。②无形之势。无形之势主要有：德、才、品、威、缘、情、道。无形之势在人心。所谓公道自在人心，民心所向，都是无形之势的反映。③人势。人势是力、权、财、风、貌、礼、德、才、品、威、缘、情、道，诸要素在人际交往和社会中的地位。人势是个人独立存在，通过人际交往和社会活动体现，是个人因素的社会化产物。人势只有在社会生活中成为优势，才能显现出来。势有强势、弱势、优势、劣势之分。强势：恃强凌弱、人多势众、仗势欺人、气势汹汹、扩大声势，都是强势。面对强势，有的人不得不服，有的人压而不服。弱势：言微休劝人，力微休负重；人在屋檐下，不能不低头。内弱示强势：虚张声势、外强中干。优势：相对势优。劣势：相对势劣。不露势：蓄势待发。

6. 人际制约

（1）循环相制：循环相制是一物降一物的循环制约。制约有道。维系人际关系有四大支柱：情、理、法、力。四者之间是循环制约：情—理—法—力—情。情制力、力制法、法制理、理制情。合道之情制约力，合道之力制约法，合道之法制约理，合道之理制约情。

（2）强弱相制：强制弱、弱胜强、强扶弱、弱助强。强制弱：强大制约弱小，弱肉强食；弱胜强：弱小战胜强大，弱者信心足，强者心气散；强扶弱：强大同情帮助弱者；弱助强：弱者资助强者。

（3）有无相制：有制无、无制有。情制无情、无情制有情。有理制无理、无理制有理。有法制无法、无法制有法。有力制无力、无力制有力。

（4）消长平衡：此长彼消，此消彼长。抑强扶弱：限制强者，同情弱者。如妇女儿童是弱势群体，为了引起社会对妇女儿童的关注和尊重，设置了三八妇女节、六一儿童节。

（5）相互转化：在一定条件下，制约的双方可以向对方转化。如情转化为理，理转化为法，法转化为力、力转化为情；强转化为弱、弱转化为强；有转化为无，无转化为有。

7. 人际争斗

人际争斗，是争与斗两个层面。轻争是纠纷，重争是争执；轻斗是斗心，重斗是斗身。

人际争斗是相互争斗。争斗是二人以上的团队在交往中形成的一种风气。争斗是人与人相处的人际关系和状况。有三种类型：一是固有的纷争；二是创造的纷争；三是调整的纷争。有三种形式：公开较量、明争暗斗、暗藏杀机。有五种状态：融洽、平淡、不和、背逆、平衡。争斗是融洽、平淡、不和、背逆、平衡不同的表现形式。

（1）争斗类型：①固有的纷争。历史遗留下来的、固有的、不可调和的纷争。②创造的纷争。原来没有纷争，新出现的矛盾，新创造的纷争。③调整的纷争。本来风平浪静，由于调整改变现状引致的纷争。

（2）争斗形式：①公开较量。公开较量是公开的，挑明的争斗，或用竞赛，或用打斗的方式比本领与实力的高低。②明争暗斗。明争暗斗是明里暗里都在互相争斗。钩心斗角、尔虞我诈、挑拨离间。③暗藏杀机。暗藏杀机是隐藏杀伐的念头，制造潜在危险。

（3）争斗状态：①融洽的争斗。融洽的争斗，"争"可以沿化为"铮"，"斗"可以沿化为"逗"。融洽的争斗是融洽的高级状态。有三种情景：一是爱情的释放：打是亲骂是爱、打情骂俏是情爱高度融洽的表现；二是娱乐的表现：打闹和戏耍，是关系融洽、交往无忌的表现；三是负责的干预：直言敢谏、据理力争、甚至殴打，都是自以为对他人负责的强求和干涉，自以为是对他人好的表现。对上是直言敢谏，平级是据理力争，对下是批评教育，对子女还有拳脚相加的殴打。这都是在融洽的人际环境下出现的。②平淡的争斗。平淡之中出现的争斗，是人际环境改变的苗头，有两种走向：要么走向融洽，要么走向背逆。一是负责任的争执，通过争执达成共识，缘分相投，走向融洽方向；二是互不深知引发争斗，通过争斗，相互了解，成为至交，这就是"不打不相识"的融洽；三是不和的表露，有了争斗而翻脸，公开走向背逆的轨道。③不和的争斗。不和的争斗是最常见的一种争斗，由于不和而争斗。由于不和，而必须达成一致时，争斗最为激烈，不和的争斗有三种趋向：一是通过争斗一方妥协；二是通过争斗各自退一步，达成谅解而和解；三是争斗升级走向背逆。④背逆的争斗。争斗是背逆的极端表现，争执不下，难以一致，往往以争斗了结，或口角之争，或武力之斗。争斗的结局三种前景：一是加深背逆，矛盾仇恨日深；二是搁置背逆，关系趋于平淡；三是化解背逆，改善人际环境。⑤平衡的争斗。争斗是为了取得平衡。对敌人的仁慈，就是对同志的残忍；对同志的祖护，就是对敌人的打击。所以，为了同志的安全，就必须无情打击敌人；为了打击敌人，就必须爱护同志。

8.人际相处过程

（1）相互信任：①亲密无间。关系十分亲密，没有丝毫隔阂。②和谐和睦。和谐是融洽，调和，和谐是对立事物之间在一定的条件下具体、动态、相对、辩证的统一，是不同事物之间相同相成、相辅相成、相反相成、互助合作、互利互惠、互促互补、共同发展的关系。和睦是相处融洽友好。③可以寄托。寄托是心灵的依靠，是一种源自于精神层面本能的需求，是将负面情绪疏导至被寄托处，以缓解内心感到的不安。寄托是一种精神药剂，有精神寄托的人，心底踏实，不会对生存状态感到迷茫，因而更有利于获得高效率高品质的生活。人类有必要为自己的心灵找到寄托，以便在郁闷、伤心、迷茫的时候，得到安慰。

（2）相互猜忌：①心存芥蒂。芥蒂是指细小的梗塞物。心存芥蒂比喻心里的不满或不快。指心里对人对事有怨恨或不愉快的情绪。②将信将疑。将信将疑是半信半疑，有点相信，又有点怀疑。③失去信任。失去信任是不信任，不可信任，不愿信任，不能信任。不相信而不敢托付，不加任用。

（3）相互争斗：相互争斗有公开较量、明争

暗斗、暗藏杀机。公开较量是公开的，挑明的争斗，或用竞赛，或用打斗的方式比本领与实力的高低。明争暗斗是明里暗里都在互相争斗。钩心斗角、尔虞我诈、挑拨离间。暗藏杀机是隐藏杀伐的念头，制造潜在危险。

（4）互不来往：互不来往就是不打交道。①从无交流。从不来往、不传播、不交换。②不可理喻。不能用道理使那个蛮横固执的人明白晓喻。③断绝交往。断绝人与人之间的来往，甚至反目成仇。

（5）跟随·附和：甲主张，乙跟随，乙没有自己的主意，跟随就是自己的意愿。把自己的选择交给了甲。所以，在甲主张错了的时候，乙会抱怨，乙会认为是甲把他带错了，有负于他对甲的信任。甲主张，乙附和，乙是有自己主意的，附和就是自己同意甲的主张，实际上，同意以后，也就是自己的主张了。所以，即便是错了，乙不会，也不应该抱怨甲。

9.人际相处结果

（1）觉得舒心：觉得舒心表现为欢颜、心悦、高兴、愉快。

（2）征得理解：征得理解是同感、同受、同情、同理。

（3）得到支持：得到支持是响应、拥护、参与、担当。①响应。响应是坦言、理会、听命、答应、照办。②拥护。拥护是默认、赞成、排异、捍卫。③参与。参与是进入、共事、同谋、并进。④担当。担当是分担、共当、排忧、解难。

（4）获得帮助：获得帮助是被倾听、被欣赏、被劝说、被扶助。①被倾听。被倾听，有面视、静候、专注、入心。②被欣赏。被欣赏有许可、称赞、夸奖、褒扬。③被劝说。被劝说有商量、讨论、意见、建议。④被扶助。被扶助有心理、精神、行为、动作。

（5）双赢·损人利己·害人害己：①双赢。相处的结果是各得其便，各收其益，各获其利，实现双赢。这是相处的最佳状态。②损人利己。相处以损人为前提而利己，为了利己而损人。无论有意无意、自觉不自觉、情愿不情愿。以利己

为中心，不惜损人。③害人害己。害人害己有不同情况：以害人开始，以害己结束；欲害人，反害己；害己不顾害人。

（6）胜己·胜人：①战胜自我。战胜自我，自我竞争，自己战胜自己。②战胜对手。战胜对手，人与人平等竞争，在战胜自己的同时战胜对手。③战胜对手和第三人。战胜对手和第三人，是在社会中，自己先能战胜自己，才有可能战胜对手，并赢得在竞争中涉及的第三方好评，包括社会好评。

（7）服己·服人：①征服自我。征服自我是自己征服自己，自己信服自己。这就叫自信。②征服对手。令对手不信服的有两种情况：一是不自信，对手也不信服；二是自信，而对手不信服。令对手信服也有两种情况：一是自信，对手也信服；二是不自信，却令对手信服。③征服第三方。征服第三方有三种情况：一是对手不信服，第三方却信服。二是由于对手信服，第三方也信服。三是对手和第三方同时都信服。

（8）同志·敌人：同志是志同道合的人在一起共谋事业。敌人是相互为敌，形成敌对势力。"天下为公"是同志式的号召。"非我族类其心必异"是树敌式的戒备。在政治立场的选择上，要么和我观点一致成为同志，要么和我观点不同成为敌人。团结同志，打击敌人。不团结就分裂，不和就打，不打就和。同志决裂也会成为敌人，敌人倒戈也可成为同志。

（9）和睦——相互敬重，成为朋友：和睦相处具有以下几个特征：行善积德、充满爱心、培养感情、淡化憎恨。和睦相处的表现：一是相互敬重，二是成为朋友。相互敬重是一种客气尊重、相敬如宾的相处。朋友是把你看透了，还喜欢你的人。朋友是关系的超脱和轻松，朋友是一种默契，是一种关照，朋友不但能分享你的快乐，还可以时时提醒你的缺点，朋友是有福同享，有难同当。成为朋友基于同心、同德、同理。而常常表现为意见相背，却能推心置腹交流，甚至是争执。①同心、同德、同理。同心包括三个方面：一是心性相通而默契；二是愿望一致，对欲望的

满足和获得；三是相互同情，以情感人而付出感情。同德是两人或众人之德在同一高度，同德可达到忘我而无私。同理是理解，是以理服人，可以成为知己而相互信任。②推心置腹、坦诚争执。推心置腹是清澈见底的倾心交往；坦诚争执是意见相背，而从对方利益出发、不隐瞒观点的观点阐明。

（10）平淡——淡出淡入，形同陌路：平淡的结果是在偶遇、工作、生活交往后，没有成为朋友，却也没有形成敌对，交往终结就分道扬镳。归于平淡，也是交往的一种结果，淡淡地交往，淡淡地结束，淡出淡入，形同陌路。平淡没有心理负担，没有必要造作，也没有必要掩饰，平淡是真情实感的流露，所以，常说：平平淡淡方为真。

（11）矛盾——意见不合，产生争执：出现矛盾的原因：一是远大理想不同。所谓：道不合不相为谋。理想不同，方向目标不同，自然就会产生矛盾。二是现实认识不同。由于角度不同，学识不同，思想不同，对现实的认识也不同，而出现矛盾。三是做事方法不同。共同做一件具体事，由于思路不同，方法不同，技术不同，各执己见，就会产生矛盾。所谓：杀猪杀屁股，一人一个杀法。巧人有巧的做法，拙人有拙的做法。四是一厢情愿。一方能容忍接受、甚至爱慕另一方，而另一方却执意不愿接受。

（12）冲突——相互敌视，成为仇人：矛盾不可调和，升级而成为冲突，冲突的碰撞，相互敌视，成为仇人。

（13）决裂——交往结束，不再理会：交往双方矛盾、冲突发展为决裂，不再来往，交往结束，回到原始没有交往状态，不再理会。

10. 人际相处　权衡相处时，时常弄不清，你的行为是干涉？干扰？提醒？挽救？实施者，说了一半。干预者，能不能接话？接过话说，是干扰，还是挽救？意见一致，是个提醒。意见相反，看似挽救，实是干扰。意见不同，及时干扰就是挽救。干扰适时不适时，干涉合适不合适，提醒恰当不恰当。要看氛围，看关系。纠了错，就可以算是提醒和挽救；没有错，可能就是干涉

和干扰。

（三）交往

1. 交往概要　交往就是人际交往。交往是相互来往，交流是交往的主要内容。在交往和交流过程中相互影响、制约。同样的相处有不同的结果。从，交往人，一人前一人后。人情表现在交往上，转化在交往之中。人与人交往，讲究仁、义、礼、智、信。交往人是打交道、有交往的人。如玩伴，同学，同事，网友。人际交往是你来我往。交往关乎感情、缘分、仁义、诚信、礼势、道德、力理法。爱情的感染、缘的投机、仁义的吸引、诚信的可靠、礼的沟通、势的影响、道德的入心、力的威慑、理的服从、法的制约。

交往就是你我的交往，是你我他的交往。是人与人之间因相识形成的一种关系，关系的形成和相处过程就是交往，交往中有必要的交流。在交流中，你受到他人思想和行为的影响，你的智慧、能力、知识、思想、行为在变化，或者更丰富，或者被扭曲。同时你个人的思想和行为，也要影响到他人，所以，你的言行要顾及他人。这是两方面相互的影响。交往与条件有密切关系。过去交往，由于交通、通信不发达，信息量小，交往、交流机会少，做得多，说得少，缘分浓，情感深，感情专一，真诚。现在交往，由于交通、通信发达，信息量大，交往、交流机会多，做得少，说得多，缘分淡，情感浅，感情丰富，虚浮。人际交往是靠情、义、理。有缘成为朋友，就得有心担待。

2. 交往关系　交往关系是当事人自己在社会交往中形成的直接联系。这种联系可以进一步亲密，也可能逐渐淡化，甚至消失。时间和空间能够隔断这种关系，也能够重新焕起这种关系。交往关系是一种广泛的关系，所有打交道的交往都形成交往关系，包括没有关系的交往、一般关系的交往、亲密关系的交往，也包括一面之交，以及味气不对形成的敌对关系。

（1）亲密关系的交往：关心—干涉—无理—决裂。因为亲密就去关心，意见不同就会过分，过分的关心就是干涉，过激的干涉变得无理，无

理的交往步入决裂。好心当成驴肝肺。动机和事实常常并不一致。关心是动机，动机支配着事件。可以对事件产生分歧，出现矛盾，不服从对方的观点，但是无论如何也要承认"关心"的动机。如果由于矛盾而否认了"关心"的动机，那就是决裂。

（2）一般关系的交往：关心—建议—探讨—退让。出于关心就提建议，有建议就有探讨，探讨中出现意见分歧就各自退让，这样无伤和气。否则就会影响关系。

（3）没有关系的交往：接触——客气——试探——淡化（或建立关系）。没有关系开始接触，刚接触都很客气，经过交往和了解么淡化，各走各的路，要么建立关系逐步深入。

3. 身交·心交　身交是面见的交往，也有握手、拥抱的肌肤之情。心交是心灵的交融。心交包括气交和神交。气交是同气相求、臭气相投、说话投机。神交是有缘、有眼法、心领神会。

4. 交道·交情　交道是共同谋事打交道。交情是通过交往建立感情。

5. 交换　交换分为情情交换、物物交换、情物交换。交换有对等交换，有不对等交换。

（1）情情交换：以情换情，以舒心、理解、支持、帮助，换来舒心、理解、支持、帮助。

（2）物物交换：以钱物换钱物。以同类钱物交换；以不同类钱物交换。以等价交换；以不等价交换。以实物交换；以代用物（钱币）交换。

（3）情物交换：以情换物，以舒心、理解、支持、帮助，换来钱物。以物换情，给钱物让人舒心、理解、支持、帮助。给人钱物，进行交换，有两个目的：一是让人舒心、理解的，是一种付出的交换，是一种爱；二是让人支持、帮助的，是一种索取的交换。

（4）获益交换：获益交换是一种代价不等的沾光交换。①较小代价获得较大收益。即日常所说的沾光。小代价获得中收益、大收益。中代价获得大收益。②无代价获得较大收益。无代价获得大收益，无代价获得中收益，无代价获得小收益。

（5）对等交换：代价与收益对等，即日常所

说，不吃亏不沾光。大代价大收益，中代价中收益，小代价小收益，无代价无收益。

（6）吃亏交换：①较大代价获得较小收益。即日常所说的吃亏。大代价获得中收益、小收益。中代价获得小收益、无收益。小代价无收益。②有代价无收益。大代价无收益，中代价无收益，小代价无收益。

（7）交换形式与代价的对应关系：对等代价不一定获取对等交换，可能一方获益，另一方吃亏。双赢是双方都认为是用较小代价获取较大利益，这是各取所需。①以健康换精彩，以精彩换健康。以健康换精彩。拥有健康的身心，是博取精彩的根本。身体的健康可以获得心态的愉悦，心态的愉悦能促进身体的健康。良好的、积极的、乐观的、健康向上的心态，是精彩人生的最重要因素。以精彩获健康。精彩的人生感受，能博得极大的精神享受，从而换取健康的身心。②以物质换精神，以精神换物质。以物质换精神。通过物质的施舍赢得人们的尊重和爱戴，换取精神的享受。以精神换物质。通过精神的力量，鼓舞人们的干劲和信心，换取物质财富的增加。③以身体换食物，以食物换精神。以身体为代价换来所需食物。通过自己的劳动，收获人们赖以生存的食物。以食物为代价换来身体健康。通过对饮食物的选用，来保障身体的健康。④以经济利益换取社会效益，以社会效益换取经济利益。以经济利益为代价换取社会效益。以经济作为基础和保证，来换取社会效益。以社会效益换取经济利益。社会效益所带来的声誉、影响，能带来经济利益。⑤以金钱换人情，以人情换金钱。以金钱换人情。金钱的施舍会换来人情。用人情换金钱。人情的效应能带来金钱。⑥以道德换私利，以私利换道德。欲获得一己私利，可能付出沉重的道德代价。欲得道厚德，需要有一种自我牺牲精神，个人的时间精力付出，以及相应的经济代价。

（8）代价·收益：①代价。交换需要代价，代价是相互的。情的代价、物的代价。大代价、中代价、小代价、无代价。②收益。交换获得收益。收益感情、收益物质。收益有大收益、中收益、小收益、无收益。

（9）付出·回报：①大付出·中付出·小付出·无付出。大付出是高境界，中付出是中境界，小付出是低境界。②高回报·中回报·低回报·无回报。高回报是高境界，中回报是中境界，低回报是低境界。③付出与回报对等。大付出大回报，中付出中回报，小付出小回报。以德报德，以怨报怨。人以众人遇我，我以众人报之。人以国士遇我，我以国士报之。投之以桃报之以李。④付出多回报少。大付出中回报、小回报、无回报。中付出小回报、无回报。小付出无回报。以怨报德。⑤付出少回报多。无付出大回报、中回报、小回报。小付出大回报、中回报。中付出大回报。以德报怨。

6. 交往基础　交往的基础有四个层面。第一个层面是交往基础的基石，第二个层面是交往基础的支柱，第三个层面是交往基础的保障，第四个层面是交往基础的境界。

（1）基石：交往基础的第一个层面是基石，基石包括"缘、助、诚、信、忠、恕"。缘是一种机遇，有缘是机遇的巧合，简称机缘、缘分。有交往的条件和时机就是机缘，有交往的可能和实现就是缘分。缘是一种凝结剂，缘是一种恰到好处的对接。缘因人因时因地而异。一见钟情是缘，相处投机是缘。有缘千里来相会，无缘对面不相识。有缘相处能避免许许多多的干扰。缘，可遇而不可求，遇缘必抓，稍纵即逝。缘，强求会适得其反，无视则坐失良机。

助，即人与人之间的相互帮助。人际交往的基础就在于助，没有相互帮助，一切就无从谈起。

诚是真心、实在。如诚恳、诚朴、诚实、诚挚。真诚、忠诚。诚笃。

信是交往的本质基础。"人无信不立"，没有基本的信任，就没有交往的开始。如果没有相互信任，就连最简单的一手交钱一手交货也难以实现，拿钱的怕钱松手而得不到货，拿货的怕货松手而得不到钱，因为两人之间的事，没有人能够作证。更不要说先交钱后交货，或先交货后付钱了。

信则有，心里有，实际有无并不重要。心诚

则灵，是坚信其有，无论实际有无，心里有。不信则无，心里无，实际有无又有何妨？

忠是忠实，忠是积极的帮助，忠是积极的交往态度，忠是做对别人有益的事。己欲立而立人，己欲达而达人。忠是对人的一种帮助。

恕是宽容，恕是消极的帮助，恕是消极的交往态度，恕是不做对别人有害的事。己所不欲，勿施于人。恕也是对人的一种帮助。

忠和恕不是双刃剑，是两种帮助态度，有一个适与不适的问题。有的情况适合忠，有的情况适合恕。

没有"缘"就没有交往的前提，没有"助"就没有交往的意义，没有"诚"就没有交往的必要，没有"信"就没有交往的继续，没有忠就没有交往的秩序，没有恕就没有交往的提升。

（2）支柱：交往基础的第二个层面是支柱，支柱是"情、理、法、力"。四者可以独立出现，也可以兼而有之，交往至少基于其中的一种，也可以是多种。交情，情能感动人。交理，理能说服人。交法，法能制裁人。交力，力能战胜人。

（3）保障：交往基础的第三个层面是保障，保障基于"尊重"，没有尊重的交往便成为一种利用。尊是尊敬。重是重视。人的相互交往以相互尊重为基础，也以相互尊重为最高境界。尊重人是人格的平等，尊重为人是人格的表现，当"为人"不值得尊重时，诸如对职业、职务的所谓的尊重也便成为"利用"。

（4）境界：交往基础的第四个层面是境界，境界基于"公、私"。交往为公是一种高境界，交往为私是一种低境界。

7. 交往方式　介入性交往—启迪性交往—临界性交往—跨界性交往（欺压性交往、纠缠性交往）—崩离性交往。

（1）介入性交往：①形成。介入性交往是刚刚介入交往，是交往的开始。介入性交往方式有三种。第一是天然形成。家人、邻居、同学、同事等是自然形成的介入交往。第二是介绍认识。因熟人、媒介等介绍认识了陌生人而介入交往。第三是主动相识。因人因事通过某种途径主动认识陌生人而介入交往。②特点。介入性交往是交往的开始，刚刚进入交往，关系处于萌芽状态。双方都比较客气，注重礼节。③原因。需要知晓、交流、共事，开始介入交往。④性质。陌生有一种神秘感，泛泛而不深入。⑤走向。介入性交往的走向有三：一是退而疏远；二是持而肤浅；三是进而进入启迪性交往、或直接进入临界性交往、或直接跨界性交往、或直接崩离性交往。

（2）启迪性交往：①形成。形成启迪性交往，是由于交流广泛、深入。启迪性交往可以持续维持，一直启迪。②特点。启迪性交往是能够带来启发的交往。启迪包括启发蒙昧、指点迷津、指出错误、指引方向。启迪性交往是有距离交往，交往留有余地。保持着一定距离，若即若离，这样便无自伤也无他伤，相互间的外力都是走圆的切线，各自都借助来自对方的外力仍然围绕自己的中心使自己的场稳步旋转。启迪性交往是交往过程中的相互启发、彼此受益。启迪性交往是交往中的最佳状态，关系达到最谐调的地步。③原因。需要学习、启发、感悟，进入启迪性交往。④性质。启迪性交往是一种健康的、有益的、积极向上的交往方式。⑤走向。启迪性交往的走向有三：一是退而肤浅；二是持而感悟、获益；三是进而进入临界性交往，或进入跨界性交往，甚至进入崩离性交往。启迪性交往也可以回归介入性交往。

（3）临界性交往：①形成。临界性交往是深交到了界限的边缘。由于要求对方而常产生分歧，出现矛盾。临界性交往是0距离交往。②特点。分歧难弥，优劣同俱。相互间的力已是摩擦而过，甚至走着割线，各自的旋转已开始受到对方力的干扰而不稳。③原因。临界性交往是启迪性交往进一步加深之后，关系向前又迈了一步，紧逼走到了极限。交往斤斤计较，走向干涉对方的边缘，欲把自己的意愿强加于对方。使启迪性交往的融洽关系处于紧张状态、危机四伏、一触即发，潜伏着矛盾和冲突。④性质。交往接近了危机，是矛盾激化前的状态。⑤走向。临界性交往的走向有三：一是退而受益；二是持而矛盾、危机；三是进而步入跨界性交往，甚至直接进入崩离性交往。临界性交往也可回归介入性交往，或者回归启迪性交往。

（4）跨界性交往：①形成。跨界交往是以主人公的思想，主宰交往，把自己意愿、观点或做法强加给对方。跨界交往是企图以自己的付出为资本换取对方的服从。跨界性交往有两种形式：欺压性交往和纠缠性交往。②特点。跨界性交往跨越了交往界限，超越正常交往范围，是交往的过分。跨界性交往是一种过激行为；是对对方的粗暴干涉；是交往中的霸道、专横、跋扈、侵略。相互间的力直指圆心，他伤也自伤。跨界性交往的特点，一是高位跨界，这是恃强凌弱的压制；二是平位跨界，这是恶意攻击的中伤；三是低位跨界，这是偷袭或权大镇主的反抗。③原因。跨界性交往产生的原因，一是自以为是，听不进不同意见；二是以强凌弱。④性质。跨界性交往是压与抗的交往，交往处于争执状态。⑤走向。跨界性交往的走向有三：一是退而僵持、忍让、屈服、压服；二是持而纠缠、摩擦、争斗；三是进而进入崩离性交往，也可回归介入性交往，或回归启迪性交往，或回归临界性交往。

（5）跨界的纠缠性交往：①形成。纠缠性交往的形成：第一是临界交往后的纠缠，临界交往后有分歧而各持己见，企图说服对方，又说服不了形成纠缠。第二是跨界交往后的纠缠，跨界交往后，强者不能服人，弱者不甘示弱形成纠缠。②特点。纠缠性交往表现为：抗争。一方跨界，另一方抗争；双方跨界，相互抗争。纠缠性交往的特点：第一是双方分歧较大；第二是各持己见；第三是企图说服对方。③原因。纠缠性交往的原因：第一是双方不弃，形成纠缠；第二是一方欲罢，一方不弃，形成纠缠。④性质。纠缠性交往是一种折腾人的、消耗性的、伤和气的交往，结果是负效率。⑤走向。纠缠性交往的走向：一是退而反思；二是持而内耗；三是进而崩离。

（6）跨界的欺压性交往：①形成。欺压性交往的形成，是强的一方对弱的一方的欺负压迫。②特点。欺压性交往表现为三种形式：无力反抗、不敢反抗、不必反抗。无力反抗：一方对另一方的强行欺压，另一方没有能力反抗。不敢反抗：一方对另一方的强行欺压，另一方不敢反抗。不必反抗：一方对另一方的强行欺压，另一方不必反抗。③原因。欺压性交往的原因：一是一方太强，另一个是一方太弱。④性质。欺压性交往表现为没有反抗。如果有反抗就是争斗、就是纠缠。⑤走向。欺压性交往的走向：一是解除欺压；二是持续欺压；三是进而崩离。

（7）崩离性交往：①形成。崩离性交往的形成：第一是跨界性交往各执己见，扩大分歧的无可挽回；第二是纠缠性交往不可调和，无法统一，最终分手；第三是剪不断理还乱，快刀斩乱麻式的躲避。②特点。崩离性交往是交往中的破裂、决裂。崩离性交往是交往的分崩离析。可能从此再无交往之可能。交往的极限相当于一个长度，超过了这个长度，就会被拉断。由于相互干涉而走向关系的反面，只有崩溃。亲情的崩离性交往是经常发生的。③原因。崩离性交往形成的原因：一是道不同不相为谋；二是过于自信导致的事与愿违；三是过于刻求引起的反目为仇。④性质。崩离源于力的失重、情的丧失、理的背逆、法的违反。崩离是以失败为结局的交往，两败俱伤。⑤走向。崩离性交往的走向有三：一是退而反思；二是持而分手、疏远；三是进而重新介入开始，或回归启迪性交往、或回归临界性交往、或回归跨界性交往。

8. 交往规则

（1）交往潜规则：交往潜规则是约定俗成的、心照不宣的交往规则。交往潜规则靠情理主导。人们潜意识的交往必须符合情理，无情无理难以交往。

（2）交往显规则：交往显规则是显而易见的、明摆着的交往规则。交往显规则靠理法主导。能摆在桌面上的交往，必须合理合法，不合理的交往难以持久，不合法的交往是非法，是要被制约的。理可入法，而不完全合法；法从理来，而不完全合理。

（3）交往底线：交往底线是交往的最低要求。

逾越交往底线就会使交往变味。个人交往讲究和气，群体交往讲究一致，社会交往讲究秩序。个人交往以诚信为底线，群体交往以道德为底线，社会交往以法律为底线。

9. 交往类型

（1）感性交往·理性交往：感性交往凭感觉判断，跟着感觉走，以喜好决定取舍。理性交往靠理智分析，以事理决定走向。

男女谈恋爱处朋友：先习相近，后习相远；先重外表，后重内涵；先求细心，后求坦然。即：男女初恋，最初更容易接受与自己行为习惯接近的人，以求同，渐渐地更多地会接受与自己行为习惯差别较大的人，以求异，相互弥补。最初多注重外表相貌，渐渐地开始注重内涵素质。最初追求细心，重视对自己的关注程度，渐渐地更希望对方能坦诚坦然地交往，相互没有太大的压力，相互有个轻松的个人空间，不希望斤斤计较。

（2）因公交往·为私交往：因公交往是因为公事而形成的交往。为私交往是因为私事而形成的交往。公私兼顾是在交往中公而兼顾私、私而兼顾公。在交往中有时战胜自己会比战胜别人更难些。有时出于自我考虑需要他人这样做，出于为他人考虑又需要他人那样做，这样做和那样做是矛盾着的，在矛盾中选择，就有了为自己着想多，还是为别人着想多的表现及行为。在公私兼顾中有小公小私、小公大私、大公大私、大公小私、大公无私。

（3）仗势交往·仗力交往：仗势交往，是靠势，以优势压人占据主导。依力交往，是靠力，以武力压制达到顺服。仗势交往当同情弱者，势方久永。依力交往当护卫大众，才有追随。

（4）直接交往·间接交往·迂回交往：直接交往是直接与人交往，省时、省力、便捷，却常常不易为人接受。间接交往经过中间环节，避免直接的尴尬，却容易变味。迂回交往能给人以反思的机会，有利于更成熟的思考。熟人多直接交往，生人多间接交往。主宰者势优，多直接交往；主宰者势劣，多迂回交往。

（5）公开交往·隐秘交往：交往无障他人，

也无障自己的，可以公开交往。交往有障他人，或有障自己的，多隐秘交往。本来公开的交往，却隐秘处之，会被以为是在搞阴谋，容易引起怀疑。隐秘交往的过早公开，由于交往不成熟，可能经不起公众的议论，使交往终结。

（6）坦诚交往·欺诈交往：坦诚交往是襟怀坦白、不存私心、不留戒心的诚心交往。欺诈交往是以欺骗、敲诈为手段，以自己获利为目的，以坑害他人为结果的交往。

（7）平行交往·主宰交往·依附交往：平行交往是交往者，从心理上和行为上置身于平行地位进行交往。朋友交往多是平行交往。主宰交往是交往者，从心理上和行为上处于主宰支配地位进行交往，另一方处于依附地位。领导与被领导是主宰交往。依附交往是交往者，从心理上和行为上处于被支配地位进行交往。大人对孩子的捧宠，是依附交往。

（8）处上交往·平等交往·处下交往：交往者一方的位置有高位、平位和低位之分，而不论身居高位、平位、低位都各有三种选择和态度：一是居高临下交往，二是平等交往，三是低位慕高交往。①处上交往。处上交往是居高临下的交往。有三种情形：第一，本是高位，把自己居于高位，与低位者交往。这是职位的交往，而不是人情的交往，这种交往当高位者从位置上退下来时，人际交往也就不复存在了。第二，本是平等位，却把自己居于高位与人交往，这是欺人之举。不得人心。第三，本是低位，却居高位而交往，这是造反、夺权。造反之初，人所共愤，而当造反、夺权成功得势之后，已身居高位，应按高位对待。这是位置的转化。②平等交往。平等交往是居中交往。有三种情形：第一，平等地位的平等交往。这是平常的交往。第二，高位者与低位者的平等交往，高位者把自己居于和低位者平等的位置交往。这是谦虚的交往态度。第三，低位企及与高位平等交往，而能否实现平等交往，则取决于高位的态度。③处下交往：处下交往是居低位慕高交往，有三种情形：第一，低位者处低位的交往，这是正常的交往。第二，平等地位的人把自己置于低位交往，这是屈尊交往。第三，高位者反把自己居于低位者之下去交往，这是大智慧者交往的需要。

（9）表面交往·心灵交往：表面交往是一般的生活交往或工作交往。表面交往只关注大面上能说得过去就行，由于表面交往有应付的成分，所以，存在着违心附和、曲意迎合的现象。心灵交往是内心深处的一种感受，这种感受源于人性的相通、人格的平等。只是在许多情况下，这种心灵感受被掩盖起来了，甚至连自己也不去正视了，而那些正视这种心灵感受的人，则可能被视为叛逆者。表面交往表现为外在之形；心灵交往表现为内心之神。一个人之形、外在的，可以是平等的，可令人无视，可令人羡慕；一个人之神、内在的，可以是平等的。可令人尊重，可令人卑视。形虽高大、外在虽得意，无神、缺内在，必不被人尊重，被人小瞧了。形貌不扬、外在失意，有神、有内在，必为人所尊重，被人高看。

（10）主动交往·被动交往：主动交往是发自内心深处有一种交往欲，对交往有一种积极的心态。主动交往是顺利交往的基础。被动交往没有交往的欲望，是身不由己的交往，对交往有一种消极，甚至厌烦的心态。交往的双方可以都是主动的；也可以是一方主动，另一方被动；双方都被动的交往是一种无可奈何的交往，失去了交往的意义。

（11）和谐交往·对立交往：和谐交往，交往之初衷是和谐，交往之结果，可能是和谐，也可能是不和谐，甚或走向对立。即所谓的关系闹僵了；对立交往，交往是以对立开始的，可能以对立结束，也可能和好达成和谐。即所谓的不打不成交。

（12）主静交往·被静交往：主静交往表现为心灵默契（心有灵犀一点通）、不理、欲言又止（不便说）、言毕让人反思。被静交往表现为：敢怒不敢言、有想法不敢说、觉得对方知道不用说、没啥可说的、没想到要说。

（13）独立型·AA制·互助式·共同体：人际关系和位置角色决定着交往方式。①独立型。独立型的交往方式，是单独活动，不与人为伍。独立型可以是不与人相处，也可以是不愿与人相处。不与人相处，多是自立能力强，自己便能解决问题，不需要别人的帮助，或者独立思考效率更高。不愿与人相处，多是性格孤僻，无论自己能否做好都不愿与人相处。②AA制。AA制是交往双方在经济上的平均分摊。AA制有小aa与大AA。小aa是就事论事的aa，一件事一aa。大AA是整个交往过程中的AA，宏观的人际交往中的相互帮助。小aa是双方共同需要才能走在一起，大AA是一方需要，另一方就伸手相助，今天你帮我，明天我帮你。小aa短见，斤斤计较。大AA远见，吃小亏占大便宜。AA制是合作中的独立核算，只有经济、物质，或劳动上的合作，而没有感情上的投入与共享。通过口头合同或书面合同表现出来。AA制是基于自私，是资本主义社会的主体，讲究的是效率，追求的是效率最大化。效率最大化是无止境的，所以追求效率的过程就是把自私推向极端的过程。③互助式。互助是互相帮助、资助。经济、物质、劳动上通过交换而相互资助，感情上通过倾诉、安抚、分享而相互交流。付出经济、物质、劳动，得到感情回报，或情感积累；付出情感，得到物质、经济利益，或劳动上的帮助。在利益交往中获得情感，在情感交往中获得利益。在助人中获得帮助，在被助中思考助人。互相帮助，取长补短，优势互补，精神共享。这就是公私兼顾，是社会主义社会的主体，她讲究的是公平，追求的是人人平等。人人平等是无穷尽的，所以互助是永远的需要。④共同体。共同体是各尽所能，各乐其事，各得所愿。在劳动中获得快乐，在交流合作中体现出精神，在奋进中实现人生价值。物质利益只是成为一种载体，它承载着在获得物质利益过程中那种我为人人，人人为我的快乐、精神和个人价值。这种交往方式的前提是：具有一切为团体乃至全人类谋取快乐、愿望和幸福的思想境界和实际行为。在人人快乐中得到自己的快乐，在人人遂愿中得到自己的愿望，在人人幸福中得到自己的幸福。这是一种大公无私。

（14）提宝贵意见·相敬如宾·不理不睬·找茬挑毛病：提宝贵意见，是把所提意见视为宝贝、当作贵重对待。只有发现问题，解决问题，才能更完善。提意见，就是发现问题，没有发现问题，就没有解决问题。如若认为提意见是帮助自己发现问题，那就会视意见为宝贵，如若误为提意见是找岔挑毛病，那就是不识好歹。

相敬如宾是相互敬重如对待宾客一样。相敬如宾，满足一种虚荣，却毫无收获。因为要求你好我好他也好，而不去发现问题，也就没有意见可提。

不理不睬，是交往中无视对方的言行，无论好孬而不去理睬。不理不睬，无益也无伤。

找茬挑毛病，是以一种不太友好的态度，提意见摆问题。俗人认为找茬挑毛病，是驳面子、伤自尊，会激起恼怒；高人认为找岔子挑毛病是指出问题，当作是提宝贵意见，会很乐意。不能因为态度的好差去掩盖问题的存在。有则改之，无则加勉。

（15）建议·回应：建议是具有建设性提议。提建议是支持帮助的一种态度。回应是对所提建议的回答应对。提建议有三种态度：强烈、一般、淡淡。所提建议有三种类型：正确、错误、对错参半。对建议的回应有三种态度：积极、一般、消极。回应建议有三种处理结果：采纳、参考、漠视。

10. 交往形式

（1）依情交往：依情交往，情感交流。义是基于情，故称情义。情是交往的朴素基础，交往源于情，交往中产生情。亲情、友情、爱情。情感是为情而感，是个人之情。感情是感受相互的情感，是交往之情。交往令人同情，交往之中动情，交往产生感情，交往而见真情。情在交际中神秘地起着内在作用。人际交往的情绪就表现为态度，所以情绪决定态度。①真情。真情是纯真的情感。人可以为真情而不顾一切，甚至以情殉身。真情可以存在于亲情之中、恋情之中、友情之中。真情难得。②人之常情。人之常情是人们在交往中形成的、公认的平常素素之情。一见钟情、有缘分、情投意合、合得来、鱼找鱼、虾找虾、乌龟找王八，都是人之常情在交往中的表现。③情之过分。情之过分是用情过度。过分热情、情急、扇情，都是情之过分。④情之不及。情之不及是用情不够。人助我多，我助人少，该我助时没助，都是亏欠人情。⑤无情。无情是没有用情。无情常无义。冷漠、凶狠、残忍都是无情无义的表现。

（2）依理交往：依理交往，以理服人。理是道的一个方面。理是众人约定成俗之软律，在人际交往和社会群体中体现。理是群体达成共识的通俗化的道德。理具有很大的模糊性、可变性。不易变的是真理，容易变的是常理，曲解的是谬理。理在交际中冠冕堂皇地起着表面作用。道理决定着态度。①真理。真理是纯真的、真正的道理。依真理交往，就是按照真理指引的方向行事。遵从真理，探求真理，应用真理。②常理。常理是平常的、通常的道理。常理交往，是按照约定俗成的、大众公认的道理去交往。人们只要按照一定的理去行事，就容易达成共识，求同存异。③理之过分。理之过分是用理过度。强词夺理、谬理、歪理、忽悠、骗人、使人上当，都是过分之理。④理之不及。理之不及是用理欠缺、理亏。输理、理屈词穷、理亏，都是理之不及。⑤无理。无理是没有道理、有理不走理。无理强占三分、无理取闹，都是无理的表现。

（3）依法交往：依法交往，依法办事。法包括法则、法规、法律。法是社会化的理，是约束行为的律。①正法。正法是被社会公众所认可的法。正法也可以随着社会的发展，社会情况的变化而修订。按照法律、法规、法定去交往，不违法。②法之过分。法之过分，有两层含义：一是制订法律过严，超出人们的承受能力；二是执行法律过度，超越法律条文界限。前者是严刑重法、酷法；后者是用法违法。③法之不及。法之不及，有两层含义：一是法律制订不完善；二是执行法律不到位。法律死角、法律漏洞，是法不完善。法外开恩、法不抵众，是执法不到位。④无法。无法，有两层含义：一是法律空白欠缺；二是无视法律存在、蔑视法律。法律制订跟不上社会发展，是无法。无法无天、置法律而不顾、偷盗，都是漠视法律的表现。

（4）依力交往：力是力量。个人力量是在交际中起支配作用的重要条件。力量决定着态度。①力是交往中的制约。人与人的交往有力的制约在其中，有时是隐性的制约，有时是显性的制约。隐性的制约是惧怕，显性的制约是威慑。善于制约人是领导的风范；甘愿受制约是顺民的性情。②力是交往中的扶助。个人的力是单薄的，要使力量强大，只靠自身的强壮是有限的，借助交往，得到外力扶助的力量是无限的。善于借助外力，是交往的强者；乐于助人之力，是豪杰的作派。③力是交往中的依靠。自己力弱可以通过交往找到力量的依靠。善于寻找靠山，是交往的智者；甘心被人依靠，是君子的风度。④常力。常力是与年龄、条件、工作等相当的力。武术对打是常力的较量。⑤力之过分。力之过分是过度用力。以力服人。强盗、抢劫、打人、毁物，暴力抗法、仗势欺人，都是力之过分的表现。⑥力之不及。力之不及是力不从心，使力不够。力达不到想要达到的状态。⑦无力。无力一是没有力量，二是有力使不上。无力应对，或受欺负无力反抗。

（5）情、义、理、法、力的关系：情、义、理、法、力的相生关系：情生义，义生理，理生法，法生力，力生情。情、义、理、法、力的相克关系：情克理，理克力，力克义，义克法，法克情。

11. 交往态度 交往态度是人与人在交往中所对待的态度。交往态度有平等与不平等、热情与冷漠、平和与蛮横、积极与消极、开放与保守、为人与为己、求与被求、奉献交换与索取、尊重与卑视、捧宠与抛弃、坦荡与提防、远见与近视、有度与无度。

（1）平等·不平等：平等交往是双方居于平等地位的交往。不平等交往是双方高下不平等的交往。二人为从，"从"是两个人交往，二人交往延伸到多人交往。平等地位、有地位高低先后。无论平行，还是高低先后，总有一个人处于主宰位置，称为主，另一人处于附属位置，叫做从，

从属于主。

（2）热情·冷漠：热情是善言的、主动的、温暖的、积极的、正向的态度。冷漠是不言的、被动的、冷淡的、消极的、负向的态度。热情交往给人以温馨亲近的感觉。冷漠交往给人以冰凉疏远的感觉。

（3）平和·蛮横：平和是心平气和的态度；蛮横是野蛮专横的态度。平和交往是一种礼貌谦躬，蛮横交往是一种无理强行。平和态度带来和平，蛮横态度带来争斗。

（4）积极·消极：积极交往是一种主动的态度，消极交往是一种被动的态度。积极的交往态度带来高效率，消极的交往态度带来低效率。积极的交往表现为唱高调、力争上游、高攀上附。消极的交往表现为降低调、将就过得去、无所谓。交往的积极与消极状态，取决于两个人的态度。有两种情况：一是双方均积极或消极；二是一方积极而另一方消极。

（5）开放·保守：开放的态度，总认为自己不行，那是因为站在高位，站得越高看得越远，把自己和高远处比较，是以开放的心态对待自己。保守的态度，总认为自己还行，那是因为站在低位，站得越低看得越近，把自己和低近处比较，是以闭守的心态对待自己。开放的交往态度开阔视野、接纳先进；保守的交往态度故步自封、停滞不前。开放的态度虚怀若谷；保守的态度斤斤计较。开放的交往，路越走越宽、越走越亮；保守的交往，路越走越窄、越走越黑。

（6）为人·为己：为人是处于公心，在交往中首先为对方着想，其次才是为自己着想，甚至不惜牺牲自己利益，去为对方着想。为己是处于私心，在交往中首先为自己着想，其次才为对方着想，或者只顾自己不顾对方，甚至为了一己小私利，不惜牺牲对方大利益。善于为人者，从为人中为人；乐于为人者，从舍己中为人；善于为己者，从为人中为己；乐于为己者，从为己中为己。为人与为己的类型有：宁利人不利己、先利人后利己、利人利己、利己不利人、不利己不利人。送人玫瑰手留余香，与人方便自己方便，为

人祝福自己添福，祝人快乐者自己先快乐，中秋有明月快乐，平日有宁静快乐。不念所施勿忘所得、厚往薄来、借一驴还一马，都是舍己为人的崇高思想境界。

（7）求·被求：求是向别人求助，被求是接受别人的求助。善求者多获益，被求者多积德。

（8）奉献·交换·索取：奉献型，处事是发自内心的自觉自愿，没有想要得到回报。交换型，付出是为了得到回报。索取型，处事总是要从对方那里索取。奉献是交往中的付出，索取是交往中的获得。奉献型是倾心付出，不求回报，亲情、友情应该是奉献型的。善奉献者，小付出而大收获。奉献物质收获精神。春播一粒种，夏收一穗麦；插下一枝条，长出参天树；你敬我一尺，我敬你一丈。平时行善，急时回报。小处积德，大处获益。善索取者，占小便宜吃大亏。获得的是眼前利益，损失的是长远利益。自私自利就是索取型，常常欲得而反失。交换型你来我往，有来有往，是正常的人际交往秩序，一般交往应该是交换型的。

（9）尊重·卑视：以尊重的态度交往，置身于下位，必能听进对方的意见和建议；以卑视的态度交往，置身于上位，难以听进对方的辩白和忠告。

（10）捧宠·抛弃：以捧宠的态度交往，容易迁就对方的缺点和错误；以抛弃的态度交往，很难辨清是非曲直、找到正确方向。

（11）坦荡·提防：君子之交淡如水，君子坦荡荡。小人之交为功利，小人常戚戚。君子交君子，害人之心不可有，君子交小人，防人之心不可无。

（12）远见·近视：远见着眼于长远利益，近视紧盯着眼前得失。着眼于长远，以舍为得，先舍后得，有舍有得，小舍大得。紧盯着眼前，不愿舍只求得。舍与得，有舍才有得。腾空满杯旧，方可再装新。

（13）有度·无度：交往有度效率高，且与目标一致；交往无度效率低，而与目标相背。交往有度，不远不近，不上不下。交往无度，过于

疏远，会走向分离，成为孤家寡人；过分亲近，不分彼此，没有原则，没有主次，交往难以维持；位置上下悬殊太大，是一种分离状态，很难融合，交往无从谈起。厚往薄来——乐善好施，多付出少收获，不念所施，勿忘所得。患得患失——斤斤计较。贪得无厌——多吃多占、贪小便宜。

12．交往表达　交往表达的方式主要有说、做、写。其中最直接引人的是语言和表情动作同时表达，即一边说一边看；其次是图文并茂，即有图片有文字。说比较直接，做比较直观，写比较丰富。而如何说，如何做，如何写则有很多讲究。

（1）说·做·写：①声音表达——说。语言声音的表述是最直接、快捷的表达，通过听而接受。录音的发明，复制了语言声音，可以持续保持原音的完整性，克服了语言的即时性缺点。②表情动作表达——做。表情动作是做出来的，通过表情动作表达自己的感情、心愿。表情动作，也是直接、快捷的意思表达，而在表达的内容上却有很大的限制，很多内容无法通过表情动作来实现。盲文是通过摸而比较充分地表达意思的途径。③文字表达——写。书写的文字是间接的意思表示，却是内容最丰富、持久而耐人寻味的表达。丰富多彩的自然世界、人生阅历和内心独白，都是通过静谧的、激昂的、甚至会说话的文字表示表达的。"千年的文字会说话"。

（2）隐性表达·显性表达：隐性表达是一种暗示，让人意会；显性表达是一种明示，直接告知。常见的隐性表达，如眉目传情、暗送秋波、举手示意、点头肯背、摇头否定。常见的显性表达，如口头讲，行动作。

（3）直接表达·婉转表达·讽刺挖苦：直接表达是直白的、直截了当、直抒胸臆的表达；婉转表达是迂回的、旁敲侧击的、委婉的、让人领会才能明白的表达。讽刺挖苦是一种嘲弄的表达。

（4）表明观点·消除误解：表明观点是表达自己的想法和做法，让对方清楚明白；消除误解是解释清楚事情的原委，纠正对方理解的偏差。表达能消除人际交往中的很多误解。如一个人要在三个人中选择合作者，三个人有三种不同的态

度：想做、做与不做无所谓、不想做。这三个人如果表达了自己的态度，对方就可以根据你的愿望选择和决定，使双方都能如愿；如果三个人都没有表达，只能盲目选择，难免带来双方误解和不舒适。可能想干的没被选，不想干的选上了，结果双方都不满意。

（5）指点方向·故意欺骗：清晰中指点方向，迷茫中指点迷津。故意欺骗是编造谎言故意引入歧途，这是表达的一种假象，让对方误解，而走向斜路。

（6）赞扬鼓励·批评鞭策：赞扬是基于对行事正确的肯定，鼓励是基于对树立信心的促进，批评是对错误的批解与点评，鞭策是对前进的激发。赞扬给予鼓励，批评给予鞭策，都是为了激发干劲。

（7）表达的简·繁·绕：任何事情，无论大小，都有原因、过程、结果，只是原因过程结果的复杂程度不同而已。"简、繁、绕"就是针对原因、过程、结果，形成的不同说法。①简。简是直奔主题。而直奔主题也有讲究和策略。简，就是如果只让说一句话，就说结果；如果有机会说两句话，说了结果，再说原因；如果有条件说三句话，就说了结果和原因后，再说过程。简的优点是一句话很简洁。说的人说清了，清晰明白的人，一听就明白了。简的缺点是一句话太简单。说的人说清了，不清晰不明白的人，如果不再解释，听不明白。所以，简是说给清晰明白人的。第一句话，要符合社会、法律、大众；第二句话，特定情况下，有个人意见；第三句话，可以表达个人的意见，因为有了前提，就不至于产生误解。②繁。繁是从主题以外向主题上过渡。繁，就是一句话说不完，两句话没说清，三句话可能到主题，可能还没有到主题。要么是原因说得多了，要么是过程说得多了，要么是结果说得多了。或者原因过程结果混着说。繁的优点：是原因过程结果都说，清晰明白的人，不仅听出了结果，还知道了原因和过程。不清晰明白的人，也能听出个八八九九。繁的缺点：一是要让听者自己去理清头绪，听者如果不专心，或不清晰明白，就难

听明白；二是当没有机会多说的时候，可能别人已经不听了，结果还没有说出来，会让听者听到的只是原因过程和枝节；三是听者听到的重点不是结果，而是原因和过程，造成误解；四是表达的效果不是自己想得到的，很着急、很无语、很无奈、很委屈，甚至很冤枉。③绕。绕是没有正面回答，走向了主题以外的岔路。要求较低。绕，就是三句五句还没有到主题。只所以形成"绕"，有两个方面：一方面，主题的每一个原因、过程、结果都有几种情况，每一种情况，都有话要说；另一方面，在主题的"原因、过程、结果"中，原因本身有原因过程结果，过程本身有原因过程结果，结果本身也有原因过程结果，绕进了这个圈里，就很难绕出来了，说得越多，脱离主题就越远。绕的优点：一是可以回避自己的缺点和错误；二是可以把不太清晰明白的对方绕进去，以不利于对方而有利于自己。绕的缺点：一是表达不了你想要表达的东西；二是你觉得表达清楚了，其实听者还很糊涂；三是没有正面回答；四是不利于有效交流，容易误事。清晰明白的人，可以使正确的东西透彻显示，可以将错误的东西包装起来。清晰明白的人，可以揣着清楚装糊涂，攻击对方的错误，使其没有精力和机会揭露自己的错误。清晰明白的人，一码是一码，把自己的错和对方的错分清外理。抓住对方的错不放，以攻击对方的错来掩盖自己的错不被对方揭露。糊涂的人，会因被对方指出了错误而自保，顾不上去追究对方的错。考核时，不在于出什么题，也不在于答出什么答案，而在于答题的态度、思路、基本判断。即便是偏的，只要能自圆其说，就是清晰的人。答题的大与小，先是社会认为，后是团体认为，再后才是个人认为。

13. 交往反应 交往反应主要是听、说、做。用心听，应答，表情动作表示。

（1）显性反应：交往的显性反应，是明的、公开的、显而易见的反应。

（2）隐性反应：交往的隐性反应，是暗的、隐秘的、未露声色的反应。

（3）直接反应：交往的直接反应，是就表达

的内容，直接反应。

（4）间接反应：交往的间接反应，是移时、易地，变换方式反应。

14. 交往过程

（1）和谐相处：和谐相处的交往，是交往过程中，能够认识一致，有求必应，达成共识。君子之交淡如水，君子坦荡荡。

（2）一求一防：一求一防的交往，是交往过程中，你不求他不防，一方有求另一方则设防。害人之心不可有，防人之心不可无，说的就是求和防的关系。

（3）一追一躲：一追一躲的交往，是交往过程中，你不追，他不躲，你一追，他必躲。这是一般人的防备心理。欲擒故纵就是一种防止因追而躲的策略。

（4）一夺一抗：一夺一抗的交往，是交往过程中，你不夺我不抗，一方争夺时，激起另一方抗拒。常言道：争着不足，让着有余；一个猪不吃糠，两个猪吃着香。

（5）一盈一亏：一盈一亏的交往，盈是沾光、获利，亏是吃亏、赔钱。交往必有盈亏，盈亏是相对的。交往盈亏的判定，不是以数量衡量的，而是以对期望值的满意度判定的。有些人不嫌吃亏大，有些人只嫌沾光小，有些人得了便宜还卖乖。"吃亏是福"的劝戒，是从更大层面衡量盈亏。"祸兮福之所倚，福兮祸之所伏"，祸与福互相依存，相互转化。"塞翁失马，焉知非福"因祸可以得福，福也可以成为祸端，坏事可以引出好的结果，好事也可以引出坏的结果。

15. 交往状态

（1）相融·相背：相融，是交往中的相互融洽、和睦。无论观点是否一致，认识是否相同，做法是否合拍，都能在思想上融洽，在行为上契合。相融不是没有分歧，而是正确面对分歧，用融洽的态度和做法，化解分歧。因此，相融实际上是交往中一种潜在的默契。相背是交往中的背道而驰，相背包括两个方面：一方面是因为观点不一致，另一方面是因为不合拍。有时不是对方不在乎你，而是你太在乎对方，你把对方看得太

重时，显得对方把你看轻了。交往中，由于主动方或被动方，其中一方的原因，或者两方的共同原因，激起了一方或双方恼怒。恼怒的原因，一是主动方刺激性过强，二是被动方承受性太弱。人们往往容易怪罪于主动方的刺激，而忽视被动方容忍程度和耐受力的缺乏。

（2）正确·错误：交往中的正确与错误是相对的，是有特定环境和条件的。正确与错误的判定因人因时因地而异。站在局部利益正确的，站在整体利益可能是错误的；站在双方角度是正确的，站在大自然角度可能是错误的。大局正确而不适合个体时，对个体来说就是错误的。如臭味相投的两个人做了一件一拍即合的事，却违背了社会公德。二人的交往状态，对双方是正确的，对社会则是错误的。

（3）清晰·模糊：清晰使人明白、透彻，便于寻找方向，确定目标。但是，清晰也容易使人患得患失、斤斤计较。模糊使人糊涂、迷茫，辨不清人，看不透事。但是，模糊也容易使人不拘泥于是是非非。无知可以无畏。难得的是"装糊涂"，内心清晰表面模糊，拿清晰装糊涂。装糊涂有三种类型：一是甘愿吃亏，不斤斤计较，相信吃亏是福；二是患得患失，却不愿表现出来；三是混淆视听，浑水摸鱼，从中渔利。有人摸到了鱼，却丢失了人情和信任，有人得不偿失，好处没多得，却落得个不信任，有人却赔了夫人又折兵，受到对方质疑与谴责。清楚难，糊涂难，由清楚转为糊涂更难。难得糊涂。

（4）分歧·共识：分歧是交往双方对同一问题的不同看法。共识是交往双方对同一问题的相同看法。分歧心有不同理想目标，认识观点不一，且多为真言，个别也有假象。共识怀有一致的理想抱负，认识观点基本一致，少数也有附和。

（5）理解·误解：理解是能够设身处地站在对方角度思考问题。误解是偏执一隅，没有全面公正客观看待问题。理解：一是能站在对方角度去看待问题；二是在做出判断之后能依据事实加以调整；三是能甄别事实的真假，加以修正；四是因时而变，依据即时的事实；五是因环境条件

变化而变，符合人事时宜。误解：一是仅凭自己的主观臆断推定事实；二是误导引起判断失误；三是看到的是虚假事实；四是时过境迁，依据的事实过时；五是太过超前，即将到来的事实尚未到来。

16. **交往策略** 对待跨界性交往，如果用启迪性交往不足以启发、阻止和纠正的话，就要用跨界性交往待之，即所谓以毒攻毒、以乱治乱，然后再用启迪性交往谐调之。

（1）试探·浅交·深交：试探人品，根据人的上、中、下三品，决定交往的深浅度。上品人可深交，中品人可深交也可浅交，下品人当浅交。重大事、关键事宜用深交，一般事、普通事可用浅交。

（2）居位交往·换位思考·脱位俯视：①居位交往。居位交往是居于自己位置和对方交往，以考虑自身利益为主，很少考虑对方，或者根本不考虑对方。律师就是居位交往的典型，趋利避害。②换位思考。换位思考是把自己置身于对方位置上去考虑问题。换位思考是出于"要得公道，打个颠倒"的观念去行事。具有同情心的人，就是换位思考。③脱位俯视。脱位俯视是站在自己和对方之外的第三方去看待自己和对方。即把自己设定为旁观者，去看待自己和对方。

（3）帮忙·添乱：帮忙是在别人忙时帮助一下。添乱是在别人不乱时添了乱。常常帮忙就是帮忙，添乱就是添乱。但在有些情况下，欲帮忙却添了乱，帮了倒忙；欲添乱却歪打正着起到了帮助作用。与人交往恰当的是帮忙，不恰当的是添乱。

（4）亲近·疏远：亲近是关系亲而心近；疏远是关系疏而心远。表现有近有远。内心有近有远。

（5）追爱·随爱：恋爱男女的追爱与随爱。追爱是主动地去爱，随爱是被动地接受爱。

（6）恭敬·从命：恭敬是对对方的恭维和敬重，从命是对对方的服从。客气是不好意思、甚至是在掩饰真实。而"不客气"往往是真实的。礼貌，是出于真实的有礼貌。虚伪，是利用客气掩饰内心真实。恭敬是视对方之"命令"为客气，

而客客气气的不顺从，貌似恭敬，实为违命，以恭敬掩饰违命。从命是顺从于对方的选择和对待，是一种服从的尊重。"恭敬不如从命"是从顺从角度讲。

（7）听任·对策：听任是听从对方的任意。对策是应对的策略。听任是听之任之，对策是应对策略。①上策。上策是以道服人，以礼屈人，以势降人，以情感人，以信赢人。遇讲理者，待之以礼；遇不讲礼者，先礼后兵。善于审时度势，借鉴他人，为己所用。善于因人因时因地制宜。②中策。中策是遇强者避其锋芒，遇弱者用其所长，遇平者不卑不亢。中策有三：一是上有政策下有对策，二是上行下效，三是做假以对。如"上用目，则下饰观；上用耳，则下饰声；上用虑，则下繁辞。"这里表述了三层意思：第一层意思是，上有政策下有对策，直译为：当上级善于用眼睛观看时，那么下级就修饰他所能看到的东西；当上级善于用耳朵闻听时，那么下级就修饰他所能听到的真话；当上级善于思虑时，那么下级就不厌其烦地解释。第二层意思是：上行下效，上有所好，下必甚焉。第三层意思是：做假以对，下级不惜做假，说假，花言巧语以混淆视听欺骗上级。③下策。下策是兵对兵，将对将；忌恨、记仇，伺机报复。下策不是借鉴，而是照搬别人的认识、态度和处理方法。

17. **攻守策略** 交往中的攻守策略，是交往中攻与守的策略。交往中可以选取攻，可以选取守，可以选取攻中有守，也可以选择守中有攻。最好是能攻擅守，攻守兼备。俗人以攻为守，虚张声势，攻就是攻，守就是守。高人守中有攻，攻中有守，攻守合适，应用自如。攻要攻得出，守要守得住。不因一时一事论得失，不为一长一短去计较。当攻必攻，该守就守，能进能退，攻守自如。

18. **交往作为**

（1）主事者——做、听、改：主事者是对事起主导作用的人。①做。做主、做事。真做、假做。②听。听谏、听议。听进（接受）、听出（这耳朵进那耳朵出）。③改。吸纳有益的做法和"谏、

议"而改。改正（改而正之）、改错（改而错之）。

（2）关系人——谏、从、助：关系人是与事相关的人。①谏。对主事者的"做"而谏。言谏——口头反对、劝说；兵谏——武力反对、胁迫。②从。从是配合主事的"做"去做，无论"谏"是否被采纳。"从"有两种三类。两种是：顺从和逆从。顺从分为服从、盲从。服从是佩服而从或观点被采纳而从；盲从是盲目而从。逆从分为反对而从、委屈而从。反对而从是保留自己的观点或放弃自己的观点不服而从。委屈而从是委屈而求全。三类是：积极的从、消极的从和默认的从。无论顺从还是逆从，都存在积极从、消极从、默认这三种情况。顺从容易积极，逆从容易消极。装出来的例外。与从对应的是不从。不从有三种情况：服而不从、不服不从、背道而驰。③助。助是帮助，帮有帮忙和帮闲。帮忙是在忙不过来时帮助使忙变闲，帮闲是在闲着无事时帮助使闲变忙。帮助有鼎力相助、有不影响不拆台。帮倒忙不是帮忙是添乱，越帮越忙。

（3）旁观者——议、观、学：旁观者是与事无关的人。①议。议是对主事的"做"而议。有私议、有公议。②观。观是对过程的观察、观看。观察是留心察看，观看是看热闹、看笑话。③学。学是对全程和结果的学习，无论经验还是教训。有学而模仿，有学而创新。

19. 交往忌讳

（1）过分客气：真实的客气太多了，也会让人感到不自在。过分客气会让人感到难受。用表扬培养人情，拉近关系，表明友好，以示鼓励，出发点是好的，而如果言过其实，被表扬者，会感到不舒服，因为没有功绩，听了表扬会耳热心跳。结果适得其反，过分客气让人觉得虚伪。没有帮助别人做事，拿了别人的东西，感觉很不自在、很不舒服。初级状态：你得到别人的东西，别人损失了东西，令你不舒服。别人损失了东西帮助了你。高级状态：你成全了别人对你的帮助，即帮助别人积了德，创造了下次你帮助他的条件。过分客气让人无法接受。

（2）跑题：张三说了事物的一个方面，李四不顺着这个方面，探讨下去，而用这个事物的另一个方面，来对抗。这就是跑题、变味、岔路，这不是补充完善。

（3）变意（变味）：变意（变味）是明知故变，是越位，是把自己的观点强加于人，自己觉得这个比那个好，就改变了原来的要求。如果听错了、理解错了、执行错了，那不是变意。变意也是一种错误，是变意者不愿承认，自以为没错的一种错误。错误的实质就在于改变了原意。

（4）扩大非主流观点：要表达的几点内容，有轻有重、有主有次时，如何安排讲的顺序是有讲究的。

时间宽余，有机会时，应全面展开，先次后主、由轻到重，层层推进，便于引人入胜，全面接受。时间紧，机会不多时，应抓住重点，带动其余，甚至抓住重点不及其余。交往中常常产生误解：表达者想要表达的主流观点没有强化，却有意无意扩大了非主流观点，接受者没有抓住表达的主流观点，却抓住了非主流观点。因此，交往时，表达者一定要再三强调主流观点，淡化或舍弃非主流观点。不要以为自己知道了，接受者也知道；不要以为自己表达清了，接受者也听清了；不要以为自己认为主要的，接受者也认为主要。

不要让非主流观点冲淡了主流观点。"有心栽花花不成，无心插柳柳成荫"是扩大非主流观点的形象说法，是交往的一种忌讳。

（5）提供虚假信息：不注重事实材料，以自己的主观认识，推断事件。

（6）抓不住主题、点不中要害：抓了芝麻，丢了西瓜。

20. 交往的深度广度　交往的深度和广度可以概括为无所谓、感激、喜欢、爱；计较、不悦、忍耐、反感、吵嘴、决裂、分道扬镳。

21. 交往的消极积极　消极交往，遇高人，你觉得不如他；遇一样的人，你担心他和你竞争；遇小人，你觉得他嫉妒你、踩你。积极交往，遇高人，你有机会学习；遇一样的人，可以和他共谋；遇小人，你有机会驾驭。

22. 交往人的情、理、法、力　从人是两个人形成的一定关系。从人必须将"力、情"上升统一到"理",才便于关系的建立和交往。因为两个人的同力,只限于形体动作;两个人的同情,只限于感慨;只有把各自的"同力"和"同情"升华为"同理",才能达成共识,统一思想,统一行动,去共同遵守。两个人在交往中,不可避免地会发生力的碰撞、情的碰撞、理的碰撞。在碰撞中,或一致,或冲突。一致有高度一致,大体一致,个别一致;冲突有激烈冲突,部分冲突,小冲突。

(1)情——同情、合情:情是人性的自然之展现,情感是体现。

(2)理——同理、合理:理是寻求的谋事之道路,道理是指导。

(3)法——守法、合法:法是最低的普遍性要求,法律是底线。

(4)力——协力、合力:力是随性的无约束掌控,施力是无奈。

23. 施礼·问候·送礼 交往就是沟通,有用动作施礼、用问候关心祝愿、送礼金礼品。

(1)施礼:施礼的方式很多,微笑、点头、招手、敬礼、作揖、鞠躬、叩头等,都是施礼。

(2)问候:问候的方式也多,问好问安、嘘寒问暖、关心生活、关心身心等,都是问候。

(3)送礼:礼的形式也不少,礼金、礼品、礼物等,都是送礼。

24. 结友

(1)以钱结友:通过花费钱财结交朋友,如酒肉朋友。

(2)以恩结友:因为有恩于己,结交为朋友,如武松对张青、一丈青、施恩,就是以恩结友。

(3)以义结友:因为义气相投,或者以义相助,结为朋友,如鲁智深与林冲即是以义结友。

25. 吸引·劝说·拉拢 吸引——靠吸引交往,交往深而密切。劝说——靠劝说交往,交往平而易裂。拉拢——靠拉拢交往,诱饵尽而枯竭。

26. 三期交往 人与人的持续交往,主要是:师徒、同事、朋友。持续交往有三期。

(1)早期——好奇:好是皆好,相互皆好;奇是稀奇,稀罕奇异。交往早期,从陌生到认识,对新结识的人有一种好奇。刚认识,相互都很好奇、新奇、稀奇,有新意,有热情,有激情,自己兴奋,对人较好。容易学习对方的特点和长处,也易忽略对方的缺点。

(2)中期——平淡:平是平常、平等;淡是淡化、味淡。交往中期,认识已久,好奇远去,归为平淡。平等、常态。热情激情淡化,交往味淡。此时,容易无视对方。对特点和长处熟视无睹,对缺点和问题也没太在意。

(3)后期——矛盾:矛盾,是出现分歧,有分歧就会分出强弱。交往中认识不一样,意见不一致,做法不相同,开始出现分歧,产生矛盾和冲突。经历几个回合后,便会分出强弱。有强就有弱,有弱也有强。两弱相遇必出一强,两强相遇必有一让。矛盾发生后,必有三种趋向,一是解决,二是激化,三是搁置。道德有利于化解冲突,解决矛盾。德不配位,则会激化矛盾。搁置争议是在矛盾既无法解决,也不愿意看到激化的处理方式。搁置争议是矛盾一时解决不了,而放下不处理。其实,不处理也是一种处理。引起矛盾正是一方或双方对现状不满,而搁置争议必然是维持现状,所以,搁置实际上是不满现状一方的妥协和让步。

(四)交流

交流是人们感情、思想、信息的相互融入。人通过感情、思想、信息的相互交流对待人生,选择生活,追求发展。

1. 交流程度

(1)表面交流·中度交流·深度交流:表面交流是浮于表面的、浅层次的交流。中度交流是居于表面与深度之间的交流。深度交流是深层次、深入实质的交流。

(2)充分交流·选择性交流·避讳交流:充分交流是透彻明白的交流,是最佳的交流状态。有选择地交流是根据需要,选择有意义的话题交流,是良好的交流状态。避讳交流是回避交流,是较差的交流状态。适合就是好,不同情况适合不同的交流程度。有话说给知者,该说深时再深说，不该说深时不能深说。

2. 交流内容

（1）需与要："需"是一种缺乏的状态。"需要"是偏义词，词义偏于"需"。"要"是目的，是主动要求获得的动态。如果说"要"是目的，那么，"约、邀、请、召、追、求、争、夺、抢、掠、劫"就是达到"要"这个目的的形式。"约、邀、请、召、追"是对人，"求、争、夺、抢、掠、劫"可以对人，也可以对物。"约"是平等相约，约请、约定、要约；"邀、请"是主动发起，邀请；"召"是鼓动参加，召唤、招募、召集、召见；"求、追"是为满足自己意愿的刻求，请求、追求；"争"是通过较量而获得，平等的较量或不平等的较量；"夺、抢"是强行取得，争夺、抢夺、抢占、强要。"掠、劫"是团体的夺抢行为，掠夺、抢掠、抢劫。

（2）应与允：应是被动的回应、应承。如应约、应邀、应声、响应、应从、答应。有求必应是一种敏捷和热情。允是承诺、应诺。应和允之后便是从、随、认。从是应从、顺从、服从、追从。随是顺从，有主动的追随，有被动的随从、跟随。认是应承、承认。

（3）交与给：交是交出、交付。交有三种情况：一是自觉交，二是无奈交，三是被迫交。自觉交是乐意的交出、交付。无奈交是不得已地交出。被迫交是被动的、不情愿、不乐意，却不得不交。无奈交和被迫交容易产生怨愤，产生纠纷。给是给予、给付。给有三种情况：一是勉强给，二是主动给，三是设法给。勉强给是令人不快的给。主动给是令人鼓舞的，主动的、情愿的、乐意的给予。想方设法给是尽自己的能力给予帮助，是令人感动的。

（4）接与受：接是接到、接纳。受是承受，是接之后的吸纳。"接受"是偏义词，词义是受。接不一定受，受一定要接。接是表面的、受是内在的。

3. 交流形式　交流有直接交流和间接交流。视、触、说、听，即目视、手触、语言、耳听、表情、动作是直接交流；书信、传言、钱物传递是间接交流。直接交流，准确性高，可信度高。

间接的书信交流，准确性中，可信度中；间接的传言交流，准确性低，可信度低。

（1）表情交流：微笑是喜欢、应允的表情。哭泣是委屈、悲伤的表情。冷面是淡漠、反对的表情。紧锁眉头是忧愁、思虑的表情。横眉立目是恼怒、凶恶的表情。面目凝重是庄严的表情。目瞪口呆是惊奇的表情。面失血色是恐惧的表情。急急匆匆是慌张的表情。

（2）动作交流：手势交流，用手势强化交流内容。手势是一种气势，是一定程度的表达、发泄。点头是示意、认可。招手是致意、招呼、招引。摇手是否认、拒绝。握手是友好、感谢。拉手是亲热、交手、争斗。动手是亲切、攻打。搂抱是亲昵、斗殴。

（3）语言交流：语言交流，是用语言表达交流的内容。哼叽、呻吟、哭、嚷是声的交流。拿腔、用调、唱歌是歌唱交流。自语、交谈、讲话、训斥、争吵是说话的交流。说，可以通过语言和语气，表达、发泄。只说，就可以不管不顾，不听不看。骂人就是只管自己发泄的不管不顾。

（4）目视交流：目视是通过观看进行交流。观看既是察看，也是表达。既是看对方，也是让对方看。观看对方接受程度，视察对方喜好情况。同时，眼神也反映着不同的心态。目视，既可以看表情，也可以表露表情。目视多了就熟悉了，但是也会熟视无睹。

（5）耳听交流：耳可听到对情况的反馈，判断交流方向。若听到的是和自己同向，就可以深入交流。若听到的是和自己逆向，就会产生争辩交流，甚至停止交流。耳听，通过语言和语气，可以吸取所需、鉴别需与不需。只听，可能没听进去。

（6）书信交流：书信交流是书写的信件交流，严谨、严密、传播不变义、久放，却缺少语境、表情、语气之丰满，且受文学水平之限制，常有心中了了，纸下难明之慨。还有文字的多义歧义，同样的文字，不同人理解不同，结论迥异。如"小心地滑"，核心放在"地"上，是让走慢防滑；核心放在"滑"上，是让滑时注意。书信交流，准确性中，可信度中。

（7）传言交流：传言者听到的内容，已经加上了自己的理解。传达出的内容，会不准确、变味，甚至完全相反。常言道：十里没真信。做游戏时，第一个人说一句话，一个人接一个人往下传，传到最后，所传话的意思面目全非，意思全变了。传言交流，准确性低，可信度低。

（8）钱物交流：钱物交流是从物物交流中简化而来的。钱币作为物的媒介，代表等量的物。钱可以通过票体现，也可以通过卡体现。有钱不见钱。通过赠钱赠物，表达交流者的心愿。礼轻人情轻，礼轻人义重。

4. 交流引力

（1）亲和：亲和是亲切和善，平易近人，容易拉近距离。这是一种具有吸引的亲和力。

（2）倾听：倾听是一种尊重，是一种学习，是一种关怀，使人感到体贴。

（3）展示：展示自己的优势，吸引对方。

（4）换位：换位思考，设身处地，站在对方角度考虑。这是理解的引力。

5. 交流层次

（1）形式交流·表面交流·入心交流：形式交流是工作或生活需要的一般交流。表面交流是仅仅限于浅层的表面交流。入心交流是知心、倾心、深入人心的交流。入心交流的前提是知心，然后是倾心。入心交流的特征是乐于倾诉、敢于倾诉，尤其是愿意向知心人倾诉内心的快乐和悲伤。

（2）一言堂·对话·群言堂：一言堂是一人讲众人听。提出观点，展开论述。一个人说了算，听不进别人的意见。讲座就是一言堂。

对话是一方提出观点，另一方表态。可以附和，可以提出异议。双方交流观点，互相启发，取长补短。统一思想、求同存异、存在争议。

群言堂是各抒己见。有讨论式和辩论式两种。讨论式是提出观点，自己的观点，或别人的观点。针对观点展开讨论，各自发表不同意见，形成结论。可能意见统一，可能存在争议。辩论式是提出一个观点，自己的观点，或别人的观点。针对

观点展开，提出不同观点或相反观点，进行辩论，针对相反意见进行辩驳，形成结论。可能搁置分歧，可能侍机再辩。

（3）斤斤计较·相敬如宾·入心关爱：斤斤计较有三种情况。一是改变他——自己不计较，并影响他，改变现状。二是不理他——自己不计较或小计较，不与他一般见识。三是计较他——你斤斤计较，我也斤斤计较，你小计较，我大计较。相敬如宾有三种情况。一是内心敬——求和谐，不愿有冲突。二是客气敬——共和平，你敬我也敬。三是表面敬——求平安，让人无闲话。入心关爱有三种情况。一是奉献爱——我对你好，不管你对我好不好。二是渴望爱——我对你好，希望你对我也好。三是相互爱——我对你好，你也得对我好。

（五）相约

"自然——自由——约定"相约是人与人共同遵守的相互约定、约会、契约、合同、协议。包括不约而同、相互约定、群体约定三种类型，口头、书面和抵押三种形式。有一次性约定，也有长期约定。

1. 不约而同　心有灵犀，心照不宣，不期而遇，邂逅街头。有缘千里来相会，无缘对面不相知。

2. 相互约定　相互约定，是人际交往需要的，如要约、承诺、合约、合同、约会。

3. 群体约定　群体约定，是社会或团体活动需要的，如集会、会议、章程、规定。法律、纪律也是群体约定的一种特殊形式。

4. 口头约定　协议和约定可以是书面的，也可以是口头的。如君子协议就是口头约定；口头约会也是一种口头约定。

5. 书面契约　书面契约是比较严肃的，或期限比较长的合同、协议。

6. 人物抵押　以扣押钱物或扣押人质为条件，达成约定事项。

十六、生活

生活是人之事。人之事是人生所经历的大大小小的一切生活事件。

（一）生活要素

人类必要的生活要素包括：空气、温湿、饮食、起居、动静、情欲。

1.空气　空气是人生存的第一需要，人分分秒秒需要呼吸空气，须臾不离。空气中含有多种成分，人最需要吸入的是氧气，呼出二氧化碳。风是空气的流动，风形成力。空气状况、污染程度，应该是人类最为关心的事。然而却常常为了经济发展而忽略它。不到万不得已，就不会牺牲经济利益去整治。工厂的大烟囱、汽车的尾气、生活的垃圾等，都是影响空气质量的重要因素。

2.温湿　温度是温热程度。适当的温度是人生存的必要条件，寒、热、温、凉是常温的不同状态。人只有在适宜的温度下才最舒服。温度可以定量测定，即多少度；温度也可以定性测定，即寒热温凉的感觉。定性测定与人对寒热的耐受能力有关。定量与定性并不完全一致，即温度值高的不一定感觉很热，温度值低的不一定感受很冷。人对环境温度的适应能力与锻炼有关。在寒冷中锻炼耐寒能力，在火热中锻炼耐热能力。耐寒能力强，能够经受住寒冷；耐热能力强，能够经受住暑热。耐受能力是有限度的，超过了限度，就会患病。温差过大，或忽冷忽热都容易患病。

湿度是燥湿程度。湿度是空气中含有一定水分。水、湿、燥、干是湿度的不同程度。水是湿的饱合状态，湿是具有一定水分，燥是水分很少，干是失去水分。湿度是人在不同状态下的不同需要。如游泳需要在水中；生活环境必须有适宜的湿度，空气湿度太大觉得沉闷，物质容易霉变，空气太干燥身体也受不了；衣服必须干燥穿着才舒服，有些物质需要晒干才能久放。环境和人体适宜的温度和湿度，是人生存的必要条件。

3.饮食　饮食是人生存的必需品。饮是饮品、水、水果、蔬菜汁液。食是粮食、豆类、瓜果、肉类。饮食物是维持人生命活动的营养物质。不可或缺，但也不能过多，适当为好。辟谷是饮食的另一种状态，辟谷不是不吃喝，是为身体健康需要的减少吃喝。辟是基于吃喝而辟，所以，辟不是废饮食，而是饮食少的一种状态。饮食能活

命，也能致害患病。适当饮食才是最佳状态。

4.起居　起居是用起床和睡觉比喻生活状态。寐是睡觉，寤是醒来。正常情况下，白昼干活，夜晚睡觉。干活是运动是工作，睡觉是静态是休息。起居有常，身体才健康。人的功能兴奋与抑制是交替进行的，只干不歇不行，只歇不干也不行。睡眠的时间和质量同样重要，心态和饮食影响睡眠，有心事则辗转难寐，胃不和则卧不安。

5.动静　人的运动与安静是相对的，交替进行的。生活、工作、锻炼都是运动状态，休息、睡觉是安静状态。人的生活工作状态，最好是适当的运动，适当的静止。过度的运动会出现劳损，过度的静止会产生抑郁。动与静相辅相成，动中蕴静，静中蕴动。动静结合，动静适宜。掌握和运用好动静关系是养生修炼的关键，也是生活的要义。

6.情欲　情是情感、情绪。情感是亲情、友情、爱情。情绪归结为"喜、怒、忧、思、悲、恐、惊"七情。欲是欲望，是人的"视、听、嗅、言、触、性"六欲。视是对观看的欲望，听是对语言声音的欲望，嗅是对气味味道的欲望，言是说话的欲望，触是抚摸接触的欲望，性是男女性爱的欲望。

（二）关键过程

人生的关键过程主要有：生、长、壮、老、已。

1.生

（1）生前：生前是个未知领域，正因为那是个未知领域，才使得今世成为一切的开始。人从光屁股来到这个世界，什么也没有带来，包括生前的记忆。这就为人类对人生前增添了无限的遐思梦想。关于生前有许许多多的说法，这些说法带给人的只有信与不信。信者自认，不信者自否。对生前的意识，源于记忆。久远的记忆、近期的记忆、瞬间的记忆。梦境出现的从未经历过的人世事，是对生前情景的意识再现。只是由于影响因素太多，显得比较零乱而已，影响的程度不同，清晰度也不同。经历的和未曾经历的混合出现，是生前与活着的事件相互影响的结果。刹那间的似曾相识感，也是对生前经历的再现，或者是对

曾经的梦境的再现,而那梦境却也是生前的经历。

（2）生后：人有生的权利,无论生身父母是否符合伦理道德和法律,只要降生到这个世上,就会得到人们的同情,免受道德谴责,受到法律保护。自然分娩,是天赋的自然过程,只有在特殊情况下才借助技术剖腹助产。自然分娩,胎儿经历了产程,受到产道挤压,承受能力得到锻炼,对生长发育以至于良好性格的培养都是有益的。生后是相对于生前而言的,人的一切活动,生活写照都是基于生后。所以,生后是人所拥有的一切。

2. 长　长是生长过程,由婴儿吃奶到吃粮食;由发育不全到成熟,经过更年期,进入衰退期;由少年到青年,到壮年,到老年;由弱到强,再由强到弱。生长过程要受到许多因素的影响,先天秉赋,后天养育;自然条件,人为作用;社会影响,个人心态。延年益寿、健康成长是每个人的愿望,而具体到方法和做法,就出现了分歧和争议,有些方法和做法截然相反、背道而驰。有的有利于养生,有些却背离着养生,甚至折寿。历代皇帝为求长生不老,反而加速夭折的不乏其例,民间为求生却速死的例子,则更是无可计数。正确的养生观,是会为人的体现。

3. 壮　壮是成熟、老练。身体的强壮,心智的成熟。这个时期是创造发明的最佳时期,年轻时需要学习,学习后进行实践,实践中有所感悟,这就是创造的源泉。对前人知识经验做法的归纳整理、对自己领悟感受的条理归类、基于现状对未来的谋划展望,都是创新和创造。壮年是人生的精华阶段。是推动人类进步的动力所在。

4. 老　老是衰老,衰老是自然规律,保护得好,能使衰老过程减慢,保护不好,能使衰老进程加快。生活所迫,他人攻击,自寻烦恼,遭贱自己,都容易衰老。减缓衰老进程,一是要调整好情绪和心态,二是要规律生活,三是要适当运动,包括身体锻炼。身体是心态的外在反映,心态好了,身体就会好。自发谐振的自动自静自谐自调,是防衰老的最好方法,其次是谐调拳、太极拳的形体运气,再次是锻炼身体的运动。

5. 已

（1）死：已是结束,是死亡的委婉说法。人类文明告诉人们,人没有死亡的权利。自绝于世,他人有救助的义务,而不被认为侵权。自杀行为,无论什么原因,都得不到人们的同情,且要受到道德上的谴责。而法律不再追究死者的责任。剥夺他人生命的行为,无论何种原因,都要受到法律上的追究。即便是惩恶扬善,个人行为也不被国家提倡,得不到法律认可,只能得到人们的同情。所以,杀人要受到法律制裁,直至偿命。痛苦之极而又无可救药的病人,意欲安乐死,应该得到同情和允许。安乐死是对个人意愿和权利的尊重,是人道的。但是由于不好掌握尺度,且易被别有用心的人及不法分子钻空子,所以成为很难达成共识的难题。

（2）体验死：对死的体验,源于失忆。人在睡眠时,一觉天亮,十几个小时,宛若瞬间。与煎熬时的度日如年相比,就如死而复生。常言道:睡觉如小死。失忆有对远期人境事的失忆,有对近期的失忆,有暂时的失忆,有永久的失忆。失忆也就失去了时间概念,就失忆的那些内容来说与死何异?人只所以感到活着,正是因为有思维、有记忆,思维如果失去记忆的支撑,便成了瞬间。

（3）赴死：赴死有不同的心态:生不足惜,死何俱哉。英勇就义,视死如归。人之将死,其言也善。万念俱灰,垂死挣扎。

（4）死后：死是逝世,离开这个现实世界。逝世是人生的终结。

6. 死活意义　有人死了,却永远活着,精神不朽。有人活着,却如同死了,灵魂不在。死活的意义不再是躯体上的,而是精神灵魂上的。活是生机和活力。一心一意是生,专心致志是生。敢作敢为是生,认真负责是生。坦坦荡荡是生,光明磊落是生。恬淡虚无是生,无欲无求是生。死是死气沉沉、死路一条、穷途末路。不管不顾是死,不顾一切是死。无所畏惧是死,豁上拼命是死。

（三）生活的判定

人生的判定主要是：性、质、量。

1.性　性，定性——好中差。意义、幸福、快乐、享受的程度。价值。价值是标识性的量。

2.质　质，定质——优中劣。身体健康程度。

3.量　量，定量——多中少。年龄，寿命长度。

4.性质　性质偏义于性。

5.质量　质量偏义于质。

（四）生活方式

人生的三种生活方式：自我生存、相互交往、社会生活。自我生存是自行其事，受人际和社会的影响。相互交往是人生的必需，是躲避不掉的，强行躲避，轻者，羞于见人，是被称为"孤僻"的人格障碍，重者，躲人避世走向极端便是称为"抑郁型"的精神疾患，不同程度地丧失了自我生存的基本条件。相互交往是人生活的主要方面，受自我影响、他人影响、社会影响。是既简单又复杂的生活必需。是人生要面临的最主要问题。衣食住行，生理心理满足都离不开人际交往。社会生活是群体交往，是更大范围的人际交往。个人、人际受社会生活的极大影响，同时，个人和人际也纳入了社会生活轨道，成为社会生活的一部分。偏离社会生活就是非正常状态，躲避社会生活就是病态，脱离社会生活就意味着丧失自我。

（五）生活态度

人生的生活态度有三种：一是重视；二是轻视；三是举重若轻。重视就积极、积极容易主动。适宜地积极主动容易达到理想结果，过分地积极主动可能事与愿违，弄巧成拙。轻视就消极、消极可能被动。消极被动，很难达到理想状态。碰巧也会坐收渔利。因为轻视和消极貌似无为而治的高级状态。举重若轻是以无为的态度，静观事物的发生发展变化，以巧取胜。

（六）生活状态

人生的三种生活状态：糊涂度日、时清楚时糊涂度日、清晰明白度日。糊涂地度过人生。有两种情况：一是自己不明白事理，不知道如何为人处世，能明白自己的无知，这还算是清楚的糊涂，能唤起人们的同情和理解；二是自己不认为自己不明事理，不觉得自己不懂为人处世之道，有意无意地掩饰无知，其实是真不知道，这才是真正的糊涂，人们难以同情和理解。时清楚时糊涂地度过人生。在公与私、亲与疏、远与近等方面，有些事清楚，有些事糊涂，有时清楚，有时糊涂。清晰明白地度过人生。时时事事都很清晰，有时却拿着清楚装糊涂，那是一种为人处世的策略。有时确实犯糊涂，但能够清晰地认识到，这本身就是清晰。世人都欲清楚明白，所以就有难得糊涂。

（七）生活层次

人生的三个生活层次：享受、熬煎、混沌。享是高层次，充实而有意义。熬是中层次，艰难度日，而盲目。混是低层次，无所事事，而自得其乐。坦然处之，是一种享受的高层次，无所事事是一种混混的低层次，貌似，而内涵不同。同是一件事，如为事业而奋斗，虽然有苦有难，却在享受着其中的快乐；若是极不情愿地、迫不得已去做，虽然无苦无难，却是一种煎熬；倘为某种需求而草草应付，无论苦乐，都是混混。

十七、心境

（一）心境是心态环境

心境是心态环境。心态环境是人的内心境况，心境是人的内心世界。心境是心情、心态、心思、心绪、意境的综合体现。心境反映着心眼、胸怀、想法、思想、理想、境界。心境是自己为自己创造的最基础的环境。

经济状况、生存条件、个人价值实现、社会地位等固然可以影响心境，但是心境毕竟是自己为自己创造的，所以，完全可以超然物外，而独享自得其乐的心境。心境有愉悦的心境、忧愁的心境，有良好的心境、不良的心境、痛苦的心境。

良好的心境是令人兴奋的人和事，在良好心境下，切莫乐极生悲。不良的心境，要淡化不良心绪，消除令人不悦的人和事。痛苦的心境，要及时调整转化悲哀痛苦的人和事。

（二）心境是情绪状态

心境是情绪状态，有好差之分。心境影响人的行为，对人的生活、工作、学习和身体健康有很大影响。

心境能影响人对外界事物的反映,给人的体验染上情绪的色彩。"忧者见之而忧,喜者见之而喜"。心境好时,对许多事情都会产生欢快的情绪,常常表现出朝气蓬勃、严肃认真、思想有条理等行为特点。心境不好时,则会对许多事情产生不愉快的情绪。常常表现出萎靡不振、轻举妄动和好发脾气等行为特点。积极的心境能够提高工作效率,有助于发挥人的积极性;消极的心境使人厌烦、消沉、妨碍工作和学习。

(三)心境的界域

心境是心态环境、境界、境况。心境是人的内心世界,胸怀。胸怀是一种心境,是一种抱负。心的境界是指心境所达到的界域、程度、状况。心态境界、心情状况,以及心胸的容纳量和容忍度。人生追求自然境界,这是个性的充分张扬。人生追求圣人境界,这是社会的榜样影响。心境与欲望有一定关系。心态境界有四个层次:一是开放,全吸收,能听取各种意见,选择性接受。二是半开放,半吸收,有限听取和接受。三是半封闭,半排斥,较难听取和接受。四是封闭,全排斥,汇总、总结、结束。

(四)心境的程度

心境的程度,是人的心境对待人事物境况和境界的程度。心境的程度,可以用高境界、中境界、低境界来衡量。如思想的高、中、低境界,艺术的高、中、低境界。

(五)心境的状况

心境的状况,是心境的状态和情况。人心的境况状态有多种描述。心宇是心的广阔程度,心宇大至无限。心胸是心的胸怀,心胸狭隘,心胸开阔。心宙是心的经历路程,有的涉世不深,有的饱经沧桑。心绪是心的端绪、情绪。心物是心的本体,以及对物的惦念。心事是心对事的所思所想。心物息通,心与物由信息沟通、消息沟通。唯心是一个极端,唯物是另一个极端。心境状况还关系到心气、心神、心情、心理、心法、心力、心想、心思、爱心、诚心、实心、虚心、信心、决心。心境状况与信关系密切,信则有,不信则无。信神有神在,不信也无妨碍。心境状况可用好、平、差形容。心境好:心绪良,开心欢心、尽心尽意。心境平:心绪稳,平平淡淡,没有波澜。心境差:心绪乱,恼怒难抑,烦燥不安。

(六)心境的影响

对心境的影响是多方面的。引起心境变化的原因是多种多样的,有些是新近的,有些是比较久远的。

人在社会中所处的地位,对工作、生活状况感到满意或者不满意,以及生活中所产生的各种矛盾,以及解决的情况,都是影响心境的基本原因。另外,身体的健康状况、自然环境的变化也会影响一个人的心境。

而产生某种心境的直接原因不是总能清楚意识到的。如人际关系、社会状态,以及钱、权、名、利、学习、工作、生活等。其中理想和人生观,是对诸多因素的统领。具有什么样的理想和怎样的人生观,对心境具有决定性的影响。理想和人生观决定了其他影响因素的走向。具有远大理想、乐观主义精神和正确生活目的的人,当生活或工作上遇到困难时,就能克服不良的心境,保持朝气,充满信心,积极工作和学习。

十八、境界

境界是境的界域。境界是世境之界、人境之界。境界是世道人心的界域。世道是世间、社会,是人所处的境地。境界是事物所达到的程度或呈现出的情况。境界是心意对象之世界。心境是一时的心理状态。心境反映着境界,境界影响着心境。

(一)人生境界

人与动物的不同之处,在于人做某事时,了解他在做什么,并且自觉地在做。正是这种觉解,使他正在做的事对于他有了意义。他做各种事有各种意义,各种意义合成一个整体,就构成他的人生境界。不同的人可能做相同的事,但是各人的觉解程度不同,所做的事对于他们也就各有不同的意义。每个人各有自己的人生境界,每个人都不完全相同。有梦想才有理想,有理想才有飞翔。有思路才有道路,有道路就有出路。有规划才有蓝图,有蓝图才能实现。

1. 真人境界　真人者，提挈天地，把握阴阳，呼吸精气，独立守神，肌肉若一，能寿敝天地，无有终时。

2. 至人境界　至人者，淳德全道，和于阴阳，调于四时，去世离俗，积精全神，游行天地之间，视听八达之外，益其寿命而强者。

3. 圣人境界　圣人者，处天地之和，从八风之理，适嗜欲于世俗之间，无恚嗔之心，行不欲离于世，举不欲观于俗，外不劳形于事，内无思想之患，以恬愉为务，以自得为功，形体不敝，精神不散，可以百数。

4. 贤人境界　贤人者，法则天地，像似日月，辨列星辰，逆从阴阳，分别四时，合同于道，可使益寿而有极时。

5. 俗人境界　俗人者，以酒为浆，以妄为常，醉以入房，以欲竭其精，以耗散其真，不知持满，不时御神，务快其心，逆于生乐，起居无节，故半百而衰也。

（二）境界的层次类别

1. 境界层级　思想境界有高低层次。人生境界可以分为六个等级。这六种境界是一个从低级向高级，高级又接近于低级的状态。境界高低取决于觉悟的程度。

（1）低境界：低境界是随心所欲的层次，想说就说，想做就做，无所顾忌，无所畏惧。这是与人交往之前，人最初的行为方式。是人生境界的原始状态。

（2）中低境界：中低境界是求知的层次，从无知到求知，为了充实自己，去寻求知识，学习，以便知道该如何生活，怎样为人从事处世。这是人生的启蒙阶段。

（3）中境界：中境界是功利的层次，具备一定知识后，开始进入社会生活，学会了思考和生活技能，为功名利禄行事。这是常人的思维和做法。人为财死，鸟为食亡，就在这个层次。

（4）中高境界：中高境界是道德的层次，多数人是在生活有了基本保障的前提下，少数人不顾衣食无着，去追求道和德，去从思想精神层面，寻求为人以及与人交往的谋事处世态度，这个层

次，公心以用，把与人为善，助人为乐看得更重，从为人着想中获得心理的满足。因为是为人着想，所以，从更大范围和幅度内，获得了自己的所需。大公即大私；我为人人，人人为我，就在这个层面。

（5）高境界：高境界是随心所欲不逾矩的层次。高境界是天人合一、自然谐调。能改造就改造自然和环境，为己所用，不能改造就适应自然和环境。追求顺境，固然很好，却不为无可改变的逆境所悲，反而能从逆境中找到原因，受到启发，弥补不足，完善自我，谋求更加完美的处世态度。从中享受大自然带来的乐趣。

（6）超高境界：超高境界是逍遥自在、超凡脱俗的神仙层次。经历过顺境和逆境，特别是在逆境中超脱，看破红尘，能脱离世俗。

2. 境界类别　个人有个人的境界，交往有交往的境界，社会有社会的境界，自然有自然的境界。

（1）个人境界：个人境界是心境，心境是内心境况、内心世界。内心世界是人的心胸、胸怀、气宇。内心境界的大与小，高与低，直接影响着个人的发展空间和在社会上的地位。

（2）交往境界：交往牵涉到自己、对方、局外人和社会。交往有低中高三个境界。只站在自己立场上去考虑问题是交往的低境界；可以站在对方立场上去考虑问题是交往的中境界；能站在局外人和社会角度去考虑问题是交往的高境界。

（3）社会境界：社会境界是社会人共同达成的主流思想、主义，行事态度和做法。社会境界是不同社会制度的不同体现。社会低境界是任由自私自利泛滥，社会高境界提倡大公无私、一心为公。我为人人，人人为我，才是社会健康发展的主流。

（4）自然境界：自然境界是自然状态的自我调整。自然界是奇妙的，自然而然，自然发生，自然发展，自然转归，自然调适。人所达到的自然境界是随心所欲不逾矩。在大的自然规律下，随心所欲。

（三）个人的低境界——随心所欲的情感境界

个人的低境界是随心所欲的情感境界。随心所欲是情感境界，随心所欲境界中的人，是自由

自在的人。

1. 无而随心所欲　无而随心所欲的人，行事只是顺着本能而为。就像小孩行事一样。他所做的事，是随意的、飘浮不定的，没有或者很少意义。"穷生盗"是无而随心所欲。"无知者无畏"是无而随心所欲。

2. 有而随心所欲　有而随心所欲的人，行事按着社会风俗习惯而为。社会风俗习惯没有约束力。那只是个参考，终究还是随心所欲。"富生淫"是有而随心所欲。

（四）个人的中境界——循规蹈矩的理智境界

循规蹈矩是理智境界。循规蹈矩境界中的人是社会的一员。循规蹈矩境界中的人有信仰，信仰之后往往失洞察，没有洞察便无明，无明便难达天人合一的境界。

1. 求知境界　求知境界是做学问，求事业。生活于求知境界中的人，是知识人。做学问，求事业，有三种境界。

（1）我干啥——树立目标：登高望远，了解概貌，找准方向，明确路径，树立目标。

（2）怎么干——找到方法：找到方法，精神专注，废寝忘食，执着追求。

（3）干成啥——豁然贯通：意境悠远，有所感悟，发现发明，豁然贯通。

（4）你在干什么：一个人到建筑工地上，看见工人们挥汗如雨地在干活。他走上前去，问一个工人："你在干什么？"工人说："我在砌墙。"他又问另外一个工人："你在干什么？"工人说："我在建造房屋。"他又问第三个工人："你在干什么？"，那人说："我在造教堂"。几年之后，第一个人还是泥瓦匠，第二个成了建筑师，第三个人成为教会领袖。不同的理想和抱负，造就不同的人。

2. 功利境界　功利的境界是功名利禄。贪功图利，一切为了利益和功名。功利者做事，其后果可能利人，其动机必是利己。功利境界中的人，穷则思变，居安思危。穷则独善其身，达则兼济天下。需要注意的是：穷是相对的，如果把穷当作托词，就永远都是穷的，再富有也可以说是穷

的。那么，"穷则独善其身，达则兼济天下"，就可以"穷"为由，来解释不兼济天下的理由。我现在穷，只有独善其身，等到"达"了再兼济天下吧。因此，兼济天下不是达不达的问题，是有无道德境界的问题。生活于功利境界中的人，是能人、精明人。

3. 道德境界　道德境界中的人，是人性的体现，完善人性，以人性的自觉行人道，尽人伦人职，具有广阔的胸怀与高尚的气节。在社会中生存，为社会做事，做事是为了"正其义不谋其利"。一个道德高尚的人，不会被名与利所束缚。在社会中做一个堂堂正正的人。道德境界中的人，所做的事，符合道德行为，具有道德意义：大公无私；吃亏是福；毫不利己，专门利人；吃苦在前，享受在后；先天下之忧而忧，后天下之乐而乐。居庙堂之高，则忧其民；处江湖之远，则忧其君。生活于道德境界中的人，是贤人、圣人。

"贤人"就是有才有德的人，所爱好厌恶的情感，要选择要舍弃的事物与民众完全一致。行事完全顺应天道、地道、人道，处理问题能够标本兼治。其言其行可以作为天下人的行为准则。身为平民时有志向、有抱负，身居官位时不贪财物，专心事业，造福于民。"圣人"指知行完备、至善之人，是有限世界中的无限存在。"才德全尽谓之圣人"。

（五）个人的高境界——自然谐调的自由境界

自然谐调是自由境界。循规蹈矩境界制定的各种典章制度、道德规范，是社会管理的需要，却使人们远离了自然本性，变得与自然不谐调。自然谐调境界是回归自然本性。自然谐调境界中的人，是至人、真人；自主人、自然人。

1. 天人合一　人是自然的一部分，天人本来就可以合二为一。天人合一境界，符合天理，体现人性。天人合一境界中的人，参悟宇宙天地，深悟人之所以为人之理，以天理的自觉行天道，尽人之性，尽天伦天职。了解社会，了解宇宙，事天、乐天。天人合一的境界是将人性解放出来，重新复归于自然，达到"万物与我为一"的精神境界。天人合一，人心即天心，人的精神自然能

够无限博大，齐天地万物而作逍遥之游。"生者为过客，死者为归人"，"此身非我有"，本乎自然。无所谓生，无所谓死，知悉天地万物，明乎生命意义。天人合一境界中的人是宇宙的一员。生活于天人合一境界中的人，是至人。

《黄帝内经·素问·上古天真论》："至人者，淳德全道，和于阴阳，调于四时，去世离俗，积精全神，游行天地之间，视听八达之外，此盖益其寿命而强者也。"天人合一境界中的一部分人避世修行。

2.随心所欲不逾矩　随心所欲不逾矩，就是在"矩"的约束下随心所欲了。矩是具有道德约束力的行为规则，是具有社会约束力的法律。

3.自主谐调　自然谐调境界中的人，达到自主谐调，人可以与自然谐动谐静，自发动静，自主动静，自然动静，人直接感受大自然，接受大自然，享受大自然。人与自然融洽和谐。就人对自身和自然关系的了解和感受来说，自然谐调是最佳的境界。生活于自主谐调境界中的人，是真人。

《黄帝内经·素问·上古天真论》："真人者，提挈天地，把握阴阳，呼吸精气，独立守神，肌肉若一，故能寿敝天地，无有终时，此其道生。"自主谐调是入世修行。

（六）交往的低境界——居高临下，攻击毁誉

交往的低境界是居高临下、攻击毁誉。居高临下是双方争相抬高自己，降低对方，通过攻击对方维持自己的高位和压制对方的低位；通过毁坏对方的名誉，来显示自己的声誉。这必然是争斗的年代。

（七）交往的中境界——相敬如宾，委屈求全

交往的中境界是相敬如宾，委曲求全。相敬是互为敬重对方，通过抬高对方，使自己不致于降低；宾客是客客气气，过分的客气就是见外，如宾就是如对待宾客一样相互客气，这是见外的表现，掩饰着内心的真实；委屈是隐藏真情，不与对方论高低，求全是求得表面的完整完全。这是息事宁人的做法，较争斗进了一大步。

（八）交往的高境界——平等交往，倾心交流

交往的高境界是平等交往、倾心交流。平等是人格的平等，交往是需要的交往，倾心是真诚之心，交流是相互融合。这是人本性的体现，以真心换真心，不怕暴露缺点不足，真情交流，求得相互理解、谅解；共同面对困难，解决问题；共享互帮互助成果，共享所需的美好事物，共享优美景色。进而分享人世间的幸福。

十九、人的比较

（一）两个人

Ⅱ之人，两个人，两个独立的人。Ⅱ之人，双人，两个关联的人。Ⅱ人成双，是人际交往的最小单位。

Ⅱ人是互守秘密最安全的构成。男女交媾是人类繁衍的基础。双人就要互相关照，互帮互助，避免互掣互害。

（二）两类人

两类人，按不同的条件有不同的类分。如从形貌、性别、性情、学识、能力、为人、谋事、交往等方面都可区分为两个相同类型和两个不同类型。

1.两个相同类型的人　两个相同类型的人，是同类型的不同两个，如男人中的大男人和小男孩；学生中的男学生和女学生。

2.两个不同类型的人　两个不同类型的人，是类型不同的两个，如一男和一女；一中国人和一美国人；一直爽人和一委婉人。

（三）双方人

双方人是一件事的双方当事人。

1.局内双方　在局内处于相对位置的双方。

2.局内局外　局内的人、局外的人。当局者与旁观者角度不同，思路不同，观念不同，行为也不同。

（四）阳性人·阴性人·中性人

阳是光和热，阴是暗和冷，中是居于阳阴之间。

1.阳性人　阳光，阳气，阳刚，光明磊落。性善，善良。大公，公而忘私，助人为乐，普济众生，礼贤下世。大度，大方，坦荡，豁达，宽宏，宽容，宽厚，厚道。真实，实干，实用，老实，实在，实际，实诚，实心，强悍。真情实意，真情表白。积极，热心，热情，热诚，热烈，热肠，热爱，热血，热恋，激情洋溢。细致，细心，认真，成事。能干，伶俐，聪慧，聪明，聪颖，智勇双全。表面，外向，表露，表达，开放。勇士，勇敢，勇猛，坚强，胆识，胆大，敢言直谏，斩钉截铁，忠诚，好人，君子。

2. 阴性人 阴暗，阴气，阴柔，阴谋诡计。性恶，恶毒。自私，损公肥私，自私自利，唯利是图，唯我独尊。小气，猥琐，忐忑，郁闷，狭小，狭隘，刻薄，薄气。虚假，虚夸，虚浮，虚荣，虚伪，浮夸，狡猾，虚心，虚弱。虚情假意，虚张声势。消极，寒心，冷漠，淡然，冷静，冷面，冷淡，冷峻，冷酷，冷言冷语。粗暴，粗心，荒唐，败事。愚笨，愚顽，愚昧，愚蠢，笨拙，愚笨拙劣。内在，内向，隐蔽，沉默，保守。懦夫，懦弱，怯懦，软弱，胆怯，胆小，唯命是从，唯唯诺诺，叛逆，坏人，小人。

3. 中性人 褒义：介绍人、参谋、顾问。老好人（缺乏原则的、无度的好说话）。中义：居于阳性和阴性之间，中的空间很大，大多数人属于这类人，或者属于这类的人可以因条件变化而可塑为阳性人或阴性人。贬义：阴阳人、阴阳怪气、二疑子。

4. 阳性人与阴性人 阳光与阴暗，阳气与阴气，阳刚与阴柔，光明磊落与阴谋诡计。性善与性恶，善良与恶毒。大公与自私，公而忘私与损公肥私，助人为乐与自私自利，普济众生与唯利是图，礼贤下世与唯我独尊。大度与小气，大方与猥琐，坦荡与忐忑，豁达与郁闷，宽宏与狭小，宽容与狭隘，宽厚与刻薄，厚道与薄气。真实与虚假，实干与虚夸，实用与虚浮，老实与虚荣，实在与虚伪，实际与浮夸，实诚与狡猾，实心与虚心，强悍与虚弱。真情实意与虚情假意，真情表白与虚张声势。积极与消极，热心与寒心，热情与冷漠，热诚与淡然，热烈与冷静，热肠与冷面，热爱与冷淡，热血与冷峻，热恋与冷酷，激情洋溢与冷言冷语。细致与粗暴，细心与粗心，认真与荒唐，成事与败事。能干与愚笨，伶俐与愚顽，聪慧与愚昧，聪明与愚蠢，聪颖与笨拙，

智勇双全与愚笨拙劣。表面与内在，外向与内向，表露与隐蔽，表达与沉默，开放与保守。勇士与懦夫，勇敢与懦弱，勇猛与怯懦，坚强与软弱，胆识与胆怯，胆大与胆小，敢言直谏与唯命是从，斩钉截铁与唯唯诺诺，忠诚与叛逆，好人与坏人，君子与小人。

（五）善人·中人·恶人

善、中、恶三者是延续的过程，没有明显界限。善与恶，是根据不同需要作出的判定。利人是善，损人是恶。行善是善人。作恶是恶人。善人是好人，恶人是坏人。老子七善：居善地、心善渊（深远）、与善仁、言善信、政善治、事善能、动善时（行动善于抓住时机）。善与恶有初衷与结果一致的，也有事与愿违者。判断准确，初衷与结果一致，随心所愿，事随心愿。判断不准，事与愿违，善心恶果。

1. 善人 善人，极端的善，善恶不分，善是善，恶也是善。善人不会办恶事。善人把一切都看成是美好的。恶，能激起善行，抑恶以扬善。恶，能显出善举，没有恶就无所谓善。

2. 中人 中人，爱憎分明。中人有向善，中人有向恶。中是有限的，这个限是无限的。中永远是中，中端无限。中人想办善事，结果办成了恶事，不是成心，而是不明。角度不同，认识不同，结果难以把握。

3. 恶人 恶：亚心，亚：次之，违背心性，伤害入心。恶人的极端，善恶不分，恶是恶，恶也是恶，把一切都看成是坏的。这是极端的恶、绝对的恶。相对的恶人，是因为有善才显得有恶。没有善的比较就无所谓恶。在恶人眼里，如果不支持他的恶，就认为可恶。在特殊情况下，善也是恶，善如果从客观上放任了恶行，促成了恶、帮助了恶，这就是恶，但此善而有恶与恶人恶行有本质的不同。

4. 善恶分明 善恶分明是社会上公认的大善大恶，公认的善恶之行、善恶之人。这是绝对的善与恶。相对的善与恶，不同人、不同事、不同境况、不同时间有不同的认定和说法。所以，善恶分明是相对的，因人、因时、因地、因事、因

境而异的。狭隘与宽阔对善恶的界定也不同。因此，善恶分明也是有范围的。糊涂认识导致的自以为善恶分明，其实是糊涂时的善恶不分，甚至善恶颠倒。

5.善恶难分 对待一个人，一件事，善不善，恶不恶，是善是恶，不同人看法不同。在善恶取舍中，没有明显界限，初衷和后果难料。有时，看初衷是善举，看结果却成为坏事。歪嘴和尚把经给念歪了。如为救一个落水的人，结果搭进去了几个人。有时，看初衷是恶行，看结果却成为好事。歪打正着。有时，好事可以引出坏的结果，坏事可以引出好的结果。

6.善恶相反 善恶截然相反。也有人对善恶的认识和态度截然相反。你看是善，他看是恶，你看是恶，他看是善。

(六)下士·中士·上士

下士求利，中士求义，上士求真。下士为钱财物等既得利益孜孜以求。中士为帮助人，讲义气，赴汤蹈火。上士为寻找真理、探索真理、守护真理，而废寝忘食、百折不挠。

(七)凡人·仙人

凡是一般，凡人是平凡之人，是生活中的一般人。仙为人山，仙人是出众之人，超脱之人。凡人过一般人的生活，自得其乐。仙人要经过艰难困苦，刻苦修炼。不吃苦中苦，难为人上人。

(八)俗人·真人

俗是平常，俗人是普通之人。真是纯粹，真人是脱俗之人。真人是追求纯粹真理的人。

《黄帝内经·素问·上古天真论》定义的真人、至人、圣人、贤人分别是：真人："上古有真人者，提挈天地，把握阴阳，呼吸精气，独立守神，肌肉若一，故能寿敝天地，无有终时，此其道生。"至人："中古之时，有至人者，淳德全道，和于阴阳，调于四时，去世离俗，积精全神，游行天地之间，视听八达之外，此盖益其寿命而强者也。亦归于真人。"圣人："其次有圣人者，处天地之和，从八风之理，适嗜欲于世俗之间，无恚嗔之心，行不欲离于世，举不欲观于俗，外不劳形于事，内无思想之患，以恬愉为务，以自得为功，

形体不敝，精神不散，亦可以百数。"

(九)浑人·贤人

浑是不清，浑人是糊涂之人。贤是优良，贤人是好心之人。贤人《黄帝内经·素问·上古天真论》："有贤人者，法则天地，象似日月，辨列星辰，逆从阴阳，分别四时，将从上古合同于道，亦可使益寿而有极时。"

(十)常人·神人

常是正常，常人是正常之人。神是特殊，神人是超常之人。正常之人，表现为形俱、精盈、气调、得神、聚魂魄、有意志。出色之人，精力充沛、气宇轩昂、神采奕奕、魂灵活现、有气魄、意志坚定，是一个有远大理想抱负、有志气、积极向上之人。精力充沛之人，不知疲倦，工作效率高。有气力之人，干劲大，数量多。神采奕奕之人，动作灵活，反应灵敏。魂灵活现之人，机警、敏捷、出奇。有魄力之人，气度气质不凡。意识强之人，善于思索，事业有成。志气大之人，有创新、有发展、有贡献。意志坚定之人，必能成就大事。

(十一)庸人·能人·高人

庸人是平庸之人，能人是能干之人，高人是智慧之人。庸人缺少能力，缺少志气，缺乏气魄，意志薄弱，只能随波逐流，不能成为时代的弄潮儿。能人有能力，能干事，但仅限于就事论事地干，缺乏远大理想和抱负。高人有理想，有抱负，有智慧，有计谋。庸人善于坐享其成；能人善于驾轻就熟；高人善于开垦荒地。庸人常常把既有的环境条件作为理由，无力改变现状，找借口告诉人们：不是我们无能，是条件实在太差。能人常常找借口抱怨既有的环境条件，有利则进，无利则止，趋优避劣，回避矛盾和冲突。高人常常一接触就热爱上了原本被别人嫌弃的环境条件，因势利导，推陈出新，成效卓著。高人知道在尽可能的情况下去改善不适宜的环境，而当环境无法改变的时候，就勇于去改变自己，在其中自得其乐。

(十二)病人·健人

病是患疾，病人是伤病之人。健是健康，健

人是健康之人。失魂落魄之人，虽有精气神，也难以维持正常人之生活。失神之人，仅有精有气，或属精神、神志失常患者，或如行尸走肉，甚或是个只会呼吸的植物人。无气之形精，是生命亡失的一具躯壳，久之化成离散之气。

（十三）君子·小人

宁和君子打一架，不和小人说句话。和君子产生纠纷，不为一时一事一己私利，而是为了辨清真理、通晓道理。和小人说话，他会以小人之心度君子之腹，把原本正义的话曲解跑偏，无端生出是非。

（十四）智者·大智慧者

1.智者 急时勇担，缓时勇退。不该做的，什么时候都不做。该做的，急时必做，缓时有需要则做，无需要则不做。做主时，善于听取不同意见，完善自我，而不失却主宰，敢于负责，而不逞强斗能。从属时，善于示弱，甘愿退居人后，事事有准备，却不逞能，有问必有答，而不自诩。无功不贪上，有功而居下。有功罹祸患，是因为居功自傲。有功得善终，获益于急流勇退。

2.大才大智 有才而性绵，方属大才，是因绵可藏针。有智而气和，斯为大智，是因和而易鉴。

3.纠偏化险 人偏激，我授之以宽容，是因偏不逾宽，激不过容。人险仄，我持之以坦荡，是因坦可淹仄，荡可御险。

4.缓急见智 缓事若速办，敏则见功，是因出人意料。急事能沉着，必有速效，是因高人一筹。

5.大智慧者 大智慧不会有怀才不遇的感受，文能安邦，武能定国；乱世能平天下，治世可修思想；危时能挽狂澜，安时可启智慧；忙时处世谋事，闲时著书立说。需要时勇于担当，不需时急流勇退。

（十五）大聪明·小聪明

如果聪明仅仅用于搞清楚时，那是小聪明。如果聪明用于该清楚时搞清楚，该糊涂时就糊涂，尤其是搞清楚之后需要糊涂处之时的糊涂，看似愚，那是大智慧，大智若愚。

（十六）无主见·有主见

无主见，遇事没有自己的看法，没有主意。有主见，遇事有自己的看法和主意。无论正误，有主见则敢于担当，无主见则随波逐流。主见来源于自信，来源于正确的思想，来源于理论的指导和实践经验的总结。无主见来源于自卑，来源于看不透事理，来源于遇事不知所措。处处留心皆学问，主见有先天因素，也有后天修炼。

（十七）浮躁·沉稳

浮躁与沉稳是相反的两种行事态度。浮躁之人，轻浮而急躁，遇事不冷静，听风就是雨。沉稳之人，沉着而稳定，遇事不慌张，客观分析，正确判断。胸无点墨，易浮躁。胸有成竹，常沉稳。无有底气心不安，腹有诗书气自华。

（十八）狭隘·宽阔

狭隘是心胸狭隘之人，胸不容事，处事看问题，总往消极方面想，总往不利方面考虑，路越走越窄，关系越来越紧张。宽阔是胸怀宽阔之人，豁达大度，幽默童心，高瞻远瞩，善于创新，乐于助人，笑对人生。路越走越宽，关系越来越融洽。不但善于团结和自己意见相同的人，还善于团结和自己意见不同的人。听到赞扬是激励，听到批评是鞭策。好事直接受益，坏事带来觉悟。

（十九）徘徊人·变性人

徘徊人是做事拿不定主意，而表现为犹豫徘徊。常似是而非，犹豫不决，左右为难。事后还容易后悔。

变性人是Ⅱ之人，一是性格变异之人，二是生理功能变异之人。男性具有女性特征，女性具有男性特征。

二十、理想·思想·意义

理想主要是想干什么。思想主要是怎么去干。意义主要是作用和价值。

二十一、谋划·实施·改进

谋划是谋略筹划。实施是现实施行。改进是改正进步。

二十二、拓展·提升·品韵

拓展是开拓发展，提升是提拔上升，品韵是品评韵味。

二十三、俯信·平信·仰信

信，可以分为三类：俯信、平信、仰信。俯信是居高临下地欣赏。平信是平等而相互倾心。仰信是面向高位上位的渴望。

二十四、人的形精气神

形、精、气、神是支撑生命的四大支柱。

形体禀赋于先天，形体的整体与局部相匹配。形体的结构与功能相适应。正常的形体是适中，异常的形体是过大或过小。

精依附于形的受纳，依靠于气的推动，精是生命活动的基本物质。正常的精是濡润，异常的精为燥、湿。糖、脂肪、蛋白质、维生素、微量元素，是维持生命的五大元素，是精的具体物质。摄入之精是水谷，滋润之精是唾、涕、泪，运化之精是血液、淋巴液、消化液、关节液、细胞液、体内津液，生殖之精是精液，排出之精是汗、便、尿。

气是流动着的精微物质和功能活力。呼吸之气是口鼻呼吸、胸式呼吸、腹式顺呼吸、腹式逆呼吸、胎息、体息。运行之气是经气、元气、宗气、营气、卫气。排出之气是叹息、呃逆、矢气、汗气。气可以表现为寒气、热气。正常的气是寒热适中，异常的气是过寒、过热。

神是驾驭形精气的灵性，整体之神是神灵，表现为神态、神气、精神。局部之神，耳神表现为耳聪，眼神表现为目明，鼻神表现为嗅觉灵敏，神说表现为能说会道、巧舌如簧、伶牙俐齿，舌神表现为品味敏感，歌神表现为铁板歌喉、歌声嘹亮。神表现为或动或静，正常的神是动静适宜，异常的神是过静过动。

人的形、精、气、神综合表现为自动、主动、被动。自动是〇，自动是自然地、自行地、下意识地动。主动是Ⅰ，主动是主观地、主宰地、有意识地动。被动是Ⅱ，被动是依从地、附属地、受他人支配控制地、非自主地动。

正常之人，形神兼备，精气充盈，精气神旺。异常之人，形精气神不及、形精气神太过。形、精、气、神的整体锻炼方法是：谐调拳、谐调自发振等。形精气神的局部锻炼是：运目、揉鼻、搓耳、动舌、扩口腔、发音、撮肛、提前阴、吸脐、转头、运上肢、运脊、运下肢。

第五节 会为人

会为人就要懂得为人要素，调身怡心，悟道积德，通情达理，守法知力，恰当选择，正确对待，善以待己，诚以待人，准确判断，比较取舍，合理评价，时时反省，调气机，巧助人，妙用人。学会交际，参与社会。

一、为人要素

为人是人生活的必需。会为人，是人的最大智慧。

（一）为·为人

为是由力加内心和外心构成的。为就要用力用心，尽心尽力，既有内化之心，也有对外之心。"为人"是做人，自己做，做自己。"为人"是树人，自己树，树自己。"为人"是为别人，自己做为了别人，为了别人树自己，你为了别人，别人也为你，所以，从更广泛的意义上讲，为别人也是为自己。我为人人，人人为我。这是人类的美好。

（二）为人三要素

为人三要素是"素质、学习、提高"。为人要不断地蓄养素质，适时学习，完善提高。为人的过程是不断蓄养素质、适时学习，完善提高的过程。专心是基本素质之一。专心致志、一心一意。专心致志的人专注一心，心无旁骛，将心神专注于某一件事，或某一项事业。一心一意的人，是无二心，一直心仪于一人一事。专心是搞好学习的基础。学习是提高的必然途径。只有不断学习，才能不断提高。学习包括学理论，学实践，学经验，学教训。学习的过程是充实的过程，充实就意味着提高。提高是知识水平的提高，实践技能的提高，思想境界的提高。提高到豁达的程度，为人就坦然了，幸福就时时跟随了。

（三）为人三策

为人有上、中、下三策。

1. 下策 为人之下策，一是本分与诚信，二是知足与知不足。本分可靠，诚实可信。知足者常乐，知不足者长进。

2. 中策 为人之中策，一是辨"善恶"，二是分"优劣"，三是守"宽严"，四是论"贫富"。辨善恶，勿以善小而不为，勿以恶小而为之。分优劣，分辨优劣，趋优避劣。守宽严，严以律己，宽于待人。论贫富，富贵不能淫，贫贱不能移。

3. 上策 为人之上策，一是"致虚极、守静笃"；二是"上德若谷、上白若辱"。恬淡虚无，真气从之，静极生动，动极生静，自发谐振，思如泉涌，灵感无限，悟道自然。上德若谷，豁达大度，不计小是小非，胸怀坦荡。上白若辱，荣辱不惊，胸怀天下。顺为人，逆为仙，只在其间颠倒颠。

（四）为人要多用心少用计

为人要多用心，用诚心、信心、爱心、仁心，以心换心。用诚心换诚心，用信心换信心，用爱心换爱心，用仁心换仁心。我为人人，人人为我。为人要少用计，生活中为人要坦荡，吃亏是福，不要工于心计，少一些再少一些算计、诡计。

战争年代、非常时期，用计谋是迫不得已。即便如此，也有一些规则，是用心的结果。如用心和，约定双方坐下来和谈；用心战，可以下战书，约定时间地点方式进行交战，两军交战，不斩来使。战争在不断地约定规则，也在不断地修订规则、破坏规则。使人反思悟理。

（五）处世自然避免做作

处世要自然，自然而然，顺势而为，顺应自然规律，顺应历史潮流，顺应社会发展，顺应人际交往关系，顺应人身心气血经络运行。处世不做作，不违背大自然的规律；不逆天道而行；不逆人际关系而交往；动静不违逆身体状况，不违背心意愿望。

（六）谋事要针对事不对人

谋事要对事不对人，重点是要针对事的发生发展变化规律而为，而不是对做事的人而言。针对不同的事，可以运用不同的计策、计谋、计划。对事既要讲原则，又要讲灵活。即便有人情在，也要从事理上说得通。人俗理不俗。

（七）清亮·明白

为人要清亮、明亮、明白。清亮，清了就亮。明亮，亮即是明。明白，明了而直白。襟怀坦白，无忧无虑，心底无私。初级状态如此，高级状态也如此。简单如此，复杂也如此。

（八）单纯·直爽·率真

单纯是简单纯一，不复杂。直爽是言行坦率、爽朗。率真是直率真诚。为人单纯、直爽、率真。直来直去、为人坦荡、心胸宽广、心地善良。

（九）自然·洒脱·豪放

自然是天然的，不做作，不拘束，不呆板，非勉强的。洒脱是潇洒自然，不拘束。豪放是气魄大而无所拘束。指人的感情奔放，不拘细节。为人自然、洒脱、豪放，包容性强。

（十）认真·细致·周密

认真是确实、真的、严肃对待、不苟且。细致是细密精致。周密是周到细密。为人认真、细致、周密，交往可靠，行事无疏漏。

（十一）严肃·严谨·严格

严肃是庄敬，庄重，使人感到敬畏；严谨而有法度；作风、态度等严格，郑重，认真。严谨是严肃谨慎，严密周到，整齐。严格是遵守规定或掌握标准时认真，不放松。为人严肃、严谨、严格，行事有法度，做事可深入、精细。

（十二）智谋·心机·城府

1. 智谋是智慧谋略 智谋是人的智慧和在行事时的谋略。

2. 心机是机巧之心 心机是心计、机谋。机巧之心，擅长用心谋划；工于心计，是动心思去取得自己不应该得到的事物。

3. 城府是待人处事的心机 城府是人们待人处事时的心机。城府是人的一种功力，内敛而不外露的功力。城府深浅标志着一个人素质修养的高低。所以，讲一个人城府很深，含有两种意思：一是褒义，谓这人有心机谋略，思想深邃，且不愿意随便吐露。二是贬义，谓这人不坦率，让人猜不透心思，不敢把他当朋友看。城府是每个人都有的，只不过有的多一点，有的少一点罢了。

4. 城府是一种能力 城府是一种体验生活、

体察生命、认识自然的能力。人对事物的感悟、体察、了解，有两种情况：一种是了解不够，对事物的认识还不很清楚，这时很难说清楚。另一种是，自然的运动变化有其特定的规律，这种自然之理我们能够感知，但却很难把它表述出来，如人在冥冥之中感知的那些神秘的东西，人内心有时莫名其妙的悸动和不安，究竟是什么？说不清楚。城府深的人，往往对生命的难测和自然之理的运行有较深的理解。老子说，道可道，非常道。道是可以意会而无可言说的，对道的认识就让人感觉出一种城府。

5.有城府者会见机行事　城府常表现为沉默得多，表白得少，显得有些内向。其实这与性格内向不是一码事，性格内向常常是无话可说，而城府之人则是不逢时机不说。

6.有城府者善于后发制人　一般情况下，无城府的人会急于先说，有城府的人不愿先说。两个有城府的人，在面对不便评价且又必须评价时，谁都不愿先说，而又必须做出评价时，谁的城府深浅就会显现出来。

7.有城府者或先或后都可化利　有城府者先说后说都可化利。先说者有先行之利，先说的把该说的都说了，后说的无话可说，只得重复。后说者有总结之利，后说者在听了先说之后，既可充实自己的说法，又可总结归纳，还可受到启发，讲出新意。有城府者先说后说都有利；无城府者先说后说都不利。有城府者先说，就会把后说者类似或相同的想法和说法淹没。使他无话可说，因为他的想法被说出来了，所以再说时，好象是在重复他人。无城府者先说，讲得平淡，就会被后面的精彩比较得失去意义。有城府者后说，会收集到前讲者的很多信息，得到了很多的启发和思考，所以，最后就能比较客观全面地总结。大会讲话，往往是非主要领导先发言，主要领导最后总结讲话，道理就在于此。无城府者后说，在听完别人说完后，如果没有新意，且不善高度概括和总结，就只能重复他人说过的话，吃别人嚼过的馍了。没有能力的领导常有这样的尴尬。

8.有城府者不愿透露心迹　有城府的人不愿暴露心迹，不能不暴露时，顾虑对方模仿自己，或把自己推向风口浪尖。表态时，可以直说、婉转说、正话反说、不说。说的立场有肯定、否定、不可置否。真人掩饰得好，不愿暴露时也会装。真人不露相，露相不真人。

9.有点城府者善说反话　有一些人善于正话反说，欲擒故纵，为的是摸清对方底细，而不让对方摸清自己的真实想法。但这很危险，因为在需要你真话的时候，你还要有个改变，这个改变会让你难堪，而让人觉得你是根据情况变化变出来的，跟风跟出来的，是无知或滑头。使得你的真实想法都无法表白，不暴露你的真实想法，对方会误解，暴露真实想法，等于告诉对方你圆滑。

反话和对方观点一致。你说出的反话可能和对方的观点一致，这时你要改变，会落得出尔反尔，故意和人唱反调。反话与对方观点不一致。你说出的反话和对方不一致，表明你的本意和对方一致，这时你若改变成你的本意，就变成附和了对方的观点，人们会说你没主见，抄袭、跟风。善说反话者，会弄巧成拙，却易掩饰。这用于替被评价人探听情况，因为被评价者充分信任你，而不会造成误解。打探的评价，一方在探听另一方的态度。测试的评价，从评价中，可以看出谁的心机重。实用的评价是实用的需要，双方都愿意且必须说真话，否则，耍心眼会带来不利的后果。

10.有些城府者照实说　照实说，也不失为一种城府，心中坦荡，错就是错，对就是对。错了纠正，对了坚持。即便被冤枉了，抱着"有则改之，无则加勉"的态度，仍然会赢得人们的尊重。

（十三）计较·拘谨·束缚

计较是计算比较得失，较真，钻牛角尖。拘谨是言行过于谨慎、拘束。束缚是捆绑、捆扎、缠束、约束、限制。为人计较、拘谨、束缚，常心胸狭隘、自私、小气，甚至为人刻薄。

（十四）浪荡·荒唐·不羁

浪荡是行为不加约束、任意胡为。荒唐是荒诞、唐突；放荡，没有节制。言行非常离谱、离奇、无稽，不符合常理人情，使人觉得奇怪。荒诞不经、无稽之谈。不羁是不受限制、约束。桀鸷不驯。为人浪荡、荒唐、不羁，常心粗心野，行事不着调，甚于胡作非为。

（十五）执着·坚持·固执

执着是褒义词，坚持是中性词，固执是贬义词。执着是坚定一种信念、一种修为，因为这是自己选择的一种大的目标和方向，少有非议和正误之争，所以，执着是褒义词。坚持是坚决坚定维持保持一种做法不放弃，可以是正确的执着，也可以是错误的顽固，所以坚持是中性词。固执是顽固执行自己认定的行为，可能是错误的，却不听劝告，依然我行我素，所以，固执是贬义词。执着是在有原则有灵活基础上的坚持，固执是在无原则失灵活前提下的坚持。执着是群体公认的坚持，固执是自己独自的坚持。执着被认为是正向的坚持，固执被认为是扭曲的坚持。执着被自认为正确的人认为是正确的，固执被自认为正确的人认为是错误的。执着和固执表现在对结果愿不愿意承认，愿意承认错误的是执着的终结，不愿意承认结果的是固执的坚持。意识到自己固执的人，属于执着。没有清醒意识，只是一味坚持的属于固执。被认可了的是执着，不被认可的是固执。固执是坚持自己的观点，不轻易被人说动，哪怕是错误的观点，也不轻易改变。

固执是对具体一件事的追求，执着则是对事业的追求。固执是执着的一种极端，执着是固执的委婉说法。

女孩不同意，男孩坚持追求女孩，追到了就是执着，追不到就是固执。坚持一个错误，那叫固执；固执一个真理，那是坚持。当你很清楚那是错误还是真理的时候，你会坚定着自己的信念；当你辨不清那是错误还是真理的时候，你会听命于他人的安排。是坚持自己的做法，还是接受别人的意见，重要的不是知识的支撑，而是态度的转变。坚持到底，出于对真理认定的执着。顽固是固执的甚者。顽固是顽强地坚持自己的观点，虽然错误、虽然于己不利也会坚持到底。顽固不化，由于对形势变化的误判。

（十六）诚实·隐讳·谎言

诚实是确切坦诚的事实。诚实＝事实＋老实。

隐讳是隐瞒避讳事实。或沉默不语，或语焉不详，或含糊其词，或笼统模糊，或顾左右而言他。谎言是虚拟的事。谎言是否认、误导、欺骗。谎言常用做计谋，如声东击西、调虎离山之计谋。

（十七）待己·待人·助人·用人

为人之道就是很好地待己、待人、助人、用人。待己是对待自己，只有很好地对待自己，才有很好地对待别人的根本。待人是对待别人，诚心待人，巧妙助人，才能放心用人。对待别人为别人着想，就会带来互助互用。乐于助人，就是善待自己。

（十八）聪明外露·智慧深藏

下边的对比描述，前者是聪明的外露，后者是智慧的深藏。"糊涂的精明人"与"精明的糊涂人"；"绽放光芒"与"韬光养晦"；"聪明智慧"与"大智若愚"；"逞强展现实力"与"示弱博得同情"；"充分展现自己"与"巧妙隐藏能力"；"得意洋洋"与"得意不要忘形"；"喜笑颜开"与"喜怒无形于色"；"抓小放大"与"抓大放小"。

（十九）树活一张皮，人活一张脸

树活一张皮，人活一张脸。给别人面子，就是给自己面子。识破别点破，面子上好过。顾全面子，给人铺台阶。关键时候替领导挽回面子。"背后鞠躬"更有效。善待别人的尴尬。适当满足别人的虚荣心。死敌也要留面子。保住面子即是保住自尊。不能将错就错。

（二十）祸从口出，福从口入

祸从口出，福从口入。能说会道笼人心。慎谈他人忌讳的话题。说话要有所保留。避开无谓的争论。让忠言不"逆耳"。开玩笑要注意分寸。说话要讲究场合。用"是"替换"不"。抓住推销自己的机会。及时弥补失言。高雅的谈吐是最好的礼仪。

（二十一）能屈能伸，"忍"字当先

能屈能伸，"忍"字当先。做人一定要学会低头。退一步海阔天空。脸皮有时也要厚一点。把丢脸看成是一种磨炼。别为小事较真。当众拥抱你的"敌人"。把气发在小事上。"低头"认错不为低。好汉不吃眼前亏，要看什么情况，有时，

好汉要吃"眼前亏"。不被闲话所左右。把批评当镜子。忍让要有度。

（二十二）把握做人的尺度

在极端上把握做人的尺度："提前预支"与"留有余地"；"甚嚣尘上"与"莫太张狂"；"强词夺理"与"得理饶人"；"钻头露腚"与"留有退路"；"得寸进尺"与"见好就收"。

（二十三）小心驶得万年船

小心驶得万年船。"粗心大意"与"小心谨慎"；"过路烟云"与"处处留心"；"见面即熟"与"累交如初"。

（二十四）做人要能方能圆

做人要能方能圆，当方当圆，要看具体事情，要看发展趋向，要看尺度把握。有时需要隐藏情绪，有时需要发泄情绪。有时小节不可小觑，有时需要不拘小节。有时该放手时就放手，有时应该抓住不放。有时需要站在他人角度看问题，有时把自己的事情做好就行。有时遇强则迁，以退为进；有时不畏强暴方显英雄本色。有时亏要吃在明处，有时吃亏不必声张。有时适时沉默是一种明智的行为，有时该出手时就出手是一种英雄壮举。有时不要把万一当成一万，有时却不要放过万分之一的机会。有时需要保留上司的空间，有时需要洞彻才能解决问题。有时不要随意表达自己的心声，有时需要尽情发挥。有时一次只专心做好一件事，有时需要一心二用，或一心多用。有时需要珍惜生命中的每一秒，有时需要用时间证明。

（二十五）礼多人不怪

礼多人不怪。谦逊有"礼"好成功。少谈你的得意事。善为别人鼓掌。把优越感让给别人。三人行必有我师。锋芒不可太露。多听老人言。不独享荣耀。谦让可以化解矛盾。不要太在意赞许。留下良好的第一印象。礼貌待人得人心。客套的作用不容忽视。用微笑面对每一个人。把"德"字刻在心头。

（二十六）八面玲珑路路通

人脉就是成功的命脉。结交比自己优秀的人。把人情做足。牢记别人的名字。"攀亲拉故"赢人缘。建立自己的朋友档案。把精力放在关键人物身上。真诚地帮助他人。做人诚信者，可托大事。

二、调身怡心

身心调是身调与心调，身心调是人之调的两个重要方面。人生活的过程就是调的过程。人之调追求自我平静，交际安全，社会安定。

（一）益寿

益寿是高层次的养生。益寿是享受天年，天年是人应有的自然寿限。益寿就是减少生命的耗损、减慢生命的缩短。由于看不到寿命减少了多少，而能看到的是寿命比常人延长了多少，这就是常说的延年益寿。益寿最核心的两个方面：德、谐。

1. 益寿的四个特点　身体应变性能好，心理调节状态好，自然承受能力强，社会适应能力强。

2. 德高则寿长　道德高尚，为人坦荡，利人利己，和睦共享，气血通畅，神清精旺，无忧无虑，自然寿长。

3. 谐调则寿永　自我谐调身体好，人际谐调关系好，社会谐调心情好，自然谐调状态好，人生谐调逆转顺，寿命永久和谐调。

（二）养生

养生就是养护生命，减少生命损耗，减慢缩短速度。善于养生就是要做好益寿、保健、治疗、康复，这些都是广义养生的重要内容。养护身体就要研究养生之道，爱护身体、锻炼身体、养精蓄锐、振奋精神、珍惜生命、顾护性命。主动预防疾病、积极治疗疾病，保持健康体魄。切莫不惜身体、糟践身体，不顾性命，甚至豁上性命。性情、心态、个性修养、生命价值观、对待生活的态度，均能影响身体健康。养生要恰当选择、正确对待。养生的要素有：气息、饮食、冷暖、寤寐、心态、动静、观念、行为、环境。

1. 养·生　养，养护、养育、滋养、补养。养神、养气、养精。聚精会神。生是生命、生机、生活、生育。

2. 气息自然

（1）口鼻呼吸：正常情况下人们靠口鼻呼吸

维持生命活动，口鼻呼吸可以带动胸部，也可以带动腹部。

（2）胸式呼吸：口鼻呼吸带动胸部的称为胸式呼吸。胸式呼吸，呼气时缩胸，吸气时扩胸。

（3）腹式呼吸：口鼻呼吸带动腹部的称为腹式呼吸，腹式呼吸腹部随呼吸鼓凹不同，又分为顺呼吸和逆呼吸两种。浅呼吸易为顺呼吸；深呼吸易为逆呼吸。坐姿深呼吸易为顺呼吸，站卧姿深呼吸易为逆呼吸。

①顺呼吸。顺呼吸是把胸式呼吸扩大到腹，呼吸时腹部的鼓凹与胸部顺向一致。即顺呼吸，呼气时腹凹，吸气时腹鼓。②逆呼吸。逆呼吸相反。呼气与胸部呼吸逆向相反。即逆呼吸，呼气时腹鼓，吸气时腹凹。

（4）体呼吸：体呼吸就是通过汗孔呼吸，汗孔称为气门。体呼吸的个体差异很大，正常情况下，皮肤呼吸量极小，吸氧量约为肺的 1/160，不足以供应人体正常的新陈代谢所需，所以，人不能生活在水里。体呼吸可以通过运气增强，练人与自然交换的天人合一之气，可以增强体呼吸。美国一家马戏团的小丑因全身涂上金粉，无法进行体呼吸而窒息。古代被埋进土里的犯人只露一个头，会感觉呼吸困难、痛苦万分，实例表明体呼吸的存在和强弱不同。体呼吸的练法：①体吸体呼法。用全身各处吸气至腹部丹田，再由丹田从全身各处呼出体外。②鼻吸体呼法。用鼻深吸气入胸，鼻闭，气进入腹，自腹从全身各处向体外呼出，胸之余气，从口鼻呼出。③体吸鼻呼法。用全身各处吸气至腹部丹田，再由丹田经胸从鼻呼出。

（5）脐呼吸：脐呼吸又称丹田呼吸、潜呼吸、胎息。《抱朴子·释滞》："得胎息者，能不以口鼻嘘吸，如在胞胎之中。"《脉望》卷一曰："呼吸真气，非口鼻呼吸也。口鼻止是呼吸之门户，丹田为气之本源，圣人下手之处，收藏真一所居，故曰胎息。"《云笈七签》曰："人能依婴儿在母腹中，自服内炁，握固守一，是名胎息。"胎息是呼吸如婴儿在母胎中，不用口鼻而行脐呼吸的高深境界。胎息是通过意念诱导的一种高度柔和的腹式呼吸方法，是腹式呼吸极细微的一种形式，从鼻觉察不到呼吸。脐呼吸吸入空气中的有害气体比鼻呼吸少，污染空气的危害就小。习练时，要意守下丹田，吸气时意想气自丹田吸入，稍作停留，再意想气自丹田呼出。稍停再作重复。呼吸要绵细、缓慢、均匀，意守要在若有若无之间。《后汉书·王真传》："悉能行胎息、胎食之方"。李贤注曰："习闭气而吞之，名曰胎息，习嗽舌下泉而咽之，名曰胎食。"

（6）眼呼吸：眼呼吸是眼的前后收缩扩张运动。锻炼眼球弹性，增强眼屈光的调节功能。可以保持正常视力，防治青少年近视和老年远视。近视是前后眼轴变长，远视是前后眼轴变短。通过眼的向后呼吸调节，可以使变长的眼轴回归原位；通过向前呼吸调节，也可以使变短的眼轴回归原位。

训练眼呼吸的方法包括两种。①防治近视眼呼吸：轻轻合目，目视向后方，由近至远，渐至无限，为呼气；由无限远方，收回归位，为吸气。一呼一吸缓缓反复而视。②防治远视眼呼吸：轻轻合目，目视向前方，由近至远，渐至无限，为呼气；由无限远方，收回归位，为吸气。一呼一吸缓缓反复而视。

3. 饮食讲究研究　分析饮食物"粮食、蔬菜、肉类、蛋类、水果、茶"的"性味、归经、功效、主治"，以及"成分、含量、作用"，以备人们各取所需。其中，性味、归经、功效是定性应用，成分、含量、作用是定量应用。饮食物通过"煎、炸、炒、烧、蒸、煮"等，制作成各种"主食、菜肴、汤粥、汁液、茶水"，供人们食用。制备后的饮食物，不同程度改变了原来的性味、成分及含量，也就改变了原来的功效及作用。饮食要讲究因人因时因地因事而宜。饮食没有好差之分，只有适合不适合之别。饮食物用之适中得当，可以养生糊口，维持生命状态；用之不当，不及、太过、错用，也可以导致疾病的发生；而当疾病发生之后，如果恰当辨证用膳，还可以治疗疾病，有助于康复。从某种意义上讲，食疗和药疗具有同等重要的意义。所以，讲究饮食是养生的重要方面。

4. **冷暖适度**　人的生存需要适宜的温度，冷暖得当也是养生的需要。人必须维持一定的体温，在一定的温度环境中生存，体温和室外温度不能过低，也不能过高。当体温过低或过高时，就是疾病状态，甚至是病情危重的象征。而室外温度，对人的体温具有直接的影响，所以，环境的保温和降温调节，对人的冷暖具有重要意义。

（1）保温：当体外温度过低时，就要及时加衣保暖，或者用暖气改善环境温度，通过一定的保温措施，使体外的低温度不至于与身体温差过大，从而保持身体温度不减。

（2）降温：当体外温度过高时，要及时解热降温，通过宽衣、减衣被、洗浴、制冷，使体外的高温度不致于与身体温差过大，从而保持身体温度不增加。

（3）春捂：春捂是利用春天气候渐暖，体外温度渐高，而不急于减衣，以锻炼身体对热的耐受能力，从而拓宽机体对高温环境的适应能力。

（4）秋冻：秋冻是利用秋天气候渐凉，体外温度渐低，而不急于加衣，以锻炼身体对寒的耐受能力，从而拓宽机体对低温环境的适应能力。

5. **寤寐舒适**　寤是醒来，寐是睡觉，寤寐是人生活的必需。白昼清醒，进行活动，觅食，夜晚睡眠休息。一动一静，一劳一逸。寤寐舒适是人生存质量的必需。

（1）晓行夜宿：晓行夜宿是依自然条件而决定寤寐。拂晓天亮而便于行动，夜临黑暗而便于宿寝。

（2）寐睡寤起：寐睡寤起是根据人体需要而决定寤寐。瞌睡就睡，瞌睡表明人体需要睡而修养身体、恢复体力。醒来就起，睡醒表明体力已经恢复，可以起来运动。

（3）睡姿变换：睡姿宜因人因时因地因情交替选用，姿势久则改变，不可以一种说辞，拘泥于一种睡姿。一姿久必受累。喜好宜以自然舒适为度，不宜以心念支配为则。几种常见的睡姿：仰卧是面向上而卧。俯卧是面向下而卧。左侧卧是左身向下而卧。右侧卧是右身向下而卧。受压与无压，受压而舒适，无压也舒适，受压是锻炼

松压是休整，压久放舒，舒久喜压。

（4）舒适自然：寤寐宜听任自然，依自然条件、人体需要，结合工作生活事件等因素，不同情况不同对待。睡眠久暂、何种姿势，无论时间，不分先后，以自然处之，以舒适为度。想睡该睡能睡就睡，想起该起能起就起。睡姿可变，变于自然，困寐寤起，舒适睡眠。

6. **心态坦然**　心态坦然、豁达。豁达是心胸开阔，性格开朗，能容人容事；豁达是一种大度和宽容；豁达是一种品格和美德；豁达是一种乐观的豪爽；豁达是一种博大的胸怀、洒脱的态度，也是人生中最高的境界之一。豁达表现为：大公无私、舍己为人、替别人着想。豁达就会宽容，宽容是能原谅，不计较、不追究。豁达就会包容，包容是能容忍，可担待。心底无私，没有计较，就没有气生，心情舒畅，气血畅通，这是利于养生的状态。

7. **动静有节**　运动与静养是人生的两种状态。动静有节，就是运动而不过于劳累，静止而不过于安逸。当运动则运动，该安静必安静。适当运动，保持安静，动静交替。动有体动与心动，静有体静与心静。心之动静是本，体之动静是标。该动心时动心，不该动心时不动心。该心静时心静，心静不下来时，也要设法静心。心静就能坦然面对运动，取得好的效果。心情激动也能激发热情和干劲，使运动超乎常规。只要心无伤、心不累，体伤和体累的影响会减轻到最低限度。心伤了、心累了，要比体伤和体累还难受。动静有节就是根据生活的需要，调节好动与静的节奏。

8. **观念正确**　正确的观念是养生的导向。正确观念来自于对公私的认识上，处事为公、为私，还是公私兼顾，结果不同，效果也不同。公心以处，心胸开阔，思想开放，包容性强，我为人人，人人为我，在更大的范围内行事，就会享有更多的恩惠。观念正确，处事合理，与人为善，是养生保健的重要因素。

9. **行为恒常**　行为恒常是指在为人谋事上具有大致恒定的目标方向与做法。行为恒常表现在对利益的关注上，清楚利人、利己、人己双利

的情景和状态。从利人的角度出发，利己就在其中。因为众人拾柴火焰高，互帮互助，共同受益。从利己的角度考虑，常常会带来伤害。因为孤掌难鸣，独木难支，不善助人，也难得人相助。所以，行为恒常需要建立在利人、助人、为公基础之上，创造一个良好的人文环境，自己养生受益就在其中。

10. 环境宜人　环境是人生活生存的重要场所，环境优美，气候宜人，呼吸新鲜空气，陶冶情操，净化心灵，是养生必不可少的条件。能改造环境，就主动地改造好环境，不能改造环境，就设法适应环境。恶劣的环境对人是个考验和锻炼。缺氧环境中，锻炼了耐缺氧能力。所以，当环境好时，我们享受环境美；当环境不好时，我们也应欣然接受环境的考验，而不要使环境影响心境，进而影响养生。

（三）保健

保健包括呼吸、饮食、寤寐、温凉、思想观念和行为。保健是中层次的养生。保健是保持健康，预防病证，无疾生存。保健的核心是治未病，包括两个方面：未病先防、既病防变。在保健范围内，身体应变性较好，心理状态较好，承受自然能力较强，社会适应能力较强。保健包括身体保健和心理保健。健康包含三方面的意义：身体无病、心理正常、适应社会。保健通过锻炼身体、陶冶情操而维护健康。

（四）治疗

治疗包括治病和疗伤。治疗是养生的低层次，是对保健失败的补救措施。治疗是治疗病证，消除痛苦。西医主要治疗病，中医主要治疗证。在治疗范围内：身体缺乏应变性，心理状态不佳，承受力较弱，社会适应能力欠缺。

1. 病人表现——症·征　症是症状，是病人自觉的不适感觉，是病人在患病过程中感觉到的不适和异常现象。征是体征，是检查出来的异常状况，是病人背离正常生理范围出现的异常征象。症状和体征是病人表现出的反映。

2. 治疗核心——证·病　中医治证，西医治病。证，是证候，是从一系列有密切联系的症状

和体征中分析、归纳、辨别，得出有关病因、病性、病位等各方面情况的综合概括。证是症状和体征的综合反映。病，是对疾病全过程的特点与规律所作的概括。证，主要从机体反应状况上认识病情。病，是从贯穿始终的根本矛盾上认识病情。中医是将症状和体征，辨为某个证候，归结为某个病名。中医诊断结论由病名和证候组成。病与证是疾病诊断的两个方面。辨病，是探求病变全过程总的发展规律，认识贯穿疾病始终的基本矛盾，有利于从疾病特征和全过程上认识疾病的本质。辨证，则是识别疾病某一阶段的主要病理症结，抓住当前疾病的主要矛盾。一切医疗行为都是病情的需要，而不应该是人为因素的需要。

（1）阴证·阳证：证分阴证和阳证。阴证包括：寒证、湿证、虚证、里证。阳证包括：热证、燥证、实证、表证。

（2）心理病：心理病是心情心理问题导致的心因性疾病。情伤、伤心、心病。生有道，死有理，进退维谷是病机。生与死都有道理。进退两难，左右不是，才是一种病态，生不安，死难受。病是进退维谷。进退都如履薄冰，如临深渊。退而生得不耐烦，进而死得不甘心。贪生怕死是病，活不如意是病。欲壑难填是病，利欲熏心是病。患得患失是病，左右为难是病。三心二意是病，无所适从是病。后悔是病，疑心是病。皆是心理病。

（3）精神病：精神病是精神情志方面出现的障碍。精神病是主观意识的部分丧失或全部丧失。精神病有持续性出现，有间歇性发作。

（4）器质性病变：器质病是实体结构的病变。人体结构的变异、损毁、外伤性破坏。由结构的改变，影响功能的发挥。

（5）功能性病变：功能病是非实体结构的病变。人体结构具有一定功能，功能性病变是在结构没有明显损坏的前提下，出现的功能障碍。

3. 诊察方法——四诊和理化检查

（1）中医——望闻问切：中医通过望、闻、问、切四诊合参，进行辨证和诊病。

（2）西医——视听叩触：西医通过视、听、叩、触，以及理化检查，进行诊断疾病。

（3）物理检查：①声。利用声波检查，如超声波、电测听。②光。利用光波检查，如 X 线透视、X 线片、CR、CD、CT、ECT、MRI 拍片。利用光学仪器检查，如显微镜观察细胞、内窥镜观察内腔、反光镜检查眼耳等。③电。利用电学检查，如心电图、脑电图、肌电图。

（4）化验检查：化验检查，是通过检查基因、细胞、血液、体液、分泌物、排泄物，察知全身状况。

4. 治疗原则——补压灭切和调激

（1）西医——补·压·灭·切：西医是针对疾病而治。补充人体缺乏的必要物质，如糖、脂肪、蛋白质、维生素、微量元素。压抑升高的指标。如降压、降脂、降糖。灭杀微生物及虫。如抗菌素、抗病毒、杀虫剂。切除赘生物、坏死组织。如手术切除脾脏、切除肿瘤。

（2）中医——调·激：中医是对证治疗。中医通过中药、针灸、推拿、火罐等方法，调理气机，激发经气，调动机体潜能，使机体作用恢复。调和激是激起机体正气抗病。正气存内，邪不可干；邪之所凑，其气必虚。

5. 治疗策略　治疗策略包括全身调理、局部治疗。西医立足于局部治疗，兼顾全身，以偏概全，以点衡面。中医立足于全身调理，治病求本，兼顾局部，从根本上解决问题。

6. 治疗方法　常用的治疗方法有：物理疗法、化学疗法、自然疗法、手术疗法。

（1）物理疗法：物理疗法是声、光、电、磁、放射性元素、热、冷冻等，通过一定方式对人施以治疗。

（2）化学疗法：化学疗法是利用化学药物、化学变化进行治疗的方法。

（3）外用自然疗法：①中药。中药是运用特定的生物（动物、植物、微生物）、矿物，对人实施治疗的方法。②针灸。针灸是通过针具刺入经络腧穴，通过点燃艾绒对经络腧穴进行温热熏灸，进行治疗的手段。③推拿。推拿是医者用手掌及上肢对患者病变相关部位施术，进行治疗的方法。推拿是对按摩等诸多手法的概括称谓。

④火罐。火罐是利用负压原理，使罐贴在躯体表面，通过抽吸作用，疏通经络、改善局部状态，进而影响全身，达到治疗目的的方法。⑤刮痧。刮痧是通过对经络腧穴进行反复刮擦，躯体表面出现痧斑，从而起到疏通经络作用，治疗疾病。

（4）自体自然疗法：自体自然疗法是自我处于自发谐振状态。①要点。松、静、自然、自动。处于放松，入静的自然状态，达到自然动态、自然静态。②增强调节能力。通过自发谐振的自然修炼，增强机体的自我调节能力，使机体对内部变化产生应对能力，趋于谐调平衡状态，以适应各种变化的需要。如使高者降、低者升、增强耐受力、控制细胞变异。③提高抵抗能力。通过自发谐振的自然修炼，提高身体对外来刺激的抵抗能力，提高阈值。如抗菌、抗病毒、耐寒热、耐击打、负重、耐饥饿、忍耐精神刺激。

（5）手术疗法：手术疗法是通过手术刀进行切剥治疗，达到疗伤治病目的。如缝合创伤、修复或切除脏器、组织。

7. 看待病

（1）高人看待"病"——有病方为贵：病与非病的界限有时很清晰，有时很模糊。人类正是在患病中学会治病，机体正是在患病中产生抗病能力。打疫苗相当于军事演习，军事演习是训练作战能力，疫苗是通过种植减毒或灭毒疫苗，刺激机体产生抗病能力。患病相当于打仗，真枪真刀干一场，使机体产生抵抗能力。患病也是对人的一个提醒，告诉人们不可再过分了，要注意健康要素，及时防范，不可继续加害，不使机体向更糟糕的方向发展。所以，从这个意义上讲，有病提醒了人们关注身体，同时产生了抗病能力。

这就是有病的可贵之处。高人和超脱之人，辩证地看待病的利害关系，能从有害之处看到有利的一面，能够客观地看待问题，良好的心境能使病情朝着有利于恢复的方向转化。

（2）常人看待"病"——有病是意外：常人患了病，觉得是个意外情况，意想不到会得病，有的也能树立治病信心，积极治疗，使病情好转，或痊愈。有的虽然信心不足，却不至于出现精神

（3）病人看待"病"——有病是痛苦：病人，一是指患病之人，二是指不正确对待疾病的人。认为患病是痛苦的事，苦恼、悲观，甚至失望、绝望。这既不利于疾病的恢复，也不利于心情的改善。患病过程也是生活过程的一部分，对患病悲观，必然在痛苦中度日，势必降低生活质量，进而影响寿命。

8.治疗病

（1）高级状态：治疗疾病的高级状态是一切医疗行为都应该是病情的需要，而不应该是人为因素的需要。高级状态，在积极治疗的同时，听任自然。给机体自然调节创造轻松的利于发挥作用的环境。

（2）中级状态：治疗疾病的中级状态是一切医疗行为都必须照章办事，而不应该违反制度、职责和技术操作规程。中级状态，墨守成规，既有严格、标准、精细，便于统一操作等有利的一面，也有不灵活、缺少变通等不利的一面。

（3）低级状态：治疗疾病的低级状态是一切医疗行为都必须医患协商，而不应该单凭医生的说法。低级状态，把治疗当作生意和服务进行交往交流，为的是少纠纷、避麻烦，却是以牺牲医疗技术为代价的。毕竟治病不是生意，不能讨价还价，在病人没进入医生视野之时，由病人说了算，可以选择治与不治，医生参与之后，就应该以技术所及的最佳方案为主。听取病人意见是为了完善治疗方案，而不是讨论对医的理解和对技术的接受度。这里指的是出于治病救人的必需方案。当然，可左可右的治疗方案，应由病人参与做出选择。

（五）康复

康是健康，复是恢复。康复是恢复健康、健康恢复。

1.心态康复　心态康复是对有问题的心理状态，进行康复训练和指导，以使心理康复，回归正常。

2.身体康复　身体康复是对器质性病变、功能性病变治疗完成之后的康复训练和指导，使身体康复，回复到正常的生活工作状态。

3.精神康复　精神康复是对精神疾病进行治疗后的康复训练和指导，使不正常的精神状态回归到正常。

（六）和悦

和悦是人之谐。人好、人和、人悦、人谐。为人和善、做事用心、真情实感、富有情趣、享受过程、坦然处之。人之谐是自我和谐，人际和谐，社会和谐，人与自然和谐。自我和谐是心和谐、身和谐。心和谐是正确的观念、豁达的胸怀、愉悦的心情、广泛的兴趣。身和谐是飒爽的精神、得当的行为、适宜的饮食、舒适的锻炼。如自发谐振、静坐功法、谐调拳、谐调操。人际和谐是人际关系的双方和睦融洽。社会和谐是团体和谐、众人和谐、人与社会融洽。人与自然和谐是人与自然融洽。

（七）满意

满意是人之适。人之适，人的适合、人的适宜、人的适意、人的适中、人的适度、人的适当、人的适时、人的适应、人的适用、人的适机、人的适缘、人的合适。人之适，适合个人，适合团体，适合社会。适合单方，适合双方，适合公众。自己适应，他人适合，交往适宜，团队适当，社会适中。适应的社会，适宜的团队，适当的交往。自然适应人，事物适应人，事件适应人。范围适合人，条件适合人，情况适合人。适合人的范围，适合人的条件，适合人的情况。适应人的自然，适应人的物，适应人的事。适合就好。好就美丽、善良、喜爱、健康、容易、快乐、舒适、圆满、幸福。人之适，合情、合理、合法、适力。合道、合德、施仁、讲义、有礼、诚信。人之适，适视、适听、适臭、适味、适触、适说。适就满意，不适就不满意。

（八）意义

意义是人之韵。人之韵是人追求的价值、意义、趣味。

1.人之情韵　情韵是美好的、美妙的、友情的、亲情的、爱情的情感、情爱。情韵是七情之韵。喜、怒、忧、思、悲、恐、惊七种情志，到位、适度、适宜、合律、和谐，就有韵趣。

（1）喜韵：喜悦、喜爱、喜笑颜开、会心一笑，谓之喜韵。

（2）怒韵：怒放，怒能激变，韵味厚也，谓之怒韵。

（3）忧韵：忧虑愁绪，有其韵味，谓之忧韵。

（4）思韵：思索，情思绵绵，韵味萦绕，谓之思韵。

（5）悲韵：悲壮、悲悯之情，打动人心，韵味浓也，谓之悲韵。

（6）恐韵：恐怖，以恐吓玩耍之，而获取惊奇趣味，谓之恐韵。

（7）惊韵：惊奇，惊之使人猛醒、突悟，韵味瞬现，谓之惊韵。

2.人之欲韵　欲是一种萌动。欲韵是六欲之韵。视欲、听欲、味欲、言欲、意欲、触欲六欲，是眼、耳、鼻、舌、身、脑，对视觉、听觉、嗅味觉、触觉的一种渴望。视欲、听欲、嗅欲、味欲、触欲、性觉之六欲，到位、适度、和谐，就有欲之韵趣。欲易贪、易过，欲太过就是淫。六淫即是太过之六欲。

（1）视欲：视欲是对美好景物的欲望。

（2）听欲：听欲是对美妙声音的欲望。

（3）嗅欲：嗅欲是对醇美气味、味道的欲望。

（4）食欲：食欲是对食味的欲望。

（5）言欲：言欲是对语言表达的欲望。

（6）意欲：意欲（思欲）是想念的欲望。

（7）触欲：触欲是对舒适美感的欲望。

（8）性欲：性欲是对心仪异性爱的欲望，是六欲的综合表现。性欲是情感的欲望，对人诱惑极大。

3.人之觉韵　觉韵是五觉之韵。眼、耳、鼻、舌、身所反映的视觉、听觉、嗅觉、味觉、触觉之到位、适度、适宜、合律、和谐，就是韵趣。

（1）视觉之韵：视觉之韵是和颜悦色、丰满润泽、造形奇特、速律适宜。色泽和形态是眼所反映的视觉。①色泽适宜。色泽适宜：和颜、润泽。和颜是调和的颜色，润泽是滋润的光泽。②形态适宜。形态适宜：形状、静态、动态。如形状的

圆满、奇特；静态的丰满、饱满、有意境；动态的匀速、节律。

（2）听觉之韵：听觉之韵是声音甜润、旋律悠扬、韵律舒适。耳所反映的听觉：声音悠扬、甜润的旋律、适宜的韵律。

（3）嗅觉之韵：嗅觉之韵是清淡的、浓郁的、纯美的气味。鼻所反映的嗅觉：清香的、浓香的、适宜的气味。

（4）味觉之韵：味觉之韵是醇和、适口的味道。气味清、浓、醇香的，味道清、浓、醇厚的、五味适宜的。舌（口）所反映的味觉：味道醇厚浓重、适宜而有滋味的酸、苦、甘、辛、咸。

（5）触觉之韵：触觉之韵是对触及的感觉。身所反映的触觉、质感、感觉，食觉、性觉。温度适中、湿度适宜、柔韧度恰好。柔韧度，手和肌肤所感受到的光滑、流畅、舒适程度。温度，感受寒热温凉适宜的度，如冬天的温暖、夏天的凉爽。润滑度，根据需要选择干、燥、润、湿、水，适合的度。如水湿太过，需要干燥之，太过干燥需要水湿滋润之。润是湿度中最具韵味的。如滋润、丰润、圆润、滑润、甜润、润色、润泽。

（6）感觉之韵：感觉之韵是心的感觉。对韵的感觉感受，包括自然之韵、情韵、欲韵、觉韵。爽，爽快、爽朗、痛快之韵。乐，快乐、欢乐之韵。欣，欣喜、欣慰、欣赏之韵。敞，敞亮、宽敞之韵。畅，畅快、顺畅之韵。舒，舒适、舒服之韵。顺，顺利、通顺之韵。幸福之韵，幸福是做该做的，幸福是不做不该做的。美满之韵，是美好、美妙、满足、圆满之韵。

4.人怡然之韵　趣，趣味，有悠然自得之韵。情，情感交融，有美妙之韵。真，在有假话的氛围里，就显得说真话的可贵，有难得之韵。直，率直而使人无所顾忌，有坦率之韵。善，和善使人动情关注，有情动深交之韵。德，有德使人仰慕，有恭敬之韵。仁，有仁使人心胸开阔，有大度之韵。

5.人交际之韵　诚，诚使人放心，有安心倾心之韵。信，信使人交心，有安全可靠之韵。礼，礼使人心悦，有互尊互敬之韵。义，义使人拥戴，

有侠气激情之韵。交道和善之人，品赏高尚之韵美。交道凶恶之人，品赏反思之韵味。交道难缠之人，品赏挑战之韵趣。交道计较之人，品赏精细之韵觉。交道豁达之人，品赏轻松之韵感。

6. 人身心之韵 健康之人，身心无恙，品赏愉悦、爽快之韵。患病之人，经历痛苦，品赏痛快、甘苦之韵。无病一身轻松，品赏安逸之美。有病激起防御，品得抵抗之力。

7. 内省之韵

（1）想韵：内省想韵，畅游山川海天。

（2）思韵：内省思韵，条理清晰缜密。

（3）悟韵：内省悟韵，通透开朗豁然。

8. 外受之韵

（1）视韵：外受视韵，聚精会神。

（2）听韵：外受听韵，全神贯注。

（3）触韵：外受触韵，用心用意。

（4）味韵：外受味韵，用心品享。

（5）食韵：外受食韵，饮欲食欲。

9. 表达之韵

（1）表情韵：表情韵，表情丰富，喜怒忧思悲恐惊，怪相、逗乐、喜上眉梢。

（2）说韵：说韵，平心静气，心平气和。

（3）做韵：做韵，把玩欣赏。识才，伯乐识千里马，慧眼识英才。知音，俞伯牙遇钟子期，高山流水觅知音。志高，诸葛亮自比管仲乐毅，胸怀博大，志存高远。

10. 人之韵 〇Ⅰ Ⅱ Ⅲ

（1）人之韵〇：佛，人弗，人之否定，超脱。无色、无味、无声、无形，无为，君子之交淡如水。

（2）人之韵Ⅰ："人"，伏下相依、互为支撑方为人。"亻"，直立无依非人也。"自"，重点在目，眼界，看人看世看事。自我、自爱、自尊、自醒。素质，学习，提高。人之韵Ⅰ，晶莹剔透、奇特别致。

（3）人之韵Ⅱ：从，二人为从。跟从，一前一后；依从，有主有辅。交往，一个方向；交流，两个方向；交道，交而有道。人之韵Ⅱ，苦中有甜、苦尽甜来、乐极生悲、黎明前的黑暗。

（4）人之韵Ⅲ：众，三人为众。一人领导，

二人服从，二人有先后、主附。众人中有形象、印象，受熏陶。众人形成社会，社之会。人之韵Ⅲ，意义、价值、愉悦。

（九）修炼（松·自然·静动）

修炼是修身养性，是对身心的修炼、养护。修炼的根本在于放松、入静、运动、自然。

1. 放松 修炼时放松，使机体处于放松状态。静态放松，动态放松。

2. 自然 自然是形体不加约束，自然而然；心无旁骛，自然而然。自然静，自然动。

3. 入静 入静是形体处于静止状态，呼吸细慢匀，气机运行通畅，到一定程度，可以感知气的运行。

常用的静态姿势有：静坐、静立、静卧。静坐是保持静的主要形式，有利于气运和对气的感知，静坐姿势有盘坐和自由坐两种。盘坐分为：双盘、单盘、自由盘。盘坐是席地而坐，双盘是两腿交叉，两足心向上；单盘是双腿一上一下；自由盘是两腿交叉，两足心向外。自由坐分为：屈腿、垂腿。自由坐可以坐在凳子边或床边，双腿或单腿可屈可伸。静态的基本要求：身体垂直、表情自然、全身放松、合目入静。静态要领：身体垂直的要领：百会穴与会阴穴成一直线与地面垂直，或想象头顶悬吊，即想象一缕头发垂直悬吊身体。表情自然的要领：用心微笑，使眉宇舒展。两眉之间是印堂穴，也称慧中，故称为：展慧中。全身放松的要领：意想从头至足依次放松。放松是一种不僵不散的松软状态。头不仰不垂；肩不耸不塌；腋窝空虚，如挟有物；背挺而胸含；腰挺而腹含；肘膝微曲（静立）；指趾散松；会阴穴放松（缩肛放肛体会松会阴）。合目入静的要领：目合而不闭。

4. 运动 运动是机体的主要表达方式。除了睡眠之外，机体多处于动态之中。动也是机体修炼的主要形式之一。机体通过各种形态、姿势、活动体现动态功能，以修养身体。形体锻炼是低级的运动状态，如自由运动、体操；形体运动带动气机运行是中级的运动状态，如谐调拳、太极拳；气催形体运动是高级的运动状态，如自发谐振。

5.**动静转化**　静极生自动，动极生极静。静极生动：静站至一定程度，机体出现不自主的各种动姿。运动的部位和活动幅度，与气的强弱有关，与活动部位的气血通畅程度有关。活动的部位，与该部位的气血通畅程度有关，气血通畅程度低，活动度相对较大，气血通畅程度高，活动度相对较小。全身气血通畅，活动均匀、细微、流畅、姿势优美、变动较多。运动的幅度是由气的强盛程度和气血通畅程度所决定的。气强则动强，气弱则动弱。气血通畅则动弱，气血不畅则动强。气强相对通畅程度低，气弱相对通畅程度高。如没有练气时，气血通畅程度高低都不会自动；静站练气，得气而强，气催机体，气血相对不通畅，故而生动，动至气血通畅，动弱；继续练，气更强，气血在高水平上又相对不通畅，故而再动。气愈练愈强，气血愈来愈通畅，动愈来愈均匀细微、流畅、姿势优美。

同是静，有低水平的静，有高水平的静；同是动，有低水平的动，有高水平的动。静极生自动是高水平的动；动极生极静是高水平的静。气强而动，气血通畅而静。其动静可以意念引导。静站欲引动，可意念：我心情舒畅，神态从容，飘飘若仙，如入云中，气血运行，经络疏通，意守丹田，静极生动。活动度太大，欲使减小，可意念：动作小点儿，轻点儿；或意念：大树生根。动中欲静、欲停，意念：静下来、停下来。静中欲动，意念：动起来。静中欲收，意念：结束了，收了，不练了。静而自动完全以意念引领，到一定程度，可以不加任何意念，让其自主动静。其实处于静的状态本身就是一个意念，所以可以是○意念。用意念而不人为支配，动作不用自主，意念后听任形体自主动静。熟练之后，自由练收，进而生活化。到了这种程度，用的是潜意念。就像打算到一个地方去，不用念念不忘这个地名一样，想去知道路途就自动去了。反复念叨反而成为一种人为的干扰。因此，用意是为了引进，熟练之后，意念就成了负担和影响。尤其是意引气行，开始有利于强化气，感知气，熟练之后，人为意引之气的运行方向，必然和机体自然运行之气的方向不一致，从而意引成为自然之气运行的妨碍。初练影响尚小，久练影响就大，气强妨碍了气机的自然运行，就会影响气机通畅，轻则不适，重则气滞，甚至有碍精神心理，成为所谓的"出偏"。古人云：练气如降龙伏虎，其意在于：领会精义益处无限，不明精义反为其害。

"大道自然"，"无为而为"，悉心体会，方得精妙。

（十）做情绪的主人

定准基调，管理好自己的情绪。情绪管理好，基调才能定准。善于调整心态是做人最大的心计。好马也吃回头草。彻底清除消极心态。丢掉不稳定的情绪。改变脑海中的"电影"。永不言败。别钻"牛角尖"。快乐是自找的。撞了南墙要回头。手握心情遥控器。心态决定对事物的看法。拥有宽容之心。还能冲动，表示你对生活还有激情；总是冲动，表示你还不懂生活。

（十一）养生·保健·治疗（健身三策略）

1.**养生（上策）**　上策养生，养护生命，延缓生命的衰老。上上策——谐振。上中策——练气。上下策——柔动。

2.**保健（中策）**　中策保健，保护健康，减少疾病的发生。中上策——良好心态（养心安神）。中中策——规律生活（饮食起居）。中下策——适当运动（劳逸结合）。

3.**治疗（下策）**　下策治疗疾病，解除疾病的痛苦。下上策——自然疗法（中药、针灸、火罐、理疗）。下中策——化学药物。下下策——手术、放射治疗。

（十二）养护身体·愉悦精神·赋予意义

养护身体、愉悦精神、赋予意义是生活的目的。

1.**养护身体**　保养、爱护、锻炼身体。上策养生，中策保健，下策治疗。

2.**愉悦精神**　做愉悦的事，使精神愉悦。遇不愉悦的事，从另一个角度转换思路，变不愉悦为愉悦。

3.**赋予意义**　对所干的事赋予意义，自己认定的意义。有意义就有价值，有价值就有兴趣，有兴趣就愿意去干；没有兴趣，干了就会产生兴趣，有了兴趣而去干。

（十三）调生命——生命在于谐调

调生命，生命在于谐调。形、精、气、神是维持生命的四大支柱。调形、精、气、神。形、精、气、神相互为用。调魂、魄、意、志。

1. 调形——形健 调形体、身体、机体。形以健为谐，形调至健为谐。

2. 调精——精盈 精调至盈为谐，精以盈为谐。

3. 调气——气畅 气调至畅为谐，气以畅为谐。静态调，静态气机；动态调，动态气机。

4. 调神——神韵 神调至韵为谐，神以韵为谐。

5. 调魂 魂调至安为谐，魂以安为谐。失魂而调至魂回。

6. 调魄 魄调至定为谐，魄以定为谐。落魄而调至魄归。

7. 调意 意调至得为谐，意以得为谐。失意而调至意转。调意至谐，调意达意谐，调意达物谐。调物至谐，调物达物谐，调物达意谐。

8. 调志 志调至满为谐，志以满为谐。失志而调至志满。

（十四）调自我——自我在于调适

1. 调身 调身是调身体状态，调身体生理状态、健康状态、舒适状态。

2. 调心 调心是调心性、心境。心境是人的内心境况、内心世界。调心是调心情、心理、心法、心力。调心是调心道、心德。调心是调心态，心态调整，良好的心态是自我生存的根本。

3. 调性情 调性情是性情的调节。性是性格，本性是秉赋于先天的因素，性格是来源于后天的因素。常言道"江山易改，秉性难移"，本性是很难改变的。性格却是可以调节改变的。调情是情志、情绪、情感、情谊的调理。正向的调理是更丰富，更富有弹性，更具有耐受力。情是自我生活的导向。良好的情绪是做好一切的基础。

4. 调欲 调欲，欲有先天之性欲、后天之物欲。先天性欲，持而不淫。既需要培养、保持，又需要调整、节制，既要充满活力，又要适度控制。后天物欲，有而不贪。既可以追求有，又不能过分贪。

5. 调智 调智是调智慧、智能、智力、机智、睿智。调智使智更适宜、适度、适合。

6. 调慧 慧是灵慧，调慧是创造一个良好的心态环境，有利于灵慧的闪现。智慧是激发、激荡出来的，调慧是对灵慧及时捕捉、善于归纳、正确引导、合理利用。

7. 调感 感是直感，感很敏，敏感。感可以持续，也可以稍纵即逝。调感就是要感到、感觉、感受。

8. 调悟 悟是突然间的开窍，突如其来的清晰，忽然涌现的想法、思路。悟是灵感一现，要及时抓住，归纳条理，充分利用。调悟是发明创造的源泉。

9. 调观念 观念是想法和认识形成的世界观。调观念是观念的形成、补充、完善、纠正、改变。

10. 调行为 行为是行动作为。调行为是对行为形成变化的调节、调整、调理、调谐。调行为决定着是糊涂地度过人生，时清楚时糊涂地度过人生、清晰明白地度过人生。

11. 调态度 态度是自我对待世事人的重视程度、热衷程度、吸引程度、影响程度。调态度是调整态度，使态度更适合于当时当事的情况。态度调整前后，就有重视、轻视、举重若轻；享受、熬煎、混沌。良好的态度是调整自己寻找自心的快乐、美妙、幸福；调整自我融入事件之中，探究生活的意趣；改变自己适应世事的变化；把自己态度的调整纳入到整个宏观调控之中。

（十五）调角色——角色在于适当

调角色有两层含义：一是调换角色，二是调理角色。调换角色是改变角色位置。如由人子变为人父，由人女变为人母。由附属变为主宰，由主宰变为附属。由下属变为领导，由领导变为下属。调理角色是不改变角色，而把当下的角色做好、做到位。即便角色是固定的、人生轨迹是确定的，也可以调人生之细节，把角色做好、把人生轨迹描绘得丰富多彩。就如一个演员的角色是确定的，但是演好演差，却是由自己支配的，调理角色的意义在于细节。

（十六）调人际关系——人际在于调和

人际关系就是打交道。调人际关系是调理处理各种人际关系、各类事件参与人的关系。调人与人之间的情、理、法、力。调人际间的沟通、交流。调对人对事的批评、表扬。情是人际关系的调和剂，感情交流对于人际关系的调和至关重要。

（十七）调社会——社会在于调谐

社会是由众人以及多个团体组成的，所以，人之调包括调社会。社会的向心力、约束力，从个人的权威性，转化为德道法。调德，主要是调力和情。德是包容，容力、容情。调道，主要是调情和理。道是路径，从情、从理。调法，主要是调理和法。法是约束，依理、依法、依律、依规。社会在调节着每个公民的行为，每个公民也在影响、调节着社会的走向。调社会是对社会之调，也是受社会之调。公民不应认为言微力薄而丢掉调的权力，也不应夸大个人作用，执意让社会发生改变。谐调的社会发展是渐进性的。改变社会不谐调状态的，有渐进性的，也有突变性的。无论如何，社会调谐需要正能量，需要更多有正能量的人参与。"胜是英雄败是寇"，只说了事物的一个方面。另一个方面就是，胜有胜的道理，败有败的原因。胜了成为主宰了当然需要力挺，败了成为障碍了当然需要打击清除。胜败有个人因素，有历史原因，更有社会现实的因素。调社会，社会在于调谐。和谐社会有益于公众。

（十八）调生活——生活在于调节

1. 调生活过程　调生活过程，主要是调生、长、老、病、伤、已（死）。调生、长、老，用食品、饮料、睡眠、运动。调病、伤、已（死），用药膳、药物、手法、手术。

2. 调生活内容　调生活内容，主要是调人不可须臾离开的空气、水、食物、寤寐、动静、交往、工作。调生活内容，还包括：性欲释放、情感表达、心理满足。

3. 调生活条件　生活条件从原始的吃、喝、拉、撒、睡，延伸到怎样使吃喝拉撒睡调得更方便、更舒适、更享受，扩展到心理满足、精神生活充实、交往愉悦。生活条件随着社会的进步和人们需求的提高而更加丰富。调生活条件，总的要求是：适应自然、改善环境、改造自然。

4. 调生活趣味　生活趣味在每个人的心中，心中充满爱、充满好奇，就充满生活乐趣。人们各有所好，文学、武术、体育、美术、音乐、歌唱、书法、垂钓、放风筝、游玩等，都是生活趣味的源泉。哲思、论辩、静默、行动，皆可拾趣。生活趣味无处不在，调生活趣味，就是调人们各自的爱好，就是把自己陌生的领域调成自己的爱好。

（十九）调情趣——温情·情爱

1. 调情的含义　调情是调温情、调情爱、调情趣。调情是个性和魅力的行为展现。如果调情的用意不是猥琐的、不道德的，它便是一种健康的、娱乐的，给人们生活带来亮色的调节，使生活轻松活泼，更有温情、更有意趣、更自然、更人性。调情可以是几秒钟丢个眼神的含情脉脉；可以是几小时妙语连珠、引人入胜的对聊；也可以是几天、几个星期、几个月无声的行为关注、关怀、关心、关爱。调情或通过语言的表达，或无须语言的对视，或悄无声息的关心，达成两情相悦、心波荡漾、浮想联翩，温馨醉人的情调，心中涌动着幸福的感觉。调情调出何种情感，在于心态的调节和分寸的把握。

2. 广义的调情　广义的调情是指调侃、调逗、调谑、调弄、调戏、调唆。

（1）调侃：调侃是用言语戏弄，嘲笑。

（2）调逗：调逗是调弄逗引。

（3）调谑：调谑是调笑戏弄，戏谑，逗闹。

（4）调弄：调弄是开玩笑，戏弄，摆布，耍弄，挑拨别人关系。调弄是整理，使有秩序。调弄是打扮修饰。

（5）调戏：调戏是逗玩，玩耍，嘲谑。对异性的挑逗、捉弄、挑衅。

（6）调唆：调唆是唆使，挑唆。调唆是挑拨、怂恿人闹纠纷。

3. 狭义的调情　狭义的调情是指嬉笑、轻浮、情调、示爱。

（1）嬉笑：调情是男女之间进行挑逗、嬉笑。

（2）轻浮：调情，有态度不严肃、挑逗、轻浮的意味。人们常常用以描述有悖道德的、不健康的异性交往情节。因而在用它描述男女感情时是很谨慎的。

（3）情调：情调很多情况下是通过调情实现的。当调情成为一种情调时，就显得高雅多多。富有情调的调情，是率直、开朗、幽默的代名词。说某个人有情调，其实是在说这个人富有生活情趣，有亲和力、有幽默感、倜傥洒脱、有艺术气息。当男子向女郎暗送秋波、话中有话、做一个亲昵动作时，那种调情便成为一种情调！

（4）示爱：调情是言辞艺术里的示爱绝招。调情是性爱感触的言说和表达。先让异性的感情建立在一种调出的情调上，然后再去塑造，便是一种有情趣的谈情说爱。调情是对进一步性接触的暗示，但这种行为不一定兑现。调情可以是期望性交的前奏，却是没有保证的性交承诺。爱情中恰如其分的调情可以提高恋爱质量，促成婚姻，并使恋人感受婚姻的美妙。

（二十）素质·学习·提升

1. 素质　素：本来；质：质地。素质以人的生理和心理实际作基础，以人的自然属性为基本前提。打铁先要自身硬，就是指人的素质。

2. 学习　学：接受新知识；习：反思、巩固。学习是调素质的重要途径。

3. 提升　升：上升；提：提高。通过学习提升拔高素质。

（二十一）读书·修业·进德

读书、修业、进德都是教育。最大的教育是自我教育，反思反省学习。读好书，读经典。培养读书兴趣和方向。读书能改变一个人的气质。读书能培养人生信仰。读书多的人比读书少的人患心脏病的概率少32%。知识会更新，而读书所形成的思想性、智慧性会更成熟。读书要做札记，读通读透才能把别人的东西变成自己的。读书的过程，也是修业的过程。修业是对读书的具体应用。进德是读书和修业的内省内化，把知识提升到道德的高度去衡量、去应用。无一日不感

悟，无一事不深思，凡有益事须悟透。这就是修业和进德的过程。

（二十二）救死·扶伤·康复

救死是挽救生命，病者的生命和伤者的生命。扶伤是控制伤势，愈合伤情。康复是伤病治疗后的健康恢复，降低伤残率、减少疾病的后遗症。

（二十三）人之调〇ⅠⅡⅢ

人之调〇，无为而治，坦然淡定。人之调Ⅰ，专心致志，一心一意。人之调Ⅱ，阴阳协调，左右逢源。人之调Ⅲ，居中而治，启迪感悟。

1. 人Ⅰ调·人调Ⅰ　人Ⅰ调，是人专Ⅰ地调、Ⅰ个方向调。人调Ⅰ，是人调Ⅰ点、Ⅰ部分、Ⅰ方面。

2. 能大能小　人之调〇ⅠⅡⅢ，能大能小，当大能大，该小能小。能大能小是条龙，只大不小是条虫。

3. 能分能合　人之调〇ⅠⅡⅢ，能分能合，能独能众。分可独立自主、自我主宰，单打独斗；合可联合成众、形成团队，与人相处，共同谋事。

4. 能柔能刚　人之调〇ⅠⅡⅢ，能柔能刚，刚柔并济，有原则会灵活，处事得当。

三、悟道积德

悟道是修身养性的结果，积德是悟道的厚势积累。悟道，悟天道，悟地道，悟人道，悟事理。当官知为官之道，为人知社会之道，行事知动静之道，修炼知自然之道。有道无道是为人谋事处世的基础。得道多助，失道寡助；得道者昌，失道者亡。悟道的过程是积德的过程，道生之，德蓄之。厚德载道。

（一）天道

天道是日月星辰天体的运行规律。人是宇宙的产物，是宇宙的一分子，人的出生和生长发育是天道运行的结果。天道对人的影响是宏观的、根本性的。所以，研究天道是人类的永恒话题，追求天道就是追求真理。天道有变有不变。天道不变，是指自然运行规律的不变，天道可变是指时间空间的位移变动。遵天道，就是要遵守自然运行规律。善变通，就是根据时空的变化而做出

相应的调整。

（二）地道

地道是地球的运行规律、气候的变化规律。人居于地球生存，地球的公转自转运行，对人的生产生活产生直接的影响，年的循环往复，季节的寒暑更替，月的圆缺运转，日的昼夜交接，时的渐行渐移，无时无刻不在对人产生影响，左右人的行为。遵时就是遵道，合理安排时间就是循道，充分运用时光，提高效率就是积德。道就在我们生活的方方面面，德就在我们生活的点点滴滴。合理安排时间和空间，统筹使用时间和空间，利用时间和空间做更多的事、更好的事、更有效的事、更有意义的事，这个过程就是不断遵道循道悟道的过程，这个积淀就是不断积累积蓄积德的过程。

（三）人道

人道有个人之道、公众之道。公众之道是融合了每个人的为人谋事处世之道，共同形成的众人之道。众人之道就是社会道理。这里着重讲个人形成的人为之道。人道是自己的思想观念和行为，与人相处的态度和做法，社会的状态对个人的影响。如善行、仁术、诡计、兵法，都是人为之道。人为之道是社会人在自己尊崇的道的影响下，形成的自我之道。人为之道就是每个人自己的行为准则。

人为之道包括对天道、地道的微调。人为之道，有显性的知道，有隐性的不知道。显性的知道，就是自己清清楚楚地知道该做什么，不该做什么，该怎么做，做之后有什么后果，有利的后果怎么办，不利的后果怎么办。隐性的不知道，自己分不清该做什么，不该做什么，更不知道该怎么做，不知道做之后有什么后果，更不知道有利的后果怎么办，不利的后果怎么办。做什么都是稀里糊涂的。自己不知道。这就是明白人和糊涂人的界限。明白人好讲，糊涂人难缠，就是因为你讲的道理，明白人清楚，能够接受或者不接受，而糊涂人不清楚，也不知道能不能接受，他为了弄清，就要缠来缠去。

人为之道，千差万别。有尊崇真理的正道，有谬论歪理的邪道；有具有深远影响的，有一时一事的；有高深的，有肤浅的；有自己受益的，有自己受害的；有使人受益的，有使人受害的。

（四）事理

事理是公众公认的行事道理。经典之所以流传千年而经久不衰，就是因为它是以事理为架构建立起来的文化内涵。大道理是日常小事的指导，日常小事是大道理的体现。善于思考感悟的人，用大道理解释日常事，从日常事反映大道理。事理是抽象的，是需要逻辑思维才能思路清晰的。而具体事件是单一的形象思维。把一对一的形象思维转化成具有普遍性的逻辑思维，就是把具体的生活事件提升到具有指导意义的事理的高度。围棋是这种转化的典型。围棋是具体的招数对弈，却体现着大战略，中战术，小战斗。有谋略，有布局，有占领，有弃舍，有收官，有手筋。一招一式都是事理的体现。

（五）社会之道

社会之道是社会生活的轨迹。包括：权力者的权术、社会的显规则和潜规则。行业是支撑社会大厦的砖瓦。社会的每个行业有每个行业的道行。在此行业可以公开的，在彼行业可能是隐秘；在此行业提倡的，在彼行业可能禁止；在此行业忌讳的，在彼行业则是必需。

（六）动静之道

道是大静而小动，事是小静而大动。道是静态的表述动态的事物。谐调拳、太极拳是形动，自发动是气动，慈善仁是情动，人际交往是理动，社会变改是法动，科学进步是技动，哲学思考是术动。静中蕴动，动中蕴静。动极生静，静极生动。静是为了更好地动，动是为静创造条件。动与静是相对而言的，没有永恒的动，也没有永恒的静。极动则疲，极静则懈。只有动静更替，才灵活，才变通。动静在于适当，动静在于谐调。

（七）自然之道

自然之道是自然界的发生发展变化轨迹。在这些轨迹中有一定的规律，这就是自然规律。自然规律是自然之道的一个方面。天道、地道、人道都先是自然之道，然后才是人为之道。人道的先天就是自然之道。

人们在遵循自然之道的大原则下，运行着自己的道。这也是自然之道的有机组成部分。自然之道是可以改变，也是可以改造的。当自然之道不能满足要求的时候，能改变就改变，不能改变就适应，这才是上策。当然人们的要求，应当是合理的要求，而不是无理的要求。自然之道改变的前提应是无碍大局的。

（八）有道无道

有道，就是拥有道，无道就是没有道。有道，就是正道，无道就是邪道。正门是正道，歪门就是斜道。

有道者，怀有自然之道，懂得社会之道，遵循行业之道，树立人为之道。无道者，无视自然之道，不懂社会之道，违背行业之道，不知人为之道。怀有自然之道，尊重自然、敬畏自然，在顺应自然的基础之上，有限地改造自然，为我所用。否则，无视自然之道，将会受到自然规律的惩罚。懂得社会之道，识时务，度时势，与时俱进，顺应历史潮流。否则，不懂社会之道，悖逆社会，伤及人性，将为社会所不容，受到社会惩罚。遵循行业之道，按照行业规矩，研究专业的发生发展变化规律，技术、方法、思想的创新和突破，以不改变专业特点、不逾行业之道为原则。否则，违背行业之道，必为业内所不容，再好的思想方法也会付之东流。树立人为之道，依据自己的条件和特点，找到立身之本，立足之地，建立自己的为人处世谋事哲学。信仰是目标，信任是基础，信心是动力，信用是条件。人为之道，要符合行业之道，融入社会之道，顺应自然之道。否则，不知人为之道，鹤立鸡群必然招致无限烦恼。道有大小，道有远近。为私是小道，为公是大道。先私后公是小道，先公后私是中道，大公无私是大道。为私者必遭私怨；为公者必得公益；先私后公，公必无视；先公后私，公必助之。利己是小道，利人是大道。利己为主利人为次是小道，利人为主利己为次是中道，毫不利己专门利人是大道。利己者人必不利；利人者人必利之；利己为主利人为次者，难得人利；利人为主利己为次

者，必得人利。得道多助，失道寡助。得道者昌，失道者亡。

四、通情达理

（一）通情懂爱

情是感情、人情、爱情。感情是人的情感，人情是人与人交往的情谊，爱情是人亲近的浓意。至爱的感情，才是感情的极端。达爱的人情，才是人性的本真。爱是博大的，爱己、爱人、爱动物、爱一草一木、爱环境、爱地球。

1. 感情　感情是人的情感，是人与人交往的情谊，是社会人联络的纽带。感情包括自我情感和人对人，人对动物，人对事物的感情。社会人通过联络感情，形成各种团体，并通过各种团体联络感情。通情就是通达感情，反思自己的感情，了解别人的感情，知道如何与人建立感情。

2. 人情　人情是人与人在社会交往中形成的情感。人情是人与人之间建立的感情。人情是社会人相互联络的最重要因素。人情本来是精神和思想层面的，但人情的表达和表现，却常常通过物的交流来实现。送人情，除了讨好，就是送物。

3. 爱情　爱情是情投意合，是融洽。广义的爱情包括自爱和爱他。对自己的爱和对他人的爱。有爱心，爱父母、爱子女、爱老师、爱学生、爱同志。狭义的爱情专指异性的爱慕。异性的爱有三种境界：低境界是索取爱，以满足自己的爱情为前提，表示爱更多的是自己的一种需求；中境界是互动爱，以满足双方的爱情为前提，爱的过程除自己的需求外，还会照顾到对方爱的感受；高境界是奉献爱，以满足对方的爱情为前提，爱的过程是通过自己的作为，更好地满足对方爱的需要。喜欢一个人就要为你喜欢的这个人带来欢喜，而不是忧愁。爱一个人就要为你爱的这个人带来爱，而不是恨。高境界的爱是奉献爱心；中境界的爱是互敬互爱；低境界的爱是满足爱欲，获得爱意。

（二）明达事理

理是对个人自由行为的约束，是对自然的尊崇。明理是明白道理。

1. **天理**　天理是符合自然大道之理。是人性、人伦、自然相对稳定的理。

2. **公理**　公理是在一定群体、时间、地域范围内公认的理。公理可以因人、因时、因地而有很大不同。

3. **伦理**　伦是次序，伦理是长幼尊卑的次序和等级关系。伦理是人与人按照一定次序和等级相处的道德准则。

4. **道理**　道理是理的规律。道理是理所遵循的道。道理是人们在自然规律中形成的共识。

5. **理由**　理由是能为自己的说法和行为找出说服别人的道理和由头。理由是低级的、针对一时一事的被人认可，而理由常拿伦理、公理、天理，以及道德、法律作为依据。

五、守法知力

（一）守法

法是为公众制订的统一的制约规则，有利于公众的统一行为，也是对个人自由行为的约束。

1. **法律**

（1）国际法：国际法是国家与国家之间约定共同遵守、具有约束力的公约。遵守国际法，避免国际纠纷。很多国与国之间的战争是从个别事项上违背国际法开始的。

（2）国家法：国家法是国家约束公民和法人行为的法律条文。国家法律不可侵犯，要遵守国家法律，否则，会受到名誉影响、经济损失、人身自由限制、甚至生命代价。

（3）部门法：部门法是国家行政机关约束本部门职工和法人，以及与此相关的公民和法人的法律条文。遵守部门法律同遵守国家法律一样，否则将会付出代价。

（4）地方法：地方法是局部一隅在不违背国际法、国家法、部门法的原则前提下，制定的法规条文。地方法适合地方在某些具体事项上的约束和管理。

2. **规章**　规章是社会团体规范集团内部人们行为的规定和章程。团队成员要遵守团体规章，否则将受到相应的处罚，而为团体所不容。

3. **规范**　规范是指明文规定或约定俗成的标准。规范具有明晰性和合理性。如道德规范、技术规范等。这是名词意义上。规范动词上的意义，是指按照既定标准、规范的要求进行操作，使某一行为或活动达到或超越规定的标准。如规范管理、规范操作。规范形容词上的意义，是指做得规范。如公司的管理很规范、这篇文章行文比较规范等。

4. **规则**　规则是根据需要规定的原则。规则是事先约定，共同遵守的规范法则。规则具体到某一事物的执行细节。规则有利于统一号令，避免纠纷。

5. **纪律**　纪律是按照工作学习和生活的要求，对众人统一的约束条文。

6. **约定**　约定是相约而定的，两个以上人共同认可的时间和事宜，约定有利于创建互利和谐的气氛。家法是家族对家庭成员约束的约定，遵守家法，尊敬长辈，爱护晚辈，都是属于约定。

7. **承诺**　承诺是应承、答应、许诺约定要做的事。

（二）知力

知力是对力的了解、知晓程度。

1. **个人体力**　体力是身体的力量。是由身体或手用力而做的。体力可以通过锻炼而增强。每个人都有自己的体力。两个以上的人有体力的比较。体力可以化为攻击和防守能力。在体力的较量中，一般情况下，体力强胜弱、大胜小。人与人的较量，有智力的较量，有体力的较量。力的较量，要考虑自己力、他人力。如谐调拳、太极拳套路是知自己力。太极推手、对打是听他人力。"四两拨千斤"是自己小力借他人大力以攻击对方。"一力降十会"是用自己本力去降服他人技巧。

2. **个人能力**　个人能力是个人所能行事的力的综合。个人能力包括想象力、记忆力、联想能力、组织能力、沟通能力、领导能力、创新能力、学习能力、号召能力，适应能力等。能力与知识密切相关，但知识的多少并不直接决定着能力的高低。

3. **集体力量**　集体力量是该集体的团体众人

的能力。军队攻击防守的作战实力。

4. **权力** 权力是管理、制约人们的力量。权力为民则利，为己则害。

5. **影响力** 影响力是对内对外影响的范围和程度。对自己的影响有多大多强，对他人的影响有多大多强。

六、恰当选择

恰当选择是用恰当的思路选择，选择恰当。选择是挑选择取。选择要符合人世事的条件、时机，恰如其分。恰当选择类型、方法、手段、策略、范围、状况。选择能够做到的，才是最明智。纠正难以纠正的，才显真本事。如何对待也是一种选择，正确对待是一种恰当选择。选择分为：最佳选择、居中选择、最坏选择、迫不得已。

（一）趋优避劣·优劣互变

选择有三种情况：受劣、盲从、择优。在优劣选择中，要趋向于选择优的，避免劣的。而在趋优避劣时，首先要考虑到优劣的互相转变，在一定条件下，优的可以化劣，劣的可以化优。所以，趋优避劣的选择不是静态的，而是动态的。如果基于现实考虑，就选择现在优的，如果基于长远考虑，就选择可以转化为优的，如果基于立功和体现能力的考虑，可以选择劣而促使其转优。

（二）取利避害·利害相连

在利害选择中，要弄清利害相连的关系。利中有害，害中有利，有一利就有一害，有一害就有一利。取利时要避害，避害时要取利。现在取利，将来不一定是利，现在是害，将来未必是害。塞翁失马，焉知非福。因此，暂时的取利避害，与永久的取利避害，是不同的选择。

（三）澄正勘误·正误相对

在正误选择中，要澄清正确的，勘察错误的。

1. **正正误误** 一般情况下，正确就是正确，错误就是错误。摆在明面上的，谁都能分辨出来。

2. **两正当有一误，两误必有一正** 分别看，两个都是正确的，放在一起看，其中必有一个是错误的；分别看，两个都是错误的，放在一起看，其中必有一个是正确的。两正中有一正一误，两

误中有一误一正。即所谓："鸡蛋里边挑骨头""瘸子里边挑将军。"正与误，看怎么比，跟谁比。

3. **比正有误，比误有正** 单独看是正确的，一经与标准的正确相比较，就发现有误；单独看是错误的，一经与真正的错误相比较，会发现还是比较正确的。即所谓"比上不足，比下有余""人家骑马，咱骑驴，后面还有骑牛的"。

（四）分清好坏·好坏有位

在好坏选择上，要先找到好坏的位置，分清界限。从理论上讲，好就是好，坏就是坏，好与坏很容易区分，而实际上，好与坏并没有明显界限，要区分好与坏，必须先找到好与坏各自的位置，再比较好与坏的程度，然后划清界限。如果摆不正位置，就很难区分好坏。如果位置摆错，好坏的区分也可能弄错。

（五）明辨是非·是非有度

在是非选择上，要先明辨是与非的原则，再分清是与非度的界限，然后看选择的各种情况。

1. **度决定是非** 大度里的"是"，在小度里可能就是"非"。在小度里的"非"，在大度里可能就是"是"。在度较宽的范围内的"是"，在度较窄的范围内，也可能是"非"。在度较窄范围内的"非"，在度较宽的范围内，可能就是"是"。特殊情况下，大度里的"非"，也可能成为小度里的"是"。度较宽范围内的"非"，也可能成为度较窄范围内的"是"。好人有朋友，坏人也有朋友。鱼找鱼，虾找虾，乌龟找王八。

2. **容决定是非** 在宽容状态下，是"是"的，在狭隘状态下，可能就是"非"。在宽容状态下，是"非"的，在狭隘状态下，可能就是"是"。所谓"大度能容，容天下难容之事"。

3. **角度决定是非** 在一个角度是"是"的，换在另一个角度，可能就是"非"。在一个角度是"非"的，换在另一个角度，可能就是"是"。所谓"横看成岭侧成峰，远近高低各不同""情人眼里出西施"，都是这个机制的表现。

4. **情绪决定是非** 在一种情绪下是"是"的，在另一种情绪下可能就是"非"。在一种情绪下是"非"的，在另一种情绪下可能就是"是"。

心情的好坏，有时能决定所看待事物的好坏。事物的好坏判定，有时取决于心情的好坏状态。因此，情绪的平和，心情的向好，是很重要的和谐因素。

5. **人决定是非**　人的学识、见识，人的信仰、观念，人的立场、观点，都决定着"是非"判定。对于这部分人是"是"的，对于那一部分人可能就是"非"。对于这部分人是"非"的，对于那一部分人可能就是"是"。"敌对的双方，凡是敌人反对的，我们就要拥护；凡是敌人拥护的，我们就要反对。""道不同，不相为谋""志同则道合""物以类聚，人以群分，同气相求"讲的都是人决定是非。

6. **意决定是非**　意可以是深入思考的结果，也可以是随心所欲的随意。意志是最易改变的，说变就变。意志也是最不易改变的，意志如钢铁。执意要做的，就是自己认为的是，弃之不用的就是自己认为的非。意已决，执意去做，是自己的选择。有时，也会意想不到。随意去说，说是就是，说非就非。

7. **权决定是非**　权力在握，可以对是非进行选择。有权去说，说是就是，"非"也是"是"，说非就非，"是"亦是"非"。权形成势，权势，可以成为霸道。强权之下的敢怒不敢言，就是认为权混淆了是非，却无可奈何，因为弱不抵强，寡不抵众。权为随心所欲提供了温床，提供了条件。

8. **事决定是非**　此事是"是"的，彼事可能就是"非"。此事是"非"的，彼事可能就是"是"。事，一码是一码。所谓"开始人弄事，后来事弄人"就是事对是非的决定。

9. **时决定是非**　此时是"是"的，彼时可能就是"非"。此时是"非"的，彼时可能就是"是"。时的延续，常使人们向相反的方向转化。所谓此一时，彼一时，时势在变，事物的是非观在变，事物的是非，也在变。没有永久的正确，也没有永久的错误。"好奇心"常驱使人们喜新厌旧，求变求奇。好的东西用久了，就习以为常、司空见惯，而不以为好了；不好的东西放置久了，就有了新鲜感，也想拿出来看看用试试。分久必合，合久必分；正久必误，误久必正。

10. **地决定是非**　此地是"是"的，彼地可能就是"非"。此地是"非"的，彼地可能就是"是"。一方水土养一方人，习惯成自然。橘生淮南则为橘，生于淮北则为枳。近朱者赤，近墨者黑。

11. **境决定是非**　此境是"是"的，彼境可能就是"非"。此境是"非"的，彼境可能就是"是"。境，一处是一处。所谓"人在江湖身不由己"就是境对是非的决定。

（六）知晓荣辱·荣辱有适

面对荣辱的选择，要知晓荣辱，有适有度，据情而定。

1. **择荣拒辱·自取其辱**　择荣是主动选择光荣，拒辱是主动拒绝屈辱。选择荣耀之事，做荣光之事，拒绝耻辱行为。这是常人常态，做出的正常选择。自取其辱是由于自己行事不当，自己对自己的辱没。自取其辱可能是无意而为，可能是明知故犯，可能是身不由己。要避免自取其辱，就要提高自身修养，知荣知耻，知进知退。

2. **似荣实辱·似辱实荣**　有的似荣实辱，有的似辱实荣。爱虚荣，顾面子，面子上很荣光，骨子里可能有屈辱在。虚荣很虚，经不起折腾，似荣实辱。卖主求荣的变节投降，必为同道所不齿，且为敌人所轻蔑。貌似求荣，实为受辱。大公无私，一心为人，为了实现人类理想，而遭受敌人的严刑拷打，看似屈辱不堪，必为同志所敬重，且为敌人所折服。看似受辱，实为光荣。

3. **荣辱与共**　荣辱与共，一荣俱荣，一损俱损。同甘共苦，共荣共辱。宁死不屈，绝不为了求荣而卖主。

4. **忍辱负重**　忍辱负重，高瞻远瞩，不从一时一事计高低，不为一人一景计长短。能忍辱终将洗清耻辱，能忍辱可以背负重压。忍辱负重的过程是提高耐压力的过程。韩信受胯下之辱，越王勾践卧薪尝胆，都是忍辱负重而成就大业的典型例证。

（七）以善制恶·以恶制恶

以善制恶是以善良的心性和行为感化以制约恶行恶为。以恶制恶是以恶行恶为制约恶心恶行。

遇到无理打人者，打不还手，使打人者心生愧疚，打者自止，这是以善感化了恶人，从而制止了恶行。遇到无理打人者，打不还手，他以为你好欺，越发有恃无恐，肆无忌惮，而再打不还手就无异于是纵恶。从这个意义上讲，对打人者还手，就是以恶制恶，让恶有所惧。有时无意间会出现以善纵恶。因为"吃柿子拣软的捏""欺软怕硬"，你还了手，他下次不敢再狂了，你不还手，他还会有下一次的打人。该出手时不出手，有时大善就是纵恶。

（八）以战求和·以和息战

战与和是两种截然不同的解决冲突的方法。是战是和，要看适合的情况。运用得好，战与和都是合适的方法；运用得不好，战与和都是不合适的方法。以战对战，通过挑战，可以灭战，被迫罢战；以和对战，通过讲和，可以息战，主动罢战；以且战且和对战，通过交战讲和，可以停战，无奈罢战。以和对和，通过影响，可以说和，改革原有之和；以战对和，通过改变现状，可以变和，改变原有之和；以且和且战对和，可以屈和，使原有之和屈从于新和。

（九）胜机

胜机是取胜之机，取胜的先机。两人相逢虑者胜，两虑相逢干者胜，两干相逢快者胜，两快相逢巧者胜。狭路相逢勇者胜，两勇相逢智者胜，两智相逢先者胜。胜机是需要寻找的。胜机掌握在自己的手中，就看去不去寻找，能不能找到，留不留心，有无知识的积累和见识。

（十）掩饰

掩饰是掩盖装饰。掩饰可以无意而起到掩饰作用，可以有意掩饰、故意掩饰，也可以刻意掩饰。掩饰有主动的，有被动的。不知道、知道了不追究、追究了替你挡着。不掩饰，不愿掩饰，不得不掩饰。必须掩饰，千方百计掩饰。有利地掩饰，无利地掩饰。冒险地掩饰，引火烧身去掩饰，豁出去掩饰。一过性掩饰，暂时掩饰，永久掩饰。

（十一）进当竭尽全力·退则干脆放弃

事可为而不为，谓之懦夫；事不可为而强为，谓之蠢汉。要么竭尽全力，要么干脆放弃。当进而竭尽全力行可为之事时，则是一种激励。当退而干脆放弃不可为之事时，便是一种轻松。生有道，死有理，进退维谷是病机。当"进退维谷"变成生活态度和做法的时候，就挣扎在痛苦之中。如果做得好，进退有度，尽全力与放弃，可以自如。如果做得不好，就会出现，该进而放弃了，很可惜；该退而尽全力，出力不讨好。

（十二）外受·内省·表达

外受、内省、表达是通过人的机体，以及思想行为起作用的。人的秉赋是人的素质，人的素质包括：命、性、情、能、力、态、智、慧、德。这些都是外受、内省、表达的基础。

1. 外受

（1）外受之义：外受是对外信息的接、受、纳。接是联系，受是身受，纳是采用。接后受、受后纳。外接、外受、接受、接纳。

（2）外受之位：外受之位是目、耳、肤。外受源自于目、耳、肤的视、听、触。目视、耳听、肤触。

（3）外受之度：外受有三种程度，接触、接受、接纳。接触是轻度、接受中度、接纳是重度。接触是感、接受是觉、接纳是用。

（4）外受之类：视，目视。视、见。先视后见，视而不见。听，耳听。听到了、听了没听到。触，肤触。触及、触而未及。

（5）外受之感：外受之感，不同的器官有不同的感应。目的视感、耳的听感、肤的触感。

（6）外受之觉：外受之觉，觉源自于感，有感方有觉。目之视觉、耳之听觉、肤之触觉。体觉、嗅觉、味觉。

（7）外受之别：外受有别。接与受：接受、接而未受。接与纳：接纳、接而未纳。受与纳：受纳、受而未纳。接见：目视感觉形状光色（空）。接听：耳听感觉声音（虚）。接触：肤触感觉实体（实）。感与觉：先感后觉；感而未觉、感而有觉；觉必先感。感与受：感而接受、感而未接受。

2. 表达　表达是通过口、面、肢，表达为说、表情、动作。气度是人表达的一种状态，气度体现着表达。口说：自言自语、与人对话、对外宣讲。面部表情：丰富与否、兴奋与否，以及喜怒哀乐的表情表现。肢体动作：独自动作（手势）、动及对方（双方肢体接触）、动及众人（多方肢体接触）。身体静态：身体静态也是对外表达的一种状态。静态包括体静、心静、神静。体静是直接表现于外的肢体不动；心静和神静是面部表情表现于外的平静、安静、淡定。

3.内省　内省是心、脑所反映的想、思、悟。

（1）内省之义：自我内心的反省。内省的过程就是修心养性的修炼过程。内省是人提高涵养的一种重要途径。涵养是内省的结果。

（2）内省之位：心具有自动节律性。心是内核、心是主宰、心主神明。心相当于中央处理器CPU。脑主记忆、脑主聪明。脑相当于内存和硬盘。

（3）内省之度：内省有度，轻度、中度、重度。轻度内省是浅淡的反思。中度内省是较深的思想。重度内省是深刻的想悟。

（4）内省之类：内省可以类分为想、思、悟。想，包括心（脑）想，冥想、想象。思，包括心（脑）思，思维、思绪、思考、思虑。悟，包括心（脑）悟，悟性、悟用、开悟、醒悟、悟道。

冥想是用来制服心灵（心思意念），并超脱物质欲念，感受到和原始动因（万源之源）直接沟通。冥想的真义是把心、意、灵完全专注在原始之初之中。冥想是实现入定的途径，体悟充满精神之爱、内在智慧和目标的存在，获得美满的生活。想象，亦称想象力，是形成意象、知觉和概念的能力，想象有助于为经验提供意义，为知识提供理解。思维以感知为基础又超越感知的界限。它探索与发现事物的内部本质联系和规律性，是认识过程的高级阶段。思维形式除逻辑思维之外，还有形象思维、直觉思维、顿悟等。思绪是指思路的线索、头绪。思考是指针对某一个或多个对象进行分析、综合、推理、判断等思维的活动。

思虑是对出现的事情做出无声的推测、推演及辩论，以便做出决定。悟性是悟的本性；悟类：悟的类型，包括感悟、觉悟、顿悟，顿悟是思想成熟的突然之悟，顿悟是一种思想转变。悟用是

悟的应用。开悟是悟性萌发，开始出现感悟、觉悟、顿悟。醒悟是由迷糊转清醒而悟，醒悟可以是感悟、觉悟、顿悟。悟道是情、理、法之道。情是做人之道；理是双人交往之道，普及到众人；法是社会管理之道。

（5）内省之别：①思与想之别。想是专注地或漫无边际地冥想、想象。思是有针对性地梳理想法，理出头绪。想浅而思深。想不一定思，思必基于想。②思与悟之别。思是悟的基础和前提，悟是思的升华和飞跃。③想思悟之别。心，轻想、中思、重悟。心，想浅、思深、悟透。心，冥想、奇思、顿悟。

七、正确对待

正确对待，是用正确的态度对待人、对待事、对待环境。

面对人、世、事就是一种对待。有意的对待，无意的对待；积极的对待，消极的对待。重要的是要正确对待。正确对待层次、方法、手段、策略、范围、状况。如何选择也是一种对待。对待就要选择。在选择前对待，如何看待；在选择中对待，如何选择；在选择后对待，如何处理。

（一）善待己

善待己，再三须慎意，第一莫欺心；岂能尽如人意，但求无愧我心。

1.修行　修行是两耳不闻窗外事，一心动静蕴气生。不管风吹浪打，胜似闲庭信步。

（1）锻炼身体：锻炼身体是对体质的锻炼。内炼一口气，外炼筋骨皮。气机的锻炼能够保持气血运行通畅，提高机体的调节能力和抵抗能力；筋骨肌肉皮肤的强壮，能够增强机体的应激能力，更好地适应外界环境的变化。体质的增强是修行的基础。身体锻炼有三个层次：初级是体质的锻炼，中级是形带气行，高级是气催形动。

（2）修养个性：修养个性，简称养性，包括心性、道德、仁义礼信廉耻。修炼个性，改善本性，修养性情，练达人情。拓能，优势，尚德，悟道，明理，懂法。①本性。本性须扬善抑恶。性格有强与弱、刚与柔、豪放与内敛、开朗与自

闭、豪爽与诡秘、喜静与善动。②性情。性情有温和与暴躁、热情与冷淡、直爽与迂曲、耿直与狡猾、达观与自闭。情操有高尚与低下。性欲有强与弱、盛与衰。性感有舒适与否、幸福与否。情欲有纵与敛。物欲有贪婪与淡薄。气魄有宽大与狭小。气度有伟大与平凡。胸怀有豁达与狭隘。③拓能。拓展能力，增强才干，丰富知识，锤炼思想，锻造观念，修正品行，端正态度，培植涵养，提高素质，抓住机缘、坚定意志。④优势。优化势，突出势，发挥势。⑤尚德。尚德、修德、积德。⑥悟道。悟道，遵道，行道。⑦明理。明理，依理，辨理。⑧懂法。懂法，守法，合法。

（3）修炼行为：修行是修炼行为。有诸内必行诸于外。言为心声，思想支配行为。有什么样的思想，就有什么样的行为。而现实生活中，由于人际交往的需要，由于社会活动的需要，人们的思想和行为常常不一致，这不是人们不愿一致，而是诸多无奈影响了一致。修炼行为不是强求一致，而是该一致时一致，不该一致时，不要强求一致。是否一致，既要考虑自身的需要，更要考虑交往的需要和社会的需要。"我行我素"是一种素养，"委曲求全"也是一种素养。

行为与思想一致，能够获得自我畅快；行为与思想不一致，形成一种心理扭曲。修养有素的标志，不仅在于能够获得多少畅快的兴奋，还在于能够承受多大扭曲而不变态。修炼行为得道，是要清楚思想与行为是否一致，怎样能够一致，为什么不一致，懂得一致，也懂得权变。例如，心好者，做好事，是行为与思想一致，助人为乐；好心没办好事，是行为与思想不一致，自己出于好心，而没有顾及他人的需求，以及社会的状况，仅仅按照自己的思想去做，或者按照自己的思想去要求别人，做不符合他们情况的事，自然难能获得好的结果。而心态好者，既能按照自己的思想去行事，也能依据他人的需求，以及社会的状况去适应变通。心好者，只求一致；心态好者，容忍变通。

2. 体现生命价值　生命价值体现在对待自然，对待社会的态度和作为之上，体现在社会的

认知认定之中。生命价值体现在命运的幸、顺、平、舛，体现在功能、能力、能量、能耐的能动性发挥。生命价值体现在人际关系、交往交流、相互影响，体现在培养感情、建立关系、增进交往，减少对立、合理制约。生命价值体现在社会人参与社会的社会角色、社会地位、社会权势，体现在掌握互根互用、把握消长平衡、有利相互转化。生命价值体现在尚德、悟道、明理、懂法的个性修养和社会活动之中，体现在充满爱心、淡化憎恨、展现风貌、提高威望、扩大影响之上。生命价值体现着时代的强音、地域的风情、人格的魅力。

3. 感受生活意义　生活中精神情绪表现为：激奋、平和、抑郁；心理行为表现为：坦然、认真、计较。对生活意义的感觉感受，体现着精神的享受、情绪的表达；反映着满足与否的欲望、幸福与否的感知；体味着坦然与计较的心态，喜悦与煎熬的心情、舒服与难受的感觉、甜蜜与痛苦的感受。

4. 真情·幸福·伤害　动真情能够得到幸福，也容易受到伤害。不动真情，不会受到伤害，肯定得不到幸福。能否遇真情，是由缘分决定的；能否动真情，是由情感决定的；是否控制真情，是由理智决定的。当缘分到来之时，因为怕受到伤害而躲避真情是可悲的，能动真情而不敢动是可气的，动了真情而控制消融，是可怜的。

5. 自己如何不生气　生气有因自己而起，有因别人而起，有因自己和别人共同而起。自己如何不生气？

生气因自己而起的，需要降低要求；生气因别人而起的，须知自己给别人的只是建议；生气因自己和别人而起的，凡自己的事须自己做主，不依赖别人，别人的事，须他人做主，别替人做主。

（1）降低要求：生气因自己而起的，往往是因为要求过高，降低要求，就能避免生气。把要求降到最低。最低的要求一是吃，二是穿，三是睡。只要有吃有穿有房睡。其他都是附加的。降低要求，不要把要求提高到达不到而生气的地步。降低要求，失约就失约，不会生气；不还钱就不

还钱，不会生气。至于说失约和不还钱带来的后续交往问题，那是另一个机制。这里要解决的则是如何不生气的问题。

（2）只是建议：生气因别人而起的，往往是自己把建议强加于人，别人无法接受时，自己生气。自己对他人只有建议权，没有决定权和主宰权，他人能否接受自己的建议，是由他人决定的，自己既不能要求他人接受，更不能强加于人，甚至粗暴干涉他人的行为。别人的事，自己只能建议，不要把自己的建议强加于人。亲疏皆当如此。

（3）自己做主：生气因自己和别人而起的，往往是自己该做主时，没能做主，采纳了别人的建议，结果不如愿时，把别人的建议作为推托和生气的理由。别人只是建议，可以不采纳，一旦采纳了就变成了自己的主张，不能把做不好的责任推向建议的人，而心生怨气。自己做主，不要把别人的建议作为怨愤别人的理由。

6. **努力·用心**　努，是"奴＋力"。努力只会把事情做完，用心才可把事情做好。努力可能是拙力，用心才会出巧劲。

7. **迎头面对绝望**　我们每个人都可能有绝望的时候，如果我们能迎头面对，知难而进，迎难而上，我们就会发现我们有多么的强大。

8. **形动·心动**　形动表现在表面上，心动潜藏在内心中。喜笑颜开只是形动，会意一笑才是心动。

（二）诚待人

诚以待人，表现在尊重他人，热情接待，热心服务，乐于服侍，善于服从，施好不过分上。

1. **尊重他人**　尊重他人，不仅表现在内心崇敬的尊重，还表现在思想行为不一致，而从人格上的尊重。

2. **热情接待**　迎客时要热情接待。来的都是客，无论亲人还是外人，无论新人还是故交，无论朋友还是敌人，无论观点是否一致，不论行为是否看惯，都要热情接待。热情接待亲人、新人、朋友、观点一致者、看着顺言者，是维系关系，增加友谊的需要。热情接待外人、故交、敌人、观点不一致者、看着不顺言者，是表现自己、扩大影响、吸引人气、转换关系由疏变亲、化敌为友、求同存异、容纳百川的需要。接待是送上门的机遇，热情接待是用较小的代价换取较大的收益。

3. **热心服务**　服务于人时，要用一片热心，热心源于诚心，诚心源于安心，安心源于好心，好心源于平心。心平就好，心好就安，心安就诚，心诚就热。人是有感情的，将心比心，以心换心。热心服务，会赢得一片赞誉，积累了人气将是最大的财富。

4. **乐于服侍**　在需要服侍老人或服务对象时，一定要用乐观的心态。有了乐观的心态，不仅会把好事看成好事，而且会把坏事看成好事。很多情况下，好的事情可以引出坏的结果，坏的事情也可以引出好的结果。好的事情可以获得经验，坏的事情可能获得教训。从某种意义上讲，教训比经验更为可贵，因为一个人只有认识到了缺点，并加以改正，才能有所进步。人的进步，就是在不断发现缺点、纠正缺点中取得的。除了自我乐观的心态外，还要善于听取服侍对象的意见。意见是宝贵的，只有听取了意见才能发现自己的不足，只有改正了不足，才能提高修养，完善自我。无论意见正确与否，都有意义，有则改之，无则加勉，别人只所以能提出意见，要么真有问题，要么没有问题，却因为行为表达有偏，没有真正反映本意，而造成误解。有问题，被提意见指出来，就是纠正的开始；虽然原来没有问题，但是却反映出表达的问题，而对新出现的这个表达问题，欣然接受，加以改进，则是更有意义的一件事情。乐于服侍才能取得最佳服侍效果。

5. **善于服从**　服从是服而从。"服"是佩服、服气、征服、压服；"从"是随从、跟从、一致。"从"不是背离，不是无思想的随从，而是有思想的服从。服从是佩服而从，服气而从，征服而从，压服而从。服从不等于盲从，服从是有思想的服从。服从可以保留不同意见、不同思想，一边保留意见，一边服从。服从不等于不提意见、不表达思想，而是要在有机会时提意见，提该提的意见，在需要表达思想时表达，表达该表达的思想。善于服从，是诚以待人的重要条件之一。

6. 施好不要过分 施好要在自己能够承受的限度内，不要过分，过分了，就对对方要求高了。对方做不好，自己就会不悦，甚至生气。他需要纸，你没纸不给，有纸可以给，拿出一张是你的富余，拿出两张你用的就要减少，拿出三张你需要借一张给他。给一张、两张，还是三张，你都不要要求对方，如何使用纸。哪怕对方拿到后撕了，你也不要埋怨，因为给是你自愿的，用是他做主的。你不愿借就只给两张，不愿影响自己用就只给一张，不想给也可以不给，但不能给了，就去支配人家怎样用，用法不如你愿，就埋怨人。你生气，他也生气。你怪人家不珍惜，人家觉得委屈，因为受惠，而受你管教和支配，还不如你不给，结果你出力不讨好，人家也不高兴。当然，在给对方之前你可以从监管的角度，确认该不该给，这是你的事，而无论如何，给了之后，就是他的事了。

（三）对待选择

1. 对待选择的先后

（1）先做事还是先树目标：先做事还是先树目标，不应成为对待与选择的障碍。可以先做事，在做事中逐渐清晰，然后树立目标；也可以先树目标，树立了目标之后，然后朝着目标去做事。做事一定要明确目标，有目标一定要通过做事去实现。这些都可以是在行事过程中完成，而不一定必在事先弄清。干事，可以有兴趣了就去干，也可以在干中产生兴趣。

（2）先有鸡还是先有蛋：先有鸡还是先有蛋，千古不解之迷，其实稍加分析是有解的。鸡是动物，是逐渐进化而来，鸡进化完整之后，进而有了下蛋的功能，蛋逐渐有了孵鸡的功能。因此，先有鸡，蛋是鸡下的，是鸡功能的一部分。鸡可以不进化为下蛋的功能，公鸡就不下蛋，很多动物不下蛋，而蛋一般都有生鸡的功能。这表明蛋是鸡功能的结果。所以，先有鸡，后有蛋。

（3）先有麦苗还是先有麦粒：麦苗是植物，也是逐渐进化而来的，麦苗进化过程中有了结麦粒的功能。因此先有麦苗，麦粒是麦苗功能的一部分。很多植物可以不结果粒。所以，先有麦苗，后有麦粒。

（4）先救妻还是先救母：从尊老、感恩和同情弱者角度，先救母。从尊重高尚母亲意愿和公平角度，先救妻。两者都不选是一种逃避，逃避责任的担当。两者都选，宁肯搭上自己，也是一种逃避，逃避感情的遣责。

2. 对待选择的轻重 安全与优质哪个更重要？安全是基础，优质是要求。基础是基本保障，要求是发展需要。求稳定须打好基础，安全重要。求发展须强调要求，优质重要。

（四）要懂得感恩

一个没有感恩之心的人，是不受欢迎的人。帮助是一种恩赐，被帮助应当感恩。莫把帮助的恩赐变成是应该的享受。事情是在转化的，事在人为。分内事和分外事是有区别的。分内事和分外事也是可以相互转化的。分内事可以变为分外事，分外事也可以变为分内事。分内事是应该做的，而分外事则是可以不做的。做分内事，是理直气壮的，该做不做，就会落下埋怨；分外事，不做是没问题的，不该做做了，弄不好也会受到指责。不愿做时，把本来是应该做的分内事，变成可以不做的分外事，是一种明智。如孩子成家后不分家，大人为孩子做的事就是应该做的；分了家，大人就可以不做了。应该做的，不做就会受到埋怨，减分；可以不做的做了，就会被感激，加分。照顾是格外的关心帮助，就会被感恩，就要去感恩。莫把照顾看成是应该的享受。应该的不用感恩，照顾的是要感恩的。

（五）要做好角色转换

1. 长大成人后要勇于担当 未成年人，尚未担当时，要培养担当意识。长大成人后，要做好角色转换，独立生活、独立思考、独立处理问题。勇于担当应该担负的责任。

2. 作为家长要理解童心童趣 习惯于成人角色的家长，很少也很难理解童心，更难识得童趣。孩子是大人的影子，大人的一举一动都会为孩子起到示范引领作用。作为家长要进入孩子的世界，理解童心童趣。

3. 孩子成家后家长要退居二线 孩子成家

了，分出去另过，变成两个家，大人不管事，是应该的，对他们帮助了，他会感恩的，这是加分。如果没有分家，大人管事是应该的，该管不管他会抱怨的，这是减分。当然，如果从思想上认识到，并分清了这一点，行为上分家不分家，都不是问题。

自己的事情自己办，他人的事情他人办，看到他人办事不合适的，你可以建议、告诉他如何做，不可按自己的意愿指挥他去做，更不可强求他去按照你的意愿做。"有山靠山，无山独担。"包办代替，只能培养他的惰性。他没有机会干，就不会干了。

能够帮助人的，要心甘情愿地去帮助，不要能帮不帮，也不要边帮边怨。不能帮助人的，也不要不能帮强帮，不能帮就不要去帮，帮了会帮倒忙，不如不帮。无论帮还是不帮，一不要责人，二不要责己。如果一边帮着，一边怨着，一边责人，一边自责，不想帮强去帮，帮着责着，于人于己都是无益的。

4.工作退位后要甘于平淡　从工作岗位上退下来，无论是领导还是一般工作人员，都要从轰轰烈烈的事业中走出来，甘于平淡的生活。在原来熟悉的工作之外重新找到自己的乐趣。

（六）真·假

"真"是自然形成的，"真"是今生的纯粹，是正果的修成，"真"是适合和认可。"真"在现实的当下，"真"在未来的探求。"真"不是拜求来的，更不是到未来的天国去求真的。

"假"是真的伪造，通过造假蒙蔽人，以达到利己的目的。模仿真，是介于真假之间的似真似假的一种状态。说它真，是因为那是公然的仿真，没有伪造；说它假，是因为它毕竟不是真。所以，从另一个角度看，仿真是能力，仿真像真是水平，把假的做成真的是智慧。

（七）梦想·理想·飞翔

梦想是人生追求自由奔放的开始。梦想是对未来的一种期望，是对未来想实现的事的一种向往，是对将要达到的境况的一种想象。梦想是人们心中的信念和希望。梦想是人类对美好事物的一种憧憬和渴望。梦想是人类最天真最无邪最美丽最可爱的愿望。梦想是意识里的追求，是动力的源泉。梦想是期望达到的一种高度。梦想是一个人奋斗的动力，梦想是一个人动力的源泉。梦想和现实总是有差距的，正是这种差距，才有了人们对梦想的憧憬。

理想是人生追求适合的目标。理想是寻觅目标的思维，目标是实现理想的标杆。理想，是对未来事物的美好想象和希望，是对事物臻于完善境界的观念。理想，是人们在实践过程中形成的、有可能实现的、对未来社会和自身发展的向往与追求。理想，是在满足眼前的物质和精神需求基础上，又憧憬未来的生活目标，期盼满足更高的物质和精神需求。理想和梦想一样，是对现状永不满足、对未来不懈追求。每个人都有自己的理想，这种理想决定着他的努力和判断的方向。人生的真正意义是致力于一个自己认为是伟大的目标。安逸和快乐是一种理想的心态。真善美是一种理想的追求。人类的幸福和欢乐在于为理想而奋斗。

理想是让人不惜一切永恒追求的光。在实现梦想和理想的路上，既要立志，又要行道，立志如山一样才能坚定，行道如水一样才能曲达。在希望中享受到的乐趣，比在实际中享受的乐趣要有趣得多。理想，抽象出符合自然的梦想，淡化掉超自然的假想。梦想，纯化为有望实现的理想，摒弃掉不着边际的空想。

飞翔是人生追求梦想和理想的行动，飞翔是为梦想和理想插上了翅膀。有梦想才有理想，有理想才有飞翔。

（八）思路·道路·出路

思路是人们思考问题时思维活动进展的线路或轨迹。思路是深化和表达思想认识而遵循的思维活动的线路。道路是指达到某种目标的途径，用于比喻事物发展或为人处世所遵循的途径。出路是前途、发展的方向。出路是能够向前发展的途径。出路是摆脱逆境的门路，前途。

正确对待思路、道路和出路。思路有正确的，有不正确的。当发现正确的思路，一定要坚持；当发现不正确的思路，一定要调整纠正。道路有行得通的，有行不通的。行得通的道路要勇往直前；行不通的路要曲折迂回，调回到正确的、行得通的道路上来。

出路，有的能走出来，有的走不出来。走不出来的出路，要重新审视，先看看是不是出路，然后再看看是不是适合自己的出路。有思路才有道路，有道路就有出路。

（九）规划·实现

规划，规者，有法度也；划者，戈也，分开之意。规划是筹划、计划，是融合多要素、众人看法的某一特定领域的发展愿景。规划是指有计划的去完成某一任务而作出比较全面的长远打算，是对未来整体性、长期性、基本性问题的思考和考量，设计未来整套行动的方案。

实现，指事件或状态的发生，使之成为现实。人们需要发挥自己的潜力，表现自己的才能。只有当潜力充分发挥并表现出来时，人们才会感到最大的满足。这就是自我实现。有规划才有蓝图，有蓝图才能实现。规划是实现的前提，实现是规划的落实。正确对待规划，有规划才有愿景蓝图，正确对待实现，有实现才有实际意义。规划可以从长远考虑，暂时不去实现。实现也可以没有规划，机会到了，随机应变。从另一个角度讲，规划本身也是一种实现，实现也意味着新的规划开始。

（十）正确对待正面负面

对待正面的要持、防、高、远，对待负面的要知、改、转、变。对待正面的、正确的、优秀的、好的，要持、防、高、远。持、防、高、远会更好。若轻易改、转、变，则将趋向于负面、拙劣、错误。

对待负面的、拙劣的、错误的、坏的，要知、改、转、变。有了改、转、变，就会趋向于好。如若持、防、高、远，则将更坏。

持，是秉持、坚持、持之以恒。正面的、好的，要坚持。不为物欲所动，不为挫折消沉。防，是预防、防范、防止。防患于未然。做好预防和防范，防止负面的、不需要的情况发生。"胜不骄，

败不馁"就是一种防范。高，是趋向要高，境界要高。观天地于目，容万物于胸，腕底有鬼神。远，是眼界要放远，远就宽阔，豁达开朗。知，就是知道、懂得、分清。知晓负面的，知正误，知优劣，知善恶，知好坏，知成败。凡是自是，便少一是；有短护短，更添一短。改，更改、修改、改造。知错就改，改掉恶习，痛改前非。转，转换、转化、转好，转坏，优化，恶化。转变态度，转变作风，弃恶从善。放弃，破砂锅破摔。变，变化，变更，改变，转变。知耻后勇，反败为胜。

（十一）对待条件要能创造会利用

条件是事物存在、发展的影响因素。条件是所具备或处于的状况。相对于"根据"而言，条件是制约和影响事物存在、发展的外部因素。条件是为人、谋事、处世所必需的因素或状况。对待条件，要能创造会利用。所谓创造条件，是指在条件不具备的情况下，能够积极地克服困难、改善不良状况，创造形成条件的因素。这就是"有条件上，没有条件，创造条件也要上"。利用条件，是在条件具备的情况下，充分利用现有条件，用足用够现有条件。鼓足干劲，挖掘潜力，把该做的事情做好，不让已有条件浪费。

（十二）对待机会要善于寻找及时把握

机会是人之动机、世之时机、事之机缘的会合。没有机会，要善于寻找机会，努力创造机会。机会就在我们身边，机会稍纵即逝。寻找机会需要眼界和果敢。生活中不是缺少机会，而是缺少发现机会的眼光和抓住机会的果断。机不可失，时不再来。在机会到来之时，要适时把握机会。机会永远是为有准备的人准备着的。善于把握机会的人就是有准备的人。当机会来临时，要能辨识得清、分析得透、把握得准。把握机会需要远见、智慧和胆识。对待机会要善于寻找，及时把握。

（十三）对待自己要宽胸怀简效廉

对待自己要胸怀宽阔，简单明快，高效便捷，清廉洁净。胸怀宽阔，善于包容，能容人容事，就会少生气，少生气，则无疾。简则捷，捷则便，单则直，直则效，一身轻松，不为外物所累。效则益，有效果才有意义，才有利益，而不是浮在

表面，虚在外围。廉则清，清则洁，洁则净，净则亮，廉则清亮、洁净，能看透事物的本质，而不为事物的表面现象所迷惑，迷茫，不会失去生活目标，更不会陷入泥潭。打铁先要自身硬，能击倒我们的只有我们自己，自己修炼挺立，谁也击之不倒。自己做好了，才好与他人交往，与众人共处。宽简效廉地对待自己，是最好的最正确的对待。

（十四）对待他人要多理解少羁绊

对待他人要多给予理解，少设置羁绊。将心比心，理解他人，是为他人提供方便，同时也是为自己铺路。人心都是肉长的，你敬我一尺，我敬你一丈。尽可能消除和他人之间的羁绊，与人方便，自己方便。遇险处，主动后退一步，让人先过，后退一步路自宽。对待他人要因人而宜。对有理想的人，要满足他的精神需求。对有抱负的人，要成就他的事业。对能人，要发挥他的才能。对凡人，要满足他的物质需求。

与有理想的人交心、探讨、共进。与有抱负的人互助、解惑、同干。给能人绘景，创造干事境况。给凡人画饼，提供生活保障。要想给能人戴金箍咒，你得有能治服他的大本事。否则，你就是要小聪明，聪明反被聪明误，就会没吃麩子挨一磨棍、赔了夫人又折兵。对待孩子要有强迫、有引导、有自由。而强迫、引导和自由的给予，还要根据具体情况确定，要因人因事因地而异。多理解人，是要多站在他人立场上考虑。

少设置羁绊，是要尽可能给人以宽松的环境。多公而少私，大公而无私。我为人人，人人为我。

（十五）对待生活要乐甘苦享安险

生活是一天一天过的，有甘甜，也有苦难，有安适，也有风险。为人谋事处世，不仅要会以甘甜为乐事，还要能以苦难为乐事。因为只有经历苦难，才知道甘甜的真正滋味，只有在克服苦难中，才能体现自我价值。不仅仅能享受平安的舒适，还要会享受风险的意趣。享受艰难险阻所带来的刺激。

生活是丰富多彩的，丰富不都是甘甜和平安，多彩不都是快乐和享受，生活的丰富多彩除了甘甜和平安、快乐和享受之外，更有滋味的则是辛酸苦难和艰难险阻。甘和苦是一种快乐，安和险也是一种享受。能感悟到这个层面的人，就是一种超脱，如此，才能算得上是真正的人生享乐。

（十六）对待社会要合时宜多奉献

社会是众人的积聚体，由于人在变，所以社会也在变。社会在不断创新、变改，个人对待社会一定要合时宜，合时宜包括在太平盛世当个顺民，尽一个平民应尽的本分。也包括在社会改变中积极参与，用行动推进社会进步。社会是大家的社会，能引领的就引领，不能引领的就服从，能改善的就改善，不能改善的就适应。总之，要为社会进步多奉献，而不是为社会进步设障碍添麻烦。要在为社会奉献中体现人生价值。

（十七）对待人生要能认真会坦然

1. 认真·坦然·居中　人生是丰富多彩的，丰富多彩的人生是需要认真学习，努力创造，深刻感悟的。人生要面对诸多的是是非非，在是非面前，只有坦然对待，才能不被是非所害。大度能容容天下难容之事，慈颜常笑笑世间可笑之人。居中是居于正中，不偏不倚，无过无不及。认真与坦然是两个极端，什么时候该认真，什么时候该坦然，什么时候走在两者之间，这是对智慧的考验。只要正确对待，做起来其实很简单。

2. 清楚·模糊·中和　清楚是清清楚楚；模糊是模模糊糊；中和是清楚的模糊、模糊的清楚。清楚的模糊是清楚而不能的模糊，清楚不了糊涂拉倒。模糊的清楚是模糊而必要的弄清，求同存异、搁置问题找共同点。和谐是中和而谐调。实例：历史是在清楚、模糊、折中着前行。

（十八）对待知识要博学审问慎思明辨

对待知识要博学、审问、慎思、明辨。知道不该、不会、不用、不能。"不该"是不合时宜；"不会"是不知如何；"不用"是做而多余；"不能"是做而有害。

八、准确判断

判断是人常有之事，人经常需要做出判断，没有判断就没有方向，没有是非正误。

（一）无提示判断（〇 I 判断）

无提示判断，也叫〇 I 判断。就是在没有任何提示（〇）的情况下做出自己的判断（ I ）。这是自由度最大的判断，而许多人却觉得无从下手、没法判断。

（二）肯定否定判断（ II 判断）

肯定否定判断，也叫 II 判断。在提示为肯定否定的命题上，做出肯定或否定的判断。即二者居其一。

在判断时经常正话反说：无微不至 ＝ 有微必至；无所不能 ＝ 有所必能。但是要注意，这种判断不能反过来用：有微不至 ≠ 无微必至；有所不能 ≠ 无所必能。

（三）宏观判断（ III 判断）

宏观判断，也叫 III 判断。就是能够客观看待提示，冷静分析提示，不陷入提示引导之中，站在提示之外去看待事物，做出合适的判断。简而言之，就是面对肯定否定的判断题，能够找到第三种答案。如面对同意不同意的弃权，面对支持反对的不表态，面对肯定否定的无表示。

（四）主观判断

主观判断，是以自我为中心的判断。以自己正确为前提，判断对方是否正确。这种判断，事实上，是判断对方和自己意见的一致性。判断对方是否符合自己的观点，在多大程度上和自己一致。判断结论，往往是和自己一致的就肯定，和自己不一致的就否定。这样，对方的意见和建议，常常变成负面的，带有攻击性的。这是判断的态度问题。有时是赞成其想法和见解，不赞成其态度。这是理性逻辑，感性心理状态的体现。

（五）客观判断

客观判断，不是以自己为标准，而是在了解了全部情况之后理性地做出的符合实际情况的判断。这种判断，与自己的意见可能完全一致，可能不完全一致，可能完全不一致。这是理性的逻辑判断。

九、比较取舍

（一）比较

比较是两两相比，多个相比，也是以两两相比为基础的。比较是为了甄别，也是为了选择。要求从玉米地的这头走到那头，掰一个最大的玉米棒。有两种认识两种做法：第一，手里拿一个与下一个比，看哪个最大？首先要认为手里的就是最大的，所以，手里就会拿着一个，和下一个比，如果不比手里的大，就放弃，如果有比手里的大就把手里的换掉。这样，手里总是拿着最大的一个，最终得到的一定是最大的。

第二，总认为还会有更大的出现。认为下一个才是最大的，所以，总嫌眼前的小，手里不拿，期望更大的下一个会出现。结果走到地头，也没有得到那个期望中最大的，因为见过大的，最后一个小的，也看不到眼，所以，会两手空空。静下心来再回头想，眼前会出现一个个比较大的，而这些大的却一个也没有抓住。于是，后悔着：如果抓住那些大的不丢该有多好啊。

（二）纵向比较

纵向比较是一事物的深入比较。纵向比较是自我比较，比较自己的过去、现在、未来。如排队的喜与忧是只关心自己前面有多少人，而不注重后面有多少人。

（三）横向比较

横向比较是与其他事物的比较。横向比较是与他人比较，比较自己的过去与他人的过去，自己的现在与他人的现在，自己的未来与他人的未来。例如，排队时，后边的人少，就嫌自己落后了；后边的人多，就不显得自己落后。排队感到欣喜和忧愁的，不是前面有多少人，而是后面有多少人。不是为前面有多少人而乐忧，而是为后面有多少人而忧乐。

（四）取此舍彼

取此舍彼，是比较喜欢新的、现在的、实有的、能得到的。采纳现在的、既得的，舍弃过去的、未得的。

（五）取彼舍此

取彼舍此，是比较喜欢旧的、过去的、虚拟的、企望的。采纳过去的、他人的，舍弃现在的、自己的。

十、合理评价

评价多采用比喻法进行比较。下面四个类型的评价，每个类型相互可以作为评价的依据。如理想中，评价为高、优、多；现实中，评价为低、劣、少。

（一）高中低评价

高中低评价，是评价人事物的状态，属于高级、中级、低级。高中低评价，有三分法和二分法。三分法是高中低的评价，二分法是高低的评价。需要注意的是，高中低不等于好不好，不能认为高级的就一定是好的，低级的就一定是不好的。高中低表示的是一种状态，不同状态有不同的好与不好。不同人、不同事物有不同的适合状态。

（二）优中劣评价

优中劣评价，是评价人事物的性质，属于优质、质地居中、劣质。优中劣评价，有三分法和二分法。三分法是优中劣的评价，二分法是优劣的评价。需要注意的是，优中劣也有适合与不适合的情况。优有优的品质、作用和用途，劣有劣的品质、作用和用途。特别不能把不同性质的事物进行优中劣比较，不能把价值高的等同于优，价值低的等同于劣。

（三）多中少评价

多中少评价，是评价人事物的数量，属于数量多、数量居中、数量少。多中少评价，有三分法和二分法。三分法是多中少的评价，二分法是多少的评价。需要注意的是，多与少，不能全部用高低、优劣来评价。多有高与低，也有优与劣；少有高与低，也有优与劣。

（四）"虚无·理想·现实"评价

"虚无·理想·现实"评价，是对人的思维和做法的评价。"虚无·理想·现实"评价的三分法是虚无、理想、现实的评价，二分法是虚无与现实的评价，或理想与现实的评价。需要注意的是，虚与实的界限有时很分明，有时不清晰。虚与实也是相互启发，相互影响的。现实是对虚想的执行和落实，虚想是对现实的展望和指导。虚中有实，实中有虚。现在虚的思考，预示着未来实的践行；现在实的存在，意味着将失去的虚。

虚常常是实的发展方向和目标。所以，用现实的眼光评价，用理想的眼光评价，用虚无的眼光评价，基于现实的角度是一个结论，基于理想的角度又是一个结论。

十一、时时反省

反省就是反思、自察、醒悟。反省能力的高低，反映思想水平的高低。

（一）反思

反思就是返观思考。已经做过的事情，哪些是对的，哪些是错的；哪些是有益的，哪些是有害的；哪些是可以继续的，哪些是需要终止的。正在做的事情，哪些是顺畅的，哪些是背逆的；哪些是在路上的，哪些是偏离轨道的；哪些是得到启发和收益的，哪些是疲于应付，劳而无功的；哪些是预料之中的，哪些是意想不到的；哪些是超出预期的，哪些是事与愿违的。准备做的事情，哪些是条件具备的，哪些是条件不具备的；哪些是时机成熟的，哪些是时机不到的；哪些可以顺势而为，哪些需要逆势而行的；哪些是可以顺利上路的，哪些是不得已而为之的；哪些是前景光明的，哪些是前途暗淡的。

（二）自察

自察就是自我检察、审察、洞察，从而明白。已经做过的事情出现对与错、益与害这种状态或结果的原因、过程、后果。正在做的事情，顺与逆的原因、条件、方向；保持或纠错的措施、效果；继续或中止的理由；平安与风险的苗头。准备做的事情，哪些可以洞察，哪些难以预料；哪些比较清晰，哪些比较模糊；哪些是朝阳产业，哪些是夕阳产业；有哪些是时机，有哪些是无奈。

（三）省悟

省悟就是通过反思、自察或者其他途径的提示、提醒，自我反省开悟、豁然开朗。有一种站在高处，重新认识事物的视角和视野。省悟是模糊中的突然清晰，是在模糊中清晰着的突变。悟人悟事悟物悟道。

时时省悟是一种为人谋事处世的高境界。

十二、调气机

人的基本要素是形、精、气、神。气是关键，气是枢纽。气的升降出入运动叫做气机。调理气的升降出入运动就叫调气机。调气机的方法主要有：自然调、自调、他调。调的状态主要有：动调、静调。调的目标主要有：调动、调静、调谐。调的过程主要有：通畅、强化、凝聚、爆发。调的目的主要有：谐调、谐和、谐振。

（一）调的方法——自然调·自调·他调

1. 自然调　自然调有两种情况：一是自然而然，没有人为因素的调；二是非自主自然，是人为的自调达到最高境界的自然谐调。因此，自然调是先天禀赋的表现，也是后天修炼所能达到的最高境界。

（1）自然而然调：自然而然调，在胎儿是最纯粹的。出生之后，自调、他调逐渐增加，自然调逐渐减少。长寿就在于自然调维持得多，被自调他调替代得少。

（2）非自主自然调：非自主自然调，是自然调的高境界：先在意念支配下机体由自主调理到自然调理，然后可以丢掉意念，只要将身心处于松静自然的状态，机体便可自然谐调。

2. 自调　自调是自主调、自动调。

（1）自主调：自主调是在自己主导下的调。自主调包括三方面：心胸开阔气机调畅、自主运动身体强健、动作引气气机自如。

（2）自动调：自动调是脱离了自主调的不由自主的动静自调，动态自调和静态自调。自动调包括两方面：气自发自动、气自动自静。气自发自动，是指在非自主的状态下，由于气的自发催动机体自动，即不受心脑控制的自动，意念可以控制，也可以丢掉意念完全自动。气自动自静，是指气机在没有干扰的情况下，按照自己的运行规律，动极生静，静极生动，身体处于静态，或动态。

3. 他调　他调是人调、情调、理调、法调、力调、事调、物调、境调。他调可以通过调而解，解决问题。

人调是手法调，施手法，或徒手操作，或借助工具，或借助条件。手法解，是用按摩、针灸、火罐、刮痧等调而解。人调是手术调，做手术，修补术，摘取术，植入术。术解是行手术调而解。情调是调心情、调情绪、调感情。情解是用感情调而解。理调是调心理、调道理、调公理。理解是用道理调而解。法调是调心法、调法律、调法规、调方法。法解是依方法调而解。力调是调心力、调力量、调力度。力解是依力度调而解。事调是用事调，通过处事去调另一事。人不可一日无事，人闲生余事，无事生非。无事不找事，有事不怕事。用一事去调另一事。通过对一事的专注，去分散对另一事的注意力。物调是食物调、药物调、玩物调、用物调，食物和药物都是指自然植物与动物，自然药物就是中药。食物和中药都有寒热温凉平之性，有酸苦甘辛咸之味，有归经。分析合成的药物就是西药，西药含有效成分、或成分合成。食物调可以充饥，这是维持生命的必须，药物调可以治疗，这是病体恢复的重要环节。玩物是用于娱乐玩耍之物，玩物可以调节生活乐趣。用物是生活工作使用之物，用物可以调节人的工作生活。境调是处境调，人们除了环境气候、风土人情和社会世道处境调节之外，还有具体的声、光、电、热烫、熏蒸、冰冻等生活和治疗所需的调。调能给人以启发和感悟。

（二）调的状态——动调·静调

动调和静调是调的两种状态，动调是在运动中调，静调是在平静中调。动调至静，静调至动。气机是气的升降出入运动。动态可以调气机，静态也可以调气机。

（三）调的目标——调动·调静·调谐

调动、调静、调谐是调的目标。无论是动态、静态、和谐、不谐。调升降出入至动，调升降出入至静，调升降出入至谐。

（四）调的过程——通畅·强化·凝聚·爆发

调的过程有气的通畅、气的强化、气的凝聚、气的爆发。气的通畅是气机畅通，阻力摩擦力尽可能的小。气的强化是气的能量增强，力量强大。气的凝聚是气可以随意聚集，以供调用。气的爆发是气可以由意念支配，根椐需要向外爆发，形成攻击力。

（五）调的目的——谐调·谐和·谐振

谐调、谐和、谐振是调的目的。谐调有被动谐调、有主动谐调。谐和是谐调的一种状态，是和睦、融合。谐振是谐调的高境界，有主动谐振、有自发自动谐振、有自然而然谐振，有非自主自然谐振。谐振是人体的最佳状态。谐振可以激发机体经气，清除体内废物，使不和谐状态归于和谐，使身心处于最佳状态。

十三、巧助人

（一）启发·引导·感受·随意

1. **高人启发**　高人给人启示启发。经启示而受到启发得道者，为聪明智慧之人。

2. **能人引导**　能人帮人引导。经引导而知利害懂事理者，为精明能干之人。

3. **俗人感受**　俗人使人感受，经感受而自觉醒悟改正者，为通情达理之人。

4. **庸人随意**　庸人助人随意，无原则无章法不明理不通情造就糊涂之人。

（二）教育

1. **灌输式教育**　灌输是输入结果。把已有的结果结论告诉人，直接记忆结果结论。灌输式教育是应急的需要。灌输式教育的特点是：效率高、兴趣弱、效果差。"应急"记忆快，便于应试；"效率高"是指单位时间内灌输量大；"兴趣弱"，是因未经或少有过程，容易使人枯燥；"效果差"是指理解不够，收效不大，且缺乏创新。灌输式教育的优点是：直接记忆结果结论。灌输式教育的缺点是：说者有意，听者可能有心，也可能无心，告诉了，可能听了、记了、记住了；也可能没听、没听懂、没记住。且不易理解，缺少创新。

2. **引导式教育**　引导是引向结果。不告诉已知的结果结论，而是创造条件或举例子，引导人们得出自己的结果结论，然后对照已知结果结论，从而理解记忆。引导式教育是理解的途径。引导式教育的特点是：效率低、兴趣浓、效果好。"理解"便于掌握，从而有利于记忆；"效率低"是指单

位时间内灌输量小；"兴趣浓"是吸引力大；"效果好"是学习和接受教育的成效突出。引导式教育的优点是：便于理解，从而易于记忆，而且是创新的基础。引导式教育的缺点是：对引导者和接受者要求均高。引导者要会引，从起始、过程，要引向好的结果，导向者要会导，在路上不偏离，导向正确。否则，会引导偏差。而且，引导式教育，单位时间内灌输量较小。

3. **启发式教育**　启发式教育是通过启发去发现结果。启发式教育是创新的源泉。启发式教育的特点是：效益好。"启发"是启迪思维、发散思维，"创新"是出现不同的思路、得出不同的结果。"效益好"是达到了教育的目的，获得了最大的教育效果。启发式教育的优点是：便于出新。启发式教育的缺点是：影响对已有知识的掌握，若抱有怀疑，需要重新验证。对启发者和接受者要求更高。启发者要会启发，接受者要有思想。

4. **演化与转变**　灌输式教育，演化为填压式教育、应试教育。引导式教育、启发式教育，则演化为素质教育。如果说启发式教育是战略的考虑，那么，引导式教育就是战术的需要，而灌输式教育就是战斗做法。教育是一种知识的交换，教师与学生，交付与接受，主动与被动。

5. **教育孩子的态度和形式，比说教的内容更重要**　大人总教育孩子"听话"。而孩子不听自有他的道理，要么是你说的话没入孩子心，要么是你说的话不合时宜，不适合孩子当时的情况。强让孩子听话，内容可能是好的，而态度成了问题，由于态度不好，影响了内容的接受。教育孩子有三种方式：强迫、引导、自由。实际上，这三种方式都存在，都有用，问题是什么时候该强迫，什么时候该引导，什么时候给自由。对孩子是强迫、是引导、还是给自由，要根据具体情况，因人因事因地而异。

（三）助人

助人不仅仅是对事的帮助，对物的提供，更是对他人需要时的分享、搀扶、激励、点拨、提携、指引、感动、提醒、称赞、包容。成功有人分享，失败有人搀扶。顺畅有人激励，困惑有人点拨。

清醒有人提携，迷茫有人指引。义举有人感动，忘却有人提醒。优点有人称赞，缺点有人包容。

十四、妙用人

（一）用人有道妙用人

用是使用和利用。用人有道，妙用人。用人有道：有用高人，有用能人，有用亲近人，有用反对人。

妙用人：用高人，则晾小人；用能人，则晾庸人；用亲人，则晾能人；用同伙，则晾反对之人；用反对之人，则晾阿谀奉承之人。

（二）因人用人

因人用人，是根据现有人的才能和作用，确定所使用的人。正职用能人，副职用对人。主宰者发现人，依附者维持人。欲升者笼络人，不升者培养人。出新者借助人，创造者凭个人。

（三）因需用人

因需用人，是根据需要，用适合的人。给圣人绘景，给凡人画饼。用追求思想境界的人，就要满足他的精神需求。用追求理想抱负的人，就要成就他的事业需求。用智人，就要给他提供舞台。用能人，就要发挥他的才能。用庸人，就要满足他的物欲。有智者吃智，无智者吃力。

"给圣人绘景"，因为圣人是追求一种境界，实现一种理想。所以，他需要的是一幅可以实现的美景的描绘。"给凡人画饼"，因为凡人是追求一种踏实的生活，达到一种现实的满足。所以，他需要可以充饥的饼做食粮。

追求思想境界的人，注重的是精神需求。所以，使用这样的人，就要给他创造能满足精神境界的条件。

追求理想抱负的人，注重事业的成就。所以，使用这样的人，就要给他创造可以成就他事业的人脉环境和物质条件。

智人，需要发挥的舞台。所以，使用智者，就要为他形成能发挥他创造力的环境和气氛。能人，需要展现他的才能。所以，使用能人，就要给他充分的物质和事业基础，使其展现和发挥他的才能。庸人，喜欢金钱和物质，所以，使用庸人就要满足他的物欲，使其不致懒惰，免生是非。有智者吃智，无智者吃力。有智慧有能力的人，生活要靠脑力劳动发挥自己的智慧和能力，体现自己的价值，实现自己的理想，追求生命的意义；缺乏智慧的人，生活就要靠体力劳动去生产去制造，亲自参与亲手完成物的再造，以此创造财富，体现价值，实现理想，追求意义。

（四）取长·责短

取长是取用其长处、优势，责短是责备其短处、缺点。"用人取其长，教人责其短"。用人要看到其长处，发挥其优势。教育人要责备其短处，认识到不足。"责人之心责己，爱己之心爱人"。要用责备别人的心态，责备自己的过错，要用爱自己的心情去关爱别人。"用人不宜刻，刻则思效者去"，用人要宽厚大度，善取其长，而不可太刻薄，常责其短，如果太刻薄，常责其短，即使想为你效力的人也会设法离你而去。"交友不宜滥，滥则贡谀者来"，交友要选择与自己适合的，而不可太泛滥，滥交就会招致那些善于逢迎献媚的人和你接近。"因为自己桶索短，莫怨人家箍井深"，不要因为自己的能力不及，自己有缺点，而嫉妒别人的能力强，抱怨人家要求太高。"驭横切莫逞气，止谤还要自修"，要控制蛮横无理的人和事，首先必须要控制好自己的情绪，不能意气用事，不要逞强斗气；要制止谣言和诽谤的传播，还需要加强自身的修养，使自己无懈可击，使造谣诽谤者不攻自破。平时要注重修养，遇事要心平气和，心静如水，才能百毒不侵。"克己者，触事皆成药石；尤人者，启口便是戈矛"，善于克制自我的人，日常接触的事物，都会成为修身去弊的良药；而经常怨天尤人的人，只要一开口就像是戈矛一样指向别人，发生矛盾。克制自己要从严格要求自己做起，把生活事件的利与弊都当成治病的良药，去纠正自己的过错，克服自己的不足，经验和教训都对自己有所帮助。时时事事不要总是埋怨别人、攻击别人，不要与人争长论短，制造矛盾，招致不必要的麻烦。"毋以己长而形人之短，毋因己拙而忌人之能"，不要用自己的长处，去取笑别人的短处；也不要因为自己的不足，而去妒忌别人的才能。

（五）疑人·信人

疑人不疑人，三思而后行。信人不信人，智慧以判定。一思：用人不疑，疑人不用。心诚则灵，将心比心。二思：用人先疑，消疑再用。天将降大任于斯人也，必先苦其心志，劳其筋骨，饿其体肤，空乏其身，行拂乱其所为，所以动心忍性，增益其所不能。三思：用人必疑，边疑边用。害人之心不可有，防人之心不可无。不疑必纵，纵而有虞。疑而必防，防而隔阂。疑与不疑，酌情而定。当疑不疑，必生祸患；不当疑而疑，必致心散。

信人不信人应以智慧做出判定，信是相对的，不是绝对的。不是一信百信，一不信百不信，信是因人因时因地因条件而变的。此时信，彼时不一定也信，此事信，彼事不一定也信。人们容易犯的错误就在于，一事信事事信，信一人终生信。每一件事结束，就要重新梳理，重新判断信与不信。

（六）功者·过者

功者是有功的人，过者是有过的人。有功的人是对事业有贡献的人，是能人，会干之人。有过的人是工作有过错的人，可能是能干而有过错，也可能是不能干而有过错。功过之人各有所利。用有功之人是取其所长，用有过之人是励其斗志，用过不用功，要能驾驭，用功不用过，要会配合。

（七）好人·坏人

好人是于人于己都好，是正能量、干好事，对他人、对公众、对社会都有益。坏人是于人于己都不好，是负能量、干坏事，对他人、对公众、对社会都有害。好人坏人各有所宜。和平年代鼓励民众学好，制裁坏人使坏。战争年代引导和利用坏人的坏，共同对敌。

（八）同志·敌人

同志是志同道合的人，敌人是敌视对峙的人。同志敌人各有所用。没有敌人，同志是松散的，有了敌人，同志弥坚。同志和敌人，有三种状态：一是团结同志，共赴使命；消灭敌人，成就自己。二是化敌为友，扩大战果；跳出敌对，一统天下；三是反戈一击，弃暗投明；投敌变节，被逼无奈。

同志和敌人是对立的，也是相辅相成的，没有永久的同志，也没有永久的敌人，敌我双方，在一定条件下，可以互相转化。环境的变化、条件的变化、事情的变化、人的变化、认识的变化，都会使敌我状态发生变化。一个时期有一个时期的同志和敌人，一个阶段有一个阶段的同志和敌人。坚守阵营，同志就是同志，敌人就是敌人；倒戈投降，敌人变成了同志，同志成了敌人。

（九）善人·恶人

善人恶人各得其所。以善行善，以恶制恶。从善如流，弃恶从善。善人行善易，作恶难；恶人作恶易，行善难。

1. 善人行善　善人行善，心善。行善心安，无外扰。善人行善符合自己的心愿，心安理得，且行善为人，也不会带来外界干扰。

2. 善人作恶　善人作恶，心恶。作恶心不安，也有外扰。善人作恶，不符合善良的心性，会心有不安，且由于作恶影响了别人，会带来积怨或报复，所以有外扰。善人莫作恶，恶会存留于心。善人作恶，小恶能换大善。另一种善人作恶，是善意做了恶事。如家长对孩子，有时不管就是善，管得不当，家长认为的善，就会成为孩子认为的恶。

3. 恶人作恶　恶人作恶，心平。作了恶，自己心安，却有外扰。恶人作恶自己心安理得，恶人恶行符合自己的性情。恶人作恶影响别人，必然带来积怨，甚至报复，这就是外扰。

4. 恶人行善　恶人行善，自己心不平，而无外扰。恶人改了恶性，就不是恶人，恶人恶性未改，仍是恶人。恶人行善就会觉得吃亏，心理不平，就会积怨成恶。恶人行善不会带来外界的积怨，所以没有外界的干扰。恶人行善，小善能换大恶，想善结果变成了恶。

（十）智人·能人·愚人

智人是有智慧有谋略的人，能人是能识别能干之人，愚人是愚笨不灵巧之人。与人打交道要分别对待，给智者目标，给能者方法，给愚者措施。智者会将目标绘成蓝图，并带领人们去实现；能人能够认识事物的机巧，并能够干出一番成绩；愚人不会动脑，但给出措施，告诉做法，也是可以做到的，最起码可以比葫芦画瓢，仿照着去做。清楚人好讲，给他目标，他会主动找方法，定措施；给他方法，他能找到措施；给他措施他能遵照落实。糊涂人难缠，给他目标他不知道怎么做，给他方法他不知道怎么用，给他措施他一做就偏。然后抱怨你给的目标、方法、措施有问题。自己学习的过程是从愚人，学会做能人，从能人变为智者。重要的不是能否成为智者或能人，重要的是能正确地认清自己，认清他人。自己不能，可以借助能人，自己无智，可以求助于智者。与人交往，要能辨清谁是愚人，谁是能人，谁是智者，从而因人而宜，因人谋事。事不同，要求人不同，要求不同，效果也不同。善于借助人力，达到自己愿望和目的，也是一种智慧。

（十一）纯粹人·瑕疵人

纯粹人是没有缺点的完美之人，是追求完美者的理想状态。纯粹人是在一个高度上的完美人，是大谋略的完善人。纯粹人不是注重生活上的细枝末节。因此，把纯粹作为一种理想和目标去实现，是可行的。而为了纯粹，去在乎生活的点点滴滴，以至于成为洁癖，是不可行的。

人至无求品自高。当无求于人的时候，自然会自命不凡，自命清高，自以为纯粹。然而，水至清则无鱼，人至察则无徒，峣峣者易折，皎皎者易污。并非纯粹就是绝对的好，有时，恰恰有点儿瑕疵，却更有利于合群合众。而瑕疵太多的人，就会惹人烦，让人避。

有人说："人无瑕疵不可交，因为少有真情义"，这话不无道理。当一个人没有瑕疵，而成为纯粹之人的时候，交往的需要也就减少了，换个角度，当一个人没有瑕疵是个纯粹之人，也就没有情义上需要的帮助，交往也就难以深入。

人的交往是建立在相互关心、相互帮助的基础之上，如果没有了关心和帮助上的需要，交往也就难以维系。有些人乐意助人，无可救助，无需救助时，就会离去。有些人乐意被助，无人救助，无需救助时，就会隐居。因此，纯粹和瑕疵的两个极端不可取。而追求纯粹的路上应当允许有些许瑕疵的存在。

（十二）忠诚·继承·发扬

忠诚是忠贞诚实，有忠心有诚信。坚守着固有的成就、成果。继承是继续传承，接受并延续着既有的成就，使其不流失、不丢失。发扬是发挥宣扬，在继承的过程中，有了新的认识，新的感悟，从而将其发挥壮大，并对外宣扬。忠诚之人有感恩在心，无所谓知识多少。继承之人有原则在握，无所谓能力强弱。发扬之人有理想在胸，靠智慧斡旋实现。

（十三）自荐·聘请·点悟

自荐是自我推荐主动去承担任务。自己向人表白自己的能力，能担当某项工作或任务。自荐能否被用，一是要看信度，二是要看是不是对方需要的。没有可信度不行，当对方不相信你自述的能力时，是不会把工作任务交给你的，他不放心。你的自荐与对方要求不符时，也不行，即便他信任你，可是你不能满足对方的需要。所以，只有信度充分，对方也需要的情况下，自荐才能如愿，双方才能成交。

聘请是经考察，认定是能人、高人后，顾请其出手相助担当难度较大的工作任务。被聘者一定是有较强的能力或一技之长的人，聘请者一定是自己认知此人有能力，或经他人举贤荐能认为可聘，因而，不惜礼贤下士，下身份去聘请。

点悟是身在其中不以为奇，经指点，豁然开悟，经回忆、审视，可登高而视，自成体系。能点悟人者，神人也。

自荐、聘请、点悟的前提都是良禽择木而栖、良臣择主而仕。能人、高人、神人都会择良而从。毛遂自荐，荐能人。毛遂是能人，有自信，所以勇于自荐。三顾茅庐，顾高人。刘备三顾茅庐请诸葛亮，诸葛亮是高人，士为知己者死。诸葛亮助刘备三分天下有其一。点化开悟，是神人。"姜太公钓鱼，愿者上钩"，姜太公是神人，周文王经人点化开悟，能认得神人之神力，情愿放下身价，背其下山。姜太公助周公成就了800年的周朝江山。张良，经神人点化，刘邦能认得张良不凡，张良助刘邦打下汉朝江山。

十五、把握命运

关于命运，由于人们对自然神秘现象认识的局限性，对人生命运特殊性的无能为力，很容易把人生及其经历的事情，看成是由某种力量促成，顺理成章地发生。这是必然，还是偶然？是注定要发生的，还是受多种因素影响而形成的？人们是否把"神""命运"或"机遇"加诸其上。就形成了多种学说，但归根结底，不是宿命论，就是源命论。

把握命运，要先弄清宿命论与源命论及其二者的作用与关系。宿命论，"宿"是旧有、过去的意思，"命"是指生物的生活能力。宿命论是听天由命。认为人的命由天定，一切都是上天的安排。宿命论认为人一生的贫富、寿数等受到既定的遭遇限制，人只能服从上天的安排才能积福除灾。宿命在古代的中国有"生死有命""富贵在天"的说法。在古希腊罗马也有"服从命运"的主张。在人类的历史上，宿命论形成了跟命运有关的诸多信仰、传说和神话。

源命论，"源"是渊源、本源。源命论认为命运来源于先天，执掌变化于后天。人的命运掌握在自己的手中。源命论是以生命为本源，通过学习、体验、感悟，充分发挥自己的主观能动性，挖掘自己的潜能，让生命绽放得更加精彩。人生在世受自然环境、人为处境、团体、相互关系、事件、自己的心态心情心理心力等多方面的影响，而这些都是在自我作用、相互作用、时刻变化之中。所以，未来的命运虽然是可以推断预见的，但未可全知，因为存在着诸多变数，一些人、一些事，瞬间可以改变方向的。

把握命运，要把命运掌握在自己手中，只有在自然环境和社会处境中，不断汲取正能量，努力上进，正确判断人生的选择，准确把握机会，才能把握自己的命运。正所谓：谋事在人，成事在天。如若人的命运是注定的，不变的，那么宇宙也将会失去生机、活力和动力。因此，人要把握自己的命运，适应自然，改造自然，改变自己，影响他人。可以用宿命论看待过去，因为过去已经发生且无可更改；用源命论看待未来，因为未来是可控的，可以通过谐调人生使生命活出意义和精彩。就像一个演员，角色是由剧组定的。演好演不好，是由自己决定的。自己无法改变角色，却可以改变演技。一个主角，可能演得并不好，而一个配角，可能演得很出彩。

十六、学会交际

（一）缘分·诚意·真心

缘分是不期而至的机会得到捕捉。诚意是人性所迸发出的真诚实意。真心是发内心深处的真挚声音。人和人相遇靠的是一点缘分，人和人相处靠的是一份诚意，人和人相知靠的是一颗真心。平常时淡淡过，危难时帮帮忙，快乐时捧捧场。

（二）相敬·相交·相信·相伴

相敬是互相尊敬，相交是打交道，相信是相互信任，相伴是携手共进。人之相敬，敬于德；人之相交，交于义；人之相信，信于诚；人之相伴，伴于情。

（三）为己·为人·为人类

为己是为自己，为自己是自私；为人是为他人，为他人是助人；为人类是为地球上所有的人，为人类是为公。为己为人为人类，都要知己知彼，将心比心。为人要真诚大度，真诚大度，久而敬之。为人要甘愿受屈，宁可人负我，切莫我负人。

（四）人际关系的维持·改善·搞好

维持人际关系，靠信心。改善人际关系，靠热心。搞好人际关系，靠诚心。酒逢知己饮，诗向会人吟。宁使人讶其不来，勿令人厌其不去。

（五）无交往·有交往·分歧·适合

О是无交往。Ⅰ是有交往，泛泛而不深入，这是介入性交往。Ⅱ是交往中有分歧，分歧难弥，优劣同俱，这是临界性交往。Ⅲ是弄清交往中的共同点和分歧点，找到适合点，这是启迪性交往。启迪性交往有两种情况：一是趋优避劣，不致矛盾，相互配合，和谐；二是趋于一致，达成默契，享受幸福，有韵之谐。

交往中的分歧加深，深交而产生矛盾，不谐，这是跨界性交往。各执己见，扩大分歧，这是离崩性交往。

（六）依自己·依对方·相互磨合

1. 依自己　以自我为中心，依然我行我素。希望甚至要求对方符合自己的想法和做法。否则，轻则有意见、闹矛盾，重则分崩离析。

2. 依对方　以对方为中心，失去自我，一切依附于对方。按照对方的意愿行事，想方设法满足对方的意愿和要求。

浅尝，对方很欢心，久之，会培养出对方的霸道，对你依附的要求也越来越高，越高越不满意。你也越来越不知所措，压抑自己不说，最关键是无法满足对方越来越高的要求。轻则，对方明显不满，你暗地里不满；重则你反抗，引起对方更加不满。

真到你造反的时候，会有两种结果，一是分离，二是对方妥协。对方的妥协只是不愿失去原有的东西，而不是真正的纠正或倒置过来听你的。而你长期的奴役思想，会导致给你权你也不会用，习惯于被对方安排，而不是安排对方。在一次次的反抗与妥协中，逐渐磨合，走向中间。

3. 相互磨合　双方各自后退一步，让一下对方，给出二人适应的空间，共同去适应对方的爱好和生活习惯。合二为一逐步形成公认的第三种生活方式。如若形不成第三种生活方式，势必在争吵中度日，甚至分离。

（七）君子·小人

贤者不炫己之长，君子不夺人所好。休向君子谄媚，君子原无私惠；休与小人为仇，小人自有对头。

君子周而不比。（周：亲和、调和；比：勾结。关系密切，但不勾结。指与众相合，但不做坏事。）

宁可得罪君子，不可得罪小人。君子交心，小人交利。真正的朋友是交心，而不为负担所累。做也愉快，不做也愉快。

（八）恩·威

恩是恩情、恩德。威是威严、威名。恩宜自淡而浓，先浓后淡者，人忘其惠；威宜自严而宽，先宽后严者，人怨其酷。施惠勿念，受恩莫忘。施恩宜先小而后大，先浅而后深，先淡而后浓，受恩渐大渐深渐浓，受恩者会感恩戴德。如果施恩先大后小，先深后浅，先浓后淡，受恩渐小渐浅渐淡，受恩者会忘记所施的恩惠。施威宜先严格再宽松，接受者准备好了接受威严，此有了宽松，就会感到舒服轻松。如果施威先宽松后严格，人们接受了宽松的做法，再施以威严，就会抱怨威者的冷酷无情。

（九）得意·失意

得意是指满意，感到满足时的高兴心情。失意是指不能实现自己的意愿、不得志。得意时，升官、发财、得势，最不缺抬轿的、随声附和的、拍马屁的，最缺人才和直谏者。失意时，丢官、落难、失势，最不缺落井下石的、讥讽嘲笑的、疏远的，最缺安慰的、同情理解的。

（十）诚信·无信

诚信是诚实信用。诚信是交际的基础，有诚信就可深交。无信是缺乏信任。无信只能浅交，无信而深交，必受其害。

（十一）用权·弄权

用权是利用权利，弄权是玩弄权术。利用权力交际，是正常的。玩弄权术，使人屈从，是短见的。

（十二）威严·耍威

威严是自然的表现，耍威是刻意的支撑；威严服人，耍威怒人。

（十三）堂堂正正·畏畏缩缩

堂堂正正表现一种自信，畏畏缩缩显示一种自卑。

（十四）光明磊落·阴谋诡计

光明磊落追求真理，无错敢于坚持，有错勇于改正。阴谋诡计追求私利，没有是非观念，只有尔虞我诈。

（十五）坦荡·狭隘·遮掩

坦荡心底无尘，能容小过。狭隘内心自私，常疑是非。遮掩有公有私，情有可原。坦荡和遮掩是一种需要，狭隘则是一种心态。该坦荡时，要坦坦荡荡；不该坦荡时，就要遮遮掩掩。该遮掩时，要善意回避；不该遮掩时，要坦诚布公。夫妻之交，坦坦荡荡过三日，遮遮掩掩过一生。过日子何必要肝胆相照，虚着点儿和气。该知道的可以知道，也可以不知道；不该知道的不要知道；可知道可不知道的不一定要知道。难得糊涂。

（十六）大方·小气

大方为人厚道，不拘小节。小气为人浅薄，难容大理。

（十七）大度·计较

大度能容，容天下难容之事。计较质疑，疑正常顺畅之理。

（十八）大公·小私

大公立足于为全人类谋福祉。小私着眼于为自己争福利。勿私小惠而伤大体，勿借公论而快私情。私事私办，是自己的私事，用私人的办法去办。私事公办，是自己的私事，用公事的办法处理。公事私办，是公共的事，用私下的办法去做。公事公办，是公共的事，用公事的办法去办。

（十九）请提宝贵意见·巧听闲言碎语

"请提"是欢迎的态度，"宝贵"是重视的程度，"意见"是看待的角度。欢迎的态度是愿听，无论有益无益；重视的程度高是吸取，无论宝贵与否；看待的角度是立场和观点，可以认为不是意见，但一定要分析，提的人的角度和心态，既然引发提出意见，定有提的原因和道理。需要考虑的，不是意见的正确与否，而是如何对待意见，或者避免非意见成为意见。因此，听取意见的基点是：有则改之，无则加勉。否则，就是一句空话、套话。

"闲言碎语"其实就是意见，言者可以当作闲话和是非去说，而听者，切莫当作是非和闲话去听。如果担心闲言碎语会干扰你的思路，那是你承受能力的问题，请提宝贵意见也将局限于你想要的、对你口味的建议，而不是你不愿意听到的、视之为闲言碎语的"意见"。"是非朝朝有，不听自然无"。不在于有无是非，而在于如何去听是非，不听是一种拒绝，巧听就是一种收获。

（二十）前车之鉴·莫议人非

前车之鉴是基于避免自己重蹈覆辙。莫议人非是基于避免对他人名誉的毁损。莫议人非就没有前车之鉴，前车之鉴必须要议人非。"闲谈莫议人非"，是把"议人非"否定在"闲谈"时。

（二十一）当事者·旁观者

当事者自己决策，可以参考旁观者的建议。旁观者可以建议，让当事者自己决定。因此，"我不能不让你说，我可以听你说，但不一定要按你说的办"，"你可以不按我说的办，但是不能不让我说，我说了不能怨我。"

（二十二）简单·复杂

最初的简单是单纯，进入复杂是纷扰，再走出简单是超脱。复杂就是把简单变成纷扰，超脱就是把纷扰理出头绪，返回简单。就是因为太简单了，才弄得越来越复杂。正是因为太复杂了，才不断层剥着简单。

最简单的，其实就是最复杂的，因为上堆的都是高度的概括；最复杂的，其实也是最简单的，因为下切的都是低级的精细。简单就是简单，复杂就是复杂，因为平推的都是均衡的罗列。工作中细节的疏忽，常常决定成败。生活中简单的事情，往往影响大局。把简单做到纯粹，自然有人生的真义。把复杂做到精细，常常能品到真味。

（二十三）报喜·报忧

报喜与报忧，不是取决于喜忧本身，而是取决于喜忧会带来什么样的后果。报喜能带来有利的结果，就报喜，报忧能激发干劲和热情，就报忧。

（二十四）三个交往圈

有三个交往圈，一是交往内圈，二是交往中圈，三是交往外圈。交往内圈：你喜欢的人在内圈，可以成为亲戚朋友。交往中圈：有喜欢的一面，有不喜欢的一面，话多多说，话少少说，投机多说，不投机少说。可以成为一般朋友。交往外圈：不喜欢的人，少打交道，可以成为路人。尽可能不树敌人。

（二十五）施好不要过分

施好要在自己能够承受的限度内，不要过分，过分了，就对对方要求高了。对方做不好，自己就会不悦，甚至生气。他需要纸，你没纸不给，有纸可以给，拿出一张是你的富余，拿出两张你用的就要减少，拿出三张你需要借一张给他。给一张、两张，还是三张，你都不要要求对方如何使用纸。哪怕对方拿到后撕了，你也不要埋怨，因为"给"是你自愿的，"用"是由他做主的。如果由于你的"给"，而决定或限制了他的"用"，你"给"的好，就成了他的羁绊，当他宁可不要那个好，也不愿成为别人的附庸时，你的好就成为他的负累。你不愿借就给两张，不愿影响自己用就给一张，不愿给也可以不给。不能给了，就去支配人家怎样用，用法不如你愿，就埋怨人。你生气，他也生气。你怪人家不珍惜，人家觉得委屈，因为受惠，受你管教和支配，还不如你不给，结果你出力不讨好，人家也不高兴。

（二十六）性格决定关系走向

性格特征是向相反方向转化的。强势者欲寻更强势的管制。弱势者欲寻更弱势的服从。强势管制弱势，弱势甘愿被管。不强不弱的折中者，不愿受制于强者，也不愿管制弱者，愿意公平理智地相处。强遇强、弱遇弱是同气，强者遇弱者是异气。同气相求是一种自我欣赏，能够在对方那里展现出自我。异气相制是一种心理满足，能够从对方补得自己的缺失。无论同气还是异气，在新奇感的驱使下，兴奋中，都会求同存异，大势向好。当新奇感逝去，再次呈现自我的时候，两强就会冲撞，直到一方趋弱；两弱就会沉寂，直到激起一强；强弱搭配，强者更强，弱者更弱；不强不弱的折中者，以情理调节，此强彼弱，此弱彼强。否则，要么争执不休，要么决裂分手。新奇感状态是高层次的平衡，新奇感逝去是低层次的平衡，争执不休是打破平衡，决裂是失去平衡。

（二十七）觅知音

知音有三方面：一是你不说他也明白，心有灵犀，心心相印；二是一唱一和，你的意见，马上得到响应；三是肝胆相照，心底无私，直言敢谏。知音的特征是：我认为你的不对，我会直言相告；因为我懂你，我才敢说；因为你能听进去，我才敢说；因为我不怕得罪你，我才敢说；因为我为你好，哪怕我说错了，你也不会误解为我害你，我才敢说；能一直说下去，一直能听下去。知音不单单是达成一致，知音是我知道你，你也知道我。三个方面适度是知音，过度和不及都不是。不太过不及谓之中，知音是中。该说的说，

不该说的不说，该和的和，不该和的不和，才是知音。该维护的时候要维护，该屈就的时候要屈就，才是知音。知音者，关门谈不同，开门说一致。谁做主，以谁的为主。有意见，关门再讨论，开门要统一。

（二十八）好人与积怨

好是优秀、出色，使人满意。正是因为一直做得很好，才容易积怨，一旦有一点儿不满，会把所有做的好变成怨气，发泄出来。如果做得不好，总有愧疚，不满反而少了。做得好容易要求别人高，容易强加别人。需要整理好过去的好，珍藏之，珍惜之。然后调整，把做好的温度降一降。少做点，做到自己能承受的程度和范围。后退一步路自宽，也可以用于做好事。

施舍，对于接受的人来说，好人也是个负担；坏人倒是没有负担，反而心安理得。好人易生气，坏人脸皮厚，不生气。从这个意义上说，好人心态不一定好，而坏人心态反而好了。好人可以向不好的方向转化，晚节不保千古恨。不好的人可以向好的方向转化，浪子回头金不换。

（二十九）亲密关系·一般关系·没有关系

1. 亲密关系的交往　亲密关系的交往有一种趋势："关心——干涉——无理——决裂"。因为亲密就去关心，意见不同就会过分，过分的关心就是干涉，过激的干涉变得无理，无理的交往步入决裂。好心当成驴肝肺。动机与事实往往不一致。关心是动机，动机支配着行为，行为影响着事件的走向。可以对事件的结果产生分歧，出现矛盾，不服从对方的观点，但是无论如何也要承认"关心"的动机。如果由于矛盾而否认了"关心"的动机，那就是决裂。亲密关系若能保持在"关心"的层面，不跨界，不过分，就是交往的最好状态。

2. 一般关系的交往　一般关系的交往有一种趋势："关心——建议——探讨——退让"。出于关心就提建议，有建议就有探讨，意见分歧各自退让，无伤和气。一般关系的这种交往模式，由于关系一般，若从"关心"出发，从"建议、探讨"交往，用"退让"回避矛盾，反而能避开分歧，尽管交往不算深入，却能够客客气气地交往着。

3. 没有关系的交往　没有关系的交往有一种趋势:"接触——客气——试探——淡化"或者"接触——客气——试探——建立关系"。没有关系开始接触,刚接触都很客气,经过交往和了解要么淡化,各走各的路,要么建立关系逐步深入。正是因为没有关系,才不至于出现纠纷,出现决裂。要么客气退场,要么发展成关系。

(三十)送礼·待客

送礼与待客是礼尚往来的需要。送礼与待客有先后的不同。有的先送礼,后待客。因为收了礼,所以要待客。有的先请客,后随礼。因为吃了请,所以要随礼。是先送礼,还是后送礼,要看关系。如果关系近的,听说有事,就要主动先送礼,不要等人家请客了,再送礼就没面子了。当然,主人需要发出邀请,客人才知道的,应当主人先邀请,客人再送礼,之后是请客,也可以在请客时,随上礼。如果关系远的,听说有事,可以主动送礼,也可以等主人请客被邀了再送礼。而这种情况,主人可以邀请,也可以不邀请。主人不邀请,而客人主动送礼或赴宴随礼的有之;主人邀请,而客人不送礼,不赴宴随礼的也有。这是少数情况。

(三十一)耳顺·所欲

"六十而耳顺,七十而从心所欲,不逾矩"。修心养性达到一定境界,看惯看不惯都要看,顺眼不顺眼都要看进去;中听不中听都要听,顺耳不顺耳都要听进去;说自己想说的,那可能也是别人想听的;想吃能吃就吃,不想吃不能吃就不吃,只要吃得舒服;接触想接触能接触到的,珍惜当下。不为看不惯而烦恼,不为不顺眼而急躁;不为不中听而难受,不为不顺耳而苦恼;想说而便说,而不急,不想说而必须说,不怒;想吃而吃不到,不怨;不想吃而必须吃,不烦;想接触但接触不到,不失望;不想接触,但必须接触,不躲避。

(三十二)透亮·城府

透亮与城府,看上去好像是矛盾的——透亮者少城府,城府者不透亮。事实上,透亮与城府是可以一致的——透亮而有城府,有城府而透着亮。一个真正有城府的人,是要让别人看到你是透亮的,而不是看到你是所谓的"心机重"和"城府深"的。城府深到一定程度与透亮是一样的。真正有城府的人知道,知识是无止境的,知识的研究最缺乏的是志同道合之人,只有透亮的城府,才能更广泛地接纳人脉,拓展知识,取得更大成效。学生时期是透亮的,进入社会后透亮者要为自己建个小屋,属于自己的小屋。深入社会,积累了实践知识和人脉之后,你会自觉从自己的小屋里走出来,因为外边的世界很大,很精彩。小屋还在,那是你为内心的清静留下的歇息之处。透亮是给大家看的,小屋是为自己留的。

(三十三)公心·私心

公心是为公众之心,私心是为自我之心。出于公心,同情弱者,为他人留下公道。出于私心,要看关系,为自己留下方便。私心只能使自己在较小范围内生存。公心则能使自己在更大范围内生活。

(三十四)靠人·靠己

靠人是遇事依靠别人,靠己是处事依靠自己。靠人不如靠己,能靠自己时,一定要靠自己。靠己不如靠人,别人比自己更能解决问题时,一定要靠别人。遇事靠人,还是靠己,要看具体情况。自己能解决,而靠人会带来麻烦的,应当靠己;自己不能解决,而靠人能解决的,应当靠人。两害相权取其轻,两利相权取其重。

(三十五)强·弱

二人交往总要显示出强弱之别。两人交往时,若一强一弱,则强者主宰,弱者依从。若两强或两弱,一定会分出相对强弱。这有两种情况,一种情况是:一方不变,另一方逞强,这是绝对强,相对强;另一种情况是:一方不变,另一方显弱,这是绝对弱,相对强。这种强弱的区分,可以是暂时的,随着具体事件交往的结束而回归原位。也可以是长期的或永久的,只要二人的交往继续,这种当初形成的强弱关系就不会轻易改变。如果导致改变,必然是在处事中,比较出了真的强弱,弱者自然要服从强者了。

（三十六）交往细节

1. 进门 作为访客到人家里去。进门前应当先敲门，如果门闭着，就等待主人来开。忌讳不停地敲，人家还没来得及开，就已经敲了许多次，弄得主人慌忙来开门，让人很不耐烦。如果门是虚掩着的，应当先敲门，再推门，看情况决定进退。敲门不宜多，进门不宜急，细心听动静，然后决定进与守。忌讳之一，只敲门不推门，等待允许。里边喊着"进，请进"，你却听不见，门虚掩着，还要等人家出来迎接，显然不妥。忌讳之二，不敲门就推，推开就进，主人没有防备，这会使主人措手不及，都显得很尴尬。

2. 开门 作为主人，听见客人敲门，人们最常问："谁呀？"。最常答："我！"没有几个客人能让主人听到一个"我"字就能辨清是谁的，反过来，既然可能只能听到一个"我"字，也不会知道是谁，所以，问谁，也是不妥的。可是，人们还是要这样问，客人照旧那样答。给人印象最好的是："来了！来了！"因为，不管是谁，你都要开门，问了可能仍然不知道是谁，还有让客人有被盘问之嫌，心中小有不悦。当然特殊情况下，必须要问清了，知道是谁再决定开不开门。主人还有一种双重都用的问答式："谁呀，来了！"这可以两者兼顾，既要问来者身份，又不失礼貌地表示了即将来开门。

3. 露关系 暴露关系要慎重，要知道，关系能带来有利的影响，也能带来不利的影响。站在你的角度上，可能是想为你带来有利的影响，但是站在对方角度上，可能为你带来的是不利的影响。该显露关系时，一定要显示，不显示，显得无礼。可显露可不显露关系时，要看具体情况，灵活掌握。不该显露关系时，不一定要显示，显示可能会带来不必要的麻烦。

4. 褒贬人 褒贬人不可随意，褒贬一定要有真情实感。真情交流的褒贬，无论和对方看法一致不一致，都不会被认为褒人是出于阿谀奉承，贬人是出于打击报复。敷衍应付的褒贬，尽管和对方看法一致，也不会得到认可，即便当时被认可，反思之后，或者随着事情的进展，也会否认你的褒贬。

5. 交流要中肯轻松 与人交流要中肯、轻松、坦诚，不可无病呻吟。既然交流，必然是为了有所收获，赢得好感，相互理解，共同提高。与其给人带来不好印象的交流，不如不交流。

6. 改变关系 改变原来的关系，要视对方情况而定，切忌单方盲目改变。时机不成熟就是夹生饭。错过时机，就失去意义。如和熟人谈恋爱、认干亲戚、攀儿女亲家，都是关系的升华。弄好了是锦上添花，弄不好就很尴尬。

7. 陌生的神秘感 陌生有种神秘感，双方都比较谨慎，虽交流不易深入，却也不容易造成纷争。而一旦出现纷争，马上就会翻脸，因为没有理解和谅解的基础。待陌生关系熟悉之后，要么加深友谊，要么反目为仇，要么疏远淡然，要么黔驴技穷无话可说了。

（三十七）参与·沟通

1. 参与 参与有三种状态：参与程度、参与热情、参与效果。参与程度有重、中、轻之分；参与热情有高、中、低之别；参与效果有好、中、差之异。

2. 沟通 沟通有三种情况：沟通、不沟通、沟不通。沟通能达成相互理解，不沟通则相互信息闭塞，沟不通则不能使矛盾调和。沟通有两种状态：沟通能力、沟通效果。沟通能力有强、中、弱之分；沟通效果有好、中、差之别。

（三十八）态度·技术

态度有工作态度、服务态度。态度有好、中、差之别。技术有技术水平、技术效果。技术水平有高、中、低之分，技术效果有好、中、差之别。态度是实现技术的先决条件，没有端正的态度，技术就无以实现。技术是端正态度的基础根源，不愿精求技术，态度就难以端正。在传球游戏中，脚动和说话是态度问题，传球失误便是技术问题。在诊疗过程中，和患者沟通是态度问题，治疗疾病便是技术问题。

（三十九）人的影响因素

情感影响人、行为影响人、思想影响人。情感影响人，多发生在常人的激动时。常人用激动影响人。行为影响人，多发生在智者的当时。智者在当时用行为影响人。思想影响人，多发生在高人的久远中。高人从久远用思想影响人。人是各自独立的，独立的人有三种状态：一是各自独立，互不交往。陌生人相互独立，无以联系；仇人之间分崩离析，不愿联系。二是相互扶持，不影响独立。有思想者的启发扶持，告诉独立者如何独立；亲人高境界的松手扶持，给独立者创造了宽松的独立环境。三是互相干涉，影响独立。有思想者的强加于人，使人难以独立；亲人之间的强加干涉，使人无法独立。

（四十）依附·启发·逃避·离心

人与人的交往，有依附、有启发、有逃避、有离心。

1. **生有道**　甲有方向目标，自我发展。乙依附于甲有四种状态：一是乙依附甲而获得；二是乙依附启发甲，并与之相合；三是乙依附、启发、逃避甲；四是乙对甲多依附多启发少逃避。

2. **死有理**　乙不依附，且脱离甲。从依附到不依附，关系上从相生到脱离，自然有它的道理。生有生的道，死有死的理。

3. **进退维谷是病机**　乙依附少，逃避多，有启发，干扰使甲离心；乙依附，又逃避，干扰使甲离心；乙离心依附，又逃避，甲受干扰而离心。

（四十一）说话·打招呼·开玩笑

1. **听与说**　说话在于领悟说话的场景，而不是话本身，有的重说，有的重听。听到正确的意见，虽然能接受，却不愿让引申，不想让多说，结果以后还会重复出现类似的事情。经目之言犹未为真，传言之事岂能全信？每次都就事论事，而不想让说，结果每次都要说。

如果听到正确意见，能够深入分析，举一反三，再遇类似事情，就不会重蹈覆辙。所以，不想让说，就得让说，第一次说透彻了，真正接受了，以后就不用再说了；每次不让说，每次都要说，越说越不愿听，越不愿听越出错，越说越多，事与愿违，适得其反。说话人只说了全部事实的一部分，而听话人却很难分析出这一部分有多少。当听话人把这一小部分听成了全部，或者把听出

的份额扩大，就足以能被误导。

生有道，死有理，进退维谷是病机。当"进退维谷"变成生活态度和做法的时候，就会挣扎在痛苦之中。

2. **谁对谁说**　愚人听别人说，因为自己不会说。能人说给别人，因为自己能说。大智慧者也听别人说，虽然自己能说，却想听听别人说，然后决定说与不说，选择怎样说才最恰当。

3. **有话说给知者**　知是一种深入，顺路的深入。顺路不一定都是一致意见，但却可以进一步探讨的意见。知是因为有探讨的同一高度和深度。何谓知？知者为知者，不知为不知是知也。知了，最后不论是全盘接受，部分接受，全盘否定，部分否定，都是知。知无不言，言无不尽。知可以一致，可以不一致，可以接受可以反对。知在一个平台上。

4. **该说·不该说**　同样的一句话，在不同的时机、不同的场合说出来效果不一样。时间、地点、人物、场合、场景、时机不同，效果就不同。要么恰好，要么超前，要么滞后；要么说多了，要么说少了。该说时，有啥说出来，不说是没啥。不该说时，有啥不说，说出来就没啥了。该说时能说，聪明；不该说时不说，明智；知道何时该说何时不该说，高明。让说时说，不让说时不说，素养。该说时不说是能力有问题；不该说时说是水平有问题；让说不说、不让说却说是态度有问题。态度体现水平，水平体现能力，能力决定态度。

5. **巧说话**　话有三讲，巧说为妙。不是场景适不适合说，而是如何说更适合那个场景。会说话的人，三句话说成一句话，不是拣最重要的，而是找最切题的。最重要的不一定切题，最切题的则是最需要的。

6. **花言巧语**　花言巧语不同于会说话。会说话不是花言巧语。花言巧语是带有夸张、蒙骗特点的说话。

7. **委婉地说**　否定的委婉：被否定者，没有认为被否定，因为说得委婉。肯定的委婉：被肯定者，也可以认为没有被肯定，因为说得委婉。有肯定有否定的委婉：①否定多肯定少。本意是

否定，为了婉转而小有肯定，作为婉辞或鼓励。被否定者可能会夸大肯定成分，而不以为自己被否定。②否定少肯定多。本意是肯定，为了客观分析评价，也指出小部分否定，这是婉转的需要，而本被肯定者可能被认为是否定。③否定肯定各半。被肯定者可以理解为：A.被肯定，B.被否定。被否定者也可以理解为：A.被否定，B.被肯定。

8. **不会说话** 不会说话的人，一句话变成三句话，不突出重点，抓不住要点，胡子眉毛一把抓，反复解释，越解释越多，越解释多，越说不清楚。

9. **迂阔** 迂阔之言，迂远、迂腐而不切实际。迂阔是在不合适的时候和场合说了不合时宜的话。迂阔有四个来源：一是自己的认知有问题；二是自己说不清；三是说清了但不随大流（大部分人都是随大流了）；四是不知道避讳。

10. **打招呼** 该打招呼时，打招呼正常，不打招呼，可能有成见。不该打招呼时，不打招呼正常，打招呼，当时令人烦，过后令人忆。与上级打招呼，是一种尊重；与平级打招呼，是一种和善；与下级打招呼，是平易近人。

（四十二）意见

意见产生于交往之中。无交往无意见。有交往，开始一段是磨合期，经历一定时间，会有较多意见。

过了磨合期之后，相互适应了，意见就变少了。关系好，意见少。关系一般，意见多。关系差，意见更多。

分裂，无意见了。能提意见、分析意见说明关系好。不提意见、不分析意见，说明没关系，或者关系太差。

（四十三）空·虚·满·溢

空：空因无，而易接纳；空无知，而不易受。虚：虚因不满，而易接纳；虚因有空，半瓶晃荡。满：满因无空，而不再接受；满因接纳，而继续接受。溢：因满而溢，溢出多余；因溢而溢，溢而不满。心虚便于接纳，不易于支付。心满便于支付，不易于接纳。包容之心虚，易于接受，才能包容。排斥之心满，难以接受，才会排斥。

（四十四）了解·理解

了解只是泛泛知晓些许表面情况。理解才是深入懂得内心真情实感。没有原则的宽容，等于没有价值的软弱。大度是基于理解的隐忍，没有理解的隐忍早晚会爆发出来。

（四十五）孝道

孝道类分三，表面与内涵。入心是目的，据情适度参。人需各不同，性格有迥然。因人而宜孝，适情舒心愿。

十七、参与社会

自然人通过参与社会成为社会人，参与社会而被承认的形式主要有：注册认定、推选、举荐、批准。注册认定通过报户口，编号，便于管理。推选是通过众人表决认可的官职或荣誉，举荐是介绍候选人，批准是权力机构认可的形式。社会人，应明确社会规则，审时度势地顺应或背逆社会，量力而行地在社会中主宰或服从。追求自己的信仰。英雄造时势和时势造英雄是特定的社会条件使然。

（一）正视规则

潜规则靠人情和公德主导。显规则靠公理和法律主导。通过制定需要的规则，实现社会管理的需要。

通过修改不合时宜的规则，完善管理体系。只有遵守规则，才能维护社会秩序。

（二）顺应与悖逆社会

在祥和的、安定的社会环境中，顺应社会是明智之态，这样的顺民是社会的主人；而悖逆社会是造次之举，这样的反民是社会的罪人。在腐败的、动乱的社会环境中顺应社会是懦弱之态，这样的顺民是社会的奴隶；悖逆社会是明智之举，这样的反民是推动社会进步的功臣。所谓的"黑"社会就是相对于主流的"光明"社会而言。由于前提是相对于光明社会而言，所以，黑社会一诞生，便决定着其背离主流社会，具有地下的、不公开的性质。黑社会是个贬义词，是违背社会人情、伦理、公德、法律的众矢之的。

悖逆社会的小打小闹只是拉帮结派，做大形

成气候，具有小社会性质，有类似的社会结构，并以对抗的形式与主流社会做对，企图扰乱社会，甚至改变社会，这就是黑社会。黑社会缺乏远见卓识，不审时度势，自不量力，在形成伊始就已成为社会打击的靶子，很容易被消灭在萌芽状态。有些人因为看不惯现行社会，欲通过参与黑社会来摆脱社会的约束，实现个人随心所欲的愿望，这是很不明智的，因为黑社会仍然符合"社会"的特征，是另一个社会。不管是亲自组建，还是参与进入，都会从所谓的一种束缚进入另一种束缚，况且黑社会的性质决定了，一个人不可能摆脱现行社会，只是隐藏起来而已，而这种隐藏是以成为社会敌人为代价的，是被惩罚的对象，不论你是否做坏事，参与本身就是为社会所不容的。本欲摆脱束缚，反而在进入另一种束缚的同时招致可能的严惩，何苦呢？

有些人，只是对黑社会的独来独往不受社会约束好奇，并不想做坏事。而想要参与黑社会又不做坏事的想法是幼稚的，因为大染缸里拉不出白布，黑社会的性质决定了它的违法性，它的生存和发展离不开做坏事维持。有些人具有极强的表现欲，只是想引起社会的重视，而参与黑社会，一旦出风头的时机成熟，就会倒戈。有些人具有打杀欲，参与其中，只是为了打打杀杀，痛快而不受制约。这是初生牛犊不怕虎、无知者无畏的表现。不知山外有山，天外有天。有些有文化、有智慧的人，参与黑社会就是想形成气候再行倒戈，踩在别人的肩上。顺民里有大智慧，刁民中有大愚蠢。智人多了不容易统一，统一了就不容易分裂。愚人多了容易统一，统一了也容易再分裂。

（三）主宰与服从社会

在社会中，主宰者具有支配的权力。主宰是相对的，主宰者是对下级的、低位的主宰，同时又是上级的、高位的被主宰者。在社会中，服从者，是被主宰者，具有受支配的义务，服从听命于主宰者。这一个社会关系的服从者，同时可以是另一个社会关系的主宰者。

（四）英雄造时势·时势造英雄

一代英雄成为领袖，可以改变社会，创造新时代、新局势。"英雄造时势"是个人能力的充分发挥。特定的时代和局势创造了出现英雄的社会条件，才有可能有英雄的出现。"时势造英雄"是个人对条件的充分利用。

（五）信仰

信仰是个人参与社会的目标和动力。信仰是参与社会活动的一种重要形式。对主义的信仰，对思想的信仰，对教的信仰，对帮派的信仰，对说辞的信仰，对人的信仰，对物的信仰。人在信仰的范围内活动。在信的基础上认识问题。不信，就无从接受，无从参与，更无从服从。信仰来源于自信、听信和盲信。

（六）独立·从众

1. 独立思想·独立行为　独立思想是自己独立思考形成的成熟思想。独立的奇思妙想是发明创造的源泉。

独立行为是按照自己成熟的思想行事，不受任何影响。表现为鹤立鸡群、我行我素。

2. 从众心理·从众行为　从众心理是附和大众的心理，人云亦云、随波逐流。从众行为是迎合众人的行为，依葫芦画瓢、照搬照抄。从众心理支配从众行为，从众心理迎合大众化心理，按照大众化行为行事。

3. 独立思想迎合从众行为　独立思想明白应当的行为，却迎合从众心理、从众行为。即所谓的"委曲求全""时机不成熟的权宜之计"。

（七）专家·管家

先做专家，再做管家。先成为某项工作的专家，然后才能做好管理学家。先做专家，再做管家，因为熟练，会很轻松地做好。

先做管家，再做专家。不是专家而先做了管家，必须要做成专家，包括管理专家。不是专家，做了管家，因为陌生，会很苦累地做不好。专家可以做管家，也可以做指导。管家不是专家时，只能依靠专家。

所以，专家会轻松地做好工作，管家会苦累地做不好工作，或者依赖专家做好工作。

（八）主动工作·被动工作

主动工作。你不会不让我干，因为我干得出

色。我可以不干，因为我可以到更好的地方去干。留不留，干不干，我做主。

被动工作。你总不想让我干，随时可以辞掉我。一次次给面子，留下来，并告诫我，争点气，下不为例呀。我求情得到了这份工作，还常常被亮起红灯，又苦又累，小心翼翼地干着，生怕一不留神，又出错。留不留，人家做主。

（九）认可程度

认可程度是指被他人或社会认识知道的程度。这里的认可主要是指认知，这种认知不一定全面，也不一定正确，只是得到承认。

直接被认可：自我表现，或打交道，可以直接被认可。间接被认可。经人介绍，或其他途径了解，可以间接被认可：无关系的生人介绍，会加重被认可的分量，因为介绍者和被介绍者没有利害关系，介绍的多是实情。有关系的熟人介绍，有两个极端：一方面，如果相信熟人，会加大被认可的分量；另一方面，如果不相信熟人，会减轻被认可的分量。有倾向的熟人要么隐瞒实情，要么夸大其词，所以，熟人有介绍不实之嫌疑。

十八、谐调人生

（一）人生需要谐调

人是有智慧、有思想、会劳动的高级生物。人为万物之灵。生命是人之根本。顾护生命是第一位的，如果没有生命，一切存在就没有意义了。生存是人之欲望。生存的欲望，促使人们探索研究养生之道，保健之法，治病之方。生活是人之过程。提高生活质量，追求生活意义，是人们讲究的内容和奋斗的目标。生产是人之能力，从生育繁衍后代，到生产劳动创造社会财富，是人生存的需要，也是能力的体现。人生是一个从胎孕到寿终的全过程。人生的基本需求有五个方面：气息、饮食、动静、冷暖、思行。人生需要群居来抱团取暖；人生需要形成社会组织，以生产劳动，自食其力，体现个人价值，追求人生意义。人生处于以家庭为基本单元的组织。人生处于以单位为基本单元的团队。人生需要交往协作、合作共处。人生需要适应环境和处境，同时也可以

改变环境和处境。人生需要谐调，人际关系需要和睦，社会需要和平，人与自然环境需要和谐。

（二）谐调人生的基本需求

1. 构成生命的四大基石　构成生命的四大基石是形、精、气、神。形是身体、躯体之形质。精是体内的津液、血液、淋巴液之精液。气是推动形精运化之源动力。神是形精气之灵性。

2. 维持生命的五大支柱　维持生命的五大支柱是气息、饮食、冷暖、动静、思行。

（1）气息：呼吸气息有三个层次，六个环节，三种方式。

三个层次是呼吸配合形体、形动导引气行、气强催发形动。

六个环节是口鼻呼吸、胸式呼吸、腹式顺呼吸、腹式逆呼吸、脐呼吸（胎息）、体呼吸。三种方式是吸取之气、运行之气、表现之气。吸取之气包括呼吸之气和水谷之气；运行之气包括内运之气和内外交流之气；表现之气包括力气和神气。

呼吸系统的锻炼包括深呼吸、脐呼吸、体呼吸、适寒热、气冲上腭。

声带的锻炼包括声带的放松、低音、中音、高音，高中低音分别的低调、中调、高调。气息催动声带，可以分别在口腔之下端、后端、上端，根据气流的速度、强度，发出低中高音和低中高调。

（2）饮食：饮食的三种类型，四个层面，三种衡量。

饮食的三种类型是植物、动物、矿物。四个层面是食欲食量、口感味道、性味归经功效、营养成分。三种衡量是定时、定量、感觉。

饮食物主要以植物为主。粮食、蔬菜、瓜果等都是植物。动物也是食物的主要来源。并且是比植物更耐饥，更有能量的食物。一些矿物也是食物不可或缺的，如盐、碱。

感觉是对饥饿和饱满的感受和觉知。饮食要兼顾食欲与口感味道的不同、性味归经功效与营养成分的不同。以食欲和口感为主兼顾性味归经功效、在食欲与口感中区别性味归经功效。在食欲与口感中分析营养成分，性味归经功效服从于

即时的食量，营养成分的定量与即时食量有别。定时与食欲有错位，定量与食量有错位。对食物的感觉具有不确定性。饮食的兼顾，以谁为主是个重要问题。

（3）冷暖：冷暖的三个途径两个方面。三个途径是环境之冷暖、饮食之冷暖、话语之冷暖。两个方面，顺则适四时，调寒温；逆则春捂秋冻。

环境之寒冷，有热则降温、凉爽，无热则致冷。环境之温热，有寒则驱寒、暖和，无寒则致热。

饮食之冷，寒凉性食物，有热则清热，无热则致寒。饮食之暖，温热性食物，有寒则祛寒，无寒则致热（上火）。

说话之冷暖，柔美的话语让人感到温暖，恶意的攻击让人感到心寒。俗话说"良言一句三冬暖，恶语伤人六月寒"。在必要的时候，关键的时刻，一句符合时宜的、同情理解的话，就能给人很大的安慰，以增添勇气，即使处于寒冷的冬季、冷漠悲观之时，也会感到温暖。而一句不合时宜的、恶语相加，就如一把利剑，刺伤人们脆弱的心灵，即使在夏季六月、热血激情之时，也会感到阵阵的寒冷。话有三讲，巧说为妙。顺则适四时，调寒温。适宜四时气候变化，以调节身体的寒温。冷暖适宜则顺，顺则享受舒适安逸。逆则春捂秋冻。背逆四时气候变化，以锻炼机体的耐受能力。春捂秋冻是指，春季天气逐渐转温，而不急于脱衣，捂一捂，以提高机体的耐热能力。秋季天气逐渐转凉，而不急于穿衣，冻一冻，以提高机体的耐寒能力。冷暖不宜则逆，逆则激发增强防御。

（4）动静：动静的三种方式，四种状态，两种表现。

三种方式是被动、主动、自动。

四种状态是点动、线动、面动、体动。

两种表现是身体动静、思想动静。

有关动静的状态：寤寐、局部锻炼与全身锻炼、呼吸气息带动内脏运动。局部锻炼更重要，头颈胸腹项背腰。髋膝踝趾腕肘肩，运目动舌发声好。揉鼻搓耳提肛门，音发丹田气冲脑。五官九窍肢体运，随时随地练逍遥。呼吸气息荡内脏，

内脏运动身体棒。胸式呼吸口鼻咽，气管肺膈摩心脏。腹式呼吸顺与逆，揉搓膀胱大小肠。按摩肝胆脾胰肾，肚脐呼吸力更强。胎息强化性功能，繁衍孕育性腺旺。揉摩子宫卵巢益，激荡前列腺精囊。上下内外体呼吸，全身通泰优柔刚。气从丹田抵上腭，声振脑清音洪亮。

（5）思行：思行的三种思想，三种行为。三种思想是叛逆、学习、感悟。三种行为是随意、遵循、创新。思行关乎着精神状态，精神体现着思想境界，行为表现出一种精神。

（6）五大支柱之间的关系：①气息与饮食。气息来源于饮食水谷的补充。饮食水谷本身就是气的一部分。食气就是直接服食气，以供机体能量。自然界之气，在转化之中。气可以生成植物、动物。人食用植物、动物就是变换方式地食气。人可以直接食气，一是呼吸，二是胎息，三是体息。避谷就是直接食气的一种表现。②气息与冷暖。气息是冷暖的传达途径和方式，冷气、暖气。冷暖是通过气体现出来的。③气息与动静。气息是运行着的动态，静是相对的。动静也是气息的一种表现形式。④气息与思行。气运支持着思想行为。思想行为本身也是气的一种表现形式。⑤饮食与冷暖。饮食首先分为寒凉和温热。冷暖可以通过饮食表现出来。⑥饮食与动静。饮食是生命的源动力，充足的饮食才能保证正常的动静。动静是补充、运化饮食物的必要条件。没有动静也就没有饮食物补充和运化。⑦饮食与思行。饮食是思想行为的结果，食欲本身就是想吃、去吃。想就是思想，去吃就是行为。思行需要得到饮食营养的补充，才能正常进行。⑧冷暖与动静。冷暖是动静的条件，调节着动静的幅度。动静是冷暖的动力，动则升温，静则降温。运动产生热，心静自然凉。⑨冷暖与思行。冷暖是思行的动因和条件，为了需要的冷暖去思考去行动。因为冷暖而思考和行为的方式不同。思想和行为决定着冷暖的趋向，向冷的方面转化、向暖的方面转化，是由思想行为决定的。⑩动静与思行。动静状态影响着思想行为和应采取的措施。思想行为决定着动静的选择和方向。

（三）谐调人生的自我修炼

谐调人生的自我修炼包括修身和修心。身体的锻炼可以分为三个层次：一是锻炼身体，增强体质；二是形导气行，畅行气机；三是气催形动，自发谐振。身体锻炼的目的是修身养性、炼心冶情。

1. 锻炼身体，增强体质 走、跑、跳、游泳、打球、击打、体操等都是体育运动，锻炼的都是身体，旨在增强体质。

2. 形导气行，畅行气机 谐调拳、太极拳以形体动作引导内气的运行，是典型的形导气行，目的是气机得以通畅地运行。发声训练是自主支配气与形的谐调谐振。练发声的步骤：①打开口腔：上腭向上抬起，尽可能使口腔形成圆球状，可以用时钟来描述部位，上腭上端是 12 点，下边咽喉是 6 点，上下之后边是 9 点，上下之前边口是 3 点；②放松声带：晨起让气流轻轻从声带通过，振动声带发出低声，顺畅之后再增加幅度和强度；③增加幅度：低音域在口腔 6 点位，中音域在口腔 9 点位，到高音域在口腔 12 点位，增加幅度也包括加快气流速和提高音量两方面所带来的幅度变化；④增加强度：一是加快声振频率，二是加大发音的气流量；⑤练习从口腔不同部位发声，低音中音高音，低调中调高调，从拼音字母练起，配合呼吸深度练；⑥综合运用各种音调，发声说话、朗诵诗歌、唱歌、说绕口令。这种形体带动内气运行，或自主地用气催形动的锻炼，比单纯的形体锻炼深了一个层次。

3. 气催形动，自发谐振 谐调自发振，将机体处于松静自然的状态，在气机通畅强化的基础上，气与机体谐振，机体与全天球谐振。气催形动，形与自然融合，天人合一。在不同的时间、地点，不同的精神状态，不同的意念，所做出的动作姿势不同。而所做的各种姿势动作，完全是自然发出的，没有主动去做，甚至没有任何意念支配，越松越好，越静越好，越自然越好。完全是不自主谐动、不自主谐静。自发谐振，静极生动，动极生静。精满气盈神旺，身心愉悦。

4. 修身养性，炼心冶情 身体秉赋于父母的血肉之躯，是人生的先天之本，是人生的本钱。

人生的谐调，要先从自我修炼身体说起。身体是谐调人生的基础。生命之躯包含四个方面：形、精、气、神。形是身体、躯体之形质；精是体内的津液、血液、淋巴液之精液；气是推动形精运化之源动力；神是形精气之灵性。

（四）谐调人生的防治保健

谐调人生的防治保健包括防病、治病、康复、保健。防大于治，未病先防，既病防变。谐调人生的防治保健理念还有一个重要观点。就是"有病方为贵"。人们都不愿患病，但是谁也免不了患病。没有病当然很好，人们享受着没有病痛的愉悦。"有病方为贵"的前提条件是指，一旦患了病，也不尽是灾难性的。从已经患病的角度上讲，患病有患病的好处，有患病的可贵之处。

第一，患病是对人们身体透支、过度消耗的一种提醒。告诫人们，赶快停下来，对身体进行休养，做以调整。

第二，患病可以激发机体对疾病的抵抗能力。有的疾病是终身免疫，患一次后终身不再罹患此病；有的虽不是终身免疫，但是经过一次病后，再遇到此类疾病的侵袭，机体便产生了抵抗能力，避免机体突然出现意外。如侧支循环的建立、抗体的形成。

第三，机体在疾病的刺激下，不断调整，形成新的平衡机制。生活行为只有适合了身体的变化，才能维护健康。

如"疫苗"就是通过种植灭活的病毒，使机体产生免疫能力的，这就相当于军事演习。而患病就相当于真刀真枪打了一仗，打仗激起的战斗力提高，更可贵，更有意义。民间常说"病淹淹熬过俏倩倩"，说的就是患病激发了机体的抗病能力，抗病能力强了，就能承受疾病对机体带来的影响，反而可能会长寿了。而患病较少，机体对疾病的防御能力也弱，一旦患病，可能会使机体难以应对，从而病情更重，甚至于危及生命。如经常感冒的人，不怕感冒，感冒司空见惯；而不常感冒的人，患一次感冒，就如患一场大病，卧床不起。再如有过心肌梗死的人，心脏会建立起侧支循环，再发作心肌梗死，一般不会要命；

而从没有出现过心肌梗死的人，突发心肌梗死，措手不及，可能会危及生命。习惯就是一种适应。习惯成自然。平原人到高原，会出现缺氧症状，高原人到平原，也会出现醉氧症状，而当地人已经习以为常了，却很正常。

（五）谐调人生的交往共处

人是群居动物，社会越发达，交往共处得就越多越频繁。你中有我我中有你。如何交往共处，是谐调人生必备的。人际交往从本质上有五种状态：一是 AA 制，二是共和制，三是混合 AA 与共和制，四是帮扶制，五是共产共享制。

1. AA 制　AA 制就是各是各的，可以合在一起，但仍然是各自分明，互不相涉。

2. 共和制　共和制是共同拥有，融合共用，可以分工，但不影响共有的根本性质。共和制的形成，有两种情况：一是把 AA 合起来共同拥有融和；二是从根本上一开始就是共同拥有相互融和。在实施时，可以分配，可以分工，但没有改变共和的本质。

3. 混合 AA 与共和制　部分 AA 是在有限的小范围内存在。部分共和是所有共和除去小范围 AA 的共和部分。其实从人类一开始，就是"部分 AA 部分共和"这种机制在运行着。不同点在于，AA 部分与共部分的孰多孰少。

4. 帮扶制　帮扶制是帮助扶助他人，这有两种情况，一是有条件的帮扶，二是无条件的帮扶。

（1）有条件的义务帮扶：有条件的义务帮扶，是指父母对子女的帮扶义务，子女对父母的帮扶义务。由这个最基本的义务帮扶延伸到家庭成员之间的帮扶义务，团队之中的帮扶义务，亲朋好友、街坊邻里之间的帮扶义务。这是熟人之间的帮扶。只所以是有条件的帮扶，是因为，要么有血缘关系，要么是亲情关系，要么相互认识，帮扶是相互的，你在这方面帮扶我，我在那方面帮扶你。你先帮扶我，我以后帮扶你。

《弟子规》是"训蒙文"，是启蒙教训弟子如何对待父母和兄弟朋友的，"入则孝"对父母，"出则悌"对兄弟朋友，"谨而信"修自身，"泛爱众，而亲仁"对公众。这就是有条件的义务帮扶。

（2）无条件的奉献帮扶：无条件的奉献帮扶，是指无论有没有关系，帮扶是出于甘心情愿的，既不是为了尽义务，也不是为了报答谁。只管播种不问收获的做好事就是无条件的奉献帮扶。无条件的奉献帮扶是贡献智慧共享成果。因为在更大的层面，别人受益，就会为社会做贡献，社会是大家共有的家园，社会好了，社会的每一个成员自然也就好了。

5. 共产共享制　新时代的信息化、交通便利化，为人们的交往共处，带来了巨大变化。从资产拥有，到资产共享。从为共产而奋斗，到为共享而携手。共产是拥有，共享是运用。拥有而没有运用是一种浪费，运用而并不在乎是否拥有。说人类拥有一个地球，不如说人类在享用地球资源。是谁的不重要，谁享用才最重要。拥有而不享用，只是精神上的一种慰藉。享用而不拥有才是切合实际的真实感受和恩惠。拥有而享用，是踏实的自我感受和心安理得的接受。但是，人的心理是很微妙的，自己拥有的不觉得稀罕，努力得到的也会束之高阁。而得不到的、孜孜以求的才觉得格外珍贵。有的不觉得什么，失去了才觉得宝贵。

由此，就有了"有书不如借书，借书不如租书"的说法；有了"墙内开花墙外香""外来和尚好念经""本地不兴本地货"的说法。真正超脱地站出来看，钱少是自己的，钱多是社会的。钱少自己可以支配，用于生活，可以自己说了算。钱多虽然可以自己支配，可以自己说了算，但是，受很多社会人为因素的影响和制约，也有很多无奈，自由支配是有限的。所以，再有钱，也得劳动、学习、进步、提高。越有钱，越要修炼提高，坚守财富。"富不过三代"是无数经验教训的总结。穷则思变，穷则创业。富了就坐享其成，不努力奋斗，就会被他人超越。人生如逆水行舟，不进则退。新时代是共享的社会。大家共同奉献，共同享用。当奉献、共享之风兴起之后，私藏就失去了意义，没有人再去关注你的隐秘。因为共享越来越多，共享的就用不尽。你想奉献出来，让大家共享，还得是有价值、有意义，大家需要的东西，否则，你公开了你认为的秘密，也没人关注。

（六）谐调人生的社会责任

谐调人生要有社会责任与担当。谐调人生将欲取之，必先予之；己所不欲，勿施于人。谐调人生话有三讲，巧说为妙。谐调人生顺境享受舒适，逆境激发智慧。谐调人生学以致用，学是文化，用是力行。学是为了用，善用必须学。学和行就是用来济世救民的。

（七）谐调人生的环境美化

谐调人生的环境美化，美化环境是谐调人生的客观条件，也是改善处境的基础。人生谐调才有心境去美化环境。谐调人生可以使时空拓展，高效率充分利用了空间，节省了时间，就是拓展时空的一个例证。

谐调人生可以使时空收缩，高速度、信息化、心灵感应、心心相印，使距离变小，时间变短。谐调人生就是要在适应中改善环境，在改善中适应环境。

（八）谐调人生的价值意义和韵趣

人生的价值，人生的意义，人生的韵趣，尽可在谐调人生中得以体现。意义是人之韵。人之韵是人追求的价值、意义、趣味。

1. 人之情韵　人之情韵是七情之韵。喜、怒、忧、思、悲、恐、惊七种情志，到位、适度、适宜、合律、和谐，就有韵趣。

2. 人之欲韵　人之欲韵是眼、耳、鼻、舌、身所反映的视欲、听欲、味欲、言欲、意欲、触欲六欲之韵。到位、适度、和谐，就有欲之韵趣。

3. 人之觉韵　人之觉韵是五觉之韵。眼、耳、鼻、舌、身所反映的视觉、听觉、嗅觉、味觉、触觉之到位、适度、适宜、合律、和谐，就是韵趣。

4. 人之心的感觉之韵　人心对韵的感觉感受，包括自然之韵、情韵、欲韵、觉韵。爽韵、乐韵、欣韵、敞韵、畅韵、舒韵、顺韵。幸福之韵、美满之韵、圆满之韵。

5. 人怡然之韵　人怡然之韵包括：趣韵、情韵、真韵、直韵、善韵、德韵、仁韵。

6. 人交际之韵　人交际之韵包括：诚韵、信韵、礼韵、义韵。高尚之韵美，反思之韵味，挑战之韵趣，精细之韵觉，轻松之韵感。

7. 人身心之韵　人身心之韵包括：愉悦爽快之韵、痛快甘苦之韵、安逸之美韵、抵抗之力韵。

8. 内省之韵　内省之韵包括：想韵、思韵、悟韵。

9. 外受之韵　外受之韵包括：外受视韵、聚精会神；外受听韵、全神贯注；外受触韵、用心用意；外受味韵、用心品享；外受食韵、饮欲食欲。

10. 表达之韵　表达之韵包括：表情韵、说韵、做韵。

（九）谐调的人生

人生谐调才能避开痛苦的人生、艰难的人生、悲哀的人生。谐调的人生才是快乐的人生、美好的人生、幸福的人生。谐调的人生才是有韵趣的人生、有价值的人生、有意义的人生。"快乐人生、美好人生、幸福人生"是一种状态，是一种结果，是一种目标。谐调人生是一个过程，这是个动态的过程、调整调节调理调谐的过程，过程好了，结果自然就好。谐调的人生也是一种状态，一种结果，和谐、谐和、协调。人们追求美好的、快乐的、幸福的结果没问题。问题是怎样才能达到这个结果？如何才能快乐？不快乐怎么办？如何才能美好？不美好怎么办？如何才能幸福？不幸福怎么办？人生要想达到快乐、美好、幸福的结果，必须调谐。因人因时因地而宜，根据不同情况、不同状态，按照不同要求，有目的、有策略、有方法、有步骤地调整、调节、调理、调谐。人生谐调了，自然就快乐了、美好了、幸福了。人生谐调、谐调人生，和谐地调，调至和谐。这就是谐调人生的价值和意义所在。

（十）谐调人生面临着选择与对待

出身不由己，道路可选择。人生时时事事处处面临着选择。选择秉持、居守，就要顺行；选择改动、变化，就要逆行。需改变，能改变，就要选择逆行变动，设法改变。不需改变，不能改变，就要选择顺行服从，学会适应。

对待是一种态度。如何对待是一种学问。人生时时事事处处面临着对待。积极对待，消极对待。主动对待，被动对待。躲避也是一种对待。应该积极主动的，必须要积极主动对待。可以消极被动对待的，也要应付着对待。而什么情况下该积极主动对待，什么情况下可以消极被动对待，则是有讲究的。

如何选择是一种对待，如何对待也是一种选择。选择对待是一切思想和行为的先导。正确的选择和对待，会带来顺利的过程，取得美好的效果。错误的选择和对待，会引向逆境误入歧途，出现不堪的结果。谐调人生的任务就在于，不断地调整调节调理，以保证正确选择和对待的不偏不倚；以纠正错误选择和对待所带来的问题，尽可能达到和谐的最佳状态。

（十一）谐调人生会为人巧谋事乐处世

谐调人生，就要会为人。人们无法选择出生，却可以选择出生后的做法。命运来源于先天，执掌变化于后天，人的命运掌握在自己的手中。人们无法改变家庭和环境的构成，却可以优化在家庭和环境中的作用，在适应中向有益的方向改变。养护生命，大度交往，温暖家庭，依靠组织，融入社会，适应环境。

谐调人生，就要巧谋事。人们无法决定结果，却可以走好过程，改善过程中的问题，使其朝着有利的结果发展。出身不由己，道路可选择。结果不可知，过程可把控。谋事在人，成事在天。在适应中改善，在改善中适应。

谐调人生，就要乐处世。顺境感受，逆境激发。积极主动，乐观向上，从容不迫，娓娓道来。

谐调人生具有历史意义和现实意义。谐调人生从胎孕到寿终，从河图洛书象数到电脑大数据计算，从神农尝百草到中医文化的坚守，从女娲补天到食疗养生，从道德经到谐调学，从资产共产到资源文化共享，从"一带一路"到全球经济一体化。

从道德经到谐调学，道是路径，通路，轨道。德是承载、容纳、包涵、平台。有路径有承载，必须要有作为，这就是谐调。调是一种动态，谐是一种状态。

静态地调、动态地调，调谐、谐调、和谐。

道德是基础，是根本，谐调是过程，是结果。没有基础不求根本不行，没有过程和结果也不行。所以，谐调人生是历史的必然。

十九、生命谐调

（一）生命在于谐调

自从有了人类，就有了对生命的关注；自从有了智慧，就有了对生命的探索。有人说"生命在于运动"，还有人说"生命在于静止"。说"生命在于运动"有一定道理，因为生命只有动态地运行着，才能保持生机和活力。但并不是运动越多越好，因为机体的承受能力有限，过度的运动会带来劳损伤害。说"生命在于静止"也有一定道理，因为相对安静的动物，寿命比较长久。但并不是越安静越好，因为功能用则进，不用则废，缺乏运动会导致功能退化。

生命既需要灵动，也需要静息，生命总是处于相对的运动与安静状态之中。生命的运动与静息是交互进行的。动与静既不能太过，也不能不及，而动到什么程度，静到什么状态，则是因人、因时、因地、因事适中而宜的。而在动与静、偏与中之间，正确对待，适度把握，恰当选择。这个过程就是调——调节、调理；这个状态就是谐——和谐、谐振。"谐调"是生命自身的谐调，是生命与自然状态的谐调。"谐调"可以是动态的调谐，可以是静态的和谐，也可以是动态与静态交互的谐调。谐调是自然而然地调、自主支配地调、自发自动地调。因此，"生命在于谐调"，揭示了生命的本质特征，道出了生命的普遍适用性，表明了生命最适宜的过程和最佳状态。"生命在于谐调"能更全面、更系统地反映生命的真谛。

认识生命的谐调性，是谐调人生的需要。人生需要谐调。人生的谐调，将是从胎儿到寿终全方位、多角度、全过程的调与谐。谐调的人生才是最有意义、最有韵趣的人生。

（二）谐调生命从胎孕到寿终

生命在于谐调，人生需要谐调。"谐调"是生命自身的谐调，是生命与自然状态的谐调。谐调人的一生，从胎孕到寿终，调之一生，谐之一世。胎儿在母体中，生命已经孕育，母亲的言行动作和态度，对胎儿就是一种调。胎儿就像牛顿惯性定律所描述的真空状态一样，没有污染，没有杂质，气血通畅。自从出生之后，便开始受到"污染"，情绪、呼吸、饮食、冷暖、起居、观念、行为的不良状态，都可以污染小孩。这就需要调节、调理、调谐，以减少"污染"，适应人际交流、适应社会、适应处境、适应环境。生老病死的过程是一个调谐与调不谐的过程。人老去的最佳状态是寿终正寝。这是谐调的结果。而许多人会因伤病而亡故，这是不谐调的结果。

人生的阶段性谐调，从独身到结婚，从结婚到生子，从养育子女到养老。谐调人的形精气神，谐调人的养生保健治疗康复。谐调人生就要养生、保健、治疗、康复，未病先防，既病防变。病后治疗，治后康复。谐调人生就是要品享生活韵趣，活得有价值，活得有意义。谐调人生是一种生活态度。谐调人生并不难，生活态度变一变。享受顺境很美好，经历逆境意志坚。物质贫乏存私心，产品丰富共资源。财产仅是一工具，精神文明享无限。谐调人生，善始善终。百年大计，谐调第一。想要身心好，首先要谐调。人生有意义，谐调品韵趣。谐调学学谐调，位适度韵律妙。生命在于谐调，社会共享妙道。

（三）生命态势的谐调

生命的态势是建立在生命本质基础之上的动态和静态、运势和稳势。生命的本质基础，可以用成分的定量分析，如组织、胚胎、细胞、蛋白质、DNA。也可以定性分类，如形、精、气、神。生命的动态和运势。生命是随自然界的运动而运动着的。自然界的运动为生命的运动提供了环境和条件。生命的运动是按照一定的规律和趋势进行的，这就是运势。生命的静态和稳势。生命是从静态蕴育而产生，至静态枯竭而终结。在整个生命的过程中，生命总是在动态中求得一种稳势，以保持平衡和安定。这种平衡就是居中、秉中、持中。人的一生就是生命在动态与静态、运势与稳势谐调的一生。人的一生就是生命在动态运势与静态稳势中，平衡均匀着谐调与不谐调关系的

一生。当静则静为谐调，当动则动为谐调，当运则运为谐调，当稳则稳为谐调。

（四）生命的自然谐调

生命是自然而然产生的，生命在产生之初，就存在着一套完整的谐调机制。这套完整的机制，保证了机体各个部位、各个分部之间的谐调运作。生命的各项指标在一定的范围内，进行上下高低的调节，以保持机体的稳恒状态。如果由于内在的因素、外在的影响，使指标超越了自然所能承受的界限，就会动用相应的谐调机制，通过制约，回归到稳恒态的平衡，如果回不到平衡的状态，出现不适的症状或异样的体征，就会发生疾病，进而影响健康状况，导致人生的谐调问题。自然人会因为疾病，而提前终结生命，会因为人生谐调问题，影响心情导致生活质量的下降。自然人能达到无疾而终、寿终正寝，将是人生谐调的最好结局。

（五）生命的自主谐调

生命的稳恒运行和平静安定是可以自我主宰支配的。生命的自主谐调，表现在生命现象的双向调节性，生命的每一个环节，都是可以双向调节的，即低升高抑，多减少增。生命体征在一定的动态范围内维护着平稳态势。当某种原因（如过度的性绪、过于激烈运动、不适当的行为方式，环境的剧烈变化）影响了生命稳定性的时候，在它力所能及的范围内会做出相应的调整（这种调整需要一定的能量，也需要相关器官组织的配合），从而恢复到正常状态。而当这种调整不能达到正常状态的时候，就是疾病的产生。因此，在治疗疾病之前，生命已经在自我谐调了，有相当一部分疾病，机体是可以通过自调完全恢复正常的，也有一些疾病则自调无力，无法通过自主调节恢复，这就需要人为的帮助治疗。因此，对于疾病来说，一部分不治自愈，一部分需要治疗，一部分难以治愈。而在治疗疾病的时候，正确的态度和方法，则是要帮机体自调，而不是妨碍，甚至是破坏机体自调。不及的治疗会贻误病情，而太过的治疗则会一聋治一哑。一脏有病三脏伤，既是自主谐调的需要，也是治疗疾病时需要注意

的。这就是未病先防、既病防变的思想，在治疗之前，先安未受邪之地。需要注意的是，自调是需要时间的，更是需要良好环境、处境和心境的。创造良好环境、处境和心境用于自调，就必须坚定信念。

（六）生命的自动谐调

生命是自动生成的，生命的过程是可以通过自动进行调节的。当把机体处于放松、入静、自然的状态时，机体就会自动地进行调节，这个调节的过程就是滞与通的层次变换。不通则滞，滞则不通。有了滞就有了机体的自动疏通，自动疏通的过程就是运动的过程，在运动中会出现千姿百态、各种各样的动作。自动疏通要达到相对谐调的状态，所以，就会出现动极生静，静极生动。动则生，用于疏通；静则养，用于稳定。不可不及，也不可太过，过犹不及。

自动谐调是先天造就、后天可以训练感知的人生谐调方式。把握生命的自动谐调是延年益寿，尽享天年的最简单、最便捷、最有效的方法。谐调自发振（简称谐振）的训练就是唤起生命的自动谐调、感知生命的自动谐调、悟道生命的自动谐调。生命的自动谐调，是寻求宇宙本源，探究事物本真，感悟心之声音的直通车。

（七）生命的被动谐调

人的生命从父母的媾合开始到寿终，有先天自然谐调的因素，有先天和后天结合的自主谐调、自动谐调的因素，也有后天被动谐调的因素。人在生活中，生命除了先天的自然自主自动谐调外，更多的是在被谐调着。生存质量的高低，寿命的长短除了先天禀赋因素外，在很大程度上就取决于被动谐调的程度和状态。

人在适宜生存的环境中出生之后，对于个体生存来说，第一重要的是呼吸，第二重要的是饮食，第三重要的是冷暖，第四重要的是窜寐。而影响这四个重要条件的是思想观念。如何对待和选择呼吸、饮食、冷暖、窜寐就显得非常重要了。到位地适宜适度地选择和对待，及时地正确地调节调理调谐，遵循规律品享韵趣地选择和对待，正确地、到位地、有度地、符合当时当地情况地、调谐地、有律地、有韵地，选择和对待呼吸、饮食、冷暖、窜寐，是为人的会不会，谋事的巧不巧，处世的乐不乐问题。

呼吸、饮食、冷暖、窜寐，从无到有，是从〇到Ⅰ；呼与吸的快慢多少深浅、饮与食的优劣多少温凉，冷与暖的多少，窜与寐的多少，都是Ⅱ的区分；呼与吸的快慢多少深浅居中、饮与食的优劣多少温凉居中，冷与暖的多少居中，窜与寐的多少居中，都是中Ⅲ；对于呼吸、饮食、冷暖、窜寐的要求，有符合人时地条件的到位、适度、适宜；呼吸、饮食、冷暖、窜寐需要根据不同的人、不同的处境、不同的事，进行相应的调节调理调谐，以达到符合当时当地该人情况的和谐状态；对于呼吸、饮食、冷暖、窜寐，人类社会形成了一套套规律，一个区域、一些群体、一个个家庭，都有自己的一套套规律，个人也有个人的作息规律；无论自觉不自觉，每个人每个团队，都在追求和享受呼吸、饮食、冷暖、窜寐所带来的韵趣。所以，会为人、巧谋事、乐处世，应当先从适宜恰当的呼吸、饮食、冷暖、窜寐开始做起。正确地做，做正确的。

呼吸、饮食、冷暖、窜寐是生命的基本需要，既主动地为生命提供着保障，又被动地影响着生命的谐调状态。而如何呼吸、饮食、冷暖、窜寐，既有不自觉的随机随意状态，又有自觉地、思想观念支配的成分和因素。思想观念受着知识、经验、感受、启发、觉悟，以及他人引导的影响。不同的思想观念有不同的思考和做法，就有不同的过程和效果。谐调的思想观念符合生命规律，有利于提高生命质量和生命存续时间，有利于品享人生的韵味，体现人生的价值和意义。而不谐调的思想观念，不符合生命规律，不利于为生命提供良好的心境处境和环境。

生命是先天自然、自发、自主的生长过程，却受着后天呼吸、饮食的供给，冷暖的条件，窜寐的转换，以及人生观、世界观、谐调观等思想观念的影响，被动地在这些因素的影响下，劣质或优质地运行着，缩短寿命或尽享天年。

对于人生来说，生命的先天禀赋很重要，但

是后天的养护保健更重要，疾病是养生保健失败的后果，而不是人生所必经。然而患病的过程也是提高机体抗病能力的重要因素。因此，生命的过程不求无病，但求谐调，谐调也是无止境的，有低层次的谐调，有中层次的谐调，也有高层次的谐调。低层次的谐调是把握好呼吸、饮食、冷暖、寤寐的适度；中层次的谐调是锻炼身体、疏通经络气机，为机体创造气血运行通畅的环境和条件；高层次的谐调是松静自然、恬淡虚无，先用意念而后放弃意念，使机体在适宜的状态下自发谐振自动自静，回归于先天的运行规律，静极生动，动极生静。

（八）生命的适应性谐调

生命在顺境中，通过适应而得以谐调。生命从出生的那一刻起，就要适应新的环境和环境的变化。一方水土养一方人，生命的过程就是不断适应的过程。生命的适应性是与生俱有的，也是随势随境而变化的。

锻炼身体首先就是锻炼身体对外界环境的适应性，适应性提高了，生命的耐受能力增强了，就能应对复杂的变化，生病的机会也就少了，生命的质量也就提高了，这是幸福的基本要素。如中原氧气充沛，高原氧气缺乏，中原地区的人适应了氧气充足的状态，到高原缺氧地区，就会因缺氧而难受；相应高原地区的人适应了缺氧状态，而到了中原氧气充足的地区，也会因为氧气过多，而出现醉氧情况。"春捂秋冻"，在艰苦条件下磨炼，就是对生命适应性的一种谐调锻炼。生命适应性的谐调是需要方法正确、循序渐进的，不能一蹴而就。

（九）生命的抗争性谐调

生命在逆境中，通过抗争而求得谐调。无论是自身造成的心态逆境，还是社会或自然造成的逆境状况。当生命处于逆境时，就会出现相应的抗争，在抗争中学会独立生存和对新环境的适应。

锻炼身体、考验心智的过程，就是给生命以提高抗争性的过程。在这个过程中，生命增强了活力，增添了能力，增加了适应幅度，增大了生存空间。逆境对人的鞭策、启发和激励，较之顺境，更为强烈，更为深刻。所以，经受生活磨难和打击，并非都是坏事，坏事可以转化为好事。只有经历过逆境，才懂得真正的人生滋味，才会对顺境和幸福更加珍惜。通过注射疫苗使机体产生抗体，预防疾病的发生；习武之人的自身拍打；"冬练三九夏练三伏"等的实际操作；"有病方为贵""顺为人，逆为仙"的经验总结等，都是生命抗争性谐调的具体体现。

（十）生命的融合性谐调

多个生命或多种生命，在共处中，通过相互融合而达到谐调。生命不是孤立存在的，生命与生命是共生共存的。生命之间需要不断地调节、调理、调和、调谐，通过相互融合达到谐调状态。这种融合之前可能一帆风顺、相处和睦、融洽，也可能有矛盾、有冲突、甚至有争斗。和睦更容易融合，矛盾会通过冲突、争斗达到融洽。所以，矛盾、冲突、争斗是暂时的，融合是长期的、持久的。当然，由于生命与生命之间的特异性、适应性、变化性不同，在生命的交往中不会是一帆风顺的，总会有这样或那样的异样情况发生。所以，生命的融合性常常是在不融合状态下进行的。所谓分久必合，合久必分。旧的矛盾和冲突解决了，又会出现新的矛盾和冲突。在战争中，人们渴望和平的环境和生活；而长久的和平中，却总有一部分人要寻求刺激，无事生非，甚至引发动乱。生命的融合性谐调是生命存在的总趋势。

（十一）生命谐调的价值和意义

谐调的生命，才是有价值有意义的生命。生命的价值和意义，就体现在谐调之中。生命之所以有价值，就是体现在调整、调节、调理、调谐上。人生需要和悦，人际需要和气，家庭需要和睦，团队需要和衷，社会需要和谐，国家需要和美，世界需要和平，环境需要和煦，自然需要和顺。生命的价值和意义就体现在自我修炼、陶冶情操、自得其乐上；体现在相互学习、帮助扶持、和睦共处上；体现在为社会和平奉献、为人类幸福努力上；体现在为环境和顺的治理尽到一份心力上。

第十四章　事

第一节　事的概述

　　事是时空中物、气、神的动静联系变化。事是世界变化过程的一个个单元。事是物气神在时空中，动静、联系、变化的单元划分。事是时空中物气神动静联系变化形成世界的过程的人为单元划分。事是人对物、气、神动静、联系、变化，形成世界的单元划分。事是人为划分的世界变化单元。事有事物、事的气数、事神，以及事的物气神动静关联。

　　物、气、神动静联系变化，这个过程可以人为划分为若干个事。一件事是其中的一个片断。事是过程，事是所历。

　　事是人、社会、自然的状态与变化。自然状态与变化，人为状态与变化，社会状态与变化。

　　事的立义是本能、需要、表达、选择、对待。本能包括视、听、嗅、食、触、说、便、睡、动、静、欲、思、为。需要包括需、要、求、收、受、获、得、表、出、供、给、施、舍、接受、接纳、沟通、商议、协同、收放、交换、独处、交流、共谋、继承、发掘、发展、提高、知识、学习、研究、操作、问题、本事、事业、培育、教导。表达是反映、交流，表达的层次，表达的方式，表达的效果。选择是一种取舍，包括优与劣，利与弊，益与害，好与坏，正与误，是与非，荣与辱，善与恶，得与失，战与和，拥护与反对，管理与放纵，对待与逃避，适合与不适合，恰当与不恰当。对待包括态度与能力，无视、观望与倾听，采纳、接受与落实，热情对待与淡漠对待，积极对待与消极对待，坦然对待与计较对待，认真对待与敷衍对待，全力对待与半力对待，学习地对待与应付地对待，有意对待与无意对待，正确对待与错误对待，直面对待与迂回对待，选择

地对待与回避地对待。对待事件的三种态度是接纳、无视与拒绝，对待批评的三种态度是接受、半接受与不接受，对待谩骂的三种态度是研究为什么骂、不理淡化蔑视、对骂甚至动手互打，对待自己与别人的三种态度是调整好自己的态度兼顾别人的态度、在乎自己的态度同时在乎别人的态度、不在乎自己的态度只在乎别人的态度。心里装着什么眼中就有什么。

　　非"事"是无事、无视事、否定事、不成事。

　　事的哲义是事情、事理、事法、事力、事态、事境、事韵。事是过程。事件是独立的一件事。事以件论，每一件大事，可以分为若干小事；每一件小事都可合入某一件大事。事项是事的分项。事是收与放的内涵及延伸。视、听、嗅可以是被动接受，也可以主动获得。说触就是主动行为，特殊情况下也可以被动接受。

　　为人谋事处世应当懂事、巧谋事。懂事，懂得事的义、隐、适、和，事的分类、性质、表示、环节、操作、达到、结论、转化、效果、错误、受益、获得。事的兴趣与爱好、关联与区分、演变态势。事之制，事之规，事之价值判断、事务、实施事、应对事。想事、应事、对事、认事、定事、职事、会议、条件、策略、指引、经历、结果、改进、判定、推断、层次、水平、境界、理想、教育。智谋与计谋，运筹、筹划与策划，谋略、决策、执行、监督与评估，谋划、施行、监管与纠正，预测、依据与论证，动机、设想与规划，计划、实施、检查与改进，需要、权衡与把握，视、察、析、评与解，目标、目的、指针与路线，业、绩与效，随意、摸索与经验，惯例、标准与文化，方案、措施与落实，执事、观事与忆事，革命、改革与变革总结与分析。

巧谋事，明了谋事体系。巧妙谋事，谋事巧妙。谋事总原则是知取舍。谋事三思想是传承、拓展、创新。谋事三思路是意愿、经验、文化。谋事三策略是上堆、平推、下切。谋事二途径是相类比、找捷径。谋事三要点是抓重点、攻难点、解疑点。谋事三技巧是沟通、激励、信念。谋事三做法是自处、借鉴、协商。谋事四方式是就事、借事、概要、追究。谋事四处法是命令、指示、建议、商量。谋事三准则是听命、依规、自愿。谋事三势是用势、造势、借势。谋事四力是主力、辅力、助力、借力。谋事五处理是热处理、冷处理、不处理、善缓冲、巧迂回。谋事之四阶段是设、行、评、调。谋事之三褒两贬是表扬、授誉、奖励、批评、惩罚。谋事之四效一重是效应、效率、效果、效益、权重。

巧谋事要懂得想事、预事、订事；处事、干事、化事、成事；认事、行事、查事、究事。谋事就要想干事、能干事、干好事、不出事、做逸事、做趣事。谋事还在于干事态度与干法。巧谋事要分析事之"无律、有律、分律、超律"；事之"点、线、面、体"；事之"根、干、枝、叶、花、果"；事之"情、理、法、力"；事之"单独、重复、循环"；事之"平稳、改变、进展"；事之"开始、中间、结束"；事之"起点、进程、终点"；事之"来源、途径、走向"；事之"起源、归属、状况"；事之"原因、过程、结果"；事之"起、兴、衰、亡"；事之"启、承、转、合"；事之"动机、行动、目的"；事之"发生、发展、变化、转归"；事之"启发、生成、拓展、变化、停止、熄灭"；事之"自然发展、主动谋事、被动从事"；事之"超常发挥、正常轨迹、偏离轨道、背道而驰"；事之"谋、行、监、评、调"；事之"设想、实施、目的"；事之"定位、基点、路线、方向、目标"；事之"运筹、谋略、策略"；事之"战略、战术、战斗"；事之"指南、标准、措施"；事之"经验、规范、标准"；事之"原则、变通、变化"；事之"启迪、发明、创造"；事之"发现、挖掘、整理"；事之"检查、分析、评论"；事之"监督、批评、建议"；事之"总结、反馈、调整"。巧谋事，基于事之诊察，

事之判断。巧谋事，事在人为，事出有因，合乎时宜。巧谋事，要有做事的理由，处事的情理法力，处事的○ⅠⅡⅢ，处事的正误。

第二节　事的立义

一、本能

（一）视

视是用目视景色、光亮、物品。目视是人生活的重要之事。视是接受，接受来自外界的光色形象。有被动接受，有主动接受。被动接受是只要睁开眼，就有信息进入视野，想看不想看都得看，除非闭上眼不看。主动接受是主动地去寻找想要看的东西。

（二）听

听是用耳朵听声音。耳听是人生活的重要之事。听是接受，接受来自外界的声音。听是被动接受，只要有声音在可以听到的范围，就能听到，除非捂住耳朵不听，或者脱离可听的范围。主动去寻找可以听的声音，是人处于其中，而从听的角度，仍然是被动的。即，主动找声，被动听。

（三）嗅

嗅是用鼻嗅气味。鼻嗅是人生存的重要之事。嗅是接受，接受来自外界的气味。嗅是被动接受，只要有气味在可以嗅到的范围，就能嗅到，除非捏住鼻子不闻，或者脱离可嗅的范围。主动去寻找可以嗅的气味，是身处于其中，而从嗅的角度，仍然是被动的。即，主动找气，被动嗅。

（四）食

饮食是人的本能，是人生存的需要。饮料是液体，食物是固体。饮食是接受，接受来自外界的饮食物。饮食是主动接受，主动寻找食物，主动饮食。人愿意吃才吃，不愿意吃就可以不吃。

（五）触

触是用手或身体接触、抚触、感触。接触是相互的，你接触他的同时，他也接触到了你。在你放的同时有收，在收的同时有放。触是接受，接受来自外界的感觉。有主动接受，有被动接受。主动接受是人们自觉自愿地去寻找触及想要感触

的东西。被动接受是人们被身外之物所触及。

（六）说

说是用嘴说话。说是表达，说是主动的。说是主动地向外发出信息，或者做出回应。

（七）便

便是二便，大便与小便，排泄粪便与尿液是人生活的本能。

（八）睡

睡是睡眠，睡是寐，寤是从睡中醒来。睡眠是对清醒状态及身体运动后的调整。

（九）动

动是运动，是人生存的活动状态。清醒状态下，人是处于运动状态的。人只有在运动状态下才能行事。

（十）静

静是安静，静是歇息，静是人生活的休息状态，或相对静止状态。静是劳后之逸。

（十一）欲

欲是人的欲望，欲望是对事物的渴望。嗜欲是对某种食物，或某种活动的渴望。

（十二）思

思是思考、思虑、思想。思是事先、事中、事后的想法。思想是人类生活的特性。

（十三）为

为是做，一切事都要落实到做，做了才有意义。

二、需要

（一）需

需是必用、必需，不可缺少。必用是必须用的。必须用的知识、必须用的经验、必须用的方法、必须用的财物。必需是离不开的。生理必需、心理必需、生存必需、生活必需、交往必需、意愿必需、实现价值必需、意义必需。

（二）要

要是索取、讨要，希望得到。要饮食、要温暖、要遮风避雨、要结交、要知识、要文化、要技术、要方法、要财物、要信息。需要是既需又要，通过要满足需。一般情况下，需即要，要必需。例外的情况是：需不一定要，不要自然可以满足需；要也不一定需，盲目地要，要了不需闲置，甚至浪费。想要是一种意愿。想要的，可能需要，可能不需要。想要不一定能要、不一定能要到。

（三）求

求是寻找、争取，设法获得。通过一定途径寻找、寻求、请求、谋求、追求。求关心、求帮助、求协作、求配合、求结合、求发展。需求是因需而求。要求是因要而求。需可以要，可以求；要可以求。需不一定要，要不一定需，要也不一定求。求必需、必要。不同的是求要的适合与否、程度轻重。

（四）收

收是内收，方向朝向流向自我。收是收取、收到。接而收。收是对供给施舍的接收。收是满足"需、要、求"的必备。收是主动的。

（五）受

受是感受、接受、领受、秉受、享受。受是被动的。

（六）获

获是获取、收获、获得。

（七）得

得是取得、得到、满足。

（八）表

表是表达、表现、表露。表是向外。

（九）出

出是付出、走出、渗出。出是向外。出是表出、供给、施舍、付出。

（十）供

供是提供、供应，可供选用。供是有可给的实物和思想。实物看得见摸得着，供之有物；思想要通过传播体验感悟，供之有象。供有主动的，也有被动的。

（十一）给

给是交与、给予、付出。付给，使对方得到。给有主动的给，有被动的给。供给是通过供应而给付。

（十二）施

施是主动的、甘心情愿的布撒、给予。施，

有要求回报的，有要求马上回报的，有要求长远回报的。施，有不要求回报的，只是一味施予。

（十三）舍

舍是失去、丢弃。舍，有情愿的舍，有不得已的舍。施舍，是主动给予而舍。施舍不求回报，只为付出。只要求回报要获取的，就不是施舍，而是交换。

（十四）接受

接受是对事物的承接领受。接受的途径有：目视、耳听、鼻嗅、舌尝、体触、脑思。视是目视，视察、观察。听是耳听，闻听。嗅是鼻嗅，嗅及。尝是舌尝，品尝。触是体触，接触。思是脑思，思想。

（十五）接纳

接纳是对事物的承接容纳，接收。

1. 接纳层次　听，是低层次接纳。只是听了，不一定按照听到的办。所以是低层次接纳。改，是中层次接纳。听到以后，修改了自己原来的想法或做法。已经比听进了一步，但尚并未达到服从的程度，所以是中层次接纳。服，是高层次接纳。听了，改了，而且服了。服从，顺服，佩服。因为是完全接纳，并且改变说服了自己，服气了，所以是高层次接纳。同样是服，心服是接纳，口服只是表达。

2. 接纳方式

（1）视而接纳：视察、观察，看到后就接纳，是视而接纳。

（2）听而接纳：听到后即接纳，是听而接纳。

（3）嗅而接纳：嗅及后就接纳，是嗅而接纳。

（4）尝而接纳：品尝后就接纳，是尝而接纳。

（5）触而接纳：触，接触、触摸后就接纳，是触而接纳。

（6）思而接纳：思考后就接纳，是思而接纳。

3. 接纳效果

（1）服与改：心服而改，接纳后，改正了原来不正确的想法和做法。心服未改，虽然心服，但是并没有改正原来的想法和做法，没有做出改变。

（2）服与听：听而心服，听到后，心里服气，

顺服，服从。听而未服，虽然听了，但是并没有服气、服从。

（3）改与听：听而改，听了，并改正了原来的想法和做法。听而未改，听了，并未改变原来的想法和做法。

（十六）沟通

沟通是人与人之间、人与群体之间思想与感情的传递和反馈的过程，以求思想达成一致和感情的通畅。

（十七）商议

商议是商量议论，为了取得一致意见而进行的协商式的讨论。

（十八）协同

协同是协调两个或者两个以上的不同资源或者个体，协作共同一致地完成某一目标的过程或能力。

（十九）收放

1. 事是收与放的内涵及延伸　收放，或主动或被动，或多或少，或一致或二致，或相同或相反。"视、听、嗅、食"是内收的途径；"说"是对外发放的途径。"触"是收放的途径，既是收的途径，也是放的途径。

"表、出、供"是放的本质。收放，既收又放，既可内收，也可外放。

2. 由放而收　由放而收，是通过放达到收。方式是放，目的是收。需求，求是放，需是收。通过求达到需。

3. 由收而放　由收而放，是通过收达到放。方式是收，目的是放。目视是收，而专注在收的同时，又是一种放，表达出一种心态，使对方能够感受到。

（二十）交换

交换是相交而互换，你的给我，我的给你。

（二十一）独处

独处是单方独处。单独环境，独自思索。独处、交流、共谋，或为人或为己，或情愿或无奈，或优或劣，或向好或向坏。

（二十二）交流

交流是双方交流，相互表达，互有收获。交

流是就彼此间把自己有的提供给对方,相互沟通。交流是人与人之间的互动,没有交流,也就没有情感。

（二十三）共谋

1. 多方共谋 共谋是多方共谋。三方以上谓之多方。多方共同谋划,力争比较符合众人意愿,或者相反。

2. 阳谋 阳谋是公开谋划,为多数人着想。

3. 阴谋 阴谋是私秘谋划,为少数人着想。

（二十四）继承

继承是承接继续。继承是指一个对象直接使用另一对象的属性和方法。继承是承接先代传统。继承需要整理。

（二十五）发掘

发掘是启发、开发、挖掘。发掘中有发现、发明、创造。发掘,比喻把难以或未曾发现的事物、道理揭示出来。如发掘人才,发掘作品的主题思想。

（二十六）发展

发展是发挥展开、展现、施展。发展是发育、进展、扩大。发展是事物由小到大、由简单到复杂、由低级到高级的变化、发挥、展开。发展是变化及变化的趋势。

（二十七）提高

提高是提引、提拔、提升而达高、居高。提高,使位置、程度、水平、数量、质量等方面比原来高。

（二十八）知识

1. 知和识 知和识有区别。知是了解、知道;识是懂得、悟道。听到、见到、能说是知；有体会、能辨别是识。知了未必识,识的一定知。知是别人的,识才是自己的。知识是对事物的认知和识别。认知是接受,识别是区分。

2. 知识是智慧和感悟的综合表现 知识是人类在实践中认识自身和客观世界的成果。知识是智慧感悟的综合表现。智慧是捕捉知识信息、获得知识、创新知识和传播知识的基础和前提。感悟是对知识的感受和领悟,包括经验和教训、巩固和提高、继承和创新。知识分为：文化知识、社会知识、经验等。

3. 知识是一种财富 知识是一种财富,知识使人明晰,有知识易于通情达理,有知识善于明辨是非,有知识勤于追求真理,有知识便于研究事物变化。有知识便于人际交流、良好沟通,有知识利于社会和谐、共谋发展。

4. 知识就是力量 知识在于积累。处处留心皆学问。知识就是力量。要成为知识的主人,莫成为知识的奴隶。知识也会带来分歧、矛盾、争执、敌对,但比起无知的野蛮争斗要进步许多。知识源于观察事物、分析情况、提出问题、解决问题。对知识的掌握和应用,探索知识、遵守知识、执行知识、落实知识、整理知识、积累经验。

5. 探索知识 探索知识是探讨、索取、拓展、扩展知识。探索是探而索取未知,并对已知的拓展、扩展。

6. 遵守知识 遵守知识是遵照、守卫、秉承已有知识。遵守是遵照守卫秉承已知。

7. 执行知识 执行知识是执掌而行已知。

8. 落实知识 落实知识是把已知落到实处。

9. 整理知识 整理知识是梳理、条理化、浓缩、升华学过的知识。整理知识的过程也是再学习再认识的过程。

10. 积累经验 经验是亲自经过体察验证的知识。积累经验是学习的重要效果。经验的积累是提高的重要标志。

（二十九）学习

1. 学和习 学习是学和习,学是了解,习是巩固。学是学问、学识;习是演习、练习、习作、模仿、仿照、仿效。学习是学理论知识、学实践技能。学习的目的是模仿掌握已有的知识和做法。好学习的人才知道好好学习,好好学习,用知识来丰富自己。知识富有的人才知道丰富知识。通过学习,了解、巩固、掌握未知的领域,是人生的主要内容。

2. 学习的意义 学习是积累知识的途径,学习是获得知识的过程,学习是拓展知识的必须,学习是开启智慧的钥匙,学习是通情达理的阶梯,学习是充实快乐的源泉。学习的最高境界是权变。

读书不仅仅是为了增长知识，读书更重要的是为了开启智慧，理清思路，提升判断力。

3. 学习的态度——如何对待学

（1）要我学——被动学：要我学，是被动地要求我学，为完成任务而学。被动学，效率低。

（2）我要学——主动学：我要学，是我主动地要求学，为渴求知识而学。主动学，效率高。

（3）怎样让我学——寻求知识构架和方式：怎样让我学，是寻求知识构架和方式。寻求知识构架的意图，是如何合理高效地学习。设置学习方式的目的，是如何便于领会、掌握、牢记知识。设置的学习内容，要我获得什么，通过什么形式获得，如讲课、讨论、做题、试验等。学习的目的是领会和掌握知识点，并能举一反三地应用于生活实践。如定义、公式、定理、定律。所以，讲课是通过讲解、分析，帮助理解和领会知识。做题是通过题例，巩固学过的内容，检验对知识掌握的程度。所以，做题是反思、验证学习，而不是学习的目的。不做题不行，只做题也不行。试验是动手亲自做，完成整个操作过程。百闻不如一见，百见不如一干。

（4）我怎样学——研究学习方法和目的：接受知识，仅仅掌握所学知识。举一反三，可以融会贯通相关知识。创新知识，可以发明和创造新的知识。

4. 学习的内容——学什么

（1）宏观·微观：宏观是整体外观、全面内容。宏观学习是概略、梗概、纲要、目录、提要、重点。宏观学习是浏览、印象。微观学习是局部、具体细节、详细内容。

（2）点·线·网·面·体：学习，从点到线，从线到网，从网到面，从面到体，体是大点，循环往复。面有实面和网面，体有实体和网体。点是低层次的体，体是高层次的点，网是另一层次的面和体。学习的积累是融会贯通的过程。

5. 学习的方法——怎么学

（1）五官并用：眼、耳、口、手、身五官并用，视、听、说、写、做。目视、耳听、口说、手写、动手做。

（2）找重点：找宏观重点和微观重点。

（3）挑难点：挑宏观难点和微观难点。

（4）相关联：关联知识的点、线、网、面、体。对所学知识进行联想。

（5）解疑惑：解决疑问、迷惑、茫然。

6. 学习的步骤——顺序　学习的步骤要详略得当。学习的过程是不断重复"学习步骤"。每个人、每一次的不同点在于"详和略"。详略得当效率就高，详略不当，效率就低。预习是了解，视听是掌握，复习是思考，练习是强化，总结是链接，考试是检测。切不可以偏概全，不可把考试作为掌握知识的主要途径，不可以考试为主要方式去应付考试。

（1）预习：预习是了解内容，感受重点、难点。无论时间长短，都要统览预备学的全部内容。1分钟预习，看标题，10分钟预习看大概，30分钟预习看主题，60分钟预习找问题。

（2）视听：视听是掌握内容，理解重点、难点。视和听并用，配合笔记要点。

（3）复习：复习是思考内容，深入理解重点、难点，查缺补漏，引伸拓展视听内容。

（4）练习：练习是强化重点、解决难点。

（5）总结：总结是链接知识的点、线、网、面、体。归纳比较同类问题，区分异类问题，以便掌握知识。

（6）考试：考试是检测对知识的掌握程度。试题是对知识点的抽查，借此了解对整个知识网络的掌握、变通、应用情况。

7. 影响学习的因素

（1）时间：时间是学习的基础因素，用于学习的时间充裕与否，关系学习内容的广度和深度。

（2）方法：学习方法很重要，有方法能提高效率。而方法只是学习的低级状态。

（3）心态：良好的心态是学习的中级状态，有了良好的心态，可探究学习方法，可激发学习兴趣。有信心学好，加个意念："学习真快乐""我聪明我智慧""我能学得最好"。用心笑，眉宇舒展。良好的心态是学好的关键。

（4）兴趣：感兴趣是学习的高级状态，感兴趣必然有良好的心态，必然主动研究寻找好的学习方法，好的学习方法有利于提高学习效率，达到理想的学习效果。兴趣是热爱的开始，热爱是最好的老师。

（5）内容：内容的难易、繁简、多寡，直接影响学习的进度和效果。

（6）态度：端正的态度、认真的态度、勤奋的态度、耐心的态度，有利于学习。否则敷衍、粗心、浮躁的态度，不利于学习。

（7）步骤：通过预习，了解了内容、感受了重点、难点，有利于视听课的理解和掌握。视听课掌握了内容，复习就能较轻松地思考内容。复习好了，深入理解了重点难点，再去做练习，解决重点难点，就容易多了。做好练习，解决了重点难点，总结就成为易事。总结链接了知识的点、线、网、面、体，就成为自己掌握的知识了。

8. 学习的层次与境界

（1）模仿——低层次：模仿是仿照、遵循已有的规模、模型、模式。模仿是按照现成的样子学着做，模仿的内容包括声音、形象、风貌、样式、风格、格式、做法等。模仿是学习的低层次。孔子语："言必信，行必果，硁硁然，小人哉。"必，必然，是极端，走向极端是低层次的表现。

（2）适道——中层次：适道是适应、适合已有的道理、规矩、规律。适道是学习的中层次。

（3）立意——高层次：立意是建立、树立自己的意愿、意境、意思。立意是著书立说。建立新的思想、观点、学说。立意是学习的高层次，是学习的一种境界。

（4）权变——高境界：权变是不拘泥，不呆板，不固执，灵活运用，随机应变。权变是跳出书本，不拘泥以往的经验，不固执自己的学说，因人因时因地而灵活变通。权变是学习的高境界。学习能达到融会贯通善权变者，即是高境界。孔子语："共学，未可与适道，可与适道，未可与立，可与立，未可与权。"

（三十）研究

学习是模仿别人的做法，研究是对已有做法的升华。研究是找到被研究问题的着眼点，然后在着眼点上附加条件。基点、极端、纯粹是主要的着眼点。

1. 基点　着眼于问题的原点、基点。

2. 极端　着眼于问题的边缘、极端。

3. 纯粹　着眼于问题的无附加条件和干扰。

4. 附加条件　在对基点、极端、纯粹研究的基础上，附加一定条件，观察事态的发展与变化。我们生活的几乎所有事件，都是在纯粹基础上附加条件的。

（三十一）操作

学习是理论，操作是实践。

1. 操作中的学习　操作中的学习，是在实践中摸索，总结经验上升为理论。摸索出的知识虽然牢固，但是眼界较低，方向性较差。这是从实践上升为理论。

2. 学习后的操作　在既有理论基础上操作，是演用已经成熟的理论进行操作，起点高，条理性强，眼界开阔。有道是：站在巨人肩头，何必平地而起。这是理论指导实践。

（三十二）问题

问题是所问之题、疑问之题。

1. 问题性质

（1）深刻问题：深刻问题是深入、深奥、深度的问题。

（2）平淡问题：平淡问题是平常、平凡、平庸的问题。

（3）生事问题：生事问题是无事生非，派生出的问题。

2. 没有问题　没有问题有四种情况：真没有问题、没有看到问题、认为没有问题，没有发现问题。

（1）真没有问题：真没有问题是不存在问题。

（2）没有看到问题：没有看到问题是有问题没有看到。

（3）认为没有问题：认为没有问题是感觉没有问题，实际上可能真没有问题，可能有问题没有认识到。

（4）没有发现问题：没有发现问题是有问题但没有发现，或根本没有问题，无从发现。

3. 寻找问题　寻找问题是从原来认为没有问题中去搜寻找出问题。可能找出问题，也可能找不出问题。

4. 发现问题　发现问题是看到了问题。发现的问题，可能是问题，可能不是问题。是问题，可能只是感觉到有问题，却提不出来问题；不是问题是受知识的限制不认为是问题。

5. 提出问题　提出问题，指的是有疑问，自己弄不清，需要别人解答。提出的问题，可能是别人的问题，也可能是自己的问题。无论身在其中，还是站在局外，都可以提出问题。身在其中提出的问题比较精细而有内涵，站在局外提出的问题比较粗浅而表面。无论站在局外局内，无论是深是浅，无论与自己有关无关，都可以提出问题。提出问题，可以没有对象、没有目标。能提出问题，未必能指出问题。

6. 指出问题　指出问题，是指出某一件事的问题，或自己指出自己的问题，或自己指出别人的问题，或别人指出自己的问题。亲情，前提是肯定。指出的问题，是肯定基础上的问题。陌生，前提是否定。没有问题，是否定基础上，没必要指出问题。指出的问题可以有针对性，可以没有针对性。

7. 针对问题　针对问题是对问题有一定的针对性，比指出问题对应性更强更专。

8. 应对问题

（1）应对态度：应对态度，要么基于肯定，要么基于否定。对问题的肯定与否定，首先取决于信任程度。如亲情的信任度高，所以，亲情应对问题，前提是肯定，指出的问题是肯定基础上的问题。陌生人的信任度低，所以，陌生者应对问题，前提是否定，没有问题是否定基础上没必要提问题。

（2）对应回答：针对性应答。条理清晰：一二分明，先后有序。是非分明：肯定、否定、居中。轻重有度：当轻则轻，当重则重，抓住重点，兼顾其余。

（3）泛泛回答：模糊应答，似是而非。概括应答，粗略难解。

（4）答非所问：不对接，不搭界，不在一条线上。背道而驰，南辕北辙。

9. 讨论问题　讨论问题是共同探讨、相互讨教、形成论述。众人对未知或已知，进行探讨、讨教、论述，以求辨别清楚。"讨论"是褒义，分析辨别。"争论"是中义，各持己见。"抬杠"是贬义，说不到一起。

10. 分析问题　分析问题是针对发现的问题进行分析、剖析、辨析。

（1）分析原因：分析原始因素，从原因推结果。

（2）分析过程：分析过程环节，从过程推结果。

（3）分析结果：分析结论后果，从结果找原因，从结果看过程的环节。

11. 评价问题

（1）总结性评价：总结性评价是对出现问题的全部情况进行总结，做出评价。

（2）归因性评价：归因性评价是对存在的问题找出原因进行评价。

（3）过程性评价：过程性评价是对问题出现的过程进行评价。

（4）结果性评价：结果性评价是对问题的结果进行评价。

（5）环节性评价：环节性评价是对出现问题的环节进行评价。

（6）结论性评价：结论性评价是对出现问题的结论进行评价。

（7）归纳性评价：归纳性评价是对出现的问题进行归纳的评价。

（8）综合性评价：综合性评价是对出现的问题进行全面综合的评价。

（9）概括性评价：概括性评价是对出现的问题进行概括后做出评价。

12. 研究问题　研究问题是对未知或已知问题进行研讨、究根问底。研究问题，才会条理清晰。

13. 解决问题　解决问题是对问题有效的处理，是根据对问题的有效分析进行相应的处理，使已有的问题不成问题。解决问题是把问题剖解开进行决断。"布局、造势、摆平"是解决问题的重要途径。

14. 引申问题 引申问题是通过这个问题引申出可能存在的相关问题，包括设计或框架等方面存在的基础性问题。

15. 升华问题 升华问题是通过对问题的分析、引申，上升到一定高度，进一步完善理论，完善思路，去调整政策和策略，影响战略战术和战斗。

（三十三）本事

本事是为生计所掌握的本领、技能、能耐。技能是指生活或从事某种工作所需要的能力。按其性质和表现特点，可区分为动作技能和智力技能两种。书写、骑车等属于动作技能；演算、写作等属于智力技能。

技能形成过程中，各种技能动作之间会相互影响。已形成的技能若促进新技能的形成，叫技能正迁移。如果已形成的技能阻碍了新技能的形成，叫技能干扰，或技能负迁移。

技能与知识不同，如生活常识、物理知识、化学知识、数学知识，可以通过语言文字等形式传授，而技能必须亲自学习，并坚持练习才能掌握其中的技巧。而一旦停止练习，技能将很快变得生疏，技能是一种熟能生巧的体力活，对眼手的协调能力要求很高。

技能拓展成为个人兴趣爱好、价值意义的体现。拓展技能：权、力、财、气、名、情、才、貌、势。

是金子总会发光的，是本事总的表现，表现本事有两个方面：一是在工作生活中表现本事，通过工作和生活事件，展现技能、表现出本事；二是为显示本事而做一些工作，为了显示本事，而做一些开创性工作。

（三十四）事业

1. 事 事是自然界和社会中的现象和活动；事是关系和责任；事是办法；事是做、治。

2. 业 业的含义是指"造、用"。造作是指"行、意"，用是指"应用"。业包括业力、业绩。业有身业、语业、意业。身业是身体行为，是身行。语业是语言表达，是口语。意业是审虑决定，是心思。

3. 业力 业力是行为、语言、决定，形成的三种相关的持续不灭的力量，并将反作用于作业者。业必须被清楚地认识到并有效地化解后，业力才会消逝。

4. 业绩 业是财产，包括有形资产和无形资产。业绩是对财产、产业的收获。业产的获得有继承祖业、自主创业、随团队创业。学业的获得靠脑力的记忆、联想、创新。业绩是个人或团队做出的功绩、资本、成果、成就。追求业绩是在从事的基础上，求有、求实、求得。业绩的链条是：就业→创业→得业→守业→失业→败业→就业（进入下一个轮回）。业绩有善恶之分。业绩属善属恶，因人因时因地因事而定。

5. 业障 业障是业成为障碍、负担。消业障是放下执着，求虚、求空、求消。

6. 敬业·乐业 敬业即是责任心，乐业即是趣味。敬业的意思是：凡做一件事，便忠于一件事，将全副精力集中到这事上头，心无旁骛。凡职业没有不是神圣的，所以凡职业没有不是可敬的。惟其如此，所以我们对于各种职业，没有什么分别拣择。乐业的意思是：人生能从自己职业中领略出趣味，生活才有价值。

7. 事业是创业 事业可以简单地理解为创业。《易经》有云："举而措之天下之民，谓之事业。"简单地说，就是做了自己喜欢的事情，却又帮助了他人，这个就是事业。

8. 事业是功业 所营谓之事，事成谓之业。事业是事情的成就、功业。《易·坤》："美在其中，而畅于四支，发于事业，美之至也。"

9. 事业是职业 事业是职业。职业是一个行业。职业即职场上的专门行业，是对劳动的分类。职业是社会分工的产物。职业作为术语，有时指工作（集合名词），其概念与时代、社会经济水平有关。职业作为一种概念，与经济发展的水平、社会政治制度有很大关系。职业作为事业，需要解决的问题是人自身更高层次的需求，比如别人的尊重，一定程度上的社会认可和自我价值的实现。在这过程中，职业人需要考虑的是职业是否符合自己的性格、气质、能力、意识、价值观、爱好和专业等个人资源需求。

10. **事业是高层次需求**　事业是人们所从事的，具有一定目标、规模和系统的、对社会发展有影响的经常活动。事业并不是所有的人都乐意去努力或者所有的人都能实现的。很多人都常说我们要拥有自己的事业，其实是个很高层次的概念。事业是一个人可以一辈子为之所奋斗的，终其一生去为实现自己的目标而坚持不懈的努力。它是解决人类最高层次的需求，社会认可和自我价值的真正实现。在这个过程中，他会不管路途有多遥远，不管上班事情再多，也不管工资收入再少，只要他喜欢，就会去从事。事业是由职业人自己确定的人生目标和理想，并不惜一切个人资源和努力为之奋斗，包括自己的人生。

（三十五）培育

培育是培养教育，包括孕育、德育、智育、体育、美育。培育是使某种感情得到发展。培养是按照一定的目的长期地教育和训练，使其成长。培养是以适宜的条件促使其发生、成长和繁殖。可资参考的培养节奏是：0—3 岁：培养内在秩序，培养目标以"专注"为本；3—9 岁：植入情理原则，培养目标以"兴趣"为本；9—12 岁：植入逻辑思维，培养目标以"准确"为本；12—18 岁：扩充放大形式，培养目标以"领悟"为本；18—21 岁：注入创新动力，培养目标以"践行"为本。

（三十六）教导

1. **教的分期**　教分为胎教、幼教、成教、老教四期。胎教，是教孕育中的胎儿。幼教，是教婴幼儿童。成教，是教成年人。老教，是教老年人。

2. **教的类别**　教的类别有言传、身教、境遇、图文影视四类。言传，是言语说教。身教，是身体行为示范。境遇，是在一定环境、处境、心境下体味。图文影视，是通过图片、文章、电影、电视教育。

3. **教的依据**　教的依据有：经典理论教材、流行图文影视、社会实践总结、他人经验教训、亲身体验感悟。

4. **教的方法**　教的方法有：自学、听讲、讨论、模拟。

5. **教的形式**　教的形式有：严肃认真，死记硬背；气氛活跃，寓教于乐。

三、表达

（一）表达是展现与反映

表达是自我能力的展现，是对事物认识的一种反映。表达是将思维所得的成果用语言、语音、语调、表情、行为等方式反映出来的一种行为。表达以交际、传播为目的，以物、事、情、理为内容，以语言为工具，以听者、读者为接收对象。表达是观察、记忆、思维、创造和阅读的综合运用。表达是各种学习能力、智力的尖端反映。表达几乎包括了一切高级行为、一切艺术、一切表露出来的情绪。

（二）表达是交流与倾诉

表达是交流的需要，也是倾诉的需要。表达是一种人际间不可或缺的交流。表达是一种内心对亲人或家人的述说。表达也是发泄内心的不快！话有三讲，巧说为妙。不同的表达，有不同的效果，如何巧妙表达，是智者时时关注的。有话说给知者。同样的表达，不同的人有不同的反映，知者易沟通，不知者易误解。清楚人好讲，糊涂人难缠。清楚人看宏观、看整体、看大势，所以听话是理解整个讲话精神和实质、说的主要内容、主要意思；糊涂人则是看枝节、听不进谈话的主要意思。对他有利的内容抓住不放，对他不利的话纠缠不休。

（三）表达的层次

表达的途径是用口言，用身行。表达的层次，高层次的表达是心，用心、动心、忍心。中层次的表达是行，用身行，行动、行为。低层次的表达是言，用口言，语言、说话、讲话。

（四）表达方式

1. **情绪的表达方式**　情绪的表达方式有：恣、怒、忍、达。恣是无事生非，恣意妄为。怒是有而发泄，有怨气而发泄出来的状态。忍是有而不发，上忍，忍于心；中忍，忍于行；下忍，忍于口。达是畅快表达、任意表达。

2. **书写的表达方式**　书写的表达方式有：记

叙、说明、议论、描写、抒情。

3. 行为的表达方式 行为的表达方式有：容、德、谐。容是有而化解，容是包容、消容，有问题而能化解。德是无而不生，有而包容。德表现为高、深、厚、宽、阔、长、远、大。如德高、厚德。小精细是德的相反意义。谐是无而谐振，有而谐调、调谐、调理。谐是自然状态的无干涉而谐振。谐是自然状态的有问题而谐调。谐是调理、调谐的结果。

（五）表达效果

表达的效果表现在心与行、心与言、行与言上。

1. 心与行 心与行是通过行为表现心态。心与行是做出来的。心与行一致，想到做到。心与行不一致，心动不如行动。

2. 心与言 心与言是通过言语表达心迹。如誓言。心与言一致，言为心声、心口如一。心与言不一致，口是心非、言不由衷。

3. 行与言 行与言是通过言语反映行为，通过行为证实言语。行与言一致，说到做到，言行一致。行与言不一致，言行不一、光说不干。说话的巨人，行动的矮子。

四、选择

（一）选择是一种取舍

选择是一种取舍，选择取，或选择舍。选择分为主动选择与被动选择、有意选择与无奈选择，无论是主动还是被动、是有意还是无奈，都存在选择的优与劣、利与弊、益与害、好与坏、正与误、是与非、荣与辱、善与恶、得与失、战与和、拥护与反对、管理与放纵、对待与逃避。选择的最终判别是适合不适合、恰当不恰当。平时，要多注重学习解决问题的办法。遇事时，要懂得如何避开问题。能够及时避开问题，优于知道怎样解决问题。在这个世界上，不知道怎么办的时候，选择顺其自然，也许是最佳选择。

（二）优·劣

优劣的选择，一是在优中选，二是在劣中选，三是在优劣中选。优劣的选择，一是选择优，二是选择劣，三是选择优劣之中。选择优：

可以优中选优，强者更有强中手，山外有山，天外有天。可以劣中选优，劣中相对的优，瘸子里边挑将军。可以在优劣之中选优，通过一定形式选择。考试、考核就是选择的办法。选择劣：在优中选择相对的劣，在劣中选择绝对的劣，在优劣之中选择比较的劣。选择中：是选择不优不劣的中间者。在优中选中比较优，在劣中选优比较劣。自然法则是优胜劣汰，适者生存。

（三）利·弊

因为事物都是有多因素的。所以，常常利弊相连，有一利就有一弊。选择利，还是选择弊。在利中选择，还是在弊中选择。选择时应当趋利避弊。两利相权取其重，两害相权取其轻。

（四）益·害

事物有益也有害，益与害还可以因人因时因地而相互转化。选择益，还是选择害。在益中选择，还是在害中选择。短期的选择，还是长期的选择。短期有害的，长期可能有益；短期有益的，长期可能有害。于此有益的，可能于彼有害；于此有害的，可能于彼有益。

（五）好·坏

好与坏有绝对的，也有相对的，更多的是相对的。选择好，还是选择坏。在好中选择，还是在坏中选择。好坏的选择，需要眼界。常常你认为好的，结果未必好；你认为坏的，结果未必坏。好的事情可以引出坏的结果，坏的事情也可以引出好的结果。人在变，事在变，环境在变，处境在变，事态在变，好与坏也在变。可能好的更好，也可能好的变坏；可能坏的更坏，也可能坏的变好。

（六）正·误

正与误是正确与错误。正确与错误，有绝对的，有相对的。自然规律是绝对的。人为因素是相对的。

正确与错误，因人、因地、因时、因事、因境，可以不同。正确与错误与人的认知也有一定关系。选择正确，还是选择错误。在正确中选择，还是在错误中选择。误会是一种错误的判断。坚信是一种自认为正确的选择。

（七）是·非

是是正确的、对的、肯定的，非是错误的、不对的、否定的。是非标准不一而论，判定是非的能力也参差不齐。选择是，还是选择非。在是中选择，还是在非中选择。是非观，与个人经历、眼界、角度有一定关系，与具体事件的利害有一定关系。有的口是心非，也有的口非心是。

（八）荣·辱

荣是光荣、荣耀；辱是耻辱、污辱。选择荣，还是选择辱。在荣中选择，还是在辱中选择。有的荣辱不惊。有的荣辱不分，不以为耻，反以为荣。有的忍辱负重，为了未来的荣，甘受一时的辱。有的为了一时之荣，背负一生之辱。

（九）善·恶

善与恶是相对，也是相伴而存在的，没有善，就无所谓恶，没有恶，也无所谓善。中是不善不恶。选择善，还是选择恶。在善中选择，还是在恶中选择。有时以为是善，结果可能是恶。有时表面是恶，结果可能为善。有为善而恶，有为恶而善。有大善招致大恶。有大恶衬托出大善。选择善恶，有的是有意，有的是无意，有的是故意。

（十）得·失

得是得到，失是失去。有得就有失，有失也有得。选择得，还是选择失。在得中选择，还是在失中选择。有时得到了一些，却失去了另一些。失去了一些，却得到了另一些。得中有失，失中有得。权衡得失，是趋利避害。患得患失，是犹豫不决。为得而失，是有意而为。因失而得，是意外收获。

（十一）战·和

战与和是两种不同的状态。有的为和而战，有的为战而和。有的以和行战，有的以战促和。选择战，还是选择和。在战中选择，还是在和中选择。战久必和，和久必战。有的行为是促使成战，有的行为是促使成和。有的和却激起了战，有的战则达成了和。战与和是势力强弱的较量，更是心态的较量。

（十二）拥护·反对

拥护是意见一致、支持；反对是意见不一致、不支持。选择拥护，还是选择反对。在拥护中选择，还是在反对中选择。有的拥护是发自内心，是真心拥护，始终不变。有的拥护则是碍于面子，出于从众，会随势动摇，甚至走向反对。有的反对是出于观点不同，有的反对是基于立场不同，有的反对是由于赌气，有的反对是来自于报复。发自真心的拥护与反对，一定是基于自己的理想、观点和认识，而不受外因的干扰。"凡是敌人反对的，我们就要拥护，凡是敌人拥护的，我们就要反对"。这是基于与敌对双方人为的相关的事宜，不包括人性、事实、规律等自然的成分。

（十三）管理·放纵

管理是管与理，在管中理顺，在理中管束。放纵是失于管理，不管不理，任其发展。选择管理，还是选择放纵。在管理中选择，还是在放纵中选择。管理要朝着有利于团体的方向发展，而不是背道而驰。放纵是能管不管，能管未管，想管管不好的失控状态。

（十四）面对·逃避

面对是直接面对选择，逃避是逃跑避开不做选择。选择面对，还是选择逃避。在面对中选择，还是在逃避中选择。面对困难，不是回避，就是克服。面对事件，不是肯定，就是否定，折中是暂时的，或者是变通的。能面对还是要面对，因为很多事是逃不掉的。无法面对时，逃避也不失一种选择。有的事，此时必须面对，时过境迁，就无所谓了。有的事，早晚要面对，逃避不掉。有时逃避一时，会换来轻松的面对；有时，逃避会招致更麻烦的面对。

（十五）适合·不适合

通常情况下，都是要选择适合的。特殊情况下，可能要选择不适合的。适合是所选择的，对自己适合，或者对别人适合。不适合是所选择的，不适合自己，或不适合别人。适合与不适合，在一定条件下会相互转化。原来适合的，现在不适合了；彼地适合的，此地不适合了；对那些人适合的，对这些人不适合了。适合要因人、因时、因地、因事、因境而宜。

（十六）恰当·不恰当

恰当是选择的时机、事物、环境恰当。不恰当是选择的时机、事物、环境不恰当。恰当与不恰当是相对的，在一定条件下，恰当就是恰当，不恰当就是不恰当；条件改变了，恰当与不恰当，也会随之而变。不恰当的可以变得恰当。恰当的可以变得不恰当。所以，在选择时，要考虑长期与短期的时效、考虑不同的人，不同的事，不同的环境。

五、对待

对待有态度问题，也有能力问题。有无视、观望、倾听，有采纳、接受、落实。对待有重视，有轻视。

对待分为有意对待与无奈对待。无论有意还是无奈，都存在热情与冷漠、积极与消极、坦然与计较、认真与敷衍、全力与半力、学习与应付、有意与无意、正确与错误、直面与迂回、选择与回避。

（一）态度·能力

态度，是对待事物的一种心态。谋事的态度要明朗，态度模糊，影响对待的正确性。态度决定对待的愿望，能力决定对待后的完成。态度决定个体是否愿意完成某些任务，即决定行为的选择。而能否顺利完成任务是由能力决定的。因此，不同的态度有不同的对待，不同的能力有不同的对待。不同态度和能力，对待之后的结果也不同。

（二）无视·观望·倾听

无视是不看、不听、不想、不采纳、不接受。无视没有观望，没有倾听，更不会采纳和接受。观望只是看看，不一定倾听，观之有趣可能去倾听，没有采纳和接受。倾听带有思考的性质。倾听不一定采纳，还没有接受。听进去了，才可能考虑是否采纳。有些事可以无视，有些事不能无视。有些事可以观望，有些事不能观望。有些事可以不倾听，有些事必须要倾听。最好是去倾听，不要无视，起码观望一下。以帮助正确对待和决断。

（三）采纳·接受·落实

采纳是采取纳入，采纳带有搬来试用的性质，只是使用，可能将信将疑。采纳不一定接受。采用之后，或可接受。采纳有三种方式：潜在采纳、部分采纳、全部采纳。潜在采纳是本不愿采纳，结果无形中受到潜移默化的影响，而按照建议的行事了。部分采纳是只采纳建议的其中一部分，全部采纳是完全按照建议的去做了。

接受是接纳承受，不仅采纳了，并且变成了自己的东西。接受有全接受和半接受。

落实是做出来，把想法落到了实处。采纳是基本的接受，接受是落实的必须，落实才使采纳和接受变得有意义。

（四）热情对待·淡漠对待

热情对待是激情很高地去对待、倾注热心去对待。淡漠对待是冷淡漠视地去对待、不走心地对待。这是对待的态度。

（五）积极对待·消极对待

积极对待是踊跃到极致地、主动地对待。消极对待是消沉到极致地、被动地对待。这是对待的行为。

（六）坦然对待·计较对待

坦然对待是内心对生活的坦白自然。坦然是一种处变不惊的心理平和状态。坦然从心理上避开了大起大落的大喜大悲。坦然是基于大彻大悟的平平淡淡。坦然才能大度，大度能容，容天下难容之事。坦然才有胸怀，世界上最大的是海洋，比海洋还大的是天空，比天空更大的是人的胸怀。胸怀宽广、大度容人是美好可贵的品质。坦然是快乐的源泉，坦然是健康长寿的基本素质之一。

计较是表现对事物的算计较真，是与坦然相对立的心态和行为。计较常常在小事上、在无关紧要的环节上着力。计较者，不坦然、不豁达。

（七）认真对待·敷衍对待

认真是谨慎细致地去对待。敷衍是搪塞应付地去对待。认真对待，能够很好地表现自己的能力，也能更好地体现事物的本质。敷衍对待，掩饰了自己的能力，暴露了自己的缺陷，不能体现事物的特征。

（八）全力对待·半力对待

全力是竭尽力量去对待。半力是只拿出部分

精力去对待。全力对待，无论成功，还是失败，问心无愧。当然全力对待的成功机率要大得多。半力对待，只能靠外因，凭运气成功。成功的机会要小得多。可能事后还会因为没有全力而后悔。

（九）学习地对待·应付地对待

学习地对待，是用学本领、学知识、演习习练的态度去对待。应付地对待，是抱着完成任务的心态去应付场面。学习是一种获得的收益。学习地对待，是抱着学习的心态去面临事物，无论是有利的，还是不利的，都是一种学习。有利的是经验，不利的是教训。应付是迫不得已的应对付出。应付是一种付出的耗费。

（十）有意对待·无意对待

有意对待是有准备、有目的、抱有期望地去对待。无意对待是无准备、无目的、没有想法地去对待。有意对待，才能把事情做好，才能达到目的，实现理想。无意对待，是放任自流地无心对待。并不注重结果。偶然碰巧也有"有心栽花花不开，无心插柳柳成荫"的结果。

（十一）正确对待·错误对待

正确对待，是良好的心态和适合当时当地情况的对待。错误对待，是不良心态和不适合当时当地情况的对待。只有正确对待，才可能有好的结果，并且可能有意想不到的收获。如果错误对待，不但不会有好的结果，还可能丧失良机，为以后埋下隐患。

（十二）直面对待·迂回对待

直面对待是直接地、面对面地对待。迂回对待是循环迂曲，曲径通幽地对待。直面对待，走捷径，效率高，但也易出现矛盾，切不可调和。迂回对待，绕弯路，效率低，却可以回避矛盾，避免直接冲突，有待变通。

（十三）选择地对待·回避地对待

选择地对待，是有挑选地、择其要者对待。回避地对待，是避开、隐蔽、逃离，不对待。选择与回避是趋优避劣、趋利避害的两种不同对待。选择地对待，一般都是选择优良的、对自己有利的，放弃或避开劣质的、对自己不利的。回避地对待，一般都是避开不利的、有害的，或在特定

情况下，不得不回避对自己有利的、有益的事物。

（十四）对待事件的三种态度

对待事件的三种态度，一是接纳，二是无视，三是拒绝。

1. 接纳　接纳是用渴望的态度看待这件事，这件事很重要，其他都不重要了。

2. 无视　无视是用屏蔽的态度看待这件事，心里认为这件事不是事。或者真的不是事了，或者由于你的无视把本来简单的事，弄得复杂了。

3. 拒绝　拒绝是用否认的态度看待这件事，这件事不重要，态度重要了。

（十五）对待批评的三种态度

对待批评有三种态度，一是接受，二是半接受，三是不接受。

1. 接受　接受有虚心接受，视为宝贵意见。当然也有违心接受，为了应付。

2. 半接受　半接受是一半接受、一半不接受。也有一边不愿接受，一边接受着受益，得了便宜还卖乖。

3. 不接受　不接受是拒绝接受，甚至，把让接受视为找茬、挑毛病。依然我行我素。

（十六）对待谩骂的三种态度

对待谩骂有三种态度：一是研究为什么骂；二是不理、淡化、蔑视；三是对骂、甚至动手互打。

1. 研究为什么骂　"研究，为什么骂"。他为什么会骂我？是他的问题，还是我的问题，他什么问题，我什么问题。从中理出道理，得以提高。

2. 不理，淡化，蔑视　"不理，淡化，蔑视"。有人问甲：乙天天找你茬，你却从不回应，这是为什么呢？甲沉吟片刻，答道：他天天骂我，说明他的生活不能没有我；我不回应，说明我生活中可以没有他。

3. 对骂，甚至动手互打　"对骂，甚至动手互打"。他骂我，我就要骂他，否则显得我输理似的。他打我，我就要还手，否则显得我无能一样。

（十七）对待自己与别人的三种态度

对待自己与别人的三种态度：一是调整好自己的态度，兼顾别人的态度。二是在乎自己的态度，同时在乎别人的态度。三是不在乎自己的态

度，只在乎别人的态度。

交往中，自己的态度可以不在乎，别人的态度，你不得不在乎。正是因为要在乎别人的态度，所以，必须端正自己的态度，以使别人在乎你，使交往朝着有利于你的方向转化，而不是向着不利于你的方向转化。

1. 调整好自己的态度，兼顾别人的态度　对待自己与别人的态度，首先要调整好自己的态度，只有自己的态度调整好了，才能兼顾别人的态度。自己的态度调整不好，就无法兼顾别人的态度。即便勉强兼顾了别人的态度也会出现问题，甚至形成矛盾和冲突。

2. 在乎自己的态度，同时在乎别人的态度　在乎自己的态度，是很好对待别人的基础。并同时在乎别人的态度。将心比心，才能有好的结果。就像照镜子，既看到实际的自己，也看到镜子里的自己。

3. 不在乎自己的态度，只在乎别人的态度　不在乎自己的态度，只在乎别人的态度。凡事容易挑岔。就如拿手电筒照人，只看别人不看自己。

（十八）心里装着什么眼中就有什么

心里装着什么，眼中就有什么。心里装着美好，眼中就是美好。世界上不是缺少美，而是缺少美的发现。当你用美好的心态看待世界时，这世界就是美好的。伟人心里装着人民，就会为人类幸福而奋斗。商人心里装着钱财，就会为钱财寻找商机。世界上没有垃圾，所谓的垃圾都是放错位置的宝贝。对于拾粪老头来说，眼为之放光，心为之欣喜的就是：一堆堆粪便的一次次在面前出现。

六、非"事"

（一）无事

无事是没有事。一是从来就没有发生过事，二是已经发生的事已经了结，化为无事。

（二）无视事

无视事是对事无睹无视，看见只当没看见。一是不以为是事，二是不重视此事。

（三）否定事

否定事是不承认存在的事。可能是真的不认可不赞同而不承认，也可能是由于对自己不利而不愿承认。

（四）不成事

不成事是不能成就事，成不了事，成不了大事。

（五）假事·伪事

假的伪的，不是真的，似事而非事。不是当事人所行之事。是造假的，伪装的事。

第三节　事的哲义

一、事情

事情是事之情。事情是事的情形、情状、情态、情况、情景、景况。事情是事物的真相、实情。

事情是事理人情。事情是人类生活的一切活动，是人所经历的一切社会现象，是自然界中的一切现象和活动。事情是对经历过程的描述。要做的或所做的事情称为事务。

二、事理

事理是事物的道理，事理是事的物理。因缘生之叫做事，不生不灭叫做理。理是物质本身的纹路、层次，客观事物本身的次序。事理是事物的规律，是是非得失的标准、根据。事理是对社会人行为规范的心理标准。事理是事物的原理、道理。原理是对事的追根溯源，弄清原始的理由。道理是对事之自然规律（包括习惯）的求证辨析、明了。过去西方人重原理，发现发明了很多原理，创立了科学原理，使世界发生巨大变化。中国人重道理，凡事要摆事实讲道理，积淀了丰富的文化，开发了人们的智慧，锤炼了人的意志。

三、事法

事法是事的法则、法规、法律。事法是事的规范、标准、依据。事法是对社会人行为规范的约束原则。

事法包括经验、习惯、礼俗；法度、办法；法规、法律。宇宙时间和空间是事的载体。物（形精）、气、神都拥有一定的时间，物（形精）占据空间，气相对占据空间，神不占据空间。任何事件都在一定的时间段上，所以，考虑事件首先要考虑时间问题。任何事件都发生在一定空间地域之中，所以，考虑事件同时要考虑空间问题。时间决定事件的速度和效率，空间决定事件的范围和影响。

四、事力

事力是事之实力，事之力量、力度。事力是事所具有的动力、力道。事力是人力、物力、神力。力表现为势。事力是事件的力度与影响。如事大、事小、重要事、非重要事。事势是事情的趋势、形势。

事件是有一定社会意义或影响的大事情。事实是事情的真实情况。事势是事情的趋势、形势。事力体现在事物、事业、事宜、事由等方面。事物是指客观的一切物体和现象。事业是人们所从事的，具有一定目标、规模和系统的对社会发展有影响的经常活动。事宜是关于事情的安排、布置。事由是事情的原由。通常所说"事件"和"件事"意义不同，一事件是较大的事，一件事是较小的事。事包括个人生活之事、人际交往之事、社会之事、自然界影响之事等。开始人弄事，后来事弄人。

五、事态

事态是事在一定时间所处的状态。事情所处的状态、局势、情势。事态是动态的、发展变化着的。事态有正常、反常、变态。正常是常态；反常是不正常状态；变态是变化了的状态。事态是事的性、质、量。事态表现为具体和现象。事态有急有缓。急是事情紧急，需要马上处理，不处理就会出现不良后果。缓是事情缓慢，可以等一等看一看再做处理，不处理不会出现不良后果，且有利于更完善、更合理、更好地处理。事态有顺有逆。顺是顺利之事，事情做起来进展顺利。逆是背逆之事，事情做起来与愿望相悖逆。事态有行有止。行是事情正在进行之中。止是事情已经停止，中止是中途而止，终止是结束而止。

六、事境

（一）事之环境

事之环境是事所处的自然空间、时间、地点和涉及范围。

（二）事之背景

事之背景是指该事所处的自然景观、日期时间区域、空间背景、社会背景、人文背景、人际背景。

（三）事之处境

事之处境是该事所处的立场、场境、场合、情景、境况。与此事相关的大小事情，此事所影响到的大小事宜，影响此事的大小事物。

（四）事之条件

事之条件是事所居的自然条件、社会条件、人文条件。自然条件包括时间、地点、物、象。社会条件是社会制度、社会风气、风俗习惯、风土人情。人文条件是当事人以及与此事相关的人的文化素养、思想品质。条件，是对某个事物相联系的，对它的存在和发展发生作用的一切要素的总和。条件有三种情况：充分条件、必要条件、充分又必要条件。充分条件是结果出现的必须条件；必要条件是结果出现的必不可少的条件；充分又必要条件是结果出现的绝对条件。条件是对事物无限发展的控制因素。

条件是外因，是制约和影响事物存在、发展的外部因素。内因是事物存在、发展的内部原因，是事物内部固有的根本矛盾和事物运动的根源。外因是事物变化的条件，内因是事物变化的根据。外因和内因互相联系、互相制约。外因通过内因而起作用。虽然，内因在事物发展中起主要的或根本性的决定作用，不同的内因决定事物不同的特征和不同的发展可能性，但是，离开条件，内因则很难起到作用。所以，外因是变化的条件，内因是变化的根据，外因通过内因而起作用。内因与外因的区分是相对的，在一定条件下，两者可以互相转化。

（五）事之影响因素

事之影响因素，是外界对此事的直接影响或间接影响。自然环境、空间、时间，社会、人文，当事人，关系人，联系人，相关的事，都直接或间接地对此事造成影响。有时影响因素可以弱化、可以排除，有时影响因素则可以强化、可以左右此事发生发展变化的走向。在一定条件下，事之影响因素可以起决定性的作用。事在人为，事在有条件地为。人的能力可以主宰事，事之条件可以影响事。

七、事韵

事韵是事的韵趣，是有趣味、有韵味、有意义、吸引人的事。难事、易事，好事、坏事，顺事、逆事，均可成韵。有韵的难事，事难，品赏考验之经历；有韵的易事，事易，品赏轻松之快意。有韵的好事，事好，品赏愉悦之情韵；有韵的坏事，事坏，品赏惩诫之事韵。有韵的顺利事，事顺，品赏顺利之愉悦；有韵的不利事，事逆，品赏研究之乐趣。把事业当作理想，把理想做成事业。无论事难事易，无论事好事坏，无论事顺事逆，当能把所经历的事都看成是人生意义的时候，当能在所经历的事中都品出韵味韵趣的时候，生命就谐调了，人生就谐调了。

第四节　懂事

一、事之义

事，一般是指人类社会上的事情，事务。事是单位时间发生的一切。事的内涵，是指质量在时空中的分布变化。事的外延，包含宇宙中发生的所有事件。事是自然界和社会中的现象和活动；事是自然及人为关系变化过程的现象和活动；事是人类生活中的一切活动和现象。事是人生在世的生活过程、是自然界对人生有影响的变化、是世间与人相关的物（形精）、气、神的变化过程和相互关系。事是自然界变化之事、自然界对人的影响之事、人的生活必须之事、人为进步提高需要之事。

凡事都不同程度涉及到六个问题：何人、何时、何地、何事、事态、事项。这六个方面有的处于显性状态很明确，有的部分处于隐性状态不很明确，有的只明确其中几项。凡事能弄清这几方面的关系，条理就清晰了。何人是当事人。特别是在人才的选拔使用时，弄清何人尤其重要。何时，一是当时，二是可追溯及延续的时间，包括从前和以后。何地是涉及的地域。根据人事物的要求，确定地域范围的大小。何事是指事物、事情。

事态是事物的状态。事项是事的项目。一定之事、一件事情、一个事理、一件趣事。一个自然环境的事，全人类共同的事。一个国家的事，全社会的事，一个团体的事，一个家庭的事。独立的国家，一个体制，单项治理。一家亲情，单独的生活。一份事业，一个目的、一个目标、一项任务、一项工作、一项创新。一个人的事，个人的兴趣爱好、自己的本事、独立创业、一个职业。一场交往。多个事、多件事是一件事的叠加。

懂事是明白事理，定位准确。懂事是懂得事之起始、发生、发展、变化、转归。事业、事项、事件、事情、事理、事态。自然事、个人事、交往事、社会事。家庭事、团体事、国家事、国际事。想事、看事、说事、议事。认事、筹事、谋事、处事。干事、行事、查事、究事。

事主动、事被动。事大、事小。事多、事少。事繁、事简。事一致、事二致。事相同、事相反。事为人、事为己。事情愿、事无奈。事优、事劣。事向好、事向坏。单方事、双方事、三方事。知识就是力量；无知者无畏。懂事就要"识〇、树Ⅰ、辨Ⅱ、析Ⅲ、定位、限度、合适、谐调、调谐、循律、品韵、知人、察世"。

二、事之隐

（一）未萌

未萌，事有苗头，但尚未发生。事前，无而未生，无而将生，无而永无，无可生有。

（二）事隐

事隐，有事则处于隐蔽状态，没有公开。隐事，隐性的事，隐去的事，隐秘的事，隐蔽的事，隐藏的事。事中隐，隐而仍然隐，隐而将显示，隐而将消失。

（三）潜在

潜在，事在潜移默化地滋生着，可能感到而

没有看到，也可能不知不觉。

（四）已息

息事是息灭按照自然发展尚未结束的事。息事是息灭不应该出现的事，或者不愿意任其发展的事。事息是事已经被息，或按照自然发展已经终了的事，或已经解决的事。息事是灭而无生，灭事是灭而永亡。事后，有而已消，有而已失，有而已灭。已息，是事的息灭。事平，事息，事消，事停，事灭，事后。

（五）终了

终了，是事已经终结、了却、结束。一件事的终了，可能酝酿着另一件事的开始。一件终了的事，会对以后的事产生影响，有的影响巨大，有的影响微小。或多或少都会有些影响。

三、事之适

事适，事的适合，事的合适，事的适宜，事的适当，事的适中，事的适时。此事合适，彼事合适。事之起始合适、事之环节合适、事之过程合适、事之结果合适。事之适〇、事之适Ⅰ、事之适Ⅱ、事之适Ⅲ。适合私、适合公。适合谋、适合行、适合监、适合评、适合调。事适，事适个人，事适人际交流，事适物，事适事。适合个人身体之事；适合个人心态之事；适合个人生存之事；适合个人发展之事；适合个人情趣之事。适合人际交流之事，适合有利于人际交流之事，包括适合社会之事。适合物之事，环境适宜之物；时令适宜之物；人类适宜之物。适合事之事，适合做事的事，适合相应的事。适合此事，适合彼事。适合自己事、适合他人事、适合双方事、适合社会事。

四、事之和

事和谐、谐调、谐趣。当事人、做事人、事中人，懂事、事和。个人事和谐。个人身体谐、心态谐。事进展顺利。人际交往事和谐。人际谐、人际交往双方谐。交往之事和谐。团体事和谐。整个团体的事和谐、团体分部的事和谐汇成团体事和谐。团体事和谐的标志是团结，团结使人们心情舒畅、一心为公、为理想而干、为荣誉而干、

为良好的氛围而干。社会事和谐。整个社会的事和谐、社会分部的事和谐构成社会整体的事和谐。社会和谐使人们安居乐业，社会和谐使人们公而忘私，社会和谐使生产蒸蒸日上，社会和谐使文化浓郁芬芳，社会和谐使社会日日进步。社会事和谐的标志是：安居乐业、公而忘私、产量高、文化浓、进步快。追求多、快、好、省。自然事和谐。自然谐使山川秀丽，自然谐使景观优美，自然谐使风调雨顺，自然谐使适宜人居。个人与众人谐、个人与团体谐、个人与社会谐、个人与自然谐。

五、事之分类

（一）事项·事件

事项是事所包含的内容项目。历史上或社会上已经发生的大事情称为事件。事件是指事情、事项、案件。事件是发生过的历史和现代事件。在物理学中，事件是由它的时间和空间所指定的时空中的一点。

（二）事极·事界

事极是事之极致，事之极端，事极小，事极大。极显而有限极，极消而无极。事界是事的界限，事的明显界限，事的隐性界限，事与事的分界。事之发端，事之终结。无限之界仍无限，无显之界仍无显；无限之界而有限，无显之界而显示；无限之界而消失，无显之界而消失。

（三）私事·公事

私事是相对于公事而言的。私事是个人的事、小团体的事、局部的事。个人是相对于公众而言，小团体是相对于大团队而言，局部是相对于整体而言。公事是相对于私事而言的。公事是公众的事、整体的事、全部的事。公众是多数人或所有人，整体是完整的体系，全部是完全所属的。组织可以为私，也可以为公。所谓私，是指行事组织是拟人化的，一个组织相当于一个人在行事。所谓公，是指行事组织本身就是有多个私人组成的。

（四）事前·事中·事后

事前是事还没有发生之前。事中是事已经发生的过程之中。事后是事已经了结、完结、结束

之后。

（五）个人事——生存与追求

个人事是一个人自己的事，也包括人与自然之事。个人事是生存与追求之事，是为适应生活和改变生活所做的事，是人的生老病死、生活的意义与幸福。个人事是表现本能、展现本事，满足生理需求、心理需要，寻觅衣食、改善住行、兴趣爱好、身心养护、治疗康复、学习、研究、操作、知识、事业、问题、接受、表达、融入社会、顺应自然。个人事是物质生活、精神生活、获得乐趣、求得和谐。个人在处理问题时，情感、理智、法则（法规法律）三者并存，不同的是权衡情理法的侧重点不同。

1. 生理需求之事　生理需求之事是展现本能、寻觅衣食、改善住行。

（1）呼吸：呼吸是人的第一生理需求。呼吸是指口鼻的呼气和吸气。主要是吸进氧气，呼出二氧化碳。呼吸每时每刻都在进行，以分秒计，不可须臾间断。深慢细长匀的呼吸是呼吸的最佳状态。呼吸有胸式呼吸、腹式呼吸。胸式呼吸是以胸廓开合为主的呼吸。吸气时，胸廓扩张；呼气时，胸廓收缩。腹式呼吸有顺呼吸、逆呼吸。顺呼吸，呼气时腹部收缩凹陷，吸气时腹部扩张鼓起；逆呼吸相反，呼气时腹部扩张鼓起，吸气时腹部收缩凹陷。除了正常的口鼻呼吸外，还有胎息和体呼吸，那是练气的功夫。胎息，又称脐呼吸、丹田呼吸、潜呼吸。胎息是呼吸如婴儿在母胎中，不用口鼻而行脐呼吸的高深境界。胎息是通过意念诱导的一种高度柔和的腹式呼吸方法，是腹式呼吸极细微的一种形式，从鼻觉察不到呼吸。胎息吸入空气中的有害气体比鼻呼吸少，污染的空气对人体的危害也就小。体呼吸是通过汗孔呼吸，汗孔称为气门。体呼吸可以通过运气增强。练人与自然交换的天人合一之气，可以增强体呼吸。

体呼吸的练法：①体吸体呼法。通过全身各处气门吸气至腹部丹田，再由丹田从全身各处气门呼出体外。②鼻吸体呼法。用鼻深慢吸气入胸，鼻闭，气进入腹，自腹从全身各处气门向体外呼出，胸之余气，从口鼻呼出。③体吸鼻呼法。用全身各处气门吸气至腹部丹田，再由丹田经胸从鼻呼出。

（2）吃喝拉撒：吃喝拉撒是维持生理需求的必需。吃喝饮食，饮食是饮水和食物。饮食是吃喝的需要。饮水和进食的多少，据需调节。饮食要保持饮欲和食欲，适宜为佳，不能太过，也不能不及。每日三餐是人们养成的饮食习惯。如果不足还可以加餐。习惯一旦养成，就成为一种生理现象，要尽可能遵守习惯，以便于机体按规律进行生理活动。所以，加餐是不得已的临时补救，而不能成为习惯。当加餐成为习惯，就会影响正常的生理规律。人体对饮水饮食的调节及需求，受很多因素的影响，如气候、劳动、情绪、身体状况等。拉撒是指拉大便，撒小便，以及出汗等，排泄体内废物。拉撒与饮食同等重要，只入不出，就会生病，只出不入也是病态。

（3）寤寐：寤是醒来，寐是睡眠。寤是动，寐是静。睡眠需要卧榻，保暖御寒、遮阳防晒、避热乘凉、遮风挡雨，防禽兽影响。于是就有了铺盖、床炕，房屋、窑洞、蒙古包等。睡眠需要环境安静，不嘈杂，不潮湿，不脏乱。睡中有安静，有梦境，有疲惫。一觉醒来，觉得时间很短暂。睡几个小时，觉得是一瞬间的事。多次的少寐、不寐是病态，常称为失眠。多次的喜寐、嗜寐也是病态，常称为嗜睡或昏睡。

（4）冷暖：冷暖是人体感受到自然界的寒冷和温暖。春温夏热，秋凉冬寒。夏需乘凉，冬需保暖。穿衣、盖被、住宅、取暖，都是保暖御寒、遮阳防晒、避热乘凉、遮风挡雨的需要。冷暖被形容为心态和情绪的变化。知冷、知暖、温暖人心、感觉清爽。

（5）动静：动是运动，静是安静。动静是相对的，动是寤，静是寐。动是行走与动作，静是坐与卧。运动与安静交替进行，相互调节。运动是对安静的调节，安静是对运动的调整恢复。功能用则进，不用则废。动静调节是维持和促进功能的根本。而动静之度，则是达到效果的关键。

（6）气运：气的升降出入运动，称为气机。

气运是气机的具体表现。人体的生理活动是气运的结果。也可以说，人体的结构维系，依靠气运。气运停止，身体消亡。人气机的运行，可以气运体动，可以气运体静。内气的运行，可以感知，可以无知；可以表达于内，可以表现于外。气运行的通畅、强化、凝聚、爆发，具有有限的无穷威力。炼气就在于训炼气的运行畅通，强化气的能力，凝聚气的能量，掌控气的爆发。

2. 心理需要之事　人的心理有需要。心理是心事、心情、心态的条理化反应。满足心理需要包括：人性的释放、欲望的满足、情感的表达、乐趣的获得。

（1）情感：情感是情绪和感性。情感有七情。七情是指"喜、怒、忧、思、悲、恐、惊"七种情志。喜是喜笑，怒是恼怒，忧是忧虑，思是思念，悲是悲哭，恐是恐惧，惊是惊慌。情感是一种态度，它与内向感受、意向具有协调一致性，情感是态度在生理上一种较复杂而又稳定的生理评价和体验。情感包括道德感和价值感两个方面，具体表现为爱情、幸福、美感、厌恶、仇恨等。情感是人对客观事物是否满足自己的需要而产生的态度体验。情绪和情感都是人对客观事物所持的态度体验。情绪倾向于个体基本需求欲望上的态度体验；情感倾向于社会需求欲望上的态度体验。

（2）欲望：欲望，是人性的组成部分，是人类的本能。欲望是由人的本性产生的想达到某种目的的要求，是心理到身体的一种渴望、满足，是一切物质存在必不可少的需求。人类的欲望是多样的、无限的。如生活的需要、安全的需要、道德的需要、被尊重的需要、自我实现的需要。

欲望需要获得和表达。获得的欲望包括：视欲、听欲、嗅欲、味欲、感欲、觉欲、触欲。表达的欲望包括：性欲、言欲、表现欲。欲望是人改造世界也改造自己的根本动力，从而也是人类进化、社会发展与历史进步的动力。但欲望的过度释放会造成破坏的力量。

（3）爱憎：爱是喜欢、情爱。爱与被爱是人间最美好的心理状态。憎是厌恶、憎恨。憎是人间最痛恨、最恶毒的心理状态。爱憎是好恶。爱

憎是人们心理需要的两个极端情绪表达。爱憎分明的人，为爱可以不顾一切地去表达、甚至去献身；为憎也可以不顾一切、可以舍身、可以同归于尽。人类的智慧，就在于化憎持爱、消憎培爱、无憎大爱。

（4）思想：思：田，心，心之田；境由心造。想：相，心，心之相。相由心生。思想是思考、思索，梦想、想象的整合和提升。思是思考，是人们在经过大脑的逻辑思维后而产生的一种对大自然、人类社会的种种判断，在人们脑中产生的这种判断称之为想，思想有着古朴的意解，也有着现时代的意义，而意思是相近的。人们在脑中对某事、某物产生的判断、思考，在产生某种具有记载的时候我们称之为思想。

思想是一系列的信息，输入人的大脑后，形成的一种可以用来指导人的行为的意识。思想是客观存在反映在人的意识中经过思维活动而产生的结果。思想是人类一切行为的基础，人因思想而伟大，人因思想而崇高。

（5）理智：理智是理性、智慧。理智是一个人用以认识、理解、思考和决断的能力。理智是一种人类的心智能力，是对直觉、感觉的分析整合与判断。理智是一种思考、计算、衡量、推理与逻辑的能力。说一个人是理智的，代表他的行为都是经过思考的，考虑过对错、前因后果，有道理，合乎逻辑。具备这样能力的人，我们会说他是理性的。

（6）智慧：智慧是智力与慧根。狭义的智慧是高等生物所具有的基于神经器官（物质基础）一种高级的综合能力，包含：感知、知识、记忆、理解、联想、情感、逻辑、辨别、计算、分析、判断、文化、中庸、包容、决定等多种能力。智慧让人可以深刻地理解人、事、物、社会、宇宙、现状、过去、将来，拥有思考、分析、探求真理的能力。智慧表示智力器官的终极功能，与"形而上谓之道"有异曲同工之处，智力是"形而下谓之器"。智慧使我们做出导致成功的决策。有智慧的人称为智者。智慧是对事物能迅速、灵活、正确地理解和解决的能力。智慧是人们生活实际

的基础。特别是在现代社会中，没有现代人的智慧，就无法在现代社会中生存。智慧是由智力体系、知识体系、方法与技能体系、非智力体系、观念与思想体系、审美与评价体系等，多个子系统构成的复杂系统。包括遗传智慧与获得智慧、生理功能与心理功能、直观与思维、意向与认识、情感与理性、道德与美感、智力与非智力、显意识与潜意识、已具有的智慧与智慧潜能等等众多要素。辨析判断、发明创造的能力不只是情感和愿望，智慧在决定这些重要问题时必然有其作用。智慧是对事物能迅速、灵活、正确地理解和解决的能力。

（7）愿景：愿，就是心愿；景，就是景象。愿景是愿望、景观。愿景是所向往的前景。这个景象存在脑海里，是一个预见未来的美景。愿景类似于理想，介于信仰与追求之间。信仰通常是永恒不变的。追求通常是短期的。愿景是人们为之奋斗希望达到的图景，它是一种意愿的表达，愿景概括了未来目标、使命及核心价值，是哲学中最核心的内容，是最终希望实现的图景。对于一个人来说，愿景就是个人在脑海中所持有的意象或景象。对于一个组织来说，愿景必须是共同的，共同的愿景就是组织成员所共同持有的意象或景象。

（8）意义：意义是意愿、义务。意义是语言文字或其他信号所表示的内容。意义是事物所包含的思想和道理。意义是人对自然或社会事务的认识，是人给对象事物赋予的含义，是人类以符号形式传递和交流的精神内容。人类在传播活动中交流的一切精神内容，包括意向、意思、意图、认识、观念等，都包括在意义的范围之中。

3. 病理变化之事

（1）症：症是症状、症候，是身心反映的不适感觉。如发热、头晕、腹痛。

（2）征：征是体征，身体所表现出的异常征象，以及仪器检查出的异常指征。身体征象，如气色、气味、声音、压痛、舌苔、脉象。检查指征，如体液化验、超声波检查、射线检查、核磁共振检查等。

（3）证：证是证候，是根据症状和体征得出的综合定性概括。如寒证、热证、虚证、实证；气虚证、血热证。

（4）病：病是根据症状和检查指征，得出的系统诊断结论。如心脏病、肺病、胃病、肾病、肝病。病有外因、内因。

（5）伤：伤是外因加害身体引起的损伤，如创伤。伤是七情导致的心理伤害，如喜伤心，怒伤肝，思伤脾，悲忧伤肺，惊恐伤肾。

4. 身心养护之事

（1）养生：养生是养护生命。养生的方法很多。主要是养气机。养生可以减少天然寿命的缩短。

（2）保健：保健是保护健康。保护身心处于正常的功能状态，不患病证。

5. 治疗康复之事

（1）治疗：针对所患的病症、证、征、伤进行治疗。对症治疗，据体征治疗，辨证治疗，按病治疗，依伤治疗。对症治疗，如治疗头痛、治疗身痒。据体征治疗，如治疗舌苔厚，治疗白血球降低、治疗乙肝病毒携带者的大三阳。辨证治疗，如治疗血瘀证、痰湿证、气滞证。按病治疗，如治疗冠心病、脑栓塞、糖尿病。依伤治疗，如包扎伤口、止血、消炎、止痛。

（2）康复：康复是病后的健康恢复。医学康复是指疾病治疗的健康恢复阶段。康复医学是指治疗结束后的后遗症或伤残的康复治疗。以及一切不正常状态的健康恢复。康复治疗以物理疗法、自然疗法、功能锻炼、心理治疗为主。

6. 融入社会　融入社会是了解社会状况，顺应社会潮流，适应社会变化，因势利导改变社会。没有融入社会的表现是：不识时务，逆潮流而动，偏执一隅，不与人为伍，背离社会道德和法律。融入社会需要胸怀与眼界。胸怀大，内容显得少和小，就能顺应社会，无事无非。胸怀小，内容显得多和大，常不能容忍社会现状，而生不满情绪，会愤愤不平。眼界高，放眼长和远，不会为眼前所惑。眼界低，着眼短和近，常过不去眼前这一关。

7. 顺应自然　顺应自然是应对自然状况，适应自然变化，顺势改变自然。顺应自然，才能在自然界中很好地生存。违背自然就会受到自然的惩罚。

（六）交往事——表达与获取

交往事是人与人的交往之事、协作共事。交往事是人与团队、团队与团队的交往之事，包括私人的交往，代表团队的公共交往。团队包括：家庭、团体、社会、国家、国际。人际交往是表达与获取。人际，拟国际化就有了协商与争斗，拟国家化就有了支配与服从，拟团体化就有了分配与完成，拟家庭化就有了抚慰与帮助。

1. 仁义礼信　仁、义、礼、信是当事人在处事交往中的态度与行为表达。也是对方获取的感觉感受。仁、义、礼、信直接影响着交往事的走向与成功。

（1）仁：仁，就是人与人的关系，仁者爱人。人对人的爱，由对父母之爱、兄弟姐妹之爱，进而推及对他人之爱。爱人是道德的根本要求。有德者为"仁人"，无德者为"不仁"。

（2）义：义，公正、合理而应当做的。义，是合宜、应当、应该。义是利他、情谊、恩谊之宜，包括人与人之间的互相牵挂、互相关照、互相提携。亲情、爱情、友情，首先是以义为基础。

（3）礼：礼，是礼貌、礼让、礼节、礼仪、礼制。礼是社会交往之道。礼与仁互为表里，仁心爱人是礼的内在精神，恭敬礼让是仁的外在表现。

（4）信：信，是诚信、信任。《说文》："人言为信"。"信"是交往的立身之道、兴业之道、治世之道。诚信是约定俗成的社会交往准则。言而有信、信则人任焉、以诚待人、以信取人、一诺千金、诚实守信。

2. 廉耻荣辱　廉、耻、荣、辱是当事人在处事交往中的人格声誉要求。也是当事对方获取的感觉感受。廉、耻、荣、辱直接影响着交往者的评价与交往深度。

（1）廉：廉洁，廉正，廉明。清白高洁，不贪污，廉洁奉公。"一曰廉善，二曰廉能，三曰廉敬。"——《周礼·天官·小宰》。

（2）耻：耻，羞愧，羞辱。羞耻，奇耻大辱。

（3）荣：荣，指受人尊重。与"辱"相对，光荣，荣誉。

（4）辱：辱，指人格上受到伤害，玷污，不光彩。与"荣"相对。羞辱、侮辱、凌辱、耻辱。

3. 交情·交力　交情是交往结下的情谊。情是交往中联系最紧密、最神秘、最微妙的一种粘合剂。熟人好办事，有交情好办事。一是有经验知路数，二是安全可靠。交力是交手后的力气、力量、势力比较。力强胜力弱。常言道：不打不成交，就是交力结成的友谊。武术、拳术是人与人单个交力的技术，是人们力气、力量、势力的直接体现。

4. 论理·依法　论理是指按照道理交往，以理为行事的准则，一切纳入到理的原则上去衡量正误、当否。以理服人。依法是指依照法律法规交往处事。以合法为办事的一切准则。

5. 交流·交换　交流是思想感情上的沟通。感情通过言语、眼神、触摸、行为、书信等方式进行交流。

交流的形式主要有：沟通、学习、借鉴。交换是物质上的互换。特定情况下，交流和交换也可以互用，如人才交流，意见交换。交流交换的结果有四效：效应、效率、效果、效益。交流交换有四奇：好奇、新奇、稀奇、神奇。交流互换有五动：眼动、耳动、口动、行动、心动。眼动从眼神表现出来；耳动从专心听表现出来；口动从应答表现出来；行动从行为动作表现出来；心动是打动人心，从激情状态表现出来。

6. 经济往来　经济往来是经济上进行的资助、报酬、买卖、交换、借贷等往来。经商真经：为了挣钱，不挣钱；不为挣钱，能挣钱。盯着对方的钱袋，难挣钱；摊开自己的钱包，易挣钱。依着自己的需要收获，挣小钱；按照对方的需要付出，挣大钱。把钱当作生活的目标苦苦追求，有钱不如无钱；把钱当作实现人生理想的工具，无钱胜似有钱。

7. 共同谋事　双方或多方共同谋划一件事。各自表达，各自获取。共同的表达，共同的获取。

8. 利益关系

（1）伤己利人：所做的事，不惜伤害自己，也要帮助别人；不惜牺牲自己，而去拯救别人。这是一种极其高尚的行为。这是英雄的作为。这在亲情中会出现，在为共同信仰、共同理想而奋斗的同志中会出现。

（2）不利己利人：所做的事，宁肯对自己不利，也要为别人着想，有利于别人。这是善良者的作为。这在亲情中会出现，在善人善行中会出现。

（3）利己利人：所做的事，有利于自己，也有利于别人。这是好人的作为。这在大多数人中会出现。

（4）利己不利人：所做的事，对自己有利，对别人不利。这是自私自利者的作为。这在少数人中会出现。

（5）利己伤人：所做的事，为了对自己有利，不惜伤害别人。这是小人的作为。这在极少数人中会出现。

（6）不利己不利人：所做的事，对自己不利，对别人也不利。这是坏人、坏心者的作为。

（7）不利己伤人：所做的事，对自己不利，却伤害了别人。这是恶人、歹徒的作为。

（8）伤己不利人：所做的事，伤害了自己，也不利于别人。这是自卑、自伤、自残、自杀者的作为。

（9）伤己伤人：所做的事，既伤害自己，也伤害别人。这是病态者、报复者的作为。

9. 德怨回报　德是恩惠；怨是仇恨。

（1）以德报怨：用恩惠回报别人的仇恨。不记别人的仇，反而给他好处。这是仙人、真人、高尚者的作为。

（2）以德报德：用恩惠报答恩惠。知恩图报。这是好人的作为。

（3）以怨报怨：用怨恨回报怨恨。一报还一报，以其人之道还治其人之身，以血还血，以牙还牙。这是凡人、俗人的作为。

（4）以怨报德：用怨恨来回报别人的恩惠。忘恩负义，恩将仇报。这是恶人、坏人、没良心者的作为。

10. 应答

（1）提示性应答：①提示答案，做选择。二选一，三选一，四选一。②无答案泛问，作答。

（2）领会性应答：领会所要提出的问题，作答。

（3）主动性应答：在没有前提条件下，主动告诉人们。

11. 敌我交锋　敌我双方交锋是对峙状态，有几种趋向：一是从对峙，走向和谐。二是从对峙，出现不谐，或者侵略。三是从对峙的不谐，演变为侵略。四是抵抗侵略有成效，敌人被歼灭。五是抵抗侵略无成效，敌人躲避了。

（七）家庭事——抚慰与帮助

家庭事务是抚慰与帮助。家庭，拟国际化就有了协商与争斗，拟国家化就有了支配与服从，拟团体化就有了分配与完成，拟人际化就有了表达与获取。家庭事务主要体现在物质生活和精神生活方面。适应生活，为适应生活所做的事，是生存的需要。改变生活，为改变生活所做的事。是追求的需要。

1. 爱情　爱情是个人的事，也是家庭的事。家庭每个成员早晚都要面临爱与被爱的情感纠结。爱有三种状态：自己爱别人，别人爱自己，相互恋爱。爱别人激奋，被人爱惬意，相互恋爱幸福。失恋是得不到爱，失恋是一种痛苦。从热恋的激奋走向爱的冷静。从失恋的痛苦走向择爱的理智。

2. 亲情　亲情是家庭成员的亲密情缘。亲情来自于两个方面，一是血缘关系形成的亲情，二是婚姻爱情关系过渡来的亲情。亲情表现为家人的关心和爱护。这种关心和爱护一定要在适度的范围内。亲情的太过和不及都背离了亲人的最初意愿。亲情常常由于过分的关心爱护，或失于关心爱护，引发争执，导致矛盾和冲突。甚至反目成仇。

3. 婚姻　婚姻是男娶女嫁，男女结合在一起共同生活。婚姻是组建家庭的基础，是家庭每个成员的必经之路。婚姻是个人的大事，也是家庭的大事。婚姻的破裂就是家庭的瓦解。从相识、相知、恋爱、婚姻，一般规律是：先习相近，后习相远；先重外表，后重内涵；先求细心，后求坦然。即：先求与自己相似的，便于交流，后求与自己差别大的，以求补偏。先注重外表的潇洒漂亮，后注重内涵的会处事、合得来。先求细心，百密不疏，后求坦然无事无非。婚前容易把优点扩大化，婚后容易把缺点扩大化。一方对另一方问题的认知度、原谅度，与关系密切相关。同样一件事，关系好的时候，不是问题；关系不好的时候，是问题；关系僵的时候，便是离婚的理由。

4. 生育 生育儿女是家庭延续的必需，也是人类延续的基础。生育儿女既是个人的大事，家庭的大事，也是社会的大事。在人口急剧增长的社会条件下，计划生育是一项基本国策。在人口增长缓慢的社会条件下，鼓励生育也是一项基本国策。

5. 生活 生活体现在衣、食、住、行上。衣，由最初对冷暖的调节和遮羞，转化为妆饰打扮。讲究衣着是对感觉，以及审美的满足。食，由最初的饱食、解除饥饿，转化为品尝美味。讲究饮食是对味感、味觉的满足。住，由最初的遮风避雨、保暖避暑、休息，转化为创造享受雅室美境。注重起居是对安全感的满足。行，由最初的为生计出行，转化为交往、锻炼、旅游等社会活动，延伸为各种行为。通过各种各样的"行"享受生活。常用行为端正、行为检点、行为不轨来形容各种行为。

6. 抚育 父母对子女的抚育。包括生活的衣、食、住、行，言传身教式的学习和教育。父母的习惯、行为和生活方式，直接影响儿女。儿女可以成为父母生活方式的传承者，也可以成为父母生活方式的叛逆者。这是逆反心理使然。

7. 赡养 子女赡养老人。生养死葬，为老人养老送终。赡养老人当以孝为先。先哲告诫人们：岂无远道思亲泪，不及高堂念子心。鸦有反哺之孝，羊知跪乳之恩。孝当竭力，非徒养身。爱日以承欢，莫待丁兰刻木祀；椎牛而祭墓，不如鸡豚逮亲存。祭而丰不如养之厚，悔之晚何若谨于前。

（八）团体事——分配与完成

团体事务是分配与完成。团体，拟国际化就有了协商与争斗，拟国家化就有了支配与服从，拟家庭化就有了抚慰与帮助，拟人际化就有了表达与获取。团体是众人谋事。团体有国有、私有。有政府、军队、院校、研究、企业、医院。

1. 团体的目的 组成的团体必有一定的目的。目的可以是：为了信仰，为了理想，为了事业，为了向往，为了经济，为了生活。也可以是多重目的共存。

（1）信仰：以信仰为目的的团体。信仰是敬仰而笃信。

（2）理想：以理想为目的的团体。

（3）事业：以事业为目的的团体。为了共同的事业组成的团体。如医院、学校、军队。

（4）向往：以向往为目的的团体。为了个人爱好、玩耍，共同向往组成的团体，如游泳队、谐调拳队、太极拳队、旅游团队、秧歌队。

（5）经济：以经济为目的的团体。为了赚钱赢利，组成的经济实体，如投资公司。

（6）生活：以生活为目的的团体。为了生活中的陪伴和帮助，组成团体。如家庭、养老院等。

2. 团体的目标 目标是为了达到一定目的而设立的标志定位。团体之事必有目标，一个远大目标，若干阶段小目标。如根本目标，规划目标，计划目标，年目标，季目标，月目标。目标确定后，还可以调整，迂回。

3. 团体的任务

（1）审视任务：任务艰巨时，看到困难较大，或强调困难较多。任务较重时，看到有困难，或提出困难。任务较小时，看到困难较小，或没有困难，或不提困难。

（2）接受任务：任务全接受是接受所有任务。任务半接受是接受部分任务。任务不接受是不接受任务。

（3）执行任务：执行任务，知难而进，全力以赴，就是明知有困难，还要去做，并且用全部的精力去做。执行任务，止步不前，犹豫徘徊，就是停止前进，患得患失，举棋不定。执行任务，畏难退缩，撤消停止，就是惧怕困难，后退缩回，撤销任务，停止执行。

（4）任务进展：任务进展得顺利，就是在执行任务时，没有受到障碍，没有阻力干扰。任务进展不利，就是在执行任务时，遇到障碍和干扰。任务进行有阻力不顺利。任务无法进行，就是在执行任务时，遇到较大的困难，使任务无法继续进行下去。

（5）完成任务：完成任务圆满效果好，就是既完成了任务，而且效果也很好。完成任务不满效果差，就是任务完成得不满意，而且效果较差。任务失败无效果，就是没有完成任务，而且没有效果。

4. 团体的工作

（1）工作的概念：工作是劳动生产。主要是指劳动。劳动可以创造价值，也可以不创造价值，所做的无用功，就是不创造价值的劳动。而生产则可以创造价值。工作作为名词用，有工程、制作、业务、任务、职业、从事各种手艺的人等意思。

（2）工作的目的：工作的目的是生存、体验、干事。工作的目的是为了学会在社会上独立生存，没有生存做基础，就没有学习、生活和发展。所以，工作首先是生存的需要。其次是对人生的一种体验，然后是干事，体现人生价值。工作挣钱，钱只是社会人进行物质交流的一种便利。既不是过程，更不是目的。

（3）工作的意义：工作的意义在于发挥才能，获得成就感。满足人类的最高需求，从而使心情更加愉悦，进而使生活更加美好。金钱、荣誉只是潜心工作带来的副产品。工作不是生活的全部。工作是为了更好地生活。

（4）工作的过程：工作的过程是一种学习和积累为人处事经验的过程。工作也是社会中的一种责任，在工作中学会负责任。工作的过程是干事的过程，通过干事体现人生价值，获得人生意义。工作是每个社会人为创造良好的社会生活环境，实现各自社会分工的具体方式，通过工作能够更好地完善相互之间的社会联系。生活的本质，是为了接触你想接触到的人，并通过这些人际友好关系所产生的社会力量来帮助你发挥自己的潜力，为社会创造更大的价值。个人总是通过学习

之后再进入工作的。因为工作是最能体现人的社会性的实践活动。生活的正常进行必须在社会的正常运行之下才能实现，而社会的正常运行必须在每个自然人参与社会分工之后才能实现，自然人能否参与工作，关键在于能否适应社会的需要。工作的本质，是为了生存，而生存的环境只允许服从社会运作体制的人存在，也就是我们需要在团队中工作。

（5）实际操作：工作是一种实际操作，操作需要学习。学习后的工作、操作中的学习。

（6）日常工作：日常工作是在一定时期内的常规性工作。

（7）临时工作：临时阶段性工作、临时突发性工作、临时紧急性工作。

5. 团体的创新　集体的智慧可以相互启发，萌发出新的理论和观点，创造出新的项目。创新是集体智慧的结晶。虽然有时只是从个人身上体现，然而那是集社会知识于一体的升华，后人的智慧总是在前人知识启发下获得的灵感。创新是社会进步的必须。

6. 团体的教育　教育是教导培育，教导和培育的对象是：不具备知识，以及具备知识而没有用到位的人。教育的过程是对内外环境、宏观微观认知的过程，是陶冶情操的过程。认识内环境、外环境，把握宏观、微观有不同的层次，也就有了教育的不同深度。

（1）私秘教育：私秘教育是在较小范围内进行的教育，不宜面向公众。如性教育。

（2）公众教育：公众教育是对公众进行的教育，在一定范围内是公开的。当然有时也需要避开另外一些公众。如学校授课。

7. 团体的管理　有管理，就有被管理。要弄清管理与被管理的关系。管理者要弄清：内部的优点与缺点、强势与弱势、优势与劣势；外部市场的机会，外部环境的威胁。

（1）经验管理：经验管理是摸索着管理，凭借经历的体验去管理。经验管理便捷、协调性好、在一定范围内或一定条件下效率较高。经验管理，既是低级的管理，又是高级的管理。经验管理，

不利于回顾、监督、传播、总结、修正。小范围适合经验管理。经验管理的优势是灵活多变，劣势是随意无制、难以重复。

（2）模式管理：模式管理，是研究设计出的管理模式。或理论研究形成，或研究成功者的经验，形成固定的管理模式。模式管理有多种形式供选择，各有利弊。模式管理，利分工不利协作。分工明确，协调性差。相近的工作适合模式管理。

（3）制度管理：制度是把工作内容上升为经常性地、可重复执行的条文。制度管理就是按照制度规定的条文管理。优势是：有章可循，要求统一，规定清晰，便于重复；缺陷是：缺乏灵活，时常有制度滞后于现实的情况，很难完善。一层两层管不到底的中型机构，适合制度管理。制度管理的优势是有章可循，劣势是教条刻板、影响发挥。

（4）政策管理：政策管理是政策要求的管理思路、标准和操作。政策性强，针对性强，重点突出，需要分工协作，共同完成。缺陷是：比较模糊，操作容易走样。一个国家就是政策管理，法律法规是政策管理的一种体现。一个区域也有政策性管理，但是，区域的政策，须在国家大法范围内制订。

（5）文化管理：文化管理是用文化思想管理，团队有统一的信仰或理想，由此形成了高度的自觉性，凭着事业心和心的向往，自觉自愿地去完成工作任务。文化管理过程中虽然也有争执和不一致，但由于出发点和落脚点都是出于公心，出于对团队负责，所以，这种矛盾非但不会妨碍工作，反而能够促进工作。缺陷是：因为文化的差异，导致对同一个问题的不同观点，当思想文化观念产生分歧，而影响到工作时，较难统一思想。所以，文化管理只能在局部或一个特定时期形成。尽管如此，文化管理仍然不失为管理的理想状态。文化管理的优势是随机应变，劣势是众说纷纭、莫衷一是。

（九）社会事——奉献与价值

社会事是社会管理之事。人事就是关于人的事。人气是关于人的认可之事。拓展知识是为适

应社会所做的事。社会之事，德是预防，法是治理。

1. **社会的愿景**　愿景是为愿望和理想描绘的前景。使命是自觉自愿担当的社会责任。每一个社会的形成，都有自己的愿景，社会要求社会上的一切事都必须围绕这个愿景展开。谁违背了这个愿景，谁就要为此付出代价。

2. **社会的使命**　在社会的大背景下，社会有社会的使命，每个人都担负着一定的使命，为这个使命而奋斗。如为共产主义而奋斗终生，就是社会主义社会的使命；教育好下一代，就是教育工作者的使命；为患者的健康服务，就是医务工作者的使命。

3. **社会的认可**　社会的一般性认可是承认、默许；社会的高度认可是赞誉、奖赏。社会人在社会中活动，需要得到社会的认可或赞誉，社会也需要认可来确定前进的方向，需要赞誉来给人们以激励。社会为了赞誉值得赞誉的人而从事一系列活动，如评选办法、选举程序、表彰会议、物质奖励、颂扬、纪念、享受相应待遇等。

4. **社会的公益**　社会公益是为人们提供的公共利益。社会公益体现在义务工作、无偿施舍、无私救助、自愿募捐。义务工作是人们自觉自愿的无报酬工作。无偿施舍是不求回馈的施舍给予。社会救助是对弱者、难者的帮助资助。募捐是民间救助的一种形式。

5. **社会的约束**　社会的约束表现为可忍和不容两个方面。可忍是可以容忍，如谴责、限制。不容是不能容忍，如关押、毙命。通过舆论对违背伦理道德、民风习俗者的谴责。通过纪律对违纪者的限制。通过法律法规对违法者的关押、囚禁。通过处以极刑，剥夺政治权力、剥夺生命，来表达对杀人者，以及社会危害极大者的不能容忍。

（十）自然事——适应与改造

1. **自然而然**　自然而然是本来的样子。一个独立体的自然。

（1）天之自然：天之自然，是天本来的样子。简称天然。天泛指整个宇宙，宇宙是自然而然的。天是自然而然的。常用"天然""自然"泛指所

有人、世、事本来的样子。如天、地、日、月、星、风、雨、雪、水，雷鸣、闪电，昼夜，春夏秋冬。

（2）人之自然：人之自然，是人本来的样子。人自然形成，自然出生，自然生长，自然老去，自然辞世。人自然有思维，自然会交往，人的自然状况，就会形成协作与争斗之事。

2. 人与自然　人与自然事是人们为适应自然和改造自然所做的事，也就是改变生存环境。人在自然中生活，首先要适应自然，其次要改造自然。在适应自然中改造自然，在改造自然中适应自然。人不仅要为被动适应自然环境而做事，而且还要为主动改造生存环境而做事。人们在适应和改造自然的过程中，出发点是改善自然，想要越改越好，实际上，有些是事与愿违，越改越差，甚至破坏了环境，破坏了自然。自然是有规律的，破坏了自然规律，可能会受到自然的报复。所以，人们在适应与改造自然的过程中，一定要尽可能遵重自然，按自然规律行事。

3. 探索宇宙　人类对宇宙的探索有多种形式和方法，形成了多种学说和认识，有的认识一致，有的认识不一致，有的认识截然相反。宇宙对于人类来说，永远是个奥秘，探索之中，清晰着，也糊涂着。认知就像一个圆，圆内是已知的东西，圆外是未知的东西，圆越大表明已知的东西越多，同时圆外也更大，表明未知的东西更多。

可以设想宇宙，可以梦想宇宙，可以验证设想和梦想的正确与错误，但在没有确切结论之前，不要自以为是地过早下结论，那个结论可能是错误的，甚至荒谬的。探索宇宙永远在路上，对宇宙的了解永无止境，因为宇宙是有限的，这个限是无限的。

4. 研究规律　研究规律，是研究自然界变化之规律。浩瀚的自然界是有规律的，人们在生存生活中，不断发现规律性的现象，然后就不断地进行研究。当生活资料和生产资料充裕之后，就出现了专门的研究爱好者和研究机构，专门从事规律的研究。他们为人类的生存生活，繁衍生息，做着不懈地努力。在解决温饱居住的基础上，为人们提供了更多更好的便利条件，远至登上外星球，细至找到生物的基因序列、遗传密码。规律的研究是人们认识自然，认识自我，为人类开辟新生活的通道。

5. 发明发现　发明是对自然规律的新认识。发明是利用自然规律在技术应用上作出的创造和革新。发现是经过研究、探索，看到或找到前人没有看到的事物或规律。事物是强化物的事。人们在自然中生活，就是不断地发明新的事物，不断地发现自然界存在的事物。一个伟大的发明可以改变时代，一个不朽的发现能够扭转命运。发明和发现是无止境的，自然界是一个待开发的神秘宝库。

6. 取之用之　人是自然的产物，人在自然界生存，人从自然界获取所需的空气、食物、水，并用于改造自然。人们不断地总结自然规律，积累知识，取已有知识而用之。人及动植物的生存生活取之于自然，用之于自然。自然有小循环，有大循环。在一定范围内，人类的取用会改善环境；在另一范围内，人类的取用却在破坏环境。在一定范围内，资源是有限的，取用枯竭不可再生；在另一范围内，资源是无限的，取之不尽，用之不竭。因此，人们在取用自然资源时，一定要据情而定，因自然条件而异，不可竭泽而渔，不顾一切。

7. 诚之护之　大自然的力量是无可估量的，人们要怀着敬畏之心，对大自然要有足够的警诫。海啸、地震、火山、龙卷风、干旱、水涝、火灾、泥石流等，都可能在一定时间在局部形成灭顶之灾。对大自然的警诫是持久的，特别是在特定时间、特别区域，要高度警惕，不可掉以轻心。在对大自然警诫的同时，要寻找自然规律，维护自然规律，按自然规律办事。迎合自然规律，去安排生产和生活。对自然的警诫和维护，都是对人类自身的保护。所以，当人类欢呼战胜自然之时，一定要注意，避免自然对人类的惩罚。当人类陷入自然灾害痛苦之中时，一定要振作起来，因为自然灾害使得自然平衡了，这将意味着会带来较长时间的安定。

（十一）类比

类比包括两个方面：一是异类进行比较；二是同类进行比较。同类可比，不同类可喻。类比本身就是一种借喻、仿照。类比不是等同，所以，只有可比性强弱，借鉴意义大小，而不存在可比不可比。只要找到基点，明确分类，没有不可比的事物。

1. 异类比较 异类比较是不同类之间的比较，此类与彼类的比较。不同类的比较只能比哪个在什么情况下更合适，而不能比较哪个更好。因为，好否只能是同类相比。不同类只有适合与否。如可以比较细粮馍与粗粮馍哪个更好吃，可以比煤油灯与手电筒哪个更好用，不能比馍和手电筒哪个更好。因为饿时馍最好，手电筒无用；而黑暗中手电筒更好，馍无用。

2. 同类比较 同类比较是物类相同的比较。何谓相同，就要看立足之点基于哪里了。同类有大类有小类，有粗分有细分。基于物类，人和石头同类，都是物质；基于生物类，人和树是同类，都是生物；基于动物类，人和马、牛、羊是同类，都是动物；基于人类，男人和女人是同类，都是人；基于性的类别，大男人和小男孩儿是同类，都是男性；基于学识分类，两个男同学是同类，都是理工科。基于学科分类，两个理工科男学生，学的都是医学。基于专业分类，两个医学男生，学的都是外科。基于专业细分，两个外科男医生，都是心外科。

六、事之性质

（一）平常事

平常事是平日里的常规事、普通事，每个人都有的，必须处理的事。

（二）特殊事

特殊事是不同寻常的事、突然发生的事、偶然出现的事、防不胜防的事。

（三）公开事

公开事是公之于众的事、允许公众知晓的事、不涉及隐秘的事。公开事是有地域、时限和范围的。公开是在一定的地域、时限和范围内公开。

在另外的地域、时限和范围就不是公开的。

（四）秘密事

秘密事是涉及个人隐私的事，是私下商量解决的事，只能在小范围知晓，不便于公之于众的事。密事是一种天机，天机不可泄露，泄露天机就转化。对前景知道得太早会乱了当前的方寸。一件密事，当事人不知晓也就没有防备和应对，过早知晓就有了防备和应对之心，以及防备和应对的策略及行为。这既改变了当事人的思想和作为，又对密事的发展趋向进行了潜在的或明面上的干预。当事人在变化，密事也在变化。天机是否泄露差别就大了。

七、事之表示

（一）动作演示

眉目：眉目传情、眉来眼去、递个眼神、暗送秋波、挤眉弄眼。口鼻：呲牙咧嘴、撇嘴。面部表情：愁眉苦脸、表情冷漠、喜笑颜开。手势：指手划脚、指挥、果断、招手、摆手、摇手。动作：身体各种动作。操作：学习、工作、研究的具体操作。

（二）声音表达

声音：哭、笑、歌、吼、呻、吟。语言：说、唱。直接表述、讲故事、成语比喻（浓缩的故事）。

（三）书面表示

1. 符号——代表、标识 爻卦：阴爻、阳爻、四象、八卦、六十四卦，上推演天文、下推演地理、中推演人事。符咒：载入心愿。

2. 图画——形象、姿态 静态图画：写实、写意。动画：二维动画、三维动画。

3. 文字——介于图画和符号之间 象形、指事、会意、形声、转注、假借。

（四）顺向表示

顺向表示是直白的、不拐弯的表示，肯定就是肯定，否定就是否定，是就是是，不是就是不是。多数情况下是顺向表示。如"你真精！"表示精明。"你不糊涂呀！"表示清楚。

（五）逆向表示

逆向表示是迂曲的、回旋的，甚至相反的表

示。反意问句是逆向表示。如你不知道这事不该做？意思是：你知道这事不该做，还去做。

（六）相近的说法差异巨大

两种以上说法很相近，意思却有很大差异。

（七）相反的说法表示相同

两种截然相反的说法，表示同一个意思。

（八）语无伦次，难明真意

叙述一件事，如果语无伦次，前言不搭后语，东拉西扯，表达不清，既不能依叙而述，又不能抓住要点，则很难使人明白真意。

（九）平铺直叙，以窥全貌

表示一件事，从头至尾，平铺直叙，没有重点，不分轻重，只有讲完，才能窥其全貌。

（十）抓住要点，展开想象

表示一件事，抓住要点，展开想象，原因和过程，尽可揣度而得之。如对同一件事的表述，由于抓的要点不同，效果也截然不同。

八、事之环节

凡事有九个环节。基点（立足点）、目的（落脚点）、目标（着眼点）、方向、路线、方法、态度、过程、成效（效应、效率、效益、效果）。如"基点（立足点）"是从洛阳或南京出发；"目的（落脚点）"是要到一流大学去。"目标"是北京大学或上海交大。"方向"是向北或向东。"路线（路径、途径）"可以选航线、铁路或公路。"方法"是电脑查询或直接到售票点买某日某次航班、火车或汽车票。"态度"是积极争取，还是消极观望等待；是一定要到达，还是可去可不去；是能去就去不能去就回，还是必须要去不能回头；是要尽快到达目的地，还是不紧不慢地到达；是必须准时到达，还是早点晚点都行。"过程"是选择走哪条线路，直达，还是在中途有停留；"成效"是到达目的地了，还是半途而废知难而退了；是按时到达了，还是延期到达了。

九、事之操作

操是操持，作是动作、作为、做作。有无操作，操作是否到位。操作是否精细，精细操作，还是粗糙操作。有无动作，动作是否符合要求。

有无作为，是否满足愿望。有无做作，做作是否适度。凡事都必须经过操作，才能成事。或者是明面的操作，或者是暗地里的操作；或者是动手操作，或者是思想操作。做事就是操作之事。也有自然发生的事，凑巧满足了行事的要求，但这也是前期操作的结果。只是这种操作不是直接的冲着这个结果而来，而是间接的影响而已。

十、事之达到

达是抵达，到是到头。到达、达到。凡事总有个结局，有无抵达，到无到头？结局就是用到达或达到来表示的。一事有无抵达，抵达了是否偏离轨道？达到了是否完成？有完而已成，有完而未成。完成了，是否达到愿望？是否满足意愿？事是达到了，是否圆满？还有没有遗憾？对于无可挽回的事来说，过早地留有遗憾地达到，不如未达到。未达到还有机会，达到了结束了，挽回的机会也就没有了。对于有时效的事，必须在要求的时间内达到，过时达到，就失去了到达的意义。提前达到，有好有不好，要看是否适合当时当事的情况。预期到达，按期到达，延期到达，有无影响？影响有多大？对一事的结局都是至关重要的。要求到达，只有到达事件才能结束，才能获得效果。未要求到达，或只要求阶段性到达，一直行在路上也有意义。到达与否是一个事物结局的标志。

十一、事之结论

凡事都有结论，事了结有结论，事没有了结，也可以有结论。有结论就有经验和教训。有了结论的好否，才有了奖励与惩罚、激励与鞭策。奖惩的目的都是为了利于持续改进。结论有以下几种情况。

（一）前瞻性结论

凡事经过分析得出的结论，具有前瞻性，是前瞻性结论。

（二）模糊性结论

凡事只凭印象得出的结论，具有模糊性，是模糊性结论。

（三）臆断性结论

仅凭自己的主观臆断得出的结论，具有不可靠性，是臆断性结论。

（四）暂时性结论

凡事只凭结果得出的结论，具有暂时性，是暂时性结论。

（五）永久性结论

根据事实，全面分析，从长计议，得出的符合实际情况的结论。具有永久性，是永久性结论。

十二、事之转化

（一）好事与回报

做好事要甘愿付出不求回报，才能好事变成好心情。做好事求回报，如果回报不及时或不到位，就会惹来气生，好事变成了坏事。感情积累、感情用尽、感情亏欠，是完全不同的。做好事是积累感情，感情是无形的财富。求回报是消耗感情，感情用尽，甚至感情亏欠，就是丢失无形财富。所以，做好事就是甘愿付出不求回报，切莫为了回报而舍本逐末。要顾大局，识大体，不要为细枝末节遮挡了视线。最终动摇了善的根基。

（二）吃亏是福

吃亏是福，得是得，失也是得。失是失，得也是失。

1. **杯中水**　三个人面前放着三个杯子，第一个人有满杯水，第二个人有半杯水，第三个人杯子空着。不愿吃亏的人，第一个人会说"我的杯子没法盛饮料"；第二个人会说"我只有半杯水"；第三个人会说"我杯子没有水"。抱着吃亏是福的态度，第一个人会说"我有一杯水"；第二个人会说"我还有半杯水"；第三个人会说"我空着杯子，随时可以装饮料"。

2. **无即得**　三个人三个苹果，一个给甲，两个给乙，丙没有得到。不愿吃亏的人，丙要跟甲乙比，没有苹果觉得很吃亏；甲要跟乙比，苹果少了，也觉得吃亏；乙若贪得无厌，还想得到三个苹果。抱着吃亏是福的态度，能得到一个苹果当然很高兴，得到两个苹果的更高兴，没有得到苹果的人，却得到了下次被给的机会，也高兴，

即便没有机会得到苹果，却积累了人脉，得到苹果的人，必然有愧于你，当你需要帮助的时候，他们将会全力帮助你。

3. **失即得**　塞翁失马，焉知非福？有失去才有重新获得的机会与可能。失去了，空出了手，才可能再获得。持满了，腾不出手，就不能再获得。

（三）物极必反

物极必反，物至极端必然向相反方向转化。越想要的，越得不到。越不想要，越可能得到。

十三、事之效果

人之动机是好的，效果可能是好的，也可能是坏的。人之动机是坏的，效果是坏的，但也可能引出好的结果。

（一）事与愿违

事与愿违，适得其反。人之动机是好的，结果却不如人意。成事不足，败事有余。害人如害己，害不了别人害自己。一咒十年旺，魔鬼不敢撞。

（二）劳而无功

劳而无功是白费劲而没有功效，一事无成。立足点错了、目标错了、出发点错了、方向错了、方法错了都可能劳而无功。行事与目的不一致，也可能劳而无功。

（三）事倍功半

事倍功半是指做事加倍努力，却只能获得一半的功效。做事功效如何，要看结果。有些结果可以分割，如吃饭吃了一半，就有意义。有些结果是不可分割的，如大学四年毕业，只读了两年，没有拿到毕业证，就不被承认学历，虽然也学到了一部分知识。有人吃了六个馍没吃饱，又拿了一个烧饼，吃了一半就饱了，他说：早知道这半个烧饼能吃饱，就不吃那六个馍了。

（四）事与效当

事与效当，是指所行之事与效果相当、与效果相匹配。事与效果相当，能达到预期效果。平常之事，都应该是事与效当。

（五）事半功倍

事半功倍，是指做一半的事，就可获得加倍的效果。事半功倍的策略：好事先办，以防变；

差事后办，以候变；坏事拖办，以求变。因为好事可能变坏，差事可能向优的方面转化，坏事可能向好的方面转化。

（六）创造奇迹

只有创造才能出新，只有出新才可能有奇迹的发生。创造出奇迹，是出人意料的事。

十四、事之错误

错误的本质是不适合。

（一）判断性错误

判断性错误是对现时判断的错误。对一件事的判断，最初的认识和判断就是错误的。

（二）前瞻性错误

前瞻性错误是对未来之事判断的错误。做出一个决策，只顾眼前利益，不顾长远利益，眼下虽然没有问题，长远会出现问题，由于根基不牢，会出现空中楼阁，开始失之毫厘，将来会谬以千里。这就是前瞻性错误。

（三）固守性错误

固守性错误是不知变通而错误。当初的决策没有错，随着条件的变化，需要进行相应的调整而没有据情调整去适应新的变化，由于固守既成，而成为错误。

（四）变化性错误

变化性错误是不当的变化而导致错误的发生。当初的决策没有错，路径、方向和目标都没有错，由于不切实际的变化，改变了当初的决策，调整了前进的路径、方向和目标，于是成为错误。

十五、事之受益

受是接受，益是利益。接受是否充实？是完全接受，半接受，还是没接受而只有个名份？没有接受，就谈不上有益。有利益对个人进步是否有促进？可能有促进，可能无促进，可能会因为利益而不利于促进。

受益有利无利？受益可以获大利，可以获小利，可以没有利。事之受益，可以是真正的让个人舒适的益处，也可能暂时看是受益，长久看是罹患。因此，受益要有远见，不可短视。

十六、事之获得

获是收获，得是得到。收获是否如愿？历经千辛万苦终于有了收获，扪心自问，这个收获是否是自己想要的。叩问初心，出发时我们想要的究竟是什么。获得的与当初的愿望是否一致，差距有多大。对事之获得，是否满足。全部满足，还是部分满足。获得是否满意，全满意，半满意，还是不满意。获得是暂时的，还是长久的。是解决一时之问题，还是解决久远之问题。

十七、事之兴趣爱好

兴趣是生活的调料，也是成功的要素。有兴趣，就有方法，有效率、有效果。对于感兴趣的事，就会主动寻找好的方法，好的方法有利于提高效率，达到理想效果。兴趣与做事来自两个方面。

（一）凭兴趣爱好去做事

凭兴趣爱好去做事，是指感兴趣的事、爱好的事，就会积极主动去做，就能做会、做熟。所做之事是出于兴趣和爱好。

（二）做出兴趣和爱好

做出兴趣和爱好，是指做事前，无所谓兴趣，或者没有兴趣、或者很无奈、甚至很反感，等到做会了、熟练了，自然做出可感的兴趣。而且，常常适得其反，过去不感兴趣的事，做好了反而产生了浓厚的兴趣，成为爱好。不感兴趣的事，多是由于没有用心去做。因此，把必做的事变成想做的事，把想做的事和必做的事结合起来。只要想做，就离做到近了一步。想做才能做到，做到了才想做。想做不一定能做到，不想做永远也做不到。想做，就是兴趣和爱好。

（三）兴趣是爱好的开始，热爱是事业成功的保障

沿着兴趣做会、做熟，就会成为爱好，爱好至热的程度，就是热爱，所以，兴趣是爱好的开始，而热爱则是事业成功的保障。爱因斯坦说"热爱是最好的老师"，意即于此。

十八、事之关联与区分

两件事有时是关联，有时是区分。一事与另一事有关联，也有区分。关联事与事的相同、相

近、相融，区分事与事的不同。事的关联与区分，是对不同事的选择，是对可选择事的定夺。

（一）两件事·两串事·两堆事

两件事是各自独立的一件事与另一件事。两串事的每一串是一件接一件的系列事。两堆事是两大类事，每类有很多大事小事组成。

（二）相同事·相似事·相反事

相同事是一模一样的事。相似事是近似、类似的事。相反事是完全不同、背道而驰的事。背道而驰是相对于主事而言。

（三）区分事

区分事是从时间、地点、内容、性质、当事人、影响度等去区分区别事的不同。Ⅱ之类，两类相同的事，类型相同、性质相同，事件不可能相同；两件不同的事，却可能相似；两件相反的事会完全不同、截然相反。Ⅱ之辨，据事而辨。Ⅱ之需，据情而需。Ⅱ之求，据需而求。Ⅱ之用，据实而用。Ⅱ之转，因势而转。Ⅱ之弃，因时而弃。Ⅱ之变，因转而变，渐变是相应，大变是相对，极变是相反。Ⅱ之事，各归其类，各有所辨，各有所需，各有所求，各有所用，各有所转，各有所变，各有所弃。

（四）非此即彼

非此即彼，是二选一的去留，要么这样，要么那样。留得青山在，不怕没柴烧。宁为玉碎，不为瓦全。

（五）之外的事

之外的事，是相对于当事而言，当事之外的事。之外的事，可以与当事有关联，也可以没有关联；可以与当事有区分，也可以没有区分。基于当事看，有"之外的事"；基于"之外的事"看，当事也是"之外之事"。当事可以变为之外的事，之外的事也可以变成为当事。

（六）多余的事

多余的事，是相对于正事而言，多余无用。多余的事，可以是从正事中排除的事，也可以是由正事演变的事；可以与正事有关联，也可以与正事没有关联；可以与正事有明显的区别，也可以与正事没有区别。

多余的事，换个角度，就是正事。正事换个角度，就是多余的事。多余的事与正事也可以相互转换，条件变了，对事的评价也就变了。

（七）无关之事与相关之事

无关之事是事与事之间各自独立，不相关连。相关之事是事与事之间相互关系，互有联系。从一个角度讲，自然事、个人事、家事、社会事，众人事、团体事、国家事是各自独立的，可以无关。从另一个角度讲，自然事、个人事、家事、社会事，众人事、团体事、国家事，事事相关。一件小事可以引发一场大事，一场大事牵涉诸多小事。无关是相对的，关联是绝对的。凡事皆事关自然、事关个人、事关家庭、事关社会。

（八）无事·有事

无事是没有事，无始无终。无事是事的平安，不节外生枝。无事是相对于有事而言的，是有事的不生事，是有事的息事。有事是现有的事，有始有终，或有始无终。有事是出事，出事是坏事，正常事变为不正常，事发突然，预防不及。有事是相对于无事而言的，有了事，事多了，出了事，坏事了。

（九）想事·心事

想事是自己独立思考的事，是自己回忆的事，是自己归纳理顺的事。想事是一种所思所想。可以是较大的事、理想的事、虚无缥缈的事。心事是放在心上的事，是萦绕心头的事，是难以割舍的事，是无法排解的事。心事是实际的事，具体的事，需要解决的事。

（十）事内·事外

事内是事实内部的事，包括事前、事中、事了、事后。事前是萌芽、原因、起因、动机。事中是开始、起始、过程、发生、发展、变化。事了是事的结束，是了结、完成、结果、效果。事后是事的总结、经验、教训、意义。事外是此事的外部情况，是此事排除在外的事，是与此事没有关连的事。

事外也是此事所带来的影响、反应，是局外人的评价、借鉴。

（十一）主事·共事

主事是可以做主的事，是主持的事，是自主的事，主事是说事、找事、谋事、干事。主事是想干事、能干事，主事想干好事、不出事。共事是双方或多方共同谋事。共事是与人合伙干事。共事是一起处事，共同经营，协商合作，相互协作。主事者有共事，在共事中有主事。在共事中，总得有人主事，主事者，就是领导、领袖。主事者说了算，而主事者往往要征求共事者的意见和建议，以便正确决策，更好地主事。

（十二）旁观事·评价事

旁观事是置身事外的旁观者，在事外听事、观事、看事、议论事。旁观事形成了舆论，舆论会直接或间接地影响当事。评价事是对事的评论并议其价值。评价事，如乐事与愁事，好事与坏事，大事与小事，重要事与轻淡事，主要事与次要事，生的事与出的事，完成的事与未完成的事。未完成的事，或者是开始后，无过程；或者是有过程，无结果。旁观事只是观望，而没有参与。评价事已经参与了，参与的有深有浅，有可用的，有无用的。

（十三）正常事·异常事

正常之事是按常规正确进行之事；正常之事是没有意外情况，朝着既定目标进展之事；正常之事是平安之事。异常之事是不按常规或者超出常规进行之事；异常之事是出现意外情况，偏离既定目标行进之事；异常之事是非平常不安全之事。平常所说的"无事""有事""找事"，既可指正常之事，也可指异常之事。正常的无事，是没有可干的事、没有异常的事；正常的有事，是有可干的事；正常的找事，是指寻找可以干的事。异常的无事，是应该干事却没事可干；异常的有事，是发生了多余的不利的事；异常的找事，是无事生非的滋事闹事。"出事"是有异常的事，不可预料地、突发地出现不应该出现的事。

十九、事之演变态势

（一）事之演变的几种情况

事之演变，是指事的发生、发展、变化。事之态势，是指事的状态和趋向、趋势。

1. **理想状态**　事之演变的理想状态是：直线上升——迅速成事。

2. **常见状态**　事之演变的常见状态是：积累——萌芽——上升——平台——波动——迂回。

3. **不良状态**　事之演变的不良状态是：上升——平台——波动——下滑。

（二）事之四期演变

事之四期演变状态是：上升期（努力期）——平台期（稳定期）——波动期（起伏期）——下降期（败落期）。

（三）事之六期演变

事之六期演变：积累期——萌芽期——上升期——平台期——波动期——平稳或下滑期。

二十、事之制（体制·机制·制度）

制有三种制式。三种制式是体制、机制、制度。

（一）体制——设置

体制是一种设置，包括：设置什么、怎么设置。体制是联系社会有机体三大子系统——生产力、生产关系和上层建筑之间的结合点，是三者之间发生相互联系、发生作用的桥梁和纽带。体制是国家基本制度的重要体现形式。体制为基本制度服务。基本制度具有相对稳定性和单一性，而体制则具有多样性和灵活性。体制是机构设置、管理权限划分、相关制度的综合体现。

（二）机制——运行

机制是指工作的组织和运行变化的规律。在任何一个系统中，机制都起着基础性的、根本的作用。在理想状态下，有了良好的机制，甚至可以使一个社会系统接近于一个自适应系统——在外部条件发生不确定变化时，能自动地迅速作出反应，调整原定的策略和措施，实现优化目标。

机制是指有机体的构造、功能和相互关系。喻指一般事物，是事物内部各部分的机制及相互关系。泛指一个工作系统的组织或部分之间相互作用的过程和方式，如市场机制、竞争机制、用人机制等。机是有机、契机、时机；制是制式、规制。机制的运行，包括有效运行、有机运行。

（三）制度——执行

制度是行事的法度、行事的节制。制度的前期是随意的经验，制度的后期是文化的自觉有序。制度是标准、规范的要求。规范化标准化的每项工作都必须有制度。制度回答了做什么。

二十一、事之规（规划·规范·规程）

规有一个实施条件，两个实施依据。一个实施条件是"规划"；两个实施依据是"规范、规程"。

（一）规划

规划的基本意义是由"规"和"划"两部分组成。"规"是起，是战略层面的法则、章程、标准、谋划；"划"是落，是战术层面的合算、刻画。规划，从时间尺度来说侧重于长远，从内容角度来说侧重于战略层面，重指导性或原则性。规划，意思就是个人或组织制定的比较全面长远的发展计划，是对未来整体性、长期性、基本性问题的思考和考量，设计未来整套行动的方案。规划是融合多要素、多人士看法的某一特定领域的发展愿景。

（二）规范

规范是规定的范本。是参考行事的重要依据，要求人们在规范原则下行事。规范依照法律、法规、常规、规定而成。规范是原则性的指导，在不违反规范的原则基础上，可以根据具体情况做出适当调整和变通。

（三）规程

规程是规定的程序。操作规程，是规定的操作程序。所有技术操作都应有规程。无论是有意的无意的、经验的书面的，操作都有一定程序。规范化的每项操作都应该有书面的规程。有的规程顺序不是很严格，先后次序改变无大碍；有的规程顺序很严格，次序不能改变，改变了既定顺序就会出问题。

二十二、事之价值判断（定量·定性·定质·满意）

（一）定量

定量是确定数量、数值，如大小、多少、高低。

（二）定性

定性是确定性质，如真假、虚实、寒热。

（三）定质

定质是对质的确定，如优质劣质，质好质坏。

（四）满意

满意是满足意愿，具有满足感、满意度。

（五）谁的事依谁的价值标准判断

事之价值判断的依据是当事人，谁的事就以谁的价值标准为判断依据。自己的事，以自己的价值标准判断；他人的事，以他人的价值标准判断；双方的事，以双方的价值标准判断；众人的事，以众人的价值标准判断。不要以自己的价值标准判断他人的事、两个人的事和众人的事。也不要以他人的价值标准判断自己的事、两个人的事和众人的事。

（六）价值判断必须符合公众的价值观

个人的、双方的价值判断，必须符合公众的价值观才有意义。否则，就没有社会价值。分清并应用好价值判断的依据，就是快乐的源泉。

二十三、事务（任务·服务·义务）

（一）任务

任务，任是担任，务是做。任务是担任所做之事，要求性、质、量、度符合心愿，目的是达到希望的状态。

（二）服务

服务是为一定对象去做，满足对象的要求，实现自己的愿望，达到自己的目的。

（三）义务

义务是做应该做的、可以做的、乐意做的、无条件做的。尽义务是甘心情愿的不求报酬，不求回报。

二十四、实施事（办法·方法·做法）

（一）办法

办法，是处理事情或解决问题的办事方法。谋事要有办法。

（二）方法

方法，是执行路线所采取的做法。谋事的方法要适当。

（三）做法

做法是处理事情的具体操作，是完成某项工作、任务的方法和手段。

二十五、应对事（守则·变动·创新）

（一）守则

守则是遵守原则、准则。守则是一成不变的法则。守则是对原则、准则、法则的守护。在应对事物中，守则用于固定不变的事物。用守则的优势是千篇一律，经得起重复，用一个标准不走样；劣势是需要变化的时候，缺少变通、权变。

（二）变动

变动是变化更动。变动是灵活可变的行事方式。变动是对原则、准则、法则的更改变化。在应对事物中，变动用于可以变化的事物。随着时间、地域、空间、人、环境、处境的改变，而变化更动事物。变动的优势是根据事物的变化，做出相应的变动，以适合变化了的情况；劣势是由于变化的灵活无制，缺乏固定不变的可靠性。

（三）创新

创新有三层含义：更新、出新、改变。创新是以新思维、新发明和新描述为特征的一种概念化过程。

创新的本质是突破，突破旧的思维定势、旧的常规戒律。创新是指以现有的思维模式提出有别于常规或常人思路的见解为导向，利用现有的知识和物质，在特定的环境中，本着理想化需要或为满足社会需求，而改进或创造新的事物、方法、元素、路径、环境，并能获得一定有益效果的行为。创新是指人们为了发展的需要，运用已知的信息，不断突破常规，发现或产生某种新颖、独特的有社会价值或个人价值的新事物、新思想的活动。创新是人类特有的认识能力和实践能力，是人类主观能动性的高级表现形式，创新是推动人类进步和社会发展的动力。

二十六、想事（梦想·幻想·理想）

（一）梦想

梦是真实的再现，过去的真实，现在的真实，未来的真实。梦想会有成真的时候，但不一定都能成真。

梦想可能成真的就是理想，不能成真的便是幻想。

（二）幻想

幻想是梦想感性的虚浮，理想是梦想理性的结点。为理想而奋斗，可以守望终生，为幻想而努力，只有失望相伴。你的梦想是理想还是幻想，并不取决于你的心雄，而是取决于你的心智。当你把理想看成幻想，你将失去生命的意义，当你把幻想当成理想，你将丢掉现实的乐趣。我们每个人都在圆着自己的梦，圆梦的过程就是丢掉幻想的过程，圆梦的过程就是实现理想的过程。

二十七、应事（遇事·弄事）

遇事是遇到的事，既没有刻意找，也没有主动避。但是，遇事与创造的条件有关，适宜的条件会发生相关的事。遇到的事可能是好事，也可能是不好的事。遇到好事是天赐良机。遇到不好事要冷静对待。没事不找事，遇事不怕事。开始人弄事，后来事弄人。进退自如是人弄事。身不由己是事弄人。有时，敲边鼓的人最得力。常常，辅助的人在主事。人一事，是人的一件事、一类事。人事一，是人事的一个方面、一部分。个人生存之事：0个目标——坦然面对人生；1个核心——信；2个方面——形（身形）、神（心神）；3个环境——自然、社会、心境；4个层次——养生、保健、治疗、康复；5个需求——气息、饮食、温暖、痛痒、动静；6个欲望——视欲、听欲、嗅欲、食欲、触欲、言欲；7个情感——喜、怒、忧、思、悲、恐、惊。个人发展之事：谋求更好的人生前景，处好"交往、家庭、团体、社会"之事。人际交流之事：人与人交流需要之事。共同生活之事：共谋生活、共同担当之事。分工协作之事：共担之事的分工与协作。维护公众利益之事：公众利益需要公众中的每个人去维护。

二十八、对事（看事·说事·议事）

（一）看事

看事是对事的看法。把事看准，才能做对事，做成事，不出事。看不准事，就会莽撞行事，做出错事，出力不讨好。

（二）说事

说事是对事的说辞。如何把事表达完整清楚，是说事的水平。说话是一门艺术。话有三讲，巧说为妙。会说者，把死人说活；不会说者，把活人急死。说的背后是知识、智慧、能力、心态、道德水平的综合体现。言为心声，说出的每一句话，都是从内心发出的。无论直言不讳，无论委婉迂回，都能透过说辞，反映出一个人的综合素质。

（三）议事

议事是对事的评议。对事的褒贬评议，是确认成绩发现问题的过程；是总结经验接受教训的过程；是自我提高相互提高的过程；是挑战极限不断超越的过程。事先议事，有利于事的预设；事中议事有利于事的正确；事后议事有利于事的反思。人类的进步和提高，都是在不断评议事、总结事、反思事的过程中实现的。

二十九、认事（知晓·评判）

（一）知晓

知晓事理，知晓能否达到，有无条件达到目标。事可为而不为谓之懦夫，事不可为而强为谓之蠢汉。

谋事之前先知晓，既不做懦夫，也不做蠢汉。知晓是有程度有梯度的：触及、接受、理解、吃透、掌握、应用、研究、设计、指导、检查、修正、总结。

（二）评判

评判是评论和判定。评判的内容包括：检查、分析、鉴别、结论。评判的标准包括：水平、尺度。评判的结论包括：需要满足与否、权衡有误与否、把握适度与否、评判合理与否。

三十、定事（制定·规定·决定·约定）

（一）制定

"制"有规定、限定、约束、管束、造、作的意思。"定"指决定、使确定，有完成了的意思，强调行为的结果。制定是定出、拟定。制定章程、计划、法规等。

（二）规定

规定是规范性公文中使用范围最广、使用频率最高的文种。它是领导机关或职能部门对特定范围内的工作和事务制订相应措施，要求所属部门和下级机关贯彻执行的法规性公文。规定是局限于落实某一法律、法规；加强某项管理工作而制定的，具有较强的约束力，而且内容细致，可操作性较强。规定有时是根据需要对制度、职责做出的调整。

（三）决定

决定是对事情做出主张。决定是判断、断定、确定。决定是指人们对某一事物经过主观分析判断，然后作出主张的过程。

（四）约定

约定是相约而商量并确定。约定是指许下诺言要在一定的时间去实现。

三十一、职事（职位·职能·职务·职责）

职有四个方面：职位、职能、职务、职责。

（一）职位

职位是指承担一系列工作职责的某一任职者所对应的组织位置，它是组织的基本构成单位。职位是指在一个特定的组织中、在一个特定的时间内、由一个特定的人所担负的一个或数个任务所组成。简单地讲，职位是指某个员工需要完成的一个或一组任务。在企业中是指一个企业在有效时间内给予某一员工的特别任务及责任。在同一时间内，职位数量与员工数量相等，即只要是企业的员工就应有其特定的职位。职位与岗位类似而有微殊。职位是组织的一个节点，因为组织工作（业务）层次的需要而存在；岗位是工作（业务）流程的节点，因为具体工作（业务）流转的需要而存在。

（二）职能

职能是指人和事物以及机构所能发挥的作用与功能。职能是知识、技能，行为与态度的组合。职能是指人、事物、机构所应有的作用。人的职能是指一定职位的人完成其职务的能力；事物的职能是指事物的功能；机构的职能包括机构所承担的职权、作用等内容。职能可以分为：核心职能、专业职能、管理职能、一般职能。

（三）职务

职务是职员所具有的头衔称谓，包括职权和职责两方面内容。职务是指职位规定应该担任的工作。职务是指组织内具有相当数量和重要性的一系列职位的集合或统称。是一组重要责任相似或相同的职位。职务是指人们在某一职位上所应完成的工作任务和所应具备管理能力。职务是指组织中承担相同或相似职责或工作内容的若干职位的总和。

（四）职责

职责是担当职务、所在职位的责任。每个职务和职位处在一定岗位上，所在岗位有岗位职责。因此，职责是职务责任、职位责任、岗位责任。职责回答了谁来做。所有人员岗位都有职责，明确的职责、不明确的职责。无论是口头约定，还是用文字规定。无论有无条文，职责都存在。

三十二、会议（传达会·动员会·讨论会·论证会·布署会）

会议，会：集中听取；议：参与议论。各种会议有不同的功用和位置。

（一）传达会

传达会是宣传、传播、布达。把一方的意思转告给另一方。传达是传播布达听到或看到的原本的意思或精神，不加入个人看法和评论。若加入自己的看法和评价，应当特别强调和说明，以免造成听众的误解。

（二）动员会

动员会一般是指发动参会人员参与某项活动的会议。动员会是调动参与。培训属于动员会的范畴。动员会需要充分发表自己的观点，以达到鼓动参加的目的。

（三）讨论会

讨论会是指许多与会人员围绕某个话题发表自己意见以及彼此间互动沟通、交流的活动。讨论会按照话题内容可以分为单一专题讨论会和综合讨论会。讨论会是较广泛的探讨、论述。所以，

参与讨论的与会人员没有高低贵贱之分，只有不同意见或相同意见的区别。讨论的目的是发表意见并听取意见，相互启发，形成新的正确的意见。会诊属于讨论会范畴。专业会诊意见，较少被否定，是因为具有一定权威性，不会被轻易否定，但并不意味着不能被否定。

（四）论证会

论证会是讨论证明对某一问题肯定或否定的确定性、可行性、如何更好地执行。论证会是针对某一问题是否可行、如何进行的会议，主要议题是肯定或否定这一问题，如何解决这一问题，以及解决问题方法措施的可行性。

（五）布署会

布署会是安排、布达、布置，布署会是安排落实的会，通过布署，使执行者知道，要干的事是什么项目，什么内容，什么时间干，什么时间完成，达到什么效果。以及行事的方法、路径、目标、目的、注意事项。布署会要求必须遵照执行。

三十三、条件（项目·设施·技能·政策）

（一）核心条件——项目

项目是事项、事件。项目是行事的核心条件。

（二）基本条件——设施

设施是实施项目的必要设备、器械、器具。设施是行事的基本条件。

（三）决定条件——技能

技能是操作设备器具完成事项的技术能力。技能是行事的决定性条件。

（四）环境条件——政策

政策是政府和上级主管部门发布的政令策文，是行事的指引和约束。政策是行事的外周环境条件。

三十四、策略（原则·灵活·变通·坚信·质疑）

策略是计策、谋略。策略，一指可以实现目标的方案集合；二指根据形势发展而制定的行动方针和斗争方法；三指有斗争艺术，能注意方式方法。策略是为了实现某一个目标，根据可能出现的问题制定的若干对应的方案，并且，在实现

目标的过程中，根据形势的发展和变化调整出新的方案，最终实现目标。讲究策略。坚信是一种策略，质疑是另一种策略。

（一）原则

遵从原则是一种策略。原则是从自然界和人类历史中抽象出来、能正确反映事物客观规律的准则。原则是事物的本质、事物的原生规则。原则是人类行为的基本道理和准则。原则是说话、行事、看待问题、处理问题所依据的准则。

（二）灵活

灵活变化是一种策略。灵活意指敏捷快速、不呆板不僵化，善于应变、不拘泥。人是一种善于变化同时也善于应对变化的生灵。灵本身来自神也体现出神态，灵的活跃程度比所有生命都要大，也由所有生命种类活灵活现地分别表现出来。灵投入人生成为一种最活跃的生命，而这种活跃以灵活的思想最为自由，也最敏捷快速。

（三）变通

变通是一种策略。变通是事物因变化而通达。变通指不拘常规，因地、因时制宜。变通指依据不同情况，作非原则性的变动，简单易懂。《周易·系辞上》："变通莫大乎四时。"四时以变得通，是变中最大也。

《周易·系辞下》："《易》穷则变，变则通，通则久。是以'自天佑之，吉无不利'。"

（四）坚信

坚信一种策略。坚信是执行坚定，有信心。在执行中，要尽可能激发创造性，产生尽可能多的设想和方法。坚定信念，百折不挠。

（五）质疑

质疑是一种策略。质疑是质问怀疑。监管、评估要质疑。对执行的过程，以及提出的设想、方案、方法逐一质疑，分析其现实的可行性。

三十五、指引（任务·方针·政策）

指引体现在任务、方针、政策方面。按照政策，制定方针，完成任务。

（一）任务

任务，通常指交派的工作，担负的责任。任务是担任所务。任，责任、担当。务，职务、职能、职责、实务、务实。

（二）方针

方针是指引导事业前进的方向和目标。有方向，有针对性的指导的发展。方针是方向指针。方针的原则是指南，定性的方针是规范，定量的方针是标准。

（三）政策

政策是政治策略。如法律、规章、制度。政策是国家政权机关、政党组织和其他社会政治集团为了实现自己所代表的阶级、阶层的利益与意志，以权威形式标准化地规定在一定的历史时期内，应该达到的奋斗目标、遵循的行动原则、完成的明确任务、实行的工作方式、采取的一般步骤和具体措施。

三十六、经历（起始·过程·结果）

（一）起始（原因）

起始，是起步、开始。原因是原始动念、动机、动因。有善因、恶因之别。任何事情都有起始，起始都是有原因的。

（二）过程（经历）

过程，是从事件开始到事件终结的总单元和分单元，一件事总单元是一个过程，分单元是一个个过程。

过程是经历的路程，过程有长有短、有正有偏。

（三）结果（完成）

结果，是所结之果实。果实有优有劣。结果是事件的完成。因果关系：善因善果、善因恶果、恶因善果、恶因恶果。一件完整的事，一定有原因、有过程、有结果。人有人的因程果、世有世的因程果、事有事的因程果。

三十七、结果（得失·成败·优劣）

（一）懂得失

1.懂得懂失　懂得，懂失。有得就有失，有失也有得。多数情况下，得是得，失是失。特定情况下，得就是失，失也是得。有时是抓西瓜，丢芝麻；有时则是抓芝麻，丢西瓜。懂得失就要权衡利弊，争取多得而少失，争取失向得转化。

2. **获得便是缘** 获得便是一种缘分，要珍惜获得，更要珍惜缘分。若不懂"获得了就是一缘分"，那就不要轻易伸手。

3. **失去更珍惜** 失去了，应当更知道珍惜。从失去中获得教训。懂得"失去了才知道珍惜"，那就不要轻易丢失。

4. **患得患失适合最佳** 得与失因人因时因地而异，适合自己的才是最好的，要努力使自己去适合工作，切莫苛求让工作来适合自己。患得患失是权衡得失，进而取舍。而不可优柔寡断，犹豫不决，进退两难。权衡得失，找到最适合的。

（二）知成败

1. **成** 成是成事、事成、成功、成果。

2. **败** 败是事败，做事没有成功，或隐秘的事情败露。

（三）识优劣

1. **优** 优是事优，事情办得漂亮、好。

2. **劣** 劣是事劣，事情办得拙劣、差劲。

三十八、改进（反馈·反思·应用）

（一）反馈

反馈是将检查结果告诉当事人。反馈是对实施结果提出的意见和建议。反馈有利于发扬成绩，纠正错误。

（二）反思

反思，包括局外人的反思和当事人的反思。局外人的反思，是通过监督、评价、反馈，提出尽可能符合实际情况的意见和建议。当事人的反思，是对整个行事过程，经验和教训的总结分析，思考下一步的改进计划。

（三）应用

应用，是根据反馈意见，经过反思，继续发挥优势和成绩，尽可能避免劣势和错误。如果一事完成之后不进行总结，不反馈不反思，再应用就只有重复曾经做过的事，原来的成绩还是成绩，原来的错误还是错误。这样，人们经常用不同的方式，不自觉地重复着犯同样的错误，这就是因为缺乏了反馈和反思这两个环节。

三十九、判定（合法性·合理性·合情性）

判定有合法性判定、合理性判定、合情性判定。合法性判定，是符合法律法规的判定。合法性判定需要了解法律精神，懂得法理，掌握法条，理解相关条文意义。合法的才是安全的，合法的才能避免大麻烦。

合理性判定，是符合道理、公理，符合人们的风俗习惯和约定成俗的判定。合理的才顺畅，顺理成章。合理行事是交往交流的根本。不合理是交往交流的障碍。

合情性判定，是符合人情世故的判定。单纯的合情是私交的需要，没有人情就没有私交。合情也是合理的基础，没有不顾情的理，也没有不顾情的法。区别在于大私交往是纯情，半公半私交往是理情，大公交往是法情。大私是交往者的私人之情，半公是当事人与涉事者之情，大公是法律约束的公众之情。换言之，法是兼顾公众之情，理是兼顾相关人之情，纯情只是当事者之情。

四十、推断（前瞻性·可行性·实用性）

推断有前瞻性推断，可行性推断，实用性推断。

前瞻性推断，是基于对未来设想的推理判断。前瞻性推断需要具有高境界、高水平的顶层设计。前瞻性推断必须紧跟形势，把握政策，了解事项的动向和发展轨迹，基于现实，预知未来，能够使事项在未来尽可能符合实际，顺利推进，走向成功。

可行性推断，是基于对即将行事可否的推理论证。可行性推断需要具有实践经验，并根据客观条件进行理性分析，形成正确结论，决定是否行事、如何行事，预知行事结果。

实用性推断，是基于对正在实施情况的推论判断。实用性推断需要技术熟练，能把握实施进度的方向和效果，做出合理判断，引导正确、高效、顺利，避免错误。

四十一、层次（顶层·中层·基层）

层次可以分为顶层、中层、基层。

顶层是最高层级，是制订政策的决策层面。顶层是行事的导向。顶层指引的方向决定着行事的方向。

中层是居于顶层和基层之间的层级，中层是承上启下的层面，对上是执行的层级，对下是监管的层级。中层行事必须正确理解政策，把握政策，分解政策，便于基层正确有效地执行政策；中层行事需要对基层进行引导、监督、检查，帮助；中层行事还需要归纳执行情况，总结经验教训，为顶层决策提供支持依据。

基层是基础、基本、基底层面，基层是实施操作的执行层面。基层行事是根据现有条件，按照政策要求，把计划落到实处；基层行事是自己知识能力水平的具体发挥；基层行事要接受中层的指引监督管理，通过实施不断总结经验和教训，提高能力和水平，并为顶层决策提供数据支撑。

四十二、水平（高水平·中水平·低水平）

水平可以细分为高水平、中水平、低水平。

高水平能力强、技术精，从事尖端前沿、疑难复杂技术，从事顶层管理。

中水平居于高低水平之间，能力较强，技术较精，从事比较复杂技术，从事中层管理。

低水平能力一般，技术一般，从事一般性、具体工作；从事基层工作。

水平是能力的体现，水平有综合水平，专业水平，项目水平。水平的高中低也要因人因时因事因地而定，跨行业、越事项、非条件，不能体现人的水平。只有具备一定条件，才能显示一个人在某一方面应有的水平。那种一方面水平高，就认为处处水平都高，一方面水平低，就认为处处水平都低的判定是错识的。

水平也是能力的综合反映，水平高者，能力强，能力强者学知易。所以，只要给高水平以时间和条件，跨行业掌握知识和技能的本事也会很强。水平和能力有先天的因素，更有后天的修炼。

四十三、境界（高境界·中境界·低境界）

境界可以分为高境界、中境界、低境界。人境界的高低是人性修炼的结果。高境界站得高、看得远、视野宽广、心胸开阔、目光远大、大公无私、公而忘私。低境界站得低、看得近、视野狭窄、心胸狭隘、目光短浅、自私自利、损公肥私。中境界居于高低境界之间，提升趋向于高境界，降格流俗于低境界。

四十四、理想（初衷·目的·意义）

（一）初衷（出发点）

初衷是出发点。初衷是最初的愿望想法和想要达到的目的。初衷是心灵、心愿最纯朴的出发点。行远了，需要不断找回初心，初心是最可贵的。理想源自于初衷初心，越是远大理想，越是行得远，越要提醒自己，莫忘初心，莫忘初衷。

（二）目的（落脚点）

目的是落脚点。目的是想要达到的愿望和理想，目的是行事的意愿和想要获得的结果。谋事的目的要明确。明确行事目的，找到落脚点。理想是有目的的，要为目的找到落脚点。要为目的去奋斗。要经常校正方向，不可失去目的目标。

（三）意义（享乐处）

意义是事物所包含的思想和道理。意义是人对自然事物或社会事物的认识，是人为对象事物赋予的含义，是人类以符号形式传递和交流的精神内容。意义是行事过程以及结果所具有的价值。理想就是为了体现意义，实现意义。

四十五、教育（知识·技能·解惑·得道）

教育包括知识、技能、解惑、得道。

知识，是所知所识、应知应识、可知可识、必知必识。知识是已经拥有的，正在学习认知的，了解知识而尚未掌握的，有些苗头正在探讨的，未知未识。知识是为人谋事外世的基础和目标。知识就是力量，知识就是生活，知识就是幸福，知识就是快乐。

技能，是技术能力。技能是知识在实际工作中的具体应用。技能是技术实现的能力。技能本身也是知识。所有实用的知识都是通过技能转化和实现的。

解惑，是解释疑惑、解放迷惑、解决困惑。解惑是拥有知识和掌握技能的必经之路。知识和技能都是在出现疑惑、解释疑惑、解决困惑中形成、充实和熟练的。解惑的过程就是学习、掌握、提高、进步的过程。

得道，是明白道理、取得道法、获得道义，走在自然大道上。道法自然，道以自然为法。得道是教育的最终目的，也是人类从自由到自律，从自律再到自然的必然结果。

四十六、智谋·计谋

（一）智谋

智谋是一种能够指导行为的有效思维方式，是人们为了取得利益的方法论。智谋对于事物的变化有着敏锐的判断力，是一种驱使事物向有利方面发展的能力。智谋是要尽可能取得最大利益，尽可能减少操作风险。显然，几乎没有风险的取得了最大利益，就是最好的智谋。

（二）计谋

计谋是计策、谋划。

1. 计谋的对象　计谋是人对人，人对自然的特定行为。计谋是对付某人或某种情势的计谋策略。针对某一个特定人，某一项特定事项，出于特定利益和目的施用特定计谋。计谋多指打仗时有计划的预谋，企图让敌军上当，以达到我军的目的。计谋也指生活中用某种甚至几种方法算计人或事物，使其达到自己预期的目的。人人都有智慧都可以设计与实施计谋。没有特定对象的计谋，就是无的放矢；有对象而没有计谋的，就是无计可施。

2. 计谋的目的　计谋是有目的的社会行为。种种计谋，都是针对种种人和事，图谋种种目的。种种目的归结为一点就是"利益"。贪婪利益，欲望膨胀者惯用计谋，利益冲突双方都会绞尽脑汁用计谋，其中的胜者往往取决于计高一筹。商品经济社会充满竞争，在各种竞争场合，计谋累累，心机重重，为谋得所求而紧张劳神。

3. 计谋的种类　计谋可以按时间、按空间、按事物性质、按利益结果分为四类：按时间可以分为长远计谋、中期计谋、短期计谋、随机计谋。按空间可以分为全局计谋、局部计谋、个案计谋。按事物性质可以分为经济计谋、政治计谋、文化计谋、军事计谋。按利益结果可以分为计谋物质利益、计谋精神利益、计谋机遇利益。

4. 计谋的炮制　酝酿计谋必须具备一定的智慧、知识、情报、资源。第一，要明确特定的时间、地点、对象及取得特定的结果；第二，要调查研究，并透彻了解对象的特征、兴趣、处境、弱点及需求的渴望程度；第三，掌握特定事物的一般规律及其行为惯性；第四，彼此之间有关条件对比，周围事物的内在联系，筛选出关键链条；第五，制造隐瞒自己真实意图的假象，促使对方产生错觉，激发其欲望等措施；第六，制定几种方案，择优选用。

5. 计谋的对抗　计谋对抗是冲突双方的智慧较量，各方都使用计谋相互破解和抗衡。计谋对抗需要深入对方，侦察对方意图，掌握动态，做到知己知彼；需要诡秘行动，迷惑对方，进退若无，左右无定，上下无形；需要以假乱真，将计就计，乱中有序；需要有所为有所不为，后发制人，伺机而动，动必得手。不战而屈人之兵是最高明的计谋与抗衡。

6. 阴谋与阳谋　阴谋是不公开的密谋，算计。阴谋多指不光明正大的诡计、暗算。阳谋是公开的，具有战略意义的策略、谋略、谋划。阳谋具有全局性、整体性、相对长期性。阳谋顺应历史潮流，适应各方根本利益需要，符合奋斗理想，具有全局意义；阳谋具有完整的理论、灵活的战术、完善的方法；阳谋设计者智慧超人、信念坚定、潜力巨大，非常人之所能。

四十七、运筹·筹划·策划

（一）运筹

运筹是在更大范围、有预见性的统一运作筹划和行事。运筹是对资源进行统筹安排，提供最优的方法，最优解决方案，以达到最有效的管理。运筹的步骤是：确定目标、制定方案、建立模型、制定解法。运筹学提供模型，数学提供理论和方法。

（二）筹划

筹划是为运筹设计具体的实施方案。筹划是筹谋、筹措。研究制订计划。筹划是想办法、定计划，筹措计划，为了一件事的开始而做准备。

（三）策划

策划是谋略、计谋、规划。策是策略、计策、计谋。划是谋划、筹划、设计。策划是指人们为了达成某种特定的目标，借助一定的科学方法和艺术，为决策、计划而构思、设计、制作方案的过程。策划是要以最低的投入、最小的代价，赢得更高的经济效益、社会效益。策划运用掌握的技能、新颖超前的创意和跨越式思维，对现有资源进行优化整合，并进行全面、细致的构思谋划，从而制定详细、可操作性的方案。

四十八、谋略·决策·执行·监督·评估

（一）"谋策行监评"

"谋略、决策、施行、监督、评估"简称"谋策行监评"。谋是谋略，策是决策，行是执行，监是监督，评是评估。思想谋略，运筹决策，实施执行，检查监督，总结评估。自我、专职部门、第三方，都可以进行"决策、执行、监管、评估"。最好的方式是自我决策，自我执行，专职部门或第三方监督落实情况，自我或第三方评估效果。"谋策行监评"的每一个环节，都要有"计划、实施、反思、改进"的步骤。只在允许范围内做，不能超范围越权限。如①"执行的计划"不能改变决策，只能在生效的决策下制订；②"执行的改进"不能对已执行的决策进行"改进"，只能对"执行"进行改进。③"决策的改进"是在下一次决策时改进，而不是本次决策的改变。

（二）谋略

谋略是计谋策略权谋。谋略，谋是考虑、计议、商议、智谋、计谋、谋划；略是战略、策略。谋略所追求的效果就是以最小的代价赢得最大的胜利。谋略分为：谋长久与谋一时，谋全局与谋一域。"不谋万世者不足以谋一时，不谋全局者，不足以谋一域。"这是对谋略的谋略。谋略有宏观有微观。宏观谋略包括政治、军事、外交、文化、体育、科学技术等方面。微观谋略包括个人环境、条件、生活行为等。谋略是顶层设计，设计整个架构、体制、团队文化、管理理念、营利模式。如架构上的层次与等级；体制上的公立与非公立；团队文化上的君主与民主；管理理念上的约束与自觉；营利模式上的公益与保本、收益与亏损。公益性是支出，保本是收支平衡，收益是收大于支，亏损是支大于收。

（三）决策

1. 决策的概念 决策是对策略的决定，是决定的策略。决，决定。策，策划、谋划、筹划。决策是依据政策和谋略做出的决定。决策是决定具体事件的行止。决策是对如何实施政策的决定。决策要依据政策，包括上级政策、本单位政策。政策要合法、合规、合民俗。决策是谋事体系中的首要方面。任何事都必须先决策。

2. 决策的步骤 决策的步骤：一是提出事项（或问题），二是分析利弊，三是论证可行性，四是决定取舍。

3. 决策的依据 决策的依据，一是想象，二是信息，三是政策，四是经验，五是模仿，六是研究。想象有三种状态：自己想象、随意决定、缜密思考。信息资料有：听说、文字、图片、音像等。政策是一种要求，是政治策略对人们做出的要求。经验是一种借鉴。自己的经验、他人的经验。模仿：一是比照别人的做法，二是依据政策要求，三是委托他人。研究有个人研究和集体研究。个人研究是个性化研究，可能片面、有误，可能奇特、创新。集体研究是经过可行性论证，是共同智慧的结晶，可能圆润，可能掣肘、推诿、低效。

4. 决策的范围 决策的范围包括：对谋略的决策、对决策的决策、对施行的决策、对监督的决策、对评估的决策。

5. 决策的影响 决策的影响力取决于决策是否客观、是否个人独断、是否屈于权威、是否屈于多数。

多数人的决策形成群体思维。在群体讨论决策中，由于群体成员心理相互作用的影响，容易屈于权威或大多数人的意见，形成所谓的"群体思维"。群体思维削弱了群体的批判精神和创造力，损害了决策的质量。

6. 决策的方式 决策的方式包括：想到就决

定、写出来决定、讨论完决定、论证后决定、试验后决定、体验后决定、谋划后决定、放权让下属决定。放权是决策权下放到中层或基层，或者决策权交给专门管理机构。

7. **决策的类型** 决策的类型包括：自主决策、协助决策、参谋建议、共同决策。自主决策，是自己做出决定。协助决策，是帮助他人做决定。参谋建议，是为别人提参考意见。共同决策，是集体研究讨论决策。

8. **决策的表述** 决策表述的核心词，通俗讲就是：行不行、干不干、谁干、怎么干、何时干、干到何种程度、何时完成。

9. **决策的意义** 决策是施行的先决条件，没有决策就没有施行。决策的意义就在于经过周密的考虑和布署方下定决心，这为顺利施行打下了坚实的基础。

10. **决策是一种需要** 决策是谋事的需要，也是施行的需要。谋事不决策就是盲干，执行不决策就没有方向和目标。干了也可能事与愿违，背道而驰。

11. **决策是一种选择** 决策要权衡利弊得失，选择有利可得者，放弃不利有失者。决策面临三个选择：干、不干、徘徊。

12. **对决策的要求** 决策要具有前瞻性。决策要从大处着眼，从小处着手。决策要目光远大，脚踏实地，盯着大事，做着小事，胸怀大局，注意细节。决策要权衡轻重缓急，先急重，再轻缓。决策要进行可行性论证，设施的筹措，技能的要求，人员的配置，政策的理解与掌握。

13. **对决策事项的决策** 在决策事项之前，有个对决策事项的决策。也就是决定对事项的决策。这个决策是对决策计划、拟讨论事项的认可。

14. **对施行事项的决策** 对施行事项的决策，包括执行者、执行条件、执行时间、目的。确定执行的人，提供或创造执行的条件，提出开始及完成的时间，明确所要达到的目的。以及执行的计划、依据、条件、政策、评估、权衡、利弊、得失、决定、干否、改否等。

15. **对监督事项的决策** 对监督事项的决策，是对监督形式与内容的认可。包括是否监督、监督什么、怎样监督、监督中出现的问题怎么解决、监督后形成怎样的结论、提出怎样的改进意见等。

16. **对评估事项的决策** 对评估事项的决策，是对评估形式与内容的认可。包括被评估事项是否合法、合理、合情，执行顺序、程序有无问题，有哪些问题等。

17. **对"架构"的决策** 对架构的决策，是对整个组织框架构成的决策。根据工作性质和实际需要，确定开展项目，设立组织架构，配备人力资源，提供相应设备设施。

18. **对"制度"的决策** 对制度的决策，是对确定使用制度合适与否的决策。制度是要求应该做什么。制度体现执行行业的法律、法规、指南、标准、规定。对制度的决策包括三个方面：一是形成制度，即制订新制度；二是修改制度，即根据执行后的评估反馈，修改制度内容；三是废止制度，即停止或取消过时的、无用的制度。

19. **对"职责"的决策** 对职责的决策，是对职责设定是否全面合适的决策。职责是设定谁来做。职责是职务责任、职能责任。对职责的决策包括三个方面：一是设定岗位、说明岗位；二是明确职责及履职要求；三是调整岗位、修改职责，根据执行后的评估反馈，调整岗位设置，修改职责要求。

20. **对"规程"的决策** 对规程的决策是对适合的规程及内容的决策。规程是告诉人们怎么做。对规程的决策包括三个方面：一是制订技术操作规程，根据工作内容，遵循行业技术操作规程，或制订适合本单位情况的技术操作规程；二是研究技术操作规程，根据执行情况，研究技术操作规程，革除弊端，有所创新；三是修订技术操作规程，根据执行后的评估反馈，针对技术操作规程中的问题和不合理部分，进行修订。

（四）执行

1. **执行的概念** 执是持拿，执掌。行是施行、实行。执行是秉持而行，付诸实施的行为。执行是执掌行使，执掌决策付之行动。执行是贯彻施行、实际履行，执行任务实现目标。执行是谋事体系中的关键方面，执行力强弱，直接影响落实。如果没有执行，决策就会落空，所谋之事等于〇。

2. 执行的表述　执行的表述是：知不知道做什么？知不知道该咋做？想不想做？会不会做？做没做？做了多少？做得行不行？做完后有没有问题？

3. 执行的方式　执行的方式，一是亲自执行，二是指挥执行，三是转包执行。

4. 执行的内容　一是布署，包括动员、指挥、协调。二是说教，包括传授、讲课。三是文案，包括文字、图表。四是操作，包括亲自动手、协作共同实施。五是培训，培训执行的内容，包括：工作培训、项目讨论、技能培训。工作培训是共处。包括工作机制的形成、工作流程的掌握、工作项目的熟悉。项目讨论是共享，有泛泛讨论、有专题讨论。技能培训是收益，发挥能力是一种展现，对做技能培训是一种宣传。培训内容包括：一技之长的培训、经营谋略的培训、观念提升的培训。

5. 执行的保证　执行的保证，一是创造条件，二是定时定量，三是监督检查，四是奖优罚劣。

6. 执行的步骤　执行的步骤：一是执行者明确任务，二是选择工具，三是确定时间、地点，四是按计划实施。

7. 执行的任务　执行的任务是按决策行事，把决策落到实处。

8. 执行的依据　执行的依据，一是自我发挥，二是经验习惯，三是标准要求，四是模仿既成。

9. 执行的做法　执行的做法是摸索、经验、标准、文化。摸索着做是低级状态，经验做法和标准化操作是中级状态，上升到文化自觉的做法是高级状态。

10. 执行的范围　执行的范围包括执行决策、执行项目、执行监督、执行评估。执行决策是对决策形成过程的执行，是对决策的具体化布署安排。执行项目是对决策项目的执行，是对决策确定项目的贯彻落实。执行项目包括：定性的操作规范、定量的操作标准、操作步骤。操作规范主要是定性规程、程序、流程。操作标准主要是定量标准，量化指标。操作步骤，是操作的先后次序。有些操作可以错序，有些操作只能按顺序。执行监督是对监督工作的执行，是对监督服从的执行，包括施行自我监督。执行评估是对评估事项的执行，包括：自我评估，对第三方评估真实性的认可，不认可非真实性的评估。

11. 执行的过程　执行的过程包括：标的、培训、操作、检查、对照、修正。标的主要是：目标、目的，以及所达到的标准、样版。培训是让操作者掌握具体的做法。操作是实施者的具体落实。检查是检查操作的效果如何。对照是将操作的结果与执行的要求进行对照，找出差距。修正是根据找出的差距，对执行的不恰当之处进行纠偏归正。

12. 执行的意义　执行的意义：一是实现决策，二是完成意愿，三是创造需要。从中体现决策者和执行者的价值意义。

13. 执行的管理者　执行的管理者，是将决策要求转化为可以实施、便于执行的方法和措施。执行的管理包括：管理的对象、内容、方式，以及监督实施、评估实施。管理对象是管理执行的实施者。管理内容是管理经决策的制度、职责、技术操作规程的有效执行。管理方式是布署、培训、检查、改进。监督实施是监管督导执行者的实施过程、监管事项的执行、督促事项的落实、引导执行的正确。评估实施是评估实施结果。通过评估实施者，发现决策的漏洞、反思自我管理的问题、考察实施者的能力和效果。

14. 执行的实施者　执行的实施者，是将专业知识技能按照制度、职责、技术操作规程要求进行操作。

执行的实施者，在实施执行的同时，还肩负着研究的任务：第一，自我评估实施的效果；第二，对专业知识技能进行创新；第三，对制度、职责、技术操作规程提出修改建议。

15. 执行的实施方式　执行的实施方式有：交流、记录、研究、操作。其中交流约占10%，记录约占20%，研究约占30%，操作约占40%。交流的目的是：征得理解、获得支持、达到满意。记录，只记录必须的，这是总结的需要、被执行者同意的需要。不为监督记录，不为评估记录，不为表明工作记录，不为显示成绩记录，不为不信任记录。不能用记录证明工作，更不能让被执行对象签字以证明执行者的工作。通过实际效果反映工作，通过监督反映工作，通过评估反映工作研究本案。研究此执行对象。研究与此执行对象相关的对象。研究执行对象领域的发展动向。操作，精心操作，争取最佳。如检查的操作：视听叩触；观察、探视、听诉、叩体、触摸。治疗的操作：手法、手术。

16. **执行是必须**　执行是行事的必须，没有执行，空谈无用。

17. **执行是实干**　执行是实实在在地干，干的过程是实现决策的过程。

18. **执行要有结果**　执行要有始有终，形成结果。没有结果的执行，半途而废的执行，都是无意义的。

19. **执行所必备**　制度、职责、规程、创新，都是执行所必备的。每项工作有制度，每个岗位有职责，每项操作有技术操作规程。在执行中要创新，创新是符合实际的合理改变。

20. **执行体系**　执行体系是执行决策，接受下达任务，实施完成任务，总结经验教训。执行有计划、时间、方式、程度。执行是干了，可以完全按计划干、部分按计划干、没有按计划干。干错了，需要改，改也要有计划，可以完全按计划改、部分按计划改、没有按计划改。

21. **执行的依据**　执行的依据是按什么执行。一是摸索着执行。没有经验，也没有标准条款，更没有文化理念，而是边摸索边执行，边执行边摸索。二是按经验执行。个人经验、集体经验，依据经验，对照新情况执行，优势在于有经验可循，劣势可能犯经验主义，反而不利于执行。三是遵照标准执行。依据既成的规范、标准等条款执行。或者把已有的经验总结归纳成标准条款执行。四是依据文化理念执行。依据文化思想、或将条款上升到文化理念上执行。在文化层面，自觉、自悟、自主、创新。

22. **执行的过程**　执行的过程是怎样执行。执行的过程要有执行人、执行方法、执行措施。执行人是执行的具体操作者。执行方法是执行所使用的工具方法。执行措施是执行所采取的办法措施。

23. **执行的结果**　执行的结果是执行得怎样。执行的结果讲究三效一重，即效率、效果、效益、权重。

效率是速度，效率高突出一个快字。效果是优劣，效果优突出一个好字。效益是多少，效益大突出一个多字。权重是均衡，权重妙突出一个省字。

（五）监督

1. **监督的概念**　监是监视、监测、监管、测量、检查（抽样、比对、匹配度）。督是督导、督促、管理、管辖、条理、指导。监督是监察、督导、督促。监督，是在检查的基础上，催促执行，引导正确执行。监督，是谋事体系中的完善方面，有监督才能促使执行到位、完善。监督是一种管理手段。监督管理简称监管。监管本身也是一种执行，监管者应按"执行"操作。监管过程也包括"评估"，监管者应按"评估"进行。监督管理运行过程、完成情况，保证正常运行，为评估提供依据。

2. **监督是监测**　监督是对执行的监视、测量，通过有效的监测，为评估提供依据，同时也是对决策的印证。

3. **监督是检查**　监督是对执行过程的检查，通过检查发现决策的问题、执行的问题、监督的问题，以便及时改正，或为下一步改进提供依据。

4. **监督是督导**　监督是督导催促，监督的过程是发现问题，提出问题，引导正确执行，催促按时执行的过程。

5. **监督的对象**　监督的对象：一是执行的管理者，二是执行的实施者。监督执行的管理者，是对高层的决策者和中层的职能部门进行监督。监督执行的实施者，是对实施执行负责落实的基层和具有控制作用的中层进行监督。

6. **监督的方式**　监督的方式包括：查阅文件、

抽查个案、检查实行、倾听、咨询。查阅文件是查阅有结果的文字资料。抽查个案是随机抽查个别案例。检查实行是检查正在实际执行过程的情况。倾听是听取当事人的汇报。咨询是询问相关人员满意度，询问服务对象满意度。

7.**对决策形成过程的监督** 对决策形成过程的监督，首先是对决策群体的资质、能力和水平的监督，其次是对决策形成过程的合法性、合理性、合情性、有效性、可行性、时效性进行监督。

8.**对执行的监督** 对执行的监督是对执行时效性、正确性的监督。

（1）监督执行的依据：监督执行的依据，要问：为什么依据这个，有无更好的依据。这个依据合适、合理、合法、合情与否。合适与否，是指执行依据是否适合执行部门的情况。合理与否，是指执行依据结构、内容的合理性。合法与否，是指执行依据的合法性。合情与否，是指执行依据是否人性化、有无禁忌。如有无照顾特殊人群需要、是否有违伦理道德、是否有歧视、虐待。

（2）监督执行的过程：监督执行的过程，要看是否按制订的去做。要看是否正在执行中。要看执行是否到位。要看对执行的变通有无依据。

（3）监督执行的结果：监督执行的结果，要看达没达到预期。效率如何——快不快——速度的快慢程度。效果如何——好不好——达到的优劣程度。效益如何——多不多——达到的量化程度。权重如何——省不省——掌握的均衡程度。

9.**对评估的监督** 对评估的监督是监督评估的方式、项目、内容。要求评估的合法有效，有参考价值。只有合法的评估才能得到认可。只有有效的评估才能指导工作。只有正确的评估才有现实意义。

10.**监督管理** 监督管理包括：抽样、比对、匹配度、奖惩。抽样包括：抽查、普查、收集意见、调查、考试、考核。比对包括：与标准对比、与要求对比。匹配度是执行的实际情况与标准要求的匹配程度，达到的百分率。奖惩是决定对表现好和表现差的奖励或惩罚。

11.**监管的步骤** 监管的步骤一是确定监管对象及项目，二是设定适宜的监管方法，三是采取必要的监管措施，四是实施监管过程。监管对象是对谁进行监管，监管项目是对哪些内容进行监管。监管方法是监管所使用的工具、方法，包括：检查、调查、考核、演示、提问。监管措施是监管所采取的办法、措施。安排监管人员，针对部门、岗位、人员，按照执行项目，规定时间、方法、步骤。包括：检查时间，采取方法的时间，如考试考核时间、操作演示时间，获得监管结果。监管过程是检查执行过程的正误，指出其错误所在，并提出改进工作的意见和建议。

12.**监管的任务** 监管的任务，一是监管督促执行者对决策执行的有效性和正确性；二是监督管理导向，监督管理决策的落实情况；三是监管决策是否及时，执行是否到位，监管是否全面，评估是否客观；四是检查完成进度、是否符合要求、提出整改建议。

13.**监管的环节** 监管的环节包括：监管起动、监管过程、监管结果。监管起动，是执行人、时间、地点、条件的到位情况及启动情况。监管过程，查看是否按照既定要求执行。监管结果，查看是否要求的结果。

14.**监管的范围** 监管的范围包括：监管决策、执行、监管、评估。即对决策者的监管，对执行者的监管，对监管者的监管，对评估者的监管。监管决策的正确、监管执行的到位、监管监管的公正、监管评估的恰当。监管决策的正确，一是从理论上把关，二是从实际运行上看效果。监管执行的到位，一是监管对决策的执行到位，二是监管操作执行的到位。监管监管的公正，一是监管者的公正，二是监管事项的恰当，三是监管内容的合理。监管评估的恰当，一是对评估者的监管；二是对内部评估部门，或者外部评估机构的监管；三是对评估项目内容及结果的监管。

15.**监管的类型** 监管的类型是谁监管，监管谁。监管的类型包括：第一方监管，即自我监管；对方监管，即客户监管；第二方监管，即上下平级监管；第三方监管，即无关者的监管。

（1）第一方监管：第一方监管，是自我监管，执行者自己监管自己的执行情况。自我监管是一种自觉，是当事人的反思。

（2）对方监管：对方监管是一次验收，是从执行对象那里得到的真实效果反馈。

（3）第二方监管：第二方监管，是上下级和平级监管，是与执行者相关部门的监管，执行者的上级、平级或下级。

（4）第三方监管：第三方监管，是决策者和执行者以外的别人监管。第三方监管的单位和监管人与被监管者没有直接关系。是与"执行"和"第二方监管"无关的团队。第三方监管是一种衡量，是对执行者能力的衡量，也是对执行者与被执行者关系的衡量。

16. 监管的依据　监管的依据一是依据事项、任务和要求；二是依据标准要求的达标情况；三是依据实际需要的符合情况；四是依据分派任务的完成情况。

17. 监管的内容　监管的内容包括：时间、数量、质量、符合度。时间是所监管事项的时间，包括执行时间、持续时间、完成时间。按时、超时，还是提前。数量是所监管事项的数量，包括总数量，分布数量，单位时间内的数量，空间容纳的数量，阶段规定的数量。质量是所监管事项的质量，包括总体质量，个体质量，全过程质量，阶段性质量。符合度是监管事项执行过程与要求的符合程度，完成内容与要求的符合程度。

18. 监管的表述　监管的表述，一是按时与否；二是数量完成百分率；三是质量合格百分率；四是与要求相符合的程度。

19. 监管的意义　监管的意义在于：一是监测任务的完成情况；二是督促工作进度；三是促使交叉项目的协调配合；四是引导项目走向正确道路，避免错误的发生。

20. 监管的策略　监管的策略：要么从宏观着眼，要么从微观着手。要么用小事印证大事，要么从大事衡量小事。要么从做法推断想法，要么从经验衡量文化。从策略上讲，未做到位有理由，不为托辞找借口。

21. 考核是监管的环节　考核是监管的环节，考核包括：考核程序、考核机制、考核项目、考核标准、考核方式、考核类型。

（1）考核程序：考核程序是依据执行条款，确定监督事项，详列检查内容，制订考核办法，定性定量结合，做到奖惩分明。如监督检查法律、规章、制度、职责、指南、标准、规范执行情况。对其具体内容的实施过程和结果,制订考核办法，进行考核，视其优劣，进行奖惩。

（2）考核机制：考核机制包括考核谁、谁考核、考核者谁考核。第一是考核谁？一是考核高层（决策者）；二是考核中层（职能科）；三是考核基层（科室及员工）；四是考核内部考核者。第二是谁考核？一是执行的上级部门考核：高管考中层，中层考科室，科室考员工。二是专设的监管部门考核：质量管理办公室、监察室、审计室、考核办公室。三是特设的考核组织：考核委员会、专项考核小组。第三是考核者谁考核？形成循环的考核链条：一是上级考核下级；二是专设的监管部门考核执行部门；三是特设的考核组织考核监管部门及执行部门。

（3）考核项目：考核项目，一是考核应该考核的项目，二是考核可以考核的项目。第一，考核应该考核的项目。应该考核的项目，是指全部的要求，无论条件成熟不成熟、做到做不到都须纳入。优点是：完整全面，有利于全盘考虑。缺点是：由于不统一，会引起被考核有问题者的攀比，此人违反了此项被罚了，彼人违反了彼项却没被罚。因为都属于考核项目，所以，易给人考核偏向，厚此薄彼的口实。第二，考核可以考核的项目。可以考核的项目，是指条件成熟的、能做到的项目才纳入，不成熟、做不到的项目暂不纳入，待成熟做到后再纳入。优点是：要求一致，便于掌握，宽严统一，避免攀比。缺点是：不全面，不完整，需要反复增减项目内容。

（4）考核标准:考核标准要看制订的原则性、设置的合理性、实现的可能性、操作的可行性、项目的变化性、相互的平衡性。第一，制订的原则性。制订标准的原则是做可以做，能够做到的。要避免出现两个极端：一是该做的没做到，本应制订的，高管没制订；本应执行的，中层没执行；本应落实的，科室没落实；本应操作的，员工没操作；本应考核的，考核者没考核。二是不该做的做了，做了本职之外的，做了允许之外的，做了禁止之内的，做了有害工作的，做了不利员工的，做了造成损失的。第二，设置的合理性。合理的标准要考虑，要求的严与宽、内容的粗与细、判定的加分与扣分。第三，实现的可能性。可能实现的标准，要看人工是否便利、电脑能否生成。第四，操作的可行性。可行的操作，要看能否执行，执行是否到位，操作的难易程度及权限。第五，项目的变化性。变化的项目是根据工作需要增减内容及相应的分值。第六，相互的平衡性。平衡项目内容，是指对各部门科室之间标准分值权重的平衡，避免相互间的差别过大，造成意见。

（5）考核方式：考核方式包括高层抽查、中层普查与抽查、基层常查与细查。可以定期查、专项查，也可以查难点、重点、疑点。

（6）考核类型：考核类型包括定量、定性、定质、绩效。定量是量化考核，定性是性能评判，定质是质地评估，绩效概括了业绩、成绩，效应、效率、效果、效益。这就是通常所说的性质、质量、成绩、效果。

（六）评估

1.评估的概念　综合地讲，评估是分析、评价、估值，通过观察、检查、总结、分析、反思、归纳，做出评估。评估是谋事体系的总结归纳方面，有总结才有收获和进步。评估是评价估计设置的合理性、执行的有效性、监管的及时性。分开来讲，评是批评、评论、评价。估是估计、估算。批评是对他人，自我批评是对自己。评论从不同角度有不同内容：未达目的、达到目的、有所创新；合法性、合理性、合情性；前瞻性、可行性、实用性；全程、阶段；全面、片面；整体、局部；形式、内容；表面、实质。估算效应、效率、效果、效益；估测、估值。权重，权衡轻重，权衡孰轻孰重，轻重是否得当。通过评估，进行研判，研判正确或错误；正常或违规；问题或拓展。

2.评估的对象

（1）评估决策体系：评估决策体系，是对决策者、决策内容、决策方式、决策效率的评估。评估决策者的资质、能力和水平。评估决策内容的实用性、可行性。评估决策方式的合法性、合理性、合情性。评估决策效率的及时性、有效性。

（2）评估执行体系：评估执行体系，是对执行者、执行方式、执行内容及执行效率、执行效果、执行效益的评估。评估执行者的资质、能力和水平，评估执行方式的合理性和实用性，评估执行内容的合法性和适用性，评估执行效率的高低、执行效果的优劣、执行效益的好差。

（3）评估监督体系：评估监督体系，是对监督者、监督方式、监督内容及监督效率、监督效果的评估。

评估监督者的资质、能力和水平，评估监督方式的合理性和实用性，评估监督项目的合法性和适用性，评估监督效率的高低、监督效果的优劣。

（4）评估评估体系：评估评估体系，是对评估者、评估方式、评估内容及评估效率、评估效果的评估。

评估评估者的资质、能力和水平，评估评估方式的合理性和实用性，评估评估项目的合法性和适用性，评估评估效率的高低、评估效果的优劣。

3.评估的内容

（1）评估决策的可行与否：评估决策的可行与否，是对决策可行与不可行做出评估。对于可行的决策，继续施行；对于不可行决策给出修改建议。

（2）评估执行的到位与否：评估执行的到位与否，是对执行到位与不到位做出评估。对于执行到位的给予肯定，需要继续执行的继续执行；对于执行不到位的，给予整改意见和建议，需要中止的及时中止执行。

（3）评估监督的有效与否：评估监督的有效与否，是对监督的有效与无效做出评估。对于监督有效的继续进行；对于监督无效的，提出纠正意见和建议，或中止监督，进行改进。

（4）评估评估的适当与否：评估评估的适当

与否，是对评估者和评估系统的评估，对适当的评估，给予肯定，对不适当的评估，提出意见和建议。

4.评估的方式

（1）根据数据评估：根据数据评估，是根据运行的现实情况，通过所反映的数据进行评估。

（2）通过调查评估：通过调查评估，是通过对事项的调查过程和调查结论进行评估。

（3）通过抽查实例评估：通过抽查实例评估，是通过抽查事项中的一些实际例子进行评估，以衡量全局情况。

（4）通过实地考察评估：通过实地考察评估，是进行实地观察、考核、测验，依据观察到的内容、考核结果、测验数据，进行归纳评估。

5.评估的方法 评估的方法主要是：根据评估的需要搜集资料，现场察看，交谈，询问，对有价值的资料进行分析，依据评估标准，进行对照，做出判断，给予评价估算。搜集的资料主要是运行数据，或总结。"评估"本身也是按"执行"程序操作的，"评估"也需要有"监管"。因此，评估的方法也要借助执行的方法，并参考监管的检查、调查、考核、演示、提问的过程或结果。

6.评估的步骤 评估的步骤有计划、实施、反思、改进。评估计划是确定评估者，进行评估的时间、地点、项目，评估结论的表述方式。评估的实施，是按照计划与实际情况实施了评估。评估的反思，是对评估计划、评估实施的内容进行回顾性地返观思考，分出成绩和问题。评估的改进，是对反思中发现的问题，进行整改，取得进步。

7.评估的类型 评估的类型，其实是"谁评估，评估谁"的问题。评估的类型有：第一方评估，即自我评估；对方评估，即客户评估；第二方评估，即上下平级评估；第三方评估，即无关者的评估。

（1）第一方评估（自我评估）：第一方评估是自我评估，是执行者自己对自己执行情况的评估、评价、估价。包括：决策层、执行层、监督层、评估者的自我评估。决策层对决策的评估，即决策者对自己决策结果的评估。执行层对执行的评估，即执行者对自己执行情况的评估。监督层对监督的评估，即监督者对自己监督过程的评估。评估者对评估的评估。即评估者对自己评估工作的评估。总之，第一方的自我评估，是评估者对自我决策、执行、监管、评估的正确性、时效性、客观性、可行性、价值性、满意度的评估。

（2）对方评估（客户评估）：对方评估是服务对象的评估。对方是执行对象，如果执行对象是客户，对方评估就是是客户的评估。客户评估也即是服务对象的评估。要研究客户评估的客观性、合理性、适用性、正确性，然后可纳入评估项。避免无意义的评估，避免人云亦云的评估，避免盲目扩大或无视客户的评估。

（3）第二方评估（上下平级评估）：第二方评估是当事人的上级、平级和下级评估，是由当事人相关部门对当事人的评估。包括：内部单设评估部门，站在执行与监管之外的评估。也包括：决策层对执行层、监督层、评估层的评估；执行层对决策层、监督层、评估层的评估；监督层对决策层、执行层、评估层的评估；评估层对决策层、执行层、监督层的评估。第二方评估者与被评估者有上下级或平级关系。

（4）第三方评估（无关者评估）：第三方是与当事者双方无关的另外一方。第三方评估是无关的局外人，或专门的评估机构，站在当事者局外，对当事者一方或双方进行的评估。第三方评估是"局外人评估"，是当事人之外的第三方评估。评估者与所评估之事无利益关系。第三方评估包括：评估第一方评估和第二方评估的深刻性、逻辑性、客观性、价值性、实用性、正确性；评估第一方的决策体系、执行体系、监督体系设置的合理性；评估当事一方或双方执行的正确性，以及效率、效果、效益。

8.评估的归纳 评估的归纳分为小结和总结。

（1）小结——部分评估：小结有部分结论，有阶段性结论，有某一项的结论，有某一时期的结论。

（2）总结——完整评估：总结是完整地汇总

结论，是全过程的结论、全时段的结论、全部的结论。

9.评估的重点　评估的重点是性、质、量、权重。

（1）性——德——好差——影响力——效应：性，定性评估好中差。好差，反映着道德品质。德性能产生影响力，如评为模范，获得荣誉。性常以价值衡量。价值是标识性的量。定性评估，有利于教育感化。定性评估，反映着价值、意义、幸福、快乐、享受的程度。性是效应的表现。

（2）质——能——优劣——效果：质，定质评估优中劣。优劣，反映着能力。质，可以通过培养、培训而变优。认定能力，晋升优先。质，反映着身体的健康程度。质是效果的表现。

（3）量——勤——多少——效率：量，定量评估多中少。多少，反映着努力、勤奋。如钱多体现着收入的增加，年龄衡量着寿命的长度。量是效率的体现。

（4）权重——绩——性质量的权重——效益：权重是度的把握。权重体现着绩，业绩。权重按照需要决定导向。性质量的权重，性质偏义于性，质量偏义于质。具体一事的权重，要看倾向于重性、重质、重量。均权是"性质量"各占1/3。人之性质量、世之性质量、事之性质量。权重是效益的体现。

10.评估的范围　评估范围包括：评估决策体系、评估执行体系、评估监管体系、评估评估体系。

（1）评估决策（对决策的评估）：评估决策，是对决策的评估。对决策计划、决策过程、决策结果进行评估。评估决策的正确性、合理性、实用性、可行性，决策是否适当，有多大的价值意义。

（2）评估执行（对执行的评估）：评估执行，是对执行的评估。评估执行的及时性、正确性、完整性、有效性，以及执行结果的效率、效果、效益、权重。

（3）评估监管（对监督的评估）：评估监管，是对监管的评估。评估监管的到位与否、宽严与否、及时与否、价值大小。并对监管的正确性、

可行性、有益性、促进性进行评估，对监督的方式、时效、频率、内容进行评估。

（4）评估评估（对评估的评估）：评估评估，是对评估者和评估事项的评估，即评估的被评估。评估"评估"的客观性、公正性、正确性、完整性、有效性。

11.评估的任务　评估的任务是对决策、执行、监管、评估，进行评估。评估决策是否可行、是否适当、是否正确。评估执行是否及时、是否正确、是否完全彻底，有无效率、有无效果、有无效益。评估监管是否到位、宽严是否得当，监管是否及时，监管价值的大小。评估评估得是否客观、公正、正确，评估的是否完整、有效。评估的任务就是通过评估和成效衡量当事方，了解对方，检验第三方。

12.评估的层级　评估的层级包括：评估员工、评估基层领导、评估中层领导、评估高层领导。

（1）评估员工：评估员工，是通过每个员工的具体操作，衡量评估员工个人的"德勤能绩"。

（2）评估基层领导：基层是多个员工组成的科室团队，通过科室所有员工，形成科室执行力。基层领导就是这个科室的带头人。评估基层领导，是通过评估科室的执行力，衡量评估作为负责人的基层领导的"德勤能绩"。

（3）评估中层领导：中层领导是负责多个科室，或负责多个科室某一项工作的职能科。评估中层领导，是通过评估中层领导所管辖的多个相关科室负责人及员工的执行力和执行效果，衡量评估职能科领导（中层领导）的"德勤能绩"。

（4）评估高层领导：高层领导是决策层。高层领导是由多个主管领导组成的，主管领导负责由多个相关职能科（中层领导）构成的业务系部。评估高层领导，是对各个主管领导的评估。通过评估系部，衡量主管领导（高层领导）的"德勤能绩"。全部中层系部构成团队，通过多个主管领导衡量评估团队。通过团队衡量评估高层领导的"德勤能绩"。

13.评估的依据

（1）对照标准看结果：依据标准的评估，是

对照标准看结果。严格按标准要求，完全符合标准的，结果属于优秀；达到标准要求，基本符合标准要求的，结果属于良好；多数符合标准要求的，结果属于及格。少数符合标准要求的，结果属于不及格。

（2）依据需求看供给：依据需求的评估，是依据需求看供给。完全按照需求，满足供给的，是合格；没有完全按照需求，只供给一部分的，是不合格。

（3）参照常规看效应：依据常规的评估，是参照常规看效应。符合常规做法，且效应明显的，是合格；不符合常规做法，且效应不明显的，是不合格。

14. 评估的表述

（1）二分法：评估的二分法表述是：满意、不满意。满意是所行与所思符合或基本符合。不满意是所行与所思不太符合或不符合。

（2）三分法：评估的三分法表述是：优（好）、中、劣（差）。优（好）是所行与所思一致；中是所行与所思基本一致；劣（差）是所行与所思不太一致，或不一致。

（3）多分法：评估的多分法，是用多个指标衡量评估结果。如100%、80%、50%、0。

15. 评估的衡定　评估的衡定，是权衡所评估事物或内容的性、质、量。

（1）定性——性的适度：评估衡定中的定性评估，是看事项或内容性的适度与否。

（2）定质——质的优劣：评估衡定中的定质评估，是看事项或内容质的优劣与否。

（3）定量——量的多少：评估衡定中的定量评估，是看事项或内容量的多少。

16. 评估的策略　评估要讲究策略。评估的策略有很多，可以从宏观着眼，也可以从微观着手。

评估是要侧重于衡量效应、效率、效果、效益的哪一方面。评估时，整体效果是关键，以小见大巧妙评判。

评估要注重：方向正确，顾全大局，从细微之处防范。评估要追溯源流，审视过程，居安思危，胸怀远见。

17. 追踪评估　追踪评估包括：追踪形式、追踪方法、追踪目的。

（1）追踪形式：追踪形式，一是个案追踪，二是系统追踪。个案追踪是追踪一件事完成的全过程，包括所涉及的系统。系统追踪是追踪一个系统从起始到终结的完整要素。

（2）追踪方法：追踪方法包括访问、查看、阅文、演示、提问、调查、考试。一是访问，面谈交流沟通；二是查看，现场查看具体的操作过程；三是阅文，阅览文件，如制度、职责、技术操作规程，流程、记录；四是演示，按操作的程序再做一遍；五是提问，根据所行的内容，提出问题，给予解答；六是调查，了解当事人及旁观者的说法；七是考试，把相关知识拟定为题目，书面解答。

（3）追踪目的：追踪的目的，是要看所行是否符合意愿，言行是否一致。通过看是否开展？如何开展？运行状况？成效如何？来判定目的达到与否。

18. 评估的意义　评估的意义在于：评估是总结工作、持续改进、再次决策的需要。

（1）评估是总结工作的需要：评估是对已经做过工作的总结。评估本身就是对决策执行过程的总结归纳，得出结论，以期接受经验教训。因此，评估是总结工作的需要。

（2）评估是持续改进的需要：通过评估发现差距，可以对下一步工作提出改进的建议。如此反复，就是持续改进。没有评估，改进就没有依据。因此，评估是持续改进的需要。

（3）评估是再决策的需要：通过评估肯定了成绩，找出了差距。评估就为发扬成绩，弥补差距，提供了素材，进而为再决策提供了依据。因此，评估的意义就在于为正确决策提供依据。

19. 评估报告　评估报告要有理有据，真实可信；便于操作，有利改进。一份好的评估报告，要能通过基层的工作效果，反映中层的工作状况，通过中层的工作状况，反映高层的工作态度。通过评估报告，要能够起到越级思考，层层追究的作用。所谓越级思考，是指局部的细枝末节，可能是整体的反映，基层的问题可能是决策问题的表现。所谓层层追究，一是指基层发生的问题，先要追究中层存在的问题，通过对中层的追究，再涉及高层的问题；二是中层发生的问题，先要追究高层的问题，再看基层的问题；三是高层发生的问题，先要看对中层的影响，再看对基层的影响。

四十九、谋划·施行·监管·纠正

（一）谋划

谋划是谋虑计划、筹划、智谋、运筹、规划。谋划是试图找到解决办法。事之谋划是筹谋事、谋划事。

不谋万世者，不足谋一时；不谋全局者，不足谋一域。成功的谋划是把握好过程，引向自然的结果，常常产生良好的效果。失败的谋划是设定好结果，走着拘谨的过程，往往出现尴尬的效果。谋划只是一种设想和推理，成功的谋划还要在实践中不断地受到启发和修正。

（二）施行

施是实施、措施、行施。行是执行、实行。施行是对谋划的具体实施运行。施行如何要靠谋划引领航向。没有很好的谋划，就没有顺利的施行。同时施行也是对谋划的一种检验，能给谋划很好的启示。下策的施行，照本宣科，严格按谋划行事。中策的施行，会在谋划基础上，对不合时宜的部分有所变通，即所谓领会精神实质、理解精神、不违背谋划的精神，这是原则性与灵活性的结合。上策的施行，会以谋划为参考，大胆改革，勇于创新，在没有路的原野里，趟出一条路来。施行是做出来的，做出来的要看两种效果，一是近期的现实效果，二是远期的理想效果。因此，施行的过程，还需要不断受到监管，得到纠正，以求施行更加正确，并有意义。

（三）监管

监管是监督管理。监管是针对决策和施行进行的监督管理。没有监管的决策是无制的，决策容易偏离方向。没有监管的施行是盲目的，施行容易出现错误。只有正确的监管，才能使决策在正确恰当的方向上引领，才能使施行在踏实的道路上稳步前行。监管的问题在于，监管过严，容易约束智能的自由发挥；而监管过宽，容易使决策和施行误入歧途。因此，正确、恰当、及时的监管就显得尤为重要。

（四）纠正

纠正是纠偏为正。纠正是把监管发现的谋划或施行过程中的正确与错误，进行整理归纳、分析甄别，找出形成差错的原因，找到正确实施的方法和途径，改正错误、调正偏差、纠正弊端。纠正的意义，不仅仅在于验证了实施的过程，肯定了正确，发现了错误，更重要的是通过纠正，避免了错误的继续存在，还可以举一反三，使今后类似的错误不再发生。

五十、预测·依据·论证

（一）预测

预测是取类比象，测知未来。环境中的一切事物和时间呈象都可以作为类比的对象，去类比推测欲知的事物。古代人们"卜以决疑"，在疑惑不解时，常采用占卜、算卦、测字，结合场境、景观、物象以预测事物。例如，以场境测事，地域、方位、时间、人、事、物等所有场境中的一切，都可以成为测事素材，通过取类比象，测定事物。

以汉字测事：汉字的造字方法有六：象形、指事、会意、形声、转注、假借，称为六书，可以借助每一字的六书特点，推测事物的发生发展变化。心想一事，口说一字（或手写一字），据字测事，言事验事。

以卦爻测事：简单的测算是，取三个钱币，正为阳，背为阴，抛掷落地。两正属阳爻，两背属阴爻，谓之常；三正为老阴，三背为老阳。谓之变。每执一次生一爻，第一次为初爻，第二次为二爻……第六次为上爻。六爻为六十四卦之一卦。《易经》即是根据常与变、卦象、爻象，测事。以甲骨测事：通过烧甲骨看纹路，测定事物。

（二）依据

任何人行任何事都是有依据的。不同的是，有的依据显而易见，有的依据不容易显示。依据经验是根据自己的经验，或借鉴别人的经验行事。依据惯例是按照公众的习惯做法行事。依据指南是遵守制定出的规范、规程行事。依据标准是遵循列出的标准条款行事。依据制度是依照制定的规章制度行事。依据职责是对照工作的岗位职责行事。依据规定是服从于上级或社会的规定行事。这些都是显而易见的依据。有时在处事时，常常不假思索地对某事进行处理。这有两方面情况，一方面可能是对相关依据掌握得比较熟练，成为下意识的处理，这样的处理往往能找到依据。另一方面可能是随意的，想到就做，难以找到显而易见的依据。即便是后一种情况，虽然找不到处理事情的依据，却也是个人素质、能力、水平，在处理这件事上的体现。基于依据的处理，正确性比较强，没有依据的处理，盲目性比较大。

（三）论证

论证是讨论证明所需要的、可行的，并弥补完善缺项。所需要的，是从实践中找需要，论证应该怎么做？可行的，是要论证所设定的项目是否可行可用，包括环境条件、知识结构、能力水平。弥补完善缺项，找出需要中的缺项，通过论证，加以研究解决。通过论证，把准备做的肯定或否定。通过论证，把做的推论和实践上升为理论。论证的过程，也是讨论修改的过程，讨论修改是对创新的论证完善。论证时，要领会原则精神，理清项目内容，发表不同意见，提出合理建议，修不偏离本意，改必完善向好。

五十一、动机·设想·规划

（一）动机

动机，是行为的发端、方向、强度和持续性。动机是指由特定需要引起的，欲满足各种需要的特殊心理状态和意愿。动机是指一个人想要干某事情而在心理上形成的思维途径。同时也是一个人在做某种决定所产生的念头。动机是为实现一定目的而行动的原因。动机还是一个人心理和行动一致的一大倾向，理念实施的组织源头。动机是促使人们从事某种事情的念头或愿望。动机是推动人从事某种活动，并朝一个方向前进的内部

动力。鼓励和激发可以作为动机，使人们产生一种内在驱动力，使之朝着所期望的目标前进。

动机是个体的内在过程，行为是这种内在过程的表现。引起动机的内在条件是需要，引起动机的外在条件是诱因。驱使有机体产生一定行为的外部因素称为诱因。凡是个体趋向诱因而得到满足时，称为正诱因；凡是个体因逃离或躲避诱因而得到满足时，称为负诱因。动机包含动势和动力。动势有主动，有被动。主动是主观能动性；被动是被迫行动。动力有权，有利。权，可以独立支配、体现个人意志；利，受到尊重拥戴、获得经济利益。

（二）设想

设想是设计、想象、考虑、着想、打算。设想是想法的设定、预想。有了设想才有谋划的初步思路。设想是在心里的筹划、谋划。设想的谋划，注重的是过程，追求的是效果。设想是主观臆想，有想法就要有规划。

（三）规划

规划是主观客观的长远设计。规划是谋略指导下的具体方案，是策略的深化和细化。规划是个人或组织制定的比较全面长远的发展计划，是对未来整体性、长期性、基本性问题的思考和考量，设计未来整套行动的方案。规划是融合多要素、多人士看法的某一特定领域的发展愿景。规划具有长远性、全局性、战略性、方向性、概括性和鼓动性。规划的可操作文本是计划，计划是受制于规划的范畴。

五十二、计划·实施·检查·改进（PDCA）

P是计划、D是实施、C是检查、A是改进，这是行事的四大方面。第一，PDCA套PDCA。即P含PDCA，计划的完成包含着计划、实施、检查、改进；D含PDCA，实施的过程包含着计划、实施、检查、改进；C含PDCA，检查的进行包含着计划、实施、检查、改进；A含PDCA，改进的调整包含着计划、实施、检查、改进。第二，PDCA接PDCA。即前一周期的"改进A"，就是下一周期"计划P"的基础和起点。

（一）计划

计划是行事的第一步。"凡事预则立，不预则废。"预，就是预先计划、准备。计划是事先设计规划。"多算胜，少算不胜。"算，就是计划。"人无远虑，必有近忧。"虑，就是思考、计划。无论何事都有计划，有的计划只是一闪念，有的计划是深思熟虑；有的计划是口头布署，有的计划是书面形成。计划的成熟度和周密性，在一定意义上决定了实施的效率、正确性和顺利程度。操作前，先订计划，有概略计划，有详细计划，合适的计划，便于操作，不合适的计划，不便于操作。计划是主观客观的近期设计。有可能就要有计划。计划赶不上变化，因此计划要略有弹性留有余地，留下调整空间。结果常意想不到，因此过程要因势利导善于趋优避劣。

（二）实施

实施是实际施行、实行、实践。实施是用行动来实现纲领、政策、计划等。实施是计划后的实际执行、操作。操作是具体的实施、做法。实施是按计划落实施行。实施是遵制、履职、操作。实施有项目、名称、意义、目的、可行性、持久性。实施需要一定的设施，如占地、房屋、设备、消耗品等。实施需要技能，知识结构、技术及能力。实施要执行政策，讲究原则。灵活变通，随机随缘。从大处着眼，从小处着手。踏实做事，开阔眼界。积累经验，以利再干。做好小事，想着大事。细节做精，顾全大局。实施的过程，可以按计划，可以随意，可以依经验，可以依标准。实施操作适当与否，要靠检查来验证。实施是行事的最关键步骤，正确、高效、顺利实施是人们的期望。一切前期准备都是为实施服务的，准备再充分，实施不到位，等于０。准备不充分，实施到位了，等于一百。每次的实施都是下一次计划和实施的基础和试验，如此，实施才能朝着正确、高效、顺利的理想状态前进。"路虽近，不行不到；事虽小，不为不成"。

（三）检查

检查是检测、勘查、查验。检查有自查与他查、普查与抽查、定向查与定点查、粗查与细查。检查是检验查看实施是否正确。检查是在操作后进行的。检查包括：检查计划的可行性、完整性和计划的完成情况。只有检查，才能发现问题。在检查中善于发现计划的对与错，有无缺陷，有无问题，什么样的缺陷，什么样的问题。检查实施操作的正确性。善于根据操作的现实需要，调整计划，保证实施更正确、更有效、更符合具体情况，更有利于下一步实施，更有利于结果的完整。为改进提供依据。

（四）改进

改进是纠错、调整、提高、创新。改进是改变原有状况和情况，使之有所进步，得到提高。改进是一种以追本溯源、刨根问底的单元分析法为基本方法的有效降低成本、提高质量、增进效益及效率的系统理论。改进基于检查之后，针对检查发现的问题，判断有无改进之可能。而后改正以求进步。改进，一体现在改，二体现在进。对当前工作的改，对下一步工作的改，对以后计划的改。通过改，使计划进步，实施过程进步，结果进步，并使以后的设计进步。改进是人类不断进步的必要步骤。成功者、正确者、高效者，无一不是注重改进的结果。改进要趋优避劣，改得更加适宜于事，不是为改而改。对于发现的问题，提出改进意见，进入下一个"计划、实施、检查、改进"的过程。

五十三、需要·权衡·把握

（一）需要

需要获得，需要表达。如选择与对待、肯定与否定、获得与表达、争取与放弃。

1. 需要的概念 需要是指人体组织系统中的一种缺乏、不平衡的状态。需要是个体对内外环境的客观需求。需要是人脑对生理需求和社会需求的反映，即人的物质需要和精神需要两个方面。它既是一种主观状态，也是一种客观需求的反应。需要常以一种"缺乏感"体验着，以意向、愿望的形式表现出来，最终导致为推动人们进行活动的动机。需要总是指向某种东西、条件或活动的结果等。需要具有周期性，并随着满足需要的具体内容和方式的改变而不断变化和发展。需要被认为是个体的一种内部状态，或者说是一种倾向，它反映个体对内在环境和外部生活条件的较为稳定的要求。人类个体需要的产生，受到诸多因素的影响，主要有生理状态、情境和认知水平。人们为了求得个体和社会的生存和发展，必须要求一定的事物。如食物、衣服、睡眠、劳动、交往等。这些需求反映在个体头脑中，就形成了他的需要。任何需要都有明确的对象。或者表现为追求某一种东西的意念，或者表现为避开某一事物、停止某一活动的意念。

需要随社会历史的进步而不断发展。一般由低级到高级、简单到复杂、物质到精神、单样到多样。

2.需要的表现特征　需要具有对象性、阶段性、社会制约性和独特性特征。

（1）需要的对象性：人的需要不是空洞的，而是有目的、有对象的，而且随着满足需要的对象的扩大而发展。人需要的对象既包括物质的东西，如衣、食、住、行，也包括精神的东西，如信仰、文化、艺术、体育；既包括个人生活和活动，如个人日常的物质和精神方面的活动，也包括参与社会生活和活动，以及这些活动的结果。如通过相互协作，带来物质成果，通过人际交往，沟通感情，带来愉悦和充实；既包括想要追求某一事物或开始某一活动的意念，也表现为想要避开某一事物或停止某一活动的意念，这些意念的产生都是根据个人需要及其变化决定的。各种需要彼此之间的区别，就在于需要对象的不同。但无论是物质需要、还是精神需要，都必须有一定的外部物质条件才能满足。如居住需要房子，出门要有交通工具，娱乐要有场所等。

（2）需要的阶段性：需要的阶段性是指，人的需要是随着年龄、时期的不同而发展变化的。也就是说个体在发展的不同时期，需要的特点也不同。如婴幼儿主要是生理需要，即需要吃、喝、睡；少年时代开始发展到对知识、安全的需要；到青年时期又发展到对恋爱、婚姻的需要；到成年时，又发展到对名誉、地位、尊重的需要等。

（3）需要的社会制约性：人不仅有先天的生理需要，而且在社会实践中，在接受人类文化教育过程中，发展出许多社会性需要。这些社会需要受时代、历史的影响，也受个人思想的影响。在经济落后、生活水平低下时期，人们需要的是温饱；在经济发展、生活水平提高的时期，人们需要的不仅是丰裕的物质生活，同时也开始需要高雅的精神生活。从思想层面，有人需要不劳而获、坐享其成；有人需要自由、民主，有人需要为实现理想而奋斗。所以，人的需要具有社会性和历史与思想的制约性。

（4）需要的独特性：人与人之间的需要既有共同性，又有独特性。由于生理、遗传、环境、条件、思想等因素的不同，每个人的需要都有自己的独特性。年龄、身体条件、社会地位、经济条件不同的人，都会在物质和精神方面有不同的需要。

3.需要的起源　需要的起源可以分为：自然性生理需要、社会性需要、物质性需要、精神性需要。精神需要是社会性需要。物质需要大多属于生理性需要，也有社会性需要。

4.需要的类型　人的需要包括不同的类型。生理需要、心理需要、交流需要、自我实现的需要。生理需要包括衣食住行、养生、保健、治疗、康复。心理需要包括情感、爱恋、精神、交流、安全、满足意愿。自我实现需要包括热爱的事业、乐意的奋斗。

（二）权衡

权衡的过程是斟酌的过程。权衡轻重缓急，斟酌利弊得失。大事与小事的权衡，可以不计小节，可以细致入微。整体与局部的权衡，或者顾全大局，或者突出局部。过程与结果的权衡，有的首尾相顾，有的钻头不顾尾。浅与深的权衡，是由浅入深，还是深入浅出。始与终的权衡，是善始善终，还是虎头蛇尾。面与点的权衡，是照顾全面，还是只管一点。长远与一时的权衡，"不谋万世者不足谋一时"，是立足于长远，谋一时；"立足于现在，着眼于未来"，是立足于一时，谋长远。全局与一域的权衡，"不谋全局者不足谋一域",是立足于全局,谋一域。"细节决定成败",是立足于一域,谋全局。常与变的权衡,良将用兵如医之用药,事变兵亦变,病变药亦变。

（三）把握

把握,是用手握住、抓住。意指掌握、执持、拿捏。思想上掌握,理解。透过现象,把握本质。把握关键,关键就是要害。执牛耳是抓关键,有钢使在刀刃上是用关键。把握火候,就是要把握度。

五十四、视·察·析·评·解

（一）视

视是观、看、见。

1. **观** 观是大致地、泛泛地看。观望,可能什么也没看见,视而不见。

2. **看** 看是认真地、仔细地看。看了却不一定看清,熟视无睹。

3. **见** 见是目睹、看见,不但观看了,而且见到了。

（二）察

1. **检察** 检察是检查、稽查、考察、察找、寻找。

2. **察觉** 察觉是通过检查发觉了、看出来了。

3. **察知** 察知是通过观察、考察,了解了、知晓了。

4. **辨别** 辨别是通过观察对不同事物加以区别。

（三）析

1. **分析** 分析是分解辨析。把一件事物、一种现象、一个概念分成各个部分,找出这些部分的本质属性和彼此之间的关系。由此及彼、由表及里、由一及三。

2. **剖析** 剖析是深入细致、逐条、逐项的剖开分析。

（四）评

评是品评、批评、评议、评论、评价。

1. **品评** 品评是品赏评价。

2. **批评** 批评是在批解、批驳基础上的评判。

3. **评议** 评议是评价、议论。

4. **评论** 评论是评述、论证。

5. **评价** 评价是指对一件事或人物进行判

断、分析后的结论。评价常用三分法：高、中、低；优、中、劣；虚无、理想、现实。

（五）解

解是有层次的解答、解读、解析、解释、解开、解决、解放、解脱,层层递进。

1. **解答** 解答是就事论事的,一对一的应答。

2. **解读** 解读是详细了解、领会,是解析、解释的前提。

3. **解析** 解析是解读之后的分析、归纳、条理。

4. **解释** 解释是用通俗的语言让人理解。

5. **解开** 解开是解释之后的想开、开悟。

6. **解决** 解决是调解完成有了结果。

7. **解放** 解放是松解放开,打破了原来的禁锢。

8. **解脱** 解脱是解放之后,脱离、摆脱了原来的处境。

五十五、目标·目的·指针·路线

"目标·目的·指针·路线",简称"标·的·指·路"。

（一）目标

目标是为达到目的设立的可视标杆。

1. **行业目标** 行业目标,是本行业谋划的总目标、阶段性目标。

2. **单位目标** 单位目标,是单位发展的总体目标、阶段性目标。

3. **部门目标** 部门是单位下属的部门。部门目标,是部门为实现单位或行业阶段性目标的目标、部门自我发展目标。部门目标可以融入单位指标、可以创造性地突破单位目标,前提是利于单位发展,不能悖于单位发展。

4. **总体目标** 总体目标,是以一个时间单位、工作量、客观条件形成的一个行业或单位的大目标。

5. **阶段目标** 阶段目标,是从总体目标分化出来的若干个分目标。

（二）目的

1. **目的是意愿** 目的是意愿,目的是想要获得的结果。目的是适合自己的意愿。具体的目的不一定正确，但是却符合自己的思想和行事方式。

2. 目的是预期的行为　目的是指行为主体根据自身的需要，借助意识、观念的中介作用，在行为之前心目中预先设想欲达到的行为或结果。目的是行为的灵魂，规定着行为的价值和方向，并且贯穿于行为的全过程。

3. 目的是想要的结果　目的是想要达到的最终结果。

4. 目的贯穿于实践过程的始终　作为观念形态，目的反映了人对客观事物的实践关系。人的实践活动以目的为依据，目的贯穿实践过程的始终。

5. 目的是目标的指向　随着活动层次的不同，就有了目标、目的的不同。为了实现目的而设定了目标，当目标设定之后，这个目标也就具有目的的意义了。为了实现这个目标（目的），还可以再设分目标。所以，目的是目标的指向。有目的不一定有目标，有目标一定有目的。先有目的，后有实现目的的目标。也可以说先有目标，而当这个目标确定之后，就演化为目的了，为了实现这个目的，再定目标。因此，归根结底还是先有目的。

（三）指针

指针是指导方针，指针指引着方向。

（四）路线

路线是路径、线路、途径、道路。道从具体的路中提升到思想层面，如道行、道理、道德。

五十六、业·绩·效

（一）业

业是事业、业产。业有业绩、业障。业绩是业的成效，业障是业的障碍。

（二）绩

绩是成绩、功绩、绩效。

（三）效

效是效应、效率、效果、效益。

五十七、随意·摸索·经验

（一）随意

随意是随机随便的意愿。随意只是在"想法"

阶段。依据自己的想法行事。

（二）摸索

摸索是没有任何参照，自己尝试着去做。没有经验、没有标准、没有文化底蕴，凭执行者的感觉，摸索进行。由于摸索没有先例，所以常常出现犹豫徘徊，导致止步不前，走弯路，甚至失败。

（三）经验

经验是依据自己或他人经过验证的过程、道路、途径、方法行事。经验是按照自己以往的经过验证的体验，或接受别人经过验证的体验去做。经验是经过验证，在"有先例"的阶段。依据自己或别人的经验行事。自己做过，按照以往的经验进行；他人做过，参考他人的经验进行。经验简便易行。由于经验不一定成熟，或成熟的经验难以应对已经变化了的情况，可能部分返回到摸索阶段，会导致走弯路。

五十八、惯例·标准·文化

"随意、经验、惯例"与"规范、规程、标准"一样，回答了怎么做。

（一）惯例

惯例是按习惯做法去做，惯例是成熟的固化了的经验做法和规矩。惯例是没有形成规范和标准的、而被公认的先前实例。

（二）标准

标准是以标杆为基准，依据客观指标准则行事。标准是结合想法、经验，经过研究，比较成熟的条理化的标的和准则。标准依据成熟的准则行事。标准是按照规范的、有指标准则的条款去做。标准是归纳经验、条理出的规范。按照标准进行，执行有据、要求统一，便于检查对照，易于评估评价，利于修改纠正。

由于标准的严密性，导致可能的教条僵化，一旦情况有变容易行使不符合实际的做法，影响灵活变通。

（三）文化

文化是依据文化观念行事。文化是按照提升出的思想文化观念做。文化是经验与标准的综合与感悟，文化既有原则性，又有灵活性，更具创新性。文化是建立在惯例和标准化基础之上的自觉和便捷。文化是经历想法、经验、标准化之后的自觉和灵活变通。探索注重理性，寻找经验价值，灵活运用标准。执行更符合实际，结果更具前瞻性、借鉴性。由于文化的灵活性，导致缺乏评估依据，而不便于形成一致的评估，甚至会出现截然相反的评估。

五十九、方案·措施·落实

（一）方案

方案是实施的方法、步骤。方案要经过制订、论证，试运行或演练，最后确定实施。实施的具体方案，谁做，怎么做，先后顺序，时间安排。方案相当于战略。按部就班有方案，紧急情况有预案，方案要符合常理，预案要创造奇迹。

（二）措施

措施是举措、实施。举措是举动、行为；实施是实际施行，达到目标。措施是针对问题的解决办法。针对方案要求所采取的实施措施，如方法、路线、培训、奖惩等。措施相当于战术。凡事都要制订措施，按措施执行。

1. 非常措施　非常措施是在异乎寻常的、特殊时期而实施的措施。

2. 安全措施　安全措施是没有危险、不受威胁、不出事故的操作方式。

3. 应变措施　应变措施是应付事态变化的实施方式。

4. 预防措施　预防措施是事先防备，应付可能发生或出现的事。

5. 强制措施　强制措施是使用暴力强迫、迫使强制执行的方法。

（三）落实

落实是按照方案的设定，通过措施把要求落到实处。落实相当于战斗。必要时，落实要有记录。以便查验、总结和纠正。

六十、执事·观事·忆事

执事是当事人。事的执掌者、主宰者、参与者。观事是旁观者。是当事人之外的能看到事件过程的观众。忆事是对事的回顾。有当事人的回忆，有旁观者的回顾，也有对于看到过或听到过的那些人的回忆。

六十一、革命·改革·变改

革命是革除生命，换掉当前存在的状态，更新现状，从根本上改变命运。改革是改掉革除当前不合适的状态。变改是变换修改当前不适应的状态。

六十二、总结·分析

总结是总和各方面的情况，做出有指导性的结论。总结是把一定阶段内的有关情况汇总、归纳、整理，以便于分析、研究、改进。分析就是将研究对象（事物、现象、概念）的整体分为各个部分、方面、因素和层次，离析出本质及其内在联系，并分别加以考察的认识活动。分析的意义在于细致地寻找能够解决问题的主线，并以此解决问题。

六十三、我解悖论

为什么会出现悖论？悖论是如何形成的呢？悖论可否释解？这是我思考多年的问题。

我的结论是：悖论是可以释解的。之所以出现悖论，一是因为没有正确定义，或者定义模糊不清，定义分界不明。二是因为立场定位不准确，角度不清晰；三是对于场景语境认知模糊不清，概念混淆。

六十四、我对自由的定义

什么是自由？由于对自由的定义不同、认识不同，用于指导实践也不同。对自由的定义，自是自己、自我、是独立的个体；由是顺随、遵照、遵从、顺从、听从、听凭、听任。自由定义为：自我顺意、随欲，服从安排，不以为被束缚。

无论在什么样的情况下，只要自己乐意而不违心，就是身心的自由自在。即便身体没有被约束，如果内心不乐意就不是自由。在处境艰难的情况下，身不由己，被迫无奈，或者强求，都不是自由。孤独、寂寞、恐惧、焦虑，是自己为自己套上枷锁，是自作自受，也不是自由。别人为你创造的良好条件，如果你不随心意，也不是自由的状态。

积极主动，乐观向上，干劲十足，砥砺奋进是自由。悲观低沉，劲力空乏，消极颓废是丢掉了自由。

为人积德行善，保持正能量，相互勉励，纠正错误是自由。为人积怨作恶，常常负能量，有错误不知悔改，就是丢失了自由。本来是乐观的态度而变成悲观失望，甚至自暴自弃，是丢掉了自由。而走出悲观失望，享受乐观，是重拾自主，恢复自由。本来是一心向上而变为低沉，丢失了干劲，就不是自由。而走出低沉，信心满满，再奋力向上，就是重操自由。本来很积极却变得消极，失去了动力，这是丢失了自由。而走出消极又变得积极肯干，自主自动，是自由的表现。本来的奋进而变为颓废，灰心丧气，这是丧失了自由。而走出颓废又振作奋进，能够自控、自然、自主，这就是自由。如果丢掉了积德而去积怨，自主性已经缺失，就难以有自由。如果一改积怨的做法，进而去积德，自然主动就会享受到自由。如果放弃行善而去作恶，智慧的自主性丧失，这并非是自由。弃恶从善做好事，对人对己都有益，主动就是自由。如果正能量变为负能量，自主性归零，这就失去了自由。如果负能量变为正能量，主动积蓄有益的能量，这当然就是自由。如果不愿纠错，错而不知悔改，不能自主，这是不自由的表现。如果痛改前非，有错必纠，主动驾驭是非，这肯定就是自由。如果自我迷失，心中茫然，犹豫徘徊，这就是无自由的表现。如果找回自我，心明眼亮，能自主而且心安，这是自由的回归。如果身陷囹圄，且心情沮丧，身与心均被牢狱所困，这是不自由的表现。虽然身躯被束缚，而内心却无拘束，自己能够适应现实，心旷神怡，这是至高境界享受到的自由。如果无事生非，妄起造次，违背常理，这就是不自由。如果初始非所愿，而最终能适应，心无负担，就变为自由。如果身体无拘，而内心煎熬，难以摆脱苦累，这就是非自由。只要心胸坦荡，慈善、公正，便是一种自由，一种信马由缰的自由。归根结底一句话：

自由最重要的是心的自由。

第五节　巧谋事

一、谋事体系

"谋＝讠＋甘＋十＋八"。"讠"是言论；"甘"是美好；"十"是四面，"八"是八方。谋是筹谋，筹划谋略、运筹谋划、计谋计划、打算。事是人生之事，社会之事，环境之事。谋事就是议论着，从四面八方求得美好。

谋事者有新手、有入门的、有老成者。新手是新人刚刚涉事，准备做事，开始做事，新谋事，谋新事。入门的是已经摸到了门道，熟悉了情况，但还未至老道。老成者是老练成熟，经验丰富，有自己的见解。

巧谋事者，高调谋事，低调做人。角色看清，事态认准。位置摆正，方向把稳。感情导向平凡事；思想导向重要事；心灵导向伟大事。

体，是立体，含有多个方面。点成线，线成面，面成体。至少两点一线，三线一面，四面一体。一体之面无限，一面之线无限，一线之点无限。

系，是维系，自我维系、相互维系。体系，是由方面维系成体。一个体系至少含有四个方面。体系指一定范围内或同类的事物按照一定的秩序和内部联系组合而成的整体，是不同系统组成的体系。体系有大有小，大体系：总宇宙是一个体系，各个星系是一个体系。小体系：社会是一个体系，人文是一个体系，宗教是一个体系，每一学科及其内含的各分支均是一个体系，一人、一草、一字、一微尘，也是一个体系。大体系里含有无穷无尽的小体系，小体系里含有无尽无量的、可以无穷深入的更小的体系。众多的小体系，构成了一个大体系以至于总体系。总则为一，化则无穷，细则为一，合则无尽，这就是体系。

谋事体系要讲究协调性。凡谋事必有决策、有执行、有监管、有评估。所以可以把决策体系、执行体系、监管体系、评估体系，作为谋事的四大体系。

在"决策、执行、监督、评估"四大体系中，每一体系都包含着四个方面的内涵。决策的执行，决策的监督，决策的评估。执行的决策，执行的监督，执行的评估。监督的决策，监督的执行，监督的评估。评估的决策，评估的执行，评估的监督。

二、巧妙谋事，谋事巧妙

巧妙谋事，谋事巧妙。用巧妙的思路谋事，谋事求得巧妙的效果。

（一）巧教育

1. 救人第一，还是自保第一 施救处于险境的人，是救人第一，还是自我保护第一？私秘教育，要告诉其有自知之明，衡量自己的能力，不要妄自尊大，过高估计自己的能力，在遇到危险时，要学会自我保护，如果没有起码的自保意识，就不能很好地救人，弄不好还会弄巧成拙，为施救添乱，甚至成为新的被救者。公开教育，就要鼓励见义勇为、奋不顾身，救人第一。因为一个人可以把自保放在第一，而两个人、三个人、众人就要把救人放在第一，人多势众，众人拾柴火焰高，有人能直接救，有人能间接帮。大家心往一处想，劲往一处使，就会有更多办法，而更有利于救人。

如果不公开鼓励见义勇为，如果公开教育自保第一，让人们强调自我保护，公众缺失了道德的约束，就会给不见义勇为者以公开的推托和搪塞理由。如果人人都想自我保护，而寄希望于别人去施救，结果只能是大家都处于观望状态。每个人都去自保，去观望，大家就是一盘散沙，这样，勇于去救人者就会大大减少，见死不救的情况就会出现更多，失救的概率就会加大。

群体需要有一种奋不顾身的精神，众人如果没有奋不顾身的精神，个人就会把自保的范围扩大，扩大到能救也不救，不愿找麻烦。如果人人都想避开麻烦，救人就无从说起。这是社会颓废的表现，这是进步的时代所不容的。群体奋不顾身的精神，必然是众人中的每个人都奋不顾身的集合。教育鼓励救人第一，人人都奋不顾身，个人做不到的事，公众就能做得到，被救的概率就

会增大，施救者出危险的概率就会减少。这是社会进步的表现，也是众人的渴望。

2. 救物第一，还是自保第一 救物和自保，哪个第一？救物与救人不一样，救人应该奋不顾身，救物应该首先自保。再贵重的物品，也没有人的生命宝贵。在没有生命危险的情况下，可以考虑救贵重物。在比较安全的情况下，再去救一般物。安全是相对的，单人的安全系数较低，众人的安全系数较高。所以，个人做个人的事，众人做众人的事。"人为财死，鸟为食亡"不是理性的、有觉悟的人的行为。

3. 能不能与陌生人说话 "不要与陌生人说话"，这是一些丈夫对妻子的劝诫，也是一些家长对未成年孩子的要求。不让妻子与陌生人说话，源于丈夫的不自信和对妻子的不信任，担心陌生人会对妻子有歹意。

其实这是一种狭隘的想法。不在于陌生人有无歹意，而在于妻子有无戒心。戒心不是回避，而是在交往中的戒备。古代男女授受不亲，女子在闺阁之中，不与男性交往，也难挡红杏出墙、芳心绽放。现代社会男女平等，女子单独步入公开场合，成为常态，也不是什么问题了。与陌生人说话，必是交往的需要，或者帮助的需要，当陌生人问路时，讳于与陌生人说话，而不回答，既不礼貌，也不合情理。试想，如果你为陌生人指了路，陌生人会很礼貌地感谢你，否则，你的不回答，会让人对你没有好感，还可能让人恼怒，甚至埋下报复的隐患。是不回答避免歹意有利呢，还是回答了避免怒气有利呢？

不让未成年孩子与陌生人说话，源于家长对孩子安全的担忧，害怕陌生人欺骗，甚至拐卖孩子。其实这也是不恰当的，应当教育孩子有防范意识，学会识别好人坏人。但教育孩子不与陌生人说话，一味回避与人交往，是因噎废食、一叶障目不见泰山的表现。正确的态度是：一要教育孩子学会与人交往，而不是学会拒绝交往，只有在交往中才知道如何与人交流，才能学会欣赏好人甄别坏人。毕竟坏人是少数，好人是多数，不能因为少数坏人的存在，而拒绝与多数好人的交

往。换一个角度，坏人真想施坏，是一个小孩不与他说话所能够避免的吗？真是遇到坏人，与其说话，与其周旋，或许还有缓解危机的可能，而怀有敌意，对人置之不理，可能会激起坏人更加恼火，反而增加了危险的概率。因为，不理是最大的蔑视。二要教育孩子识别好人与坏人，在与人交往中长见识。好人与坏人是两个极端，其实多数人，无所谓好与坏的区别。对于普通人，该说的则说；不该说的则不说；可说可不说的，遇到好人则说，遇到坏人则不说。学会察言观色，察其言，观其行，对不同人有不同的应对策略。这些都是需要在实践中学习的。不与陌生人说话，只是学会了怀有敌意，强化了戒备心态，不利于学习。三要教育孩子学会应对突发情况。遇到陌生人问路，这是陌生人的正常行为，可以指路，或者善意地说不知道，不要有敌意。而如果陌生人问与孩子有关的事，作为孩子，鉴别能力差，就不要轻信陌生人的话，不必多说，特别是陌生人说是来接人的，要带孩子走，就不要随便跟人走。如果难以脱身，就要向人多的地方靠拢，或者呼喊熟人，以求解脱。

总之，遇到陌生人，不是回避，不是不说，更不是敌意。而是坦然，不盲信，不跟着他走。

4. 遇到被打，还不还手　遇到被欺负被打，是还手，还是不还手？建议你先不要还手。因为既然被欺负，必然比人弱。在弱势情景下，还手必然会招致更严重的被欺。非但于事无补，反而变本加厉。这时就要想想"忍辱负重、卧薪尝胆"的道理。韩信能受"胯下之辱"，不影响其日后成为大英雄，没有人因为曾经的"胯下之辱"而看不起韩信，反而"胯下之辱"成为大丈夫能屈能伸的一种英雄气节。

被欺负不还手，不等于不思考不行动。要思考，为什么被欺负？无非两种情况：一是自己不该招惹人家，这需要引以为戒，不要惹是生非；二是自己不够强势，这需锻炼提高。要想不被欺负，就要行动，修炼功夫，强壮自身，身怀武艺，艺高人胆大，让人不敢欺负，不能欺负，不想欺负。当你是小草的时候，谁都想踹你一脚；当你长成大树的时候，谁踹你得先要想想自己的脚。如果被欺负了，不思考不行动，只是嘴上不服心里不服，没用。不纠正自己的缺点，不强化自己的弱项，早晚被欺负的情景还会重演。不还手窝囊，还手吃亏，只有憋屈着。这种情况下，不愿憋屈而盲目动手，非但是徒劳的，也是愚蠢的。

5. 黑人·白人　一对白人母子乘坐黑人的出租车。儿子问：司机叔叔为什么是黑人。妈妈答：上帝为了让世界缤纷，创造了不同的肤色。到了目的地，司机坚持不收费。他说：小时候曾问过母亲同样的问题，母亲说：我们是黑人，注定低人一等。如果她是你这样的回答，今天我定会有不同的成就。

6. 攥拳头——松开才轻松　父亲说：攥紧你的拳头，告诉我你有什么感觉？儿子攥紧拳头说：有点儿累。

父亲说：用点儿力！儿子用力攥紧拳头说：更累了。父亲说：再用点儿力！儿子再用力攥紧拳头，呲牙咧嘴，脸憋得通红，说不出话来。父亲说：放开手吧。儿子放开手，长出一口气，说：轻松多了。父亲说：当你感到累的时候，攥得越紧就感到越累。道理很简单，放开手才会轻松。

7. 搬石头——学会用资源　一小孩搬石头，父亲在旁边鼓励说：孩子，要全力以赴，一定搬得起来。孩子竭尽全力也未能将石头搬起。他对父亲说：我已经拼尽全力了。父亲说：你没有尽全力。因为我在你旁边，你都没有请求我的帮助。这件事告诉人们，要学会运用身边的资源。

8. 教育的最终目的　教育的最终目的，不是传授已有的东西，而是要诱导创造力。唤醒是教育的手段，通过教育，唤醒生命感、价值感、意义。信任和期待是教育的立足点，信任和期待，会激发内在动力，会使人更聪明、更能干、更有悟性。不要用现实，换孩子的梦想。孩子的梦想是可贵的，哪怕是幻想，也要勇于为它插上翅膀。大人千万不要以为孩子无厘头，而嘲笑和讥讽孩子。那是对孩子天真的亵渎。

（二）困扰·解困

1. **困扰**　困扰是因为没有解决问题的办法。

困扰是困难和干扰，困于有问题而不去面对、不去解决或解决不了，却也回避不掉，时时或时不时地干扰，干扰行为、干扰思想。办法是办的方法、做法。没有办法是因为没有掌握技巧。没有办法就回避，回避是由于犹豫不决，犹豫是由于取舍不定，取舍不定是由于思路不清，思路不清是由于思想不成熟。

2. 解困　解困是因为有了策略。策略是对待问题的良好心态。良好的心态能解决一切困扰。良好的心态来源于成熟的思想。成熟的思想源于学习、交流、启发。如果思想成熟，思路就清了，思路清了，取舍就容易了，有了取舍，就不会犹豫，没有犹豫，就不去回避，没有回避就没有困扰。解了因就没了困扰，没了困扰就会开心，开心就会快乐，快乐就是幸福。从某种意义上讲，快乐是策略也是办法，开心是策略也是办法，思想是策略也是办法，思路是策略也是办法，取舍是策略也是办法，不犹豫是策略也是办法，不回避是策略也是办法，不受困扰是策略也是办法。但是，不同的策略和办法，是不同水平和素质的体现。水平和素质的梯次是：思想、思路、取舍、犹豫、回避、困扰。从"思想"到"回避"，水平和素质依次越来越低；从"回避"到"思想"，水平和素质依次越来越高。水平越高、素质越好，解困越彻底；水平越低、素质越差，解困后带来的新问题越多。

三、谋事总原则（知取舍）

（一）知取知舍

知取懂取，知舍懂舍。取是取，舍是舍，取是为舍，舍是为取。知道丢弃的就是废物，那就不要留恋，给收废品者一次施舍；不知手握的就是宝贝，那就趁早松手，给识宝者一次机会。要根据自己的鉴赏能力去选择所需，不要追求时髦去盲目攀高。取适合自己的，舍不适合自己的。

（二）事可为则取，事不可为则舍

取可为之事。可为之事，一是有能力为，二是过程有意义，三是结果满意，四是利大而弊小，五是此事虽小而对彼事正面影响大。舍不可为之

事。不可为之事，一是没有能力为，二是过程无意义，三是结果不满意，四是弊大利小或无利，五是此事虽小而对彼事负面影响大。事可为而不为谓之懦夫，事不可为而强为谓之蠢汉。事之取舍，要么竭尽全力，要么干脆放弃。忌讳犹豫徘徊、进退维谷。生有道，死有理，进退维谷是病机。要么循道求生，要么依理灭失，进退两难、生死无决、取舍不定，是谋事的最大耗费。

（三）两利相权取其重，两害相权取其轻

我们常常面临着，在两件事中选择其中一件事，而舍弃另一件事。如果两事一利一害，当然会毫不犹豫地趋利而避害，选择有利的一事。而当两事均有利，或两事均有害的情况下，我们就要先权衡轻重缓急，再进行选择了。在缓急的选择中，当然是先急而后缓。如果两事均有利，而只能选一事时，应选择利益相对大的一事；如果两事均有害，而必须选一时，则应选取危害相对较小的一事。

（四）利弊分离取利舍弊，利弊相连取其适合

很多事是利弊兼有，或者利弊不是很清晰。在利弊很清楚，各有利弊的事物中，应选取有利之事，舍弃有弊之事。在利弊不清楚，利弊相连的同一事物中，有一利就有一弊，有一弊也有一利，应当权衡轻重缓急，取其适合自己的一面，舍弃不适合自己的一面。当然，适合与否，要做出恰当判断。适合，还要看是适合自己，还是适合团体；是现在适合，还是未来适合。综合考虑，才能做出正确的判断，得出正确的结论。

（五）当取必取取而得舍而失，当舍必舍舍而生取而亡

选取就得到，舍弃就丧失。当取必须要取，取其所取才能得到，舍其所取就会失去。当舍必须要舍，舍其应舍才能轻松，持其应舍必是负担。舍得舍得，有舍才有机会再得，有舍才有可能再得，不愿舍就无法得。有些事，选取就意味着亡失，只有舍弃才能获得新生。当取之事，前进一步生，后退一步死，只有勇敢前进，才有出路，才有新生。不畏险阻，阔步前进，勇往直前，迎接胜利。当舍之事，前进一步死，后退一步生。

只有断然后退，才可缓冲，才有生机。前进一步临冰渊，后退一步路自宽。临悬崖时须勒马，当饶人处且饶人。

四、谋事三思想（传承·拓展·创新）

（一）传承

传承是先承而后传，传承是在承接原有的基础上传续传播。要承接固有的、原来的套路和老本，并非易事，先要学习，从表面深入实质，细心领会，理解根本，才能承接得住，不致流失。要传播开来，传续下去，必须熟读于心，能做能讲，让后人明白接受，才不至于失传。

（二）拓展

拓展是在传承原有事件的基础上，拓宽思路，开拓进取，扩大范围，扩大领域，展开工作。拓展是将传承的项目和内容扩大展开，而尚未达到新创的程度。

（三）创新

创新是在传承原有的基础上，或者在拓展扩大的过程中，有所发现，有所发明，创造出新事物。创新是社会进步的源泉。创新要基于传承，基于拓展。创新一是创，二是新，创造新思想、新知识、新行为、新做法、新工具、新产品。

五、谋事三思路（意愿·经验·文化）

意愿、经验和文化，可以谋事，可以管理，可以运筹。意愿谋事、经验谋事、文化谋事。意愿管理、经验管理、文化管理。意愿运筹、经验运筹、文化运筹。

（一）意愿谋事

意愿是随心所欲的愿望。意愿是聪明智慧的表达。意愿自觉不自觉地融入了经验和文化的成分。意愿是创新的源泉。意愿或者是简单没有经验、没有文化的表现。意愿谋事简洁明快、效率高，却是一过性的、不成熟的，不容易持久、扩大。成功的意愿就是经验。失败的意愿就是教训。

（二）经验谋事

经验是有过经历，经过验证的意愿谋事。经验是可供借鉴的稳妥做法。经验有意愿的成分，也有文化的影响。经验是谋取走捷径的一种做法。"经验主义"则容易把人带入误区。"经验主义"所犯的错误是，在人、时、地变了的情况下，有了新情况，却在走老路，这就是犯"经验主义"错误。成功的经验是文化的基础。失败的经验是僵化的表现。

（三）文化谋事

文化是意愿和经验的文字化、文明化。文化严谨、细致，可推敲，易推广，久留传。文化可以成为规范、标准，而被应用承袭。文化可以跨时空、跨地域，理解使用。文化是意愿和经验的固化和升华。文化的发展靠意愿和经验的创新赋予新意，进行修订。没有意愿和经验，文化难以发展。没有文化，意愿和经验难以展开、传承。

六、谋事三策略（上堆·平推·下切）

（一）上堆

上堆是向上汇报，呈请。上堆是站在高处，高瞻远瞩。上堆是理性升华，可以拓展视野，解决难题。上堆出价值和意义。上堆能激励激情。

（二）平推

平推是平行协商，平等互助，不分上下。平推是旁征博引，可以鉴别真伪，求得正确。平推出罗列和比较。平推能自我清晰。知道平推，就能从比较中收获，不知平推，只能在禁锢中自怜。

（三）下切

下切是向下布署，深入基层。下切是刨根问底，可以细致专精，满足所需。下切出具体和精细。下切能缓和矛盾。

（四）综述

清晰地上堆、平推、下切是找到真理和解决问题的方法。糊涂地上堆、平推、下切是获得谬论和纠缠推诿的根源。只会上堆不会下切，就会空虚，只能下切不能上堆，会有落寞。上下通透方得谋事真谛。上堆、平推、下切是教糊涂人学明白，是让明白人更清晰。能自己解决的不要上堆给领导，能分解下切的不要自己平推。接受了上堆就要把握全局，实施了下切就要精细准确。

七、谋事二途径（相类比·找捷径）

（一）相类比

相类比是取类比象，或取象比类，以达到触类旁通。象是所呈之现象，类有粗分有细分，类越细，比对性越强，类越粗，比对性越弱。如生物类，动物类，人类，男的，学生，小学生。都要以类比，而类别分得越细，可比性越强。相类比，可以通过比较来借鉴。

（二）找捷径

捷径是近路，找捷径是抄近路，不走弯路。找捷径，一要找对，二要是捷径。捷径是在前人绕过的弯路基础上，探索出的直通路。走捷径能提高效率，然而，没有经历过弯路的人，不一定识得捷径。因为有比较才有鉴别，走过的人清楚捷径，没有走过的人不认为捷径是捷径，不觉得弯路是弯路。所以，要让人走捷径，也不是一件容易的事。这要基于一种信任。信任了，不是捷径，走的人也认为那就是捷径，如果不信任，走的是捷径，也会怀疑，窃以为还有更捷的径可行。

八、谋事三要点（抓重点·攻难点·解疑点）

（一）抓重点

要抓重点，先要找到重点，提取重点，并浓缩、纯化。然后要抓得住。很多事都有重点。如讲话的重点，第一步，论点清晰，围绕对论点有利的话说，不要概括、总结，照顾全面，不该说的先别说；第二步，事定下来了，再婉转反说，平息，让各方皆大欢喜。

（二）攻难点

攻难点，先要确定难点，然后采取攻略办法，针对难点进行攻关。攻克难点，就是进步、飞跃。攻难点，面对几个难点时，要先难后易，最难的问题解决了，较容易的问题会迎刃而解。当然，具体操作时，也要因人因时因地而异，分清标本大小，权衡轻重缓急。

（三）解疑点

解疑点，要先找到可疑之点，然后针对疑点进行破解。若有多个疑点，要先重后轻，先主后次，能解则解，不能解搁置，有时一个疑点破解

了，其他疑点就随之而解了。谋事贵疑，提出疑问，是动脑思索的表现，突破疑点，就是领悟、精通的过程。

九、谋事三技巧（沟通·激励·信念）

（一）沟通

谋事技巧，首先要沟通。沟通是在沟的两端架起桥梁，把沟通起来。人与人，事与事，境与境，或多或少都存在着沟隔，沟通得越充分，越有利于人们的相互谅解，有利于事与事的关联解决，有利于境与境的通达互鉴。人与人通过沟通，能征得理解，不误解，达成谅解。事与事通过沟通，能相互关联，合并处理，减少程序。境与境通过沟通，能相互融合，优势互补，提高效率。

（二）激励

激励是通过刺激而得到鼓励，激励是正向的，激励有一种被认同感。激励和被激励都是愿做、想做、乐意做，并且有能力做的事。激励能激发潜能，励志前行，树立自信，勇往直前。

（三）信念

信念是在谋事中，志趣相合，心意相投，坚信无疑。物以类聚，人以群分，同气相求，异性相吸，人们形成共同的理想信念，有利于朝着一个方向和目标前进。对于谋事会起到事半功倍的效果。

十、谋事三做法（自处·借鉴·协商）

谋事有三种做法，一是自处，二是借鉴，三是协商。

（一）自处

自处是个人自行处置的行为。包括三种自处方法：一是有原则的自处，二是无原则的自处，三是自便。有原则的自处，是按照一定规矩规律处置。无原则的自处，是自行处置时，没有原则性的要求。自便是自己随意方便地行事，完全凭当时的心情决定如何处世。

（二）借鉴

借鉴是参考借鉴别人的经验行事。借鉴有三种情况：一是完全照搬照抄被借鉴的东西；二是在自己成熟做法基础上再借鉴参考别人的东西，

以求更加完善；三是通过借鉴受到启发，有创新，有发现，有发明。站在巨人肩头，何必平地而起，就是一种借鉴。

（三）协商

协商是共同商量的处理。协商有三种情况：一是什么也没有，通过协商，碰出火花。二是一半懂一半不懂，通过协商形成完整的方案。三是自身已经形成完整的方案，通过协商进一步完善，同时也达到推出的目的。

十一、谋事四方式（就事·借事·概要·追究）

（一）就事

1. 就事论事　就事论事是就这个事说这个事，简明扼要，不引申，不发挥，就事论事不易引起歧义。

2. 一事一议　一事一议是就一件事来阐发议论，不牵涉其他事。

（二）借事

1. 借事说事　借事说事是取类比象，拿那件事比喻这件事。因为那件是已经做成的且大家公认的事，用以比喻这件事，比较容易理解。

2. 借题发挥　借题发挥是以这个题为切入点，上纲上线，旁征博引，引申拓展，加以发挥。

（三）概要

1. 以小见大　以小见大，是透过小事看大事，浓缩小事反映大事。

2. 举一反三　举一反三是能够由此及彼，从一件事情类推而知道其他许多事情。

3. 以偏概全　以偏概全是指用片面的观点看待整体问题，以局部问题概括全局问题。

（四）追究

1. 秋后算账　秋后算账是指秋收以后结清欠账。比喻等待时机进行报复。

2. 捕风捉影　捕风捉影比喻说话做事没有事实根据。

十二、谋事四处法（命令·指示·建议·商量）

（一）命令

命令是上级对下级下达而必须执行的。

（二）指示

指示是上级要求下级去操作执行的。

（三）建议

建议是局内局外人对当事人所提的建设性意见，建议可以采纳，也可以不采纳。

（四）商量

商量是双方或多方协商议定的，商量是平等基础上的协商衡量。

十三、谋事三准则（听命·依规·自愿）

听命是低层次，依规是中层次，自愿是高层次。

（一）听命

听命是听从命令，服从管理，按命令行事。

（二）依规

依规是依照规矩、规范、标准行事。

（三）自愿

自愿是自觉自愿，行其所愿。

十四、谋事三势（用势·造势·借势）

（一）用势

用势是利用已有的强势、优势。或是用自己的势，或是用别人可用的势。

（二）造势

造势是制造做作形势、态势。可以自己为自己造势，可以别人为自己造势，可以自己为别人造势。

（三）借势

借势是借助外势、顺势。自己借别人的势，别人借自己的势。

十五、谋事四力（主力·辅力·助力·借力）

（一）主力

主力是亲自用力、主导力量、主要力量、骨干力量。主力是当事者的力。

（二）辅力

辅力是辅佐力量，次要力量。辅力也是当事者的力。

（三）助力

助力是帮助力量。助力不是当事者的力，是帮助当事者的力。

（四）借力

借力是借助外来力量，为自己所用。

十六、谋事五处理（热处理·冷处理·不处理·善缓冲·巧迂回）

（一）热处理

热处理是在事件发生之后立即处理，越快越好。事件刚发生当事人对事实很清楚，对各自的责任认识也很明白，不掺杂其他影响因素，很容易正确对待，恰当处理。并且早处理完这件事，早着手其他事。避免推诿扯皮，把简单的问题复杂化，使复杂问题无法了结。热处理适用于比较简单的事情。

（二）冷处理

冷处理是在事件发生之后不急于处理，缓一缓，等一等，看一看，冷静下来再做处理。事件刚发生时，容易冲动，容易感情用事。如果急于处理，可能会带来后遗症。"事有急之不白者，宽之或自明，勿操急以速其忿。人有切之不从者，纵之或自化，勿操切以益其顽。"冷处理适用于比较复杂的事情。

（三）不处理

不处理是在事件发生之后不去处理。有三层意思：一是本来就不需要处理；二是原本准备冷处理，而由于发生了变化用不着处理；三是不处理就是最好的处理。

（四）善缓冲

缓冲是圆缓、平滑地度过，不拐硬弯、不留棱角。很多事情，特别是棘手的事情，缓冲一下，更有利于圆满地处理。善缓冲是处理的一种技巧。

（五）巧迂回

迂回是改变思路、方向和路线，且更加便利地达到目标。在直线进入行不通的情况下，迂回反而成为一种便利的策略。巧妙迂回也是处理问题的一种技巧。

十七、谋事之四阶段（设·行·评·调）

设是设置，行是执行，评是评估，调是调整。合理设置，有效执行，正确评估，适度调整。

（一）设

设是设置、设计。合理设置，巧妙设计。设计有三种情况：一是刻意设计，如双方约定；二是修饰自然，如一厢情愿；三是自然形成，如不期而遇，不约而同，自然而然。计是商议，谋划。"言"有数（shǔ）的意思；"十"是整数，表示事物成一个数目。数数字，所以有计算的意思。《说文解字》："计数刚柔也，轻重也，大小也，实虚也，远近也，多少也，谓之计数。"单个人设计叫谋略。双方设计叫约定。团体设计叫政策。家庭设计叫家规。国家设计叫国策。

（二）行

行是执行。有效执行，包括执行监管到位。执行是按照事先设计的事项、目标、路径落实。执行在于到位，只有到位的执行，才有预期的结果，才能产生良好的效果，也才有现实意义。执行不到位，执行偏离了设计主题，都是有问题的。当然，在执行中，根据实际需要修改当初的设计是一种灵活变通。执行的原则性与灵活性，关键在于符合实际情况。

（三）评

评是评估、评价。恰当评估，正确评价，有利于对设计及执行的总结。总结的过程是积累经验教训的过程。事中事后的评估评价，是一种负责任的态度，也是谋事的正确态度。

（四）调

调是调整，调整包括对设计的调整，对执行的调整，对评估评价的调整，也包括对调整的调整。主要是根据执行结果对下一步行事的调整。适度调整，是为改进提供依据。

十八、谋事之三褒两贬（表扬·授誉·奖励·批评·惩罚）

（一）表扬

表扬是一个褒义词。表扬是表彰、显扬、宣扬、张扬、弘扬。表扬是公开赞扬、赞美，使大家知道。有口头表扬，有通报表扬。

（二）授誉

授誉是一个褒义词。授予荣誉称号。授誉比

表扬更庄重、庄严。授誉是更大的表扬。

（三）奖励

奖励是一个褒义词。奖励是给予荣誉或财物进行鼓励。奖励是对人的某种行为给予肯定与表扬，使人保持这种行为。并对其他人有榜样的作用。有物质奖励，有金钱奖励。

（四）批评

批评是一个贬义词。批评是评论、评判。批评有两种含义：一是指出优点和缺点，如文艺批评；二是专指对缺点和错误提出意见，如批评他对顾客的傲慢态度。要注意：批评不是指责、不是抱怨、不是批判。反之，指责、抱怨、批判也不是批评。指责、责备、抱怨、批判是批评的近义词，但不是同义词。有点名批评，有通报批评。

（五）惩罚

惩罚是一个贬义词。惩罚是表示惩戒、责罚。惩罚是处罚。惩罚是施加鞭挞或体罚使之服帖，使之受辱，使之以苦行赎罪。惩罚的方式有惩处、体罚、罚款。

十九、谋事之四效一重（效应·效率·效果·效益·权重）

四效一重，四效是指"效应、效率、效果、效益"；一重是指"权重"。效应是现象，效率是基础，效果是保障，效益是目的，权重是手段。效率是基础和过程，效果、效益则是结果。效率求高，效果求好，效益求优。三效之间是平行并列关系。效率高，效果、效益不一定好；效果好，效率、效益不一定高；效益好，效率、效果，也不一定好。权重，是权衡轻重缓急。权重，一是指三效之间的侧重比例；二是指每一效内容的侧重比例。

（一）效应

效应是现象。效应是对效的反应，效应是引起各方面的反应。效是对质的认可与否。效分为有效无效、高效低效，有效即有质，无效即无质；高效即认可多，低效即认可少。如甲给乙干了活，干得再好，也没有得到丙的认可。因为甲所干的活，对于丙来说没有质，也就没有效。巧谋事者

往往根据各种效应来微调做法。以便效率更高，效果更好。

（二）效率

率是量的比例，效率是认可的量的比例。比率大小，比率多少。效率是基础。效率是用高与低来衡量的，效率求高。效率有：事与功符的等效；事半功倍的高效；事倍功半的低效。效率指标：时间长短、做事难易、形式聚散、性质脆坚、状态优劣。谋事效率有以下三方面意义。

1. 效率是做一件事所用的时间量　做同一件事，用的时间越短，效率越高，时间越长，效率越低。

2. 效率是做同一件事占用时间的先后顺序　做同一件事，占用时间是先是后，要看时机。时机适当，效率就高，时机不当，效率就低。时机适当，是所用时间正序，该先就先、该后就后；时机不当，是所用时间错序，该先却后，该后却先。如先长后短——先做时间长的，后做时间短的。先难后易——先做难的，后做易的。先聚后散——先做聚在一起能做的，再做分散。先脆后坚——先做脆弱，易破损的，后做坚固不易破损的。先劣后优——先做劣的，要求高的，再做优的要求低的。

3. 效率是不留缝隙的安排和布局　效率是一种安排布局，有缝隙的效率低，无缝隙的效率高。

4. 效率的高与低　效率的高低与行事态度和做法有关。丢三落四，效用只有60%，这是低效率。有一说一，效用达到100%，这是基本效率。举一反三，效用发挥到300%，这是高效率。

（三）效果

效果是完成并被认可的质，性质或质量。果是了结、完成，结果、成果，有质有量就有果。效果是保障。效果有好与差。效果求好。

（四）效益

效益是有效的收益。被认可的性质或质量。益是收获有利的果。收益、获益、利益。效益可定性，也可定量。效益是目的。社会效益、经济效益。效益求优。

（五）权重

权重是手段。权衡轻重，根据不同的事，选择不同的侧重。权衡是重效应？重效率？重效益？还是重效果？例：你如何选择？直进？推进？挤进？钻进？开着门进去、推开门进去、见缝挤进去、撬开缝钻进去。100% 的人能做到开着门进去；50% 的人能做到推开门进去；10% 的人能做到见缝挤进去；1% 的人能做到撬开缝钻进去。

二十、想事·预事·订事

（一）想事——酝酿（宏观设想）

想事是对事的想象。想事是思虑、思考、思路。事先想好，开始才好做，事中才顺利，事后才有好结果。边干边想，才能最大限度地少出或不出差错，才能干得更好。事后想想，好好总结，才能作为经验或教训，指导以后行事。想事是酝酿阶段，是宏观设想。事先可以展开想象。想事有正向思维、反向思维。正向思维会带来推进的效应，反向思维会带来验证的效应。想事得有梦想、有幻想、有理想。有梦想，有幻想，才有理想，有理想才能飞翔。

（二）预事——谋划（现实推断）

预事是预先依据现实推断事情发生发展的进程。预事是谋划，预先设计，现实推断。预事要有设想、预测、策划、论证。预则立，不预则废。

（三）订事——制订（拟定方案）

订事是制订、拟定方案。研究制订是一种项目的创新。制订的方案要在规划、计划基础上有目的、目标，有预案、措施。制订的方案要明确使用对象，确定大纲原则，统筹格式层次，细化项目内容，权衡比较轻重，方便操作执行。如研究制订法律、规章、制度、职责、指南、标准、规范。

二十一、处事·干事·化事·成事

（一）处事

处事是处理事和共处事，相处共事。处事需要干事、化事，目的是成事，而能否成事，是由多方面因素决定的。

（二）干事

干事是行事，是事的具体做法。干事有不同的干法，观念不同干事不同；方法不同干事不同；路径不同干事不同；伙伴不同干事不同；工具不同干事不同；智慧不同干事不同。

（三）化事

化事是解决事、化解事，化事有一定的处理方法。所化解的事，有简单的事，有复杂的事，有疑难的事，有短期的事，有长期的事。方法得当，能化解难事如易，复杂归于简单，疑解惑释，期长变短。方法不同，反把易事变难，简单变复杂，疑难无解。化解事需要智慧，需要知识，需要经验，需要厚德有道。

（四）成事

成事是事成功，是事的结果目的，达到了想要达到的目的。自己的事，都盼望着事成，事成需要勤奋，需要努力。同一事，同志盼望成功，敌人盼望失败。因为你的成功，就是他的失败，你的失败就是他的成功。因此，成事还要考虑敌人，或者敌对势力的强弱。

二十二、认事·行事·查事·究事

（一）认事

认事是辨认事、认识事。认事是知道事、懂得事。认事是认可体系。认事的层次是视、察、析、评、解、认。认事先是视，看看，观瞻。接着是察，观察、察看。接着是析，分析。接着是评，评论、评价、评判、批评。接着是解，解释、解惑、解难。最后才是认，认识、认知、承认。

（二）行事

行事是执行事、运作事。行事属执行体系。行事是执行落实。行事要学习领会实质，理解项目要求，逐条分解分工，结合实际操作，观察效应效率，权重效益效果。如执行落实法律、规章、制度、职责、指南、标准、规范。行事体系包括：决策指挥层——高管；执行监督层——中层；落地实施层——科室；具体操作层——员工。行事恰好是照计划实现；行事不及是没有达到计划要求；行事过分是超计划完成任务。行事过分，做过了，还会适得其反，欲速则不达。超计划太多，可能会违背自然规律。

1.行事要素　规划宜大不宜小，计划宜精不宜糙。措施宜多不宜少，落实宜直不宜绕。规划要与时俱进，计划要因势利导。措施要据情调整，落实要切合需要。

2.凭经验办事　没有经验就按照想法行事，有了经验就根据经验行事。依据经验行事直接、简便、心里有数、有效。但扩大推广有难度。凭经验办事有四种做法：入路、坐等、投机、凑巧。入路是按正规途径，用经验办事。坐等是守株待兔。投机是钻空子、投机钻营。凑巧是恰巧赶上，来得早不如赶得巧。

3.照规范行事　规范是制订的标准化条款，如政策、章程、规则、法律、制度、职责、规程。依据规范行事易于统一掌握，易于扩大推广，但也容易墨守成规，缺少变通。

4.依文化处事　文化是在经验和规范基础之上的智慧传承。依据文化行事，是智慧的表达，利于人们在行事中追求有价值、有意义的幸福美好生活。

5.过程·结果　过程和结果处于不同的位点。过程重要，结果重要。过程是一种心态，结果是一种状态。

许多情况下结果重要，但有时过程更重要。人的一生其实是在享受过程，因为大结果是〇，而这个过程又是一个个小结果垒砌而成的。只有过程而没有结果是不完整的，只注重结果，不注重过程是不会快乐的，因为结果有好有坏，有满意有不满意，有快乐也有悲伤。而注重过程则是可以享受的，不论结果如何，过程就是生活，过程就有意义，从过程中就可以学到许多、悟到许多。真正的享受是追求的过程。

6.培训·落实·记录　培训是让人接受，统一口径或做法。落实是把事落到实处。记录是对培训项目的记录，培训内容的记录，培训感受的记录；记录是对落实的记录，落实项目的记录，落实过程的记录，落实内容的记录。岗前培训，便于掌握，熟练操作。项目实施，进行落实，求

得结果。工作记录，便于检查，总结经验。

（三）查事

查事是检查事、检测事、查验事。通过查事，了解事，知晓事，分析事，评价事。通过查出的事对行事纠偏。为下一步做得更好打下坚实基础。查事有粗查，有细查；有全面查，有抽样查；有全部查，有部分查；有笼统查，有清晰查。查出的事，有的正确，有的不正确，有的必须马上处理，有的可以缓一缓再处理，有的不需要处理。对于查出的事，有的能解决，有的不能解决；有的容易解决，有的难以解决；有的有法解决，有的无法解决。

（四）究事

究事是研究事，改进事。究事属改进体系。

1.责任追究　责任追究是一种处罚。处罚有多种方式，如批判、通报、罚款、处分、停职、开除、法办。责任追究要权衡轻重。力求定性准确，定量适度。平衡各条款之间的关系，对比判定。趋向于轻事责轻、少罚，重事责重、多罚。避免追究处罚小事，而难以追究处罚大事。因为事小易于对照条款，事大缺少参照而无法追究。

2.究错改进　究错改进，是追究错误，改进行事。追究错误的原因、条件、做法，研究改进的方法。究错是为了改进，而究错本身就是一种改进。改进了错误就会少犯。究出错，才有利于改进。

二十三、想干事·能干事·干好事·不出事

想干事，是从思想上，有干事的欲望。能干事，是从行为上，有干事的能力。干好事，是从效果上，干出的事出色。不出事，是从安全上，干的事没有问题。想干的事，就会去学习，去掌握，就能干。能干的事，才会熟练地干，才能干得好。干得好，并注意合情、合理、合法，才会安全不出事。总之，想干的事，才能干好，不想干的事，很难干好。能干的事，才能干好，不能干的事，可能变坏。要干好事，须好好干事，不好好干事，必干不好事。不出事，是底线，出了

事，非但前功尽弃，还可能搭上老本。

二十四、谁干事·怎样干事·为谁干事

（一）谁干事

1. 干有所依，理解透彻　评价标准，行业标准。工作制度，每项工作有制度。制度是众人经验的归纳。岗位职责，每个岗位有职责，职务责任。操作规程，每项操作有技术操作规程。操作规程是众人最佳操作路径的归纳。

2. 身体力行，让人信服　当员工，要干必须干的，好好干，干得让人信服。当领导要身体力行，做出表率，让下属不能不信服。身体力行，让人信服，以情感人、以理服人、以法制人、以德育人、以力降人。

3. 研究讨论，持续改进　在干中，要善于研究讨论，要研究讨论，就要及时发现问题、思考问题，深入研究，学习讨论。然后，自查自纠，弥补不足，边干边改，不断提高。以便于持续改进。

（二）怎样干事

1. 态度是保障　干不干？取决于愿不愿干，会不会干，想不想干。愿不愿干有三种情况：愿意干、不愿意干、犹豫着干。愿意干，就会主动干；不愿意干，干着却不愿意，发自内心不愿意，碍于面子不愿意；犹豫着干，无所谓愿意不愿意，或这山看着那山高的犹豫徘徊。会不会干？会干干，会干不干；不会干干，不会干不干。想不想干好？想干好能干好；想干好干不好；不想干好肯定干不好。

2. 能力是基础　靠什么干？靠能力干。能力是基础，要干事，先看有无能力干。有能力干，再看能不能干好。有能力不一定能干好。但是没有能力，注定干不好。

3. 热情是动力　在能力的基础上，还要靠热情。热情是干事的动力。光有能力没有热情，只是应付，是注定干不好的。有热情而能力不及，可以边学边干，只要有热情在，愿意学习，早晚可以把不能干变为能干。

4. 境况是条件　是否能够干？要看环境、处境条件。允不允许干？要看法律、政策条件。支不支持干？要看关系人的条件。大的自然环境，所在处境，法律法规政策，上级主管部门，利害关系人，都构成了境况条件。

5. 任务是前提　干什么？任务是干的前提，项目是干的对象。知不知干啥？很重要。有任务，有项目，还要理解到位，摆正位置，知道该干啥，不该干啥。干到啥程度？一件事干到何种程度，是简单应付了事，是干到位做出成绩，还是深入研究有创造发明出新。

6. 路径是必须　怎么干？路径是必须。路径决定着效率的高低。是绕弯路？还是走捷径。羊肠小路和光明大道效果不同，效率也不同。有了路径，再有就是准备原地踏步？正常行驶，还是跑步前进？

7. 目标是方向　往哪里干？干事要有目标，目标就是方向。凡事，确立了目标，方向才明晰，才有奔头。是朝着目标前进，还是盲目前行？大方向很重要。

8. 目的是愿望　想要什么？目的是最终愿望。只有明确目的，为实现目的而奋斗，才能达到愿望。干事要常常衡量达没达到目的？距目的还有多远？目的有大有小，一个大目的，蕴含着多个小目的。只有实现了一个个小目的，才能最终实现大目的。

（三）为谁干事

为谁干事？这是来自心灵深处的叩问！触及灵魂的动力震撼！水能载舟，也能覆舟。知道为谁干，发自内心干，水就能载舟。不知为谁干，稀里糊涂干，水就能覆舟。

二十五、做逸事·做趣事

做逸事，做一劳永逸的事。找捷径，事半功倍，提高效率，不走弯路，少走弯路，走了弯路能及时回头。做趣事，做有兴趣的事、有意义的事；把所做的事变得有意义、有兴趣。

要把做事看成是做逸事和趣事，就要有正确的人生态度。在干事中修炼人生，是主动适应的人生修炼。

乐观向上的工作态度；积极肯干的工作热情。

善于学习的工作表现；主动服务的工作意识。愿意干的事情，我干好了！因为我积极主动，心甘情愿。不愿意干的事情，我干好了！因为我审时度势，适应性强。我不知道愿不愿意干的事情，我干好了！因为我珍惜当下，面向未来。想干的事，我干好了，心满意足。不想干的事，我干好了，开阔了心胸。能干的事，我干得很好，轻松愉快。不能干的事，我学着干好了，拓展了能力。会干的事，我干好了，体现了价值。不会干的事，我干好了，收获了知识。主动做愿做的、想做的、能做的、会做的事，是一种基本的人生修炼。适应着做不愿做的、不想做的、不能做的、不会做的事，是一种更高的人生境界。

二十六、事之"无律·有律·分律·超律"

无律是没有律，有律是形成律，分律是从成律中细分出律，超律是超越律的界限。超律近似于无律，则是从律中走出来的超脱之大律。大道就是大律，大道自然，就是指律大至超脱的状态，与无律无异。事从无律，形成律，从成律到分律，从一般律到超越律。"人俗礼不俗，话糙理不糙"是因其中有内在的规律。习惯是从无律形成的一种律。有了律，要遵守律，使之变成习惯。

二十七、事之"点·线·面·体"

点，事之起点、事之终点。点状做事，做孤立的一件事。线，事之过程、事之连续。线状做事，一件事贯穿几件事。面，事之方方面面。面状做事，做一方面的事。体，事与事之关联影响。体状做事，做几方面的事，形成体系。立体交叉做事，高效率。

二十八、事之"根·干·枝·叶·花·果"

凡事有根本，有主干，有枝节，有叶，有花，有果。根本是基础，主干是主体、主要、骨干，枝节是细节、辅助，叶是陪衬、烘托，花是表现、表达，果是结果、目的。世事如树冠，根干枝叶花果全。无根则短暂，无干没骨没主见。无枝缺细节，无叶少色不丰满。无花失艳丽，无果目的尚隐含。根本基础坚，事事耐溯源。骨干有主见，

成事是必然。枝叶细节到，凡事皆周全。花果光鲜艳，目的必足满。

二十九、事之"情·理·法·力"

（一）事情·事理·事法·事力

事情：事之情况、情状、情形。事理：事之理论、条理、道理。事法：事之方法、办法、做法。事力：事之力度、力量、势力。

（二）感情·道理·律法·力量

感情用事，以感情行事。事有道理，行事必循道理。律法行事，依律依法做事。力量之事，事以力量衡量。

（三）心情·心理·心法·心力

心情：心喜、心怒、心忧、心思、心悲、心恐、心惊。心理：心路、心绪、心态、心性、心意（意识）。

心法：心神、心想、心术、心得、心机。心力：魔力（心魔）、智力（心智）、雄心（心雄）、志气（心志）。

三十、事之"单独·重复·循环"

单独：单个独自。单独一件事，与其他事无关。重复：反复多次。一件事的重复发生，或重复出现。循环：周而复始。一件事跟着一件事周而复始出现。

三十一、事之"平稳·改变·进展"

平稳：照原来的平平稳稳进行。改变：改变了原来的状态，有了新的做法。进展：有了进步和发展。

三十二、事之"开始·中间·结束"

凡事都有三个阶段，开始、中间、结束。不同的是三个阶段各自的时间，效果、程度。开始的时间，中间的时间，结束的时间。开始的效果，中间的效果，结束的效果。开始的程度，中间的程度，结束的程度。

三十三、事之"起点·进程·终点"

凡事都从起点，经过路途的进程，到达终点。事的起点不同，路途进程不同，终点自然也就不同。

三十四、事之"来源·途径·走向"

凡事都有来源、途径、走向。事的来源不同，途径不同，走向也不同。

三十五、事之"起源·归属·状况"

凡事都有起源，归属，存在的状况。起源不同，归属不同，存在的状况也不同。

三十六、事之"原因·过程·结果"

原因是缘由，是原始的因素。继因是继发的因素。过程是经过、进程、路径。过程有长有短。造一个物品需要设计、生产、销售。医生诊治疾病就要把几个环节浓缩一次完成。过程是由若干细节构成，细节影响结果。细节决定成败。过程中，严格按照规程，记录、遵守每一个细节，就能达到预期结果，疏忽一个细节，可能导致前功尽弃。结果是终结、终了的最后成果。结果基于完成，完成不一定有结果，而完不成肯定无结果。完不成有搁置的，还有灭失的。经历就是财富，有经历才有成熟。不同的人原因不同，不同的人过程不同，不同的人结论不同。原因有主因，有辅因；结果有主要结果，有连带结果。上策治原因，中策治过程，下策治结果。

三十七、事之"起·兴·衰·亡"

凡事从起，到兴，渐衰，终亡。不同的是各个阶段时间的长短不同。

三十八、事之"启·承·转·合"

事有开启，有承续，有转化，有聚合。

三十九、事之"动机·行动·目的"

事有动机，有行动，有目的。动机是渊源，行动是实施，目的才是需要。

四十、事之"发生·发展·变化·转归"

事物按照一定的规律和速度，发生、发展、变化，当迅速必迅速，当迟缓则迟缓。当速不速则迟滞，影响发展速度；当缓不缓则过激，影响发展质量。过怠事难成，欲速则不达。

（一）无而萌生

凡事都是从无萌生出来的。无是极端○，可以萌生有。穷则思变。

（二）亢而抑制

凡事有亢盛就会产生压抑制约。

（三）假可乱真

真是自然形成的，真是今生的纯粹，是正果的修成，不是刻意的求真，更不是到未来的天国去求真。造假是能力，造假象真是水平，把假做真是智慧。

1. 真做假时假亦真　把真当假，则假的便成了真的。

2. 假做真时真亦假　把假当真，则真的便成了假的。

3. 真戏假唱，归真，反似假　真戏假唱，被人们接受了，先入为主，人们就以为唱的那个就是真的。当你想归真，告诉人们唱的那个是假的，这个才是真的，人们则仍然认为，那个是真的，这个才是假的。

4. 假戏真唱，去伪，反类真　假戏真唱，被人们接受了，先入为主，人们就以为唱的那个就是真的。当你想去伪，告诉人们唱的那个是假的，人们则仍然认为，那个就是真的。假话说上一千遍就像是真话似的。谬论说上一千遍就像是真理似的。

（四）极而转化

任何事情，至极就向相反方向转化。阴极转阳，阳极转阴，寒极生热，热极生寒，苦尽甘来，乐极生悲。

四十一、事之"启发·生成·拓展·变化·停止·熄灭"

事从启发，到生成，经过拓展，发生变化，最后停止，然后熄灭。每件事都沿着这个规律，无一例外，不同的是时间的长短、进展的快慢、重视的程度。

四十二、事之"自然发展·主动谋事·被动从事"

自然发展是自然发生拓展之事，不以人的意志为转移。按照自然规律发展变化。人们只能调整自己，适应自然发展规律，而无法改变。

主动谋事是主动谋求之事，人们主动去发明创造，可以有条件地改造自然，满足自己的要求。

被动从事是被动顺从之事，人们只能被动地接受、顺从、适应事物的发展变化。

该自然时，应当自然发展，不可人为干预。可主动时需要积极主动，不可消极被动。在被动时，先要卧薪尝胆，然后积蓄力量，争取主动。

四十三、事之"超常发挥·正常轨迹·偏离轨道·背道而驰"

超常发挥是指超出正常所发挥的效率。超常发挥，事半功倍。正常轨迹是指正确的常态的轨迹。正常轨迹，顺利进行。偏离轨道是指行偏而离开正常的轨道。偏离轨道，事倍功半。背道而驰是指与正常道路相反而行。背道而驰，南辕北辙，事与愿违，适得其反。

四十四、事之"谋·行·监·评·调"

"谋"是运筹谋略、计谋、谋划。"行"是操作、执行、运行、行动。"监"是监督、监察、监视、监管。"评"是评论、评估、评价、批评。"调"是改进、改变、进步、提升。

四十五、事之"设想·实施·目的"

设想是预设的想法；设想是设计、想象；设想是考虑、着想。实施是实际施行，把行事的设想通过一定措施落到实处。目的是指行为主体根据自身的需要，借助意识、观念的中介作用，预先设想的行为或结果。作为观念形态，目的反映了人对客观事物的实践关系。人的实践活动以目的为依据，目的贯穿实践过程的始终。随着活动层次的不同，就有了目标、目的的不同。

四十六、事之"定位·基点·路线·方向·目标"

定位，是对位置的确定。人的定位，事的定位，空间的定位，时间的定位。基点，是出发点和立足点，是开始前所处的位置状态。谋事的立足点和出发点要找准，才有好的结果。方向，是通向目标的方位指向。定方向必须先要有立足点。谋事的方向要端正。东西南北是地理空间的方向。

路线，是通向目标的道路主线，是具体的线路、路径、途径，是经历的过程。路线的方式有水、陆、空，路线的方向有东西南北。谋事的路线要正确。目标，是着眼点，是指向的对象、终点，是所要达到的境界或目的，是所期望的成效和结果。目标，是为达到目的而设定的明确标志。谋事的目标要确定。找到处事目标。有目标就要有落实。着眼点，是对事件的期望值、精确度、效率、意义的要求，谋事的着眼点相关适合、适度、规律、韵趣、和谐。凡事有定位，有基点，有路线，有方向，有目标。基于出发点，找准方向，沿着路线，实现目标，达到目的。盯着目标，定好位，找到路线，有了方向，从基点奔向目标。

四十七、事之"运筹·谋略·策略"

运筹，是对资源进行统筹安排，为决策者决策提供最优解决方案，以达到最有效的管理。谋略，是通过对眼前和长远的问题思考而制定的解决对策和方案。谋，是针对眼前问题思考出来的对策和解决方案；略，是针对长远问题思考出来的对策和解决方案。策略，是计策、谋略。策略是在当前决策时，已将未来的决策考虑在内的一种计划。策略是可以实现目标的方案集合。策略是根据形势发展而制定的行动方针和斗争方法。策略是有斗争艺术，能注意方式方法。

四十八、事之"战略·战术·战斗"

战略，战指战争，略指谋略。战略是作战的谋略、策略。战略，泛指对全局性重大的、高层次决策的谋略。战略是全局策划筹划的谋略，指导的策略，作战的方略。战略的类型有：进攻战略、防御战略、速决战略、持久战略。战略的特征是发现智谋的纲领。指军事将领指挥军队作战的谋略。春秋时期孙武的《孙子兵法》被认为是中国最早对战略进行全局筹划的著作。

战术，是作战的技术和布署、方案和步骤。战术是指导和进行战斗的方法。主要包括：战斗基本原则以及战斗部署、协同动作、战斗指挥、战斗行动、战斗保障、后勤保障和技术保障等。如进攻战术和防御战术；兵团战术、部队战术和分队战术。

战斗，是指敌对双方进行武装冲突，作战战斗之事。战斗是作战的具体实施，是对战术、战略的应用。

四十九、事之"指南·标准·措施"

指南是指向南方，引申为指导、指导者，比喻辨别正确发展方向的依据。

标准是从"标靶"衍生而来。意指"如何与其他事物区别的规则"。将"用来判定技术或成果好不好的根据"广泛化，就得到了"用来判定是不是某一事物的根据"。标准可以用来为某一范围内的活动及其结果制定规则、导则，或特性定义的技术规范，或者其他精确准则。标准往往对应该严肃对待的方面有深远影响。

措施通常是指针对问题的解决办法，可以分为五类措施：非常措施是在异乎寻常的、特殊的时期而实施的措施；应变措施是应付事态变化而实施的方法、方式；预防措施是事先防备，应付可能发生或出现的事；强制措施是使用暴力强迫，迫使强制执行的方法；安全措施就是没有危险，不受威胁，不出事故的操作方式。

五十、事之"经验·规范·标准"

经验是按照自己的想法和做法行事。规范是按规定的范例行事。标准是制订出统一要求行事。

五十一、事之"原则·变通·变化"

原则是原本不变的规则。变通是对原则的解释、扩展、通融。变化是对原则的调整、修订、改变。

五十二、事之"启迪·发明·创造"

启迪是开启思路，有了思路就会发明，发明可以是理论思想，也可以是实际事物。创造就是把发明创造成实物，供人们方便使用。

五十三、事之"发现·挖掘·整理"

发现隐藏着不为人知的事物，发现曾经拥有一度丢失的事物，发现别人拥有而自己没有的事物。挖掘寻找需要的东西，挖掘事物的深层次，挖掘拓展事物的领域。整理归纳散在的事物，整理理顺无序的事物，整理提取精华的东西。

五十四、事之"检查·分析·评论"

检查是对做过的事的检验查对，通过检查总结优点，发现缺点，找出问题。分析是对整个事件的剖析，有成绩，有问题，有经验，有教训。通过分析，看到正反、好差、优劣两方面的状况。评论是品评、论述。总结经验，成为丰富生活的积累；接受教训，为以后的成功奠定基础。

五十五、事之"监督·批评·建议"

监督是对执行情况的监察、督导。监督有利于从第三方角度发现问题，纠正错误。批评是对存在问题的批判评论，通过批评辨清正误。批评有利于唤起清醒。建议是从旁观者的角度，对事物提出自己的看法，给出参考意见。建议可以采纳，也可以不采纳，但是必须用正确的态度去提建议，用谦虚的心情去参考建议。

五十六、事之"总结·反馈·调整"

总结是对事物全面的归纳和概括。便于知晓成绩和错误，为下一步计划，做出理论和实践的指导。反馈是将总结的情况向相关部门相关人通报，提醒其关注和重视。调整是根据反馈等多方面的情况，做出相应的调理归整。

五十七、事之诊察

（一）整体审察

整体审察，是指处理事务时，要注重事物的整体联系，同时还要将事物与其所处的环境结合起来。整体审察，是整体观念的集中体现。整体观念是谐调学的一个基本特点。人是一个有机的整体，事物是一个有联系的整体。人体与事物、与外界环境相统一。人体的健康与疾病状态，都必须基于整体的考虑，才可得出正确的结论。局部可以影响全部，全部也可以反映某一局部。外部问题可以渗透于内，内部问题也可以反映于外。政策可以影响事物的发展，事物也可以影响政策的制订。

（二）四诊合参

　　四诊，是指望、闻、问、切四种诊察方法。四诊是综合收集事物资料的重要途径。四诊合参是事物诊察的必由之路。事物是一个复杂的过程，可以体现在多个方面，只有四诊合参，才能全面、详尽地获取诊察所需的资料。四诊从不同角度检查事情、收集资料，各有其独特的意义，不能相互取代。只强调某一诊法而忽视其他诊法，就不能全面了解事物的情况。四诊并重，并不等于面面俱到。在四诊安排上，要善于抓主要矛盾，紧紧围绕事物的关键及核心展开，目的明确、重点突出，全面系统地形成辩证思想。由于事物的复杂多变，其表现有真象，也有假象，有一致，也有不一致，所以需要合理取舍。

（三）分门别类

　　事物有总有分，有大有小，有根本有枝节，有整体有分部。诊察事物当根据情况，分门别类，层次分明。整体上，从贯穿始终的根本矛盾上认识事物；局部上，从引起的反应状况上认识事物。探求事物全过程总的发展规律，认识贯穿事物始终的基本矛盾，有利于从事件特征和全过程上认识事物的本质。

五十八、事之判断

　　事物判断的基本原理，建立在整体观念、内外联系认识基础之上。判断事物，应遵循五条原理：司外揣内、见微知著、知常达变、抽样扩展、悉数研判。其中司外揣内、见微知著、知常达变是定性判断，不甚精确，却能接近事物本质；抽样扩展、悉数研判，是定量判断，虽力求精确，却是割裂的，不易反映事物本质。一个受精卵可以长成一个动物，一枝可以长成一棵树，而一个动物或植物的全部基因却堆不出一个活体动物或植物。这就是"见微知著"与"悉数研判"的区别。这是定性与定量的区别，构成与机制的区别。

（一）司外揣内

　　"司外揣内"，又叫"从外知内"或"以表知里"。外，指表现于外的征象；内，指事物内在的机制和状况。"司外揣内"语出自《灵枢·外揣》；"从外知内"语出自《灵枢·论疾诊尺》。"司外揣内"，是指通过观察、分析其反映于外部现象，来测知其内部的正常异常变化。"司外揣内"体现着"有诸内者，必形诸外"的古代哲学观点。

　　现象与本质之间存在对立而统一的关系，本质通过现象表现，现象由内在本质决定。联系是普遍存在的，每一事物都与周围事物发生一定联系。许多事物的表里之间都存在着相应的确定性联系。如果不能直接认识某一事物，可以通过研究与之有关的其他事物，间接地把握或推知这一事物。

　　《灵枢·本脏》说："视其外应，以知其内脏，则知所病矣。"说明脏腑与体表内外相应。察外部的表现，可以测知内脏的变化，从而了解内脏疾病，认识病理本质。《灵枢·外揣》把病人的内脏病变与外在表现比喻为日月之投影，水镜之照形，击鼓之有声。体现了本质与现象的对立统一关系。医生通过观察患者外部的症状、体征，推测体内不能直接感觉到的病机，是司外揣内的具体运用。"司外揣内"体现了控制论的"黑箱"理论。

（二）见微知著

　　"见微知著"语出自程钟龄的《医学心悟·医中百误歌》。微，指微小、隐含，表示局部。著，指明显、较大，表示整体。"见微知著"是指观察微小的、局部的、隐性的信息，可以测知整体的明显的变化。

　　在一个有机的整体中，任何一部分都与整体密切相关，局部可以反映整体的正常、异常信息。机体的局部是整体的"缩影"。这是"生物全息"思想的体现。如舌是人体很小的一部分，然而舌为心之苗，为脾胃之外候，它与其他脏腑及经络之间也有着密切联系。舌象的变化可以反映脏腑气血的盛衰状况。又如耳朵像一个在母体里蜷曲着的胎儿，耳朵包含着人身的所有信息，耳朵有与整体相对应的各个部位及穴位，通过耳穴可以治疗相关疾病。再如耳鸣、耳聋，不仅是耳的症状和疾病，由于肾开窍于耳，足少阳胆经入通于耳，此二症常与肾脏或肝胆脏腑的病证有关。

（三）知常达变

"知常达变"又称"以常衡变"。常，指正常的、健康的、通常的状态；变，指异常的、变化的状况。

1. 正常为常，异常为变　知常达变，以正常为常，异常为变。是以正常状况为参照，去衡量太过或不及的异常变化。《素问·平人气象论》说："常以不病调病人，医不病，故为病人平息以调之为法。"

2. 恒定为常，发展为变　知常达变，以恒定为常，发展为变。虽为异常情况，但是经久已稳固恒定。以此状态为参照，去衡量这种恒定的异常有没有发展变化。这是允许"异常存在"，与"异常共生存"的思路。

（四）抽样放大

抽样放大，是指通过局部的定量抽样调查，放大到全部去考量。这是以偏概全、一斑窥豹的以局部扩展到整体的判断思想。抽样放大的定量判定，大致反映出事物的轮廓和走向。这是不得已而为之的做法，没有全样本，只有抽样放大。抽样放大，从一个方面看，有总比没有强，但从另一个方面看，却有可能被引偏。

（五）悉数研判

悉数研判是全数据收集，进行总量的综合研究判断。全数据即是大数据。大数据研判比较接近事物的本质。大数据的悉数研判是定量判定，可以大致却很难精准反映事物的真象。因为组成事物的不仅仅是数量，还有机制。

五十九、事在人为

（一）无事不找事·有事不怕事

无事不找事，是说在平安无事的时候，不要去招惹事。简言之，没有事不要惹事。有事不怕事，是说在事出来的时候，不要害怕事。简言之，遇到事不要怕事。

（二）急事急办·缓事缓办·不办也是办

急事急办，是说紧急的事要赶快办，不要耽误；缓事缓办，是说不急的事可以缓一缓慢慢办，不要着急出错。事急不宜迟，事缓不宜急。事急

办缓，必延误时机，事缓办急，必忙中出乱。不该办、不宜办、不能办的事，不要办，办了会出麻烦，会无事生非，所以，对有些事来说，不办就是办。

（三）亲办·代办·转办

亲办者，事必躬亲，亲自操办；代办者，自己指挥，别人代为办理；转办者，放手不管，转给别人办理。

（四）办自己的事·管别人的事·不管事

办自己的事，自己只办自己的事，不管别人的事。"各人自扫门前雪，不管他人瓦上霜""事不关己，高高挂起"。管别人的事，不仅管与自己有关的事，也管与自己无关的事。"爱管闲事"。不管事，别人的事不管，自己的事也不管。不操心，不管事。

六十、事出有因

（一）原因·新因·变因

原因，是最原始的、初发的、根本的因素，是本真的动因。新因，是事情在发生发展过程中，新出现的刚参加进去的因素。变因，是事情在发生发展过程中，原因和新因出现了变化。任何事情都有原因，一些事情有新因，一些事情有变因。处理事务只有辨清了事发的原因、新因和变因，才能找到谋事处世的正确途径。

（二）单因·多因

单因，是单个原因、单一因素，新因代替了原因，变因代替了原因和新因。多因，是多个原因、多发因素，包括单原因、单新因、单变因的合因，以及多个原因、多发新因，多个变因。有的事情是单因，有的事情有多因。多因素的事情，总有主要因素、次要因素。

（三）因·果

有因必有果，有果定有因。果，可以是理想的，也可以是不理想的。有些事放下了，看似没有结果，这本身就是结果。只不过不是完成的结果，理想的结果而已。一因一果，是一个原因引起一种结果；一因多果，是一个原因引起多种结果；多因一果，是多个因素引起一种结果；多因

多果，是多个因素引起多种结果。

六十一、合乎时宜

合乎时宜是事的时效性。每件事都发生在特定的环境中。谋事处世要合乎时宜，因人因时因地而异。

不合乎时宜，要么超前，要么滞后。超前，条件尚不具备，时机尚不成熟；滞后，时过境迁，事过势变。事情过去了，时间变了，环境变了，用新事情再去对照旧事情的经验，就不合时宜了。

六十二、做事的理由

做任何事都有理由，有的是显性的理由，可以拿到桌面上的理由；有的是隐性的理由，不能拿到桌面上的理由。甚至有的找不到合适的理由，其实在潜意识里都是有理由的，只不过是没有挖掘出来而已。一个人想做一件事，只需要一个理由；不想做一件事，可以找一百个理由。做事情首先要解除后顾之忧。为自己找到一个清晰的理由。

六十三、处事的情理法力

处理事要合情、合理、合法、适力。依情处理，个人有感情。个人处理自己的事可依情处理，想做什么就做什么，想怎么做就怎么做。依理处理，众人有道理。二人以上的相处，就要依理处理，符合常理。依法处理，国家有法律，团体有纪律。涉及社会、国家利益时，就要依法处理，涉及团体时就要依纪律处理。依力处理，想打破人情、道理、法律、纪律，而又难以打破时，就依力处理，以武力解决，压而使其屈服。重新建立新的"情、理、法、力"体系。

六十四、处事的〇ⅠⅡⅢ

（一）处事之〇

〇，是不处理，要么是听其自然，要么是放任自流。听其自然是不该处理，不处理就是最佳状态。放任自流是该处理不处理，不处理就是最差状态。

（二）处事之Ⅰ

Ⅰ，一种处理方法。只有一种想法和做法。利于心无旁骛，一心一意，坚持到底。而当事实与自己的想法和做法不一致时，就难以接受。

（三）处事之Ⅱ

Ⅱ，两种处理方法。有两种想法和做法。利于变通，当一种想法和做法不能达到目的时，可以变换另一种做法。但也容易三心二意，犹豫不决。如肯定与否定、听与不听、支持与反对、掩饰与不加掩饰。当出现左右为难时，就会犹豫徘徊；当出现两难时，就无法应对。

（四）处事之Ⅲ

Ⅲ，三种处理方法，即除了两种处理方法外，还有居中的第三种处理，如既不肯定也不否定、既听取又没完全听取、不支持也不反对，或者婉转表示。

六十五、处事的正误

（一）正确的处理

〇，不该处理、不需处理、不便处理时不处理。Ⅰ，唯一的选择时，才用一种方法处理。Ⅱ，必须做出选择时，可用两种方法处理。Ⅲ，可以变通时，可用三种方法处理。

（二）错误的处理

〇，该处理而不处理时。Ⅰ，可能有两种或三种方法，而只用一种方法处理时。Ⅱ，可能只有一种方法，却用两种方法处理；可能有三种方法，却只用两种方法处理时。Ⅲ，不该处理，或只有一两种方法，却用三种方法处理，画蛇添足，多此一举。

六十六、谐调学形成的动机

古今中外浩如烟海的文化，有同有异，各有千秋，对文化现象的认识，对历代为人处世者的品评，有褒有贬，说法不一。尤其是对待同一个人、同一件事，这些人褒，那些人贬；古人在褒，今人在贬；古人有贬，今人有褒。众说纷纭，不一而论，使人们莫衷一是，无所适从，难以把握。我意欲提取各教流派、学科、学说的精华，形成一个框架结构，用于找到各教流派、学科、学说的位置、把握适度，从而为不同说法因人因时因地医势找到相应阐释。这是形成谐调学的外在动因。

我从十余岁习练少林拳硬气功，二十六岁又习练武当太极拳柔气功、自发动功。对形体动作姿势、气机运行有深刻体验，三十余岁学习自主谐振，并将自发动功与自主谐振，融合形成独创的谐调自发振，又称自发谐振，自发谐振是以神驭气、以气畅精、以精蕴形、以形彰显的谐调，既是形体的锻炼，也是气运行的修练，更是神对形精气的自然自发性驾驭。深刻体验到人的形精气神变化状况。这是我对身体状态的体验。我二十岁高考进入中医本科，系统学习了中医经典理论、经络腧穴等气血运行规律、中药性味归经功能主治、阴阳五行、四诊八纲、整体观念、辨证施治，以及解剖、生理、病理等课程。有了与人交流互动的机会，得以对人际交往的深度了解。在诊治疾病过程中，有了更多对病痛中人们的身体治疗和精神抚慰，使我得以体察人心。由形体到精气神，由养生到保健，由治疗到康复，由形体气机疾病到心理精神疾病，无不是谐调与不谐调的权衡对待与选择。

我在行医时、习武时、管理时、讲学时、行事时、闲聊时、学术探讨时、为人处世时、为人策划时、解人疑惑时、受人咨询时的说法做法，归纳整理，萃取精华，渐成体系。我的所思所想，是我的经历、积累、启发、感悟的体现。归纳形成谐调学是我的责任和义务。

我的文、武、医、哲、管理诸多经历和感悟，形成了无可复制、不可替代的思想体系。我常想：古人食不果腹、衣不蔽体、酷暑严寒、辛勤劳作、交通不便、知识受限、信息缺乏，尚能油灯夜伴、刻简著述成册成卷，形成不朽思想。吾辈欣逢盛世，衣食无忧、寒热调和、体力充沛、交通便利、见识丰盈、信息通畅、昼夜辉映，电脑书写传输如此便捷，若不能独树一帜有所作为，实在有负祖先，愧对今生，无颜面对后人。强烈的责任心，使我有一种使命感，我如饥似渴废寝忘食，每每夜书一两个时辰。这是我形成谐调学的内在动机。

这便是形成谐调学外在动因与内在动机谐调融合的结果。

第十五章　世

第一节　世的概述

世是宇宙物、气、神及其变化。物气神在宇宙中的变化过程称为世。世界就是物气神在时空中的动静、联系、变化。时空中物气神动静联系变化形成世。世是宇宙的境物。世的立义是宇宙、时间、空间、物气神环境、处境、心境，以及"非世"。宇宙包括宇和宙，宇宙是由星系组成的，宇宙是有限的无限，宇宙表达为时空，宇宙有宙间、宙序、宙比。宇宙是空间和时间的统一。

时间是有限的无限，时间描述了时间隔、时顺序，年月日时、刻分秒。空间是有限的无限，空间描述了六合、空间不空、空间类分、实间、间距、间距可测。环境包括自然环境、人造环境、所居环境、家庭环境。处境包括所在的时间、所处的自然位置、所处的环境状况、社会背景、社会地位、社会环境、人文环境、团体环境，所处的境况、境遇。心境包括心态环境、心的境界。非"世"是无世境、无视世境、否定世境，以及假世、伪世。

世的哲义包括阳世、阴世、世界、世道。阳世是阳世界、阳世间、阳世运、物。阴世是阴世界、阴世间、阴世运、非物质。世界描述了界域、宇宙世界、广义世界、狭义世界、物质世界、精神世界、天地、方位、生物、非生物、气、神秘、声光色、象、场、能、动静。世道是指人世间的道路，是人世的运行之道。世道是指社会及社会道德风尚，以及纷纭万变的社会状态。

世是自然界和人类社会一切事物的总和。世是全宇宙、全天球、全地球、全人类。世是处境、环境、心境。世是世道、境况。世是人事之所，世是谐调之场。世是自然界的时间、空间、人为环境和处境。世是人类社会及一切涉及人类的自然界的总和。这里所说的世，是宇宙中涉及人类生活的部分。

为人、谋事、处世应当察世，乐处世。察世是洞察自然社会人心。探察宇宙，察自然环境，感受自然，研究自然，察时、空、境，察空间间距，察道路，理解"方位"，理解"生物"，观察"非生物"，体察"气"，探索"场"，察知"能"，察物、质、性、量，察形、精、气、神，察形、精、气、神的关系及转化，察"世道"，察团队、社会、人文。察"境界"，察"境遇"，察"家境"。察处境的选择，处境的转化，总结发现，发明创造、应用规律。察世之真假年与细分，真假月与细分，日的测算与细分，时刻分秒的表达。察世之钱的交换。察世描述了古代对自然认识的启发，认识宇宙的思维方法。探索阴世，探索"非物质"。探索宇宙永无止境。

察世表达了作者的十个宇宙观，之一"宇宙有限其限无限"，之二"宇宙恒动变化"，之三"物系世界"，之四"宇宙时空事物定律"，之五"心物息通，信有否无"，之六"套连接系统"，之七"生命在于谐调"，之八"神可拟天不可拟人"，之九"不可信的两极宇宙观"，之十"谐调历"。

乐处世，快乐处世、处世快乐。乐处世，适应自然，美化环境；乐处世，察世处世，苦乐融融。乐处世，境况万变，处之坦然；乐处世，抓住时机，不可怠慢；乐处世，奉献社会，体现价值；乐处世，家庭和睦，乐享幸福；乐处世，与人为善，和谐共处；乐处世，净化心境，谐调人生。乐处世表达了作者的八个处世观：之一"能大能小"，之二"能主能从"，之三"审美即美"，之四"顺凡逆仙"，之五"为公享公"，之六"持中有度"，之七"适合就好"，之八"共享主义"。

第二节　世的立义

一、宇宙时空

宇宙是有限的，这个限是无限的。宇是有限无限的空间总和，宙是有限无限的时间总和。宇宙是物、气、神变化的时空。物气神是在宇宙中相互变化生成的。空间基于宇，空间是宇的单元划分。时间基于宙，时间是宙的单元划分。

（一）宇宙星系

宇宙是由星系构成的庞大系统。宇宙是星系的运行所在。在宇宙中，"星系"连"同类星系"，"大星系"里套"小星系"，"星系"接"不同类星系"。宇宙天体处于永恒的运动和发展变化之中，天体的运动形式多种多样，如自转、各自的空间运动（本动）、绕系统中心的公转，以及参与整个天体系统的运动等。月球一方面自转一方面围绕地球运转，同时又跟随地球一起围绕太阳运转。太阳一方面自转，一方面又向着武仙座方向以 20 千米／秒的速度运动，同时又带着整个太阳系以 250 千米／秒的速度绕银河系中心运转，运转一周约需 2.2 亿年。银河系也在自转，同时也有相对于邻近的星系的运动。

（二）宇宙有限无限

宇宙是有限的无限。宇宙是有限的，这个限是无限的。宇与宙同行。宇是有限的，这个限是无限的。宇可以确定方位，形成环境。宙是有限的，这个限是无限的。宙可以确定先后，形成顺序。

（三）宇宙与时空

宇本空旷而无间隔，自然和人为的分隔形成了间隔，所以，就把宇空之间隔，称为"空间"。人们常说的"宇是指整个空间世界"，其实应该反过来说"空间世界是对宇的划分所形成的"。

宙本有序而无间隔，按照自然流动的状态，人为地把宙序分出了间隔。因为"时"是人们最实用、最适宜的间隔，所以，就把宙之间隔的先后顺序称为时序，把宙之时序的间隔划分，称为"时间"。人们常说的"宙是指古往今来的一切时间"，其实应该反过来说"古往今来的一切时间是对宙的分隔所形成的"。

（四）宙间・宙序・宙比

宙是用来表示事、物、气、神、能变化的间隔、序列、比例，所以，称为：宙间、宙序、宙比。

间、序、比，不可分割。有间就有序，有间就有比；有序必有间，有序能分比；有比必有间，有比能分序。间与序都是比例关系的体现。既然间、序、比有相通之处，就可以用一个通用概念来表示。宙间、宙序的基本单位是：时间、时序。时也是宙比较固定的单位。所以，把"时间"做为通用的称谓，既能代表宙间，又有宙序的意义，还可以表示宙比。因此，通常所称的时间是广义的，包含着宙间、宙序、宙比。时间也是宙的简称。狭义的时间是时的间隔。泛用的时间是指年、月、日、时、刻、分、秒等。

（五）宇宙是空间和时间的统一

宇宙是一切空间和时间的综合。宙是宇存在和运行的一种状态，宙是对宇存在和运行状态的一种表示和描述。有宇就有宙，有空间就有时间；有宙就有宇，有时间必有空间。宇宙是时间和空间的统一。宇宙是物质世界与非物质世界的统一。宇宙不依赖于人的意志而客观存在，并处于不断运动和发展中。宇宙是由空间、时间、物质、能量和信息所构成的统一体。宇宙在时间上是有限的，这个限是无限的，所以，没有显示开始，也无法显示结束；宇宙在空间上是有限的，这个限是无限的，所以，没有显示边界，没有显示尽头。宇宙是多样又系统的，多样在于物质表现状态的多样性，系统在于其空间、时间、物质、能量与信息的相互关联性、系统性和微妙性。

（六）时间

1. 时间是有限的无限　时间有限，限无限。时间是有限的，这个限是无限的。

2. 时间隔　时间隔是"年月日时刻分秒"等的相隔间距。"年月日时刻分秒"单位相同，则间隔相同。相同是相对的，如年与年，月与月大致相同，精确度则不同。"年月日时刻分秒"单位不同，则间隔不同。不同是绝对的，如年与月不同，月与日不同，日与时不同，时与刻不同，刻与分不同，分与秒不同。

3. 时顺序　时顺序是记录世运的时间顺序。时间是一维的，一维时间，时光朝着一个方向流逝。时顺序有多种记法。如公元纪年月日时，干支纪年月日时，国号纪年。子午流注计时等。

4. 年

（1）真年：真年是阳历年。真年是地球绕太阳运行一周的时间，一年365天零6个小时左右。按照真年划分出的十二个月是假月。年有多种分法，年的一分法，就是从一个固定的点到下一个固定的点为一年。如从立春到立春，或元月一日到十二月三十一日。年的二分法，是将一年分为两部分。每年的上半年、下半年，或前半年、后半年。年的四分法，是将每年分为春、夏、秋、冬四季。三个月为一季。年的十二分法，是将一年分为十二个月（假月）。年的二十四分法，是将一年分为二十四节气。每月两个，上半月为节，下半月为气。分别是：立春、雨水、惊蛰、春分、清明、谷雨、立夏、小满、芒种、夏至、小暑、大暑、立秋、处暑、白露、秋分、寒露、霜降、立冬、小雪、大雪、冬至、小寒、大寒。年的七十二分法，是一年分为七十二候。年的三百六十五或三百六十六分法，就是平年每年365天，闰年每年366天。所以，一年四季，十二月，二十四节气，七十二候，365（6）天。

（2）假年：假年是阴历年、或阴阳合历年。假年是按照真月凑成的与真年最接近的整月天数。一年十二个月或十三个月。十二个月约为355天，十三个月约为385天。

5. 月

（1）真月：真月是月球绕地球公转一周，是真正的、准确的月。阴历记的是真月。一个真月经历了朔、娥眉、上弦、渐盈凸月、望、渐亏凸月、下弦、残月，进入第二个朔。如此循环往复。月球从朔到望，月牙渐盈，至满月，月光由暗变亮。从望到朔，圆月渐缺，至残月，月光由亮变暗至光逝。真月的一分法是一个朔望月，可以从朔到朔，也可以从望到望。人们习惯于把朔作为月初，望作为月中，称为一个"朔望月"。

真月的二分法是上半月和下半月，把朔望月一分为二，"望"是分界点，由朔至望是上半月，由望至朔是下半月。真月的三分法是上中下三旬，每旬约十天。真月的四分法是把朔望月一分为四，朔、上弦、望、下弦。真月的八分法是把朔望月一分为八，朔、娥眉、上弦、渐盈凸月、望、渐亏凸月、下弦、残月。真月的二十九或三十分法。小进每月29日，大进每月30日。

（2）假月：假月是把一真年划分为十二份形成的。阳历记的是假月。

6. 日

（1）昼夜：地球自转一周为一日，或称一天。日是一天的昼和夜，是从日出（日落）到下一个日出（日落）的时间。由于时是固定的，所以，真正的"历日"是计时。一日二十四小时。由于日是固定的，也是人们生活的适宜时段。所以，所有的历法都是以日为基本单位。日的一分法是从天亮到下一个天亮，或从夜半到下一个夜半。日的二分法是每日可以分为白昼和黑夜。日的四分法是上午、下午、前夜、后夜。日的十二分法是每日十二时。日的二十四分法是每日24小时，2小时等于1时。

（2）白天：在生活中，可以忽略夜晚，而把白天叫做一天。一天到晚。

7. 时

（1）时段：古人把一日分为12个变化的时段：日出、食时、隅中、日中、日昃、晡时、日入、黄昏、人定、夜半、鸡鸣、平旦。这12个时段是以"日出、日中、日入、夜半、平旦"为标志划分的。白昼七个时段：日出、食时、隅中、日中、日昃、晡时、日入。夜间五个时段："黄昏、人定、夜半、鸡鸣、平旦"。也称"五更"，黄昏一更、人定二更、夜半三更、鸡鸣四更、平旦五更。每更5点，五更共25点。时段主要还是以日出日落为界划分的，由于一年的每一日日出日落都不同，所以时段是不相等的12份。一年中每天昼夜时段的长短呈规律性变动。

（2）时辰：1日昼夜分为12等份，每份1个时辰，12个时辰用十二地支命名，分别是：子、丑、寅、卯、辰、巳、午、未、申、酉、戌、亥。

夜半是子时，正午是午时，由于白天始于辰，故称为时辰。

（3）小时：时辰的一半，称为小时，1个时辰是2小时。小时是每日的24分之1。1日分为24等分，称为24小时。24小时可以分为24小时制和12小时制。24小时制，夜半既是24时，也是0时，是前一日结束和后一日开始的交接点。12小时制，上午12个小时，从0时到中午12时，下午12个小时，把中午12时，归为0时至夜半12时。

8. 刻·分·秒　1小时分为4刻，1刻15分钟。1小时60分钟，每分钟60秒。每秒还可以再按60进制一直细分。

（七）空间

1. 空间是有限的无限　空间是我们看到的和看不到的地方，空间是有限的无限。空间是有限的，这个限是无限的。空间有限，限无限。

2. 六合　"宇之空间"是上下、左右、前后之间，称为六合。言上下之间，必有左右间和前后间；言左右之间，必有上下间和前后间；言前后之间，必有上下间和左右间。通常我们所说的"宇之空间"是指：上、下、东、西、南、北，四面八方有限的无限空间。

3. 空间不空　空间不空，物、气、神、能充容其间。空气是空间容纳之气。真空是无气之空间。宇可以容物气的是空间。空间是物气的不满。空间具有相对稳定性、容纳性、可分割性。空间相对稳定，从而可以测量，并使物与物的间距相对固定；空间能够容纳，从而可以置物于其间，并变换其位置；空间可以分割，从而分分合合能够改变物体体积。空间是动态的，空间测量是相对的。人类生存的空间是渺小的，非生存空间是博大、广袤、浩瀚的。人类所能认识的空间是局限的，未知领域是广袤无际的。通常人们所说的世界是人类的生存空间，所说的空间是天地之间。

4. 空间的分类方法　0分法：无。1分法：有空。2分法：或上下、或左右、或前后。3分法：或上中下、或左中右、或前中后。4分法：东南西北。5分法：东南西北中。6分法：上下左右

前后。7分法：上下左右前后中。8分法：东南西北四正；东南、西南、西北、东北四隅。9分法：四正、四隅、中宫（洛书）。10分法：上四面、中、下四面、中（河图）。

5. 实间　实间充满着物气。宇不可再容物气的是实间。实间是空间容纳的物，称为实物。实物具有一定的质，称为实质。实间是空间容纳的气，称为气满。气满的实间不实。空间和实间是相对而言，同样的"间"，不可再容物和气的，就是实间，而可再容物和气的，则是空间。地点是基于实间的空间位置点。

6. 间距　间距是空间或实间的距离，可分为远距离、近距离、○距离。距离是很微妙的。空间大距离可以用"光年"计算。光年是光行走一年的距离。光速是30万千米/每秒。空间大距离和小距离，都是人们生活中难以想象的数字。间距的精度也是相对的。这体现了间距有限的无限。

7. 测量空间

（1）尺度：尺度测量空间，是用尺度固定的比例，测量比较空间的长宽高度。

（2）同身比测量：同身比测量空间，是用同一物长度的比例作为测量单位，量度物的间隔比例。如中医针灸确定穴位是用同身寸测量。同身寸是针灸取穴比量法，是指以患者本人体表的某些部位折定分寸，作为量取穴位的长度单位。身高不同，但自身的比例基本相同，就以自身的比例作为测量的依据。主要有骨度和指寸法两种，骨度是以骨的长度为单位，指寸是以手指或指节的长宽为单位。如肘横纹至腕横纹是12寸；四横指为三寸，拇指宽为一寸，中指节为一寸等。1米的人和1米8的人，论寸都一样。

（3）时间测空间：光年就是用时间测量空间。因为空间太大无法测量，人们就用每年光所行走的距离，来计算空间的长度。光每秒行走30万千米，计算出每年光行走的距离，然后看有多少光年，就可确定空间距离。

二、物气神

物、气、神是构成世界的三大要素。世界的

核心是物、气、神。物和气是不同的表现形式。气聚成物，物散成气。神和气是相互转化的，气转神，神化气。神和气的关联，叫神气。物被赋予神的，叫神物。物、气、神的动、静、联系、变化构成了世界和人事。物、气、神所表现出的形、态、象，可以合并称为形态、形象；物形、气形、神形；物态、气态、神态；物象、气象、神象。"同气相求、异性相吸"是物气神联系的特点。物、气、神可以"性、量、象"表现，称为定性、衡量、呈象。物气可定性，神气可呈象。物可定性，衡以量。气可定性，呈以象。神可以呈象。物、气、神可以"质、象"表达，称为实质、虚象。物实质；气实象、虚象；神虚象。

（一）物

物是某一有限质量在某一有限空间内的分布。物有质，称为物质。物属于实，称为实物。物质可以定性，称为物的性质。物质可以量化，称为物的质量。物是神气变化之实质。神统气聚化生之实称为物。物之质是可视可触可生可化可改可变的实体存在。事物是随时随地变化着的。物是实体占据空间范围，经历时间阶段。物占据空间，经历时间；事经历时间，不占据空间，事涉之物才占用空间。即时的物质分布空间和时间延续，称为现实。

物是指自然界实体的存在与变化。存在的是物，变化机制已经关系到"场"和"事"的范畴了。物包括实物和生物。实物是矿物，是固定的、静态的物。生物包括植物、动物、微生物，生物是动态的。植物、微生物是被赋予气的物，动物是被赋予神气的物。人属于生物的一种，人是被赋予神灵气魂魄的高级动物，因此，人也是世的一部分。自然物的变化是世事；人为物的变化是人事。事物是世的意义所在，事物是世人所以存在和繁衍的基础和根本。所以，事物是世、事、人的具体反映。

钱是事物的一种表现形式，钱是物的代用品。钱能够方便快捷地反映物的数量、物的价值、物的所有者、物的持有与转移。事物概括了物的种类与用途，钱的来源与去向。物是有限的，是指所有物都是有限度的，包括大小的限度、范围的限度、数量的限度。物的界限是无限的，是指所有物的界限都是无限分合的。大小之精确度无限，范围之边界测量无限，数量的细分无限、合成无限。

自然界实物是指大自然赋予人们可以开发利用的实在物体。山川河流蕴藏着丰富的矿物质。为人类生活提供了极大的便利。生活物品是生活所需的食物、药物、衣物、房屋、用物等。生产用品是劳动生产、制造创造所用的物品、器械。服务用品是服务行业所用的必需品。观赏用品是人们用来观赏的玩物、器物。

自然界生物，包括植物、动物、微生物。林木、庄稼、花草等植物，是自然的产物，装扮着地球，孕育着生物。植物为人类提供了食物和用物。禽兽等各种各样的动物，是自然界的灵动和生机。适者生存和繁衍，不适者稀少和灭绝。动物为人类提供了食源、观赏和所用。微生物是人的肉眼看不到，需要借助显微镜才能看到的微小物种。微生物一方面帮助调节人的生活，另一方面给人带来疾病。如细菌是微生物的一种，细菌可以化解废料，肠道菌群帮助消化食物。而疾病也可以由细菌过多而致。物是人类生产、持有、消耗、交换的需要，物有大小、轻重的区别，为了交换方便，就出现了物的代用品。有以物代物、以币代物、以钱代物、以票代物、以卡代物、以信息代物。

（二）气

气是介于物与神之间的状态，气既是无形之精微，具有精的特性，又是功能状态，具有神的特征。气是宇宙的内容和状态。自然之气是天然形成的气。气有象，气属于虚，气可以定性。如凉气暖气，寒象热象。气是神物变化之虚象。神驭物形流变之虚称为气。气成象，象是可感可应可觉可悟可推可断的虚有能用。气居于空间，经历时间。气居于而不占据空间，经历而难以计算时间。

气有广义和狭义之分。广义之气包括能量信息，以及物质所化之气；狭义之气是具有流动性质的气体状态。气是构成宇宙的基本能量，气是构成人体的基本能量，气是维持人体生命及功能活动的外在表现。有形和无形、流动和静止是气在宇宙中的两种状态。精微、能量、信息是气在宇宙中的三种形式。

气既是精微、能量、信息，气又是精微、能量、信息的载体。气机是气的升、降、出、入运动。升降出入的力量叫气力。气力包括能动力、聚合力、分散力。气体没有一定的形状、体积，能自由散布在空间。气体有一定的成分（比例）、压力、浓度（含量）、温度（寒热）、湿度（润燥）。气候是大气物理特征的长期平均状态。气象是大气的状态和现象，如刮风、闪电、打雷、结霜、起雾、下雪、下雨、冰雹，以及云彩、冷热、干湿等。气压是作用在单位面积上的大气的压力。气温是大气的温度。湿气是干燥湿的程度。气味是气的味道，酸、苦、甘、辛、咸、淡。如酸气，苦气，甘气，辛气，咸气。六气是风寒暑湿燥火。

（三）神

神是机宜，《说文解字》曰："神，天神，引出万物者也。"《广韵》曰："神，灵也。"《孟子》曰："圣而不可知之谓神。"神有机，称为神机。神属于宜。神机可以推算。如神机妙算。神是物气变化之机宜。物变气化恰当适宜之机称为神。物气在宇宙中恰当适宜的变化之机称为神。机宜是机会和适宜。机会是时空物气的相合，适宜是合适、应当、恰当于人事世。

三、境况

境基于世。境是世的单元划分。境是世的表现形式。境是宇宙中物气神的关联。物气神关联构成环境、处境、心境。环境是物气神关联的动静变化。处境是人所处的物气神变化的时空。心境是人对物气变化的心态状况。

（一）环境

环境是物、气、神关联的动静变化。环境是空间、实体、景色、声音。环境是地方、区域。如境宇、境域、境象。环境是人所涉及到的生活空间和想象空间。人切身感受到的，对人有意义的是环境状况。从这个意义上说，环境是物在空中的状态，环境是空中物的展现。

1. **自然环境** 自然是本来的样子。世界上的一切，都是以自然作为评判标准。自然是天然的、本来的。自然环境是天然的、本来的环境。一个有限的无限空间和时间。人类所处的自然环境是指人类可以触及到的、与人类生存息息相关的宇宙世界。自然环境是自然界的构成要素及其关系。

（1）太阳：太阳一日之内，朝起而暖，午满而热，夕落而温。太阳一年之内，春温，夏热，秋燥，冬暖。

（2）月亮：月亮一日之内，夜出而昼隐。月亮一月之内，从月牙到月满，再到月缺。月亮一年之内，亮时、亮度呈规律性变化。

（3）地球：地球有陆地和海洋。陆地有山涧丘岭、川地平原、江河湖泊。海洋有深水、浅水、岛礁。这是人类的立足生存之地。

2. **人造环境** 人造环境是人为建造的环境。人造环境是人类改造自然而创造的生活环境。人类一方面在适应自然，另一方面在改造自然。人类要生存必须适应自然，人类要生存得更好就要改造自然。适应不是屈从，改造不是破坏。人类的生存环境、居住环境、工作环境、公共环境，都是在适应自然环境基础上的改造、创造。

3. **所居环境** 所居环境是人们生活、学习、工作、活动所居处的环境。所居环境是人所处的自然环境、人为环境、社会环境、生存环境、工作处境、交往情景、心态境况。环境影响性格，形成习惯。要改变习惯，须先脱离或改变环境，再改变或调整性格，进而改变习惯。性格调整环境，形成格调。要改变格调，须先调整性格，再改变环境，进而改变格调。在自然中生存时，人们想尽一切办法，造就人为环境，来避免自然带给人们的不利影响。当人们在人为环境中享受到想要得到的一切时（如调冷暖，避风雨），却又向往着大自然的清新空气和自然风光。

4. **家庭环境** 家是自然人诞生和延续的亲情之所。家庭是社会的最小单位和缩影。中国人家的概念，上溯到对自己祖宗的敬拜。家境是家庭环境和处境。家境对一个人来说是自然的境况，是独一无二的，自己不用选择，也无法选择，必须认命。家庭是一个小社会，有传承、有变改、有创新。家是姻亲和血亲组成的团队，有人就有家。庭是家人居住的房子。家庭是一个人出生后的第一个环境和团体。家境是不以个人意志为转移的。出身不由己，道路可选择。个人无可选择家境，可以选择自己的人生道路，来改变家境。

（二）处境

处境是人所处的物、气、神变化的时空。处境是人们所处的自然状况和社会状况。处境是人们在一定时间和空间所处的境地、所在的自然状况和环境条件。处境是人们的社会背景、社会地位以及所处的境况。包括政治境况、文化境况、工作境况、生活境况、关系境况、家庭境况。处境是人们的境遇，是人们遇到的自然境况与社会状况。处境是此时此刻人们所处的境况、境遇、机遇、境界。处境是所面临的立场、路线。处境是人的一种觉察、感觉、感受、感悟。

1. 所在的时间　所在时间是人们所处的时间点和时间段。时间点和时间段有过去的、现在的、将来的。

（1）时间点：时间点是某一个时间单位。时间点可以是一个世纪、一个年代、一个甲子周期、一个生肖周期、一年、一月、一天、一时、一小时、一分钟。如20世纪、20世纪80年代、公元2017年、2017年3月27日、下午5点。

（2）时间段：时间段是一个时间单位到另一个时间单位。时间段可以是一个世纪到另一个世纪，一个年代到另一个年代，一年到另一年、一月到另一月、这一天到那一天。如1958年至2017年是年的时间段；2016年3月7日至2017年3月27日就是天的一个时间段。

2. 所处的自然位置　所处的自然位置，包括空间、地点、方向。

（1）空间：空间，是位置所在的一片空间区域。

（2）地点：地点，是位置所在的地域地点。

（3）方向：方向，是位置所朝向的四边八方。东、西、南、北、东南、东北、西南、西北。

3. 所处的环境状况　处境是人所处的自然环境状况。环境特指人的生存环境，是指直接影响人们生活的外在空间、环周区域及状况。生存环境包括自然环境和生活环境。自然环境从大的方面，包括太空失重环境、地上重力环境；从小的方面，不同地域有不同的自然环境——阴雨晴虹、陆海河岸、山川溪流、花草树木、鱼虫禽兽。生活环境包括人为环境、社会环境、人际环境、人文环境。这是人生存必须的外在条件。地球是人类生存的大环境，地球之外有无可供人类生存的星球尚未可知。同在地球上，人的生存环境差别很大，近两极与近赤道，陆地与海岛，高山与森林，热带与寒带，四季分明与四季如一。多数地区一日内温度变化不大，少数地区早晚温差较大。"早穿棉袄，午穿纱，围着火炉吃西瓜"的民谣形象说明了中国新疆地区一日内的温度变化。而与人们生活息息相关的是自己的家庭环境、工作环境和活动环境。生活工作在农村的、城市的，活动范围在一座城市的、一个国家的、全球的。居住在平房与楼房，朝阳与背阳，潮湿与否，有无噪声，是否污染。房间的豪华装修可能成为新的污染源，冬夏的暖气与空调会导致空气流通性差，空气质量下降。过热过凉的环境温度变化，对身体提出了更高的适应要求。

人类生存所涉及的自然环境空间，人类所拥有的环境，可以加以改善和利用，而过度的开发、采伐会破坏自然状况；适度的修饰会美化环境，不适当的修饰会破坏环境、污染环境，为人类带来后患。环境影响人的自然属性和社会属性。环境影响人的生命健康、工作生活、人际交往和社会生活。不同的自然环境造就不同的种族，培育不同的性格和生活行为方式。

4. 人文处境　人文是人的文化、人的理念。人文是人类自己创造出来的文化，是人类社会的各种文化现象。人文是人类文化中正确的，先进的，优秀的，健康的部分。人文集中体现在：重视人，尊重人，关心人，爱护人。简而言之，人文即重视人的文化。

人文一词，最早出现在《易经》贲卦的彖辞："刚柔交错，天文也。文明以止，人文也。观乎天文以察时变；观乎人文以化成天下。"宋·

程颐《伊川易传》卷二释作："天文，天之理也；人文，人之道也。天文，谓日月星辰之错列，寒暑阴阳之代变，观其运行，以察四时之速改也。人文，人理之伦序，观人文以教化天下，天下成其礼俗，乃圣人用贲之道也。"人文的核心是信，信任、相信、信仰。人文处境是对一定文化思想形成的一种认同感和导向。人文处境的前提是人为环境——人为的居住环境、人为的心态环境。人为的居生环境，以建筑物为主，其次是对自然环境的修饰，然后是对环境的装饰及物品；人为的心态环境，是人际关系创造的心绪、心境。

5. **团体处境** 团体是众人集中的一种形式。有紧密团体，有松散团体。紧密团体是多个人共事的单位集体。有组织结构，有领导，有中层，有基层。有任务，有措施，有做法，有分工有合作。有经济利益，有心理凝聚，有精神支撑。松散团体是众人在一个环境中，没有组织，没有领导，没有相同的任务，没有分工合作，每个人都是自由的。团体是社会的具体体现。从家里出来，到社会上，就进入到一个团体。只是这个团体有大有小，有的有组织，有的无组织。有时，有组织的反而组织不力，无组织的倒可能一呼百应。有组织的团体环境主要体现在团队管理、团队风气、团队氛围。

6. **所处的境况** 所处的境况，包括政治境况、文化境况、工作境况、生活境况、关系境况、家庭境况。

（1）政治境况：政治境况有治与乱、平与险、安与危、成与败、隐与显、得志与不得志。

（2）文化境况：文化境况是文境、语境、物境。文境是文字所描绘的境况，语境是语言所处的境况，物境是实物所在的境况。文化境况有丰富与贫乏、快乐与枯燥、有趣与无聊、学知与启智。

（3）工作境况：工作境况是集体处境、集体风气。工作境况有闲与忙、顺与逆、荣与辱、尊与卑、贵与贱、热爱与应付。

（4）生活境况：生活境况是人的生活环境和状况。生活境况有优与劣、简与繁、真与伪、静与躁、热与冷、得与失、清与迷、幸与舛、贫困与富裕的区别。

（5）关系境况：关系境况是人际关系所处的情景状况。关系境况有帮助与拆台、融洽与紧张、争执与分离、利与害。

（6）家庭境况：家庭境况是亲情所在，家庭境况有福与祸、和与争、佳与困、少与老、贫与富、穷与达。

7. **境遇** 境遇是环境和处境的遇合。境遇是人们所处的境地、状况、地步、情境。境遇是人所处的人文环境、家庭环境、人际环境、人为环境、家境、语境。境遇有顺境、逆境，有佳境、困境。顺境是路顺，有一条路顺，多条路顺，条条路都顺；逆境是路逆，甚至进退维谷，无路可走；佳境是美好的境遇，困境是无可奈何的境遇。境遇虽然有个人选择的因素，但是不以个人意志为转移的遇合。个人可以选择道路，却不能左右境遇的出现。人们或遇顺境，或遇逆境。人们可以在处境中改变境遇。改变境遇是个人能力的体现。

（三）心境

心境是人对物气变化的心态状况。

1. **心态环境** 心境是心态环境。心态环境是人的内心境况，是人的内心世界，是人的胸怀，是自己为自己创造的最基础的环境。心态环境可以形容为心宇、心宙、心胸。心宇是心的广阔程度，心宇大至无限。

心宙是心的经历路程，有的涉世不深，有的饱经沧桑。心胸是心的胸怀，有的心胸狭隘，有的心胸开阔。有愉悦的心境、忧愁的心境，有良好的心境、不良的心境、痛苦的心境。很多因素可以影响心境，但是心境毕竟是自己为自己创造的，所以，完全可以超然物外，而独享自得其乐的心境。

2. **心的境界** 心境是心的境界，心的境界是指心境所达到的界域、程度、状况。心态境界是心情状况，以及心胸的容纳量和容忍度。心境反映着心眼、胸怀、想法、思想、理想、境界。心境是心情、心态、心思、心绪、意境的综合体现。心物息通，心与物由信息沟通、消息沟通。唯心是一个极端，唯物是另一个极端。人生追求自然境界，这是个性的充分张扬。人生追求圣人境界，这是社会的榜样影响。心态境界有四个层次：一是开放，全吸收，能听取各种意见，选择性接受。二是半开放，半吸收，有限听取和接受。三是半封闭，半排斥，较难听取和接受。四是封闭，全排斥，汇总、总结、结束。

四、非"世"

（一）无世境

无世境是世与境不存在。对宇宙没有认识，没有环境、没有处境、没有心境。

（二）无视世境

无视世境是对存在的世间境况视而不见。无视环境、无视处境、无视心境。

（三）否定世境

否定世境是否认存在的世间境况。否定环境、否认处境、不承认心境。

（四）假世·伪世

假的伪的，不是真的，似世而非世。不是所针对之世。是造假的，伪装的世。

第三节　世的哲义

一、阳世

（一）阳世界

阳世涉及空间所形成的世界，时间所形成的世代，事情所构成的世事，人类所集聚的世人，人类活动规律所形成的世道。阳世界，世有界，界无限。世界是世之境域界限。已知世界，是人类已经认识的世界。未知世界，是人类尚未认识的世界。世界可以由宇宙世界延伸为人类世界、内心世界。自然环境、人造环境亦属于宇宙世界。

（二）阳世运

世运是世界的运行变化。世界的运行变化有自然运动、环境改变、社会运行、处境变迁、心境变化。阳世运是一维运行，世朝着一个方向运行。时间记录阳世运，时间朝着一个方向流逝。

二、阴世

科学发现的所谓暗物质，应是非物质。因为物质研究已经到了极致。非物质将使科学终结于物质之限。所以，维系地球的不应是暗物质，而是"非物质"。暗物质的定义，将使科学陷入误区。科学发现的所谓暗能量，应是"非能量"。所谓的量子纠缠已经超脱了物的限定，它是一种非物之间的感应。

非物质影响了哲学世界。从哲学角度上讲，科学"原来认为世界是物质的，没有神，没有特异功能，意识是和物质相对立的另一种存在"。而在科学以外的其他领域，神、特异功能、心灵感应，都是有现象、有说法的。现在，通过研究，相信了，证实了神、特异功能，心灵感应的存在。意识不在物质层面，而在非物质层面。量子纠缠只是物质研究到了边缘，出现的一种现象，神、灵、鬼、第六感、特异功能的领域，远不止"量子纠缠"所能解释通的。那是一个与物质世界完全不同的更高级的世界状态。物质世界只是世界的最基础部分而已。

非物质对物理世界的影响。我们现在所有的物理学理论，都以光速不可超越为基础。而据测定，量子纠缠的传导速度，至少4倍于光速。当然，以光速为限的物理学理论，在一定范围内还是有指导作用的。并将继续起着作用，但只是部分作用，而不是全部作用。

非物质对内心世界的影响。科技发展到今天，我们看到的世界，仅仅是整个世界的一小部分。这和1000年前人类不知道有空气，不知道有电场、磁场，不认识元素，以为天圆地方相比，我们的未知世界还要多得多，多到难以想象。研究物质到了极致，认识回归到了当初，其实进步还是大的，只是世界太大。不自以为是，客观看待一切现象和说法，才是开放思维。

三、世界

（一）界域

界域是境域，是界的范围。世界是人类所能涉及到的宇宙空间和时间，主要是地球环境的物质世界，随着人们智慧的开拓、技术手段的提高，人类所能涉及的界域越来越广阔。载人飞船上天，环球飞行就是例证。界域的拓展随着人们的智慧推断，而逐渐变为现实。界域可以引申到精神领域叫精神世界。

（二）宇宙世界

宇宙世界是整个自然界。人生活在自然界，感知于现实与虚拟之间。探索于现实与虚拟之外。生存于现实与虚拟之间，似实不实，似虚不虚。想象于现实与虚拟之外，既非现实，也非虚拟。在现实与虚拟之外不断探索、发现。

（三）广义世界

广义世界是指人类所能认识和推论的世界。

（四）狭义世界

狭义世界是指人类生活所涉及的世界，是人类居住的空间和时间，以及物质、能量、速度。包括环境世界、人类世界、事物世界。没有涉及到浩瀚的宇宙星系。观世界，是人们看待世界，由于世界观不同，观察到的世界也不同。观世音，是通过"观"和"音"，观察世界，闻听世界，感知世界。

出世，是出生到这个世界上来，在自然中生存。入世，是进入到社会生活之中。避世，是身居独处，逃避社会生活。逝世，是离开世界。

（五）物质世界

物质世界是人类环境所涉及到的物质，以及以物质为基础，由物质产生的功能。物质世界是人类生活的基础，是人际交往的条件，是社会管理的要素。人类在物质世界里，劳作奔波，享受生活，感悟人生。

（六）精神世界

精神世界是人类想象的思维空间、思想活动，精神状态，以及喜、怒、忧、思、悲、恐、惊等情绪。精神世界是人类内心的享受，是物质世界的灵魂。精神世界使人活得有价值、有意义。具有精神世界是人类与动物的根本区别。如果缺乏精神世界，人类与动物无异。所以，精神世界，是"人为万物之灵"的核心。

（七）天地

天地是人们视野所能够涉及的领域。天指广宇及星球、太阳、月球，地指地球。探索远方星际一直是人类研究的课题，我国古代人研究天，把可视的星球分为三垣、二十八宿。人类对天地的认识是无止境的。

太阳是个发光发热的恒星，太阳光和热照亮和温暖着天地。月球是个吸光放光的行星，月球吸收太阳光亮，再放出光芒。白天太阳光亮强于月球，显不出月亮，所以，黑夜才能显示月亮。月球围绕地球转动一周是一个月。我们足踏的地球是个类椭圆球。地球总共包括八个圈层，从外到内依次是：大气圈、水圈、生物圈、岩石圈、软流圈、地幔圈、外核液体圈、固体内核圈。岩石圈以下是固体地球。每个圈层的成分、密度、温度各不相同。地球自转并绕太阳公转，就有了太阳直射和斜射，白昼和黑夜，春夏秋冬，温热凉寒。地球是个磁性体，有丰富的物质和能量。人居天地之间，头顶蓝天，足踏大地。天地是人们的生存空间，天地是自然环境，天地有自然万物。我们头顶的天给人类带来阳光、空气、氧气，带来风霜雨露雪，带来风寒暑湿燥火。我们足踏的大地，给人类带来赖以生存居住的依托，带来丰富的物产，带来巨大的能量。所以，人要感谢天地。

（八）方位

方位是方向和位置。方向是四面八方和上下。方向以南极北极连线为经；与南北极垂直，即与赤道平行线为纬。接近南极是南方，接近北极是北方，面向北背向南，左为西方，右为东方。位置是人或物相互参照形成的一种关系。位置是立足于此地，看彼地。仰上、俯下、侧左、侧右、向前、向后。人与人的实际位置有前后位置、左右位置、上下位置、高低位置。人与人的关系位置有平行位置、领属位置、主从位置。空间位置包括天空、地上、地下。地上地下也叫地理位置，地上又叫地域位置。位置包括静态位置、动态位置、相对位置。方位会发生偏转。

（九）生物

自然界是由生物和非生物组成。生物是有生命、有生机的物，非生物是无生命的，或者生命凋亡的物，非生物包括物质和能量。新陈代谢是生物的特征，是生物与非生物最本质的区别。生物是具有能动性、生命特征、能独立自主生存的有机体。生物是在自然条件下，通过一定反应生成的具有生存能力和繁殖能力的有生命的物体，并繁殖产生生命的后代。生物能对外界的刺激做出相应反应，能与外界的环境相互依赖、相互促进。

生物包括：动物、植物、微生物等。地球上没有一个生物个体是单一的生命体。人体是一个生物混合体，寄生在人体肠道的蛔虫也是一个生物混合体，它的体内同时存在很多细菌病毒，在沙门氏杆菌的体内还有某些病毒的存在，在这些病毒的体内也可能存在某些噬菌体。所以，生物混合体是一个很复杂的生物群体。人是进化的高级动物。人类的智力是一个人类历史整体传播的过程。人类的智力不是单一存在的，遗传会影响智力的高低。物种的形成及其适应性和多样性主要在于自然选择，生物为适应自然环境和彼此竞争而不断发生变异。适于生存的变异，通过遗传而逐代加强，反之则被淘汰，归纳起来就是：物竞天择，适者生存，优胜劣汰。

劳动创造了人。火的使用，使人最终脱离了动物界。人和动物有本质的区别，人已经超出了动物界，成为自然界的改造者。动物是生物界中的一大类，与植物、微生物相对。动物分为脊椎动物和无脊椎动物。

脊椎动物包括：哺乳动物、两栖动物、鸟类、鱼类、爬行动物。无脊椎动物包括：节肢动物、腔肠动物、棘皮动物、线形动物、扁形动物、原生动物、环节动物、软体动物。人类是高级动物。与人类关系密切的有兽类和禽类。兽是爬行类动物，如马、牛、猪。禽是飞行类动物，如鸡、鸟。

在动物界，物竞天择、弱肉强食、优胜劣汰、适者生存。动物使环境充满生机。植物是生命的主要形态之一。植物分为藻类植物、苔藓植物、蕨类植物、种子植物。植物如树、花、草、菜、谷。植物都有寒热温凉四性，酸苦甘辛咸五味。食物和药物没有明显界限，药食同源。人们之所以用食物充饥，用药物治病。是因为食物口感好，而药物口感差。用食物补充营养，用药物矫正偏

性、偏味。生物都是采纳天地之气而生，人食植物其实就是食聚集之气，这是气的转化过程。人本身也是聚天地之灵气而生长。所以，从这个意义上讲，人可以直接接受大自然之气。只是有人做得好一些，有人无法直接做到。微生物是生物之微细者。微生物是个体微小，结构简单，肉眼看不见或看不清，通常要用光学显微镜和电子显微镜才能看清楚的微小生物，统称为微生物。

（十）非生物

非生物是没有生命的固定物。物是有质的形精，形和精是物的两种状态。形是有形之物质，精是微物质。动物、植物是可食之物。定物是相对固定不变的物。

物流包括自然物相互交流、自然物与合成物相互交流。自然物相互交流：定物生成植物，如木发芽、麦长苗。植物成为定物，如树成木、麦苗长成麦粒。动物成定物，如马尾、牛皮、象牙。自然物与合成物相互交流，如果树嫁接形成新果、人工授粉合成新庄稼、转基因蔬菜和粮食、克隆动物。

物力是物的自体力，如水力、火力、电力、药力、财力、战斗力。物的自体力表现为：收缩力、扩张力、凝聚力、爆发力。改变物体运动状态的作用力，如重力、磁力、引力、冲击力。物与物的相互作用力，如吸引力、排斥力、压迫力、支撑力、碰撞力。物形是物的造形，如方、圆、棱、角。物形有天然的形，有人工的形，有规则的形，有不规则的形。形是人类生活接触中不可或缺的部分。物状是物的状况，如点、线、面、体。物状是物形和物态存在的状况，即物以什么状况存在。如圆形线状的水流，是水的一种状况；长方固体，是桌面的一种状况。物态包括气态、液态、固态。气态是气体状态。气体没有一定的形状、体积，能自由散布在空间。气体有一定的成分（比例）、压力、浓度（含量）、温度（寒热）、湿度（润燥）。液态是液体状态。液体有一定的成分（比例）、容积、重量、温度（寒热）、浓度（含量）。固态是固体状态。固体有一定的本质、体积、重量、温度（寒热）、湿度（润燥）。

物的性，称为物性。所有物都有性。定性，是一种差异化的区分。定性有人们约定俗成的成分，常常只可意会不可言传。如配餐的少许、适量，时间的须臾、瞬间、刹那间。物的定性，可分为阴中阳。物寒和物热是物的两种性能。物的性质和状态有，寒、凉、温、热、火。寒热还决定着物的气、液、固三种状态及三种状态相互转换。物燥和物湿是物的两种性状。物的性质和状态有湿、润、燥、干。物的燥湿程度是由含水量决定的，含水多的湿，含水少的润，稍含水的燥，不含水的干。物的显性与隐性是相对的。人肉眼可见的是显性，不可见的是隐性；人体可触及的是显性，不可触及的是隐性；借助仪器可见、可知的是显性，不可见、不可知的是隐性。

物的质，称为物质。所有物都有质。物质有优、中、劣。物质有柔、有坚。物质有清、有浊。物质有清爽、有混浊。物的量，称为物量。物理以多少来判定。所有物都有量。量易对比，所以直观，易于操作。一经量化，可重复，可复制，便于推广普及，且易于校对纠正偏差。严格执行量化标准，能够完整、准确、迅速扩大、传播知识，实施项目工程。质可以定性，质定性的是质的性，称为性质。性质偏重于性，性比质重要。性质是确定方向的，只要方向明确，可以恒久不变。质可以定量，质定量的是质的量，称为质量。质量偏重于质，质比量重要。

物是实体，视之可见，触之可及。物占据一定的空间，经历一定的时序。物可以生长、转化、聚合、散离。物和气相互化生，物变为气，气转为物。物是气的一种特殊表现形式，气是物的一种特殊存在状态。

虚物是虚而不实之物。气是虚物。心思是虚物。虚物对人的影响不亚于实物的影响。

（十一）声·光·色

1. 声 声是声音。声是自然界发出的响声，如雷声，风声。声是动物发出的声音，如动物的鸣叫声。声是植物生长发出的响声，如庄稼生长，发出的吱吱响声。声是实物与物的撞击声音，如物掉落地下发出的声音。

2. 光 光有发光体、吸光放光体、生光体。太阳光、荧火虫光、磷光等是发光体。月亮、恒星光亮是吸光放光体。电光、火光、激光是物质在释放能量中产生光亮。

3. 色 有光才有色。阳光可分为赤橙黄绿青蓝紫七色。植物颜色五彩缤纷。人造色更丰富。

（十二）象

象是形象、映象、景象、征兆、象征。象有空象、虚象、闲象、隐象、象失、象灭。象是现象，事物在发展、变化中所表现的外部形式；可观察的事实或事件；一项经历或实际存在的事物。

象是神、佛、菩萨等现身于人间。象是风水，风水是五运六气的简称，五运是"木火土金水"，六气是"风寒暑湿燥火"。风代表风寒暑湿燥火，水代表木火土金水。六气的首字和五运的尾字，合称风水。无象是没有象。空象是有而空空的象。清静的状态。自然界的清静，人的清静。虚象是虚而不实的象、虚幻的境况。虚幻的自然景观，如海市蜃楼。虚幻的想象、梦景。隐象是隐藏而没有显示的象。象失是象消失。象灭是象灭失。

（十三）场

场是物的一种特殊表现形式和联络方式。场是有限的无限。场的类型有：自然气场、人脉气场、信息场、生物场、磁场、电场、电磁场等。

1. 场是一种特殊气 场看不见摸不着，但它确实存在。比如引力场、磁场等。场是气存在的一种基本形式。这种形式的主要特征在于场是弥散于全空间的。科学家运用粒子探测器，找到了宇宙充满"物质"的证据。场的物理性质可以用一些定义在全空间的量描述。这些场量是空间坐标和时间的函数，它们随时间的变化描述场的运动。空间不同点的场量可以看作是互相独立的动力学变量，因此场是具有连续无穷维自由度的系统。场的一个重要属性是它占有一个空间，他把物理状态作为空间和时间的函数来描述，而且，在此空间区域中，除了有限个点或某些表面外，该函数是处处连续的。若物理状态与时间无关，则为静态场，反之，则为动态场或时变场。

爱因斯坦在狭义相对论中否定以太的存在，

但广义相对论的建立体现了爱因斯坦思想的明显改变。他指出：广义相对论"是一种场论"。场论是关于场的性质、相互作用和运动规律的理论。量子场论则是在量子物理学基础上建立和发展的场论，即把量子力学原理应用于场，把场看作无穷维自由度的力学系统实现其量子化而建立的理论。量子场论是粒子物理学的基础理论并被广泛地应用于统计物理、核理论和凝聚态理论等近代物理学的许多分支。

2. 场是气的运动　宇宙充满着物质，这就是中国自古以来所描述的气。宇宙充满着气，宇宙间的物是由于气的运动而变化的。

物体是气的一种表现形式。物质生生灭灭，从一种形态转化为另一种形态，这就是物质不灭定律所反映的内容。宇宙向外的膨胀扩张就是运动，就是说，宇宙间的物体和气都在运动。

3. 波动　波动是气与物转化的媒介。自然界，气聚而成物，物散而成气，物聚气散取决于波动，波动是自然现象。波动着的空气和波动着的实物相互作用、相互影响、相互转化。这种作用、影响和转换的持续时间不同、强弱不同、大小不同。波与粒相互转换。视、听、嗅、味都是波动，如电波、电话、电视、声音广播。顺向波动产生顺向的作用和影响，转化成顺向的实物和空气。逆向波动产生逆向的作用和影响，转化成逆向的实物和空气。顺向波动谓之和。逆向波动谓之拗。意念也是一种波动，意念产生的波动，可以影响意念所施加的对象。所以，波动与心意有关，意念影响波动。心意赋予的信息影响波动。信则接纳，顺向转化。疑则迷惑，逆向影响。拒则排斥，背逆抵触。

（十四）能

能包括能动、能量。能量可以转换。主要的能有热、电、磁、波。热是一种能量，热源于太阳热、电热、燃火热。热量改变了环境条件，热能是人类生存的必需要件。电是一种自然现象，是一种能量。电是静止或移动的电荷所产生的物理现象。在大自然里，有闪电、摩擦起电、静电感应、电磁感应等。

磁体是具有磁性的物体。包括自然磁、人造磁。磁性是物质能吸引铁、镍等金属的性质，如磁石，磁力，磁极，磁场，磁化，磁能，磁感应。磁性是物质响应磁场作用的属性。每一种物质或多或少地会被磁场影响。物质的磁态与温度、压强、外磁场等有关，依照温度或其他参数的不同，物质会显示出不同的磁性。波动是物质运动的重要形式，广泛存在于自然界。被传递的物理量扰动或振动有多种形式，如机械波、电磁波、光波、温度波、点阵波、自旋波。任何一个宏观的或微观的物理量所受扰动在空间传递时都可形成波。振动物理量可以是标量，相应的波称为标量波，如空气中的声波；也可以是矢量，相应的波称为矢量波，如电磁波。振动方向与波的传播方向一致的称纵波，相垂直的称为横波。波可视为简谐运动。简谐振动在空间传递时形成的波动称为简谐波。

（十五）动静

动是运动、变动。静是寂静、静止。动是绝对的，静是相对的。动静可以相互转化，动极生静，静极生动。运动是永恒的，静止是相对于运动而言的。因为人是活体，地球在运动，太阳系在运动，银河系也在运动，整个宇宙都在运动，所以，没有绝对的静止。

（十六）信息

信息是所信之气息。信息是自然与自然，人与人，物与物，人与自然，人与物联系的媒介。量子纠缠也是信息传递的结果。心物信息气机通，简称心物息通。心与物有息而不通，心信才能与物息相通，而融通信息的是气机。因此，心与物之息，需要相信，方可由气机融通。

四、世道

世道是指人世间的道路，是人世的运行之道。世道是指社会及社会道德风尚，以及纷纭万变的社会状态。路是自己所走的路，走什么样的道路是可以选择的。有思路才有道路，有道路就有出路。

路有一条路、两条路、多条路。路有进路、退路、出路。有路也会进退两难。

第四节　察世

一、察世是洞察自然、社会、人心

察世是洞察自然。由于宇宙世界本身就是一个谜，研究的目标和目的都通向谜。所以，只有不断有新认识否定旧认识，而永远无法洞察全部世界。只有以变改变，而永无终结。察世之"时、地、物、气、神、声、色、象、动、静、场、能"。察世是洞察社会。洞察社会可以归纳为"识〇、树Ⅰ、辨Ⅱ、析Ⅲ、定位、有度、合适、谐调、调谐、循律、品韵、知人、懂事"。察世是洞察人心。人心也可以用"〇、Ⅰ、Ⅱ、Ⅲ、位、度、适、调、谐、律、韵、人、事、世"归纳、衡量、判断。

二、探察宇宙

（一）宇

宇是空间。宇是指整个空间世界。宇是有限的，这个限是无限的。宇可以确定方位，形成环境。宇与宙同行。

（二）宙

宙是时间。宙指古往今来的无限时间。宙是有限的，这个限是无限的。宙是连续无间隔的。为了记录，人为划分了间隔。宙之间隔的先后顺序统称为时序。宙是用来表示事、物、气、神、能变化的间隔、序列、比例。称作宙间、宙序、宙比。

间、序、比不可分割。有间就有序，有间就有比；有序必有间，有序能分比；有比必有间，有比能分序。间与序都是比例关系的体现。既然间、序、比有相通之处，就可以用一个通用概念来表示。宙间、宙序的基本单位是：时间、时序。时也是宙比较固定的单位。所以，把"时间"作为通用的称谓，既能代表宙间，又有宙序的意义，还可以表示宙比。因此，通常所称的时间是广义的，包含着宙间、宙序、宙比。时间也是宙的简称。狭义的时间是时的间隔。泛用的时间是指年、月、日、时、刻、分、秒等。

（三）宇宙系统相关

宇是空间，宙是时间。宇宙是一切空间和时间的综合。宙是宇存在和运行的一种状态，宙是对宇存在和运行状态的一种表示和描述。有宇就有宙，有空间就有时间；有宙就有宇，有时间必有空间。宇宙是时间和空间的统一。宇宙是物质世界与非物质世界的统一。宇宙不依赖于人的意志而客观存在，并处于不断运动和发展中。宇宙是由空间、时间、物质、能量和信息所构成的统一体。宇宙在时间上是有限的，这个限是无限的，所以，没有显示开始，也无法显示结束；宇宙在空间上是有限的，这个限是无限的，所以，没有显示边界，没有显示尽头。宇宙是多样又系统的，多样在于物质表现状态的多样性，系统在于其空间、时间、物质、能量与信息的相互关联性、系统性和微妙性。

（四）宇宙天体的运动

宇宙天体处于永恒的运动和发展变化之中，天体的运动形式多种多样，如自转、各自的空间运动（本动）、绕系统中心的公转，以及参与整个天体系统的运动等。月球一方面自转一方面围绕地球运转，同时又跟随地球一起围绕太阳运转。太阳一方面自转，一方面又向着武仙座方向以 20 千米／秒的速度运动，同时又带着整个太阳系以 250 千米／秒的速度绕银河系中心运转，运转一周约需 2.2 亿年。银河系也在自转，同时也有相对于邻近的星系的运动。

（五）宇宙时空弯曲波

气的运动产生波浪，就像水波、电波、蜘蛛网一样。每个星体周围的气都向四外扩散，星体自转与公转，影响着气的扩散波浪，星体与星体的波浪交叉形成网状结构，这就是时空弯曲。简言之，时空弯曲就是气浪波，是由星体运动引起的。

宇宙时空弯曲由三种波引起：①宇宙外周四外流动的气波；②星体自转公转引起的四外扩散的波；③星体与星体波的交叉。即：宇宙四外扩散的波与星体间交叉波的重叠就是宇宙时空弯曲的形状。如向四外扩散的水波中间扔入一个个石子引起的涟漪。又如几个蜘蛛网的交叉重叠。

（六）宇宙世界

宇宙世界是整个自然界。宇宙世界是宇、宙、时、空。宇宙世界有世道、世事、世运。世界有阳世、阴世。阳世是阳世界、阳世间、阳世运；阴世是阴世界、阴世间、阴世运。宇宙世界包括自然、环境、社会、处境、钱物。心境可以作为胸怀宇宙世界的比喻。人生活在自然界，感知于现实与虚拟之间。探索于现实与虚拟之外。生存于现实与虚拟之间，似实不实，似虚不虚。想象于现实与虚拟之外，既非现实，也非虚拟。在现实与虚拟之外不断探索、发现。

（七）宇宙是有限的无限

宇宙是有限的，这个限是无限的。

三、察自然环境

自然是本来的样子。世界上的一切，都是以自然作为评判标准。自然是天然的、本来的。自然环境是天然的、本来的环境。一个有限的无限空间和时间。自然环境就是宇宙天地。自然环境是〇。人们不知道，永远也无法知道自己究竟从哪里来，到哪里去。却知道，从自然中来，到自然中去。生前是〇，逝后是〇。

人类所处的自然环境是指人类可以触及到的、与人类生存息息相关的宇宙世界。

自然环境是自然界的构成要素及其关系。自然界的构成要素有：宇、宙、物、气、神、能。人是对自然界物气神能的灵性体现，人主动地适应自然，能动地改造自然。宇，可以简单地理解为空间。宙，可以简单地理解为时间。物是有质的形精，形和精是物的两种状态。形是有形之物质，精是微物质。气是介于物与神之间的状态，气既是无形之精微物质，具有精的特性，又是功能状态，具有神的特征。神是超然物外的信息和功能，常表现为象。能包括能动、能量。能量可以转换。

四、感受自然

自然境况，包括环境、场境、处境、心境。自然境况有境界、境况、景象。境况是环境状况、社会状况、处境状况。境况是所处境地，事物呈现出的状况、景象。同样的处境，不同的心境，就会有不同的境况。

景象是指景观、景色、呈象。世之异境，是不同的时空环境，不同的社会境况，不同的处境。不同的境况容易引起纷争。二方当局，二方同处一局。相同的空间、时间、地域、国度、环境、处境、心境，却有不同看待，有的相同，有的相近，有的相反。自然状态有虚拟、旷、极。自然场境、处境有道路、立场、异域、幅度。自然规律有阴阳、生灭、机会。感受自然中的自然调、自然谐、旖旎、和煦。人可以感受自然。如人们对昼亮、夜黑、春暖、夏热、秋凉、冬寒的感受。感受日夜。日是太阳照射明亮的白天，夜是太阳落山月亮升起的夜晚。感受阴晴。阴是乌云弥漫的阴暗天，晴是万里无云洒满阳光的晴朗天。感受寒热。寒是天气寒冷，热是天气炎热。感受风雨。风是感到横向气流大，雨是看到从天落水珠。感受动静。动是感觉到自然之物摇动或晃动，静是感觉到自然之物静止不动。

五、研究自然

人可以研究自然。如人们研究得知昼夜是地球自转的结果，春夏秋冬是地球绕太阳公转的结果。

然而，在自然宇宙面前，人们的认识始终是局限的。人类研究自然的成果，包括数学、物理学、化学、植物学、动物学等。

人们对自然的研究，可以从量子力学层面，解释"天有不测风云，人有旦夕祸福。"中华文化用归类法研究自然，应用自然，如一阴一阳谓之道。"阴阳者，天地之道也，万物之纲纪，变化之父母，生杀之本始，神明之府也，治病必求于本。"（《黄帝内经·素问》）阴阳概括了依存互根、对立统一、消长平衡、相互转化的两个事物，或事物的两个方面。虚与实、物质与功能、寒与热、燥与湿、动与静、明与暗、大与小、多与少、前与后、左与右、上与下、内与外、苦与乐、形与气。其中形与气之形包括：形体、形态、形状、形象；气包括：气机、气化；形与气的关系：体承气机、形引气运、气催体动。

六、时·空·境

时间、空间和环境是三位一体不可分割的。没有无时间的空间，也没有无空间的时间，空间和时间也就是我们所处的环境。环境是人类生存的基本条件之一。时间、空间、环境是在动态变化之中。没有绝对，只有相对的同一时间、空间和环境。而研究事物，却总是从绝对出发，然后再附加条件。如牛顿力学三定律，自由落体运动。环境对人类的影响很大，所以人们先要适应环境，然后再去改善环境。在一定限度内，正面的影响是享受，负面的影响是锻炼。

七、空间间距

间距是空间或实间的距离，可分为远距离、近距离、○距离。距离是很微妙的。

（一）大距离

空间距离是以"光年"计算的，光年是光行走一年的距离。光速是 30 万千米 / 每秒。一光年约为 9461 亿千米。天文学家发现宇宙长度至少为 1560 亿光年。10^{26} 米是我们能够想象的最大距离。这是宇宙有限的无限大。

（二）小距离

目前物理学中所涉及的最小长度为 10^{-20} 米，这是弱电统一的特征尺度。普朗克长度约为 10^{-35} 米，这是人们目前认识的最小长度，比它更小的范围长度概念可能是人类无法认识的了。这是宇宙有限的无限小。

（三）距离精度

物体的长度和时间间隔随着参照系的不同而有不同的结果。长度测量受自然规律的支配，使其精度受到限制。完全精密的长度测量是为自然规律所不允许的。

八、察道路

道路是自己所走的路，走什么样的道路是可以选择的。有思路才有道路，有道路就有出路。

（一）一条路

一条路，有窄有宽。有一条窄路，有很大风险，由于行路困难，所以会小心翼翼。有一条宽路，相对比较安全，由于机动性大，所以容易粗

心大意。只有一条路，没有退路，就会勇往直前。豁上，超脱，置之死地而后生。只有一条路，会让人望而生畏，畏缩不前。

（二）两条路

两条路，可供选择，可以比较，可以取舍，可以趋优避劣，可以进进退退。两条路，有退路，就会左顾右盼、瞻前顾后，容易走在这条路上，想着那条路。犹豫、徘徊、进退两难之中必然影响速度和效率。

（三）多条路

多条路，有更多的途径，更多的选择，更多的机会，随时可以改途易辙，改弦更张。多条路等于没有路，总是在犹豫不决的选择中，消耗时光。这山看着那山高。

（四）进路

进路，是介入、开展、发挥的路，面前有一条至多条路，可以选择一条恰当的路进入，遇到困难和问题也可以退回来，再选择另一条路进入。面前无论几条路，一次都只能选择一条进入的路。根据条件，恰当选择就顺，不恰当选择就背。进路是以入路者为主的选择。

（五）退路

退路，是进路的后退，不进而退。当无法前进时，就要后退。有退路，前进着踏实，却也影响前进的坚定性，容易动摇。没有退路，就会全力以赴，置之死地而后生。

（六）出路

出路，是受到围困后突围出来的路。出路有一条或多条，而一次只能选择一条。出路的选择往往是以他人为主的选择。出路是针对死路而言。死路是相对的，没有绝对的死路，只有走不出去的出路。

（七）进退两难

进退两难，是进也不是，退也不是的两难状态。生有道，死有理，进退维谷是病机。路要么进，要么退，要么出。当不进不退不出时，就在进退中犹豫、徘徊，进也不是，退也不是，处于两难境地。进退两难是一种耗费，是一种病态。一条路要么生，要么死。两条路、多条路，更容

易进退维谷，进退两难。

九、理解方位

（一）方向

方向是四面八方和上下。方向以南极北极连线为经；与南北极垂直，即与赤道平行线为纬。接近南极是南方，接近北极是北方，面向北背向南，左为西方，右为东方。通常所说的四面八方是指：四正、四隅。四正是东、南、西、北，四隅是东南、西南、东北、西北。一般位置都有四面八方。两极有方向盲点，南极只有北方，北极只有南方。两极没有东西方。站在地球上，头顶为上，足踏为下。

（二）位置

位置是人或物相互参照形成的一种关系。位置是立足于此地，看彼地。仰上、俯下、侧左、侧右、向前、向后。人与人的实际位置有前后位置、左右位置、上下位置、高低位置。人与人的关系位置有平行位置、领属位置、主从位置。空间位置包括天空、地上、地下。地上地下也叫地理位置，地上又叫地域位置。

（三）静态位置

空间的静态位置是：点、线、面、体。点是空间或地域的一个位点；线是空间或地域的两点一线；面是空间或地域的长宽一面；体是空间或地域的长宽高立体。立体的高深位置是上中下、纵向位置是前中后、横向位置是左中右。

（四）动态位置

空间的动态位置是：变动着的空间位置。位置的动态是一个空间的扩大或者缩小，或者从一个空间移到另一个空间，或者扩大兼移动，或者缩小兼移动。从宇宙的动态性来说，空间位置是在不断的变换着的。所谓的动态和静态只是相对而言。

（五）相对位置

相对位置是人和物在空间相互比较对照的位置。相对位置主要是地域位置。人和物要占据一定的空间位置。位置是人和物存在的基本状态。位置间距就是距离。

（六）方位的偏转

方位是方向和位置，方位是关联着的。受地球自转的影响，地球上（除赤道上以外），水平运动物体的方向会发生偏移。判断方法是：顺着物体运动的方向，在北半球向右偏移，在南半球向左偏移。地磁场并不指向正南。地磁偏角随地而异。

十、理解生物

自然界是由生物和非生物组成的。生物是有生命、有生机的物，非生物是无生命的，或者生命凋亡的物，非生物包括物质和能量。新陈代谢是生物的特征，是生物与非生物最本质的区别。

（一）生物的特征

生物是具有能动性、生命特征、能独立自主生存的有机体。生物是在自然条件下，通过一定反应生成的具有生存能力和繁殖能力的有生命的物体，并繁殖产生生命的后代。生物能对外界的刺激做出相应反应，能与外界的环境相互依赖、相互促进。

生物包括：动物、植物、微生物等。地球上的动物约有150多万种，植物约有50多万种。现存的动物只有原来地球上动物的十分之一。多种多样的生物不仅维持了自然界的持续发展，而且是人类赖以生存和发展的基本条件。生物的基本特征是进行新陈代谢及遗传。

生命的基本特征：①由细胞和细胞产物构成（除病毒外）；②表现出严谨的结构性和高度的有序性；③具有新陈代谢作用；④具有应激性，能适应环境并影响环境；⑤具有生长、发育、生殖的特性；⑥具有遗传和变异的特征；⑦生物的生活需要营养；⑧生物能进行呼吸。

（二）生物混合体

地球上没有一个生物个体是单一的生命体。一个人的体内外，存在很多其他的生物个体或群体：比如眼睛里的沙眼衣原体，肠道中的大肠埃希菌。有些生物个体还可以改变人体的某些行为，甚至影响人的心理进程。在动物的进化中，这些微小的生物或多或少地起着作用。人体是一个生物混合体，寄生在人体肠道的蛔虫也是一个生物混合体，它的体内同时存在很多细菌病毒，在沙门氏杆菌的体内还有某些病毒的存在，在这些病毒的体内也可能存在某些噬菌体。所以，生物混合体是一个很复杂的生物群体。

（三）人是高级动物

人是进化的高级动物。人类的智力是一个人类历史整体传播的过程。人类的智力不是单一存在的，遗传会影响智力的高低。智力的发挥也受到外界的直接限制。由于历史条件不同，周围环境的差异，在其发展过程中，个人的能力未必都能得到比较充分的发挥。一个人的智力再好，如果生活在几千年前，一样不能造出计算机。所以，没有我们的过去就没有我们的现在。

（四）物种的优胜劣汰

物种的形成及其适应性和多样性主要在于自然选择，生物为适应自然环境和彼此竞争而不断发生变异。适于生存的变异，通过遗传而逐代加强，反之则被淘汰，归纳起来就是：物竞天择，适者生存，优胜劣汰。

劳动创造了人。火的使用，使人最终脱离了动物界。人和动物有本质的区别，人已经超出了动物界，成为自然界的改造者。

（五）生物的分类

1. 基本分类　生物的基本分类层次：界、门、纲、目、科、属、种。

2. 详细分类　生物的详细分类层次：域、界、门、亚门、总纲、纲、亚纲、总目、目、亚目、总科、科、亚科、总属、属、亚属、总种、种、亚种。

3. 三域分类　三域包括真核域、细菌域、古菌域。真核域包括：动物界、真菌界、变形虫界、植物界、有孔虫界。细菌域包括：原核生物界。古菌域包括：嗜泉古菌界、广域古菌界、初生古菌界。

（六）动物

动物是生物界中的一大类，与植物、微生物相对。动物分为脊椎动物和无脊椎动物。脊椎动物包括：哺乳动物、两栖动物、鸟类、鱼类、爬行动物。无脊椎动物包括：节肢动物、腔肠动物、棘皮动物、线形动物、扁形动物、原生动物、环节动物、软体动物。人类是高级动物。与人类关系密切的有兽类和禽类。兽是爬行类动物，如马、牛、猪。禽是飞行类动物，如鸡、鸟。动物一般不能将无机物合成有机物，只能以有机物（植物、动物或微生物）为食料，因此具有与植物不同的形态结构和生理功能，以进行摄食、消化、吸收、呼吸、循环、排泄、感觉、运动和繁殖等生命活动。在动物界，物竞天择、弱肉强食、优胜劣汰、适者生存。动物使环境充满生机。

（七）植物

植物是生命的主要形态之一。植物分为藻类植物、苔藓植物、蕨类植物、种子植物。植物如树、花、草、菜、谷。植物都有寒、热、温、凉四性，酸、苦、甘、辛、咸五味。食物和药物没有明显界限，药食同源。人们之所以用食物充饥，用药物治病。是因为食物口感好，而药物口感差。用食物补充营养，用药物矫正偏性、偏味。

病从口入，除了不洁食物外，就是食性食味有偏，导致了机体偏阴偏阳，偏盛偏衰。所以，从这个意义上讲，食疗是非常有意义的事，通过饮食，不知不觉，不露声色，就把病给治了。病是怎么得的还得怎么好。吃出来的病，审因辨证，反其道而行之，纠正吃法，就能再把它吃好。关键是中医审因要准确、辨证要得当，知常达变。既知寒者热之，热者寒之，又知辨寒热真假，去伪存真。甘温可除大热，雪摩也可温通。

生物都是采纳天地之气而生，人食植物其实就是食聚集之气，这是气的转化过程。人本身也是聚天地之灵气而生长。所以，从这个意义上讲，人可以直接接受大自然之气。只是有人做得好一些，有人无法直接做到。绝大多数人通过口鼻呼吸，经过修炼可以做到胎息和体呼吸。胎息是通过脐呼吸，这是胎儿在母体中气体交换的通道；体呼吸是通过汗孔呼吸，汗孔又称气门，是体气出入的另一通道。不过，要恢复这两个通道的呼吸作用，就得专事修炼。胎息和体呼吸，可以最大限度地直接接受宇宙之气。辟谷，食气就是这个道理。这是养生的根本。

（八）微生物

微生物是生物之微细者。微生物是个体微小，结构简单，肉眼看不见或看不清，通常要用光学显微镜和电子显微镜才能看清楚的微小生物，统称为微生物。微生物包括真菌、细菌、病毒、霉菌、酵母菌、支原体、衣原体、立克次体、螺旋体、放线菌等。也有一些微生物肉眼可以看见，像属于真菌的蘑菇、灵芝等。微生物是一类由核酸和蛋白质等少数几种成分组成的"非细胞生物"，但是它的生存必须依赖于活细胞。根据存在的不同环境分为原核微生物、空间微生物、真菌微生物、酵母微生物、海洋微生物等。

十一、观察"非生物"

非生物是没有生命的固定物。物是有质的形精，形和精是物的两种状态。形是有形之物质，精是微物质。动物、植物是可食之物。《草木子·观物》："动物本诸天，所以头顺天而呼吸以气；植物本诸地，所以根顺地而升降以津。"

（一）定物

定物是相对固定不变的物。木、火、土、金、水五行是定物的大类划分。木是植物林木的固化。火是雷电或撞击燃起的一种现象。土包括矿物，而从矿物中精炼提取成分，则属于金。水的表现形式，如雨、雪、霜、露。

（二）物流

物流包括自然物相互交流、自然物与合成物相互交流。自然物相互交流：定物生成植物，如木发芽、麦长苗。植物成为定物，如树成木、麦苗长成麦粒。动物成定物，如马尾、牛皮、象牙。自然物与合成物相互交流，如果树嫁接形成新果、人工授粉合成新庄稼、转基因蔬菜和粮食、克隆动物。

（三）物力

物的自体力，如水力、火力、电力、药力、财力、战斗力。物的自体力表现为：收缩力、扩张力、凝聚力、爆发力。改变物体运动状态的作用力，如重力、磁力、引力、冲击力。物与物的相互作用力，如吸引力、排斥力、压迫力、支撑力、碰撞力。

（四）物形

物形是物的造形，如方、圆、棱、角。物形有天然的形，有人工的形，有规则的形，有不规则的形。形是人类生活接触中不可或缺的部分。

（五）物状

物状是物的状况，如点、线、面、体。物状是物形和物态存在的状况，即物以什么状况存在。如圆形线状的水流，是水的一种状况；长方固体，是桌面的一种状况。

（六）物态

1. 气态 气态是气体状态。气体没有一定的形状、体积，能自由散布在空间。气体有一定的成分（比例）、压力、浓度（含量）、温度（寒热）、湿度（润燥）。可用气体，有的有益，有的无益。不可用气体，有的无害，有的有害。

2. 液态 液态是液体状态。液体有一定的成分（比例）、容积、重量、温度（寒热）、浓度（含量）。饮品分为有益、无益、有害。非饮品分为无害、有害。

3. 固态 固态是固体状态。固体有一定的本质、体积、重量、温度（寒热）、湿度（润燥）。食物分为有益、无益、有害。非食物分为无害、有害。

（七）物性

物的性，称为物性。所有物都有性。

1. 原则指导定性 "则"的本义是定出差等而区划物体。也就是划分等级。原则是原始的、基本的等级。原则是用于比对的，不是绝对的。有高而显低，有上而显下。此高若与彼低比，可能低于彼低。

2. 定性 定性，是一种差异化的区分。定性有人们约定俗成的成分，常常只可意会不可言传。如配餐的少许、适量，时间的须臾、瞬间、刹那间。

3. 阴·中·阳 物的定性，可分为阴中阳。阴与阳相对，中居其中。阴与阳是两端、两面。阴阳相接，中是隐性的。中分阴阳，中是显性的，中可大可小，可宽可窄。

4.**物寒·物热** 物寒和物热是物的两种性能。物的性质和状态有，寒、凉、温、热、火。寒热还决定着物的气、液、固三种状态，及三种状态相互转换。

5.**物燥·物湿** 物燥和物湿是物的两种性状。物的性质和状态有湿、润、燥、干。物的燥湿程度是由含水量决定的，含水多的湿，含水少的润，稍含水的燥，不含水的干。

6.**物的显性与隐性** 物的显性与隐性是相对的。人肉眼可见的是显性，不可见的是隐性；人体可触及的是显性，不可触及的是隐性；借助仪器可见、可知的是显性，不可见、不可知的是隐性。随着人类对物的深入认识，随着科学技术的进步，隐性的物，可以成为显性。如显微镜可以观细微之物，望远镜可以察遥远之物，借助光可以视暗物，借助探测仪可以知地下之物。过去隐性的感染性疾病，在人类认识了细菌之后，变为显性，抗生素是隐性的，在被人们发现之后变成显性。抗生素作用于细菌，使原来隐性的难治的感染性疾病成为显性的可治之病。过去没有认识的星体，借助望远镜而成为可知的星座。过去未知的地下宝藏，借助探测仪而成为已知的物质。人类的进步就是在不断地彰显着隐性之物。

（八）物质

物的质，称为物质。所有物都有质。物质有优、中、劣。物质有柔、有坚。物质有清、有浊。物质有清爽、有混浊。

（九）物量

物的量，称为物量。物理以多中少来判定。所有物都有量。标准指导定量。标准是标识准确，标明准确程度。量化趋向于细，越细准确程度越高。定量，言传、书传均可准确无失。量易对比，所以直观，易于操作。一经量化，可重复，可复制，便于推广普及，且易于校对纠正偏差。严格执行量化标准，能够完整、准确、迅速扩大、传播知识，实施项目工程。

（十）性质

质可以定性，质定性的是质的性，称为性质。性质偏重于性，性比质重要。性质是确定方向的，只要方向明确，可以恒久不变。

（十一）质量

质可以定量，质定量的是质的量，称为质量。质量偏重于质，质比量重要。质量追求无止境，所以，就要不断淘汰、否定过时的、粗略的内容，在淘汰中进步，在否定中进步。改革、创新、进取，是质量的客观要求。

（十二）性质量

性质和数量是对物的衡量。性质是物的特性和实质，用以区分物的不同门类。数量是物的个数与重量，用以区分物的多少和大小。性质是物的决定性因素，数量是物的表现形式。有些物重在性质，有些物重在数量。性质决定物的有用性，数量决定物的规模。性质的变化是物的根本性变化、质的变化。数量的变化是物的表面变化、规模变化。物以质取胜，是指物的性质决定着物的用途。物以稀为贵，是说物的贵重程度取决于物的存有数量，稀少则贵重。

物的性质变化，称为化学变化。物的形态数量变化，称为物理变化。对待性质量的重视程度，中西方略有不同。中国文化所说的性质，性在前，质在后；质量，质在前，量在后。中国文化注重判定性质，关键是性。通常所说的性质是指物的性和质的性，而物的质量是指实质。西方注重讲究质量，偏重于量。通常所说的质量是指物的量和质的量，而物的性质是指实质。中国文化重视定性，其次是质，最后是量。性质量比较，性第一重要，质第二重要，量第三重要。西方文化重视定量，其次是质，最后是性。性质量比较，量第一重要，质第二重要，性第三重要。这是中西方文化不同的最大根源。中医基于中国文化，整体观念，辨证施治，辨证之纲——阴阳、表里、虚实、寒热、燥湿，就是定性的。西医基于西方文化，分析成分，缺者补充，多者杀灭，就是定量的。

（十三）实物

物是实体，视之可见，触之可及。物占据一定的空间，经历一定的时序。物可以生长、转化、聚合、散离。物和气相互化生，物变为气，气转为物。物是气的一种特殊表现形式，气是物的一种特殊存在状态。唯物主义是立足于物认识世界。科学是研究物富有成就的学科。谐调学中，Ｏ代表自然之物，Ⅰ代表发现之物，Ⅱ代表可用之物（包括改变物的性状），Ⅲ代表改造之物（包括创造新物、毁损之物）。

（十四）虚物

虚物是虚而不实之物。气是虚物。心思是虚物。虚物对人的影响不亚于实物的影响。在一定条件下，虚物比实物对人的影响更大。如精神心理疾病就是虚物对人造成的影响。

（十五）物光·物色

物有发光体、吸光放光体、反光体。太阳、荧火虫是发光体；月亮是吸光放光体；大多数物品都是反光体，人们之所以能看清物品，就是因为物体具有反光性。凡物都有颜色，五色是青赤黄白黑。阳光七色是赤橙黄绿青蓝紫。当然，颜色是基于光照，如果没有光照，看不清物品，也就无所谓颜色了。

（十六）物动·物静

物动是物的动态。物的主动，物的被动。物静是物的静态。物的自然静，物的人为静。物的动静是人类生活的主旋律。自然之物，有动有静。人用之物，有动有静。人用之物，当动则动，当静则静。

（十七）无物·空物·闲物

无物是没有物。无物是相对的。因为当物由实物扩展到虚物时，宇宙世界便充满了物，无处无物。没有物的空间是不可想象的。而从生活的实际需要上讲，只要没有明确的实物和气，便是无物。空物是物空着，没有内容物。空物有两种状态，一种是空着的物体，即中空的器物；另一种是充满气体，可以再容物的环境。闲物是闲置未使用之物。闲物是对于用物而言的。闲物是可以用，并且用过，此时没有用。且随时可以启用。

（十八）隐物·物失

隐物是隐而不显，隐藏而没有显示的物。隐物是隐藏的事物，藏而未露的事物。隐是屏蔽，被人们忽略不计，熟视无睹的事物与环境。物失

是物的遗失，物的消失。消失是从环境中失去。有的物看似失去，却是存在的，只是从一个环境中失去，而进入另一个环境中；从一个人的掌握中，转换到另一个人的手中。

有的物感觉是隐藏着的，却已经失去，从环境中消失了。因为不掌握，所以，没有消失的证据。

物隐与物失，是生活中的苦恼所在。

（十九）物生·物灭

物生是物的生成，物的再生，是可生之物、可造之物。物生也是物的转化形式，物从一种形式转化成另一种形式，从一种状态转化成另一种状态。物灭是物的灭失、物的毁灭、物的亡灭。物灭是不可再生之物、难以再造之物。毁灭是自然灾害或人为因素带来的销毁灭失。灭亡是自然规律生长化灭的最终结果。

（二十）物的应用

物的应用是应用之物，来源于自然和创造。影响人类的自然物质，如矿物、植物、动物。创造之物，源自人的需要。人的生活过程就是用物过程。有可用之物，有不可用之物。物的可用与否，是相对的，因人因时因地而异。物为我用，用物有两种态度：惜物与毁物。惜物是对物的爱惜，在用物时，注重保护物不被损坏，尽量减少磨损；毁物是对物的破坏性使用，或对物直接的破坏行为。物的应用是人类生活的主流。

（二十一）物的价值

物分为：有价值物与无价值物。物的价值体现在人对物的需求上。需求表现在对物的企盼、拥有、支配、消耗、欣赏。物的价值分为：有价值和有使用价值。有价值的物不一定使用，使用的物不一定有价值。最需要的不一定价值高，不需要的不一定价值低。

人生最需要的，第一是空气，第二是水，第三是食物，第四是衣被，第五才是用具。而空气是免费的，水是免费或廉价的，食物有价值却不是很高的，衣被价值有低有高，用具价值则是无穷的。价值贵重的往往是被哄抬起来的，且是好者好之，务者务之。如一枚邮票，对集邮者来说，可以价值连城，孜孜以追，梦寐以求，倾囊而出，

以求拥有，获得者喜不胜收，失去者痛心疾首。而对于无此爱好者，只不过一小片印花纸而已，不足为奇。如果没有炒作，邮票将一文不值。一件出土物品，对于考古者和历史学家来说，那是文化古物，具有研究价值和保留价值，可以价值不菲、价值连城，甚至是无价之宝。而对于平民百姓来说，如果不用作投资，那无异于一件破烂。因此，价值不是根据实用性确定的，而是根据喜爱程度、可观赏性、可研究性确定的。

（二十二）物的拥有·物的支配

物的拥有与支配，可以是一致的，也可以是不一致的。物的拥有与支配一致，即拥有物且有支配权。物的拥有与支配不一致，即拥有物而没有支配权，或者有支配权而不拥有物。物的拥有是财富的象征，对物的支配是权力的象征。

一般情况下，拥有财物的人同时具有支配权，没有财物的人没有支配权。特殊情况下，也有拥有财物的人受制于人，自己没有支配权；而没有财物的人，却有权支配有财物的人。拥有财物和支配有权，常常能影响人的心理，甚至于生理。财和权是人们社会生活的追逐对象。社会之人生活的大部分时间和内容就是在追逐财物和权力。

拥有财物，一是承继家业，二是源于馈赠，三是自取于社会。承继家业是祖上留下的财物。这些财物，一方面为子孙生活带来便利，可以使子孙在此基础上创造更多的财物，另一方面可能培养了子孙的不劳而获，衣来伸手，饭来张口。清代康、雍、乾三朝重臣张廷玉曾有感慨："儿子比我强，留钱做什么？儿子不如我，留钱有何用？"意思是：儿子比我强，自己会创造财物，作为父辈没有必要辛辛苦苦、省吃俭用，为子孙留钱物。子孙不如我，留下财物，只能助长子孙不劳而获，影响自主生活取得财物，留下的钱财就是祸端。

馈赠是他人的无偿给予，那只是暂时的借助他人渡过难关，如果过分依赖于获得馈赠，那便成为寄生虫式的生活。乞丐要饭吃，只为一时生计困难，那是生存的需要，若作为生存之道，便是寄生虫生活。那些有劳动能力却靠乞讨为生者，

必为社会所不齿。自取于社会，有正当之取，有不正当之取。君子爱财，取之有道，通过自己的脑力劳动或体力劳动，获得的财物是正当的劳动所得，是谓正当之取。白拿、借机贪得、甚至偷盗、窃取、抢掠而来，那是不正当取得的不义之财。拥有财物可以有限地满足生理和心理需求。

物的支配，需要具备两个条件，一是支配权，二是支配能力。支配权的获得，一靠家庭背景，二靠社会状况，三靠个人能力，四靠机遇。支配能力的获得全靠个人才能。才能，一来自于先天的聪慧，二来自于后天的学习实践和感悟。支配，既可以占有财物，又能最大限度地满足生理、心理和精神的最高需求。钱是财物的衡量符号，钱少是自己的，钱多是社会的。满足个人生理心理需求消费的钱，是自用的，用于发展的钱，可以创造财富，同时安排人员就业，这是为社会服务的，实质上是属于社会的，钱的拥有者，获得的是支配钱的权力。

（二十三）物的表示

物有五种表示方式：一是实物，实物是物的原始表示，什么物就是什么物。二是假托，假托是物的代表，用此物代表彼物。三是货币，货币是物的方便表示，是表示物质的介质。货币可以在较大范围内认可和流通。四是记载，记载是账面、票面对物的数量及价值的记录。记载可以在较小范围内认可和流通。五是信息卡，信息卡是货币的表达方式，比货币和记载应用更方便，可以在全球使用，并且可以作为信用凭证透支消费。这是信息化发达的产物。

（二十四）物的转换

物的拥有和转移可以通过实物、假托、货币、记载和信息卡等多种形式表现。物的转移。物从此地转到彼地，从彼地转到此地；物从此人转向彼人，从彼人转向彼人；物从以前转至以后，不能从以后转至以前。物的变换。物自身形态的改变，从一种形状变为另一种形状，从一种状态变为另一种状态。物在变换中，只改变物质形状，不改变物质性质的，是物理变化。物在变换中，既改变物质形状，又改变物质性质的，是化学变

化。物理变化是表面的改变，化学变化是内在的改变。

（二十五）木·火·土·金·水

"木火土金水"五行。木是根本，火是冶炼，土是基础，金是锻造，水是活泼。木是根本。根：木艮。木：树；艮：止也，坚也。静止，坚固，坚硬。本：木之下端，树根。火是冶炼。用火烧制或用加热等方法使物质纯净、坚韧、浓缩。如炼钢、炼油、炼乳、炼狱、锤炼。比喻为：用心琢磨使精练，如炼字、炼句。土是基础。基：其土；础：石出。埋墙基为基，立柱墩为础，都是建筑物的地下部分。也指事物发展的根本或起点。金是锻造。锻是把金属放在火里烧，然后用锤子击打。如锻件、锻炼、锻压、锻造。水是活泼。水舌则活。舌，用来运动，用来说话。

水发则泼。发，用来发明、发现、发挥、发展、发扬。泼：本意是猛力倒水使散开。正义为有魄力，中义为打击，贬义为凶悍、野蛮、不讲理。水淡水浓。君子之交淡如水，淡水是最基本的，由淡水开始。水清水浊，水独水容。水柔水坚，水冰水融，水山水川。水热水寒。水，有热如沸腾，有寒如冰雪。常水而流行，寒水而冰止，热水而沸腾。水动水静，水荡水安，水鼓水镜，水平水腾，水行水止。水，有波澜起伏，有安静如镜。水若善、若德、若道。上善若水，利万物而不争；大德若水，容万物而不炫；大道若水，敌万物而不惧，化万物而不懦。水上、水中、水下。水流趋下，水冰趋中，水汽趋上。水与万物。水流利于万物，静水融入万物，水浪冰块抵敌万物，沸水化解万物。水与谐调。谐调若水，蒸发若〇，流向若Ⅰ，行止若Ⅱ，活冰汽若Ⅲ，归其位，适其度，可调谐，有韵律，达谐调。水能大能小、能高能低、能柔能刚、能行能止、能降能升，能寒能暖。无所不容，无孔不入。

（二十六）中西方对物的研究和认识

1. 中国古代对物的认识　物是什么？《现代汉语词典》释：物是东西。东西是什么？东西是方位。

五行学说，把木、火、土、金、水五类物质分别归属为，东方木，南方火，中央土，西方金，北方水。这五类中，木和金是可见、可持，便于携带的具体物品，可以拿在手上，所以用木和金指代物，又因为木和金可以是具体的物，如果用"木金"泛指会引起歧义，所以，就把泛指的物用木和金的方位来表示，叫做东西。

中国古代用取类比象的方法研究物，如五行学说，把世界上的物质归类为木火土金水。然后研究它们之间的生克制化关系。物质是气的表现形式之一。中国古代的数学，主要是研究数理关系，通过数研究理，较少研究数学分析。理学主要研究事理，较少研究物理。中国古代把物分为两类：形和精。形是固定的有形状的实物，精是精微细小的物，或者虚物。

2. 西方对物的认识　西方文化用分析的方法研究物。将物层层析分，研究微细部分之间的关联。如通过数学、物理学、化学等科学分析的方法研究物质。用分析方法研究物，无疑取得了重大成就，极大改变和丰富了人类的物质生活。

3. 中西方对物研究的不同点　中国用类比的方法研究物，走向整体综合。有了阴阳学说、五行学说，整体观念，辨证施治。西方用分析的方法研究物，走向局部割裂。有了解剖学、生理学、病理学、微生物学，以至于研究到基因水平。

中国研究数理，重在数与数之间的关系。所以，有了河图、洛书，有了祖冲之发现的圆周率。西方研究数量，重在数的精细量化。所以，有了科学。

中国研究理学，主要研究事理，较少研究物理。西方研究理学，主要研究物理，较少研究事理。

中国研究化学，是经验学说。西方研究化学，是定量分析。

中国的研究成果，多是动态的，定性的，变数大，逻辑推理，重复较难，不便于复制。如师传徒授，真传一句话，假托万卷书；听君一番话，胜读十年书；熟读王叔和，不如临证多；师傅领进门，修行在个人；千方易学，一窍难得。西方研究的成果，多是静态的，定量的，严密、可重复性强，一旦研究成功，很快可以复制，推广。

科学的飞速发展，正是因为有了这个特征。

十二、体察"气"

气是介于形（物）精与神之间的状态，气既是无形之精微物质，具有精的特性，又是功能状态，具有神的特征。

（一）人体之气

气是构成人体的基本物质，气是维持人体生命活动的基本物质。

1. 气的生成　人体之气包括三个方面：先天之精气、后天水谷之气、呼吸之清气。先天之精气：来源于父母，归藏于肾。后天水谷之气：来源于饮食水谷，受纳运化于脾胃。呼吸之清气：呼吸出入于肺。

2. 气的种类　气在不同部位有不同的表现形式。如元气、宗气、营气、卫气、脏腑之气、经络之气。

3. 气机　气机是气的升、降、出、入运动。升降出入的力量叫气力。气力包括能动力、聚合力、分散力。

4. 气的生理功能　气在人体内具有推动作用、温煦作用、固摄作用、防御作用、气化作用。

（二）自然之气

气是宇宙的内容和状态。自然之气是天然形成的气。气有广义和狭义之分。广义之气包括物质能量信息，狭义之气是具有流动性质的状态。中华文化思想中所说的气，是构成宇宙的基本物质，构成人体的基本物质，是人体功能活动的外在表现。

1. 有形·无形　有形和无形是气在宇宙中的两种状态。有形之气是一种凝聚状态，细小而弥散的气，凝聚在一起，成为看得见、摸得着的实体。无形之气是一种弥散状态，无形细小、弥散、不停运动，难以直接察知。

2. 流动·静止　流动和静止是气在宇宙中的两种状态。气的流动和静止是相对的。流动着的气常称为气流。

3. 物质·能量·信息　物质、能量、信息是气在宇宙中的三种形式。气既是物质、能量、信息，气又是物质、能量、信息的载体。气是宇宙构成的最基本物质，物质又是气的一种存在形式。气是宇宙运动的最基本能量，能量又是气的一种表现形式。气是宇宙沟通的最基本信息，信息又是气的一种传播形式。

（三）气体

气体没有一定的形状、体积，能自由散布在空间。气体是气的质的分类。如氧气、二氧化碳、氮气、氢气等。气体有一定的成分（比例）、压力、浓度（含量）、温度（寒热）、湿度（润燥）。气体有可用气体，有不可用气体。可用气体分为：有益气体、无益气体。不可用气体分为：无害气体、有害气体。

（四）气候

气候是大气物理特征的长期平均状态。研究气候的科学是气候学。时间尺度为月、季、年、数年到数百年以上。气候以冷、暖、干、湿这些特征来衡量，通常由某一时期的平均值和离差值表征。在我国古代"气"与"候"是两个意思，"气"是指一年的二十四节气，在二十四节气中，每月两个，前半月的称为"节气"，后半月的称为"中气"。节以定月，气以置闰。"候"是指每一节气又分出的三候，一年共七十二候。所以，气候，是指二十四节气和七十二候。气候亦泛指时令。

（五）气象

气象是大气的状态和现象，如刮风、闪电、打雷、结霜、起雾、下雪、下雨、冰雹，以及云彩、冷热、干湿等。气象可以通过监测，进行提前预报。现代科技使气象预告越来越精准。但是由于气候的多变性，也只能掌握粗略情况。气象是有大规律的。古人研究的五运六气，就是气象的大规律。

（六）气压

气压是作用在单位面积上的大气的压力。一个标准大气压等于 760 毫米高的水银柱的重量，它相当于一平方厘米面积上承受 1.0336 公斤重的大气压力。

（七）气温

气温是大气的温度。衡量气温有三种方法：

定性、定量、定质。定性是感觉温度的热、温、平、凉、寒。如热气、凉气、寒气。定量是测量温度的值。如 -10℃、0℃、36℃、100℃。定质是设定一个参照标准，对照确定属热、温、凉、寒。生活中常以人的体温为参照，去感受寒热温凉，人的感觉是随着自身和环境气温的改变而改变的。如在人体感觉比较舒适的室温中，用手感觉自来水，不温也不凉。在夏天，室外烈日炎炎，回到家里洗手，就会觉得水很凉爽；而在冬天，室外冰天雪地，回到家里洗手，就会觉得水很温暖。

（八）湿气

湿气是干燥湿的程度。衡量湿气有三种方法，定性、定量、定质。定性是感觉湿度的干、燥、中、湿、水。如燥气、湿气、水气。定量是测量湿度的值，如 0%、40%、100%。定质是按照生活经验，没有水分的是干，没有明显感到水分的是燥，含水分而没有流淌的是湿，流淌着的是水。

（九）气味

气味是气的味道，酸、苦、甘、辛、咸、淡。如酸气，苦气，甘气，辛气，咸气。

（十）风水

风水是六气与五行的简称，取风寒暑湿燥火六气的首字"风"，与木火土金水五行的末字"水"，组成"风水"，代表了五运六气。

（十一）六气

六气是风寒暑湿燥火。风为阳邪，其性开泄；风性善行而数变；风为百病之长。寒为阴邪，易伤阳气；寒性凝滞；寒性收引。暑为阳邪，其性炎热；暑性升散，耗气伤津；暑多夹湿。湿性重浊；湿性粘滞；湿易伤阳，阻遏气机；湿性趋下，易袭阴位。燥易伤津；燥易伤肺。火为阳邪，其性炎上；火易耗气伤津；火易生风动血；火易致肿疡。

（十二）五运六气

五运六气简称运气。五运是木、火、土、金、水五行之运，六气是风、寒、暑、湿、燥、火六种气候特点。运气学说是研究五行与六气的运动变化特点和规律，是中国古代研究天时气候变化，以及气候变化对生物影响的一种学说。它是以自然界的气候变化，以及生物对这些变化所产生的相应反映作为基础，从而把自然气候现象和生物的生命现象统一起来；把自然气候变化和人体发病规律统一起来，从宇宙的节律上来探讨气候变化对人体健康与疾病发生的关系。这种"人与天地相参"，气候变化与人体生理、病理相关的理论，充分反映出中医学理论体系中的"天人相应"的学术观点。运气学说以五行、六气、三阴三阳为基础，运用天干、地支来推论气候变化、生物的生化和疾病流行之间的关系。运气学说涉及到天文、地理、历法、医学等各方面的知识。

（十三）气的形象比喻

气是通路，气是活路，气是活口。"气"用做围棋的常用术语，是对气的形象比喻。棋子的气：一个棋子在棋盘上，与它直线紧邻的空点是这个棋子的"气"。即"通路"。直线紧邻的点上如果有同色棋子存在，这些棋子就相互连接成一个不可分割的整体。是这个棋子的"通气"和"活路"。同色子越多，活路越多。如果只有一个出路，就是"活口"。直线紧邻的点上如果有异色棋子存在，此处的气便不存在，是"死路"。棋子如失去所有的气，就不能在棋盘上存在。

十三、探索"场"

（一）场是一种特殊物质

场看不见摸不着，但它确实存在。比如引力场、磁场等。场是物质存在的一种基本形式。这种形式的主要特征在于场是弥散于全空间的。科学家运用粒子探测器，找到了宇宙充满物质的证据。场的物理性质可以用一些定义在全空间的量描述。这些场量是空间坐标和时间的函数，它们随时间的变化描述场的运动。空间不同点的场量可以看作是互相独立的动力学变量，因此场是具有连续无穷维自由度的系统。

场的一个重要属性是它占有一个空间，他把物理状态作为空间和时间的函数来描述，而且，在此空间区域中，除了有限个点或某些表面外，该函数是处处连续的。若物理状态与时间无关，则为静态场，反之，则为动态场或时变场。

爱因斯坦在狭义相对论中否定以太的存在，

但广义相对论的建立体现了爱因斯坦思想的明显改变。他指出：广义相对论"是一种场论"。场论是关于场的性质、相互作用和运动规律的理论。量子场论则是在量子物理学基础上建立和发展的场论，即把量子力学原理应用于场，把场看作无穷维自由度的力学系统实现其量子化而建立的理论。量子场论是粒子物理学的基础理论并被广泛地应用于统计物理、核理论和凝聚态理论等近代物理学的许多分支。

（二）场是气的运动

宇宙充满着物质，这就是中国自古以来所描述的气。宇宙充满着气，宇宙间的物是由于气的运动变化。物体是气的一种表现形式。物质生生灭灭，从一种形态转化为另一种形态，这就是物质不灭定律所反映的内容。宇宙向外的膨胀扩张就是运动，就是说，宇宙间的物体和气都在运动。

（三）宇宙时空弯曲

气的运动产生波浪，就像水波、电波、蜘蛛网一样。每个星体周围的气都向四外扩散，星体自转与公转，影响着气的扩散波浪，星体与星体的波浪交叉形成网状结构，这就是时空弯曲。简言之，时空弯曲就是气浪波，是由星体运动引起的。

宇宙时空弯曲由三种波引起：①宇宙外周四外流动的气波；②星体自转公转引起的四外扩散的波；③星体与星体波的交叉。即：宇宙四外扩散的波与星体间交叉波的重叠就是宇宙时空弯曲的形状。如向四外扩散的水波中间扔入一个个石子引起的涟漪。又如几个蜘蛛网的交叉重叠。

（四）设置时空弯曲模型

大海浪潮应与地球自转与公转的运动有关。江河东流应与地球的自转与公转方向有关，水流是时空弯曲的一种表现形式。做个试验，描述宇宙时空弯曲的模型：①观察四外扩散的水波；②四外扩散波中扔入石子波；③四外扩散波与两个石子波交叉重叠引起的涟猗。参考：水波、振动波、电磁波、蜘蛛网。可能的结论：①弯曲应该是网状；②两两物体相距近者，网格稠密，相距远者网格稀疏。

（五）宇宙天体的运动

宇宙天体处于永恒的运动和发展之中，天体的运动形式多种多样，如自转、各自的空间运动（本动）、绕系统中心的公转以及参与整个天体系统的运动等。月球一方面自转一方面围绕地球运转，同时又跟随地球一起围绕太阳运转。太阳一方面自转，一方面又向着武仙座方向以 20 千米／秒的速度运动，同时又带着整个太阳系以 250 千米／秒的速度绕银河系中心运转，运转一周约需 2.2 亿年。银河系也在自转，同时也有相对于邻近的星系的运动。

（六）场境·场合

场是场境、场合。排场是场境风光。入场是进入场，出场是离开场；上场是走上场，下场是走下场。下场的中义是出局，下场的贬义是离世。

（七）波动

波动是气与物转化的媒介。自然界，气聚而成物，物散而成气，物聚气散取决于波动，波动是自然现象。波动着的空气和波动着的实物相互作用、相互影响、相互转化。这种作用、影响和转换的持续时间不同、强弱不同、大小不同。

波与粒相互转换。视、听、嗅、味都是波动，如电波、电话、电视、声音广播。顺向波动产生顺向的作用和影响，转化成顺向的实物和空气。逆向波动产生逆向的作用和影响，转化成逆向的实物和空气。顺向波动谓之和。逆向波动谓之拗。

意念也是一种波动，意念产生的波动，可以影响意念所施加的对象。所以，波动与心意有关，意念影响波动。心意赋予的信息影响波动。信则接纳，顺向转化。疑则迷惑，逆向影响。拒则排斥，背逆抵触。宇宙是有限的，这个限是无限的。爱是有限的，爱的限是无限的，这就是大爱无疆。生命是无价的，生命是受条件限制的。

十四、察知"能"

能包括能动、能量。能量可以转换。主要的能有热、电、磁、波。

（一）热

热是一种能量，热源于太阳热、电热、燃火

热。热量改变了环境条件，热能是人类生存的必需要件。

（二）电

电是一种自然现象，是一种能量。电是静止或移动的电荷所产生的物理现象。在大自然里，有闪电、摩擦起电、静电感应、电磁感应等等。电荷是某些亚原子粒子的内涵性质。这性质决定了它们彼此之间的电磁作用。带电荷的物质会被外电磁场影响，同时，也会产生电磁场。电或电荷有两种：一种是正电，另一种是负电。电流是带电粒子的移动，通常以安培为度量单位。电场是由电荷产生的一种影响。附近的其他电荷会因这影响而感受到电场力。电势是单位电荷在静电场的某一位置所拥有的电势能，通常以伏特为度量单位。电磁作用是电磁场与静止或运动中的电荷之间的一种基本相互作用。电包括：雷电和发电。雷电是一种自然现象。还没有被人类开发应用。发电是一种能量转化，水势发电、燃煤发电、风力发电、太阳能发电。人类生活用电，是靠发电供给的。

（三）磁

磁体是具有磁性的物体。包括自然磁、人造磁。磁性是物质能吸引铁、镍等金属的性质，如磁石，磁力，磁极，磁场，磁化，磁能，磁感应。磁性是物质响应磁场作用的属性。每一种物质或多或少地会被磁场影响。铁磁性是最强烈、最为人知的一种磁性。由于具有铁磁性，磁石或磁铁会产生磁场。另外，顺磁性物质会趋向于朝着磁场较强的区域移动，即被磁场吸引；反磁性物质则会趋向于朝着磁场较弱的区域移动，即被磁场排斥；还有一些物质会与磁场有更复杂的关系，如自旋玻璃的性质、反铁磁性等。外磁场对于某些物质的影响非常微弱。物质的磁态与温度、压强、外磁场等有关，依照温度或其他参数的不同，物质会显示出不同的磁性。

（四）波

波动是物质运动的重要形式，广泛存在于自然界。被传递的物理量扰动或振动有多种形式，如机械波、电磁波、光波、温度波、点阵波、自旋波。任何一个宏观的或微观的物理量所受扰动在空间传递时都可形成波。振动物理量可以是标量，相应的波称为标量波，如空气中的声波；也可以是矢量，相应的波称为矢量波，如电磁波。振动方向与波的传播方向一致的称纵波，相垂直的称为横波。波可视为简谐运动。简谐振动在空间传递时形成的波动称为简谐波。

十五、物・质・性・量

物有植物、动物和矿物。矿物是固物，植物、动物有生有死，生者为活物，死者为固物。物有形有质。物质有秉性、有特性。物质有相应的量。物以质论，物有性能，物可以量化。物质、性质、质量是宇宙世界很重要的存在特征。物质性量通过形态形象展现。

十六、形・精・气・神

形、精、气、神是构成生存环境的基本要素，形精气神居于空间，经历时间。神是统领，气是动势，精是变化，形是固定。形含精蕴藏气，精成形化为气，气聚精而成形，神驭气统精。形、精、气、神是同一自然现象的不同阶段和状态。形精气神互有关系，且相互转化。形神兼备，指的就是物质和功能。精气旺盛，指的是有形之气。精力充沛，指的是有气之精。神气十足，指的是征象外露。精神，指的是以物质精为基础的功能神。魂魄意志，属于神的范畴。

十七、形系统・气系统・神系统

中华文化研究以气为核心兼顾形和神。阴阳学说是总纲，代表著作是《易经》。中医是中华文化对人的具体应用，以气机为核心，兼顾形和神。世界是由物（形、精）、气、神所构成的，简称精气神，精属阴，气属中，神属阳，故又称阴中阳。

十八、惯性定律与返老还童

惯性定律是牛顿第一定律，"在没有受到外力的作用下，物体总保持匀速直线运动或静止状态"。就是说，如果没有外力的作用，物体只有两种状态：一是静止状态，因为静止的物体没有受到任何力的作用，所以还是静止的；二是匀速直线运动状态，因为原来静止的物体受到一个初始的推动力，这个物体就以这个力所产生的速度永远匀速地、直线地运动下去。因为没有阻力和摩擦力，所以是匀速运动；因为没有来自侧方位的力，所以是直线运行不会拐弯。

因此，改变物体静止状态，需要有推动力；要使运动着的物体减速或停下来需要有阻力或摩擦力；要使物体拐弯，需要有侧方位的力。

惯性定律所描述的状态，就像婴儿刚出生一样，晶莹剔透没有受到任何污染，出生以后，受环境气候、寒热燥湿、饮食物、劳动强度、情绪等影响，纯净的机体，一点点受到污染，进而气滞血瘀、痰浊中阻、体力下降、精力不济、神明失用，发生疾病。

返老还童就是要像惯性定律排除阻力、摩擦力、侧方力一样，通过谐调，使神清气爽，调畅气机，活血化瘀，利湿祛痰，让气血运行更通畅，精气神更旺盛，向着机体晶莹剔透的初始状态返还。要达到这个目标，一方面需要良好的情绪、适当的运动、规律的生活；一方面需要避开不利的气候影响，不良的食物影响，不当的运动劳伤，不必要的生气烦恼；更重要的一方面是要做好谐调锻炼，尤其是自发谐调振的修炼。自发谐调振能优化形精气神，使形神兼备、精神饱满、精力充沛，这是返老还童的最佳方法。

十九、察"世道"

世道是人世的运行之道。包括：政治境况、文化境况、工作境况、生活境况、关系境况、家庭境况。

（一）政治境况

政治境况有治与乱、平与险、安与危、成与败、隐与显、得志与不得志。如《水浒传》中林冲身为八十万禁军教头时，受制于高俅，所以，他惧怕而不敢去杀高俅。上梁山后，他摆脱了朝廷束缚，却又受制于宋江，此时，能否杀高俅，不是惧怕高俅，而是顾及宋江。

1. 治·乱　治是安定、平稳、有序；乱是动荡、紊乱、无序。行治防乱。

2. 平·险　平是平常、平安。平常有好事也有坏事，有顺风也有不顺，大多数人是这样的命运。险是风险、危险、灾难。履平知险。

3. 安·危　安是安定、稳定、平静。危是危机、危害。居安思危。

4. 成·败　成是成功、成就。败是失败、败退。成当防败。

5. 隐·显　隐是隐蔽、隐藏、隐匿。显是显露、显示、显现。隐而思显，显而思隐。

6. 得志·不得志　得志是遂心所愿，能实现其志愿。不得志是不遂心愿，未能实现其志愿。得志得意莫忘形，不得志当卧薪尝胆。

（二）文化境况

文化境况是文境、语境、物境。文境是文字所描绘的境况，语境是语言所处的境况，物境是实物所在的境况。文化境况有丰富与贫乏、快乐与枯燥、有趣与无聊、学知与启智。

1. 丰富·贫乏　丰富是充裕富厚，盛大，广博，多彩。贫乏是欠缺，不足，贫穷，穷困，枯竭。

2. 快乐·枯燥　快乐是欢乐，感到高兴、满意、幸福。枯燥是干枯、干燥，单调，无趣味。

3. 有趣·无聊　有趣是有兴味，有趣味。无聊是因精神空虚而烦闷，言行庸俗，没有意义。

4. 学知·启智　学知是学习知识，启智是开启智慧。

（三）工作境况

工作境况是集体处境、集体风气。工作境况有闲与忙、顺与逆、荣与辱、尊与卑、贵与贱、热爱与应付。

1. 闲·忙　闲是无事，空闲、安闲、悠闲。忙是事多，忙碌、急迫、繁忙。如工作清闲不忙，或工作繁忙难以清闲。

2. 顺·逆　顺是流畅、顺利，没有走弯路。逆是抵触，不顺利。如工作流畅顺利，或工作背逆而不顺。

3. 荣·辱　荣是光荣，受人敬重。辱是羞耻、玷污、辜负。如以劳动为荣，觉得劳动光荣；不愿劳动，感觉劳动屈辱。

4. 尊·卑　尊是尊贵、尊严，敬重。卑是低下、低劣，卑微。如从事的工作受人尊重，从事的工作令人卑视。

5. 贵·贱　贵是珍贵、贵重，地位高，尊贵。贱是卑下、下贱、轻视。

6. 热爱·应付　热爱是深深地喜欢。应付是无奈地对付。如热爱本职工作，应付现在的工作。

（四）生活境况

生活境况是人的生活环境和状况。生活境况有优与劣、简与繁、真与伪、静与躁、热与冷、得与失、清与迷、幸与舛、贫困与富裕的区别。

1. 优·劣　优是生活条件优厚、优越。劣是生活质量劣等、低劣。人们渴望着生活境况的优越，而当优越到来之时，奢靡却会随之而来。人们嫌弃生活境况的低劣，却很难看到它给人的启示，将是一生的财富。

2. 简·繁　简是简易、简单、简陋的生活。繁是繁华、繁琐、复杂的生活。在简单的生活境况中，人们追逐着繁华；在繁琐的生活境况中，人们又渴望着简单。

3. 真·伪　真是甘心情愿，做自己想做的事。伪是事与愿违，做着自己并非情愿，却挡不住诱惑的违心的事。生活中的伪，尽管自己不想做不愿做，却仍然在做。生活中的真，尽管自己向往做能够做，却没有做。去伪存真，常常是对他人的期望。难得对自己这样要求。

4. 静·躁　静是安静、平静的生活。躁是烦躁、急躁的生活。生活难得平静，而平静时却又不愿安分。

5. 热·冷　热是对生活的热心、热情。冷是对生活的冷漠、冷淡。热爱生活是积极的人生态度，生活冷漠是消极的人生态度。

6. 得·失　得是生活有所收获，或经济的收获，或精神的收获。失是生活有所丢失，或经济的丢失，或精神的失落。你要想得到什么，你就要先做到什么。你失去的，必然是你轻视了的。

7. 幸·舛　幸是幸运，机遇好，万一的好事也会落到头上，很难发生的好事出现了。极少数人是这样的命运。舛是不幸、不顺、坎坷。无风三尺浪，喝凉水塞牙。命运多舛，这也是极少数人的命运。

8. 清·迷　清是清醒，有明确的生活目标，清楚地经历着生活过程，生活的优与劣、简与繁、真与伪、静与躁、热与冷、得与失、清与迷、幸与舛，自己走在哪里，全都清清楚楚、明明白白。清者自清，虽有劣、繁、伪、躁、冷、失、迷、舛，也不可怕。因为他是清醒的，他知道优、简、真、静、热、得、清、幸在哪里，只要用心去找，必然能够得到。

迷是迷惑，没有明确的生活目标，迷迷糊糊地经历着生活过程，生活的优与劣、简与繁、真与伪、静与躁、热与冷、得与失、清与迷、幸与舛，全然不分，自己不知道走在哪里，全都迷迷糊糊，虽有优、简、真、静、热、得、清、幸也是时运所致，并不可喜。因为他是迷茫的，他不知道劣、繁、伪、躁、冷、失、迷、舛在哪里，更不知道优与劣、简与繁、真与伪、静与躁、热与冷、得与失、清与迷、幸与舛的位置、关系与转化。只要仍然迷失，总是听天由命。

当局者迷，旁观者清。当局者小细节很清楚，大方向易迷糊；旁观者小细节不清楚，大方向不迷糊。

（五）关系境况

关系境况是人际关系所处的情景状况。

1. 帮助·拆台　帮助是帮忙、协助。帮助是相互的，相互提携，相互扶助。拆台是帮倒忙，是掣肘，是破坏。帮助和拆台是一般关系的两个极端。

2. 融洽·紧张　融洽是和谐相处，关系融洽。紧张是情绪对立，关系不和谐。融洽是良好的关系，愉悦的交往。紧张是关系不睦，是决裂的前兆。

3. 争执·分离　争执是意见分歧大，各持己见，相持而争。分离是分开离开，离心离德。争执有平息，分离有相合。百年修得同船渡，千年修得共枕眠。

4. 利·害　利是利益，有利有益。害是祸害、灾害。利害关系，要么有利，要么有害。或者此利彼害。

利益关系有四种情况：利己利人、利己不利人、利人不利己、不利人不利己。祸害关系也有四种情况：不害人不害己、害人不害己、害己不害人、害己害人。

（六）家庭境况

1.**福·祸** 福是福气、福分、福祉、幸福。祸是祸患、灾祸。福与祸相互转化。祸兮福之所倚，福兮祸之所伏。天欲祸人，必先以微福骄之，所以福来不必喜，要看会受；天欲福人，必先以微祸徵之，所以祸来不必忧，要看会救。

2.**和·争** 和是家庭和睦，争是家庭纷争。家庭和睦是人人向往的，而家庭纷争却是常常出现的。

3.**佳·困** 佳是家庭处于佳境。困是家庭处于困境。各家都愿在佳境中享受，却常有家庭在困境中度日。

4.**少·老** 少是幼小少年。老是老年老人。家家都是有老有少，扶老携幼。当少壮时，须体念衰老的酸辛。已老成时，当体谅少年的莽撞。少壮不努力，老大徒伤悲。老来无雅量，枉自嗟叹息。

5.**贫·富** 贫是贫困、贫穷。贫是收入少，生活困难，不足。贫寒、贫乏、清贫。富是富裕、富有。财产、财物多，充裕、充足、富足、富饶、富庶、富余。生活贫困是缺少资金，生活富裕是资金丰厚。贫境是贫困的境况。富境是富裕的境况。经济的贫困与富裕。引申为精神的贫穷与富有。正是因为贫，才珍惜生活，奋发图强，达到富有。也是因为富，才不知惜福，挥霍浪费，穷困潦倒。富贵不能淫，贫贱不能移。处富贵地，要矜怜贫贱的痛痒。当贫困时，要自立自信而发奋图强。

6.**穷·达** 穷，极也，竟也，穷尽、完结。达，发达，兴旺发达。遇到穷时，抚恤三分，自然理顺情安。

横逆困穷，直从起处讨由来，则怨尤自息；功名富贵，还向灭时观究竟，则贪恋自轻。穷则思变。穷则独善其身，达则兼济天下。

二十、团队

（一）规章

规章是团队的基础。没有规章，就没有团队，失去规章，团队就会一团糟。团队中的规章制度有四种情景：一是规章制度符合实际，二是规章制度部分与实际脱节，三是规章制度形同虚设，四是无明确的规章制度。

（二）纪律

纪律是团队的保障。没有纪律约束的团队是焕散的团队。团队中的纪律表现为四种状态：一是纪律严明，二是纪律时宽时严，三是纪律松懈，四是无纪律。

（三）领导

领导是团队的引领导向。没有领导或领导不力，就不会有良好的团队。团队中的领导表现在：有无能力、有无主见、有无智慧。

1.**有无能力** 领导有无能力，肯干不肯干，是衡量一个领导的重要因素。有四种情景：一是有能力肯干，二是有能力不肯干，三是无能力肯干，四是无能力不肯干。

2.**有无主见** 领导有无主见，是衡量一个团队稳定性的重要标志。有两种情况：一是领导有主见，二是领导无主见。领导有主见，征求意见、建议，是为了完善自我。领导无主见，征求意见、建议，是为了替自己出主意。领导有主见，就容易唯我独尊，我行我素，独断专行。领导无主见，就容易软弱焕散，大权旁落，各自为政。

3.**有无智慧** 领导有无智慧，是衡量一个团队战斗力强弱的重要途径。有四种人：一是智慧，二是平庸，三是愚笨，四是有情绪。智慧的领导，引领教导团队干；平庸的领导让大家干；愚笨的领导自己干；有情绪的领导不愿干。"想干事，能干事，干好事，不出事"是领导智慧的表现。

（四）职工

1.**男女比例** 男与女的数量比例，纯男、纯女、男多女少、女多男少、男女相同。

2.**学历层次** 各种学历层次结构之比例。博士、硕士、本科、大专、中专、高中、技工、初中、小学、无学历。

3. **年龄结构**　各种年龄结构之比例。婴儿、幼儿、儿童、少年、青年、中年、老年。

4. **技术能力**　各种能力之比例。能力强、能力一般、能力弱、无能力。

5. **实际工作**　各种工作状态者之比例。积极工作、工作一般、消极怠工、放弃工作。

（五）工作性质

行政、事业、企业、集体、个体。常规、临时、阶段、突发、紧急。常规是正常情况下的状态。临时是暂时的一种情况。阶段是全部的一段。突发是突然出现的情况。紧急是紧要急切关头。

（六）工作内容

工作内容包括：工作状态、工作性质、工作类型。工作状态分为脑力、体力。工作性质分为工、农、商、学、兵、林、牧、副、渔。工作类型分为文、体、艺、技、术。

（七）团队精神

团队精神是一个团队的灵魂。从某种意义上讲，工作干好干不好是团队精神的体现。团队精神反映在团结、热情、干劲上。团队精神从效率、效果、效益上检验。

二十一、社会

社会发展是有规律可循的。社会规律是指社会发展的必然方向和推动社会向前发展进步的动力，人的需要是原始动力，人的知识是直接动力。人们在社会交往中形成了情感、道理、道德、习俗、法律等历史文化规律。

（一）社会的产生

社会是人们相互交往发生关系的组织体。社会的产生是由于生活的需要。结成一定的群体，通过分工合作能够有效地抵御猛兽和外族的侵袭，有利于自己的生存，这种群体就是最初的社会。人类最初的社会与动物社会没有区别，随着人类语言文字的出现，知识的积累，对外界事物认识的不断深入，反应能力的逐渐增强，逐渐发展成了人类社会。人类社会的交往从生活需要，深入到精神心理需要。

（二）社会的发展

社会发展的过程是在语言和文字的作用下，人们能够获得他人和先辈的知识，在此基础上，根据自己的需要认识外界事物，并做出反应，一代一代地把自己的知识传递给他人和后人，随着这种状况的历史持续，社会也就逐渐发展进步了。社会大体上是由经济构件和政治构件构成。自然科学知识推动了经济构件的发展，社会科学知识推动了政治构件的发展。

（三）社会的经济构件

大众对物质生活舒适、安逸和富足的需要，是推动经济构件发展的原始动力并决定着经济构件发展的方向。自然科学知识是推动经济构件发展的直接动力。如祖先有千里眼、顺风耳、日行千里的需要，却由于知识所限而无法实现，今天人们实现了这些本领，通讯卫星、电话、飞机正是由于具备了相应的自然科学知识的社会构件。

（四）社会的政治构件

人们为了满足生活需要而分工合作。在分工合作的过程中，由于人们的本性是利己的，多数人都是基于自己的利益需要而行事。

分工给人们带来了地位和作用的差异，相互之间不可避免地会发生由于利益需要而引发的对立和冲突。这种对立和冲突如果不解决，分工合作就无法继续，人们也就无法实现更大的利益需要。为了使分工合作能够顺利进行下去，以便实现更大的利益需要，就必须调解、处理、解决相互之间的对立和冲突。人们调解、处理、解决这种对立、冲突活动的形态和产物的总和就是社会的政治构件。社会科学知识推动了政治构件的发展。政治构件的本质是维系和保障社会内部的人际关系和谐，从而使分工合作顺利进行，获得更大需要。

（五）社会形态

社会形态从总体上可以分为：社会游离和社会组织两种状态。社会游离是集聚交往的人们所处的自然自由状态。社会组织是人们有组织有约定的集聚交往。如国家、团体、单位。

（六）社会制度

不同的社会制度为人类造就了不同的社会环境条件。

（七）社会特征

1. **农业时代** 农业时代的社会特征是：土地＋劳动。农业时代是供给生活需求。

2. **工业时代** 工业时代的社会特征是：机器＋资本。工业时代是分工创造产品。

3. **知识经济时代** 知识经济时代的社会特征是：信息知识＋思想行为。知识经济时代是互联融合共享。

4. **环保时代** 环保时代的社会特征是：人本＋创新。环保时代是绿色低碳节能。

5. **和谐时代** 和谐时代的社会特征是：自然＋意义。和谐时代是享受自然体现价值和意义。

（八）社会状况

社会状况有稳定、动荡和战争之分。

1. **稳定** 社会和平稳定。
2. **动荡** 社会动荡不安。
3. **战争** 社会处于战争状态。

（九）政治形势

1. **在野（民间）** 在野因为不需掩饰，多能体现真意，易出真人。"礼失求诸野"即是此意。在野是执政的条件，在野对执政是个监督，也是个威胁。

2. **执政（官场）** 执政由于政治需要，在很多方面掩饰了本真，易出庸人。有些所谓的民主、自由、公平，都是政治需要。在同一个问题上，不同的党派表现为不同的意见，这些意见往往是对立的。在公开场合，难道同一党派内就没有不同意见？不同党派的人就不能有一致的意见？所有的党派，都是一致对外，维护自己的说辞。这不叫民主，只能叫派性；这不叫自由，只能叫胡乱来；这不叫公平，只能叫公开示威。

3. **血统执政** 血统执政是封建王朝的皇帝世袭制，皇族的子子孙孙代代传承。血统执政的政令统一，独断专行。缺点与优点一样多。

4. **一党执政** 一党执政是一党打下天下执政，并巩固政权。一党执政是一个党派团体执政，有执政，就要有监督。党内监督是靠自觉，群众监督才是根本。

5. **两党轮流执政** 两党轮流执政是两党通过民选竞争，轮流执政。执政党执政，在野党监督。民选是通过拉选票实现的，因为民众无从知晓谁更有担当，所以，只有靠演讲竞争，只有靠人情拉拢。民意经常看走眼，因为执政后做的与拉票时说的并不一致，也无法一致。拉票是在台下，执政是在台上，地位变了；说是说，做是做，情况不同。为了让人支持，必然迎合大众的心理。可是执政是要领导一个国家往前走的，而不是在民众后边跟风的。

6. **多党竞争执政** 多党竞争执政是多党派参与竞争，激烈争斗，取得执政权。多党竞争执政，监督的多，挑剔的也多，因为要达到争胜的目的，一方面靠自己的实力，另一方面就要靠执政者或竞争对手出问题。这种盼望必然引致过分的挑剔，甚至是恶意攻击。这种多党执政的环境，造就了明争暗斗的条件，争斗中的惶惶不可终日，必然分散治国的精力。得过且过，以维持执政地位，打败对手为要务。扭曲了执政的初衷。

7. **党派林立** 党派林立是党派众多，各立山头，各自为政，呈现分裂局面。党派林立是因为没有一党或几党可以服从，难以形成一种政治局面。这是乱世的特点。久乱必治，乱中有的党崛起了，有的党萎缩了。回归到多党竞争，或两党轮流执政的局面。而这个时期有多长，就难说了。在这个过程中，遭殃的是民众，民不聊生。

（十）经济状况

1. **经济富足** 经济富足是有丰富的资产供人们享用。经济富足有整体的，有局部的；有集体的，有个人的。经济富足是相对的，相对于当下来说，摆脱了贫困，就算是富足了；相对于长远来说，有了一定储备，才算富足。经济富足随着人类的进步，要求不断提高。而这里所说的富足，决不能等同于奢侈。奢侈是一种资源的浪费。所以，富足，适合就是好。

2. **经济稳定** 经济稳定是指物价稳定、国际收支平衡、经济适度增长，保持经济与社会的持续、稳定、协调发展。经济稳定不一定要基于富足，而是要基于公平。经济稳定是经济虽不富足，但由于相对公平而稳定。稳定的经济是社会稳定的基础。

3. 经济危机 经济危机是经济出现问题，处于失控状态。经济危机是指经济系统没有产生足够的消费价值。也就是生产能力过剩的危机。被动型经济危机，是指该国宏观经济管理当局在没有准备的情况下，出现经济的严重衰退或大幅度的货币贬值，从而引发金融危机，进而演化为经济危机的情况。货币在危机之后很难回升，危机过程实际上是对该国货币价值重新寻求和确认的过程。主动型经济危机，是指宏观经济管理当局为了达到某种目的，而采取的政策行为的结果。危机的产生完全在管理当局的预料之中，危机或经济衰退可以视作为改革的机会成本。

4. 经济崩溃 经济崩溃是指发生严重的经济危机后，经济完全失去控制，完全被破坏，陷于一片混乱和瘫痪状态。这是经济危机最严重的后果。

（十一）法律约束

法律，是人类在社会层次的规则，社会上人与人之间关系的规范，以正义为其存在的基础，以国家的强制力为其实施的手段。法治和法律的严苛是治乱的需要。法治和法律要逐渐变得适当宽容以利于社会和谐。法律的目的在于维护有利于统治阶级的社会关系和社会秩序，是统治阶级实现其统治的一项重要工具。所以，法是阶级社会特有的社会现象，它随着阶级、阶级斗争的产生、发展而产生和发展，法律将随着社会阶级、阶级斗争的消灭而自行消亡。

1. 法律 宪法、民法、行政法、诉讼法、刑法。
2. 审理 民事案件的审理。
3. 审讯 刑事案件的审讯。看守审讯、取保候审、逼供、刑讯。
4. 判刑 严刑、宽刑、特赦。
5. 行刑 不动刑、酷刑、死刑。
6. 服刑 监禁服刑、监外执行。

（十二）道德指向

1. 道德是一种约束与倡导 道德是初始的具有柔性特征的法律。道德是社会意识形态长期进化而形成的一种制约，是在一定社会关系下，调整人与人之间以及人与社会之间关系的行为规范总和。道德是社会意识形态之一，是基于承认和保证人类社会存续的理念，是对人们共同生活及其行为准则和规范的限制或倡导。道德具有认识、调节、教育、评价以及平衡五个功能。

2. 道德是一种正向的判断 道德往往代表着社会的正面价值取向，起判断行为正当与否的作用，然而，不同时代与不同阶级，其道德观念都会有所变化。从目前所承认的人性来说，道德是对事物负责，不伤害他人的一种准则。

3. 道德忍让与博弈竞争基本对立 优先预测悲剧后作出的忍让是道德。优先预测胜利前作出的竞争是博弈。博弈与道德基本对立。竞争与忍让基本对立，赢在博弈，就缺失道德；赢得道德，就缺少博弈。领导人的行为一半是道德，一半是博弈。博弈是决策优先，道德是对抗默认。超智慧的领导人知道多少忍让，又何时竞争。他们总是寻找战略主题，制定规则，让他人竞赛。

（十三）社会管理

1. 权力 有无权力，权力在谁。权在国家联合体、权在国家、权在地方政府、权在团体、权在家庭、权在个人。

2. 控制 能否控制。有权可控、有权失控、无权而控、无权不控。

3. 计划 是否计划。国家计划、地方政府计划、团体计划、家庭计划、个人计划、无计划。

4. 自由 行为自由度，表现在做事、交往、时间上。言论自由度，表现在说话有否忌讳。表达自由度，表现在书写、图画上。不自由，表现在没有人身自由、没有思想自由、没有表达自由。

5. 公私 大公无私（公而忘私）、多公少私、公私兼顾、弃公贪私、自私自利、损公肥私。

6. 公平 人格公平、分工公平、待遇公平、不公平。

7. 公正 为人公正、处事公正、不公正。

8. **公开** 完全公开、部分公开、不公开。

9. **秩序** 自觉有序则和、维持秩序则治、无秩序则乱。

10. **顺应·背逆** 顺应社会潮流、引领社会潮流、改变社会潮流。背逆社会潮流。

11. **动荡·和平·和谐** 社会管理有三种状态，这三种状态，也就是三种结果。社会管理的过程是改变了现状，从一种状态走向另一种状态。第一种状态是：社会动荡不安，烽烟四起，战火不断。第二种状态是：社会和平稳定，没有战争，矛盾不断。第三种状态是：社会和谐安乐，和睦相处，安居乐业。战争与和平很容易区分。战争的严重程度不同，和平的状态也不同。和平中的矛盾与和睦状态较难区分。

（十四）交往利益

人们在交往中必然会发生利益上的对立、冲突和斗争。在这个过程中，弱势的一方逐渐认识到如果放弃自己的一些利益，屈从强势的一方，服从于强势的指挥，就能结成一定的群体，对自己的生存更有利。因此，最初的社会完全建立在人治的基础上。

完全人治的社会是典型的特权、独裁、专制的社会，其特征是社会的治理无章可循，按最高统治者随心所欲的意志进行。可以随心所欲地剥削、压迫、奴役甚至杀害社会成员，使绝大多数的社会成员处于当牛做马的悲惨境地，这是最不平等，最不合理、最不公平、最不稳定的社会体制。然而，尽管绝大多数的社会成员对自己的生活处境不满，渴望平等自由，但是在没有找到解决方法之前，不能推动社会发展进步。

随着人们对社会政治体制合理性认识的深入，即社会科学知识的不断丰富，出现了以人治为主，带有法治色彩的社会体制。如我国几千年的封建专制社会就是这种体制。

社会的治理虽然是由最高统治者的意志决定的，但还是有一定的法规可循。以人治为主，带有一定法治色彩的社会体制相对于完全人治的社会体制来说，是一种进步，因为这种社会的法规能在一定的范围内改善社会的不平等，使社会大众所处在的被压迫，被奴役的处境有所改善，于社会的稳定也有利。如在我国的封建社会里，如果官员在超出法规的范围外欺压、剥削、残害百姓，那么这些百姓可以到上一级官府中去控告他们，从而使他们受到惩罚。尽管以人治为主，带有一定法治色彩的社会体制相对于完全人治的社会体制来说是一种进步，但它仍然是一种人治的、特权独裁专制的、少数人奴役压迫大多数人的社会体制，仍然是一种缺乏合理性的社会体制。

（十五）社会的进步

在人治的社会里，社会大众对自己所处的被压迫、被奴役的境地是不满的，这种不满有时会因统治者的过度压迫奴役而引发武装起义，从而推翻当时的统治者，但这种反抗斗争并不能推动社会向前发展进步。如在我国几千年的封建社会里，人民举行反抗统治者的斗争数以百计，成功的也不少，但并没有推动政治构件向前发展进步，政治构件还是停留在原来的封建专制的位置上。可见，阶级斗争并不完全是推动社会向前发展进步的动力。推动社会政治构件发展进步的直接动力是人们的社会科学知识，是在社会体制中消除特权、不平等的方法、理论。在人治的社会体制下，由于社会大众对特权、独裁、专制是不满的，因而人们也就在不断地寻求在社会政体中消除特权、独裁、专制的方法。1748年，法国的思想家孟德斯鸠在英国思想家洛克等前人的理论基础上终于找到了消除特权、独裁、专制、人治的方法，这就是实行"三权分立"，以权力制约权力，使统治者无法用社会的公共权力谋取个人的私利。由于"三权分立"的作用能从根本上废除人治，有效地防止政治不平等、特权、专制现象的出现，是解决统治者与被统治阶级之间利益对立的较好方法，合乎社会大众的利益需要，所以"三权分立"自然会被社会大众所接受。这就是为什么在"三权分立"学说提出至今短短的两百多年时间里，世界上很多国家都按此学说建立起了社会政体，成了人类社会发展的大趋势。可以说，是孟德斯鸠的"三权分立"这一社会理论直接推动了政治构件的进步，使人类社会由特权、独裁、专制、人治向平等、自由、民主和法治迈出了一大步。"三权分立"形成的帮派对立，相互掣肘，致使资源耗费，效率低下，也是显而易见的。而真正的社会和谐是靠掌权者的自觉和民众的监督。

二十二、人文

（一）文化·文明

什么是文化？什么是文明？人与人相互之间最原始的表达是表情、行为、语言。用以记录和承载"表情、行为和语言"的是"数、图、字"，这就是"文"——数字、图画、文字。把原始"表情、行为和语言"用数字、图画、文字表达，就是文化。通过文化更加明白表情行为和语言，从而和谐相处，就是文明。文化是表情、行为、语言表达的统一。文明是使人明白的文化表述。如果说，表情、行为、语言是两个人之间的意会和沟通，那么，文化和文明，就是社会化交流和沟通的表征。社会化交流和沟通具有时间传承性和地域拓展性。所以，两个人相互之间，可以用表情、行为、语言沟通，众人就只有用文化、文明表达。反过来，用文化、文明再去对照两个人的原始沟通，就是没有文化、不文明。

肢体动作，演变为攻与守的技能，便是武术，修练武术的功夫就是武功。把武术、武功用于表演就是武艺。武也具有数字、图画、文字化描述的特征，所以，武也是一类文化。

文化原本是数、图、字，以及延伸的意义，随着人类社会化交往的增多，文化渐渐成为一个民族、一个群体共同具有的符号、观念、规范。符号是文化的基础，观念是文化的核心，规范是文化的内容。规范包括习惯规范、道德规范和法律规范。文化交流是表达、表示、沟通、相互学习。文化交流的深度和高度，标志着文明的程度。

（二）风俗

风是自然条件不同而造成的行为规范差异；俗是社会文化差异所造成的行为规则不同。风俗是指一地区社会文化中长期形成的风尚、礼节、习惯以及禁忌等的总和，民间的风俗又称作民俗。风俗的涵括范围可以包括衣、食、住、行、婚嫁、生育、丧葬、娱乐、宗教、岁时、艺术等。风俗是特定社会文化区域内历代人们共同遵守的行为模式或规范。所谓"十里不同风，百里不同俗，千里不同情"正恰当地反映了风俗因地而异的特点。

风俗是一种社会传统，某些当时流行的时尚、习俗，久而久之会发生变化，风俗中不适宜的部分，会随着历史条件的变迁而改变，所谓"移风易俗"正是这一含义。正是因为风俗是由历史形成的，它才对社会成员有一种非常强烈的行为制约作用。风俗是社会道德与法律的基础和相辅部分。"一切皆有可能"可以是风俗的多样性体现。

（三）艺术

艺术是人文的一部分。通过塑造形象以反映社会生活，这是比现实更有典型性的一种社会意识形态。

艺术是人类以情感和想象为特性，通过审美创造活动再现现实，表现情感理想，在想象中实现审美主体及客体的相互对象化。艺术是人的知识、情感、理想、意念，综合心理活动的有机产物，是人们现实生活和精神世界的形象表现。包括文学、绘画、美术、书法、仿生、表演、雕塑、建筑、音乐、舞蹈、戏剧、电影、曲艺、工艺等。

（四）儒

儒文化倡导血亲人伦、现世事功、修身存养、道德理性。儒文化的核心是"仁"，中心思想是孝、悌、忠、信、礼、义、廉、耻。儒文化注重学，学而不厌，诲人不倦，学无止境。学习书本，学习他人。儒文化倡导忠，忠而无尽。忠君，忠父，忠于他人，儒文化的思想是以忠为基础，以仁为核心，以爱为过程，以和为目的。通过忠爱体现仁和。

（五）道

道在中国哲学中，是一个重要的概念，表示"终极真理"。此一概念，不单为哲学流派道家、儒家所用，也被宗教流派道教等所使用。《易经》曰："一阴一阳之谓道。"道法自然，天人合一。道是无。道是世界万物的本原。道的特征是"无状之状，无象之象"。道文化的"德"就是以"中和"为基本特征。万物法自然,冲气以为和。"多闻善变,不如守中。"道,中之用也。道文化重视思和行,思宏大,思无限,行有径,行必果。

(六)佛

佛的核心文化是觉和悟。通过现实问题,思想感悟。参悟的过程是不断感受,不断深化的过程,这就是层次。层次的提高永无止境。

(七)人文的传承:随·信·变

从小的人文熏陶教育,会带来三种后果,一是随,二是信,三是变。随,就是随着大人的思想灌输,无所谓信,也无所谓不信。信,是自己在"随"中信了。变,是在接受了不同的人文观念后,改变了随大人的观念和信仰。

二十三、察"境界"

这里的境界是指环境边界、处境界限、心境界域、动静分界。境界是境的界域。境界是世境之界、人境之界。境界是世道人心的界域。世道是世间、社会,是人所处的境地。境界是事物所达到的程度或呈现出的情况。境界是心意对象之世界。

(一)人生境界

心境是一时的心理状态。心境反映着境界,境界影响着心境。人生境界有真人境界、至人境界、圣人境界、贤人境界、俗人境界。人生境界可以分为六个等级。低境界、中低境界、中境界、中高境界、高境界、超高境界。这六种境界是一个从低级向高级,高级又接近于低级的状态。境界高低取决于觉悟的程度。个人有个人的境界,交往有交往的境界,社会有社会的境界,自然有自然的境界。个人境界是思想,是心境。公心私心是思想境界的根本。心境是内心境况、内心世界。内心世界是人的心胸、胸怀、气宇。内心境界的大与小,高与低,直接影响着个人的发展空间和在社会上的地位。个人的低境界是随心所欲的情感境界。个人的中境界,是循规蹈矩的理智境界,包括求知境界、功名境界、道德境界。个人的高境界,是自然谐调的自由境界,包括天人合一、随心所欲不逾矩、自主谐调、自发谐振。

(二)交往境界

交往牵涉自己、对方、局外人和社会。交往有低中高三个境界。只站在自己立场上去考虑问题是交往的低境界;可以站在对方立场上去考虑问题是交往的中境界;能站在局外人和社会角度去考虑问题是交往的高境界。交往的低境界,是居高临下,攻击毁誉。交往的中境界,是相敬如宾,委屈求全。交往的高境界,是平等交往,倾心交流。

(三)社会境界

社会境界是社会人共同达成的主流思想、主义,行事态度和做法。社会境界是不同社会制度的不同体现。社会的低境界,是奴隶社会、封建社会。这个境界的社会,任由自私自利泛滥,有剥削,有压迫,弱肉强食。社会的中境界,是资本主义社会,社会主义社会。这个境界的社会,极力消除压迫,力倡人权平等,惩恶扬善。社会的高境界,是共产主义社会,共享谐调社会。提倡大公无私、一心为公。我为人人,人人为我。社会的理想境界,是共享谐调社会,人与人和谐,人与事和谐,人与世和谐,这才是社会健康发展的主流。

(四)自然境界

自然境界是自然状态的自我调整。自然界是奇妙的,自然而然,自然发生,自然发展,自然转归,自然调适。人所达到的自然境界是随心所欲不逾矩。在大的自然规律下,随心所欲。

二十四、察"境遇"

境遇是环境和处境的遇合。境遇虽然有个人选择的因素,但是不以个人意志为转移的遇合。个人可以选择道路,却不能左右境遇的出现,也可以在处境中改变境遇。改变境遇是个人能力的体现。

(一)遇顺境

顺境是路顺,有一条路顺,多条路顺,条条路都顺。自然顺境,是境遇自然而然地顺。政治顺境,是治、平、安、成、显、得志。文化顺境,是丰富、快乐、有趣、学知、启智。工作顺境,是闲、舒、荣、尊、贵、热爱。生活顺境，是优、简、真、静、热、得、清、幸。关系顺境，是帮助、融洽、有利。家庭顺境，是福、和、佳、富、达。

（二）遇逆境

逆境是路逆，甚至进退维谷，无路可走。自然逆境，是气候异常。政治逆境，是乱、险、危、败、隐、不得志。文化逆境，是贫乏、枯燥、无聊。工作逆境，是忙、累、辱、卑、贱、应付。生活逆境，是劣、繁、伪、躁、冷、失、迷、舛。关系逆境，是拆台、紧张、分离、有害。家庭逆境，是祸、争、困、贫、穷。

二十五、察"家境"

（一）门风

1. 道德传家　道德传家是用道德行为教育家庭成员，影响后代。

2. 书香门第　书香门第是读书人的家庭，知书达礼，代代相传。

3. 勤俭持家　勤俭持家是勤奋俭朴，操持家务。

4. 自由自在　自由自在是不受礼数约束。

5. 吃喝享乐　吃喝享乐是贪图吃喝享受快乐。

6. 辱没门庭　辱没门庭是犯上作乱，嫖赌盗窃。

（二）家教

1. 严　严，奉行"鞭打出孝子，娇生忤逆郎"的家训，以严治家。长辈是绝对权威，晚辈没有说话的权力。婚姻遵循"父母之命，媒妁之言"。

2. 慈　慈是仁爱、和善。慈爱、慈善、慈祥。仁慈待人。优点是：给孩子创造一个良好的心境，温暖的家。缺点是：容易走向极端，没有原则，娇生惯养，孩子是非观不明。更会让不知自觉自制的孩子，我行我素，走向反面。溺爱是心疼人，也会坑害人。

3. 严慈相济　严慈相济，有严有宽，宽严相济。有狠有慈，慈狠兼顾。严父慈母、严母慈父。优点是：让孩子既有怕惧，又得到关爱。缺点是：父母意见不一致时，让孩子无所适从。

4. 子承父业　子承父业是子女继承父母的职业。

5. 改换门庭　改换门庭是子女另立事业，没有承继家业。

（三）家庭气氛

1. 和谐和睦　和谐和睦，相处融洽和气。

2. 启发共享　启发共享，相互启发共同分享。

3. 吵着过着　吵着过着，吵吵嚷嚷过日子。

4. 相持不下　相持不下，经常各执己见，自以为是，争吵得面红耳赤，相持不下。

5. 分分合合　分分合合，意见不同谓分，意见一致谓合。时而意见不同，时而意见一致。

（四）家庭结构

1. 四世同堂　四世是祖爷父子四代人。祖辈——自己，下有儿、孙、重孙。爷辈——上有父母，自己，下有子孙。父辈——上有爷奶、父母，自己，下有子女。子辈——上有祖爷奶、爷奶、父母，自己。

2. 三代同室　三代是爷奶、父母、子女。爷奶对孙就是所说的隔代亲。

3. 双亲子女　双亲是健全的父母，父母和子女两代人。

4. 单亲　单亲是父母离异后的父子或母子。

5. 鳏寡孤独　鳏是无妻或丧妻未娶的单身男子。寡是丈夫死去后还未再嫁的女人。孤是丧失父亲的少儿。独是无亲无故的孤独成人。没有劳动力而又没有亲属供养。《孟子·梁惠王下》："老而无妻曰鳏，老而无夫曰寡，老而无子曰独，幼而无父曰孤；此四者，天下之穷民而无告者。"

（五）经济状况

1. 富有　富有，拥有丰厚财富。

2. 节余　节余，温饱之外略有剩余。

3. 紧张　紧张，勉强维持温饱。

4. 借贷　借贷，不能自食其力，需要借贷维持生计。

5. 乞讨　乞讨，没有生活来源，靠乞求讨要为生。

（六）居所条件

1. 宽敞　宽敞，是指房间宽绰敞亮。

2. 狭小　狭小，是指很小的蜗居。

3. 暂避风雨　暂避风雨，是帐篷、窑洞，暂居之所。

（七）居住环境

1. 优雅　优雅，优美雅致，优美高雅。

2. 平淡　平淡，平常清淡。虽不富丽堂皇，却能御寒避暑。

3. 较差　较差，难以御寒避暑。

（八）家庭影响

1. 家庭成员对家庭的影响　家庭是由每个成员组成的，每个家庭成员对家庭的影响是巨大的，无论是好的影响，还是坏的影响。

2. 家庭对家庭成员的影响　家庭成员生活在家庭中，即便不生活在家庭中，也心系家庭，心系每一个家庭成员，所以，家庭对每个家庭成员的影响都是巨大的。每个家庭成员走向社会都打上家庭的烙印。

3. 家庭对其他家庭的影响　家庭是社会的细胞，是社会的基本单位，一个家庭对于了解这个家庭信息的另一些家庭来说，都有很大的影响。

4. 亲戚对家庭的影响　亲戚是由家庭成员外嫁和内娶，以及相关连的关系形成的直系或旁系血缘关系。所以亲戚对家庭的影响很大，甚至直接影响这个家庭的走向。

5. 街坊邻居对家庭的影响　街坊邻居是家庭所处的环境，与家庭形成一定的人文氛围，所以街坊邻居对家庭的影响也是重要的。

6. 同学朋友同事对家庭的影响　同学朋友同事通过对家庭成员的影响，影响到这个家庭。家庭正是在各种各样的影响下，趋于大同的。如果家庭行为的悬殊巨大，社会就很难统一与和谐。

二十六、处境的选择

处境是"Ⅱ"。人们经常处在两可的境地做出选择。这里只所以说"两可"，而不是说"三可""四可"，是因为再多的问题，都要按二分法，做出非此即彼的选择，把诸多复杂问题，最终变为二选一。只不过有时是二选一的不断重复而已。面对两类问题，或两个问题，低级状态是两易的选择，高级状态是两难的选择。所谓两易，是指

选什么都可以，因为自己知道得少，所以，面对摆在面前的两个问题，差别不大，选什么都可以。此谓两易。所谓两难，是指选什么都不可以，因为自己知道得多，所以，面对摆在面前的两个问题，差别很大，选择其中一项，必然要失去另一项，而另一项对自己来说也是非常重要的。有得就有失，面临舍弃是需要决心和勇气的。此谓两难。

二十七、处境的转化

（一）自然处境转化

自然处境转化——正常转异常，异常转正常。

1. 昼夜转化　昼是白天，夜是夜晚。自然处境的昼与夜相互转化，昼转为夜，夜转为昼。

2. 顺逆转化　顺是顺境，逆是逆境。自然处境的顺与逆相互转化，自然而然地顺境转逆境，逆境转顺境。

3. 气候正常异常转化　气候正常是春温、夏热、秋凉、冬寒，风雨雪霜，依时而至。气候异常是反季节的气候，以及恶劣的天气。自然处境的气候正常与异常相互转化，正常转异常，异常转正常。

4. 阴晴转化　阴是没有太阳和星月的云雨雪天，晴是阳光照耀星月光亮的透明天气。自然处境的阴与晴相互转化，阴转为晴，晴转为阴。晴空看鸟飞，流水观鱼跃，识宇宙活泼之机；霜天闻鹤唳，雪夜听鸡鸣，得乾坤清纯之气。

5. 寒热转化　寒是寒冷的气候，热是炎热的气候。自然处境的寒与热相互转化，寒转为热，热转为寒。

6. 风雨转化　风是刮风的天气，雨是下雨的天气。自然天气的风雨转化，风转为雨，雨转为风。

7. 动静转化　动是运动，静是静止。自然处境的动与静相互转化，动转为静，静转为动。动中取静——忙处会偷闲，动中能取静，便是安身立命的工夫。静中求动——静中观动，闲处看人忙，才有超尘脱俗的趣味。

（二）政治处境转化

政治处境向相反方向转化——顺境转逆境，逆境转顺境。

1.治转乱，乱转治　政治处境，治与乱相互转化，稳定转向混乱，混乱转向稳定。

2.平转险，险转平　政治处境，平与险相互转化，平和转向险要，险要转向平和。世路由他险，居心任我平。路逢险处须当避，事到头来不自由。路逢险处，让人一步，便觉天宽地阔。

3.安转危，危转安　政治处境，安与危相互转化，安稳转向危机，危机转向安稳。济世经邦，要段云水的趣味，若一有贪恋，便堕危机。

4.成转败，败转成　政治处境，成与败相互转化，成功转为失败，失败转为成功。成名每在穷苦日，败事多因得意时。

5.显转隐，隐转显　政治处境，显与隐相互转化，显性状态转为隐性状态，隐性状态转为显性状态。

蓬蒿之下，或有兰香；茅茨之屋，或有公王。进德修业，要个木石的念头，若稍涉矜夸，便趋欲境。

6.得志转不得志，不得志转得志　政治处境，得志与不得志相互转化，得志转为不得志，不得志转为得志。不得志则独行其道，得志则与民由之。

（三）文化处境转化

文化处境转化——顺境转逆境，逆境转顺境。

1.丰富转贫乏，贫乏转丰富　文化处境，丰富与贫乏相互转化，丰富的文化生活转为贫乏，贫乏的文化生活转为丰富。

2.快乐转枯燥，枯燥转快乐　文化处境，快乐与枯燥相互转化，快乐的文化氛围转为枯燥，枯燥的文化氛围转为快乐。

3.有趣转无聊，无聊转有趣　文化处境，有趣与无聊相互转化，有趣的文化状态转为无聊，无聊的文化状态转为有趣。

（四）工作处境转化

工作处境转化——顺境转逆境，逆境转顺境。

1.闲转忙，忙转闲　工作处境，闲与忙相互转化，由清闲转向繁忙，由繁忙转向清闲。忙里偷闲——忙处会偷闲，动中能取静，便是安身立命的工夫。闲处看忙——静中观物动，闲处看人忙，才得超尘脱俗的趣味。

2.顺转逆，逆转顺　工作处境，顺与逆相互转化，由顺境转向逆境，由逆境转向顺境。自古英雄多磨难，从来纨绔少伟男。

3.荣转辱，辱转荣　工作处境，荣与辱相互转化，由荣耀转向耻辱，由耻辱转向荣耀。得宠思辱。荣宠旁边辱等待，贫贱背后福跟随。

4.尊转卑，卑转尊　工作处境，尊与卑相互转化，由尊位转向卑位，由卑位转向尊位。

5.贵转贱，贱转贵　工作处境，贵与贱相互转化，由贵转向贱，由贱转向贵。

6.热爱转应付，应付转热爱　工作处境，热爱与应付相互转化，由热爱转向应付，由应付转向热爱。

（五）生活处境转化

生活处境转化——顺境转逆境，逆境转顺境。

1.优转劣，劣转优　生活处境，优与劣相互转化，优越转向低劣，低劣转向优越。

2.繁转简，简转繁　生活处境，繁与简相互转化，繁琐转向简单，简单转向繁琐。栖迟蓬户，耳目虽拘而神情自旷；结纳山翁，仪文虽略而意念常真。

3.伪转真，真转伪　生活处境，伪与真相互转化，伪装转向本真，本真转向伪装。

4.静转躁，躁转静　生活处境，静与躁相互转化，安静转向躁动，躁动转向安静。

5.冷转热，热转冷　生活处境，冷与热相互转化，清冷转向热闹，热闹转向清冷。争斗场中，出几句清冷言语，便扫除无限杀机；寒微路上，用一片赤热心肠，遂培植许多生意。

6.得转失，失转得　生活处境，得与失相互转化。此得彼失，此失彼得；获得转化为失去，失去转化为获得。自在莫做官，做官不自在。做官是做事的，不是自在的。

7.清转迷，迷转清　生活处境，清与迷相互转化，清醒转为迷糊，迷糊转为清醒。

8.幸转舛，舛转幸　生活处境，幸与舛相互转化，幸运转化为舛错，舛错转化为幸运。

（六）关系处境转化

关系处境转化——顺境转逆境，逆境转顺境。

1. 帮助转拆台，拆台转帮助　关系处境，帮助与拆台相互转化，帮助转向拆台，拆台转向帮助。

2. 融洽转紧张，紧张转融洽　关系处境，融洽与紧张相互转化，融洽转向紧张，紧张转向融洽。

3. 有利转有害，有害转有利　关系处境，有利与有害相互转化，有利转向有害，有害转向有利。

（七）家庭处境转化

家庭处境转化——顺境转逆境，逆境转顺境。

1. 福转祸，祸转福　家庭处境，福祸相互转化，福转化为祸，祸转化为福。

2. 和转争，争转和　家庭处境，和与争相互转化，和转向争，争转向和。

3. 佳转困，困转佳　家庭处境，佳与困相互转化，佳转化为困，困转化为佳。

4. 富转贫，贫转富　家庭处境，富与贫相互转化，富转化为贫，贫转化为富。成家犹如针挑土，败家好似水推沙。

5. 达转穷，穷转达　家庭处境，达与穷相互转化，发达转化为穷苦，穷苦转化为发达。

（八）机遇转化

机遇转化，得转失，失转得。机会永远为有准备的人准备着。

1. 创造机会·等待机会·丧失机会　机遇转化，主动地创造机会，被动地等待机会，漠视而丧失机会。智者创造机会，庸者等待机会，愚者丧失机会。

2. 抓住机会·把握机会·运用机会　机遇转化，积极地抓住机会，牢牢地把握机会，及时地运用机会。快者抓住机会，强者把握机会，敏者运用机会。

3. 寻找机会·捕捉机会·利用机会　机遇转化，善于寻找机会，敏感捕捉机会，巧妙利用机会。勤者寻找机会，灵者捕捉机会，巧者利用机会。

4. 有目的遇合·盲目遇合　有目的的遇合，是心中有数、有准备，期望着遇合的出现。盲目的遇合，是心中没有想法，没有任何准备，遇合不期而遇。机遇转化，有目的遇合与盲目遇合相互转化，有目的的转化为盲目，盲目转化为有目的。

5. 运来运去·走运背运　运来是时运、运势到来，运去是时运、运势失去。走运是遇到好运，背运是遇到差运。机遇转化，运来与运去相互转化，运来转运去，运去转运来；走运与背运相互转化，走运转背运，背运转走运。

6. 得势·失势　得势是得到有利的形势、时势、势力；失势是失去应有的形势、时势、势力。机遇转化，得势与失势相互转化，得势转为失势，失势转为得势。

（九）境界转化

境界转化，是基于一个水平的趋高或向低的转化。水平趋高是境界提高，水平趋低是境界降低。境界提高，是由原来的低境界提升为高境界。境界降低，是由原来的高境界下降为低境界。境界转化是有一定条件的，得势易提升境界，失势易降低境界。

（十）路的转化

路的转化，是基于路的有无转化和顺逆转化。路的有无转化，是有路转无路，无路转有路。路的顺逆转化，是顺路转逆路，逆路转顺路。

二十八、总结发现

经验总结、整理发现，自然界存在的、显而易见的、自然而然的规律。人们在生活实践中，根据经历验证总结出的，用以指导现实生产生活，并代代相传的规律。如阴阳、五行、五运六气、养生规律、医学规律。人们发现总结的自然现象和规律。如体积最大、体重最重、力气最大的动物是蓝鲸，比恐龙还大，体长可达 30 多米，体重可达 200 吨，相当于 25 只非洲象，或者 2000~3000 个人的重量，它的舌头有 1 吨重，可装 1 辆卡车。它的力量可达 1500 匹马力，比大卡车的力量大很多，相当于一辆中型火车头的力量。最小的动物是尘虱，肉眼无法看到，只有放在显微镜下放大许多倍后才能看到。只要有尘埃的地方就有尘虱。人类觉察不到，却有许多人对尘虱过敏，起丘疹或打喷嚏。嗅觉最好的是猫科动物，有 1900 万个嗅觉神经，它可以闻到很多其他动物闻不到的气味。飞得最高的动物是大雁和天鹅，平均飞行高度可达 1 万多米。跳得最高的动物是跳蚤，迅速跳起的高度是身高的 100 倍以上。举得最重的动物是蚂蚁，所举重物可达其体重的 100 倍。跑得最快的动物是猎豹，每小时能跑 120 千米。牛虻飞行最快，每小时可达 720 千米。大象听力绝佳、极具模仿天赋。海龟是最长寿的动物。乌贼游泳最快，每小时可达 150 千米，被称为"水中火箭"。

二十九、发明创造

人们可以感受自然，研究自然，总结发现，然后可以发明创造模仿自然现象和规律。如人类发明电灯创造了白昼，发明空调创造了凉暖。然而，在自然宇宙面前，人们的创造能力始终是有限的、微弱的，但却是令人惊奇的。

人类总是在不断开发挖掘自然界潜藏的、不明显的、需要再创造的规律。如化学规律、器械设备的运行规律。大自然给人类的启发是多种多样的。人类的灵感和发明，许多来自自然现象和动物。大自然的河流，不以人的意志为转移，日夜奔腾不息，却在默默地告诉着人们地球的重力、运动的惯性等道理。在人们明白了各种物质的熔点后，利用形态和能态的转化，用火把坚硬的金属融化后，制造出人类需要的各种工具。大自然的巢穴，浑然天成，质朴无华，受此启发，人类发展起了建筑学，建立起了现代化大城市。

火箭升空利用的是水母、墨鱼反冲原理。现代起重机的挂钩起源于许多动物的爪子。屋顶瓦楞是模仿动物的鳞甲。船桨是模仿鱼的鳍。锯子的发明是模仿锯齿草和螳螂臂。人类仿照鲸鱼和海豚发明了轮船和潜艇。仿照鲨鱼和蜻蜓翅膀发明了飞机，仿照蝙蝠嘴和耳朵发明了雷达，根据蝙蝠超声定位器的原理，仿制了盲人"探路仪"。仿照苍蝇研制成功了一种十分奇特的小型气体分析仪，安装在宇宙飞船的座舱里，检测舱内气体的成分。仿照水母的顺风耳，按照水母耳朵的结构和功能，设计了水母耳风暴预测仪，能提前15 小时对风暴作出预报。仿照青蛙眼睛发明了"电子蛙眼"，能准确无误地识别出特定形状的物体，把电子蛙眼装入雷达系统后，雷达抗干扰能

力大大提高。这种雷达系统能快速而准确地识别出特定形状的飞机、舰船和导弹等，特别是能够区别真假导弹，防止以假乱真。电子蛙眼能监视车辆的行驶和飞机起落，若发现车辆或飞机将要发生碰撞，能及时发出警报。依据萤火虫的光，发明了不伤眼的人工冷光——荧光灯。以电鱼发电器官为模型，设计出世界上最早的伏特电池。植物苍耳子为尼龙搭扣的发明提供了灵感。嗅觉灵敏的龙虾为人们制造气味探测仪提供了思路。根据对人体骨骼肌肉系统和生物电控制的研究，仿制出了人力增强器——步行机。根据火野猪鼻子测毒的奇特本领制成了防毒面具。利用蛙跳原理设计了蛤蟆夯。依据变色龙的变色本领，为部队研制出许多军事伪装装备。依据毒蛇的"热眼"功能，研究开发出了微型热传感器。模仿警犬的高灵敏嗅觉制成了用于侦缉的"电子警犬"。模仿昆虫制造了太空机器人。模仿袋鼠，发明在沙漠运行的无轮汽车——跳跃机。研究海豚游泳阻力小，发明人工海豚皮，提高了鱼雷航速。在企鹅王的启示下，设计了极地越野汽车，这种汽车宽阔的底部，直接贴在雪面上，用轮勺撑动着前进，行驶速度可达 50 千米 / 小时。

三十、应用规律

应用规律是以客观规律为基础，发挥人的主观能动性。自然规律本身具有不以人的意志为转移的客观性，人不能任意改变、创造或消灭自然规律。但是，人可以利用自己的智慧和物质工具作用于客观世界，引起自然界的某些变化，并能有目的地引发、调节和控制自然界中的实物、能量和信息过程，使各种客观规律共同作用的结果发生有利于人的变化或保持有利于人的稳定性。人还可以模仿自然规律，创造环境、创造物质、创造生态，为人类谋福。

人类运用自然规律改造客观世界的过程要受到人的社会实践状况与水平的制约，并同社会规律发生一定的联系。因此，在解决实际问题时，往往要求运用自然科学、技术科学和社会科学的知识，进行系统的、综合的研究。

自然规律和社会规律之间有一定联系，也有区别。第一，自然规律可以离开人的实践活动而发生作用，如日蚀、地震等；社会规律的作用则通过人们有目的、有意识的活动表现出来。第二，自然规律起作用的有效时间比较长，社会规律起作用的有效时间一般要短得多。第三，自然规律不直接涉及阶级的利益，不同的阶级、集团都可以利用自然规律为自己服务，只是在利用的目的和方向上才具有一定的阶级性；社会规律则不同，因为在阶级社会中，社会规律大多直接涉及不同阶级的利益，而且对它们的发现和利用也往往是在阶级斗争中实现的。由于自然规律不具有阶级性，不直接涉及人们的阶级利益，所以反映这种规律的自然科学知识不具有阶级性，也不具有民族性、政治性。

三十一、真假年与细分

"年"有真年和假年。

（一）真年（阳历年）

1. 恒星年　恒星年是指以某一恒星为参照，地球绕太阳公转一周 360° 所需要的时间间隔。恒星年是地球公转的真正周期，在一个恒星年期间，从太阳上看，地球中心从天空中的某一点出发，环绕太阳一周，然后又回到了此点；从地球上看，以太阳和某一个恒星在同一位置上为起点，当观测到太阳再回到这个位置时所需的时间。简言之，恒星年是指地球公转一周 360° 所需要的时间，1 恒星年 =365.2564 日 =365 日 6 小时 9 分钟 10 秒。

2. 回归年　回归年是指太阳连续两次直射于回归线（北或南）的时间间隔。常以春分为基点。回归年是春夏秋冬的循环周期。1 回归年 =365.2422 日 =365 日 5 时 48 分 46 秒。全球各地的昼夜长短和正午太阳高度的季节变化、阳历和阴历的历年安排、二十四节气的划分，均以回归年为周期。

3. 恒星年与回归年的区别　恒星年与回归年的区别是：恒星年是以天球上固定的点（如遥远的恒星）为参照物的运动周期。而回归年是太阳

中心在黄道上连续两次经过春分点（或秋分点、冬至点和夏至点）的时间间隔，即太阳连续两次直射于北回归线（或南回归线）的时间间隔。因此，回归年又称"季节年"。恒星年只应用于天文，回归年用于历法。

4. 阳历年　阳历年是以日凑年。阳历年是真年，又叫太阳年。阳与日有关，是地球绕太阳公转一周，是地日宙比形成的真正的、准确的年。

（二）假年（阴历年）

假年是假定的年，假设的年，相对的年。假年是由月凑成的年。阴历年和阴阳合历年都是假年。阴历年是以真月凑成的假年，是真月按照接近真年的日月数合成的年。月亮绕地球旋转一周的时间为 29.5306 日，这是真月。12 个月共 354.3672 日，凑成整日数，平年为 354 日，闰年为 355 日。这与真年的 365.2422 日比较接近。这样，每个阴历年比阳历年少 10 日多。为了不至于使阴历年与阳历年的差距加大，才设置了闰月，即凑够 30 日左右时，增设一个月，这就是阴阳合历。阴阳合历（农历）设置闰月，就是为了有限地缩小阴历年与阳历年的差距。所以，阴历年和阴阳合历年仍然都是假年。

（三）年的细分

1. 年的 1 分法　年的 1 分法是 1 年。从一个固定的点到下一个固定的点为 1 年。如从立春到立春，或从春分到春分。

2. 年的 2 分法　年的 2 分法，是将 1 年分为两部分。每年分为上半年、下半年，或前半年、后半年。

3. 年的 4 分法　每年分为春、夏、秋、冬四季。三个月为一季，四季为一年。

4. 年的 12 分法　每年分为 12 个月，每月日数不完全相同，平年 2 月 28 天，闰年 2 月 29 天，小进每月 30 天、大进每月 31 天。简称为：一三五七八十腊（大进），只有二月 28。即：一月、三月、五月、七月、八月、十月、十二月，都是大进，每月 31 天，只有二月是 28 天，其他时间：四月、六月、九月、十一月，都是小进，每月 30 天。

5. 年的 24 分法　二十四节气是中国人立足

于所在的北半球，看待气候变化，而对黄道的等份划分。二十四节气按月分布，同农历闰月的安排有着密切的关系。每月两个"节气"，前一个叫"节"或"节气"，后一个叫"气"或"中气"，上半年"节"在 6 号左右，"气"在 21 号左右；下半年"节"在 7 号左右，"气"在 23 号左右。

6. **年的 72 分法** 黄道一周分为四季，每季三个月，每月两个节气，每节气三候。故而一年四季，十二月，二十四节气，七十二候。

7. **年的 365 或 366 分法** 平年每年 365 天，闰年每年 366 天。

三十二、真假月与细分

"月"有真月和假月。

（一）真月（阴历月）

真月是月球绕地球公转一周，是真正的、准确的月。由于参照点不同，真月又有恒星月和朔望月。

1. **恒星月** 恒星月是指月球以某一恒星为参照（如参照太阳），绕地球一周所需要的时间。一恒星月是 27.322 天，即 27 天 7 小时 43 分 11.51 秒。恒星月是月亮绕地球运动的真正周期。恒星月比朔望月短，恒星月与日常生活关系不大。

2. **朔望月** 朔望月是从地球上观测到的月相变化的周期。即从朔到朔或从望到望的时间，叫朔望月。一个朔望月为 29.5306 日，观测结果表明，朔望月的长度并不是固定的，有时长达 29 天 19 小时多，有时仅为 29 天 6 小时 4 分多，它的平均长度为 29 天 12 小时 44 分 3 秒。一个朔望月经历了朔、娥眉、上弦、渐盈凸月、望、渐亏凸月、下弦、残月，进入第二个朔。如此循环往复。其中"从朔到朔、从望到望"比其他区间更容易确定。朔望月因为有月亮圆缺变化的周期，与地球上潮涨潮落、航海、捕鱼有密切的关系。对妇女的月经、人们的夜间活动都有较大的影响。

3. **阴历** 阴历是纪月历，又叫月历、月亮历、太阴历，阴历是按朔望月计，阴历月是真月。月历是以月球绕地球公转一周的时间为 1 个朔望月，月初为朔，月中为望（满月）。阴字与月有关。月球运行的轨道，叫白道。白道与地球公转的黄道同为天体上的两大圆，以五度九分而斜交，月球绕地球一周，出没于黄道者两次。一个朔望月是 29.5306 日，为了方便只计整数，单月为大月 30 天，双月为小月 29 天，每年 354 天。每月还多出 0.0306 天，1 年 12 个朔望月多出 0.3672 天，30 年多出 11.016 天。因此，30 年中就要有 11 个闰年，闰年在 2 月多加一天，该年是 355 天。这样，阴历每 30 年中有 19 年是 354 天，11 年是 355 天。由于阴历的"年"只是月历的简单积累，每年为 354 天或 355 天，比阳历年的 365 天或 366 天少 11 天。这样积累，3 年少一个多月，17 年少 6 个多月，就会出现新年伊始月份和寒暑往来的颠倒现象。譬如这一年新年伊始，在瑞雪纷飞的冬季，8 年后过年，就是鲜花盛开的春天，经过 17 年，过年是烈日炎炎的暑期，25 年后再过年，就到金色的秋天了。阴历年的新年伊始会历经春夏秋冬轮回转。阴历注重的是朔望月，能准确地反映月相的盈亏变化，阴历的每一个日期都可以知道月亮的形状。因为朔望月较之回归年易于观测，远古的历法几乎都是阴历。但是，由于阴历不能准确表示季节气温变化的周期，不能指导农时活动，与人们的日常生活不相协调。所以当今世界上除了几个伊斯兰教国家在欢度宗教节日时仍然使用外，其他国家一般已经废弃不用了。希腊历和回历属于阴历。

（二）假月（阳历月）

假月是以年分月。假月是阳历月。假月是 1 真年（即地球绕太阳公转一周），比照一年中的真月数人为规定的，与月相盈亏无关。年是真正的、准确的，月是相对的、按照接近真月的数划分的。

1 回归年 365.2422 日，分为 12 个假月，1 个月平均 30.4167 日，有 4 种天数比例：大月、小月、2 月平、2 月闰。大月 31 日，小月 30 日，平年 2 月 28 日，闰年 2 月为 29 日。大月 31 日，固定在 1、3、5、7、8、10、12 月；小月 30 日，固定在 4、6、9、11 月；平年 2 月为 28 日，闰年 2 月为 29 日，因此，平年 365 日，闰年 366 日。

（三）月的细分

一个月经历了朔、峨眉、上弦、渐盈凸月、望、渐亏凸月、下弦、残月，进入第二个朔。如此循环往复。月球从朔到望，月牙渐盈，至满月，月光由暗变亮。从望到朔，圆月渐缺，至残月，月光由亮变暗至光逝。月球出现的方位和时间，概括为"上上西西，下下东东"，即上弦月，上半夜，月亮西边出来，月面朝西；下弦月，下半夜，月亮东边出来，月面朝东。月球明亮部分愈大，出现在夜间的时间也愈长。

1. 月的1分法　1分法是一个月。计算一个月，可以是"朔、峨眉、上弦、渐盈凸月、望、渐亏凸月、下弦、残月、朔"之中任意一个循环一周。其中"从朔到朔、从望到望"比其他循环更容易确定。为了方便，人们习惯于把朔作为月初，望作为月中，称为一个"朔望月"。

2. 月的2分法　2分法是上半月下半月，是把朔望月一分为二。"望"是分界点，由朔至望是上半月，由望至朔是下半月。

3. 月的3分法　3分法是一个月分为3旬，每旬10天。

4. 月的4分法　4分法是朔、上弦、望、下弦，是把朔望月一分为四。"弦、望"是分界点。朔至上弦、上弦至望、望至下弦、下弦至朔，各四分之一。朔：农历每月初一，当月亮轨道上绕行到太阳和地球之间，月亮的黑暗半球对着地球，这时叫朔。上弦：农历每月初七、初八，月地日构成直角三角形，月呈半圆形，北半球的人看到的圆面在右侧，月亮的西半边明，东半边暗，叫做上弦。望：农历每月十五或十六日，当月亮绕行至地球的后面，被太阳照亮的半球对着地球，这时叫望。下弦：农历每月二十二、二十三日前后，月地日构成直角三角形，月呈半圆形。与上弦差半个月，北半球的人看到的圆面在左侧，月亮东半边明，西半边暗，叫做下弦。夜晚看不到下弦月，只有在白天太阳光辉不太强时可看到。

5. 月的8分法　8分法是把朔望月一分为八。"朔、峨眉、上弦、渐盈凸月、望、渐亏凸月、下弦、残月。""朔"是分界点。相邻两点为八分之一。

换言之，朔是八分之0月，峨眉是八分之一月，上弦是八分之二（四分之一）月，渐盈凸月是八分之三月，望是八分之四（二分之一）月，渐亏凸月是八分之五月，下弦是八分之六月，残月是八分之七月，下一个朔是八分之八月。

6. 月的29或30分法　小进每月29日，大进每月30日。

三十三、日的测算与细分

（一）太阳日

太阳日是地球同一经线相临两次面向太阳所用的时间，为24小时。以太阳为参照物，地球自转一周的标志是：日出、日中、日入。"日中"是太阳正中，是每日固定不变的参照点，"日出"和"日入"是每日都变动的参照点。从日出到下一个日出是一日；从日中到下一个日中是一日；从日入到下一个日入是一日。

一日分为12份是12时，1时2个小时，共24小时。这是固定规律，可以时钟计时。

（二）恒星日

恒星日是某一个恒星两次经过同一子午线所需的时间。一个恒星日等于23小时56分4.09894秒，短于太阳日。因为地球自转不断变慢，所以恒星日将越来越长。恒星日是地球自转一周实际所需的时间。

（三）历日

地球自转一周为1日，或称1天。由于时是固定的，所以，真正的"历日"是计时。由于日是固定的，所以，所有的历法都是以日为基本单位。

（四）日的细分

1. 日的1分法　日的1分法是从天亮到下一个天亮，或从夜半到下一个夜半。

2. 日的2分法　日的2分法是每日可以分为白昼和黑夜。

3. 日的4分法　日的4分法是上午、下午、前夜、后夜。每日白昼可以分为上午和下午，黑夜可以分为前夜和后夜。

4. 日的12分法　日的12分法是每日12时。

5. 日的24分法　日的24分法是每日24小

时，2 小时等于 1 时。

三十四、时刻分秒的表达

"时"有六种意思：时光、时间、四时（四季）、时段、时辰、小时。

（一）时光

时光是宙之流动。

（二）时间

时间是宙之间隔。

（三）四时（四季）

四时即春、夏、秋、冬四季。

（四）时候

时候可以是具体的小时点数，也可以是时间的泛称，代表一个时间段，或代表世纪、年代、年份、月份、日。如"那是什么时候的事了？"可以答：公元前的事，上个世纪的事，80 年代的事，去年的事，上个月的事，昨天的事，刚才的事。

时候是四时和七十二候。中国古代黄河中下游地区的物候历。以 5 日为候，3 候为气，6 气为时，4 时为年。一年分 24 节气，共 72 候，每候有一种相应的物候现象，即候应。

正月。立春：初候，东风解冻；二候，蛰虫始振；三候，鱼陟负冰。雨水：初候，獭祭鱼；二候，候雁北；三候，草木萌动。

二月。惊蛰：初候，桃始华；二候，仓庚鸣；三候，鹰化为鸠。春分：初候，玄鸟至；二候，雷乃发声；三候，始电。

三月。清明：初候，桐始华；二候，田鼠化为鴽，牡丹华；三候，虹始见。谷雨：初候，萍始生；二候，鸣鸠拂其羽；三候，戴胜降于桑。

四月。立夏：初候，蝼蝈鸣；二候，蚯蚓出；三候，王瓜生。小满：初候，苦菜秀；二候，靡草死；三候，麦秋至。

五月。芒种：初候，螳螂生；二候，鹏始鸣；三候，反舌无声。夏至：初候，鹿角解；二候，蜩始鸣；三候，半夏生。

六月。小暑：初候，温风至；二候，蟋蟀居壁；三候，鹰始挚。大暑：初候，腐草为萤；二

候，土润溽暑；三候，大雨时行。

七月。立秋：初候，凉风至；二候，白露降；三候，寒蝉鸣。处暑：初候，鹰乃祭鸟；二候，天地始肃；三候，禾乃登。

八月。白露：初候，鸿雁来；二候，玄鸟归；三候，群鸟养羞。秋分：初候，雷始收声；二候，蛰虫培户；三候，水始涸。

九月。寒露：初候，鸿雁来宾；二候，雀入大水为蛤；三候，菊有黄花。霜降：初候，豺乃祭兽；二候，草木黄落；三候，蛰虫咸俯。

十月。立冬：初候，水始冻；二候，地始冻；三候，雉入大水为蜃。小雪：初候，虹藏不见；二候，天气上升，地气下将；三候，闭塞而成冬。

十一月。大雪：初候，鹖鴠不鸣，二候，虎始交；三候，荔挺生。冬至：初候，蚯蚓结；二候，麋角解；三候，水泉动。

十二月。小寒：初候，雁北乡；二候，鹊始巢；三候，雉雊；大寒：初候，鸡使乳；二候，征鸟厉疾；三候，水泽腹坚。

（五）时段

古人把一日分为 12 个变化的时段：日出、食时、隅中、日中、日昃、晡时、日入、黄昏、人定、夜半、鸡鸣、平旦。时段是以日出日落为界划分的，由于 1 年的每 1 日日出日落都不同，所以时段是不相等的 12 份。一年中昼夜时段的长短呈规律性变动。

夜间 5 个时段："黄昏、人定、夜半、鸡鸣、平旦"。以"日入、夜半、日出"为标志，在"日入、夜半"之间确定"黄昏、人定"；在"夜半、日出"之间确定"鸡鸣、平旦"。

白昼七个时段：日出、食时、隅中、日中、日昃、晡时、日入。以"日出、日中、日入"为标志，在"日出、日中"之间确定"食时、隅中"；在"日中、日入"之间确定"日昃、晡时"。"日出"是太阳升出，每日稍有变化；"食时"随"日出"变动而变动；"隅中"随"食时"变动而变动；"日中"是太阳正中，每日固定不变；"日昃"随"晡时"变动而变动；"晡时"随"日入"变动而变动；"日入"是太阳落下，每日稍有变化。

夜分五个时段，即"五更"：黄昏一更、人定二更、夜半三更、鸡鸣四更、平旦五更。"黄昏"是天渐黑；"人定"是入睡，随"黄昏"变动而变动。"夜半"是夜的一半；"鸡鸣"是鸡叫鸣，随"平旦"变动而变动；"平旦"是天将亮。常说的"起五更，搭黄昏"，就是"起早贪黑""早出晚归"；"起五更爬半夜"就是早起晚睡；"半夜三更"就是深夜。每更5点，五更共25点。"点"本来是古代的一种乐器，形状颇似小铜钟，中间突起，两边有孔。更夫用绳子穿过"点"孔，系在手上，以便敲打。更夫习惯敲钟或打鼓报"更"，打点报"点"。所以，时间也称"钟点""点钟"。而"鼓点"仍表示乐器。更与点是古人用于夜间计时的两个计量单位。古人日出而作，日落而息，一夜从日落算起，天亮终止。一夜作为一个同比总和，分为"五更"，每"更"分为五"点"。由于一年中夜的长短不固定，所以，理论上"更"的长短和"点"的长短，也是不固定的。况且由于实际的打更击点没有精确的参照物，晴天根据星象，阴雨天则焚香、观滴漏，都是估摸判断。因此，更和点是粗略的计量单位。

（六）时辰

1日昼夜分为12等份，每份1个时辰，12个时辰用十二地支命名，分别是：子、丑、寅、卯、辰、巳、午、未、申、酉、戌、亥。夜半是子时，正午是午时，由于白天始于辰，故称为时辰。

（七）小时

小时是每日的24分之1。时辰的一半，称为小时，1个时辰是2小时。1日分为24等份，称为24小时，每分1小时。24小时可以分为24小时制和12小时制。24小时制，夜半既是24时，也是0时，是前一日结束和后一日开始的交接点。12小时制，上午12个小时，从0时到中午12时，下午12个小时，把中午12时，归为0时至夜半12时。小时有4种不同意义的称呼：①"几时"可以是具体的小时点数，也可以是泛称，代表一个时间段。如"几时了？"是问具体的小时，只能答小时数，如9时了。"几时有？"是问什么时间，可以答：2个小时，3天，5个月，3年。

②小时也称"点"，1小时是1点。"几点"是指具体的小时序数，如6点，6点多。③"几个小时"是小时数的累积。如4个小时是240分钟。④"第几个小时"是经历小时的顺序数，可以是连续的也可以有间隔。如"已经工作了第7个小时"，是指经历了7个小时，可以从上午8点开始到下午3点。也可以从8点开始到下午5点，除外中间休息的2个小时。

（八）刻

1小时分为4刻，1刻15分钟。

（九）分

1小时60分钟，每分钟60秒。"分"的称呼有两种不同意义：①"几分"是"分"的累计。可以是连续的"分"，也可以是间断"分"的合计。如3分是180秒，这3分可以是连续经历的3分钟，也可以是1小时内间隔经历，一共3分钟。②"第几分"是分的顺序上的1分钟。如第3分，就是2分钟之后的那1分钟。③"几时几分"是时间点。如9时6分，是那个时间点。

（十）秒

每分钟60秒。每秒还可以再按60进制一直细分。"秒"的称呼有两种不同意义：①"几秒"是"秒"的累计，可以是连续的"秒"，也可以是间断"秒"的合计。如30秒是半分钟。②"第几秒"是秒的顺序上1秒钟。如第9秒，是第8秒后、10秒前的那1秒。

三十五、钱的交换

（一）钱的来源

钱是物的代用品。钱的来源即是物的来源。钱的来源有劳动、创新、媒介、帮助、服务、索取。

1. 劳动 通过劳动，直接从大自然中生产出人们需要的物品，变换成钱。

（1）农业劳动：农业劳动，种植粮食、蔬菜、瓜果、茶、植物药。

（2）牧、渔业劳动：牧业和渔业劳动，养殖禽兽动物，供给肉食，提供观赏，用动物帮助人类的生活。

（3）林业劳动：林业劳动，培植林木，供给所需，美化环境。器物、观赏、生活应用。

（4）工业劳动：工业劳动，冶炼矿物，供给所需。矿物是人类生活物品和生产工具的重要来源。

（5）制造：制造机器设备，生产所需的原料物品。

2. 创新　创新包括发现和发明。

（1）发现：发现是挖掘可用而未用之物。

（2）发明：发明是创造新物。

3. 媒介　媒介是通过中间传播、传递、传售，以获得钱物。

（1）传播信息：传播信息，是通过媒体把信息传播给其他人。

（2）传递物品：传递物品，是把物品经一个人传递给另一个人。

（3）传售商品：传售商品，是通过买卖出售的方式，流传商品。

（4）介绍：介绍是把一个人，一件事，一种东西，告诉另一个人或一些人。

（5）说合：说合是让不认识的人认识，让不合的人和好。

4. 帮助　帮助是通过帮和助，为需要帮助的人，以换取钱物。

（1）被捐资以助：通过捐助物资来帮助。

（2）帮助需要帮助的人：需要帮助的人有多种需求，有物质上的，有精神上的，有心理上的，有事件处理上的。

5. 服务　服务是通过提供人们需要的服务项目，以赚取钱。

（1）提供餐饮、住宿、交通工具、娱乐：通过提供餐饮，满足食饮需要；通过提供住宿，获得睡眠需要；通过提供交通工具，取得通行便利；通过娱乐活动，赢得精神心理满足和享受。

（2）销售物品：通过销售，使物品流通交换，各取所需。

（3）治疗伤病：受到外伤，患了疾病，得到恰当的包扎和治疗。

6. 索取

（1）要来：要来是向别人讨要而来。

（2）捡来：捡来是从公共场合或野外捡拾而来。

（3）偷来：偷来是悄悄地乘人不备窃取而来。

（4）骗来：骗来是编造谎言，让人们信以为真，被欺骗而来。

（二）钱的去向

钱是物的代用品。钱的去向即是物的去向。钱的去向有生活、封存、外借、生钱、获知、换权、流失。

1. 生活

（1）生计：生计是获取基本的生活所需，饮食、房屋、衣物、用物。

（2）享受：享受是获得一种超出生活所需的必要的享用受纳。餐饮、寝卧、按摩、洗浴、娱乐、旅游。

（3）奢侈：奢侈是带有刺激和炫耀性质的享受和浪费。

2. 封存

（1）存放：存放是把钱物保存放置于不用的状态。

（2）固化：固化是把钱物变成房物、黄金、古董、字画、玩物等不流通的固定器物上。

3. 外借

（1）借给别人：外借是无偿借给别人所用。

（2）存银行：存银行是外借的一种形式。银行付给利息，银行再用于放贷或投资开发。

4. 生钱　生钱是用钱和物再生钱。放贷是直接的钱生钱。如有息贷款。把钱换成可用物品，用可用物品生钱。如出租房屋、出租汽车、出租设备。

5. 获知　获知是交学费，通过金钱，从别人那里获得知识技能。

6. 换权　换权是用钱换取一种支配权。一是支配钱的用途，满足自己的意愿。二是用钱开办实业，组建团队，取得一种支配、主宰人事物的权力。

7. 流失　流失是钱的丢失和被骗。

（1）丢失：丢失包括钱的灭失、丢掉、被盗。灭失是毁坏，永久失去；丢掉是不知去向，可能找回，可能灭失；被盗是被暗地里偷去。

（2）被骗：被骗是被坏人哄骗而失去钱物。

三十六、古代对自然认识的启发

（一）人类居住的地球

人类居住在地球，地球在自转，同时环绕着太阳公转，月亮绕着地球转。地球自转一周为一天。月球绕地球转一周为一个月。地球围绕太阳转一周为一年。地球上最长的圆周纬线叫赤道，地球上经线的两个端点是两极，南极与北极。地球上的热和光是太阳照射来的。所以，赤道是热带，近赤道的是温带，近两极的是寒带。由于太阳对地球的直射点在变动，所以，地球上不同区域的寒热温差以及光照时间也不同，并在变化之中。一天分为昼夜，白昼黑夜，昼明亮而夜黑暗。昼夜的划分，根据地球面向太阳的区域和时间而定，面向太阳是昼，背对太阳是夜。当太阳直射点位于赤道时，昼夜等长，直射点在北半球时，北半球是夏天，昼长于夜，越往北昼越长，北极点出现极昼，南极点出现极夜。当太阳直射点位于南半球时，北半球是冬天，昼短于夜，越往北昼越短，北极点出现极夜，南极点出现极昼。极昼和极夜最长的可达半年。南北半球同理。寒热以及寒热的流动，构成气候。一年四季，二十四节气。气候规律变化之中有不规律的变化。地球上形态多样的动物、植物、矿物在不同的地域、环境、气候条件下，有相似也有差异。人在不同的地域和环境，生活习性不同，长相也有差别。

（二）立足地球看宇宙

人类生活在地球上，人类对宇宙的认识是立足地球看宇宙。曾经错误地认为地球是宇宙的中心，后来才发现，地球是绕着太阳转的，于是认为太阳是宇宙的中心，再后来又发现，太阳系是银河系的一部分，至今才知道银河外系也只是宇宙的一部分，银河外系还有更为广阔的宇宙星系。

1. 黄道十二宫　在天文学上，以地球为中心，太阳环绕地球所经过的轨迹称为"黄道"。黄道宽16度，黄道面包括了除冥王星以外所有行星运转的轨道，也包含了十二个星座。在希腊人眼里，星座是由各种不同动物组成的动物园。所以，

十二个星座分别称为：白羊座、金牛座、双子座、巨蟹座、狮子座、处女座、天秤座、天蝎座、射手座、摩羯座、水瓶座和双鱼座。地球上的人在一年内能够先后看到它们。

黄道环绕地球一周为360度，约每30度范围内有一个星座。把环周均分为十二段，每段30度为一宫，共十二宫，十二宫以星座命名，称为"黄道十二宫"。

值得注意的是：虽然名称相同，但是十二宫在黄道上分布均等，而十二星座不均等，宽度有大小，位置有偏差。如双鱼座的宽度达49度，而巨蟹座的宽度只有21度。12个星座并非都在黄道上，而是分布在黄道两边各8度的区域。

在历法学上，黄道十二宫的划分是太阳历，以春分点为起点，太阳在黄道带上视运动每运转30度为一宫，这也是一个太阳月。

2. 二十八星宿　二十八星宿，又名二十八舍或二十八星，它把南中天的恒星分为二十八群，且其沿黄道或天球赤道（地球赤道延伸到天上）所分布的一圈星宿，它分为四组，又称为四象、四兽、四维、四方神，每组各有七个星宿。

二十八星宿是古代汉族天文学家为观测日、月、五星运行而划分的二十八个星区，用来说明日、月、五星运行所到的位置。每宿包含若干颗恒星。

二十八宿的名称，从角宿开始，自西向东排列，与日、月视运动的方向相同：东方苍龙七宿（角、亢、氐、房、心、尾、箕）；北方玄武七宿（斗、牛、女、虚、危、室、壁）；西方白虎七宿（奎、娄、胃、昴、毕、觜、参）；南方朱雀七宿（井、鬼、柳、星、张、翼、轸）。

3. 七曜　曜，本义为日光，后称日、月、星为"曜"，可理解为明亮的天体。七曜是指日、月与水、火、木、金、土五大行星。中国古代称日为太阳、月为太阴，金为太白、木为岁星、水为辰星、火为荧惑、土为镇星。

水曜即水星，古名"辰星"。是太阳系里距离太阳最近的行星，从地球上观测水星时，它一般都出现在太阳的两侧，距太阳的距离总保持在

三十度内。水星用肉眼比较难观测到，因为水星的公转轨道半径最小，是地内行星，一般都是随太阳在天空中划过，太阳的强光盖过了水星，每年只有很少几天能用肉眼观测到水星。

金曜即金星，古名"太白"。缘于其反射光为明亮的白色，是行星中最亮的一颗。当其先太阳而出地平线时，称为启明，而后太阳出地平线时，称为长庚。金星有厚重的大气层，表面温度很高，甚至可以融化一些低熔点的金属。

火曜即火星，古名"荧惑"。由于火星表面的土壤及岩石都为红色，所以其反射光为淡淡的火红色，类似于荧光。火星是第一颗地外行星，它与地球的相对运动，使其在地球上自视的运动方向会产生变化，令人迷惑。火星是"类地行星"中与地球最相似的一颗。

木曜即木星，古名"岁星"。因其在黄道带里每年经过一个"星次"（即岁行一"次"）而得名。我国古代天文观测认为木星的运行周期是十二年，如果将黄道带分成十二个部分，每个部分称为"次"，那么"木星"每年经过一个"次"，即上面所谓的"岁行一次"。"十二次"分别为：星纪、玄枵、娵訾、降娄、大梁、实沈、鹑首、鹑火、鹑尾、寿星、大火、析木。

我国汉代以后发展形成的"干支纪年法"，其实就源于之前的"岁星纪年法"。木星为目前已知的太阳系里最大的行星。

土曜即土星，古名"镇星"。古代汉族人民测其约二十八年绕天一周。平均每年行经"二十八宿"之一，好像轮流驻扎于二十八宿，即称"岁镇一宿"。土星最初令人惊异的，就是它的"环"，从地球上观测，似乎长了两个"耳朵"一样。

《史记·天官书》中记载："天有五星，地有五行。"所以将"五行"分别与五颗星相配，即为沿用至今的木、火、土、金、水的名字。因为这五大行星在天空中划过，类似于纬线，所以古合称"五纬"。"七曜"，古代也称"七政"、"七纬"。是我国古代对太阳、太阴、辰星、太白、荧惑、岁星、镇星，即日、月、水、金、火、木、土七大天体的合称。在七曜中太阳是恒星，水、金、火、木、土五星，绕着太阳运行，月亮则是地球的行星。

（三）影响地球的因素

黄道十二宫、二十八星宿、七曜，都会对地球造成影响。影响最大的一是日，二是月，三是木星，四是土星。日静，地中，月动。立足于地球居中，太阳相对静止，月球绕地球转动。太阳的光和热对地球造成直接的影响。木星是太阳系八大行星中体积最大、自转最快的行星，它的质量为太阳的千分之一，但为太阳系中其他七大行星质量总和的 2.5 倍。木星有 68 颗卫星。土星体积仅次于木星。木星和土星合称巨行星。

（四）自然规律对人类智慧的启发

1. 阴阳五行　"无极生太极，太极生两仪，两仪生四象，四象生八卦，八八六十四卦，变化无穷"。任何关联的事物都可以分为阴阳。任何一个事物都有阴阳两个方面，每一方面，又可分为阴阳，以至于无穷。

"道生一，一生二，二生三，三生万物"。有"生"就有生我和我生。生我者为母，我生者为子。有"相生"就有克制，克我者为我所不胜，我克者为我所胜。以"我"为核心，在生克制化中，母、我、子，克我、我克，有五个方面。所以，五行是最简化的生克制化结构。在自然界，木生火，火生土，土生金，金生水，水生木。木克土，火克金，土克水，金克木，水克火。在人体，四肢加躯体是五，一手为五指。

2. 天干地支　天干地支简称干支。十天干是：甲乙丙丁戊己庚辛壬癸。十二地支是：子丑寅卯辰巳午未申酉戌亥。十天干和十二地支的最小公倍数是六十，所以，干支相配，构成六十循环周期。古人用干支纪年月日时。年月日时的干支共八个字，俗称八字。十天干与土星绕日约三十年转一周有关。天干是十进制、地支是十二进制、干支是六十进制。

3. 五运六气　五运是木火土金水之运行。六气是风寒暑湿燥火之气。五运反映的是地气运行规律，六气反映的是天气运行规律。五运六气每年都有变化，有主司，有顺逆。

4.九宫八卦 八卦来自于阴阳生四象，四象生八卦。四象是太阳、少阴、少阳、太阴。八卦是乾、坤、震、艮、离、坎、兑、巽。九宫，八卦位居四面八方，也象征八宫，加上中宫，就是九宫。

5.二十四节气 一年分为春夏秋冬四季，每季三个月，每月两个节气，间隔半个月，月首的叫"节气"，月中的叫"中气"，气是气象、气候的意思。一般都叫做"节气"。二十四个节气分别是：立春、雨水、惊蛰、春分、清明、谷雨、立夏、小满、芒种、夏至、小暑、大暑、立秋、处暑、白露、秋分、寒露、霜降、立冬、小雪、大雪、冬至、小寒、大寒。

6.十二属相 十二属相，又叫十二生肖。分别用十二个动物代表年份，十二年一轮回。十二属相分别是：鼠、牛、虎、兔、龙、蛇、马、羊、猴、鸡、狗、猪。十二生肖与十二地支相配，分别是：子（鼠）、丑（牛）、寅（虎）、卯（兔）、辰（龙）、巳（蛇）、午（马）、未（羊）、申（猴）、酉（鸡）、戌（狗）、亥（猪）。

7.十二时 十二时是古人把一昼夜分为十二个时段，每一个时段叫一个时辰。十二时辰是古代汉族劳动人民根据一日间太阳出没的自然规律、天色的变化以及自己日常的生产活动、生活习惯而归纳总结、独创于世的。十二时辰制。西周时就已使用。汉代命名为夜半、鸡鸣、平旦、日出、食时、隅中、日中、日昳、晡时、日入、黄昏、人定。"夜半"，"夜者，自昏至旦之总名。"天色由黑到亮的这段，都称为夜。"夜半"是指天黑至天亮这一自然现象变化的中间时段。"鸡鸣"，有"鸡叫"之意，鸡被古人褒称作"知时畜也"。《韩诗外传》中赞颂鸡云："守夜不失时，信也。""平旦"，太阳露出地平线之前，天刚蒙蒙亮的一段时候称"平旦"，也就是我们现在所说的黎明之时。"日出"，是指太阳升出地平线之时。旭日东升，光耀大地。"食时"，是每日吃早饭的时候。"隅中"，是临近中午的时候。"日中"，太阳已经运行到中天，即为正午的时辰。"日昳"，太阳过了中天偏斜向西边。以中天为界，这时的

太阳与隅中之日相对。"晡时"，是每日吃晚饭的时候。古人一日两餐。"日入"即为太阳落山，这是夕阳西下的时候。"黄昏"，夕阳沉没，万物朦胧，天地昏黄。指太阳落去，天色欲黑而未黑之时。形象地反映出了这一时段典型的自然特色。"人定"，夜已很深，人们停止活动、安歇睡眠的时候。

显然，古代劳动人民所表示的十二时，是以太阳活动为基础的。夏季昼长夜短，冬季昼短夜长。因此，十二时段的长短不同，同一时段的长短也不同，昼夜不同，四季有别，地区差异，不可一概而论。然而这样算起来比较复杂。后人多把十二时与十二地支对比，时辰长短也就固定下来了，即十二个时辰把一昼夜平分为十二份。这虽然便于统一计算，却显然不符合当初十二时的设定及用法。

（五）自然启发智慧的图形

1.河图 河图是古人观察天象受到物象启发，而描绘出的数理结构图。传说伏羲对日月星辰，季节气候，有深入的观察，却没有理出头绪。忽然看见洛阳孟津黄河中浮出的"龙马"，受到启发，他发现龙马身上的图案，与自己一直观察万物自然的"意象"心得暗合，于是画出了"八卦"。而龙马身上的图案就叫做"河图"。伏羲八卦源于一分为二的阴阳，后成为《周易》来源。文王八卦源于天文历法，但它们的"根"都是《河图》。

2.洛书 洛书是数理的微妙表达。传说大禹时，洛阳洛宁洛河中浮出神龟，其甲壳上有图像，结构是戴九履一，左三右七，二四为肩，六八为足，以五居中。四方与中皆阳数，四隅为阴数。称为"洛书"，大禹依此治水成功，遂划天下为九州。又依此定九章大法，治理社会。洛书古称龟书，是阴阳五行术数之源。《易·系辞上》："河出图，洛出书，圣人则之。"

3.卦爻图 阴爻表示阴，阳爻表示阳。两爻构成四象，三爻构成八卦。阴阳是一阴爻与一阳爻。阴阳爻再分别各加一阴阳爻，就形成四象。四象再分别各加一阴阳爻，就构成了八卦。依此类推，就形成了十六卦、三十二卦、六十四卦。

下图分别为：太极生两仪、生四象、生八卦、生十六卦、生三十二卦、生六十四卦。

（六）自然启发智慧的谋略

1. 围棋　围棋蕴含着汉民族文化丰富的哲学内涵，是对中华文化思想最直白、最形象的表达。围棋具有战略性、战术性、战斗性。战略性是指它对全局从布局到战术的谋划。战术性是指它对战略思想的实施应用，以及对战斗的影响。战斗性是指它具体的争地与夺子。围棋是一种策略性两人棋类游戏，中国古时称"弈"。围棋起源于中国，传为尧作，春秋战国时代即有记载。围棋使用方形格状棋盘及黑白二色圆形棋子进行对弈，棋盘上有纵横各 19 条直线将棋盘分成 361 个交叉点，棋子走在交叉点上，双方交替行棋，落子后不能移动，以围地多者为胜。围棋被认为是世界上最复杂的棋盘游戏之一。围棋很好地反映了"阴阳中"的哲学思想。黑白棋子象征阴阳，占地相当于行事，行事必须"居中、持中、守中"，不能太过，也不能不及。若太过，即步子太大，则内部空虚，会给对方乘虚而入的机会；若不及，即行动太慢，就难以达到多占地盘的目的。而"守中"这个度又是很难把握的。除了比"守中"的正确性，还要比犯错误的多少、大小和时机。不犯错误是不可能的，而若在不该犯错的时候犯了错，一点小小的失误，就可能出现"一招不慎满盘皆输"的局面，使大好形势毁于一旦。在局面好时，处于主动，需要守中，要守得住。而在局面不好时，处于被动，又需要冲，需要有一点儿冒险精神。围棋是集战略、战术、战斗于一体的高智能运动项目。

2. 三十六计　三十六计是诸多计谋的代表性体现。

（1）胜战六计：瞒天过海，围魏救赵，借刀杀人，以逸待劳，趁火打劫，声东击西。

（2）敌战六计：无中生有，暗渡陈仓，隔岸观火，笑里藏刀，李代桃僵，顺手牵羊。

（3）攻战六计：打草惊蛇，借尸还魂，调虎离山，欲擒故纵，抛砖引玉，擒贼擒王。

（4）混战六计：釜底抽薪，浑水摸鱼，金蝉脱壳，关门捉贼，远交近攻，假道伐虢。

（5）并战六计：偷梁换柱，指桑骂槐，假痴不癫，上屋抽梯，树上开花，反客为主。

（6）败战六计：美人计，空城计，反间计，苦肉计，连环计，走为上。

3. 孙子兵法　《孙子兵法》是春秋时期孙武所著。兵法是大谋略、大智慧。孙子兵法是兵法谋略的典型代表。《孙子兵法》是中国现存最早的兵书，也是世界上最早的军事著作，被奉为"兵学圣典"。处处表现了道家与兵家的哲学。《孙子兵法》是中国古代军事文化遗产中的璀璨瑰宝，优秀传统文化的重要组成部分，其内容博大精深，思想精邃富赡，逻辑缜密严谨，是古代军事思想精华的集中体现。李世民说"观诸兵书，无出孙武"。"用药如用兵""对弈即用兵"。所以，兵法与中医、围棋一样是中华文华在作战上的体现。

（七）自然启发智慧的经典

1.《周易》　易经是人事世理的结构模式。《周易》由《易经》和《易传》组成。《易经》是由三个部分组成：一为伏羲八卦为始，那时并没有文字，只有八卦。二为周文王父子承接伏羲八卦，八八重叠生六十四卦，周文王父子认为六十四卦已包含宇宙万物，每一卦都有卦辞。后有孔子作传又称《易传》《十翼》。《易经》的发展在夏朝时期产生了《连山易》，在商朝时期产生了《归藏易》，在周朝时期产生了《周易》。中国最早的《易经》书，由伏羲氏所创。由于时间的原因，《连山易》和《归藏易》已失传，只剩下《周易》。

《易经》是中国传统思想文化中自然哲学与人文实践的理论根源，是古代汉民族思想、智慧的结晶，被誉为"大道之源"，是古代帝王之学，政治家、军事家、商家的必修之术。《易经》涵盖万有纲纪群伦，是汉族传统文化的杰出代表；广大精微，包罗万象，亦是中华文明的源头活水。《周易》一书，并非仅仅为占卜之书，乃是借占卜学修身。每个卦都是修行中岔路，人身不正，处世即不正。人若生病，事业亦必荒废。周易与其说占卜人事，不如说是记录人体内的各种病症。易经的存在，补充了黄帝内经人体经络病症。易经，周行不易，读完后，唯留"中正"二字。不易者，中正之"道"也。

2.《道德经》 道德经是为人处世哲学思想。《道德经》，又名《老子》，成书于战国时期，体现了春秋晚期思想家老子的学说。是中国古代先秦诸子分家前的一部著作，为其时诸子所共仰，是道家哲学思想的重要来源。《道德经》分上下两篇，上篇《德经》、下篇《道经》，后改为《道经》在前，《德经》在后，并分为八十一章。是中国历史上首部完整的哲学著作。《德经》是谓先修自身心意，《道经》是谓以身心精进，在体悟道。

3.《黄帝内经》《黄帝内经》分《素问》《灵枢》两部分，是中国最早的医学典籍。《黄帝内经》与《难经》《伤寒杂病论》《神农本草经》并列为传统医学四大经典著作，且为经典之首。《黄帝内经》在理论上建立了中医学"阴阳五行学说""脏象学说""病因学说""养生学说""药物治疗学说""经络治疗学说"。从整体观上来论述医学，通过辨证进行施治，呈现了自然——生物——心理——社会"整体医学模式"，是中国影响最大的一部医学著作，被称为医之始祖。

三十七、认识宇宙的思维方法

认识宇宙有三种思维方法：一是分析加综合的方法，二是意象加诠释的方法，三是意象逻辑思辨的方法。具体的分析加综合，就是对实物的分割组装。抽象的分析加综合，就是对概念的辨别归类。具体的意象加诠释，就是对实物的感受评价。抽象的意象加诠释，就是对概念的赋像解释。意象逻辑思辨，就是对实物与概念关联的逻辑思辨。

三十八、探索非物质

（一）关于非物质

1.发现所谓的暗物质，应是"非物质" "原来认识的宇宙的形态，是星球与星球之间通过万有引力相互吸引，你绕我转，我绕他转，星球们忙乱而有序。后来，科学家通过计算星球与星球之间的引力发现，星球自身的这点引力，远远不够维持一个个完整的星系。如果星系、星球间仅

仅只有现有质量的万有引力支持的话，宇宙应是一盘散沙。宇宙之所以能维持现有秩序，只能是因为还有其他物质。而这种物质，目前为止，我们都没有看到并找到，所以，称之暗物质。"这段话是基于科学的发现，显然已经超出了物的范畴，却还用"物"来定义（暗物也是物）。因为物质研究已经到了极致。非物质将使科学终结于物质之限。所以，维系地球的不应是暗物质，而是"非物质"。

2.暗物质的定义，将使科学陷入误区 暗物质还是物质。如果科学不能认识到这一点，将永远被"非物质"所困惑。只有科学确定了物质的界限，终结了对物质范畴的认定。才能摆脱羁绊，去放手研究非物质。

在非物质研究领域，科学以及科学思维已经成为研究"非物质"的羁绊。物质，一定都是明物质，再细只要通过仪器观测到的，都是明物质。非实体的，功能态的，感应的，信息的，都是非物质。如果定义为暗物质，就必然要用研究物的思维模式去研究，不会有结果的。所以，"暗物质"的定义是错误的，是研究未知领域的障碍。

3.所谓的"暗物质"之大，否定了物质，肯定了"非物质"的存在 "要保持现在宇宙的运行秩序，暗物质的质量，必须5倍于我们现在看到的物质。"显然，这是一个错误的推论，现在明物质已经够庞大了，5倍于明物质，本身就不可思议，却还是"暗"的，怎么可能？这只能是非物质。"现在没有真正的测到暗物质。只是能发现光线在经过某处时发生偏转，而该区域没有我们能看到的物质，也没有黑洞。"这已经自证了潜在的不是物质，明的暗的都没有。因为本来就不是物质，而是非物质。黑洞是常规物质，不能与暗物质混淆。这样通过反证，肯定了"非物质"的存在。

（二）关于非能量

1.发现的所谓暗能量，应是"非能量" "科学家观测发现，现在的宇宙，不仅在不断膨胀，而且在加速膨胀。如果匀速膨胀，还可以理解。但加速膨胀，就需要有新的能量的加入。这能量

是啥？科学家也搞不清，取名叫暗能量。"因为宇宙的膨胀与收缩是轮番出现的，现在处于膨胀期，之前和之后，必然处于收缩期，所以，这不是能量多少问题，而是世界状态的变化问题，匀速膨胀与加速膨胀是相对而言的，是因时因地而异的。这种膨胀与收缩是世界的正常运行规律，所需能量都是世界固有的能量转换，而不需要加入新的能量。或许可以有尚未发现的"能量"存在，那也不叫能量，而是能对世界起作用的"非能量"。

2. 推出的暗能量之大，证明应是"非能量"　"科学家通过质能转换方程 $E=mc^2$ 计算，要维持当前宇宙的这种膨胀速度，暗能量应该是现有物质和暗物质总和的一倍还要多。"[质能方程 $E=mc^2$，E 表示能量，m 代表质量，而 c 则表示光速（常量 $c=299\ 792.458km/s$）。由阿尔伯特·爱因斯坦提出。]根据以上所说，"暗物质的质量，必须 5 倍于我们现在看到的物质。"明物质是 1，暗物质是 5，明物质与暗物质总和应为 6，"一倍多"就是 12 倍多。也就是说，暗能量相当于现在 12 倍多的明物质所释放的能量。也就是说还有一种暗能量，必须由相当于现在明物质的 12 倍多"物质"来释放，才能维系世界。这种推论显然是不合理的。世界怎么可能还有比我们已知的物质和能量大十几倍的"能量"，却没被发现？显然，用"物质"的概念无法解释，那就只有用另一种"非物质""非能量"的概念来解释。目前为止，还没有找到暗物质和暗能量。也不可能找到，因为世界不仅仅是物质和能量所组成的，用物质和能量的理论思路去解释非物质非能量的领域，只能是徒劳的。这也从另一个角度，表明"宇宙大爆炸理论"是行不通的。

（三）量子纠缠超脱了物

1. 是"量子纠缠"还是感应　"现代科学发现，对物质的研究，在进入分子、原子、量子等微观级别后，意外非常大。出现了超导体、纳米级、石墨烯等革命性的材料，出现从分子水平治愈癌症的奇迹。而最神奇的是——量子纠缠。"所谓的"量子纠缠"，其实就是一种感应，包括心灵感应、特异功能、鬼魂附体等不可思议的神奇。

2. "量子纠缠"应该超脱物的限定　"科学实验发现，二个没有任何关系的量子，会在不同位置出现完全相关的相同表现。如相隔很远（不是量子级的远，是千米、光年甚至更远）的二个量子，之间并没有任何常规联系，一个出现状态变化，另一个几乎在相同的时间出现相同的状态变化，而且不是巧合。"

试想，量子级远的纠缠，还能理解，而远距以千米、光年计的，两个微小量子，能发生相同的反应，其能力远远超出了物和能量所能涉及的范围。一个微小量子的能量再大，怎么可能与相距以光年计的另一个微小量子产生联系和共鸣？显然这既不是物质，也不是能量。就是一种神奇的信息感应，或者"非物质""非能量"感应，或者在更大尺度里的神灵的作用。

3. 被证实的"量子纠缠"是物质的科学终结　量子纠缠是经理论提出，实验验证了的。科学家已经实现了 6~8 个离子的纠缠态。中国墨子号卫星实现 1203 千米量子纠缠。量子纠缠观测到了，也验证了。但并非能用"暗物质""暗能量"所能解释的。这种现象在自然界比比皆是，在宗教、在民间，随处可见。只是过去科学以唯物史观，不去认可，也研究不出结果而已。

所以，量子纠缠的出现，应该是对物质之限的界定，对物理研究的终结，为科学对物的研究划上一个终止符，一个圆满的句号。科学自己将自己限制在有限的物的研究范围之内，并且为"非物质"研究进行了很好的铺垫，指出了一条明确的道路。

（四）非物质对哲学世界的影响

从哲学角度上讲，科学"原来认为世界是物质的，没有神，没有特异功能，意识是和物质相对立的另一种存在"。而在科学以外的其他领域，神、特异功能、心灵感应，都是有现象、有说法的，只是科学不信而已。现在，通过研究，相信了，证实了神、特异功能，心灵感应的存在。但，科学还必须承认，自己已经到了自己研究的边界。再跨界，而用原来的思维模式和思路是行不通的。

"现在发现，认知的物质，仅仅是这个宇宙的5%。没有任何联系的二个量子，可以如神一般的发生纠缠。把意识放到分子，量子态去分析，意识其实也是一种物质。"把意识当成物质去看待，是错误的。盲目扩大物质的领域和范围，用研究物的思维和模式去研究非物质，必然是错误的。

"既然宇宙中还有95%的我们不知道的物质，那灵魂、鬼都可以存在。既然量子能纠缠，那第六感、特异功能也可以存在。同时，谁能保证在这些未知的物质中，有一些物质或生灵，它能通过量子纠缠，完全彻底地影响我们的各个状态？于是，神也可以存在。"

量子纠缠只是物质研究到了边缘，出现的一种现象，神、灵、鬼、第六感、特异功能的领域，远不止"量子纠缠"所能解释通的。那是一个与物质世界完全不同的更高级的世界状态。物质世界只是世界的最基础部分而已。

（五）非物质对物理世界的影响

"我们现在所有的物理学理论，都以光速不可超越为基础。而据测定，量子纠缠的传导速度，至少4倍于光速。"当然，以光速为限的物理学理论，在一定范围内还是有指导作用的。并将继续起着作用，但只是部分作用，而不是全部作用。指导认识世界的其他作用，还是需要研究和正视的，如神、灵、特异功能等。

（六）非物质对内心世界的影响

"科技发展到今天，我们看到的世界，仅仅是整个世界的5%。这和1000年前人类不知道有空气，不知道有电场、磁场，不认识元素，以为天圆地方相比，我们的未知世界还要多得多，多到难以想象。"研究物质到了极致，认识回归到了当初，其实进步还是大的。只是世界太大。不自以为是，客观看待一切现象和说法，才是开放思维。人类如此聪明，对世界的认知仍然很少。所以，我们没有不能释怀的情，没有不能接受的事。

三十九、探索宇宙永无止境

宇宙是恒动变化着的，人们可以有限地认识

宇宙，而这个限是无限的，从根本上讲，宇宙世界总有人类认识所无法企及的。而这正是宇宙的魅力所在。

人类对宇宙的探索有多种形式和方法，形成了多种学说和认识，有的认识一致，有的认识不一致，有的认识截然相反。宇宙对于人类来说，永远是个奥秘，探索之中，清晰着，也糊涂着。认知就像一个圆，圆内是已知的东西，圆外是未知的东西，圆越大表明已知的东西越多，圆外也越大，表明未知的东西更多。

立足于地球，看月球，看行星，看太阳，看太阳系、银河系、银河外系……探索宇宙永无止境。

四十、我的宇宙观之一"宇宙有限，其限无限"

"宇宙有限其限无限"是指宇宙是有限的，这个限是无限的。

（一）"宇宙有限无限"论

1. 宇宙有限其限无限　宇宙是有限的无限，是指宇宙是有限的，这个限是无限的。即，宇宙应该有界限，而这个界限是无限的。宇宙之限超越了人们的思维想象。空间宇是有限的，这个限是无限的；时间宇是有限的，这个限是无限的。无论是空间，还是时间，都是有限而可以无限延展，也可以无限分割。从延展来说，时空是有限的，可以向无限的时空延展。从分割来说，时空是无限的，可以分割出有限的时空。宇宙是有限的无限小至有限的无限大。

2. 限　限之有限，限静有限，是限的静止状态；限之无限，限动无限，是限的运动状态。因为宇宙是动态的，人是动态的，事是动态的，因此，所有的限都是无限的，所有的无限都是有限的。有限的限是相对静止的状态，无限的限是运动状态。人是有限的，这个限是无限的；事是有限的，这个限是无限的；世是有限的，这个限是无限的。

3. 无限　无限有两种情况，一是有限的无限，即所有的限，都在一定范围内无限。二是无限的有限，即所有的无限，都是有限到无限。

（1）有限的无限：有限的无限，是指所说的限是无限的，即限在一定范围内，可以无限扩大或无限缩小。如永无止境，先是有境，境无止时，达于永。

（2）无限的有限：无限的有限，是指所说的无限是有限度的，这个限在无限远。如开启手电筒射出光线，光线有限地发射出去，射向无限远。眼睛从看到手电光到看不到，那是眼所不及的限，而不是光的实际限；望远镜从看到光到看不到，那是望远镜的有限，也不是光的限。光发出去的限达于无限。

4. 宇宙是有限的无限、无限的有限　宇宙有限，这个限无限。宇宙无限，是界限的无限远。

5. 宇宙有限无限论是中Ⅲ阴中阳是宇宙的总规律。中Ⅲ是阴阳之中，中Ⅲ是针对阴阳之Ⅱ而言的Ⅲ　这里提出的"宇宙有限无限论"是中Ⅲ，是继"宇宙有限论"和"宇宙无限论"之外折中的第三种学说。

（二）宇宙有限论

"宇宙有限论"认为"宇宙是有限的"，问题在于，如果宇宙有限，界限在哪里？宇宙界限之外是什么？如果承认有宇宙之外，实际上是缩小了宇宙的概念，所研究的是小宇宙，是宇宙的一部分，而不是宇宙的全部。宇宙的本义应是人事物所在的自然空间，以及古往今来的时间。所以，宇宙有限论是局限的。

（三）宇宙无限论

"宇宙无限论"认为"宇宙是无限的"，问题在于，如果说宇宙是无限的，就要进一步分别出宇宙间哪些有限？哪些无限？因为所认识的宇宙间的事物，多数都是以有限被认知的，无限的事物，无法被认知。所以，宇宙无限论不利于解释宇宙间的一些事物。

（四）三论的比较

"宇宙有限无限论"认为："宇宙是有限的，这个限是无限的"，说宇宙有限，是因为任何事物都有生灭的过程，生灭是有限的。说宇宙无限，是因为宇宙之限不仅远远超出了人们的认识范围，而且也大大超出了人们的想象范围，即宇宙之大是难以想象的。宇宙之限也就无限了。一定要去定义超出想象的事物是不合适的。就如人们去想象动物在想什么一样，不会有正确的结论，因为动物的想法是人不可想象的。

"宇宙有限论"认为"宇宙是有限的"。"宇宙有限论"属阳，用Ⅰ表示，微观Ⅰ是有限的小，宏观Ⅰ是有限的大。既然有限，限外是什么？这个问题难以解释宇宙最基本的问题。

"宇宙无限论"认为"宇宙是无限的"。"宇宙无限论"属阴，用〇表示，微观〇是无限的小，宏观〇是无限的大。既然无限，何以设限？有限和无限如何界定？

"宇宙有限无限论"认为："宇宙是有限的，这个限是无限的"。"宇宙有限无限论"属中，用〇→Ⅰ→〇表示。微观〇→Ⅰ是有限的无限小，是从〇的微观无限小至Ⅰ的微观有限小，表示为 $0 \to 0.0\cdots1$；宏观Ⅰ→〇是有限的无限大，从Ⅰ的宏观有限大至〇的宏观无限大，表示为 $10\cdots0 \to 0$。因此，宇宙是有限的无限小至有限的无限大。

（五）人及自然世界事物的有限无限

1. 人的有限无限　人的寿命是有限的，但是这个人能活多久是无限的。可以在几分钟内死亡，也可以活百岁以上。这正是人类的奥妙和神秘所在，只要无限，就有奔头。说你长命百岁，你会很高兴，而充满信心地快乐地生活着；说你到一百岁就死了，你会很悲哀，因为有了时限，就会数着天过日子，数一天少一天，眼看着死期的临近。一个人的能力是有限的，但是潜能的开发和应用是无限的。如体操运动员的平衡力、举重动动员的承重力、杂技演员的灵活度，围棋手、研究者，等等，能力都是有限的，但是开发和发展是无限的。后人总是比前人强一点儿。"挑战不可能"，就是有人做了公众认为不可能的事，而这种不可能被打破却是层出不穷的。打破极限永无止境，这才是人类的魅力所在，如果知晓了限度，人类生活将会黯然失色。

2. 自然的有限无限　自然环境的一切都是有限的，而这个限是无限的。世界万物的一切一切都是有限的，而这个限是无限的。人们无法测量出空间、时间的精确界限。所测量出的都只是相对的精确。

3. 物的有限无限　任何物品的大小、寿命长短都是有限的，而这个限在一定限度内是无限的。物品大小的测量有限，而精确度却无限。物品的生存或使用寿命有限，而这个限在一定限度内是无限的。如一件物品多大，有限；而这个限的精确性程度无限，没有绝对的精确。这个物件寿命多长，有限；而它什么时候能被自然风化掉，这个时间分割，无限。

4. 事的有限无限　任何事情都是有限的，而这个限是无限的。如这件事什么时候能了结，有限，早晚要了结，究竟哪一天能了结，无限，谁也不知道。这件事的影响，有限，而究竟影响有多大多久，影响到了哪些人，无限。

（六）"宇宙有限无限论"的生活实例

1. 尺木日折半　一尺之木日折其半，万世不竭。木被折是有限的，被折的次数和长度是无限的。

2. 龟兔赛跑　兔追赶龟，当兔走完与龟相差的路程时，龟又走了一段距离，当兔又走完与龟的差距时，龟再走了一段距离。如此设定，兔有限地拉近与龟的距离，却无限地追下去，无法赶上龟。

3. 手电光传播的距离　手电打出光柱，光有限地远播，播向无限远。

4. 地面的湿与干　地面洒水后受蒸发，湿有限地被蒸发，无限地被蒸发下去，永远无法回到未洒水的干度。

5. 动物在想什么　人类可以想象动物在想什么，有限，而动物的具体想法是人类永远无法想象的，无限。

四十一、我的宇宙观之二"宇宙恒动变化"

宇宙是永恒的动态变化。即宇宙是超出人们想象的永恒存在，而宇宙内容是持续运动变化着的。所谓"宇"，是指存在的所有空间；所谓"宙"，是指存在的所有时间；所谓"恒"，是指超出人类想象的永恒存在；所谓"动"，是指与静止相对的运动的状态；所谓"变"，是指"宇、宙、恒、动"的改变调整；所谓"化"，是指"宇、宙、恒、动、变"的化生，化灭。

"恒动变化的宇宙"思想观，体现着中华文化"中、阴阳、谐调"的哲学思维。宇宙观是思想的反映，是思维模式的体现。中西方不同的宇宙观，反映出中西方文化不同、观念和思路不同、思维模式不同。相对于西方两极的宇宙观，即以动极的宇宙大爆炸理论和静极的宇宙稳恒态理论来说，"宇宙恒动变化"的宇宙观是阴阳的谐调适中。

四十二、我的宇宙观之三"物系世界"

"物系世界"是指世界是由产生能量的物质和维系物与能量的非物质非能量构成的。物系世界是相对于物质世界而提出的。物质世界以物质为唯一，研究物质，以及物质与物质之间的关系。由于物质世界将世界限定在物质的范畴内，能量是由物质释放的，所以，当发现超越物质和能量范畴，无法用物质和能量解释时，还仍然限定在"物质"和"能量"的限度内，把不能用物质解释的东西，称为"暗物质"；把不是物质释放的东西，称为"暗能量"。其实，这种所谓的"暗物质"并非物质，所谓的"暗能量"并非能量。而是维系联系关系物质和能量之间的非物质和非能量。也就是说，这个世界，并不是纯粹的物质世界，而是有物质有维系的世界。维系这个物质能量世界的是非物质非能量。非物质不是暗物质，非能量不是暗能量。非物质和非能量超脱了"物质"和"能量"的界限，是比物质和能量更重要的维系世界的元素。物质是通过关系、维系、联系，形成的体系，世界是维系物质的世界。即世界是由产生能量的物质和维系物与能量的非物质非能量构成的。物系世界是相对于物质世界而提出的。所以，这个世界应该称做"物系世界"。

四十三、我的宇宙观之四"宇宙时空事物定律"

（一）宇宙定律

宇宙定律：宇宙是有限的无限。即宇宙是有限的，这个限是无限的。宇宙定律的内涵是：宇宙有限，其限界无限；外延是：时空事物古往今来的度量。"有限"是指宇宙有界限、有范围、有起始、有终结。"无限"是指宇宙的限界无限，范围之界无限，起始之界无限，终结之界无限。

（二）时间定律

时间定律：时间是有限的无限。即时间是有限的，这个限是无限的。时间定律的内涵是：时间有限，其限界无限；外延是：一切事件过程长短和发生顺序的度量。"有限"是指时间有界限，有起始、有终结。"无限"是指时间的限界细分无限，起始之界细分无限，终结之界细分无限。时间表达事和物的生灭排列顺序。时间简称"时"。

（三）空间定律

空间定律：空间是有限的无限。即空间是有限的，这个限是无限的。空间定律的内涵是：空间有限，其限界无限；外延是：一切物件占位大小和相对位置的度量。"有限"是指空间有界限、有范围，空间里任一点都被类球体边界所包绕。"无限"是指空间限界无限，球体界限无限小、无限大。空间表达物件的生灭范围。空间简称"空"。

（四）物质定律

物质定律：物质是有限的无限。即物质是有限的，这个限是无限的。物质定律的内涵是：物质有限，其限界无限；外延是：空间内填充内容多少的度量。"有限"是指物质有界限。"无限"是指物质的界无限，其小无内，其大无垠。物质表达物件的生长化收灭的程度。物质简称"物"。

（五）事件定律

事件定律：事件是有限的无限。即事件是有限的，这个限是无限的。事件定律的内涵是：事件有限，其限界无限；外延是：时间内填充内容多少的度量。"有限"是指事件有界限。"无限"是指事件的界无限，其小无时，其大无时。事件表达事情的起落过程。事件简称"事"。

（六）空间与时间的交换

宇宙空间与时间，巧用依需互调换。移位时间换空间，移时空间换时间。抢占空间用时间，腾出空间惜时间。放弃空间争时间，争取时间另谋篇。加速是在争时间，争取时间抢空间。减速是在缓时间，延缓时间腾空间。加速意在跨空间，抢占先机赢时间。减速是在弃空间，腾出时间谋空间。

四十四、我的宇宙观之五"心物息通，信有否无"

心物信息气机通。心与物有息而不通，心信才能与物息相通，而融通信息的是气机。因此，心与物之息，需要相信，方可由气机融通。"心物息通，信有否无"，是指心与物可以通过讯息相通，信则有，不信则无。"心"是心思、心想、意识；"物"是物质、实体、存在；"息"是讯息、消息、信息、气息；"通"是沟通、相通、畅通、通达；"信"是自信、信任、相信，信心的作用意义效果，信物的作用意义效果，信心与物相通并有作用意义效果；"有"是有作用、有意义、有效果，心有作用意义效果，物有作用意义效果，心与物相通有作用意义效果；"否"是不信，是相对于信而言的，不信即是否认，否认心的作用意义效果，否认物的作用意义效果，否认心与物相通的作用意义效果；"无"是没有，没有作用意义效果，心没有作用意义效果，物没有作用意义效果，心与物相通没有作用意义效果。"心物息通，信有否无"，心想与实物可以由讯息相通，而只有相信才有作用意义效果，如果不相信，就没有作用意义和效果。因此，心与物无讯息不通，有讯息相通，不信不行，信才行。

一方面，面前有实物存在，心中从意识上，信了，关注了实物的存在，物的存在就有作用意义和效果；如若不信，不承认它，就可以熟视无睹，无视实物的存在，绕开它，躲避它。那么实物存在，对此人就没有任何作用、意义和效果。存在就如不存在一样。另一方面，面前没有实物存在，心中从意识上，信了，实物不存在，也就没有作用意义效果；如若不信没有实物存在，而认为有实物存在，就会承认这种被认为的假想实物，就可以想象它，描绘它。那么这个观念意识中的实物，对此人就有作用，有意义，有效果。就会引起观念行为上的一些变化。不存在就如存在一样。

如此，实物存在的作用意义效果是由信否决定的，并非由其存在与否决定的。因此，人类不仅要追求不以人的意志为转移的实物存在的作用效果，还要追求由于信而无论有无实物存在所产生的作用意义和效果。作用意义和效果，并非完全由实物的存在决定。睁眼看见的物，闭上眼还有没有？这取决于两个方面，一方面是实际存在不存在，另一方面是闭眼的人信不信其还存在。实际的存在，对于不相信其存在的人来说，存在就失去了作用意义效果（当然这并不影响物自身的存在）。实际的不存在，对于相信其存在的人来说，仍然有其存在的作用意义效果（当然这并不影响物自身不存在）。而这是极端的例子，介于中间状态的存在与不存在，是由对讯息的信与不信来决定的。信，存在不存在都有作用意义和效果；不信，存在不存在都没有作用意义和效果。睁眼看见的物，闭上眼还有没有？不一定。因为，有三种情况：一是尚在，二是移动了，三是没有了。这是判断得出的结论，判断源于相信。相信泰山不会被移走，你睁眼看见泰山，闭眼还会认定泰山尚在。睁眼看见的书，怀疑随时可能会被人移动，当你闭上眼时，就说不准了，可能还在，可能已被移动。睁眼看见的纸，可能会在你闭眼时，被烧毁，当你闭上眼时，可能就真的不存在了，从这个地球上永远地消失了。心想事成，心有想，就会朝着想的方向努力，事就容易成。心无想，靠偶然，事成的可能性就很小，靠听天由命，成功的概率是极低的。心想与实物靠讯息沟通，靠相信而有作用意义效果，不信就没有作用意义效果。意识能不能决定存在，存在能不能决定意识？只有信，意识和存在才有作用意义效果；不信，意识和存在就没有作用意义和效果。没有作用意义和效果的意识和存在，都等于零。

四十五、我的宇宙观之六 "套连接系统"

套是大里套小，连是同类相连，接是不同类相接。

（一）宇宙的套连接系统

宇宙是一个"套连接系统"，宇宙间的人事物都是按照"套连接系统"运行的。宇宙是一个星系里套若干星系，一个星系连一个星系，一个星系接另一个星系。如银河系里套有太阳系等众多星系，银河系与银河外系的同类星系相连，银河系还与不同类的星系相接。

（二）植物的套连接系统

这里所说的套是小套成大，大包含小。这里所说的连是在布局上，这一个连着另一个。这里所说的接，是这类完了，接着另一类。一穗谷子里套有若干谷粒，这些谷粒每一个都具有长成一穗谷子的潜能，称为谷种。一穗谷子连另一穗谷子，统称为谷。一穗谷子接一个玉米穗，统称为粮食。一个玉米穗里套若干玉米粒，这些玉米粒每一个都具有长成一穗玉米的潜能，称为玉米种子。一个玉米穗连另一个玉米穗，统称为玉米。一个玉米穗接一穗稻子，统称为粮食。

（三）谐调学的套连接系统

《谐调学》也是按照"套连接系统"形成的。

1. O I II III　"O I II III"套"O I II III"。O之O，O之I，O之II，O之III；I之O，I之I，I之II，I之III；II之O，II之I，II之II，II之III；III之O，III之I，III之II，III之III。"O连I，I连II，II连III，III连O"。"O I II III"接"位度适"。

2. 位度适　"位度适"套"位度适"。"位之位，位之度，位之适；度之位，度之度，度之适；适之位，适之度，适之适"。"位连度，度连适，适连位"。"位度适"接"调谐律韵"。

3. 调谐律韵　"调谐律韵"套"调谐律韵"，调之调，调之谐，调之律，调之韵；谐之调，谐之谐，谐之律，谐之韵；律之调，律之谐，律之律，律之韵；韵之调，韵之谐，韵之律，韵之韵。"调连谐，谐连律，律连韵，韵连调"。"调谐律韵"接"人事世"。

4. 人事世　"人事世"套"人事世"，人之人，人之事，人之世；事之人，事之事，事之世；世之人，世之事，世之世。"人连事，事连世，世连人"。"人事世"接"O I II III"。

（四）管理的套连接系统

任何事物的管理，都是 PDCA 模式的循环。P 是计划，D 是执行，C 是检查，A 是改进。PDCA 套 PDCA。即 P 包含 PDCA，D 包含 PDCA，C 包含 PDCA，A 包含 PDCA。PDCA 连 PDCA。前一个 A 是后一个 P 的基础和出发点。PDCA 接另一个系统。

四十六、我的宇宙观之七"生命在于谐调"

"生命"是具有生机和活力的运动体，生命总是处于永恒的运动状态和相对的安静状态之中。运动状态的终止、静止状态的出现，就是生命的结束。"在于"是取决于，决定于。"在于"什么，揭示的是事物的根本，是事物的本质特征，是事物最适宜的过程和最佳状态。"生命在于"什么？也就是生命取决于什么，生命的根本是什么，生命的本质特征是什么，生命的最适宜过程是什么，生命的最佳状态是什么。

"谐调"是动与静的谐调，快与慢的谐调，高与低的谐调，长与短的谐调，内与外的谐调，上与下的谐调，左与右的谐调，前与后的谐调，粗与细的谐调，大与小的谐调，屈与伸的谐调。"谐调"是你我他的谐调，是相互间的谐调。"谐调"是生命自身的谐调，是生命与自然状态的谐调。"生命在于谐调"，是指生命取决于谐调，生命的根本是谐调，生命的本质特征是谐调，生命最适宜的过程是谐调，生命的最佳状态是谐调。生命越谐调越好。生命越谐调，寿限越长，质量越高，生命的过程越舒适，生命的状态越佳。因此，可以说，"生命在于谐调"，揭示了生命的根本，反映了生命的本质特征，也表明了生命最适宜的过程和生命的最佳状态。

"生命在于谐调"提出之前，有人提出"生命在于运动"，并且有着广泛的影响。生命是运动着的，但不能说生命在于运动，因为过度的运动非但于生命不利，还会影响生命的过程，而且很多情况下生命是需要安静的，更多情况下，生命是需要动静交互的。动到什么程度，静到什么状态，是需要谐调的。因此，"生命在于谐调"

比"生命在于运动"更能反映生命的本质。此前，由于"生命在于运动"，经不起推敲，且因龟类等某些处于相对静止状态的生命可以长寿，所以，有人提出"生命在于静止"。能够理解，"生命在于静止"，并非是说，生命静止不动，而是说安静对于生命的重要。然而，静止或者安静，只是生命运行中的一种状态，而并非是生命的本质特征，所以，"生命在于静止"比"生命在于运动"更经不起推敲和深究。

生命无论处于运动状态，还是处于安静状态，幅度的大小，频率的快慢，时间的长短，都是暂时的，变化着的。这种动与静的变化，是由生命的固有特征、生命的不同状态，以及社会环境、自然环境对生命的影响所决定的。更确切地说生命处于动或静的状态，是根据需要谐调进行的。

"谐调"可以是动态的谐调，可以是静态的谐调，也可以是动态与静态交互的谐调。因此，"生命在于谐调"相对于"生命在于运动"和"生命在于静止"来说，更全面，更系统，更能反映生命的真谛。

四十七、我的宇宙观之八"神可拟天不可拟人"

神是自然世界与人类社会普遍使用的一个概念。然而，究竟什么是神，神的基本概念与范畴是什么，众说纷纭，难以划一。

（1）神是天神：神，会意字。从示从申。"示"为天启智慧之义。《说文解字》："'示'，天垂象，现吉凶，所以示人也"；"申"是天空中闪电形，古人以为闪电变化莫测，威力无穷，故称之为神。《说文解字》："神，天神，引出万物者也。"所谓天神，天就是神。"天"字的本义是人头，人的头顶就是天。天的本质是太阳。所谓"天神"，就是指创造天地万物的太阳和人。这样是把神理解为一种客观存在的物。

（2）神是上帝：天人合一，一即上帝，上帝就是神。上帝是宇宙万物的创造者和主宰者。

（3）神是灵：《广韵》："神，灵也。"

（4）神是妙：《周易•说卦》："神也者，妙万物而为言者也。"

（5）神是聪明：《左传·庄公三十二年》："神，聪明正直而壹者也。"

（6）神是阳精：《大戴礼记·曾子天圆》："阳之精气曰神。"

（7）神是云风雨：《礼记·祭法》："山陵川谷丘陵能出云为风雨，皆曰神。"

（8）神是某一方面的主导：《老子》：谷神"五脏之神也。"

（9）神是佛陀、道宗、真主、安拉、幽灵、鬼怪、先人等：神是人类对其崇拜、信仰和敬畏。

（10）神是未知：《孟子》："圣而不可知之谓神。"

神是人树的，却是超越于人的，神甚至是人所无法想象的。可以拟人化的，人所能想象到的，只能是人，或者是人的超越，却远远难以达到神的高度和深度。既然如此，神只可以与自然之天相比拟，而不可以与实体之人相比拟。可惜的是，社会人常常把神拟人化，用人的思维和行事方式去塑造神、美化神，并极力让人们去接受。这样做，容易使普通人信服，因为距人很近，却又高不可攀。所谓近，是指神的思想和行为做的都是人事，符合人的审美情趣；所谓高不可攀，是指神的所居所思所用，人们可以理解却无法企及。而对于有思想有见地的人来说，这种拟人化的神，及其描述的神秘，却是难以服人的。因为，没有超脱人的思想观念的神，只是人们的一种美好愿望或者对难以解释的宇宙自然现象的一种解释，而不是站在人类之外去阐释一种自然或者超自然的灵动力。因此，神只可以拟自然之天，与自然界的神秘相类比似。换句话，所谓的神，其实就是上天的灵动力，就是自然界的灵动力，就是宇宙的灵动力；所谓的神秘，就是上天的神秘，自然的神秘，宇宙的神秘。

四十八、我的宇宙观之九 "不可信的两极宇宙观"

（一）荒谬的"宇宙大爆炸理论"

1. "宇宙大爆炸理论"是动的极端 "宇宙大爆炸理论"从一点爆炸到无限，由爆动形成宇宙，这是动的极端。

2. "宇宙大爆炸理论"的"宇宙"是狭义的 如果宇宙是由大爆炸形成的，也就是说大爆炸之后才形成宇宙，那么，有两个问题必须回答：第一，大爆炸之前的"宇宙（时空）"是什么？叫什么？即宇宙形成之前，是怎样的一种状态？第二，大爆炸之后形成了宇宙，那么大爆炸所扩向的外部"宇宙（时空）"是什么？叫什么？也就是宇宙向哪里扩展？即形成的宇宙之外，是怎样的一种状态？从这个意义上讲，"宇宙大爆炸理论"必须承认，宇宙形成之前有"宇宙（时空）"，宇宙形成之外有"宇宙（时空）"。至于这个为什么并不重要，重要的是我们现在所描述的宇宙之外还有"时空"。既然，宇宙形成之前还有"宇宙（时空）"，形成宇宙之外还有"宇宙（时空）"。那么，"宇宙大爆炸理论"中的宇宙就是狭义的。它的广义"宇宙（时空）"应为，"大爆炸形成的宇宙 + 爆炸所扩向的宇宙时空"的总和。

3. "宇宙大爆炸理论"篡改了宇宙的定义 显然，"宇宙大爆炸理论"所说的"宇宙"包含了宇宙所包含的一切。即既包含了形成宇宙前的状态，也包含了宇宙扩向的状态，这是自相矛盾的。如此说来，这个理论就篡改了宇宙的定义，所以，它所描述的不是整个宇宙。

4. "宇宙大爆炸理论"是单项思维 "宇宙大爆炸理论"是单项思维的产物，理论倡导者只是根据眼前看到的星球朝着一个方向运动，即向外不断扩张，就设想，当初宇宙一定是从一点向外爆炸开来。然后依据现在的观测结论形成推论，显然是单一的、局限的，不符合实际的，不能自圆其说。

5. "宇宙大爆炸理论"思路狭隘 "宇宙大爆炸理论"只根据眼前看到的星球正远离我们而去，就设想现在的远离必然是从一点开始永远远离我们而去。这是思路的狭隘。如果拓展一下思路，既然星球现在是远离我们而去，也有可能曾经或将会再朝向我们而来，因为按照中华文化思想阴阳是依存互根、对立统一、消长平衡、相互转化的，有扩张就有收缩，就如同，人有呼就有吸一样，一呼一吸，相反相成。只是对于宇宙来说，这一扩一缩时间长得人无法想象，更无法证实而已。辟如数光年一伸，数光年一缩，就是人类无可经历的，更不要说数亿光年一伸，数亿光年一缩了。

6.“宇宙大爆炸理论”推论荒谬　“宇宙大爆炸理论”只根据眼前看到的星球远离我们而去，就推断出，星球过去是，现在是，未来永远是远离我们而去，据此反推，当初是从一点爆炸开来，显然很荒谬。这是单项思维的狭隘。

我们用双向思维或多项思维不难得出与之相反的结论：设想宇宙现在是扩张的，曾经是收缩的，将来也会再收缩，因为能扩张就能收缩，能收缩也能扩张，这一扩一收，可能是以数光年计，也可能是以数亿光年计。这是人无法想象的时间，更是人无法看到的情景。

这就是中华文化“中、阴阳、谐调”的思维模式，有阴就有阳，有扩就有缩，有寒就有热，有热就有寒，有呼就有吸，有吸就有呼，恒动态变化谐调。因此，“宇宙大爆炸理论”的推论是荒谬的。

（二）脆弱的“宇宙稳恒态理论”

1.“宇宙稳恒态理论”是静的极端　稳是静的表现，稳恒是持续的静。所以，它是静的极端。

2.“宇宙稳恒态理论”的脆弱　宇宙不是稳态是变态，不是静态是动态。宇宙之恒不是脱离人之外的永恒，而是在人类思维限度内的永恒。不是绝对的永恒，而是相对的永恒。从人类感知的世界变化，就可以轻易否定“宇宙稳恒态理论”，所以，它是脆弱的。

四十九、我的宇宙观之十“谐调历”

谐调历包括年历和日历。谐调历属于阳历，是以干支、生肖、季、节气为主，配以阴历月、七曜星期、星座，对照公元，显示元、年、月、日，具体到时辰。

（一）谐调年历

谐调年历是季节日月合年历。谐调年历属于阳历，以干支生肖纪年，向上追溯到 0 元 1 年甲子，至今 5015 年，即公元前 2997 年至 2018 年。向下延续至 99 元 60 年癸亥，距今 985 年，即公元 3003 年。共计 100 元，6000 年。年历显示：某元，某年序，干支年，生肖年，公元前某年或公元某年。谐调年历与谐调日历可以互换。

（二）谐调日历

谐调日历（季节日月合年历）。自动显示当年的干支生肖，四季的每季早中晚月，每月的两个节气。并显示阴历月日。以七曜日，星期一至星期日为序排列。在星期下标识一个月的日序，每月均以一个节气（称为节气）开始，月中一个节气（称为中气）。重点标识出当日日期。日历旁显示某元某年某月某日；某生肖年，某季段，某曜日；干支年干支月干支日干支时；对照公元某年某月某日，星期数；标出某星座；十二时辰中，突出显示当前的时辰。

（三）干支周期纪“元”

“一元”是每一个甲子周期六十年。每一个甲子周期都标出序号 1 ～ 60。为什么要用干支纪元？这是在我认可干支相配纪元之前经常发问的。我找到的答案便是干支六十甲子周期纪元的依据：在太阳系的行星中，木星最大，其次是土星。木星绕太阳转一周是 11.86 年，接近 12 年。而木星是地球直径的 11 倍，质量的 318 倍，体积的 1300 倍。木星对地球的影响是显而易见的。而且还有可以参考的是太阳黑子活动周期是 11.2 年，接近 12 年。五个 12 年是一元。土星绕太阳转一周是 29.5 年，接近 30 年。而土星是地球直径的 9.41 倍，质量的 95 倍，体积的 830 倍。土星对地球的影响也是显而易见的。两个 30 年便是一元。

因此，十天干是土星运行周期的三分之一。十二地支是木星的运行周期，以及太阳黑子活动的周期。

所以，用十天干和十二地支纪元是天体运行规律的体现。

（四）干支纪“年月日时”

干支年、干支月、干支日、干支时。干支年 60 年一循环。干支月，地支 12 个月一循环，即每年一循环。天干按序排列。干支月 60 个月一个大循环。干支日，60 日一大循环。干支时，地支 12 一小循环，与天干配，60 时一大循环。

（五）显示生肖年

十二生肖按地支周期轮回。是木星围绕太阳旋转的周期，也是太阳黑子活动的周期。12 年是生肖的一个小轮回。60 年是生肖的一个大轮回。

（六）年从立春算起

一年从二十四节气的立春之日算起，至大寒的最后一天，即下一个立春前一天结束。这是天体自然规律的循环周期。

（七）一年分为四季十二段二十四节气

一年分为春夏秋冬四季。每季分早中晚三段，即早春、中春、晚春；早夏、中夏、晚夏；早秋、中秋、晚秋；早冬、中冬、晚冬，共十二段。十二段也是十二个月。每个月两个节气，十二个月共二十四节气。

（八）每月两个节气

每个月两个节气，分别是：一月早春包含立春、雨水；二月中春包含惊蛰、春分；三月晚春包含清明、谷雨；四月早夏包含立夏、小满；五月中夏包含芒种、夏至；六月晚夏包含小暑、大暑；七月早秋包含立秋、处暑；八月中秋包含白露、秋分；九月晚秋包含寒露、霜降；十月早冬包含立冬、小雪；十一月中冬包含大雪、冬至；十二月晚冬包含小寒、大寒。共二十四节气。

（九）每星期显示七曜

星期日是日曜日，星期一是月曜日，星期二是火曜日，星期三是水曜日，星期四是木曜日，星期五是金曜日，星期六是土曜日。

（十）地支遁亥的计算

木星绕太阳公转一周为 11.86 年，按 12 年计算，每循环一周欠 0.14 年。所以，需要置遁以保持精准。置遁规律如下。

1. 地支 7 轮遁一亥　地支数每 84 年减 1 年。即每 7 轮地支之后减一个亥，称为遁亥。木星 11.86 年绕日一周，按 12 年整数计算，12 − 11.86=0.14。即每 12 年少运行 0.14 年。因为 0.14×7=0.98 年，最接近 1 整年，所以，每 7 个

12 年（84 年）应减去 1 年（实为 0.98 年）。故需要减去一个亥，称为遁亥。

2. 地支 343 轮遁双亥　地支数每 4116 年（49×84 年 =4116 年）遁双亥。因为每 84 年减去的实际是 0.98 年，少了 0.02 年（1 − 0.98=0.02）。0.02×49=0.98 年，即 49 个 84 年凑了 1 年（实为 0.98 年）。故 4116 年，需要再减 1 年。故需要减两个亥，称为遁双亥。

3. 地支 16 807 轮遁三亥　地支数每 201 684 年（49×4116 年 =201 684 年）遁三亥。因为每 4116 年减去的实际是 0.98 年，比 1 年少了 0.02 年。所以，49 个 4116 年，即 201 684 年，又凑了 1 年。故需要减三个亥，称为遁三亥。依此类推……

（十一）天干遁癸的计算

土星绕太阳公转一周为 29.46 年（合 10 759.2 天），按 30 年计算，每循环一周欠 0.54 年。所以，需要置遁以保持精准。置遁的规律如下。

1. 天干 6 轮遁癸　天干数每 60 年减 1 年。称为遁癸。土星 29.46 年绕日一周，按 30 年整数计算，30 − 29.46=0.54。即每 30 年少运行 0.54 年。因为 0.54×2=1.08 年，最接近 1 整年，所以，每两个 30 年（60 年）应减去 1 年（实为 1.08 年）。

2. 天干 72 轮停遁癸　天干数每 720 年停遁。即每 12 个天干周期不再遁。因为每 60 年减去的实际数是 1.08 年，多减了 0.08 年（1.08 − 1=0.08）0.08×12=0.96，即 12 个 60 年多出了 1 年（实为 0.96 年）。故 720 年仍按正常年不遁。

3. 天干 1728 轮不停遁　天干数每 17280 年不停遁。即每 288 个天干周期仍遁。因为每 720 年减去的数实际是 0.96 年，少减了 0.04 年（1 − 0.96=0.04）0.04×24=0.96，即 24 个 720 年少减了 1 年（实为 0.96 年）。故 17280 年不停遁（仍遁）。

依此类推……

（十二）干支联合置遁的设置

干支 60 年置遁，即第一个甲子周期（60 年）遁一个"癸亥年"，第二个甲子周期（120 年）遁两个"癸亥年"。因为天干 60 年一遁，分别为 60 年、120 年、180 年、240 年、300 年。

地支 84 年一遁，按照四舍五入规则，地支

的 84 年一遍可以放在 84 年一半（即 42 年）以后的任何一年。所以，在第 60 年与天干同时遍是有道理的。地支第二个遍年 84×2=168 年，也可以在第 120 年。地支第三个遍年在 84×3=252 年，也可以在第 240 年。地支第四个遍年在 84×4=336 年，也可以在第 300 年。以此类推，干支置遍，尽可能放在一起。

（十三）阳历是真年假月

阳历是太阳历，是地球绕太阳公转的时间。地球绕太阳转一周是一年，所以是真年。一年分为十二份，也称十二个月，则是假月。这是与一年内月球绕地球公转约十二个多月比较而来的。真年有两种计算方法：一是恒星年，二是回归年。

恒星年在天文学上有意义，故只应用于天文。

回归年是太阳中心在黄道上连续两次经过春分点（或秋分点、冬至点和夏至点）的时间间隔，即太阳连续两次直射于北（或南）回归线的时间间隔。回归年是春夏秋冬的循环周期。因此，回归年又称"季节年"。1 回归年 =365.2422 日 =365 日 5 时 48 分 46 秒。全球各地的昼夜长短和正午太阳高度的季节变化、阳历和阴历的历年安排、二十四节气的划分，均以回归年为周期。

回归年用于历法。阳历年是以日凑年。阳历年是真年，又叫太阳年。阳与日有关，是地球绕太阳公转一周，是地日宙比形成的真正的、准确的年。

阳历月是假月，是以年分月。假月是真年比照接近真月数而规定的，与月相盈亏无关。1 真年为 365.2422 日，分为 12 个假月，1 个月平均 30.4167 日，有 4 种天数比例：大月为 31 日，小月为 30 日，平年 2 月为 28 日，闰年 2 月为 29 日。

（十四）阴历是真月假年

阴历是月亮历，是月球绕地球公转的周期。

阴历真月是朔望月，是月球绕地球公转一周，是真正的、准确的月。朔望月是从地球上观测到的月相变化的周期。即从朔到朔或从望到望的时间，叫做朔望。朔望月的长度并不是固定的，平均为 29.5306 日。朔望月因为有月亮圆缺变化的周期，与地球上潮涨潮落、航海、捕鱼有密切

的关系。对妇女的月经、人们的夜间活动都有较大的影响。

阴历假年是以真月凑假年。假年是阴历年，是真月按照接近真年的日月数合成的年。假年是假设的、相对的年，真月 29.5306 日，12 个月共 354.3672 日，平年 354 日，闰年 355 日。每个阴历年比阳历年少 10 日多。为了不至于使阴历年与阳历年的差距加大，才设置了阴阳合历年。

阴阳合历（农历）设置闰月，每年少 10 日，三年少 30 日，再增加一个月，称为闰月。闰月设在没有中气的月份之后，这个月份是几月，就称为闰几月。闰月就是为了有限地缩小阴历年与阳历年的差距。

阴历是纪月历，又叫月历、月亮历、太阴历，阴历是按朔望月计。月初为朔，月中为望（满月）。一个朔望月是 29.5306 日，为了方便只计整数，单月为大月 30 天，双月为小月 29 天，每年 354 天。每月还多出 0.0306 天，30 年中就要有 11 个闰年，闰年在 2 月多加一天，该年是 355 天。这样，阴历每 30 年中有 19 年是 354 天，11 年是 355 天。由于阴历的"年"只是历月的简单积累，每年为 354 天或 355 天，比阳历年的 365 天或 366 天少 11 天。这样积累，3 年少一个多月，17 年少 6 个多月，就会出现新年伊始月份和寒暑往来的颠倒现象。闰月就是不至于使阴阳历的起始时间差得太远。

五十、我的宇宙观之十一"中象谐调量子气机"

"中象谐调量子气机"是指量子气机的谐调表现为中象，或者说中象是量子气机中量子谐调的表现形式。"中象谐调量子气机"的宇宙观，认为"量子力学"应改称为"量子气机"，"量子纠缠"应改称为"量子谐调"，"中象"是表达感应的征兆。这是关于量子领域，提出的新概念。"中"是联系两点的全部，有隐中，有显中。"象"是征兆，迹象，现象。"谐调"可以是两个或多个粒子所呈现出来的一种状态。"气机"是契机、机会、机缘。量子气机就是量子中气的机缘巧合。

"量子力学"研究原子和次原子等"量子领域"，研究微观粒子的运动规律，提供粒子"似-粒"、"似-波"双重性，（即"波粒二象性"）及能量与物质相互作用的数学描述。这与经典力学有着本质的区别。经典力学与时空速度关系密切，在光速范围内起作用。力有方向、并在力的方向上移动距离。

量子的感应现象则超越了经典力学所描述的时空及光速。量子感应如果借用速度计算，能达到光速的几千倍，也就是说，量子感应现象不是以空间时间方向和速度来衡量的。"量子领域"所研究的这些显然已经超出了"力"的范畴。所以，"量子"再用"力学"来描述显然是不合适的。之所以称为"量子力学"，是因为西方科学家常用"力"来描述宇宙规律，这在经典力学中是有意义的，但是在量子领域，用"力"来表达，显然不够准确和严密，不足以表达"量子领域"的特性以及所涉猎的范畴。

中华先贤哲人常用"气"来描述宇宙规律，形成了独特的哲学思想。"气"在经典力学领域，却无法揭示它的本质，甚至无法解释它的内涵。而在量子领域，却处处都显示出气的特性和本质。所以，用"量子气机"替代"量子力学"是量子领域的需要，也是由"气"和"力"的概念特性所决定的。从所称的"量子纠缠"现象来看，也远远超出了"力"的概念范畴，纠缠的本质是谐调。谐调感应，谐调共振。量子纠缠现象是两个量子谐调的结果。没有两个量子的谐调就没有量子纠缠现象的发生。"量子谐调"才是量子"纠缠"现象的本质。所以，我们称之为"量子谐调"比称做"量子纠缠"更确切、更名副其实，也更能阐明量子现象的本质。

量子的相互感应呈现的是一种"象"。量子气机表达的是两个或多个量子之间的感应，这两个或多个之间是"中"，这个"中"既是距离，更是呈"象"，是两个量子感应所呈之象。象是中的一种表现形式，也是量子的一种感应，中是通过象呈现出来的。隐中隐象，显中显象，中小象小，中大象大。量子气机的感应也是一个谐调

的过程，用和谐的方法，调至和谐的状态。量子只有调至谐才能发生感应。用"中象""气机"和"谐调"来揭示和解释量子领域是再恰当不过了。因为气无处不在，"心灵感应""心有灵犀""心想事成""心心相印"都是"同气相求""气味相投"，不存在空间、时间和速度的障碍，瞬间同时相通。凡是有气的地方就需要谐调。感应也是气机谐调的一种表现形式，是量子气机谐调的表现和结果。因此，用"中象谐调量子气机"，揭示了量子领域的本质。这比"量子力学""量子纠缠"更能反映量子的特性和特征。

第五节　乐处世

一、快乐处世·处世快乐

用快乐的心态处世，在处世中获得人生的快乐。有了快乐的心态，就有发现美妙的眼睛，有了美妙入目，就会感到自然和煦，环境和美，社会和谐，处境和乐，心境和悦。处世的过程，便是获得人生快乐的过程。顺境能给人带来直接的快乐，逆境能给人带来启发感悟的快乐。能享受畅达的快乐，也能经得起磨难的享受。

二、乐处世，适应自然·美化环境

人在自然界生存，必然要面对自然、面对环境。对待自然有两种不同的态度：顺应自然、违背自然。是该顺应自然，还是违背自然，要以适应自然为原则，适应自然包括改造自然。对待环境也有两种不同的做法：利用环境、改造环境。是该利用环境，还是改造环境，要以美化环境为前提。

（一）认识自然

人生在世，无论有意还是无意，都对自然有着自己的认识。生活的过程就是认识自然的过程，有人观察自然，获得自己的认知，有人研究自然，得出符合规律的结论，有人学习前人研究的成果和经验，提高自己的认识。人们在认识自然中选择着对待自然的态度和做法。

（二）顺应自然

顺应自然是尊重自然规律，顺从自然状态，

听任自然安排，按自然法则设计工作、学习和生活。顺应自然有三层意思。

1. 个人随心所欲　个人可以随心所欲，自己的行为自己做主，按照自己的意愿待人处世谋事。

2. 交往合情合理　涉及人际交往就要合情合理，照顾双方情绪，符合基本道理。

3. 公众合理合法　涉及公众利益就要合理合法。这里所说的公众利益，有直接的利益，有间接的利益。个人行为、交往行为，凡直接或间接涉及到公众的，都要合理合法。

（三）违背自然

违背自然是无视自然现象，违反自然规律，破坏自然状态。其实违背自然与改造自然没有明显界限。凡"改造"就有"违背"之处，"违背"本身也是一种改造。而本质的区别在于："改造"是为人类创造美好的生活，而"违背"却是滥采滥伐，破坏生态环境。

（四）改造自然

改造自然是利用自然现象，调整自然规律，改变自然状态。改造自然是人类求得生存和发展的需要。改造自然是以违背自然为前提的价值交换。对自然的改造必须在一定范围和限度内，超过范围和限度，就是对自然的破坏，就要受到自然的惩罚。

（五）适应自然

适应自然是了解掌握自然现象，适合于自然状态，符合于自然规律。适应自然是主动地顺应大自然趋势。适应自然不是一味地服从自然的安排，而是在不违背自然大规律的前提下，对自然状态有所调整和改变。

（六）利用环境

利用环境是我用环境，环境为我所用。利用环境是将自己的意愿通过环境来实现，将环境的优势应用于自己的生活之中。利用环境生存，利用环境发展，利用环境创新。

（七）改造环境

改造环境是在原有环境的基础之上，改变原有的环境状态，造就新的环境状态。改造环境应以不破坏大环境，不违背大自然规律为前提。不能用改造掩饰破坏。

（八）美化环境

美化环境是使环境变美。美化环境是依据人们的兴趣爱好，点缀修饰环境，使环境更美好，更符合人们的心愿。

三、乐处世，察世处世·苦乐融融

爱也罢，恨也罢，心胸爱恨皆容纳；爱恨是缘皆真情，享乐爱情，勒马恨崖。苦也罢，乐也罢，酸甜总是伴苦辣；苦中有乐笑口开，苦也哈哈，乐也哈哈。富也罢，贫也罢，幸福不靠金钱架；豪华恬淡各千秋，富者辉煌，贫者清雅。福也罢，祸也罢，祸福倚伏常变化；享福莫贪避祸端，祸后思痛，萌生福芽；褒也罢，贬也罢，过眼云烟一刹那；君子小人怀善恶，贬孰无功，褒孰非罚。是也罢，非也罢，是是非非只眼下；河东河西三十年，是的变错，非的对啦。醒也罢，醉也罢，醒醉无妨，坦荡为佳；清楚糊涂大智慧，醉者是醒，醒者醉了。

四、乐处世，境况万变·处之坦然

境况有不同的要求，所以要入境问禁。境况有一定的时效性，所以须知时过境迁。境况因事而变，所以须明白事过境变。境况可以万变，而我们不变的心却可以处之坦然。

五、乐处世，抓住时机·不可怠慢

机会稍纵即逝，急事一定要急办，抓住时机，不可怠慢。凡事要从最坏处谋虑，往最好处打算，积极努力，克坚攻难。一快三光，一慢三慌。两人驾车到荒漠，途中遇狼，车油不足，开枪击毙一狼，狼吓跑了，这时应立即下车加油，但是他们耽误了几分钟，狼又来了，再打死狼，群狼把死体吃掉，狼越聚越多，最后，终于把人吃了。

六、乐处世，奉献社会·体现价值

自然人是独立的个体，人类是有灵性的群居动物。人既有自然人意欲独处的一面，又有社会人需要团队合作，体现自身价值和意义的一面。社会是个人参与，形成群体，共同谋事的一种机制。无论自然人、家庭还是团体，只有融入社会、奉献社会，为社会认可，才能体现人生的价值和生活的意义。

七、乐处世，家庭和睦·乐享幸福

家庭是亲情的团体，亲情往往由于过分关爱而要求过切。家庭和睦必须建立在平等和主宰的基础之上。平等是指每个家庭成员的人格平等、地位平等、说话权力平等、说话分量平等。主宰是指谁的事谁决定，其他人都是辅助的建议。只有人格平等，才能相互尊重；只有地位平等，才能直言敢说；只有权力平等，才能自己的事自己主宰。家庭成员不同的是学识和经验、处世能力和水平。人们经常用学识、经验、能力、水平掩盖人格、地位、权力上的平等。从而缺乏家庭的民主氛围，以至于常常出现家长说了算，能人强势主宰的局面。谁的事谁主宰，婴孩也是这样，愿哭就哭，大人可以哄，不可以吓，可以创造条件满足他的合理需要，不可以强势压人，替人主宰。当然也不能一味宠捧，失去建议辅助的责任。从某种意义上讲，宠捧本身也是强势的一种表现，尽管是以曲就为特征，但总归是在孩子身上实现着自己的愿望，而不是帮助孩子成长成熟。家庭每个成员都要主宰自己的事，辅助和建议他人的事，既不要失去主宰，也不要丢掉建议，既不要过分主宰，也不要塞给建议。家庭成员只有建立在平等基础之上，主宰自己的事，辅助他人的事，为他人提参考建议，才能真正乐享家庭和睦的幸福。

八、乐处世，与人为善·和谐共处

乐处世，陶冶情操，净化灵魂，纯化自我。维护善心，并与人为善，与人方便，自己方便。送人玫瑰，手留余香。两好搁一好，求大同，存小异，人际关系和谐，乐享共处。这才是人生所追求的终极目标，才是人生的意义。

九、乐处世，净化心境·谐调人生

境况可以直接影响心境，心境随境况而变。心境也可以感知境况，境况随心境而不同。可以艳阳高照，万里无云；可以晴天霹雳，风雨交加；也可以雨过天晴，彩虹霞光。可以吃糠咽菜，也可以锦衣玉食。可以饥寒交迫，也可以衣食无忧。可以幕天席地，可以蓬户瓮牖，也可以亭台楼阁。可以满城风雨，可以满园春色，也可以蓬荜生辉。可以会当凌绝顶，一览众山小，也可以窥一斑而知全豹。可以陌生而无视，也可以有陌生的神秘感。可以熟悉而亲切，也可以熟视而无睹。可以痛苦煎熬，也可以苦中作乐。可以苦尽甘来，也可以乐极生悲。处世的心态决定着处世的效果。是享受，是煎熬，要看用何种心态去对待。用悲观的心态看待境，身处之境就是一种煎熬。用乐观的心态看待境，身处之境就是一种享受。谐调人生就在于享受顺境，感悟逆境，一切向好。人生调谐，谐调人生。

十、我的处世观之一"能大能小"

为人谋事处世，能大能小，能伸能缩。大与小是相对的，相对于大的就是小，相对于小的就是大。能大能小，既能够大，也能够小。该大能大，该小必小。能大能小，适度为好。当大则大，能撑得起，把得住；当小则小，能俯下身，受得屈。能大能小，能够扩大，也能够缩小。能大能小，可以着眼于伟大，也可以着眼于渺小。伟大于家国事业、世界大同、天下为公。渺小于生活点滴、跬步至千里、涓流成江海、积土成山、积水成渊、积小善而成大德、绝小恶而冶情操。能大能小，以大驭小，基于大的，驾驭小的。小，自然就在大的驾驭之中。能大能小，以小见大，从小的可以看出大的，通过小事看出大节，通过小情节反映大事件，通过部分看出整体。

能大能小，从大处着眼，从小处着手。立志于做大事，立足于处小事。大事收放自如，小事伸缩有度。

能大能小，着眼宏观，着眼微观。着眼宏观，能使人不断站出来走向高位抓住根本宏观；着眼微观，能使人常常入进去趋于下位洞悉原委微观。能大能小，着眼概略，着眼细节。着眼概略，抓大放小，从概况大略着眼，涵盖所有细节。着眼细节，抓小放大，从细枝末节着眼，可以窥视概略。着眼概略，切莫太粗略；着眼细节，不要太拘泥。能大能小，该小该大，无身份化。该小该大，是无身份化的需要。无身份化，才能该大就大，该小就小，需要大，小能变大；需要小，大能变小。能大能小，重要的是把握好度，知道且能够掌握什么时候该大，什么时候该小。如果该大时反而小是自身降解，自我降解就自卑、受气、受辱、委屈、被虐待、迷信、甚至自杀；该小时反而大是自我膨胀强侵，自我膨胀强侵就骄纵霸道、跋扈、吵闹斗殴、欺侮人，无端生是非，或打肿脸充胖子强装。能大能小，还体现在为保持大，得先屈尊做小，所谓"君子报仇十年不晚""以退为进""欲出先收""欲擒故纵"即是此意。

做小是基本的、永恒的；做大则是暂时的、需要的。要立足于做好永恒的小，才能带来做大的机会。即使持续做了大，亦莫忘了时不时地做好小。如果只大不小，易招致损害。"皎皎者易污，峣峣者易折""枪打出头鸟""树大招风"说的就是大的易损处。

能大能小是条龙，只大不小是条虫。"能大能小是条龙"是人的可变性的生动；"只大不小是条虫"是人的不变性的僵化，只有用变化的态度才能应付变化的世事，如此才能树立自我，保护人格的完整性，这便是"龙"；如果自己只把自己放在大的位置、目空一切、唯我独尊，势必为他人所不容，反而破坏了人格的完整性，欲大却反而降之于小的位置，这便是"虫"。能小能大得天下，只小不大居人下。没有大的气势，就不能成就大的气候，而大的气势，须从能忍让小事做起，即所谓"小不忍则乱大谋"。能小能大方有大的作为，没有雄心壮志，没有远大的理想和抱负，只计较小是小非，小恩小怨，只能小不能大，只有居于人下。而只想充大的人，往往认识不到，心有不甘，常常急于争当大，结果总是处于低小，在社会上屡屡受挫，为人常不如意，这就是"争着不足，让着有余"。当大时一言九鼎，该小时逆来顺受。当大时能大得起，"君子一言驷马难追"，说话算数，一言九鼎。该小时能小得下，降节屈就，逆来顺受，卧薪尝胆，当牛做马。

越王勾践能大能小、能屈能伸，被吴国俘虏后，甘愿屈尊去喂马，这便是后来崛起的储备蓄势。西汉功臣韩信能大能小、能屈能伸，曾受过胯下之辱，才酿就了后来统军百万的英雄豪情。明朝皇帝朱元璋能小能大、能屈能伸，从小放过牛，当过乞丐要过饭，这也为成就一代王朝奠定了基础。能大能小，既能做大树又能做小草，大树有大树的位置，小草有小草的位置。大树的栋梁之材能够顶天立地，小草的葱葱绿茵可以美化环境。生理是该大能大该小能小，病理是该大不能大该小不能小。生理性的"大"和"小"是无身份化的需要。"大"是主宰性的体现，当大失大是失主宰，属病理性自我缩小；"小"是灵活应变的需要，当小失小是失灵活，属病理性自身放大。

病理性的"大"，一是被他人放大，二是自己争大。被放大的有听任者，也有无奈者。听任放大者和争大者一样，自身放大之后就会在别人面前顾及身份、摆大架子、居高临下、独断专行、自命清高、自感不凡、轻视他人，如若遭到非议便气势汹汹、骄傲蛮横。无奈被放大者，无可奈何地任由他人捧向自己并不情愿的高度和位置，因为自己最清楚这种盲目捧的结果最终会毁了自己，但是自己往往没有办法制止。如非行医之人，偶然治愈一个病人，便引起惊叹，之后人们纷纷找他看病，不愈的病人会以他不是医生而谅解，偶有病人再被治愈，便会越传越神。而病人找医生看病，治愈了，并不显得什么，因为那是医生分内之事，治之不愈，就容易被人指责。前后两种情况皆因病人的要求不同，期望值不同。对非医者来说治好百分之一就是功绩，而对医生来说，百分之一没被治好也是技艺不精。病人对待两者的态度，都是病理性的放大。如若非医者，不理智，而被盲目吹捧到了利令智昏的地步，就会以为自己真的很了不起。骗子就是这样被演化过来的。

病理性的"小"，一是接受他人缩小，二是自我缩小。缩小之后，便自愧不如、羞与人语、有自卑感、易随波逐流、过于看重别人、依赖性强、甚至辨不清是非、觉得别人说的都是理、自己的一切可以听由他人安排。

生理性的能大能小，该大就大，该小就小，不同于病理性的耍滑头。前者需要大的时候要能站得起、挺得住，有大的魄力和气概，需要服从时，在服从中也要存有自己的观点和认识，不论是服从着与自己观点不完全一致，还是服从着与自己观点完全不一致，这种处理既避免了信息的短路，避开了矛盾焦点，又不至于推诿；后者的耍滑头，是一种有头脑无生机的见啥人说啥话、对上阿谀奉承，对下光说好话不办实事。"能大能小"是修身养性的需要。

十一、我的处世观之二"能主能从"

为人处世谋事，能主能从，能进能退。当主则主宰，统帅领导，一言九鼎，善把握，能镇住；当从则依从，服从恭顺，逆来顺受，听使唤，甘俯首。

（一）主与从

主是主要的，主可以持续，可以退而为从。从是次要的，从可以维持，可以进而为主。主宰是主，依附是从，要么主宰，要么从属。能主能从，善主宰，甘依从，能主能从，伸缩自如。主与从是相对而言的，此主可以为彼从，此从可以为彼主。主与从的相对性，表现在主从的层次上，下一级的主，是上一级的从；上一级的从，是下一级的主。主与从在一定条件下，可以相互转化，主转化为从，从转化为主。

（二）主宰与依从

主宰是主管、支配、统治、掌握、当家、做主、决定、统领、发号施令。主宰是领导者、主动者。主宰是主，是起支配、控制作用的力量，掌握支配人或事物的力量。主宰者，善于指引、领导、主持。主宰是权势的体现，权势是权利、权力、势力，掌握权力的大小轻重，势力的大小强弱。权势可以居位，也可以不在位而幕后操控。因此，权势是调。

与主宰对应的是依从依附，依从是被支配、被控制的力量。依从者被主宰者所左右和掌握。依附者甘愿依赖、依靠、附着、从属、辅助、服从、建议。

主宰是把握、主持的位；依附是附和、响应的位。主宰与依附都是Ⅰ。Ⅰ要么主宰，要么依附，要么主要，要么辅助。主宰者大，依从者小。相对于依附来说，主宰是大Ⅰ；相对于主宰来说，依附是小Ⅰ。人善于主宰，可以主宰一切；人能够依附，可以依附一切。两个或多个位，必然会分出主宰位和依附位。强强中，必能分出一强者主宰，另一强者依附；弱弱中，也能分出一弱者主宰，另一弱者依附。强弱中会自然形成主宰与依附。着眼主宰，甘于依附。

（三）主宰性与依从性

人具有主宰性与依从性的双重特性，人可以主宰一切，可以依附一切。不同人或同一个人在不同时间、地点、事件，其表现出来的主宰性和依从性的强弱不同。主宰性是一种源命论，源命论是从根源把握命运，以智能代谢为本质，主宰、自知、洞察、控制、驾驭，信天命而不走向宿命，在自然中善于主宰、驾驭。

依从性是一种宿命论，宿命论是从归宿把握命运，跟着感觉走，听天由命，扼制或淡化了人的智能代谢以及人的主宰性，疏于或失去了自知、洞察、控制、驾驭能力。

"谋事在人，成事在天"是一种源命论思想。"谋事在人"是主宰性要求的进取与运筹；"成事在天"是依从性需要的时间、环境、时机等条件。"宁为鸡头，毋为牛后"是人的主宰性要求，宁可在较小范围内居于主宰地位，而不愿在较大范围内处于依附地位。"宁娶大家奴，不娶小家女"虽然是界域性要求，其中却也有主宰与依从的因素在。宁可与居于依从地位，却有见识的奴婢相处，也不愿与居于主宰地位，却无见识的女主相处。主宰性表现为一种主见，自己有自己的主见，凡事不需要别人的认可决定，自己决定自己的价值，把战胜自己的缺点视为人生最大的欢乐。

谐调拳的攻守是主宰性的体现，立足中间，把握周边，攻似撩鞭击重点、守似圆球走切线。需要自作主张是主宰性；希望有人帮助拿主意是依从性。清高表现为自命不凡是一种主宰性，自卑表现为自愧不如是一种依从性。面对子女的撒娇表现为主宰性；在父母面前撒娇表现为依从性。找到依附点就容易产生依从性，没有依附也就有了主宰性。正信而不迷信，是主宰性与依附性把握得当融洽。"大道自然""天人合一""能大能小是条龙"是主宰性和依附性的融洽。

（四）欲主宰先依附

1. **三顾茅庐** 刘备欲主宰天下，先依附高人，三顾茅庐请诸葛亮出山，拜为军师，方得相助，虽无恢复汉室江山，却也三分天下有其一。

2. **独霸与三杰** 项羽出身高贵，能谋略，有战术，英勇善战，德才兼备，主宰性极强，却终因不甘依附，因小失大，难成霸业。刘邦不才，难以主宰，却能依附于人才，最终得以主宰国家。刘邦德才家境远不如项羽，却能得天下。原因何在？刘邦总结说：运筹帷幄我不如张良，统兵打仗我不如韩信，抚国安民我不如萧何，我能用之也。

3. **姜太公钓鱼，文王拉车** 西伯侯姬昌在羑里被殷纣王囚禁三年获释归国后，亟思访求贤才。闻姜尚隐居渭水河滨，直钩钓鱼。遂驱车前去拜访。姬昌见姜尚果然韬略盖世，便邀其出仕，辅佐周邦。姜尚为考验姬昌求贤诚意，要姬昌为之拉车，方允登程。姬昌求贤心切，亲为姜尚拉车。

姬昌力大无比，拉着车朝西边一口气走了301步，突然跌倒。跌得头晕目眩，爬起来后竟搞错了方向，糊里糊涂拉着车又朝东边走了507步，终于体力不支，瘫倒在路。姜尚说："西伯侯啊，你一共走了808步，周朝就存在808年，西周301年，东周507年。"文王一听拉一步车就是一年的江山，还想继续拉车，姜子牙说："兴衰存亡，自有定数，天数如此，岂是儿戏。"

由于文王向西步履稳健，故西周301年国富民强，繁荣昌盛；而向东507步走的跌跌撞撞，故历史上东周就出现了"战国七雄"。最后跌的爬下，五体投地，所以，就出现了"春秋五霸"。传说："文王礼士又尊贤，为君亲自把车牵；文王拉车八百步，赢得周朝八百年。"还有传说，姜太公对周文王说：把我的棺材吊在王座的上方，

让我每天听着上朝议事，我保你江山永固，周文王照做。八百年后，周赧王很懒，每天上朝都躺在宝座上，一睁眼就看见那口棺材，觉得很不吉利，就叫人把棺材挪走了，结果没过几年，周朝就完了，刚好八百零八年。

4. **任贤纳谏** 主宰者必有依附方能顺利主宰。李世民善用魏征直言纳谏，方能成为"贞观之治"万世明君。《贞观政要求谏》："夫以铜为镜，可以正衣冠；以古为镜，可以知兴替；以人为镜，可以明得失。"《教戒太子》："为人君虽无道，受谏则圣。"

（五）避主宰甘依附

1. **没有主宰** 有条件主宰，而没有去主宰，甘愿依附。《水浒传》中梁山英雄，有条件与朝廷分庭抗礼，取而代之。却在宋江带领下，受皇帝招安，甘愿称臣依附。

2. **放弃主宰** 有机会主宰，而放弃去主宰，甘愿依附。三国之西蜀，诸葛亮辅佐着扶不起的阿斗，完全有机会有条件取而代之，自立门户。刘备生前也有此意。但是，诸葛亮却一如既往，心无二志，不思主宰，甘愿依附称臣。

3. **回避主宰** 愿意主宰，也已经主宰，而由于遇到难题无法解决，遇到困扰无法解脱，于是知难而退，回避主宰，退回依附。如清朝顺治皇帝福临亲政伊始，曾雄心勃勃，力图振兴国祚，政治一新，但却力不从心，致使矛盾重重，在他疲惫不堪之时，最宠爱的董妃逝去，他的精神支柱轰然坍塌，意欲出家为僧也阻力重重，最终出家不成英年早逝。再如孙中山让位于袁世凯。孙中山在领导辛亥革命取得胜利，清帝退位后，由于受到帝国主义和国内封建主义的强大压力与革命党本身的涣散无力，被迫辞去临时大总统，让位于袁世凯。又如蒋介石让位于李宗仁。辽沈、淮海、平津三大战役之后，国民党精锐主力部队大部被歼，国民党统治面临覆灭命运，蒋介石被迫下野，李宗仁就任中华民国代总统。幻想通过"和谈"阻止人民解放军渡过长江。皆属此类。

4. **不善主宰** 不善于主宰，却推到主宰之位，虽无难关，却也甘愿退而依附。历史上不思进取

的皇帝是这样，主动禅位的皇帝是这样，愿意出家的皇帝也是这样。宋朝第八位皇帝，宋徽宗赵佶被后世称为"宋徽宗诸事皆能，独不能为君耳"。宋朝第十位皇帝，五十六岁正值盛年的宋高宗赵构，以"老且病，久欲闲退"（《宋史》）为由，让位于养子宋孝宗赵昚，而其当时身体并没有不适，直到八十一岁才寿终正寝。梁武帝萧衍曾多次出家，是中国历史上著名的佞佛皇帝。

5. 甘愿依附　有自知之明，不愿做出头鸟，不愿放在风口浪尖，虽有能力、有条件、有机会，也无大困难，仍回避主宰，甘愿退到依附之位。见好就收，急流勇退者如斯。

（六）主宰者益，依附者害

一个铜罐和一个瓦罐在河里漂浮着，顺流而下，铜罐说："来，挨着我，我身强力壮，可以照顾你。"瓦罐说："谢谢你的好意，离你远点儿，我会平平安安地漂下去，挨着你，我会被碰碎的。"生活中，你想给别人以帮助，结果可能是个妨碍。你想找个依靠，可能是个累赘。审视自己，认清处境，看透结果，是人一生中的要义。岳飞作为大将依附于宋朝，宋朝皇帝是主宰者，岳家军虽精忠报国，为宋朝收复河山，却因无力主宰局势终为朝廷所害。

（七）主宰者害，依附者益

汉献帝刘协本是国之主宰者，曹操本是依附者，而曹操却挟天子以令诸侯，终得天下，建立魏国。刘协受害于曹操的控制，曹操得益于依附时的便利。后周恭帝柴宗训，虽为幼主，却是主宰者，赵匡胤担任殿前都点检要职，执掌护卫皇帝之禁军。赵匡胤本是依附者，扶持幼主。陈桥兵变却皇袍加身，推翻后周，废主自立称帝，建立宋朝（北宋）。主宰者为其害，依附者获其益。

（八）主宰与依附的过分

主宰与依附过分，表现为主宰性过强和依附性过强。跋扈是主宰性过分的偏激，自命为母系统，把他人置于子系统位置。害怕是依附性的过分，以对象为母系统，自己沦为子系统。"吃柿子拣软的捏""越是怕狼来吓"。当你降格受制于对方，对方就越来控制你。迷不信是主宰性过强，

迷信是依附性过强。迷不信是因迷而不信，主宰性过强。迷不信无视现象或不承认没有被现有科学解释的现象，更不要说去探求本质了，接受新知识是在套用仪器检验之后或符合已有（或已接受）知识程式的简单创新，对原有知识程式之外或仪器不能检验的知识不承认，没有远大目标，缺乏逻辑思维推理，表现为故步自封。

迷信是因迷而信，是盲目地信，依附性过强，迷信是处于迷的状态而盲信，没有看到本质，仅对现象迷恋，知识层次低，缺乏分析、比较、综合，无核心、无主见、易附庸。

"谋事在人，人定胜天"是迷不信，因为迷恋于人类自身的能力，而不相信"天"这个庞大的自然系统的不可预测性和不可战胜。当然作为一种政治鼓动和文学修辞，也可以说"人定胜天"，但不可作为研究者的较真。

"人的本质是服从，使命是完成"，则是迷信，因为迷而相信自我之外的力量不可抗拒。"人的命由天定""听天由命"便完全失去了自我主宰性，是消极的听任自然摆布的宿命论。

有时破除了迷信，又易走向迷不信；摆脱了迷不信，又走向了迷信。从迷信、迷不信走向正信是一种生理，从正信走向迷信、迷不信是一种病理。在人们把牛顿的科学研究奉为圭臬的时候，牛顿却开始了晚年的神学信仰。"谋事在人，成事在天"折中了"人定胜天"的主宰性过分和"听天由命"的依附性过分。

（九）主宰依附灵活变通

有能力主宰而未能主宰时，要甘于依附，发奋图强，厚积蓄势，等待时机。无能力主宰而已经主宰时，要善于依附，敢于用人，甘为人梯，共谋大业。时机成熟时，堪当大任者，要勇于站出来主宰，不能胜任者，要乐于退位让贤。主宰与依附常常显示着强与弱的对比。一般情况下，以强者为主，弱者为附。特殊情况下，也可以弱者为主，强者为附。遇到纠纷，强让弱；遇到难处，弱让强。强遇强，能者上；强遇弱，强者上；强遇极弱，强者让。

（十）主宰与依附的融洽

"大道自然""能大能小是条龙"是主宰性和依附性的融洽。主宰性与依附性把握得当融洽是正信。正信是立足于自我而站在自我之外去看待事物、认识事物、评价事物，既不固守己有的东西，也不盲信。通过分析，认为有必要就去探索，不丢不奉，正视所有现象，不管能否用现代科学解释，透过现象探求本质，或从本质出发解释现象，既无迷信也无迷不信。

（十一）独立是主，从属是从

主是独立，独立而不受制于人，独立要单独能立得起、撑得住，把握全局。从是从属，从属要能够顺从附属，服从安排、听从指挥。着眼于独立，能立得起。着眼于从属，能顺而从。能独能从，心底宽容。

（十二）主要位是主，辅助位是从

主要位是主宰的、重要的、决定性质的位；辅助位是依附的、次要的、服从性质的位。在心目中对照平视位，主位是认为主要的、主宰的位置。主要是核心的、根本的、为主的位。主要是主动、支配、施令、制约的角色。辅位是认为次要的、辅助的位置。辅助是周围的、帮助的位。在一定条件下主要与辅助会相互转化。主要成为辅助，辅助成为主要。

（十三）主位是主，从位是从

主位是主视位，第一位。主位是主要的、重要的位。主位处于主宰的、统帅的、领导的、自处的、当局的地位。从位是仰视位，第二位。从位是次要的、非重要的位。从位处于被主宰的、依附的、服从的、附属的、辅助的、帮助的、旁观的地位。

如果有两个位，必有一个主位，一个从位。如果有多个位，必有一些主位，一些从位。担当的人到主位，重要的物到主位，自处的事到主位。辅佐的人到从位，次要的物到从位，扶助的事到从位。

（十四）主是主导，从是服从

主就是主导，就是权力。从就是服从，从属。主导位是做主、导向的位；服从位是听从、跟随的位。上级是主，下级是从；领导是主，下属是从；管理者是主，被管理者是从。两个或多个位，必有一些占主导地位，一些居服从地位。

（十五）主是主视，从是仰视

主是主视，从是仰视。在主视位置，从一个角度，是就是，不是就不是。在仰视位置，从另一个角度，是可能是是，也可能是非，不是可能不是，也可能是是。

（十六）主从关系

主位和从位的关系，可以是相应的、相对的、相反的。甘愿的主从关系是相应。对立的主从关系是相对。强迫的主从关系是相反。主位和从位的状态有正常的，有异常的，有相互转换的。

（十七）主从正常与异常

主从正常。主政与从政，主治与从治，是因事而主从，是正常的。主者有主见有主义，从者愿服从能服从。主从异常有两种情况：一是主导者无主见无主义，从属者不愿服从，主难以主，从难以从。二是主导者有权，当权力膨胀的时候，就会滥用。就会出现权威比正确和错误更重要的不正常情况。主从异常，要么压服，要么压而不服。主可以通过灭从，来巩固主位。从可以通过造反，来推翻主。主从异常蕴藏着玄机、危机和变化。

（十八）主从转换

主从转换是主从异常的结果。主从异常无论是压服，还是压而不服，到一定程度都可能爆发，产生纠纷、争斗，直至主从相互转换。从篡主位，转换为主，主失位沦落为从。甚至从将主灭以称主。这就是政治斗争的残酷性。

（十九）主从感悟

主者视角在全面，顾全大局辨深浅。内外兼顾析利弊，进退安危分急缓。从者视角偏一隅，专注局部一方面。趋优避劣浅或深，进退急缓保平安。做主要有担当，善于引领把方向。倾听归纳粹取优，据情分析用之当。把握全局看长远，前后左右都顾上。以身作则合情理，到位适度不彷徨。依从就要跟得上，服从拥护大主张。积极响应多建议，发现问题细思量。守住底线不跨界，面对分歧撮合当。紧跟队伍不掉队，善为主事分忧想。

十二、我的处世观之三"审美即美"

美妙是一种美的感觉。美妙是韵之谐。美则优，优则雅。环境美观，处境美妙，心境优雅。下美在貌，中美在智，上美在心。审美即美，审美必美。用审美的心态去看待事物，一切就都是美的，不美也美。用审丑的心态去看待事物，一切就都是丑的，不丑也丑。世上不是缺少美，而是缺少美的发现。善于发现美，是一种美的眼界。善于把事物审视成美，就是一种美的心态。人人都不愿患病，因为患病遭受痛苦。作者发表《有病方为贵》论文的立意为：病在难受的另一面可以激发机体的抵抗能力，从而增强身体的抗病功能。免疫就是通过给人注射减毒或灭毒疫苗，激起机体抵抗这种疾病能力的。这相当于军事演习，假枪假刀假子弹，或者真枪真刀假打，为的是给一种刺激，激起一种抵抗，在激起抵抗中学会抵抗。患病就是真枪真刀真子弹地干上一场，在打仗中学会打仗，在战争中学会战争。任何事物在其有害的另一面，都会显示出其有利的一面。成功有经验，失败有教训。经验宝贵，教训更深刻。经验激励，教训启发。甜蜜美妙，艰辛苦涩。觉美妙可以享受，知苦涩会有更多的珍惜。听到一节好课，受到教育和启发，可以提高素质和水平；听到一节不好的课，可以分析为什么差，差在哪里，如何才能变好，可以激发思考，提高鉴别能力。

无论事物美与不美，审视为美即是美，审视为美必然美，美在心中。

十三、我的处世观之四"顺凡逆仙"

顺为凡，逆为仙，只在其间颠倒颠。凡人只一味地追求顺境，追求快乐，追求享受，追求幸福。仙人则是在逆境中修炼成就的。顺境是享受的过程，而逆境对人的刺激、鞭策、激励、启发，对人的思考更有益。连逆境都能承受的人，在顺境当然不在话下。而没有经过逆境的人，则可能会在逆境中失落、消沉、颓废。所以，苦难是对人意志的磨炼，逆境是对人品性的洗礼。仅在顺境中过活的只能是凡人，而能经受逆境锤炼的人才能够成仙。顺凡逆仙，揭示了人生顺逆转化的真谛。这就是谐调人生顺逆观。

十四、我的处世观之五"为公享公"

（一）大众是公，个人是私

一人为单，二人为双，三人为众，众形成群。众人是公。公众是由双方垒加而成的，是二复合出的三。公众是三人以上的集合，公是大家共同的，大家一致的利益。三人是众人的基础，三人即表示众多。

公众有上下、有前后，有左右。上下是领导与被领导，前后是牵头与跟随，左右是平等并行，各归其位。

（二）私是公的一部分

私是公的一部分、一分子。自然是天然，天然是一个整体。大道自然。大道是公道，小道是私道。自然属公，自然的一部分属私。公是公然，私是私然，私然是公然的一部分。公是自然，私是自然的一部分。公是公自，私自是公自的一部分。公是独自，私是独自分离出的分自，分自是独自其中的成分。公然是整体，私是整体中的个体。公是全部，私是全部中的部分。公是独个，私是独个中分离出的其中一分子。公是众多，私是众多中的单个。公是一家，私是家庭成员。公是团体，私是团体的一分子。公是社会，私是社会中人。公是总部，私是分部。公是总位，私是分位。公是独立，私是分立。公益是公共的利益，私利是公益中的一部分，私利是私自的利益。

（三）公位与私位

公位是大位、高位、独立位、众位、整体位；私位是小位、低位、分出位、单位、局部位。公位与私位是相对的，没有公位就无所谓私位，没有私位也无所谓公位。例如，社会是公位，集体是私位；集体是公位，家庭是私位；家庭是公位，家庭成员是私位。公平不是平均，是各归其位。

（四）大公与小私

每一事物都具有大公性，也具有小私性。每个人也都有为公和为私，为公就是公心，为私就是私心。公心具有宽容仁厚的包容性；私心具有狭隘短见的排斥性。每个人所面对的每一事、每一物，不是着眼于大公，就是着眼于小私。着眼于大公，凡事凡物是一心为公，着眼于小私，凡事凡物是为一己私利。

（五）自公与自私

社会是大众，大众是大公，而大公需要每一个人的小公组成。小公是自公，自我公心。自公与自私相对。自公是开放，开放是拓展道路，自公公大矣；自私即关闭，自闭是各行其道，自私私小矣。公心处事，事必公正；私心处事，事必偏颇。为公享公，私心自用。个人一心为公，必定会享受公益。个人自私之心，只会有一己私利。当"我为人人，人人为我"成为每一自我个体的思想与行为时，人人自公，公必大，而人人从中享公，必成就大私。所以，众公必享受大公，无私必成就大私。

（六）感悟公与私

财产公有或私有，公产共享私自求。掌管公产防腐败，私产莫成奢靡由。共产共享社会安，私产多持何其愁。钱少享用由自己，钱多尽在社会走。生不带来逝难带，奉献社会乐悠悠。

十五、我的处世观之六"持中有度"

中是不偏不倚，无太过无不及。中有隐有显，隐中无界限，显中有大小。隐中似〇非〇。显中小至无限，大至所有。中有正有偏，正中周边相等，偏中周边不等。正中大至两端为〇，中即代表全体。偏中大至偏多一端为〇，中即代表二分之一。持中是秉持中、居中、守中。度是适度。中之度，在于根据不同的人、不同的事、不同的时间、不同的地点、不同的处境、不同的情况、不同的需要，设定不同的中，适宜不同的度。持中有度，一是秉持，二是守中，三是适度。持中有度是谐调人生的重要观念之一。

十六、我的处世观之七"适合就好"

适合是适应符合，好是人们的美好愿望。不同的人，不同的事，不同的时间，不同的地域，不同的情况，不同的状态，有不同的需要。要满足不同的需要，就要适合当时的人，当时的事，当时的情况，当时的状态。只有适合不同的需要，才是最好的。适合就好，不适合就不好。

人在变，事在变，时间在变，地点在变，情况在变，状态在变，需要也在变。所以适合要因人、因事、因时、因地、因情况、因状态、因需要，而做出相应的变化。适合有正当其时的，也有超前或滞后的。"有心栽花花不成，无心插柳绿成荫""歪打正着""踏破铁鞋无觅处，得来全不费功夫。"适合就是好，有适合自己的，有适合大家的，适合谁谁好；有适合过去的，有适合未来的，适合哪时候哪时候好；有适合这里的，有适合那里的，适合哪地方哪地方好。

十七、我的处世观之八"共享主义"

享是贡献，享是受用。共享是共同贡献，共同分享，共同享有，共同享用，共同享受。共享资产、共享成果、共享智慧、共享喜悦、共享快乐、共享幸福。主义是某种特定的思想、宗旨、学说体系或理论。主义是对客观世界、社会生活以及学术问题等所持有的系统的理论和主张。共享主义是以共同贡献、共同分享为宗旨的理论体系和思想境界，主张各尽所能，各自贡献，共同取用。资源的共同分享及利用，劳动成果的共同分享及食用，智慧发展的共同分享及应用，精神愉悦的共同分享及受用，心理压力的疏导解压，兴趣爱好的共同欣赏，幸福感的共同分享。共享属于礼物经济，共享是一种精神。现代社会，互联网的许多领域，如BT（磁力链接搜索）、开放式源码、维基百科等都属于共享。共享主义从自私趋向于大公，从专利趋向于互利，从独有趋向于共有，从自用趋向于共用。

共享主义不以公产私产、共产自产为前提。无论是公产还是私产都可以共享，也可以不共享；无论是共产还是自产，可以共享也可以不共享。当然，资产财物能共产自然就有利于共享，但是没有共产也可以共享，或者交换互享。从这个意义上讲，共享并不完全建立在共产基础之上。

共产是需要管理的，受共产管理的限制，很

多不能共享；而私有资产虽所有权归己，却也可以拿出来共享。很多情况下，虽不一定共产，但却可以共享。所以，共享既可以享用共产，也可以享用私产。共享，可以有条件共享、也可以无条件共享；可以有限共享、也可以无限共享；可以暂时共享、也可以永久共享。共享才是社会生活的意义所在，共享才是人们智慧的个性化发展，集中化体现。共享必将成为社会追求的主流生活方式。共享主义是崇高的思想境界。

十八、我的入世修炼意念之一"我是Ⅰ"

"我是Ⅰ"是修炼自发谐振的意念之一。站立，合目闭听，百会与会阴成一直线与地面垂直。全身从上到下各个部位依次放松，身心入静，处于自然状态。意念"我是Ⅰ""我是Ⅰ，顶天立地""我是Ⅰ无限大；我是Ⅰ无限小"。修炼"我是Ⅰ"，或从动开始，或从静开始。从动开始是主动动，动起来，逐渐进入谐动、自动，动极生静，谐静。从静开始是谐静，静极生动，自发自动。

谐静中，身无感觉，只感觉一团气，时而大，时而小，大至无限，小至无垠。自动中，自发出各种动作，有的是平时做过的，有的是平时没有做过的。谐静自动中，能看到各种色彩，鲜艳温润无比。我是Ⅰ，能大能小，能屈能伸，能张能弛，能静能动。该大能大得起，该小必小得下。大而无限大，小而无限小。大与小，无限简单，无限复杂。大而能主宰，小而可依附。"能大能小是条龙，只大不小是条虫。"一字赋予新内涵，顶天立地擎柱天。能大能小伸缩适，俯仰偏倚中深浅。情如乳婴抚吮亲，一心一意一动感。躁动濡静一居中，阴阳交融润心田。

十九、我的入世修炼意念之二"我与全天球优化谐振"

"我与全天球优化谐振"是修炼自发谐振的意念之一。站立，合目闭听，百会与会阴成一直线与地面垂直。全身从上到下各个部位依次放松，身心入静，处于自然状态。静而澄澈，动而振谐，回归自然，如无我在。意念"我与全天球优化谐振"，或自主动，或自发动。动极生静，静极生

动。"我与全天球优化谐振"的意念，意境高远，通达宇宙，是自发谐振修炼的重要意念之一。

在训练"我与全天球优化谐振"意念的过程中，也可以分段阶梯性上升。从"我与太阳系优化谐振"到"我与银河系优化谐振"，再到"我与银河外系优化谐振"，达到"我与全天球优化谐振"。初级训练意念可以重复；中级状态，意念渐淡；高级状态，只须一加意念，便可丢弃意念，因为意念本身既是启动的需要，同时练至高级状态，全身通透，动念也就成为障碍和负担之一，所以，达到高级状态的重要标志，就是放弃意念，听任自然。加意念容易，意念专一难，放弃意念更难。

二十、我的入世修炼之一"谐调自发振"（非物质文化遗产）

谐调自发振，简称"自发谐振"，是非物质文化遗产项目，笔者为此项目的代表性传承人。谐调自发振，是人的身心自动自静谐调共振。

机体在松静自然的谐调状态下，与全天球优化谐振，天人合一，自发振动，自如谐静。形精气神在谐振中，形以运化，精以类聚，气以同合，神以韵驭，结构各适其位，功能各依律度。振动通而聚同，谐静凝而蓄养。动极生静，静极生动，臻于和谐。

（一）身体

站立，合目闭听，百会与会阴成一直线与地面垂直。全身从上到下各个部位依次放松，身心入静，处于自然状态。

（二）心态

心无杂念，胸怀博大，高瞻远瞩，静而澄澈，动而振谐，回归自然，如无我在。

（三）意念

意念"我是Ⅰ""我是Ⅰ，顶天立地""我与全天球优化谐振"。初级训练意念可以重复；中级状态，意念渐淡；高级状态，只须一加意念，便可丢弃意念，因为意念本身既是启动的需要，同时练至高级状态，全身通透，动念也就成为障碍和负担之一，所以，达到高级状态的重要标志，

就是放弃意念，听任自然。

（四）表现

或从动开始，或从静开始。从动开始是主动动，动起来，逐渐进入谐动、自动，动极生静，谐静。从静开始是自主静，静极谐静，静极生动，进入自动。动极生静，静极生动。或自主动，或自发动；或自主静，或谐静。

（五）感觉

谐振中，感觉气血运行通畅，阻力摩擦力逐渐减少。静极生动，动极生静。可全身整体或动或静，可局部一处时静时动。静极谐和如无我，动极谐振达无际，思维敏捷，启悟连绵。感觉意境高远，通达宇宙。

谐静中，身无感觉，只感觉一团气，时而大，时而小，大至无限，小至无垠。自动中，自发出各种动作，有的是平时做过的，有的是平时没有做过的。谐静自动中，能看到各种色彩，鲜艳温润无比。

（六）理释

自主静是自己可以主导的静，自谐静是非自主的静。自主动是自己可以主导支配的动，自发动是非自主而自然发出的动。自发谐振是在可控情况下的自主非主、自然发出的谐振。

气的通畅、强化达到一定程度，气可以随机凝聚、可以局部爆发，气催形动，谐调共振，这种振动是可自控而无自控，可自主而无自主的松静自然的、自发自收的谐调振动。

自发谐振，是在谐振中出现非自控的自发动作，如各种各样的动作姿势、拔伸、振动、拍打。自发谐振是可自主而没有自主，可自控而不去自控，所出现的动作是不自主、不自控。需要时，随时可以自主自控的。

精神病人则是不由自主，不能自控，所出现的动作不知自主，无法自控。走火入魔就是练气出偏，而不能自控，甚至成为精神病。气催形动，而不自控，在精神病人描述为撮空理线。要把握自发谐振的动静度，在训练时就要在可控范围内循序渐进，能收能放，动静自如。

（七）感悟

自发谐振自动静，动静自发意不控。心澄无意立或坐，静极生动动极静。松静自然觉无我，蕴涵无疆气腾腾。外静内动气收放，内静外动气任行。自发谐振动运强，姿态未知向何方。听任自然无动意，有意只管收与放。动极生静一轮回，静极生动启深向。灵感智慧思泉涌，纯化身心正气荡。形运协调身体壮，精布均匀润荣光。气行畅快功力增，神识敏达悟真章。体态盈匀步矫健，克服重力轻如翔。趋于真空无阻力，尽享天年寿益长。

二十一、我的入世修炼之二"自如谐调"

自如谐调是生活中理想的谐调状态，人的出生是自然的，成长是自然的，生活需要自我控制。自发谐振是气机通达的最好方法，气机通达在训练之后，成为身心的自如谐调，才是谐调人生的最佳状态。练习的过程是提高的过程，而练出的气机功能生活化的过程才是自如运用的过程。这就是自如谐调的人生。生命在于谐调就体现在身心的自如谐调。自发谐振是训练的一种最佳状态，自如谐调是生活的一种理想境界。只有自如谐调生活化，无论站立坐卧，无论悠闲劳动，有规律可遵循，有偏颇可自控，人的寿命便可尽享天年，达到如神如仙的境界。

二十二、我的入世修炼之三"谐调拳（非物质文化遗产）"

谐调拳，又称"谐调太极拳"，是非物质文化遗产项目，笔者为此项目的代表性传承人。谐调拳的核心内容包括：基本功（站桩、吐纳导引、静坐、自发谐振），基本套路，九十势双人攻守对打套路。谐调拳双人对打是以武当太极拳套路为基础、吸取少林派宏捶、老架的精华，结合气机修炼，形成了双人攻守对打套路共九十势。

谐调拳以形体姿势运行气机，气机自发催动形体运行，一攻一守，势与势连绵不断，衔接紧密，守中有攻，攻中有守。刚攻柔守，以刚击柔，以柔克刚，刚柔并济；直攻直击，圆守圆化；动静自如，攻守凭意；既可养生保健，又可击战防御，可谓攻守兼备。炉火纯青的最高境界和状态能够达到自发自动自静。

二十三、我的入世修炼之四"谐调操"

谐调操分局部谐调操和综合谐调操。局部谐调操包括上肢谐调操、下肢谐调操、颈椎谐调操、腰椎谐调操、胸腹谐调操、头面谐调操。综合谐调操包括上肢脊柱谐调操、下肢脊柱谐调操、四肢脊柱谐调操。其中，上肢谐调操包括腕指谐调操、肘谐调操、肩谐调操、单上肢谐调操、双上肢谐调操。下肢谐调操包括踝趾谐调操、膝谐调操、髋谐调操、单下肢谐调操、双下肢谐调操。颈椎谐调操包括自下而上、自上而下的仰俯节节动；自下而上、自上而下的侧摆节节动；自下而上、自上而下的平扭节节动（平扭半圆）；顺转、逆转立圆节节动（立圆是矢状面的前后上下画圆）；顺转、逆转额圆节节动（额圆是冠状面的左右上下画圆）；顺转、逆转平圆节节动（平圆是横断面的前后左右划圆）；顺转、逆转旋圆节节动（旋圆是横断面螺旋式上升画圆）。腰椎谐调操包括前后波动、左右摆动、侧后扭动、顺逆旋圆动、波摆扭旋综合动。胸腹谐调操包括胸式呼吸、腹式顺呼吸、腹式逆呼吸、脐呼吸、体呼吸；声带放松，丹田气发声。头面谐调操包括眼谐调操、鼻谐调操、耳谐调操、口谐调操、唇谐调操、齿谐调操、舌谐调操、发谐调操、面谐调操。

眼谐调操有睁眼和闭眼两种做法，动作要轻柔圆缓慢，坚持做。

预备势：①眨眼（由慢到快，由快到慢）；②眯眼[轻轻眯眼、稍用力眯眼（眼睛觉得酸痛）、用力眯眼（眼睛有供血不足的感觉），练到这种感觉淡化，直至消失]；③闭睁眼：用力紧闭，使劲睁开。

第一势看直线：①左右看（用力，一直往左或右两边看，看到边的时候会觉得眼睛后面酸痛。②上下看（用力，一直往上或下看，看到边的时候会觉得眼睛后面酸痛。③前后看[开目向前看（用示指做引导，目光从鼻尖开始向前方看，极目前看，至无限远。再从无限远方收回，看到鼻

尖）；合目向前看（轻轻合目，意念看前，由近向远，看百米、千米，极目向前远望）；合目向后看（轻轻合目，意念看后，由近向远，看百米、千米，极目向后远望）]。④左上右下看。⑤右上左下看。

第二势看方圆面：先练看方面，再练看圆面。方面是在四个点停顿一下，圆面是旋圆不停顿。注意：动作不要太快，稍用力，要看到极致，关键是要让眼睛觉得酸胀、酸痛。①上下左右看（上右下左上顺时针看、上左下右上逆时针看）。②上下前后看（上前下后上顺时针看、上后下前上逆时针看）。③前后左右看（前右后左前顺时针看、前左后右前逆时针看）结束。

双手搓热，捂在双眼上，让眼睛在手心感受一下温度和黑暗，然后拿开双手。

二十四、我的实用操作之一"谐调学"

谐调学包括谐调经、谐调纬、谐调论、谐调评、谐调用。谐调经包括十四字纲领，即O、I、II、III、位、度、适、调、谐、律、韵、人、事、世。谐调纬是十四字纲领中的每一纲所包含的十四方面，如人之O、I、II、III、位、度、适、调、谐、律、韵、人、事、世。事之O、I、II、III、位、度、适、调、谐、律、韵、人、事、世。谐调论是对谐调经纬中所涉及观点的具体论述。谐调评是谐调学作为一门新的学科，对古今中外各教流派、各个学科、各家学说的品评。谐调用是谐调学的具体应用，包括谐调拳、谐调诗、谐调中医、谐调管理、谐调围棋、谐调书画、自发谐振、谐调人生，等等。

二十五、我的实用操作之二"谐调人生"

谐调学的理论研究意义在于应用，谐调学是为了谐调人生。人生谐调是人类的理想状态和最高境界。生命在于谐调，所以人生必须谐调。只有谐调的人生，才有价值和意义。只有谐调的人生，人们才能和平共处，激荡出人生的精彩。人与动物的最大不同，就是生活而形成家庭，群居而形成社会。家庭是亲情的聚集地，家庭需要谐调，社会是人类的大家庭，社会需要谐调。个人

是家庭的一分子，个人是社会的一分子，只有个人谐调，才有谐调的家庭，才有谐调的社会，只有家庭的谐调、社会的谐调，人生才能谐调，家庭、社会和个人的谐调相辅相成，相互为用。

社会的矛盾是社会的不谐调所致，人际的不和气是交往者的不谐调所致，家庭的不和睦是亲人的不谐调所致，个人的生气不顺是自我的不谐调所致。共产主义、共享主义是理想的社会境界，谐调人生便是理想的生活境界。共产是资产的公有共用，共享是物质和精神的共同享受，谐调是人心的调理和谐。谐调人生体现在生活、工作、事业、交往、交流的诸多阶段和环节。谐调人生既是一种思想境界，又是一种行为方式，更能体现在实用操作的方方面面。如谐调学、谐调中医、谐调拳、谐调诗、谐调围棋、谐调管理、谐调网。

二十六、我的实用操作之三 "谐调中医"

谐调中医是在认清中医之长短和西医之长短的基础上，趋优避劣，取中医与西医各自的优势和特长，避各自的所短，取长补短，优势互补，恰当定位，行作适度。从思想到观念，从理念到理论，从行为到行动，从养生到保健，从治疗到康复，从锻炼到生活，从食物到药物，从身体到内心，处处体现医之中正，不偏不倚，无太过无不及，用和谐的方法，调至和谐的状态。

从调心到调身，从医身到医心，和谐地调，调至和谐，使身谐心谐。谐调中医既主张身心谐调，也正视有病方为贵。顺境享受快乐，逆境锻炼心志。有时逆境的锤炼甚至比顺境的享受更有意义。

预防的意义，一是通过锻炼谐调无虞，二是激起抵抗谐调有方。病对机体抵抗能力的直接激起，要比刻意打疫苗抵抗更有耐受性。病越大，激起的抵抗也越强。医者的作用是在机体难以抵抗之时，及时帮助一把。一定是帮正忙，而不是帮倒忙。可不帮就让机体自调，必须帮就要帮助到位适度恰到好处。听任病情加重是错误的，过分提前的预防性治疗也是不当的。谐调中医是谐调医中，居中、秉中、守中、持中，在中的范围

内谐调。谐调中医是补、压、灭、切、调、激诸种方法的到位、恰当、适度。通过医中之谐调，使人回归自然，会为人，乐处世，巧谋事，尽享生活韵趣。

二十七、我的实用操作之四"谐调疏经术(非物质文化遗产)"

谐调疏经术是集中华武术、气功、谐振、中医、经络、腧穴于一体的具有养生保健治疗康复作用的一项独特绝技，是非物质文化遗产项目，笔者为此项目的代表性传承人。

中医讲究疏通经络调理气机，点按腧穴治疗疾病。我在传承家技的基础上，习练宏捶、老架、二路、炮捶等，得到开功、破架之真传，其中主要是硬气功绝技。并将在中医大学学到的中医经络腧穴知识，结合谐调拳、谐振的气机运行，形成了谐调疏经术，成为谐调学系列的重要组成部分。

谐调疏经术以经络为路径，以腧穴为重点，以武术为力劲，以气功为巧用。点线面体综合应用，达到养生、保健、治疗、康复的目的。

谐调疏经术是一项具有深厚功底和灵巧的技术。患者的病情、诊疗的时间、施术的部位、手法的适宜性、力劲的浅深轻重程度，都对治疗效果有直接的影响。正如《医宗金鉴·正骨心法要旨》所说："法之所施，使患者不知其苦，方称法也。"伤有轻重，而手法各有所宜。其痊可以迟速，乃遗留残疾与否，皆关乎法之所施得宜，或失其所宜，或未尽其法也。"

谐调疏经术可分为疏通经络和点压穴位两大类。疏通经络类手法讲究"均匀、柔和、适宜、到位"，点压穴位类手法讲究"准确、有力、深邃、持久"。谐调疏经术，力劲是基础，气机是技巧，刚柔并济，恰如其分。此技术必须练习武术和气的基本功，熟悉经络走向和腧穴定位，并反复操作，由生变熟，熟而生巧，得心应手，运用自如。正如《医宗金鉴·正骨心法要旨》所说："一旦临证，技触于外，巧生于内，手随心转，法从手出。"

谐调疏经术根据五运六气、子午流注、灵龟

八法、飞腾八法，进行开经取穴。通过手法作用于患者治疗部位或相应的经络腧穴，调节相应的生理病理状况，起到养气理气，安神定志，活血化瘀、强筋壮骨、理筋整复、滑利关节的作用。通过手法疏通经络、强化穴位，调整阴阳、调理脏腑、调和气血，达到养生、保健、治疗、康复的目的，未病先防，既病防变，病中治疗，病后复元。使身心和谐。

谐调疏经术的基本手法：一是谐调疏通经络手法：单指疏经法、双指疏经法、四指疏经法、掌根疏经法、辅助疏经法。二是谐调点压穴位手法：一指点压穴、多指点压穴（合点、对点）、掌根点压穴、手掌谐振点穴、掌指关节点压穴、肘尖点压穴、辅助点压穴。

谐调疏经术的主要价值在于：一是集形力劲气于一体，综合作用，效果突出；二是手工操作，能够很好地把握治疗的适宜性、治疗量、治疗时间；三是具有养生、保健、治疗、康复的综合作用，老少皆宜；四是根据五运六气、子午流注、灵龟八法、飞腾八法，进行开经取穴，提高了治疗效果；五是简便易行，不用特殊设备，应急之时，可用于急救，效如桴鼓。如指掐人中穴急救。

二十八、我的实用操作之五"谐调管理"

谐调管理是用谐调学的思路策略和模式进行管理。包括行政管理、事业管理、企业管理、社团管理。谐调管理是按照谐调学经纬模式化出的管理方法。谐调管理是一种管理思路的清晰化，管理策略的便捷化，管理模式的适宜化。

谐调病历网络管理系统是谐调管理的一个具体体现。包括：患者预约挂号、远程诊治、门（急）诊病历、住院病历、病历质检、病历评分、病历竞赛、病历书写规范、病历模板、病历质评标准、医学知识查询。这是一个既符合信息化功能任务，又能满足病历应用需要的"互联网信息化病历管理系统"。

二十九、我的实用操作之六"谐调诗词赋"

谐调诗词赋，可以分为谐调诗、谐调词、谐调赋三部分。谐调诗又称谐调学哲理诗。初作谐调诗，是因为在写作谐调学时，常常如饥似渴，废寝忘食。特别是练自发谐振过程中，常常思如泉涌。开始只记录重点、关键点，留待闲暇时再细写，可是这种情况越来越多，要点就越积越厚，以至于无暇顾及，没有时间回顾整理。偶然在一个早晨，通过网络看见老师早起笔耕，顺口写了一首《师生谊》诗，恰逢大学毕业三十周年，为做纪念，又写了一首《同学情》。在大学学中医时，中药方剂等需要记忆的知识点，多是自己编写歌括，编的过程也是记的过程，规律押韵而朗朗上口是基本功。后来渐渐就成诗了。写了一些诗之后，从此一发不可收拾，只言片语，点滴感悟，座谈交流，灵感偶发，诗之内容，俯拾皆是，于是一首一首诗就出炉了，刚写时，有的成文，有的半拉子。再后来，想到发微博，发空间，发微信，于是就随想随写，随写随发。如此，感觉大有好处，一是把只言片语，点滴感悟充实了，成文了，二是要发表出去，也就认真耐心斟酌，细致推敲了。后来，《家庭中医药》等一些杂志约稿，就把一首首诗，加上诗解，加上相关知识，写成一篇篇文章了。

谐调词是在谐调诗写到将近6000首的时候。偶然与人网聊时，对方引用了苏轼《江城子》中的一句话"老夫聊发少年狂"，我也用这首词对应回答"酒酣胸胆尚开张"。以原词中的句子对谈。激起了我的好奇。于是写了第一首谐调词《江城子·五月端午会亲家》：五月端午送吉祥，居豫西，悉尼望，亲家通知，吃粽须提防。不及阅毕报内人，看到底，防嘴烫。结亲缘系三地方，北挂肚，南牵肠，端庄姥姥，原是幽默王。首次吃粽多新鲜，马童瑶，无相忘。"描述了在五月端午亲家开了一个关于吃粽子的玩笑。儿子一家三口在悉尼，洛阳我家和三门峡孙女姥姥家同在豫西，儿子马啸在网上说，孙女马童瑶第一次吃了粽子。次日是六一国际儿童节，于是又写了两首关于儿童节的词。从此，开启了我的谐调词写作之路。

谐调赋是笔者发自于对谐调学稿成的感慨，所以，首篇正是为谐调学写的《谐调学千字赋》。

谐调诗、词、赋，是谐调用的一部分，是对谐调学具体应用的点滴记录。如果把谐调学比作一座山林，那么，谐调诗、词、赋就是在山林中捡拾的一枝一叶一花一果，而这些枝叶花果则代表着山林的特色，沿着这些特色寻去，便能找到那座山林。有时甚至通过这些枝叶花果，以小见大，比直接观察整个山林更能反映她的特色、她的细节、她的丰满、她的韵趣、她的意义。

三十、我的实用操作之七"谐调书画"

谐调书画是指谐调书法和谐调绘画。书法基于写字，写字是人与人，现代与未来的书面交流与传播。从笔画到写字，从写好字到书法艺术。执笔在手，布局在眼，运笔由气，谋划于心。从手眼到心，从形到气，从气到神，无不贯穿于谐调。谐调书法是书法之魂，书法之脉，书法之根。谐调的书法艺术是书法永无止境的追求。绘画基于写景写物写意，绘画是实地场景的平面表达。从思考到设计，从铺纸到布局，从着墨到勾勒，从描绘到添彩，从轻重到浓淡，从落款到印章，无不以谐调为宗旨。谐调的绘画艺术是绘画不断向高峰攀登的阶梯。谐调书画是书画艺术的谐调性表达。

三十一、我的实用操作之八"谐调围棋"

谐调围棋，是围棋的谐调学研究。包括平面结构和立体结构。棋如人生，围棋是最简单的黑白对弈，是最直白的攻守策略谋划，却也是最复杂的布局与步骤变化。从布局到收官，从定式到随意，从先机到死活，从定位到适度，从对待到选择，从全局到局部，从纠缠到脱先，从打劫到弃子，从稳局到搅局，从必应到不应，从变到不变，从步步为营到跨越进攻，无不包含着谐调学思想。谐调围棋是谐调学思想，以及哲学思想最直白的表达和演示。

三十二、我的实用操作之九"谐调学科品百家"

谐调学科品百家，是指谐调学作为一门新学科，可以用于评品各教各流各派，各学科，各家学说。所有研究宇宙规律，研究世事变化，研究人际关系，研究人生的各流派、学科、学说都可以用谐调学去衔接、去解释、去归纳、去品评。谐调学是让想认识，却认识不清的人去清晰认识各流派学科学说的。谐调学是想让人们通过谐调学直接认识宇宙规律，洞察世事人生。通过"谐调学科品百家"，将百家与谐调学建立深度链接，将谐调学之意融入百家之中，将百家之精华归纳于谐调学之内。

三十三、我的实用操作之十"谐调学院"

谐调学作为一门新的学科，谐调人生作为为人谋事处世的重要课题，生命在于谐调作为人生的本根，需要走进千家万户，需要走进学校课堂，需要走进社会团体，让更多的人去学习接纳、研究和传承。谐调学院就是学习研究传播的好方式。未来的谐调学院将是研究从胎孕到寿终，从形精到气神，从自我到交际，从家庭到团队，从社会到国家，从人类到世界，从运营到管理，从人为到自然，根干枝叶花果分明的，为各流派学科学说做出阐释的，并与其有机衔接的谐调人生事业。研究被动谐调，主动谐调，自主谐调，自发谐调，自然谐调，自发谐振的平台；通往自我和悦，人际和气，家庭和睦，团队和衷，社会和谐，国家和美，世界和平，环境和煦，自然和顺的教堂。

三十四、我的实用操作之十一"谐调网"

谐调网是谐调学系列得以展现和可供查询的平台。谐调网是谐调思路的更新与谐调思维模式的重建。谐调网应用的是互联网思维、互联网思路、互联网模式、互联网格式。

第五部分

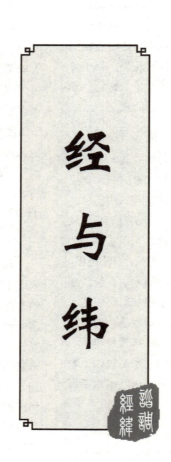

经与纬

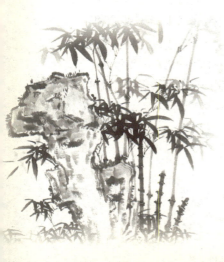

第十六章　经之类

第一节　数之道·"〇Ⅰ Ⅱ Ⅲ"的关系

一、〇含Ⅰ

〇含Ⅰ，〇本身就含有Ⅰ，Ⅰ个〇。

二、〇生Ⅰ

〇生Ⅰ，无生有，〇从无到有生出Ⅰ。

三、Ⅰ分Ⅱ含Ⅲ

Ⅰ分为Ⅱ，任何Ⅰ都可以分为Ⅱ。Ⅱ含Ⅲ，有Ⅱ就含有Ⅲ。任何Ⅰ分为Ⅱ时，或隐含着Ⅲ，或显示着Ⅲ。Ⅲ是中间、联系、桥梁。

四、Ⅱ生Ⅲ

Ⅱ生Ⅲ，Ⅱ可以生成Ⅲ。Ⅱ有中间，有联系，有桥梁。Ⅱ的中间、联系、桥梁就是Ⅲ。

五、Ⅱ合Ⅰ

Ⅱ合Ⅰ，Ⅱ融合成Ⅰ。

六、Ⅲ合Ⅰ

Ⅲ为中，当两端为〇时，Ⅲ延伸而为Ⅰ；Ⅲ之两两融合而为Ⅰ。

七、Ⅲ生万物

Ⅲ分别包含着Ⅰ、Ⅱ、Ⅲ。Ⅰ无限可分，Ⅱ无限可分，Ⅲ无限可分。万物要么属Ⅰ，要么属Ⅱ，要么属Ⅲ。Ⅰ、Ⅱ、Ⅲ再复合、延伸。Ⅲ生万物皆由此也。

八、〇Ⅰ Ⅱ Ⅲ

无生有，Ⅰ分为Ⅱ，显中Ⅲ，中Ⅲ或隐或显。隐而显，显Ⅰ分Ⅱ，显中Ⅲ，中Ⅲ或隐或显。

九、道生

1. 〇Ⅰ Ⅱ Ⅲ是基数　〇Ⅰ Ⅱ Ⅲ是基数，4=2+2，5=2+3，6=3+3，7=3+2+2，8=2+2+2+2，9=3+3+3。

2. 〇生Ⅰ生Ⅱ生Ⅲ生无限，回归于〇　《道德经》："道生一，一生二，二生三，三生万物。万物负阴而抱阳，冲气以为和。"〇生Ⅰ，Ⅰ生Ⅱ，Ⅱ生Ⅲ，Ⅲ生万物。万物负抱阴阳（Ⅱ），Ⅱ之中Ⅲ为和。Ⅲ生无限，回归于〇。万物归Ⅰ，阴阳是Ⅱ，冲气是Ⅲ，和是谐。道生过程是调。

3. Ⅰ生Ⅱ生四生八生无穷，统归于Ⅰ　《易·系辞》曰："易有太极，是生两仪，两仪生四象，四象生八卦。八卦定吉凶，吉凶生大业。"无极生太极，太极生两仪，两仪生四象，四象生八卦。八卦定吉凶，吉凶生大业。〇生Ⅰ，Ⅰ生Ⅱ，Ⅱ生四，四生八。八定Ⅱ（吉凶），Ⅱ成Ⅰ（大业）。大业者，有吉业，有凶业。事业是吉业，业障是凶业。业报，有善行善报、有恶行恶报。两仪，四象，八卦，八八六十四卦，变化无穷。四、八、六十四，是Ⅰ生Ⅱ的重重复复。

十、数理穷天

1. 数理　谐调学经十四义，〇一二三做根基。世事万物皆有数，二蕴中三从〇一。倍增累加三中枢，扩展收缩穷数理。〇一二三六九延，一二四八展无期。

2. 天　天是自然，天是天下。天是万事万物的统称。

3. 谐调学之数　〇Ⅰ Ⅱ Ⅲ，位（Ⅲ）、度（Ⅱ）、适（Ⅰ）、调（Ⅲ）、谐（Ⅱ）、律（Ⅰ）、韵（〇）、人（Ⅰ）、事（Ⅱ）、世（Ⅲ）。

第二节　恰之法·"位度适"的关系

如果把"位度适"，放在一起比较，那么位

归Ⅰ，度归Ⅱ，适归Ⅲ。

一、正位合适

正位一定合适，不合适非正位。

二、到位有度

到位一定有度，不到位缘于不及，不到位缘于过度。

三、固位适度

稳固位定然适度，位不稳固缘于非适度。

四、适而有度

合适应当有度，适而无度适终失，适而不及适难持，适而过度适转化。

五、适度

合适有度，不合适无度。

六、法则·恰如其分

1. 法则　方法、准则、规则、原则。

2. 恰如其分　恰是恰当、恰好、恰巧、恰如、恰似。恰是融洽。找到定位，适度进退；恰如其分，过即受累；恰到好处，世境事类；人是核心，融洽即美。

第三节　味之机·"调谐律韵"的关系

一、调与谐

调有轻调、中调、重调。轻调是轻微地小调，中调是中度地调，重调是重度地调。谐有低度谐、中度谐、高度谐。低度谐是相对"不谐"而谐，中度谐是柜对谐而谐，高度谐是无不谐。

二、调"不谐"

不谐有低度、中度、高度之分。低度不谐是相对"谐"而"不谐"，中度不谐是相对"不谐"而"不谐"，高度不谐是无谐。调"不谐"为"谐"，调"不谐"为"不谐"。

三、调"和谐"

调"和谐"为"谐"；调"和谐"为"不谐"。

四、调律之谐

调律有轻调、中调、重调，可以将律调至低度谐、中度谐、高度谐。有遂心所愿，也有事与愿违。

五、调谐韵

调的过程之韵，谐的结果之韵，调谐规律之韵。

六、契机·知音知味

1. 契机　道运化因缘成果之无形法即是"机"。机是事物发生的枢纽，生机、契机。机是合宜的时候，机会、机遇、时机。

2. 知音知味　品觉味道，知音知味。味是滋味、趣味、兴味、意味。品味是品味道。情趣、体会。味道是味、音、意、真、道。

3. 诗品　韵律在品，道理在真。规律有道，品味律韵。情理通达，韵味在心。调谐谐调，真韵谐振。处世之贵，悟道悟真；谋事之贵，知味知音；交往之贵，知己知心；为人之贵，谐调谐振。悟道明透，条理清楚；悟真知根，难得糊涂。知味而论，忧喜喜忧；知音相伴，无怨无怒。知己在侧，我行我素；知心与我，可泣可诉。谐调和悦，一卷在手。谐振自由，照察通透。

第四节　境之本·"人事世"的关系

一、人与生灵

生灵指一切有生命的实物和无生命的灵类。有生命的实物，简称生物。生物包括动物和植物，人是高级动物。灵类包括一切人们感知到的具有灵性的形象。人和生灵都是宇宙自然的微观表现。人体和生物都是宇宙自然的"具体而微"，灵类融于自然可具象，而不具体。人和生物都与天地自然息息相通。所以，人与生物的生生灭灭都应当取法于天地，与大自然保持一致。自然影响着人类，人类也影响着自然。人类影响着生物，生物也影响着人类。"信"是天人相通的媒介，"信"是人与生物交流的凭证，"信"也是人与灵类沟通的通路。信而有征，信而互通。信便有了深度和广度的沟通。

二、人与动物

（一）理·不理

1. **你不理它，它也不理你** 人害怕动物，动物也害怕人。见到动物，你不理它，它也不理你。所以，你不要轻易惊动你害怕的动物。

2. **你不理它，它理你** 有些动物，你不理它，它却向你挑衅。这可能基于两种情况：第一，它善斗而主动进攻；第二，它是以攻为守，为防止你攻击它，它先拉开进攻的架势，实际是在防守。面对这些动物，你需要在做好充分准备的情况下，不理它。一旦它的挑衅，要伤及你时，你有应对措施。但是你不要先发起进攻，不要刺激它把防守变成进攻。

3. **你理它，它不敢理你** 有些动物，你挑逗它，它不敢理你，这多是宠物型的，这些可以做玩物对待。

4. **你理它，它就理你** 有些动物，你不理它，它不理你，你理它，它就理你。所以，你在理会动物时，一定要做好选择，不要无事生非，激惹动物向你进攻。

5. **实例** 动物与动物之间就是这样一种理与不理的关系。黔之驴的故事讲的就是老虎见到比自己高大的驴，不敢冒然进攻，却敢于挑战，驴应之以吼声和尥蹶子，几次下来，老虎发现，驴子只有那简单的几招，于是发起进攻，将驴吃掉。

（二）缚·不缚

1. **缚它做宠物，不缚它人们难以见到珍稀动物** 一种情况是：人们束缚动物自己养护，是为了玩耍、观赏和宠爱。另一种情况是：为了让公众能够观赏珍稀动物，捕来圈养或者关在笼子里供大众观瞻。

2. **缚它为救它，不缚它难以生存** 在动物没有影响到人类生命健康财产安全的情况下，面临危险的时候，人们束缚它是为了救它。还有一些濒临灭绝的珍稀动物，在难以生存的状况下，束缚集中养护是为了维护它的生存和延续。

3. **缚它为除害，不缚它就会危及人类** 一旦动物成为危及人类生活的害虫时，就要逮捕动物除掉祸害，以保护人类的生命健康安全。

4. **缚它为我用，不缚它人类生活就会受到影响** 逮捕动物是为了取角、谋皮、用骨、食肉。这些自从有了人类就已经为人类所用，成为人类生活不可或缺的必需。

（三）杀·不杀

与人际的平衡争斗一样。有时候，对动物的仁慈，就是对人类的惨忍。对一些动物的袒护，就是对另一些动物的打击。所以，为了一些动物的安全，就必须无情打击另一些敌对的动物；为了打击一些动物，就必须爱护另一些动物。

1. **抑强扶弱** 人们对动物实行的是抑强扶弱原则。繁殖旺盛的动物可以抑制剿杀，繁殖力弱的动物则予以扶植、救助和保护。

2. **养益灭害** 以人为重，保护对人类有益的虫兽，消灭对人类有害的虫兽。当然益和害是相对的，这方面有益，另一方面可能有害，这方面是害，另一方面可能有益。根据需要进行权衡，原则是不滥杀无辜。

3. **救稀护缺** 抢救珍稀动物，保护缺少的动物。这是出于维持生态多样化的考虑，和维护动物丰富性的需要。人作为地球生物的主宰者，直接影响着动物的生存状况。有意无意地、自觉不自觉地，造成诸多动物生存环境的改变或破坏。使一些动物成为稀缺。因此，人类有义务救稀护缺，保护生态多样性和丰富性。

4. **养而食用** 一些动物，人们蓄而养之，宰杀食之。人类饲养可以食用的动物，丰富了饮食种类。这是人类生存的需要，也是这些动物的使命和归宿。

5. **不无故杀生** 不无故杀生，就是不要无缘无故，杀害动物。蚊蝇因叮咬而被灭则是其应该被灭的原因。不刻意杀生，就是不要专门去杀害动物。如打猎、掏鸟。动物的存在，维持着生态平衡。生物链是一物降一物，一物多了，另一物就会减少，一物少了，另一物就会增多。无故杀生，会带来生态失衡。杀生不杀生当与善恶相联系的时候，大善与大恶仅一步之遥。

6. **不无端残害** 不无端残害生灵，不虐待动物，不报复动物，不以残害动物作为玩乐、享受和发泄。虐待残害动物的行为，能反映出人心的残忍程度。

7. 放生不可过极　行善之人，专门购买动物，然后去放生。在经济允许的情况下，适当的放生，表明了一种慈善之心。然而，如果一味护生不杀生，过极。不仅做不到，反而会为自己带来痛苦。苍蝇、蚊子、蚂蚁，也是生物，你能护得了吗？护了它们，你就会被叮咬，烦心。走路如果小心得怕踩死蚂蚁。是不是为生活设置了很多羁绊。如果不慎灭了苍蝇蚊子，踩了蚂蚁，是不是会为自己带来痛苦？即便你选择了护益虫灭害虫，因为益虫和害虫没有明确界限，所以你就很难抉择你的行为。当善行被利用，也就成为作恶的工具。护生放生和其他任何事物一样，不可走极端，走向极端就会转化。人不可成为某种信仰的奴隶，当人成为某种信仰的奴隶时，就会失去很多生活真滋味真情趣。人与动物相处不可过分屈就于动物。否则，就失去了人的主宰和人生的真正意义。

8. 杀生与放生　杀生与放生是一种辩证关系。就一个生物体来说，杀生就是杀生，放生就是放生。杀生这个生物体就灭失，放生这个生物体就生存。对这个生物体来说，杀是一种残忍，放是一种慈善。就一个生物链来说，杀生就是放生，放生就是杀生。杀生使这种生物体灭失，就是对受这种生物体制约的生物体的保护，避免了伤害，就等于放生；相应，放生使这种生物体得以生存，就是对受它侵害的生物体的威协，以至于伤害、杀戮，所以，放生一种生物体，就是杀害另一种生物体。人对动物的放生，不可能感化动物，使它停止对它食用的动物的伤害。人对动物的杀害，既不会引起食它动物的仇视，也不会引起它所食动物的感谢。所以说，杀生与放生相同，是基于整个生物链的相互制约关系；所以说，杀生与放生不同，是基于个体生物的生生灭灭。如细菌是一个生物。菌群是一条生物链，多种菌生克乘侮，相互制约。灭菌抑制了其中的一种菌，就弱化了制约它的菌，强壮了受它制约的菌。弱化的菌制约性减弱，被制约性增强；强壮的菌制约性增强，被制约性减弱。这样会形成连锁反应，导致菌群失调。这就是灭菌过度带来的恶果。

三、人与植物

植物也有生命，人与植物相处，和与动物相处是一样的。可以为我所用，但不可滥伐滥采，破坏生态。够用即可，不可浪费。能用即可，不可奢侈。不是不得已，不要践踏植物。

小草也有生命，要珍惜生命。但不可过分，过分保护，既不可能，还平添痛苦。如果为践踏植物而自责，那简直无法生活下去。所以，无论植物，还是动物，和人是平等的，但是也是为人所利用的，这也可以说是它们的使命吧。抢救珍稀植物，保护缺少的植物，是出于维持生态多样化的考虑，和维护植物丰富性的需要。人的生存，也影响着植物的生存，许多植物因人为因素而改变或破坏，以至于成为稀缺。人类有义务抢救稀缺植物，保护生态多样性和丰富性。

四、人与宇宙

人是宇宙的一部分。人是小宇宙。人是宇宙的缩影。人与宇宙息息相关。人为万物之灵。部分包含着整体信息。物以类聚，人以群分，同气相求，异性相吸。

五、人类世界

人类世界，是人类所及的、与人类息息相关的世界。人类世界，包括内外环境，内环境是人的心境，人的内心世界；外环境是人类所处的自然环境、社会环境、人文环境、团体环境、家庭环境。人居世境，人在世界环境中生存。人之处境，人处于环境和事态之中。人之心境，人时时受着心态环境的影响。人生之事，人生活的过程就是处世谋事的过程，生活的主导是个人的养生、保健、治疗、康复。学习培训教育，养家糊口，交流奉献，体现人生价值和人生意义。交往之事是人与人的交往，是共事、处事的过程。社会之事是人在社会中生存，社会公共事务，对每个人都有重要的影响。

六、身临其境缘于心境

人是谐调的根本，事是人生的根本，世是万物的根本。境是环境、境物、境象；境是境地、境况、境界；境是事境、事态、情境；境是境遇、处境；境是意境、心境。人是境之主宰，事是境之关联，世是境之状态。

第十七章　纬

第一节　概述

　　谐调·纬是谐调·经"○ⅠⅡⅢ位度适调谐律韵人事世"十四经项中每一项分别的"○ⅠⅡⅢ位度适调谐律韵人事世"。例如，"○之○、○之Ⅰ、○之Ⅱ、○之Ⅲ、○之位、○之度、○之适、○之调、○之谐、○之律、○之韵、○之人、○之事、○之世"，以及"○之○，Ⅰ之○，Ⅱ之○，Ⅲ之○，位之○，度之○，适之○，调之○，谐之○，律之○，韵之○，人之○，事之○，世之○"。依此类推。

第二节　○之……

　　"○"之"○ⅠⅡⅢ位度适调谐律韵人事世"。"○"可以用"○ⅠⅡⅢ位度适调谐律韵人事世"归纳、衡量、判断。无是○之○；空是○之Ⅰ；失是○之Ⅱ；隐是○之Ⅲ；始、终、基、顶、平、止、虚设是○之位；界、极是○之度；静、秘、遁是○之适；敛、潜、容、充是○之调；恬、淡、安、定是○之谐；生化变归是○之律；纯、性、幽、默、玄、奥是○之韵；胎、闲、松、否、亡、灭是○之人；未萌、有隐、已息是○之事；无极、无限、空旷、轮廓是○之世。

一、○之○——无

　　1.本无　○是无，本无，原本无，根本就没有。本无，既无范围，也无内容。○没有，本来就没有，从来就没有，什么也没有，自始至终没有。无而无表示。

　　2.真无　真无，纯粹无，绝对无，什么也没有，无内无外，不存在。无味、无声、无形。

　　3.无极限　无限小，极小无内。无限大，极大无外。

　　4.无生息　无生息，没有生命迹象。

　　5.0+0·0-0·0×0·0/0　　0+0=0，0-0=0，0×0=0，0/0=0。

二、○之Ⅰ——空

　　1.表示无　表示无，知道无，已经有了，有了表示。没有而表示没有。无是○，表示就是Ⅰ。

　　2.空有　空有，有如无。说无已有，说有却无。无内容有形式。空有无物，有而无用。对于无，空是有，对于有，空是无。空是○，有是Ⅰ。

　　3.虚有　虚有，似有却如无，不实用。

　　4.闲着　闲而有知，知道闲着。闲是○，知是Ⅰ。

　　5.隐着　隐着是有而未露、隐而有知，隐是○，有知是Ⅰ。隐着的是○，知道有隐即是Ⅰ。知隐而无，无表示是○，知隐是Ⅰ。

　　6.失而可得　失而可得是丢失，失去控制，但是可以重新获得。失是○，可能得是Ⅰ。

　　7.含有生息　含有生息，蕴含着生命尚未表达。如种子可发芽而未发芽。含是○，生息是Ⅰ。

三、○之Ⅱ——失

　　1.示否——无示·示无　示否，是无示，还是示无。无示，没有显示，有而无显示，无而无显示。示无，显示没有，有而显示无，无而显示无。

　　2.空否——没空·有空　空否，是没空，还是有空。没空，没有可容纳之空，没想容纳，或想容纳而无法容纳。有空，有可容纳之空，可容纳，可没容纳。

　　3.闲否——空闲无用·忙停而闲　闲否，是本来就闲着，还是从忙而闲下来。无用之空闲，停忙而闲。闲是相对的，对于无，闲是有；对于忙，闲是无。

4. 失否——消失·灭失　失否，是消失，还是灭失。消失，不可显现，可能存在而无拥有，不可支配控制。灭失，毁灭失去，永久亡失而不可再生。

5. 虚否——虚无·虚有　虚否，是虚无，还是虚有。虚无，淡化清空。虚有，有而无用。

6. 隐否——隐有·隐无　隐否，是隐有，还是隐无。隐有，隐而存在，不显示；隐含、隐藏；或可知，或未可知。隐无，隐而没有，不存在。

7. 有否——没有·否认　有否，是没有，还是有而否认。没有，无可认可。否认，有而不认可。

四、○之Ⅲ——隐

1. 纯无·无示·示无　纯无、无示、示无是○无之Ⅲ。纯无是原本就没有。无示是没有表示，可能有而无示，可能无而无示。示无是表示没有，可能有却表示没有，可能没有而表示没有。

2. 空无·空白·空洞　空无、空白、空洞是○空之Ⅲ。空无是空空而无，状如空气。空白是有空而未内容。空洞是有内容而不实。

3. 无踪·不实·设想　无踪、不实、设想是○虚之Ⅲ。无踪是虚而无有；不实是虚而无实；设想是务虚。

4. 闲置·闲着·闲了　闲置、闲着、闲了是○闲之Ⅲ。闲置是添置就无用；闲着是可用而未用；闲了是忙之后而闲下来。

5. 隐未显·隐难显·隐显无　隐而未显、隐而难显、隐而显示无，是○隐之Ⅲ。隐而未显是隐含而无显示，有三种状态：无而未显、应显未显、不应显未显；隐而难显是隐藏而难以显示；隐而显示无是隐蔽着显示无。如不理，无关不理、当理不理、不当理不理。

6. 中无界·无限小界·无限大界　界隐而不显示为○。中而无界、无限小界、无限大界，是○界之Ⅲ。有中而无界如○，界无限小似○，界无限大似○。

7. 失控·丢失·灭失　失控、丢失、灭失，是○失之Ⅲ。失控是可见之失；丢失是不可见之失；灭失是灭亡之失。

8. 隐中　一分为二没有分界，隐含着中，这就是隐中。

9. ○之悟　空虚而悟，空虚而有充分的想象空间，易于开悟。

五、○之位——始·终·基·顶·平·止·虚设

○之位是无位、空位、隐位、含位、虚位、闲位。

1. ○之位是无　○之位是无。○是无位。○位于有前、有中、有后之无。

2. ○位于有前之无、空　○位于有前、开始前之无，什么也没有。○位于有前、开始前之空，有之前是空白。

3. ○居于有前之初始

（1）开始之始：有前之开始，整个之开始。○是起点，始于○。○位于有之前，显示之前，起始之前，表示之前，出生之前，什么也没有。○位于基点、基线、起点、准备、预备。○位于基础、根本、未萌。○位于有之始的最低境界。

（2）阶段之始：○位于阶段之开始，部分之开始。阶段之始，包括整个之隐中。

（3）循环之始：○位于上一轮循环之末，下一轮循环之始。

4. ○位于有中之空、隐　○位于有中、过程中之空。○位于有中、过程中之隐。

5. ○位于有中之失、灭　○位于失位，有位而失。○位于有而失，原有而从控制中消失。○位于灭位，有中之灭。○位于有之中的亡灭，原有而放弃、失去、毁灭、消亡，变无。

6. ○位于有后之空、闲　○位于有后之空，有位而空。○位于有后之闲，空闲着。

7. ○位于有后之终结　○位于有之后的终结之无，结束、终了、圆满。一切了结之后，什么也没有。

（1）暂时之终：有后暂时之终、阶段之终、可恢复之隐潜。

（2）永久之终：○位于有之后的终结之无，结束、终了、圆满。一切了结之后，什么也没有。○位于终结圆满的最高境界。有后永久之终、完

成之终、不可恢复之隐潜。

8. ○位于有后之失、灭 ○位于有后、终了后之失。○位于有后、终了后之灭。

9. ○位于基础水平 ○位于基础,○位于水平。基础水平,既不高出,也不凹隐。基础和水平是正负数之间的○。

10. ○位于止停 止是中止、止步。停是停下、停止。止与停居于终○之位。

11. ○位于虚实之虚 ○位于虚位。有位而虚。○位于虚与实之虚位。虚而不实。从实到无之中虚。

12. ○位于松静之位 静是○位。放松是回归○位。

13. ○位于玄奥之位 玄是看不见之○位。奥是不可测之○位。

14. ○位于闲忙之闲 ○位于闲位,有位而闲。○位于闲与忙之闲位,闲而无事。

15. ○位于显隐之隐 ○位于隐位,有位而隐。○位于显与隐之隐位,隐而无显示。○位于有而隐,原有却隐含藏匿而不显。

16. ○位于两端之极 ○位于两端,顶端和底端。顶端是终之○,底端是始之○。○位于两个极端,极大极小、极多极少。如极淡,极清,极静。

17. ○位于始界·中界·终界

(1) ○位于始界:○位于开始之界。显示之前、起始之前、表示之前、出生之前的界限。○位于基点、基线、起点、准备、预备的临界。○位于基础、根本、未萌的始界。○位于有之始的最低境界。

(2) ○位于有中之隐界:○位于隐中、隐界,中隐之界。○位于隐含的中境界。

(3) ○位于有后之界:○位于终结圆满的最高境界。

六、○之度——界·极

○之度是多种○各自的度。○之度是不同○的界限、关系之度。○之幅度,从无至无显。○之程度,无、空、闲、灭、虚、隐、极、界、失、

限、否。

1. ○无,无而无示 未生,未有之○。无而无可示。可生之○。

2. ○空,无而表示 有而空,空而已表示,表示为空无。可容之○。

3. ○闲,有而未用 有而闲,闲置、闲着、闲了。可以用而未用。可用之○。

4. ○灭,有而亡消 消灭,已生而再灭。回归之○。

5. ○虚,示而无实 有而虚,表示有,却为虚。未萌状态即为虚。可调之○。

6. ○隐,有而无示 有而隐,隐藏、隐匿、隐蔽,有而无表示。可控之○。

7. ○极,极是○之延,示而无际 极小而无限,无限趋○;极大而无限、无边无际。可述之○。○极,有内容无边界。大○、小○。○极,可以有限延伸。极致、穷极;顶端、尽头。○极,有极无际,渺小无际,极小而无限,无限趋○,近于无之○;庞大无际,极大而无限,无边无际,似于无界之○。○极,可述之○。

(1) ○无极:○可至无极。

①生前之无:○是无极,是"有"发生前的状态。开始于无极,终结于无极。无极是有形之○,有形之无。无极是有边际界限的,而这个边际界限是无限的。

②极小之端:无极是极小之端。极小是小得不能再小了,几近于无。无极态,极小无内,似有如无,有而无用;似无实有,不是纯无。

③极少之端:无极是极少之端。极少是微乎其微,少得不能再少了,几近于无,经常被忽略不计。

(2) ○终极

①行至尽头:行至尽头,接近灭失而回归。

②极大之端:极大之端,有而极大至于无。极大无疆界,茫茫宇宙。宇宙是有限的,而这个限是无限的。理想是有限的,而这个限是无限的。任何事物都是有限的无限。极大是有限的无限,极大是大得几近于所有。终极是极大之端。如大象无形,大音希声、大道自然、大度包容、熟视

无睹、超脱坦然。

③极多之端：终极是极多之端。极多是无数多。

（3）〇静极：物体处于静止状态、保持静止状态。

①自然静极：本来的极静。

②动极生静：动至一定程度，极而转静。在真空的状态下，物体处于匀速直线运动状态，进入匀动的静态。

③做至极静：刻意镇静，处于静的状态。

8.〇界，界是〇之限，示而无踪　始界为〇，中隐之界为〇，终界为〇。可分之〇。无界是〇，〇是分界，界隐而不显示为〇。〇有界限。〇界，边缘，尽头处。空、闲、虚均有界限。始界为〇，中隐之界为〇，终界为〇。可分之〇。

（1）〇启——始界：〇是开启前，启动前。〇是始点、起点。〇是基础点、基本点；基础线、基本线、水平线。〇萌芽，〇是陌生。

（2）〇中——分界：〇是中分界，〇是无痕分界线。中而无界，有中而无界如〇，界无限小似〇，界无限大似〇。

①〇是上下、左右、前后的分界线：说上下、左右、前后，必有分界，这个界就是〇。

②〇是水平线：水平线是〇，是人为规定的地球界面线，是地球与空间的分界。

③〇是日夜分界线：〇是黑夜与黎明、白昼与黑幕的界限。〇是黎明前的黑暗，〇是夜幕下的余辉。

④〇是环周的始终分界：〇是半夜，是昼夜环周，日的始终分界。〇是月末月初的分界。〇是年末年初的分界。

⑤〇是＋Ⅰ和－Ⅰ的分界线：〇是＋Ⅰ和－Ⅰ的分界线，分四种情况。①〇升降。〇升而为＋Ⅰ，〇降而为－Ⅰ，〇变为－Ⅰ是危机，〇成为＋Ⅰ是跃迁。这是正常情况。②〇夸大缩小。〇夸大而为虚伪的＋Ⅰ，〇缩小而为乞怜的－Ⅰ，这是别有用心。③〇否认。〇否认了表达跃迁的＋Ⅰ，或否认了表达危机的－Ⅰ，这是丢弃而自保。④〇收回。〇把爆发出来的＋Ⅰ或－Ⅰ收回，这是避免信息灼的手段。

⑥〇是个圆，是已知和未知的分界：已知在圆内，未知在圆外，已知的东西越多，圆越大，接触到圆外的未知领域也越多。学业完成了，你什么都知道，给你个学士学位；再学，你发现有许多不知道的东西，给你个硕士学位；研究来研究去，你什么都知道，又什么都不知道，给你个博士学位。读书三年便谓天下无病可治，治病三年方知天下无药可用。三年学个好大夫，十年学个赖大夫。山外有山，人外有人。无知者无畏，才有班门弄斧。

（3）〇止——终界：〇止是停止、停息、中止。〇止是终止、终结。〇止是收尾、完工。〇止是结束、终了。

①〇止于静：止则静：停止就安静了。静而止：静下来就停止了。物体在没有外力作用下，总保持静止状态（或匀速直线运动的状态）（惯性定律）。

②〇止于动：停留在动态：物体在没有外力作用下，总保持匀速直线运动状态（或静止状态）（惯性定律）。动态使其停止：动则使一种状态停止，进入另一种状态。

③〇停止：自动停止：完成了程序自动停止。受到阻力自动停止。人为停止：人为干预停止。关闭后：关之后，闭之后，落幕之后。

（4）〇境界：〇是境界，有界无踪。无限小界、无限大界。圆满完成、结束。一切回归于〇。任何人事物达到一定境界，即回归为〇，终结已有，从〇开始。

（5）界消归：〇中Ⅲ本是以界而显中，中Ⅲ界消，无界，即为〇。

9.〇失，有而遗去　〇失，丢失，已生而失，有而遗去。不可控之〇。

10.无限　〇无限。无限是没有限制，没有限度。

11.无·无示·示无·未萌·隐无·失无·灭无·无　〇之度是从"无"到"无示"，从"无示"到"示无"，从"示无"到"未萌"，从"未萌"到"隐无"，从"隐无"到"失无"，从"失无"到"灭无"，从"灭无"到"无"。

12.〇否，不认可　〇否，原有而否定，不认可。

七、○之适——静·秘·遁

○之适，适合无。无适、隐适、含适、虚适、闲适、恬适、憁适。

1. 无○，适于无示、示无

（1）无○适于无示：○适于无示，无而无示、有而无示。无示，不可示、不愿示、不便示、不能示、不会示。

（2）无○适于示无：○适于示无，无而示无、有而示无、隐而示无。

2. 空○，适宜于腾空、接受　空○，○适宜于腾空。腾空是使空出的意思。只有腾空，才能容纳、接受。

3. 虚○，适宜于梦想、理想、务虚　○适宜于梦想、理想，先有梦想才有理想，有了理想，就有了为之奋斗的动力。○适宜于务虚，务虚是务实的先决条件，只有很好地务虚，才能更好地落实。设想、筹划、规划、计划都是务虚。

4. 闲○，适宜于清闲、待忙　闲○适宜于清闲。清闲也是忙前的准备状态。

5. 隐○，适宜于无显、待显　隐○，适宜于无显；隐○，适宜于待显。没有显示也是等待显示的状态。

6. 失○，适宜于弃旧、更新　失○，适宜于弃旧，弃旧也是更新的前置条件。

7. 灭○，适宜于除去、再生　灭○，适宜于除去，除去也是再生的前提。

8. ○适于自然　○适于自然，自然状态是广泛的状态，可以表示为○。

9. ○适于所有　○适于所有，当所有都适时，适归于○。

10. ○适于包容　○适于包容。包容即包涵、容纳、涵纳。包容度无限，故包容为○之适。

11. ○适于有之前（无○）　○适于有之前、起始前、生之前。

（1）本无：本无，本来就无，无知、不会。

（2）未萌：未萌，萌而未有。

（3）空无：有空无有。

12. ○适于有之中（有○）

（1）隐秘——有而隐无：隐秘，有而隐无。

如"沉默是金"。

（2）避锋——有而虚无：避锋是避开锋芒，有而虚无。如"不聋不瞎不配当家""不理是最大的蔑视""难得糊涂"。

（3）渺庞——有极无际：渺是渺小。渺小极小无际，近于无之○。庞是庞大。庞大极大无际，似于无界之○。

（4）圆满——有界无踪：圆满有界，界而无踪。圆满完成、结束。一切回归于○。

13. ○适于有之后（失○）

（1）循环之始：○适于循环之始。上一轮循环之末，下一轮循环之始。

（2）转化为○——有而消失：转化为○，有而消失。有之后、结束后、死后，回归于○。

（3）更替为○——有而亡灭：更替为○，有而亡灭。有而突然灭亡，○替代了有。

14. ○适于静　静是○，○适宜于清静、安静、静谧。

15. ○适于秘　秘是○，○适宜于隐秘、秘密、秘藏、神秘、奥秘。

16. ○适于遁　遁是○，○适宜于遁隐、遁迹。

八、○之调——敛·潜·容·充

○之调是敛、潜、容、充。○之调是无调、空调、虚调、隐调、失调。

1. 敛　○之调是敛，敛是收敛掩饰。

2. 潜　○之调是潜，潜是潜藏不露，含蓄、隐藏、避讳、秘密。

3. 容　○之调是容，容是容纳、容忍、包容。容纳是有空可容纳；容忍是忍耐、忍让；包容是心胸宽阔能包容。

4. 充　充是填充数，○可以在数据中充当补数。如10，1和0组成比9多1的数。在不同位置0的意义有很大不同，如015、105、150。

5. 无调　无调是没有调。无调即是调，无中生有、无中蕴有、有隐于无、有化于无。无调是不能调，想调而不能调。无调是能调不调，不需调、不便调、不宜调、不想调。

6. 空调　空调，调而无效、调而无用、调而白调。

7.**虚调** 虚调，落实不了的调。

8.**隐调** 隐调，无公开的、暗地里、私下的调。

9.**失调** 失调，失控地、难以把握地调。

10.**无为** 无为是无所为。可为而无为，不可为而无为，无法为而无为，不能为而无为。

九、○之谐——恬·淡·清·安·定

○之谐，○的谐和，○的融洽。

1.**无之谐** 无之谐，自然之无，自然之谐。

2.**空之谐** 空之谐，空而无是非，空而易拥有。坦然面对。

3.**闲之谐** 闲之谐，闲而利休整，闲可迎大忙。无职一身轻，无事无非。

4.**隐之谐** 隐之谐，隐而无显错，隐而可变通。显避锋芒而隐，隐而不露，利于谐。

5.**含之谐** 含之谐，蕴含而谐。与世无争。

6.**失之谐** 失之谐，失而消多余，失而再获得。灭之谐，灭而除累赘，灭而获新生。

7.**静之谐** 静之谐，清静无为而谐。

8.**○之谐是恬、淡、清、安、定** ○之谐是恬、淡、清、安、定。恬之谐，恬是安静，安然，坦然。淡之谐，淡泊，淡然，轻松，清闲。清之谐，清纯明亮透彻。恬淡是淡泊名利，平安、安闲、安逸；镇定、淡定；平安淡定。

9.**○之谐是气和** ○之谐是气和，气和是一团和气。

十、○之律——生·化·变·归

1.**○守无**

(1)**本无·纯无·未萌·未露**：本无，本来就没有。纯无，纯粹无。未萌，含有而未萌发。未露，已有而未显露。

(2)**原无·始无·中无·终无·永无**：原无，原本无有。始无，开始就没有。中无，中间没有。终无，最后没有。永无，永远没有。

(3)**真无·无示·示无·归无**：真无，真的无有。无示，有而无表示。示无，显示无，有而显示无，无而显示无。归无，归于无，有而最终归于无，

无而最终归为无。

(4)**无○·有○**：无○为纯○；有○即含Ⅰ，Ⅰ个○。

(5)**隐○·显○**：隐○，隐藏为○；显○，显示出○。

(6)**小○·大○**：大○，较大范围之○；小○，较小范围之○。

(7)**无表示○·表示○**：无表示○：无而无表示、有而无表示、未能表示而无表示。表示○：有而表示○、无而表示○。

(8)**空○·实○**：空○，空白为○；实○，确实为○。

2.**○生有**

(1)**有空·有虚·闲了**：有空，有却空着。有虚，有却虚而不实。闲了，本无做，或忙而变闲。

(2)**○之"始·中·终"**：开始即为○；中间亦为○；最终归为○。开始即为○；中间亦为○；最终成为Ⅰ。开始即为○；中间成为Ⅰ；最终归为○。开始即为○；中间成为Ⅰ；最终仍为Ⅰ。开始即为Ⅰ；中间成为○；最终亦为○。开始即为Ⅰ；中间成为○；最终亦为Ⅰ。开始即为Ⅰ；中间亦为Ⅰ；最终归为○。

(3)**○之显·含·生**：○显Ⅰ、○含Ⅰ、○生Ⅰ。

(4)**无生有·空添有**：无生有，从无到有。空空，添加而有。

(5)**虚变实·闲变忙·隐变显**：虚变为实，表示无而生有。空闲变繁忙。隐变显，由原来的隐藏，而显示出来；原无表示，而表示之。

(6)**失复得·灭再生**：丢失的，又获得。灭亡的又再生。

3.**有未生**

(1)**有而未生**：有而未生。有而保持原状，不化生，无增加。

(2)**有而不愿生**：有而不愿生。有，能生不愿生。

(3)**有而不会生**：有而不会生。有，想生不会生。

(4)**有而不能生**：有而不能生。有，无论想不想生，愿不愿生，都不能生。

（5）有而无法生：有而无法生。有，想生，限于条件，无法生。

4.有化○

（1）有不显·有化无·有化空：原有而不显示。原有而化为无。原有而化为空。

（2）实变虚·忙变闲·显变隐：本实而变为虚，表示无。本忙变为闲，空闲无。原显而变为隐，不表示。

（3）有而失·有而灭：有而失，有而失去。有而灭，有而灭亡。

（4）隐退·丢失·消失·消灭·灭亡：隐退，已显示有。或隐藏，或退却。丢失，有则丢掉失去。消失，本来有，消而失去。消灭，有而消失灭亡。灭亡，本来有，毁灭而亡失。

5.○极界

（1）无限极·极有限：无限极。极大无限，极小无限。无限之极，显现出极端。

（2）无显界·界显示：无显界。有界而无显示。隐界变显，显示出界限。

6.生化变归　生，○是生，生始于○。生前是○。化，有化○。变，变通○、变换○、变化○。归，回归○。

7.自然　○之律是自然，大道自然，大道近乎○。自然规律是天然的、自然而然的、神秘的。

十一、○之韵——纯·幽·默·玄·奥

○之韵是幽、默、玄、奥。幽是寂静，默是沉默，幽默是有趣可笑而意味深长。玄具有神秘色彩，奥是含义深，玄奥是玄秘深奥。○之韵，幽之神秘，默之神会，玄之神秘，奥之深远。○之韵，无韵、空韵、隐韵、含韵、容韵；虚、闲韵、恬韵、淡韵。○之韵，无之宁静，空之旷达，隐之深奥，含之深蕴，容之博大，虚之易纳，闲之悠然，恬之静安，淡之素雅。

1.无之韵，无而自然，无而无过

（1）无示未必无：无示是沉默。无示未必无，无示随时可示，据情而示。

（2）示无未必无：示无未必无，避开锋芒，不愿露、不便露、不必露、不该露。大智若愚。

（3）无而未必无：无而未必无，无可胜有，失而可得。

（4）无而自然：无而自然，无是自然状态。无，对自然状态没有干预，利于保持自然状态。

（5）无而无过：无而无过，有而有功也有过，无而无功也无过。

2.空之韵，空无负担，空可容纳　空之韵，空无负担，可以轻装上阵。空之韵，空可容纳，空有利于容纳、接受。

3.虚之韵，虚而蓄势，虚而清灵　虚之韵，虚而蓄势，虚利于蓄势。虚之韵，虚而清灵，虚能够清灵。虚之韵，虚可容实。

4.闲之韵，闲而悠然，闲可静思　闲之韵，闲而悠然，闲，显得悠然自得。闲之韵，闲可静思，闲，可以静心思考。

5.隐之韵，隐避矛盾，隐可多变　隐之韵，隐避矛盾，隐，因为无显无示，所以，隐可以避开矛盾。隐之韵，隐可多变，隐，也可以变化多端。

6.含之韵，无中蕴有，蓄而待发　含之韵，无中蕴有，含，表面无，实质有，有而含其内。含之韵，蓄而待发，无需可含，有需即可发。

7.失之韵，失中有得，失可变换　失之韵，失中有得，失可变换。得失相依相成，失之中便有所得，失之后可以再获得。失可改变，失可交换。

8.灭之韵，灭能绝念，灭可再生　灭之韵，灭能绝念，灭可再生。灭消而无，以绝念头。灭消之后还可再生。此灭此生，犹如枯树新枝；此灭彼生，就像脱胎换骨。

9.静之韵，宁静致远，清静灵悟　静之韵，宁静致远，清静灵悟。静而利反思，静而可安宁，静而能致远。清静易出现灵感，更容易感悟。

10.恬淡之韵，淡泊名利，韵味悠长　恬淡之韵，淡泊名利，韵味悠长。恬静淡泊有韵味，意味深长。

11.纯之韵，纯而清亮，纯而可心　纯之韵，纯而清亮，纯而可心。清纯亮丽，纯粹可心。

12.涵养　涵养是指滋润养育、培养。内涵是内有涵养。涵养是能控制情绪的功夫、修养。

十二、○之人——胎·闲·松·否·亡·灭

1.胎儿　○之人是尚在母体中未出世的胎儿。

2.无之人

（1）本无人：本无人。无人，没有人，原来本就没有人。世前的人，未知来源。

（2）现无人：现无人。无人，原来有人，现在无人。世后的人，未知去处。

（3）人无有：人无有。无命、无能、无情、无欲、无爱、不愿、无觉悟、无智慧、无意志、无诚信、无信心、无感受、无表达、无思想、无观念、无行为。无亲人、无友人、无人才、无人势、无人缘、无人脉、无人气、无群众。

（4）无人区：无人区是没有人烟的地方。

3.空之人　空之人是一穷二白的人、头脑空虚的人、没有思想的人、没有头脑的人、淡漠的人。

4.闲之人　闲之人，无所事事的人、无聊的人。空闲的人、闲置的人、不忙的人。清闲的人、闲暇的人，休息的人，休闲的人，无事的人，无用的闲人。

5.虚之人　虚之人是不实在的人、浮夸的人。虚之人是心虚的人。虚之人是谦虚的人。

6.隐之人　隐之人是隐蔽的人、隐藏的人、隐瞒的人、隐身的人。隐之人是没有表现的人、地下工作者、没有入户籍的人。

7.失之人　失之人是丢失的人、失魂落魄的人、植物人。失之人是失去自由的人。

8.亡之人　亡之人是亡故的人。

9.灭之人　灭之人是消灭的人，人火化之后。

10.否定之人　否定之人是不被认可的人、反对的人。否定是收回表示，已经表示，而又否认、收敛、回避、不再表示。否定之人，有而示无，可能掩盖了事实真象。否定之人可能是作假，有而示无，造成一种假象。

11.无心境　无心境是没有心思、没有心境。

12.无境界　无境界是没有宽阔的胸怀，没有思想境界。

13.无气度　无气度是无风度、无涵养、无素质。

14.糊涂人　糊涂人是迷糊、糊涂之人。不清楚、不明白之人。

15.随和　随和是淡泊名利，远离纷争。随和是顺从众议，不固执己见。随和是自然、恬然、安然、坦然、悠然、怡然、超然。随和的人，高瞻远瞩，宽宏大度，豁达潇洒。随和的人，是谦虚人，没有贪欲。

16.放松之人　放松之人是人处于放松状态，是归○的趋向。

十三、○之事——未萌·有隐·已息

1.自然无事　自然环境风调雨顺,平安无事。

2.个人无事·无循常规　没有追求，无生理需求，无心理需求，无病理变化，无养生保健，无治疗，无康复。没有融入社会，没有顺应自然。

3.没有交往·交往无常　无表达，无获取。无所谓仁、义、礼、信、廉、耻、荣、辱。无交情，无理，无法。无交流，无交换。无经济往来，无共同谋事，无利益关系，无应答。

4.无融入社会　无融入社会是无奉献，无价值；无愿景，无使命；无认可，无约束。

5.家庭淡然　家庭淡然是无爱情、无亲情、无婚姻、无生育、无抚育、无赡养、生活无奢求。

6.无事业　无事业是无所事事、无探索、无研究、无发明。

7.无事　无事是没有发生事，不认为是事，化解消掉事。

8.未萌　未萌，事尚未萌芽，没有生出。

9.有隐　有隐，有事隐而未显示。

10.已息　已息，事已平息，事已熄灭。

十四、○之世——无极·无限·空旷·轮廓

1.自然○　自然○，自然世界未有的、有而未萌的一切一切。没有环境。

2.○时

（1）无时——没有时间：无时，没有时间，一是指原本就没有时间，二是指时间被占用。

（2）空时——落空而没有利用的时间:空时，

落空而没有利用的时间。

（3）闲时——空闲的时间：闲时，空闲的时间。

（4）隐时——隐藏而没有显示的时间：隐时，隐藏而没有显示的时间。

（5）虚时——虚度的时间：虚时是虚度光阴、虚度的时间。虚度光阴是有时间而没有被有效利用。

（6）失时——失去的时间：失时是失去的时间。时间在一定的区域缩短，如神秘的百慕大三角，时间有改变。在宇宙飞船上时间的改变。

（7）灭时——灭消的时间：灭时是时间的灭消。按照爱因斯坦相对论的认识，光速是时间的临界点，达到光速时间就凝固了，也就是时间的灭失。

（8）否时——不认可的时间：否时是不认可的时间。

3.〇空

（1）无空——没有空间：无空，没有空间，一是指本来就没有空间，二是指空间被占用而没有留下空间。

（2）空空——空的空间、空的环境：空空是空的空间，空空无物的自然环境，空空无物的人造环境。

（3）空旷——无边无际：空旷是有空间而无纳物。空旷的空间、空旷的环境。世境空旷无际。空旷无物的自然环境，空旷无物的人造环境。

（4）虚空——虚而不实的空间：虚空是虚而不实的空间。

（5）闲空——闲置未用的空间：闲空是闲置未用的空间。

（6）隐空——隐藏而没有显示的空间：隐空是隐藏而没有显示的空间。未知的世界。尚未知晓的自然世界。

（7）空极——空极大，空极小：空极，空极大，极大的世界，世界无限之大。空极，空极小，极小的世界，世界无限之小。

（8）空界——空显界，空隐界：空界，空显界。世境界显，无限远大。空界，空隐界。世境界隐，隐秘不显。

（9）空失——空丧失，空消失：空失，空丧失、空消失。

（10）空灭——空毁灭：空灭，空毁灭。

4.〇地

（1）无地——没有地方：无地是没有地方。

（2）空地——空闲而没有利用的地方：空地是空闲而没有利用的地方。

（3）虚地——虚而不实的地方：虚地是虚而不实的地方。

（4）闲地——闲置未用的地方：闲地是闲置未用的地方。

（5）隐地——隐藏而没有显示的地方：隐地是隐藏而没有显示的地方。

（6）失地——地丧失，地消失：失地是地丧失，地消失。

（7）灭地——地毁灭：灭地是地毁灭。

5.〇物

（1）无物——没有：无物是没有物。

（2）空物——空着而没有利用的物：空物是空着而没有利用的物。

（3）虚物——虚而不实的物：虚物是虚而不实的物。

（4）闲物——闲置未使用之物：闲物是闲置未使用之物。

（5）隐物——隐藏而没有显示的物、隐藏的事物：隐物是隐而不显，隐藏而没有显示的物。隐物是隐藏的事物，藏而未露的事物。隐是屏蔽，被人们忽略不计，熟视无睹的事物与环境。

（6）物失——物遗失，物消失：物失是物遗失，物消失。消失是环境的失去。

（7）物灭——物毁灭，物亡灭：物灭是物毁灭、物亡灭。毁灭是自然灾害或人为因素带来的消毁灭失。灭亡是自然规律生长化灭的最终结果。

6.〇象

（1）无象——没有象：无象是没有象。

（2）空象——有而空空的象：空象是有而空空的象。清静的状态。自然界的清静，人的清静。

（3）虚象——虚而不实的象、虚幻的境况：虚象是虚而不实的象、虚幻的境况。虚幻的自然景观，如海市蜃楼。虚幻的想像、梦景。

（4）闲象——无用之象、悠然之象，无生机之象：闲象是无用之象、悠然之象，无生机之象。

（5）隐象——隐藏而没有显示的象：隐象是隐藏而没有显示的象。

（6）象失——象消失：象失是象消失。

（7）象灭——象灭失：象灭是象灭失。

7. 无时空　无时空是现在的宇宙时空之外，没有时间，没有空间。

8. 无尽时空　无尽时空，宇宙时空是有限的无限。宇宙时空是有限的，这个限是无限的。时间是有限的，时间的限是无限的；空间是有限的，空间的限是无限的。因此，时间无尽、空间无尽。无尽时间、无尽空间。

9. 寂静　寂静，世境寂静无音。

10. 无光色　无光色，世境无光无色。

11. 无极　无极是无，无有三种情况：前无、有匿、后灭。有之前无生，拥有而隐匿，有之后灭失。无极是无限，无限大、无限小。

第三节　Ⅰ之……

"Ⅰ"之"ＯⅠⅡⅢ位度适调谐律韵人事世"。"Ⅰ"可以用"ＯⅠⅡⅢ位度适调谐律韵人事世"归纳、衡量、判断。虚是Ⅰ之Ｏ；独是Ⅰ之Ⅰ；分是Ⅰ之Ⅱ；中是Ⅰ之Ⅲ；主从是Ⅰ之位；有和极限是Ⅰ之度；单和群是Ⅰ之适；恒变分合是Ⅰ之调；统整全是Ⅰ之谐；点线面体是Ⅰ之律；自如是Ⅰ之韵；专心是Ⅰ之人；因程果是Ⅰ之事；太极是Ⅰ之世。

一、Ⅰ之Ｏ——虚

1. 有如无　虽有如无。太大，无边无际；太多，无穷无尽。有而表示无。

2. 有空　有空，有而空，有空是有极、有限。有Ⅰ而表示为Ｏ。Ⅰ表示的是Ｏ。如有Ⅰ个空。

3. 有虚　有虚，有而虚，不显界，有而无状态。有而属虚。有是Ⅰ，虚是Ｏ。知虚而无。知是Ⅰ，无是Ｏ。

4. 有闲　有闲，有而闲。有是Ⅰ，闲是Ｏ。

5. 有隐　有隐，有而隐，隐而无示。有而无表示、无显示。有是Ⅰ，无示是Ｏ。

6. 失而不可得　失而不可得。有而失，失而不可复得。

7. 灭失回归无　灭失回归无。有而消失、灭失，回归于无。

8. 知道无回应　Ⅰ是知道，Ｏ是无回应。知道而没回应的几种情形：一是知道，没看。二是看了，没看懂。三是看懂了，没理解。四是理解了，没意思。五是理解了，没意见。六是有意见，不愿说，有意见或没意见，不愿说或不便说。七是想说，没时间说。八是想说，没条件说，想说，没有机会或没有条件说，如网络不通。九是想说，不知从何说起。

9. 全息未显　包含着整体信息。全息未显是含有全息而未显示。

二、Ⅰ之Ⅰ——独

Ⅰ之Ⅰ，单独、整个。

1. Ⅰ之Ⅰ的范围　Ⅰ之Ⅰ，整个、独立。Ⅰ之Ⅰ是Ⅰ个、独Ⅰ、单Ⅰ、整Ⅰ。自然的Ⅰ、单独的Ⅰ、完整的Ⅰ、全程的Ⅰ、完全的Ⅰ。Ⅰ点、Ⅰ线、Ⅰ面、Ⅰ体。Ⅰ段、Ⅰ片、Ⅰ区域、Ⅰ局部。全线、全面、全体。Ⅰ双、Ⅰ群、Ⅰ类。

2. Ⅰ之极　Ⅰ之极是Ⅰ的极端，极端大、极端小。

3. Ⅰ之界　Ⅰ的起始处。Ⅰ之Ⅰ是Ⅰ的起始处。起始为Ⅰ，Ｏ生Ⅰ，无生有。Ⅰ的起始处是基础、水平、根本之初、芽而未萌、起点、蓄势。Ⅰ的中分界。Ⅰ之Ⅰ是Ⅰ的中分界。中界有显有隐。Ⅰ的终结处。Ⅰ之Ⅰ是Ⅰ的终结处。终结为Ⅰ，Ⅰ化为Ｏ。

4. 主要Ⅰ·辅助Ⅰ　主要Ⅰ是为主的、根本的Ⅰ，主动、支配、施令、制约。辅助Ⅰ是次要的、枝节的Ⅰ，被动、辅助、服从、受制。

5. 主宰Ⅰ·依附Ⅰ　主宰Ⅰ，主宰是做主、统领。主宰是大Ⅰ。人善于主宰，可以主宰一切。依附Ⅰ，依附是依赖、附着。依附是小Ⅰ。人甘愿依附，可以依附一切。

6. *独立Ⅰ·从属Ⅰ*　独立Ⅰ，不依附于外力，不受外界束缚。亦比喻突出、超群、与众不同。独立Ⅰ不一定是主宰的、主要的，但必须是独立的、有个性的、可以自己支配的。从属Ⅰ，依从附属于外力，为外界所束缚。从属Ⅰ是依附的、辅助的、次要的。

7. *所有Ⅰ·微细Ⅰ*　所有是Ⅰ，Ⅰ是所有。微细是Ⅰ，Ⅰ是微细。

8. *启动Ⅰ·取向Ⅰ*　启动Ⅰ，从〇而启动、开始即是Ⅰ。取向Ⅰ，整个事物的目标取向、走向是Ⅰ。

9. *目标Ⅰ·目的Ⅰ*　事物的目标是Ⅰ。大目标是大Ⅰ，小目标是小Ⅰ。事物的目的是Ⅰ。大目的是大Ⅰ，小目的是小Ⅰ。

10. *大公Ⅰ·大私Ⅰ*　公是在一定范围和条件下，为了公众，照顾所有。公是包容，一切为公，就是大公Ⅰ。大公促进社会和谐。私是在一定范围和条件下，为了个体，满足私利。私是计较，一切为私，就是大私Ⅰ。大私妨碍社会和谐。公私和，方为谐。公私合理兼顾才是和谐的基础。

11. *全息衍息生Ⅰ*　全息衍息是含息而生息。衍息Ⅰ生Ⅰ，如一粒种子发一个芽，长一棵苗。

三、Ⅰ之Ⅱ——分

Ⅰ之Ⅱ，隐Ⅰ、显Ⅰ。隐Ⅰ，隐含Ⅰ，无边界；显Ⅰ，显示Ⅰ，有边界。

1. *Ⅰ有Ⅱ端*　任何Ⅰ都有Ⅱ端，有显性的，有隐性的。

2. *Ⅰ有Ⅱ面*　任何Ⅰ都有Ⅱ面，有清晰的，有模糊的。

3. *Ⅰ含有Ⅱ*　任何Ⅰ都含有Ⅱ，有均等的，有不均匀的。同一句话，有两种理解，要看场景，听口气。①"能穿多少穿多少。"一是在冬天，是指能多穿就多穿；二是在夏天，是指能穿少就穿少。②"谁都看不上。"一是对于我，我没有看上任何人；二是对于他们，他们没有人看上我。③"你就等着吧。"一是如果你到了，我还没到，你就等着吧——等着我到。二是如果我到了，你还没到，你就等着吧——等着我整你。④"喜欢一个人。"一是原来是只喜欢一个人，没有喜欢第二个；二是现在是喜欢一个人过，不愿和其他人过。⑤"不知道什么叫做爱。"一种人，不知道什么叫做"爱"，不懂得爱；另一种人，不知道什么叫"做爱"，不懂得体验爱。

4. *Ⅰ可分Ⅱ*　Ⅰ可分Ⅱ。任何Ⅰ都可以分为Ⅱ，有易分的，有不易分的。

5. *Ⅰ由Ⅱ合*　Ⅰ由Ⅱ合，由Ⅱ合成的Ⅰ。

6. *Ⅰ件事从Ⅱ个方面比较*　一件事可以从Ⅱ个方面进行比较。

7. *全息衍息Ⅰ生Ⅱ*　全息衍息Ⅰ生Ⅱ是Ⅰ个生出Ⅱ个。如双胞胎，一卵二子。

四、Ⅰ之Ⅲ——中

中是Ⅲ。中分Ⅰ为Ⅲ。Ⅰ之Ⅲ，是潜隐未显示的中，Ⅰ之Ⅲ，是显示而没有分离的中。Ⅰ之Ⅲ，是虚拟的、大公的。

1. *潜中，Ⅰ分Ⅱ含Ⅲ*　Ⅰ之Ⅲ是Ⅰ分为Ⅱ潜隐包含着Ⅲ，潜隐的中，中Ⅲ把Ⅰ分为Ⅱ。同时也隐含着列Ⅲ——中与两端。

2. *显中，Ⅰ分为Ⅲ*　Ⅰ分为Ⅲ有两种状态，一是Ⅰ之Ⅲ是Ⅰ分为Ⅲ，显示中，中没有分离。二是Ⅰ分为Ⅲ部分、Ⅲ阶段。如左、中、右；起始、过程、结果。

3. *虚拟Ⅰ·类似Ⅰ*　Ⅰ之Ⅲ是在Ⅰ之Ⅱ的基础上虚拟出的Ⅰ，虚拟Ⅰ，是Ⅰ的假设、类比。假设Ⅰ种情况，假如我是……。假如我主宰，我是将军；假如我依附，我是士兵。Ⅰ之Ⅲ是类似Ⅰ。类似Ⅰ，是多个类似Ⅰ个，按Ⅰ个对待。

4. *Ⅰ之Ⅲ是大公*　Ⅲ是众是公。Ⅰ之Ⅲ是大公。大公Ⅰ是多个小私归于Ⅰ个公。

5. *Ⅰ种状态，衍生的Ⅲ种修为*

（1）穷之Ⅲ：穷则悲哀，穷则独善其身，穷也施善。

（2）达之Ⅲ：达则奢，达不奢，达则兼济天下。

（3）得志之Ⅲ：得志则猖狂，得志不狂妄，得志则与民由之。

（4）不得志之Ⅲ：不得志则堕落，不得志则独行其道，不得志则奋发图强。

（5）紊乱之Ⅲ：紊乱则缺失，紊乱则衍生，紊乱则变顺畅。

（6）顺畅之Ⅲ：顺畅则大意，顺畅则过度，顺畅则变紊乱。

（7）不力之Ⅲ：不力则放任自流，不力则渗入同流，不力则设法到位。

（8）到位之Ⅲ：到位则不思进取，到位则胡作非为，到位则如鱼得水尽情发挥。

6. 全息衍息Ⅰ生Ⅲ　全息衍息Ⅰ生Ⅲ是举一反三，衍生扩大了整体信息。"全息"含有部分替代了整体信息之意，如镜子能照见一个人，镜子摔碎取其中一片，也能照见一个人。一个精子和一个卵子是人的很小一部分，却可以合成一个人。

五、Ⅰ之位——主·从

Ⅰ之位是独位、整位、统位、宗位、大位、小位、极位、端位。

1. 有位　Ⅰ之位，是有位。Ⅰ就是有，有实有虚。只要有就是Ⅰ，显Ⅰ隐Ⅰ。有位，处于无生之有、隐而有、有失前。Ⅰ位于〇生之后，分化Ⅱ之前。有Ⅰ个位，唯Ⅰ位，全部位，其Ⅰ位。

2. 全部·分部　全部是所有。分部是一部分、其中之一。

3. 全局·局部　全局是整个局面和局势。局部是全局的一部分、其中之一。

4. 全程·节段　全程是全过程，有起始、有过程、有终了。节段是全程的一个或几个节段。

5. 整体位·分部位　Ⅰ位于整体，整体的Ⅰ，所有的Ⅰ，完整的Ⅰ。Ⅰ位于分部，高中低位、上中下位、前中后位、左中右位、表中里位、彼此位。

6. 基点·立足点　基点是基础点、基本点、起始点。立足点是站立点、根本点。

7. 独立位·从属位　独位是单独位、独立位。独立Ⅰ，不依附于外力，不受外界束缚。亦比喻突出、超群、与众不同。独立Ⅰ不一定是主宰的、主要的，但必须是独立的、有个性的、可以自己支配的。从属Ⅰ，依从附属于外力，为外界所束缚。从属Ⅰ是依附的、辅助的、次要的。独立要单独能立得起、撑得住，把握全局。从属要能够顺从附属，服从安排、听从指挥。能独能从，心底宽容。

8. 全面位·部分位　Ⅰ位于全面，全面是面面俱到的、全部的方方面面。全面的Ⅰ、完全的Ⅰ。Ⅰ位于部分，部分Ⅰ是全面的其中Ⅰ部分。

9. 庞大位·微小位　Ⅰ处于庞大位。庞大之位，或绝对的大，或居于群首相对的大。庞大，庞然大位、范围极大，影响巨大。Ⅰ处于微小位。微小之位，或绝对的小，或居于群众相对的小。微小，微乎小位、微乎其微、微不足道、不值一提。

10. 主宰位·依附位　主宰位，主宰Ⅰ，主宰是做主、统领。主宰是大Ⅰ。人善于主宰，可以主宰一切。依附位，依附Ⅰ，依附是依赖、附着。依附是小Ⅰ。人甘愿依附，可以依附一切。主宰是主管、支配、统治、掌握、当家、做主、决定。主宰是起支配、控制作用的力量，掌握支配人或事物的力量。依附是依赖、依靠、附着、从属、辅助、服从、建议。依附是起被支配、被控制作用的力量，被主宰者所左右和掌握。主宰是大Ⅰ，依附是小Ⅰ；大Ⅰ主宰，小Ⅰ依附。主宰性是一种源命论，源命论是从根源把握命运，以智能代谢为本质，主宰、自知、洞察、控制、驾驭，信天命而不走向宿命，在自然中善于主宰、驾驭。依附性是一种宿命论，宿命论是从归宿把握命运，跟着感觉走，听天由命，扼杀人的智能代谢以及人的主宰性、自知、洞察、控制、驾驭能力。正信而不迷信，是主宰性与依附性把握得当融洽。"大道自然""天人合一""能大能小是条龙"是主宰性和依附性的融洽。

11. 主要位·辅助位　主要位，主要Ⅰ是为主的、根本的Ⅰ，主动、支配、施令、制约。辅助位，辅助Ⅰ是次要的、枝节的Ⅰ，被动、辅助、服从、受制。

12. 宏观位·微观位　Ⅰ是宏观，Ⅰ是微观。宏观位，Ⅰ的宏观思索，能使人不断站出来走向高位抓住根本。微观位，Ⅰ的微观思索，能使人常常入进去趋于下位洞悉原委。

13. 概略位·细节位　Ⅰ是概略，Ⅰ是细节。概略位，从概况大略着眼，涵盖所有细节。细节位，从细枝末节着眼，可以窥视概略。着眼概略，切莫太粗略；着眼细节，不要太拘泥。概略是抓大放小，细节是抓小放大。概略把握全局，细节决定质量和进程。

14. 核心位·周边位　核心位，Ⅰ位于核心，核心是果实的内核中心，核心是重心和中心，是最重要、最关键的部位。周边位，Ⅰ位于周边，周边是围绕核心的周围边缘。Ⅰ是核心，Ⅰ是周边。找到核心，带动周边。居于核心，统领周边。核心吸引着周边，周边包绕着核心，主次分明，相辅相成。核心多在中间，所以，常常立足中间，把握周边；居于周边，目标盯向中间。

15. 根本位·枝节位　根本位是根源位、宗位。枝节位是衍生位、次要位。根本是树本源的根，比喻事物最关键、最重要的部位。枝节是树的枝枝叶叶、细枝末节，比喻事物非关键、非重要的部分。Ⅰ位于根本，根本是起源、基础。Ⅰ位于枝节，枝节是派生、发展。Ⅰ是根本。抓住根本，带动枝节。Ⅰ是枝节，完善枝节，养护根本。

根本主导着枝节，枝节依附于根本。

16. 领袖位·裙带位　Ⅰ位居领袖，领是衣领，袖是衣袖。领和袖是衣的重要部位。领袖是衣领和衣袖的抽象形容词。Ⅰ位居裙带，裙是裤裙，带是束带。裙和带是服饰的装饰部分。裙带是衣裙和衣带的抽象形容词。领袖要有做领袖的风采，裙带要显示裙带的光鲜。

Ⅰ是领袖，领袖是总领、统领、主宰、主导，是领导和指挥者。Ⅰ是裙带，裙带是附属、随从、依附、辅助，是服从和执行者。当领袖叱咤风云，带动裙带游刃自如；做裙带安分守己，随着领袖挥洒飘动。真君子做领袖能挥洒自如，做裙带能飘逸自然。

17. 有位·无位　Ⅰ之位，是有位。Ⅰ就是有，有实有虚。只要有就是Ⅰ，显Ⅰ隐Ⅰ。有位，处于无生之有、隐而有、有失前。Ⅰ位于○生之后，分化Ⅱ之前。无位在有位之前。有位与无位都可以做为主位或从位。

18. 虚位·统位　虚位是有位而空虚着。统位是统治位、所有位。

19. 主位·从位　主位、从位，相应、相对、相反的两个位，必有一个主位，一个从位。

20. 尊位·卑位　Ⅰ处于尊位，受人尊重的位。Ⅰ处于卑位，让人卑视的位。尊卑位不仅仅是公认的官位、权位、地位，还在于人心目中的位置。一般情况下，官位、权位、地位高的处于尊位，官位、权位、地位低的处于卑位。特殊情况下，地位高的不一定处于心目中的尊位，地位低的不一定处于心目中的卑位。

21. 中位·偏位　Ⅰ位于中，中Ⅰ是Ⅰ之正中、适中、正好、恰当、合适。Ⅰ位于偏，偏Ⅰ是偏中的Ⅰ、不居中的Ⅰ。

中Ⅰ、偏Ⅰ是 0.0…01 ～ 0.9…9 之间的任意数。中正数是 0.5 前后相等。中偏数是 0.5 前后不等，或 > 0.5，或 < 0.5。0.0…01 是最小的中偏数，0.9…9 是最大的中偏数。中是从介入性交往到启迪性交往，是心胸宽阔。→ 0.0…01 是偏中小，趋向于介入性交往，是卑微。→ 0.9…9 是偏中大，趋向于启迪性交往，是高尚。

22. 纲位·目位　一张网，有提网的总绳，有网的孔眼。Ⅰ位于纲，纲是统领，是提网的总绳。纲用以比喻事物的关键部分。纲是总纲、大纲、纲要、纲领。纲借喻为维持社会正常秩序必不可少的行为规范：纲纪、纲常。目是网的孔眼，比喻为大项中再分的小项。

Ⅰ位于目，目是分目、细目。Ⅰ是总纲，Ⅰ是细目。纲是总Ⅰ，目是分Ⅰ。抓住总纲，做好细目，纲举目张，提纲挈领。总纲带动引领着细目，细目跟随依附于大纲。

23. 深位·浅位　Ⅰ居深位，深Ⅰ是高深莫测、高深难解。Ⅰ居浅位，浅Ⅰ是浮浅无知、浅显明白。

24. 恒位·变位　Ⅰ居恒位，恒Ⅰ恒常不变，始终如一。Ⅰ居变位，变Ⅰ变化不定，随机应变。恒位有持续的稳定性，始终如一，保持不变。变位有充分的自由度，收放自如，伸缩自由。

25. 动位·止位　Ⅰ居动位，动Ⅰ是运动动作的状态。Ⅰ居止位，止Ⅰ是停止动作的状态。

六、Ⅰ之度——有·极限

1. 有　有是Ⅰ之度，只要有就是Ⅰ。有大、有小，有空、有虚、有实。

2. 界限·极端·极限

（1）界限：Ⅰ之界限决定着合分。Ⅰ之界定在已分之后、未灭之前。合分度群孤，融合而为群，分离而为孤。

（2）极是〇之延：极，有内容无边界。大Ⅰ、小Ⅰ。极，可以有限延伸。极致、穷极；顶端，尽头。极，有极无际，渺小无际，极小而无限，无限趋〇，近于无之〇；庞大无际，极大而无限、无边无际，似于无界之〇。极，可述之Ⅰ。

（3）太极：Ⅰ是初始，Ⅰ是万物之始，称为太极。"惟初太极，道立于一，造分天地，化成万物，凡一之属皆从一"《说文解字》。"无极生太极，太极生两仪，两仪生四象，四象生八卦"《易经》。"道生一，一生二，二生三，三生万物。万物负阴而抱阳，冲气以为和"《老子》。

（4）无极

①生前之无：生前之无。无极，是"有"发生前的状态。开始于无极，终结于无极。无极是有形之〇，有形即是Ⅰ。无极是有边际界限的，而这个边际界限是无限的。

②极小之端：极小之端，无极是极小之端。极小是小得不能再小了，几近于无。无极态，极小无内，似有如无，有而无用；似无实有，不是纯无。

③极少之端：极少之端，无极是极少之端。极少是微乎其微，少得不能再少了，几近于无，经常被忽略不计。

（5）终极

①行至尽头：行至尽头，接近灭失而回归。

②极大之端：极大之端，有而极大至于无。极大无疆界，茫茫宇宙。宇宙是有限的，而这个限是无限的。理想是有限的，而这个限是无限的。任何事物都是有限的无限。极大是有限的无限，极大是大得几近于所有。终极是极大之端。如大象无形，大音希声、大道自然、大度包容、熟视

无睹、超脱坦然。

③极多之端：极多之端，终极是极多之端。极多是无数多。

（6）极端：极端，Ⅰ之极端决定着伸缩。极端趋大为伸，极端趋小为缩。伸缩度大小，延伸而大，收缩而小。

（7）极无端：极无端，极大至无垠，极小至无内，太极无端。

（8）极有端：极有端，有极就是Ⅰ。无始端有终端，如人从哪里来？有始端无终端，如人往哪里去？

有始端有终端，如人从生到死。

（9）静极：静极，物体处于静止状态、保持静止状态。

（10）自然静极：自然静极，本来的极静。

（11）动极生静：动极生静，动至一定程度，极而转静。在真空的状态下，物体处于匀速直线运动状态，进入匀动的静态。

（12）做至极静：做至极静，刻意镇静，处于静的状态。

（13）无极限：无极限，无限小，极小无内。无限大，极大无外。

3. 恒常之度　恒常之度，恒Ⅰ，恒Ⅰ是恒心、恒定、恒常、恒久的Ⅰ。恒是持久、执着、坚持、坚定、坚信。恒是平常。恒可保持，恒可更甚，恒可变化。Ⅰ不分化、不合并，恒常不变。既不把Ⅰ分化为多，也不把多合并为Ⅰ。分化合并即是变化。

4. 统一之度　统一之度是把多种衡量标准统一，形成相同的、一致的、不二的分寸、火候。

5. 变化之度　变化之度，变Ⅰ，变Ⅰ是变化、变动、变节、改变的Ⅰ。变可保持，变可更甚，变可转恒。变化之度，是Ⅰ生、合、分的变化。Ⅰ之度，生Ⅰ有度，合Ⅰ有度，分Ⅰ有度。从〇到Ⅰ之度，从小Ⅰ到大Ⅰ之度，从少Ⅰ到多Ⅰ之度。

6. 大Ⅰ·小Ⅰ　大Ⅰ与小Ⅰ是相对的，Ⅰ相对于大Ⅰ为小Ⅰ，相对于小Ⅰ为大Ⅰ。

（1）大Ⅰ：宇宙是大自然Ⅰ。大Ⅰ是在众多中比较大、趋于大、扩大、极大。大Ⅰ是示强。

大Ⅰ可以扩大，也可以变小。

（2）小Ⅰ：人体是小自然Ⅰ。小Ⅰ是在众多中比较小、趋于小、缩小、极小。小Ⅰ是示弱。小Ⅰ可以缩小，也可以扩大。

7.极大Ⅰ·极小Ⅰ

（1）极大Ⅰ：极大Ⅰ是巨大、强大。常用太极形容极大Ⅰ。极大Ⅰ，有三个特征：第一是Ⅰ无限大；第二是Ⅰ由众多Ⅰ合成，1+1+……1=1；第三是Ⅰ可以概括宇宙所有。

（2）极小Ⅰ：极小Ⅰ是卑微、弱小。常用无极形容极小Ⅰ。极小Ⅰ，有三个特征：第一是Ⅰ无限小；第二是Ⅰ无限细分，1→0.0……01；第三是有形之〇。无极是有形之〇，已经具有Ⅰ的形态特征，〇是Ⅰ的特殊表现形式，从这个意义上讲，〇也是极小Ⅰ。

8.重Ⅰ·轻Ⅰ　重Ⅰ是重要的Ⅰ点、重点、重视、重要、注重的Ⅰ。抓重点，就是抓住重要的Ⅰ个点。重可维持，重可更重，重可减轻。轻Ⅰ是无关紧要、份量轻、轻视、轻漫、轻便的Ⅰ点。轻可维持，轻可更轻，轻可加重。

9.厚Ⅰ·薄Ⅰ　厚Ⅰ，厚Ⅰ是厚重、厚望、厚道、浑厚的Ⅰ。厚可保持，厚可更厚，厚可变薄。薄Ⅰ，薄Ⅰ是单薄、稀薄、淡薄、薄薄的Ⅰ。薄可保持，薄可更薄，薄可变厚。

10.分Ⅰ·合Ⅰ　分Ⅰ，Ⅰ可以从事物中分化而来；Ⅰ可以分出多。合Ⅰ，Ⅰ可以由众多事物合成而来；Ⅰ可以合多为Ⅰ。任何Ⅰ都可以合Ⅰ，任何Ⅰ都可以分Ⅰ。

11.独Ⅰ·众Ⅰ　独Ⅰ，独可以依附于众Ⅰ，多个独Ⅰ可以汇成众Ⅰ。众Ⅰ，众Ⅰ包含无数独Ⅰ，所有众Ⅰ都可以分为若干独Ⅰ。独Ⅰ是众Ⅰ之Ⅰ，众Ⅰ本身就可做为独Ⅰ。

12.优Ⅰ·劣Ⅰ　优Ⅰ是优势Ⅰ、优良Ⅰ、优越Ⅰ、优胜Ⅰ。劣Ⅰ是劣势Ⅰ、拙劣Ⅰ。

13.繁Ⅰ·简Ⅰ　繁Ⅰ是繁多、繁重、繁忙、繁复、烦琐、繁杂。繁Ⅰ无限复杂。繁可保持，繁可更繁，繁可化简。简Ⅰ是简单、简明、简化、简洁、简便、简陋。简Ⅰ无限简单。简可保持，简可更简，简可化繁。

14.奥Ⅰ·直Ⅰ　奥Ⅰ是深奥、玄奥、奥妙。直Ⅰ是正直、直白、直接。

15.隐Ⅰ·显Ⅰ　隐Ⅰ是隐性的Ⅰ，隐而不见。隐藏、隐蔽、隐匿、隐秘。隐可更隐秘，隐可变显，可渐变，可突变。显Ⅰ是显性的Ⅰ，显而易见。显然、明显、浅显、显示。显可更显现，显可变隐，可渐隐，可突隐。

16.实Ⅰ·虚Ⅰ　实Ⅰ是实有的Ⅰ，有形的Ⅰ，可见的Ⅰ。实在、实际、踏实、不虚、务实。实可保持，实可更实，实可转虚。

虚Ⅰ是虚拟的Ⅰ，无形的Ⅰ，不可见的Ⅰ。虚幻、虚伪、空虚、不实。也可以是谦虚的Ⅰ。虚可保持，虚可更虚，虚可转实。

17.主Ⅰ·次Ⅰ　主Ⅰ，主要的Ⅰ，主Ⅰ可以持续，可以退而为次Ⅰ。次Ⅰ，次要的Ⅰ，次Ⅰ可以维持，可以进而为主Ⅰ。

主与次是相对而言，此主为彼次，此次为彼主。主与次在一定条件下，可以相互转化，主转化为次，次转化为主。

18.领Ⅰ·属Ⅰ　领Ⅰ，Ⅰ是统领，领Ⅰ可以维持，可以进而更巩固，可以退而为附属。属Ⅰ，Ⅰ是附属，属Ⅰ可以维持，可以进而统领，可以退而萎缩。领与属也是相对而言，此为领彼为属，此为属彼为领。领与属在一定条件下，可以相互转化，领转化为属，属转化为领。

19.动Ⅰ·静Ⅰ　动Ⅰ，动Ⅰ是动态、动势、运动、流动的Ⅰ。动可保持，动可更甚，动可变静。静Ⅰ，静Ⅰ是静态、静止、平静、安静的Ⅰ。静可保持，静可更静，静可变动。

20.整体Ⅰ·局部Ⅰ　整体Ⅰ，整体Ⅰ是整个、完整的Ⅰ。整体可保持，整体可扩展，整可化零，零是局部。局部Ⅰ，局部Ⅰ是局限、部分、分部的Ⅰ。局部可保持，局部可整合，局部可分割。

21.核心Ⅰ·周边Ⅰ　核心Ⅰ，核心Ⅰ是中心、重心的Ⅰ。核心可保持，核心可强化，核心可边缘化。周边Ⅰ，周边Ⅰ是周围、外围的Ⅰ。周边可保持，周边可强化，周边可进入核心。

22.根本Ⅰ·枝节Ⅰ　根本Ⅰ，根本Ⅰ是根据、原本的Ⅰ。根本可保持，根本可强化，根本可变成为枝节。枝节Ⅰ，枝节Ⅰ是细枝、末节的Ⅰ。枝节可保持，枝节可强化，枝节可转化为根本。

23.过度Ⅰ·不及Ⅰ　Ⅰ太过是＞1，是Ⅰ的过分，跨界交往的过分。Ⅰ不及是＜1，是Ⅰ的不及，介入性交往，尚未达到启迪性交往。

胜则骄，是Ⅰ的过度；败则馁，是Ⅰ的不及。富则奢，是Ⅰ的过度；贫则哀，是Ⅰ的不及。得则淫，是Ⅰ的过度；失则悲，是Ⅰ的不及。乱则惶，是Ⅰ的过度；安则逸，是Ⅰ的不及。

24.有限Ⅰ·无限Ⅰ　有限Ⅰ，有限Ⅰ是局限、受限、有限度的Ⅰ。有限Ⅰ可以保持，可以强化，可以变为无限。无限Ⅰ，无限Ⅰ是无垠、无际、无限度的Ⅰ。无限Ⅰ可以保持，可以强化，可以变为有限。

（1）Ⅰ范围有限，限无限：Ⅰ是有限的，Ⅰ的范围有限，这是Ⅰ的有限性。Ⅰ是无限的，Ⅰ的这个限是无限的，这是Ⅰ的无限性。宇宙是有限的无限，即宇宙是有限的，这个限是无限的，宇宙是有限Ⅰ，Ⅰ无限。

（2）有限Ⅰ体，无限分Ⅰ：Ⅰ体是有限的，分Ⅰ是无限的，Ⅰ可以分出无限的Ⅰ。

（3）有限Ⅰ体，无限合Ⅰ：Ⅰ体是有限的，所合之Ⅰ是无限的，可以与无限Ⅰ合成Ⅰ体。

（4）"Ⅰ之度"体现了"有限无限论"的观点：Ⅰ是有限的无限，Ⅰ是有限的，这个限是无限的。

七、Ⅰ之适——单·群

Ⅰ之适，独适、整适、统适、宗适、大适、小适、极适、端适。

1."单独·群体"的适　单独的适。"Ⅰ点、Ⅰ线、Ⅰ面"的适。"Ⅰ段、Ⅰ片、Ⅰ区域、Ⅰ局部"的适。"部分、局部、分离、依附、阶段、一点、小、少"的适。群体的适。"集中、一致、统一"的适。"全线、全面、全体、完全"的适。"所有、整体、融合、主宰、始终、一贯、大、多"的适。

2."所有·Ⅰ部分"的适　Ⅰ是所有，所有的适合。Ⅰ是部分，部分的适合。

3."整体·局部"的适　Ⅰ是整体，整体的适合。Ⅰ是局部，局部的适合。

4."独立·分离"的适　Ⅰ是独立，独立的适合。Ⅰ是分离，分离的适合。

5."主宰·依附"的适　Ⅰ是主宰，主宰的适合。Ⅰ是依附，依附的适合。主宰是主，依附是从，主从是Ⅰ之适，Ⅰ要么主宰，要么从属。

6."始终·完全"的适　Ⅰ是始终，始终适合。Ⅰ是完全，完全适合。

7."一点·一贯"的适　Ⅰ是Ⅰ点，Ⅰ点的适合。Ⅰ是Ⅰ贯，Ⅰ贯的适合。

8."大·小·多·少"的适　Ⅰ是大，大得适合。Ⅰ是小，小得适合。Ⅰ是多，多得适合。Ⅰ是少，少得适合。

八、Ⅰ之调——恒·变·分·合

Ⅰ是恒，Ⅰ是变。Ⅰ是分，Ⅰ是合。分离是局部，结合是整体。需分能分，需合能合，统而合，离而分，能分能合统离有节。独调、整调、统调、宗调、大调、小调、极调。

1.Ⅰ恒调　恒Ⅰ是恒定的Ⅰ，不变的Ⅰ。恒调是恒定不变的调。恒调是Ⅰ之调。

2.Ⅰ变通调　虚实变，虚Ⅰ变实Ⅰ，虚幻变实有；实Ⅰ变虚Ⅰ，实有变虚幻。大小变，大Ⅰ变小Ⅰ，大变小；小Ⅰ变大Ⅰ，小变大。变通调，Ⅰ之调，博大丰富，灵活变通。能主能附，能显能隐，能分能合，能大能小，能强能弱，能多能少，能积极能消极。

该主宰能主宰，当依附会依附；需显现则显现，应隐秘必隐秘；要分就分，须合则合；当大则调大，当小则调小；需强则调强，需弱就调弱；需多就调多，该少就调少；要积极就调积极，要消极就调消极。

据情而变，变则通，调则顺。

3.分Ⅰ　分，分开、分离、分头、分析，单列、细化。分Ⅰ是分出的Ⅰ个。Ⅰ分多，Ⅰ分为多个Ⅰ。局部、分部。

（1）分出之Ⅰ

①从独Ⅰ中分出的Ⅰ：从单独Ⅰ个中，区分、分离、分化出Ⅰ。

②从多Ⅰ中分出的Ⅰ：从众多中，区分、分

离、分化出其中的Ⅰ个。

（2）几分之Ⅰ：几分之Ⅰ，区分表述的Ⅰ。

（3）其中之Ⅰ：其Ⅰ，Ⅱ其Ⅰ，多其Ⅰ。如家庭的其中Ⅰ员、多面体的其中Ⅰ面。

（4）Ⅰ方：方是两方或多方中的Ⅰ方。

①Ⅱ之Ⅰ方：Ⅱ方其中之Ⅰ方。

②多之Ⅰ方：多中之Ⅰ方是多方并列的其中之Ⅰ，几分之Ⅰ。如运动会中的Ⅰ支参赛队。

（5）Ⅰ面：多面中的Ⅰ面。

（6）Ⅰ部分：Ⅰ部分，可以是生后之有、分前之独、分后之单、合前之孤、灭前之存。

①属下之Ⅰ部分：属下之Ⅰ是大整体中的Ⅰ个小局部，附属之Ⅰ。如下属的Ⅰ个单位。

②Ⅰ之Ⅰ部分：Ⅰ之Ⅰ部分，是独立Ⅰ中的Ⅰ方面Ⅰ部分。如家庭夫妻中的妻子、团队中的Ⅰ员。

（7）序Ⅰ：序Ⅰ是指序列的第Ⅰ。名列第Ⅰ是排头，可以设定为最优，也可以最劣，可以是最轻，也可以是最重，可以是最高等级，也可以是最低等级。序Ⅰ居○和Ⅱ之间，位于○表达之后，分化Ⅱ之前。

①正序第Ⅰ：正序，按前后、左右、上下、头尾，分先后排序。如123456789中的1是第Ⅰ。

②倒序第Ⅰ：倒序，按后前、右左、下上、尾头，正序的反向排序。如123456789中的9是第1。

③随机第Ⅰ：随机，是无序之序。不按正序或倒序，随意排序。如123456789中的每个数都可以是第Ⅰ，如4是第Ⅰ，6是第Ⅰ，8是第Ⅰ。排名无先后的第Ⅰ人。按姓氏笔画排序的第Ⅰ，按姓氏拼音排序的第Ⅰ。

4.合Ⅰ　合Ⅰ，是合成Ⅰ，多个合成Ⅰ个。合Ⅰ，是Ⅰ之Ⅱ。

（1）合成之Ⅰ

①合Ⅱ为Ⅰ：Ⅱ个合并成为Ⅰ个。如昼夜合为Ⅰ天；夫妻组成Ⅰ家。相反的状态，一致的修为：贫也俭，富也俭；平境镇静，险境也镇静；贫也奢，富也奢；得也悲，失也悲。

②合多为Ⅰ：多Ⅰ合并为Ⅰ。如多种货物装

Ⅰ车；多个人组成Ⅰ个团体。多Ⅰ合并为Ⅰ的实质仍然是Ⅱ合并为Ⅰ，因为再多也是两两相合，最后成Ⅰ。

（2）联合之Ⅰ：联合是在各自独立的基础上，合作、协作、统一。

（3）综合之Ⅰ：综合是把不同类型的归纳Ⅰ处。

（4）兼并Ⅰ：兼并Ⅰ，是Ⅰ个主要的，兼并Ⅰ个次要的合而为Ⅰ。如Ⅰ个大企业兼并Ⅰ个小企业，形成Ⅰ个扩大了的企业。

（5）容纳Ⅰ：容纳Ⅰ，是吸纳更多进入Ⅰ，是Ⅰ个的扩展，扩大规模。如Ⅰ个医院900张病床扩大到1200张。

（6）合为所有：合Ⅰ而成为所有。

5.不调　不调是没有调，没有调是○调。事实上，不调是一种没有人为干预的、听任自然的调。所以，不调也是调。不调是调的一种特殊状态。从这个意义上讲不调属于Ⅰ之调。无为而治的○调，即属于特殊的Ⅰ之调。

6.调调　调包括调中、调阴阳。调中是调理归中。调阴阳是调Ⅰ之相反、相对、相应的两个方面，包括调主附、调显隐、调分合、调大小、调强弱、调多少。主宰与依附之调；显现与隐秘之调；分与合之调；大与小之调；强与弱之调；多与少之调；积极与消极之调。调Ⅰ，整合为Ⅰ，合Ⅱ为Ⅰ，合多为Ⅰ。分析为Ⅰ，Ⅰ分为Ⅱ，Ⅰ分为多。

7.持原状　Ⅰ之调，保持原状不变，或在不偏离原状基础上的调。

8.趋阳调　Ⅰ之调，趋向于阳，即把原状向主的、显的、合的、大的、强的、多的、积极的方向调。

9.趋阴调　Ⅰ之调，趋向于阴，即把原状向辅的、隐的、分的、小的、弱的、少的、消极的方向调。

10.趋中调　Ⅰ之调，趋向于中，即把原状调向中。原来在中，保持原状，原来偏中，调至正中。中的范围大小，因人因事因世而定。

九、Ⅰ之谐——统·整·全

1. **统**　统一、统领、一统是谐的表现形式之一。

2. **整**　整是有条理，有秩序，不乱。整齐，整然有序。整合、归整、完整。整则谐。

3. **全**　全是全部。全部是一个完整的、全部的Ⅰ。全是全程。全程是自始至终的Ⅰ。步调一致，朝同一个方向走。全是谐的一种状态。

4. **乐意**　Ⅰ之谐在于乐意，乐意就是谐。

5. **一心**　一心，一致，一心一意，忠贞不二，一心无二用，团结得像一个人一样，都是谐。

6. **能大能小**　我是Ⅰ，能大能小，无限大无限小，无限简单无限复杂，能主宰可依附，都是谐。

7. **平和**　平和是Ⅰ之谐，平而和。在平和的两端是公与私。

8. **公**　公是在一定范围和条件下，为了公众，照顾所有。公是包容，一切为公，就是大公Ⅰ。公心具有宽容仁厚的包容性。大公促进社会和谐。

9. **私**　私是在一定范围和条件下，为了个体，满足私利。私是计较，一切为私，就是小私Ⅰ。私心具有狭隘短见的排斥性。大私妨碍社会和谐。

10. **公私和谐**　公与私，公大私小、大公小私。公私和，方为谐。公私合理兼顾才是和谐的基础。公私和谐在于乐意，乐意就是谐。

十、Ⅰ之律——点·线·面·体

1. **显·含·生·分**　Ⅰ显Ⅰ、Ⅰ含Ⅱ、Ⅰ生Ⅱ、Ⅰ分Ⅱ。Ⅰ无而生有为显，有而分Ⅱ，有而含。有而分。

2. **点·线·面·体**　Ⅰ是点、线、面、体，Ⅰ是独点、孤线、单面、整体。点、线、面、体之间的相互关系。点、线、面、体是Ⅰ之律，点成线，线成面，面成体，体是大点。

（1）**Ⅰ点**：点没有方向，处处是方向。点有了方向，就有了起点和终点。

①点的类型：虚点、实点；小点、大点；静点、动点；恒点、变点。

②起点·立足点：起点是立足点，是一切的基础、根本。起点是启动Ⅰ，从〇而启动、开始即是Ⅰ。

③中点·环节点：中点是环节点，是发展的过程、环节。

④终点·着眼点：终点是着眼点，是事物的目标、目的。取向Ⅰ，整个事物的目标取向、走向是Ⅰ。

事物的目标是Ⅰ。大目标是大Ⅰ，小目标是小Ⅰ。事物的目的是Ⅰ。大目的是大Ⅰ，小目的是小Ⅰ。

（2）**Ⅰ线**：线是一维。

①线的类型：虚线、实线；平线、曲线；长线、短线；粗线、细线；静线、动线；恒线、变线；直线、射线、线段。直线两个方向相反，射线一个方向，线段固定长度。

②路线：行走之道路、路径、线路、航线。

（3）**Ⅰ面**：面是二维，线曲折形成面，拐弯即是面。

①三边面·四边面：角面是三边形成的面。方面是四边直角形成的面。

②多边面：五边面、六边面，无穷边面。

③圆面·扇面：圆面是全圆。扇面是半圆。角扇面是小于1/2圆面。

④全面·片面：全面是面的全部。片面是面的部分。

⑤实面·网面·虚面：实面是致密的面，网面是通透的面，虚面是疏松或投影的面。

⑥平面·曲面：平面是平整无曲的面，曲面是弯曲不平的面。

⑦大面·小面：大面是比较大的面，小面是比较小的面。

⑧静面·动面：静面是静止不动的面，动面是活动未止的面。

⑨恒面·变面：恒面是恒定不变的面，变面是变化改变的面。

（4）**Ⅰ体**：体是三维。方体（三棱椎体）、扇体（四分之一球体）、半球体、球体。

①三棱体·四方体：三棱体是三边加一底面形成的体。四方体是四边加顶底面形成的体。

②多边体：多边是比四方体边多的体。

③圆球体·扇球体：圆球体是整个圆球。扇

球体是半个圆球。

④全体·部分：全体是体的全部。部分是全体的一部分。

⑤实体·网体·虚体：实体是致密结构的体。网体是网状结构构成的体。虚体是疏松或投影形成的体。

⑥平体·曲体：平体是平面体，曲体是曲面体。

⑦大体·小体：大体是比较大的体，小体是比较小的体。

⑧方体·圆体：方体，面向1隅，1/8球。八面玲珑、四面八方。扇体，面向2隅，1/4球。半球体，面向4隅，1/2球。球体，面向8隅，全球。方稳不滚，形成定势。圆滚不稳，形成动态。圆体是球，球满而不凸、不凹。圆滑，相同条件下，大圆速度慢，小圆速度快。圆满才成功。

⑨静体·动体：静体是静止不动的体，静体只有空间，没有时间。动体是流动变化的体，动体是空间加时间。

⑩恒体·变体：恒体是恒定不变的体，变体是变化不定的体。

⑪整体·合体：整体是完整的统一的体或体系。合体是多个合在一起的体或体系。

（5）点、线、面、体的生成：点成线，线成面，面成体，体归点。点是线的特殊形式，点是特殊的面和体。体是大点，体有面，体是线的集合。I由点到线，由线到面，由面到体，纵横经纬便是立体。太极是球体结构，是最大的I。

（6）点＝线＝面＝体＝点：从另外一个角度看，任何点都是线、面、体；任何线都是点、面、体；任何面都是点、线、体；任何体都是点、线、面。

（7）动而成点线面体：点动成线、成体，线动成面、成体，面动成体、成点，体（大点）动成线、成面。

（8）点线面体I II III：点I线II面III；线I面II体III；面I体II大点III；体I大点II无III。I维之线变为II维之面；II维之面变为III维之体。III维之体变为II维之面；III维之体变为I维之线；III维之体变为多维之大点。

（9）点、线、面、体的应用：凡事，战略上要顾大局识大体看大面，战术上要盯小面，战斗上要关注点。多方兼顾，全面发展。以点带线，以线带面，以面带体。找到切入点，明确目标，确定路线，把握方向，端正态度。切入点是进入的最佳位置和时机。明确一个目标，沿着一条路线，一心一意去实现目标。

3. 大·小　大I，大I可以扩大，也可以变小。小I，小I可以缩小，也可以扩大。大I与小I是相对的，I相对于大I为小I，相对于小I为大I。

4. 分·合　分I，I可以从事物中分化而来；I可以分出多I。合I，I可以由众多事物合成而来；I可以合多为I。任何I都可以合I，任何I都可以分I。

5. 独·众　独I，独I可以依附于众I，多个独I可以汇成众I。众I，众I包含无数独I，所有众I都可以分为若干独I。独I是众I之I，众I本身就可作为独I。

6. 主·次　主I，主要的I，主I可以持续，可以退而为次I。次I，次要的I，次I可以维持，可以进而为主I。

主与次是相对而言，此主为彼次，此次为彼主。主与次在一定条件下，可以相互转化，主转化为次，次转化为主。

7. 领·属　领I，I是统领，领I可以维持，可以进而更巩固，可以退而为附属。属I，I是附属，属I可以维持，可以进而统领，可以退而萎缩。

领与属也是相对而言，此为领彼为属，此为属彼为领。领与属在一定条件下，可以相互转化，领转化为属，属转化为领。

8. 隐·显　隐I，隐I是隐性的I，隐可更隐秘，隐可变显，可渐变，可突变。现，显可变隐，可渐隐，可突隐。

9. 虚·实　虚I　虚I是虚拟、虚幻、虚伪、空虚、不实、谦虚的I。虚可保持，虚可更虚，虚可转实。实I是实在、实际、实有、踏实、不虚、务实的I。实可保持，实可更实，实可转虚。

10. 繁·简　繁I是繁多、繁重、繁忙、烦琐的Ⅰ。繁可保持，繁可更繁，繁可化简。简Ⅰ是简单、简洁、简便、简陋的Ⅰ。简可保持，简可更简，简可化繁。

11.轻·重　轻Ⅰ是轻视、轻漫、轻便的Ⅰ。轻可维持，轻可更轻，轻可加重。重Ⅰ是重点、重要、注重的Ⅰ。重可维持，重可更重，重可减轻。

12.厚·薄　厚Ⅰ是厚重、厚望、厚道、浑厚的Ⅰ。厚可保持，厚可更厚，厚可变薄。薄Ⅰ是单薄、稀薄、淡薄、薄薄的Ⅰ。薄可保持，薄可更薄，薄可变厚。

13.动·静　动Ⅰ是动态、动势、运动、流动的Ⅰ。动可保持，动可更甚，动可变静。静Ⅰ是静态、静止、平静、安静的Ⅰ。静可保持，静可更静，静可变动。

14.恒·变　恒Ⅰ是恒心、恒定、恒常、恒久的Ⅰ。恒可保持，恒可更甚，恒可变化。变Ⅰ是变化、变动、变节、改变的Ⅰ。变可保持，变可更甚，变可转恒。

15.整体·局部　整体Ⅰ是整个、完整的Ⅰ。整体可保持，整体可扩展，整可化零，零是局部。局部Ⅰ是局限、部分、分部的Ⅰ。局部可保持，局部可整合，局部可分割。

16.核心·周边　核心Ⅰ是中心、重心的Ⅰ。核心可保持，核心可强化，核心可边缘化。周边Ⅰ是周围、外围的Ⅰ。周边可保持，周边可强化，周边可进入核心。

17.根本·枝节　根本Ⅰ是根据、原本的Ⅰ。根本可保持，根本可强化，根本可变成为枝节。枝节Ⅰ是细枝、末节的Ⅰ。枝节可保持，枝节可强化，枝节可转化为根本。

18.有限·无限　有限Ⅰ是局限、受限、有限度的Ⅰ。有限Ⅰ可以保持，可以强化，可以变为无限。无限Ⅰ是无垠、无际、无限度的Ⅰ。无限Ⅰ可以保持，可以强化，可以变为有限。

十一、Ⅰ之韵——自如

Ⅰ之韵，独韵、整韵、统韵、宗韵；大韵、小韵、极韵。

1.Ⅰ之韵自如　Ⅰ之韵是自如、自若、自然、自由。自如是自然而然，是一种轻松自若的感觉，镇定自然的神态，自由无拘无束的状态。

（1）居中央：居于Ⅰ之中央、中段、核心，上下、左右、前后皆自如。

（2）能大小：大者为尊，小者为卑。能大能小，尊卑平等，和谐自如。

（3）善分合：善分合，善于分出Ⅰ，善于合成Ⅰ。

（4）可屈伸：Ⅰ可以委屈，Ⅰ可以伸张，据情而定谐调如一。伸可延展，无限伸展；屈可收合，无限聚拢。能伸能屈，进退自若。伸屈有度、收放自如。

（5）知进退：Ⅰ知道进，Ⅰ知道退，需进则进，需退则退，灵活谐调，进退自如。

（6）化简繁：简有简韵。简而简之，繁而简之。有限之Ⅰ，无限简单。繁有繁韵。繁而繁之，简而繁之。有限之Ⅰ，无限复杂。

2.Ⅰ之韵味道　Ⅰ之韵味，唯一的韵，统一的韵，一点点韵，一贯的韵，一致的韵，全部的韵。Ⅰ之韵味，小之灵活，大之崇高；主宰之潇洒，依附之安然；独立之自由，联合之强势；包容之宽阔，细分之精微。Ⅰ之韵味，忠贞不二，货不二价，一心一意，从一而终。

3.Ⅰ之韵奥妙　Ⅰ有很多奥妙。Ⅰ可以解释为全好，可以解释为全不好，也可以解释为一半好一半不好。有城府的人善于用Ⅰ，会在未知情况时，写上笼统的Ⅰ，在已知情况时，根据实际情况，把Ⅰ解释为符合那种情况的Ⅰ。

评价Ⅰ个人，伸出Ⅰ个指头，是最好？是最差？是一般？解释尽在其中。三人一同去考秀才，考前算了Ⅰ卦，算卦先生，伸出Ⅰ个指头。三人问：何意？先生答：天机不可泄露。三人考试结果有一人中榜，皆曰卦准。试想：Ⅰ可以表示中榜Ⅰ人，可以表示落榜Ⅰ人，可以表示Ⅰ齐中榜，可以表示Ⅰ齐落榜。三人考试无非这四种结果。你用结果去对照，当然准了，若说卦不准，那就是你解释得有问题了。

4.Ⅰ之韵玄机　Ⅰ有无限玄机。悟多深，Ⅰ就有多玄；悟多透，Ⅰ就有多少机缘。有一个人修行多年，终觉不得道，不远千里，千辛万苦，上山求道，问道于高人。那人尚未开口，就见高人伸出了Ⅰ个指头，那人看后，茅塞顿开，豁然开悟，立马得道，三叩九拜而归。对Ⅰ的领悟是多年修行的结果，岂是常人所能想象？Ⅰ无限大，无限小，无限多，无限少，无限简单，无限复杂，无限直白，无限深奥；Ⅰ简洁明快，Ⅰ包罗万象。我是Ⅰ，能大能小，能屈能伸；能分能合，能张能弛；可以顶天立地，也可以委曲求全。一切玄机尽在Ⅰ中。

十二、Ⅰ之人——专心

1. **专心**　专心是专心致志、一心一意。专心致志的人专注一心，心无旁骛，是将心神专注于某一件事，或某一项事业。一心一意的人，是无二心，一直心仪于一人一事。

2. **唯一Ⅰ个人**　唯一Ⅰ个人，是独一无二的人，只有Ⅰ人，没有第Ⅱ个人。独有的人是拥有别人没有，而自己独有的人，独有的，可能是特征、特点、知识、技术等。

3. **当局者**　当局者，是Ⅰ个地方举足轻重的领导团队，是Ⅰ个国家的领导集体。

4. **领导人**　领导人是领头导向之人，是Ⅰ个团队的首要之人，Ⅰ个地方的举足轻重之人。

十三、Ⅰ之事——因·程·果

1. **因·程·果**　因，原因。原始动念、动机、动因——善因、恶因。

程，过程。经历的路程——长短、正偏。

果，结果。所结之果实——优劣。

因果关系：善因善果、善因恶果、恶因善果、恶因恶果。一件完整的事，一定有原因、有过程、有结果。人之因程果、世之因程果、事之因程果。

2. **一定事**　定事是Ⅰ之事，一定之事。一件事情，一个事理，一件趣事。Ⅰ个自然环境的事，全人类共同的事。

Ⅰ个国家的事，全社会的事，Ⅰ个团体的事，Ⅰ个家庭的事。独立的国家，一个体制，单项治理。Ⅰ家亲情，单独的生活。Ⅰ个事业，Ⅰ个目的、Ⅰ个目标、Ⅰ项任务、Ⅰ项工作、Ⅰ项创新。

Ⅰ个人的事，个人的兴趣爱好、自己的本事、独立创业、一个职业。Ⅰ场交往。

3. **极事**　极事是事之极致，事之极端，极小事，极大事。极显而有限极，极消而无极。

4. **界事**　界事是事的界限，事的明显界限，事的隐性界限，事与事的分界。事之发端，事之终结。无限之界仍无限，无显之界仍无显；无限之界而有限，无显之界而显示；无限之界而消失，无显之界而消失。

十四、Ⅰ之世——太极

1. **太极**　世界是Ⅰ之世，世界无限大，无限小。太极是有限大。太极涵盖世之所有。极端是太极之端，极端决定着伸缩。极端趋大为伸，极端趋小为缩。伸缩度大小，延伸而大，收缩而小。

2. **Ⅰ之独**　Ⅰ之唯一性，唯一的世界，唯一的环境空间。

3. **Ⅰ之客**　Ⅰ容纳所有数，Ⅰ包容万物，Ⅰ容纳百川。

4. **Ⅰ之状**　Ⅰ之形，形状：点、线、面、体。Ⅰ之态，状态：固态、液态、气态。

5. **Ⅰ之生**　Ⅰ可以化生。

6. **Ⅰ之分**　Ⅰ可以分化、分析、分离、分别，分出若干个小Ⅰ。

7. **Ⅰ之合**　Ⅰ可以合成、汇合、合作、聚合，集合形成大Ⅰ。

第四节　Ⅱ之……

"Ⅱ"之"〇ⅠⅡⅢ位度适调谐律韵人事世"。"Ⅱ"可以用"〇ⅠⅡⅢ位度适调谐律韵人事世"归纳、衡量、判断。否是Ⅱ之〇；并是Ⅱ之Ⅰ；层是Ⅱ之Ⅱ；间是Ⅱ之Ⅲ；比较是Ⅱ之位；区分是Ⅱ之度；兼顾是Ⅱ之适；对应是Ⅱ之调；融洽是Ⅱ之谐；阴阳是Ⅱ之律；苦乐是Ⅱ之韵；徘徊是Ⅱ之人；关联是Ⅱ之事；异境是Ⅱ之世。

一、Ⅱ之〇——否

1. **Ⅱ个无示**　说有Ⅱ个，实际没有表示。

2. **Ⅱ面隐含**　说有Ⅱ面，隐含没有区别。

3. Ⅱ端无界　说是两端，其实没有界限。一分为二无中界。

4. Ⅱ部未分　说有Ⅱ部，其实没有分出。

5. Ⅱ无　未分之Ⅱ。Ⅱ未区分出来。

6. Ⅱ空　生前、死后。生之前为〇，死之后为〇。

7. Ⅱ灭　合Ⅱ为Ⅰ，Ⅱ分为多。

8. Ⅱ虚　Ⅱ虚而不实。

9. Ⅱ隐　Ⅱ隐蔽、隐藏，隐含，不显。

10. Ⅱ失　Ⅱ淡化、失去。

11. Ⅱ否　双双否定，Ⅱ斗争、分裂。

12. Ⅱ悖论无解　Ⅱ悖论，无解。在临上刑场前，国王对预言家说："你不是很会预言吗？你怎么不能预言到你今天要被处死呢？我给你一个机会，你可以预言一下今天我将如何处死你。你如果预言对了，我就让你服毒死；否则，我就绞死你。"聪明的预言家回答后，使得国王无论如何也无法将他处死。预言家的回答是："我将被绞死。"试想，如果国王真的把他绞死，说明他预言对了，预言对了应该服毒死，而不应该被绞死；如果国王让他服毒而死，应该是他预言对，才能服毒而死，可是他预言将被绞死，显然预言是错的，预言错了，则应被绞死。因此，国王既不能绞死他，也不能毒死他。

二、Ⅱ之Ⅰ——并

Ⅱ之Ⅰ，单独Ⅱ个。Ⅱ个有间，间分Ⅱ。

1. Ⅱ为Ⅰ体　Ⅱ为Ⅰ体，含Ⅱ为Ⅰ体、分Ⅱ为Ⅰ、Ⅱ端为Ⅰ体。单独Ⅱ个，一起论说时，也为Ⅰ体。

2. Ⅱ个独立事的关联　Ⅱ个独立事，相互关联，即可视为一体。

3. Ⅱ类归Ⅰ　Ⅱ类本相反，归Ⅰ均褒义。能屈能伸大丈夫。"刚直不阿"与"曲意逢迎"。"宁死不屈"与"好汉不吃眼前亏"。

4. 合Ⅰ·分Ⅰ

（1）合Ⅰ：Ⅰ是由Ⅱ整合而来。合Ⅰ，聚合的Ⅰ、合成的Ⅰ、合并的Ⅰ。

（2）联合：两个以上联合起来成为Ⅰ个联合体。

（3）集中：多个集中在一起，形成Ⅰ个集体。

（4）会合：从不同地方会合于一处，形成Ⅰ个完整的体系。

（5）归纳：从多条多目、多头多绪中，归纳起来形成一个完整的意旨。

（6）容Ⅰ容Ⅰ：容纳为Ⅰ、包容为Ⅰ。

（7）分Ⅰ分Ⅰ：分化的Ⅰ、分出的Ⅰ、分开的Ⅰ、分离的Ⅰ。Ⅰ是全局，缩小就合并，扩大就容纳。

5. 增Ⅰ·减Ⅰ　增Ⅰ是增加的Ⅰ，增多、积累、增快。减Ⅰ是减少的Ⅰ，缩减、放下、减慢。

6. 众Ⅰ·单Ⅰ　众Ⅰ是众多Ⅰ。自始就是众多、后来合成众多。单Ⅰ是单个Ⅰ。自始就是单个、后来分出单个。

7. 悖论Ⅱ之Ⅰ　定性与定量比较的相悖。定性是比较出来的，定量是测算出来的。二者不可混淆。混淆了二者，把定性量化，拿定量去定性，都会出现悖论。生活中常常会出现这样的混淆而使人迷惑。

8. 全息缩减Ⅱ之Ⅰ　全息缩减是表现整体信息的其中一部分。全息缩减Ⅱ之Ⅰ是表现整体信息的半数。

三、Ⅱ之Ⅱ——层

1. 隐·显　隐含与明显。

（1）隐Ⅱ：隐含Ⅱ，Ⅰ隐含Ⅱ面。有隐性中界，没有界限。隐分Ⅱ部分、Ⅱ方面，无中分界。如左右、上下。

（2）显Ⅱ：显示Ⅱ，显示Ⅱ部分、Ⅱ方面、Ⅱ端，有显性中界。显示Ⅱ个，有显性中间。如左1/3、右2/3。上10%、下90%。

（3）隐中：隐中区分为Ⅱ面，Ⅱ面含隐中。隐中区别为Ⅱ端，Ⅱ端含隐中。

（4）显中：显中分Ⅱ个，显中分Ⅱ面，显分Ⅱ端。中间的隐显变化，影响决定着Ⅱ的隐显、大小、多少、远近、存亡的变化。

（5）间隔Ⅱ：中间分隔Ⅱ，中间区分Ⅱ。

（6）显中含隐：显Ⅱ之中含隐Ⅱ。如阴阳，阳中含阴阳，阴中含阴阳。

2.分·合　分是分离，合是融合。

（1）Ⅱ是分合，Ⅱ是Ⅰ之分合：Ⅱ是Ⅰ之分合。Ⅱ是Ⅰ的分化，Ⅱ是Ⅰ的并列。Ⅱ由Ⅰ分，Ⅱ由Ⅰ合。多合是多个Ⅰ的分别相合。

（2）分Ⅱ

①Ⅰ分为Ⅱ：Ⅰ分为Ⅱ。Ⅰ分为Ⅱ面，Ⅰ分为Ⅱ端，Ⅰ分为Ⅱ个。按照Ⅰ的无限可分性，Ⅰ分为Ⅱ，无限可分，2、4、8、16、32、64……

②Ⅱ分之Ⅱ：Ⅱ个独立的Ⅰ，每Ⅰ包含Ⅱ方面，即Ⅱ分为4，4分为8，如此下分，永无止境。阴阳是Ⅱ，阴中有阳，阳中有阴，无限可分。阴阳生四象，四象生八卦，八八六十四卦，变化无穷。

③多分为Ⅱ：多个分为Ⅱ部分。

④从Ⅰ中分出Ⅱ：从独Ⅰ中分出Ⅱ，分出的Ⅱ是独Ⅰ的Ⅰ部分。Ⅰ分为隐性的Ⅱ方面。隐含着Ⅱ方面。Ⅰ分为显性的Ⅱ面、Ⅱ端、Ⅱ个。显示Ⅱ方面，显示Ⅱ端，显示Ⅱ个。如穷可颓废，穷则思变；富生淫，富慈善。造反，胜者是英雄，败者是贼寇；投敌，得势是义举，失势是叛徒。

⑤从多中分列Ⅱ：从众多中分列出Ⅱ部分，分出的Ⅱ部分是众多的Ⅰ部分。

⑥分离出的Ⅱ个Ⅰ：从Ⅰ个或多个中任意分离出Ⅱ个Ⅰ。

⑦分化出的Ⅱ个Ⅰ：从Ⅰ个或多个中化生出的Ⅱ个Ⅰ。

⑧排斥Ⅱ：同性相排斥，放在一起的同性，排斥而为Ⅱ。

（3）合Ⅱ

①双Ⅰ合为Ⅱ：Ⅱ是合成，Ⅰ合为Ⅱ，1+1=2。Ⅱ是Ⅰ的并列。

②多融合成Ⅱ：多个融合成Ⅱ个，多个合成Ⅱ堆。从众多中融合成Ⅱ部分。

③多归纳为Ⅱ：多归纳为Ⅱ，多件事归纳为Ⅱ类事，多个问题归纳为Ⅱ个问题，多个人分列为Ⅱ类人。

④吸引Ⅱ：吸引Ⅱ，异性相吸，同气相求。物以类聚，人以群分。

（4）表述Ⅱ：表述Ⅱ是区分表述的Ⅱ。任何事物都可以表达、表述为Ⅱ。如阴阳、寒热、虚实、表里、内外、上下、高低、前后、左右、大小、长短、曲直、黑白、明暗、对错、是非、好坏、优劣、动静。

3.悖论Ⅱ之Ⅱ——先·后　事物总有先后，同时发生几乎不存在。先有而后演化生后有，后有的也演化而生先有的。先有鸡还是先有蛋？鸡生蛋，蛋孵鸡，司空见惯。问题是：先有鸡，还是先有蛋？如果说先有鸡，鸡从何来？鸡从蛋来，就应该先有蛋，而后有鸡。如果说先有蛋，蛋从何来？鸡下蛋才有蛋，就应该先有鸡。如果非要弄清鸡与蛋的先后，那么，应该是先有不生蛋的鸡，再进化为生蛋的鸡，再下蛋，蛋孵出鸡。

四、Ⅱ之Ⅲ——间

1.分Ⅱ之Ⅲ　"Ⅱ之Ⅲ"是"分Ⅱ之Ⅲ"。Ⅲ居Ⅱ之中间，Ⅲ联系Ⅱ之两端。显示Ⅱ，必有Ⅲ，Ⅲ为间、Ⅲ为中、Ⅲ为联系。Ⅲ分Ⅰ为Ⅱ。

2.分Ⅱ之中Ⅲ　中是Ⅱ的分界。分Ⅱ，有中。隐中、显中。中是Ⅲ。

（1）不赖、不好：赖、不赖，不好、好。不赖、不好是赖和好之中。在"赖"与"好"两个方面之中有"不赖"和"不好"。"不赖"偏于好，"不好"偏于赖。所以，不赖就是好。

（2）不错、不对：错、不错，不对、对。不错、不对是错和对之中。在"错"与"对"两个方面之中有"不错"和"不对"。"不错"偏于对，"不对"偏于错。所以，不错就是对。

（3）中是最佳选择：在中华文化里，赖与好、错与对是极端的状态，极端容易向相反方向转化，称之为阴阳转化，阴可转阳，阳可转阴，因此，中就是可以满足的最佳选择了。在做评价时，偏于好的中，就是不赖，偏于对的中，就是不错；偏于赖的中就是不好，偏于错的中，就是不对。不中，是把词用到极致。要迎合人们爱听赞美词的需要，就说：好、很好、非常好，对、很对、非常对；要表达人们泄愤不满的情绪，就说：赖、很赖、非常赖，错、大错、特错。

3.分Ⅱ之间Ⅲ　间是Ⅱ的分隔。分Ⅱ，有间。间是Ⅲ，间有空间、实间。间分两边，间分两岸。

空间使两边、两岸悬空相离，实间使两边两岸实通相连。

4.分Ⅱ之联系Ⅲ 联系是Ⅲ，联系把分开的Ⅱ，联和系在一起。联系Ⅱ个事物、Ⅱ类事物；联系Ⅱ个人、Ⅱ类人。

5.虚实之Ⅲ

（1）实·虚·实（含虚之实）：实，看山是山，是实山；虚，看山不是山，是境像、景观；实，看山还是山，是具有境像、景观的实山实景。含虚之实。

（2）虚·实·虚（含实之虚）：虚，看虹是虹，是虚像之景；实，看虹不是虹，是实体水雾的现象；虚，看虹还是虹，是实体水雾构成的虚映像。含实之虚。

6.利害之Ⅲ 低中高三个层次。利与害本是Ⅱ，可以延生出Ⅲ。低层次，逢利就是利，遇害就是害。无奈利害，承认利害。中层次，两利相权取其重，两害相权取其轻。选择利害，趋利避害。高层次，把利最大化，把害最小化。取舍利害，化害为利。

7.攻守之Ⅲ

（1）攻势：攻势，先发制人，却易暴露自己。得到认可快，被人丢弃也快，来也匆匆去也匆匆。

（2）守势：守势，后发制人，不易暴露自己，有备无患。被认可也慢，不易被丢弃。

（3）攻守两难：攻守两难，分清情况，再决定是攻是守，攻有难，守也有难。要求对人、对事、对条件、对环境、对场景做出正确判断。

（4）攻守两易：攻也易，守也易，进退自如。此时应当小心谨慎，切勿忘乎所以。

8.看说之Ⅲ

（1）看不透：看不透不说；看不透想着说；看不透胡说。

（2）看透：看透说透彻；看透不说透；看着清楚装糊涂。

（3）角度：正面义、中间义、反面义。同一件事不同角度的不同解释。

9.肯定否定之Ⅲ

（1）肯定·否定·肯定（经过否定之肯定）：

肯定，不明原因的盲目肯定；否定，找出问题的随意否定；肯定，弄清原因分析问题的明确肯定。经过否定之肯定。

（2）否定·肯定·否定（经过肯定之否定）：否定，不知内情的轻易否定；肯定，一知半解的片面肯定；否定，弄清内情权衡利弊的清晰否定。经过肯定之否定。

10.悖论Ⅱ之Ⅲ——判定 判定如果不清晰，就会被迷惑。悖论就是这样形成的。

（1）"我正在说谎"：如果他真的在说谎，说明他说"我正在说谎"的话是真的，那他就没有说谎。如果他没有说谎，他却说"我正在说谎"，说明这话是假的，那他就是说谎。

（2）清晰判定："我正在说谎"，这是对"谎话""实话"的评价，并不是这句话是否谎话，即在"谎话""实话"之外的第三评价。这句话本身不是谎话不谎话的问题，问题是他说话的内容，是否谎话。

五、Ⅱ之位——比较

Ⅱ之位是并位、从位、殊位、离位、匀位、偏位、逆位、反位、辅位、互位。

1.Ⅱ位是或显或隐的存在 Ⅱ是一种客观存在，或以显现的方式存在，或以隐蔽的方式存在。只要找，人世事时时事事处处都有Ⅱ。Ⅱ之位有同异位、正偏位、得失位、虚实位。

2.Ⅱ位于分Ⅰ之后 分Ⅱ，位于Ⅰ分之后而成Ⅱ，Ⅰ分为Ⅱ，Ⅱ与中间Ⅲ、联系Ⅲ同时出现。

3.Ⅱ位于合Ⅰ之后 合Ⅱ，位于合Ⅰ之后而成Ⅱ，两个Ⅰ合成Ⅱ，Ⅱ与中间Ⅲ、联系Ⅲ同时出现。

4.Ⅱ位于Ⅰ、Ⅲ之间 序Ⅱ，位于Ⅰ之后，Ⅲ之前。Ⅱ位于分化Ⅰ后，出现Ⅲ前。

5.Ⅱ位相同 Ⅱ个相同位。平行位：同高同低，同大同小，同优同劣。

6.Ⅱ位相异 Ⅱ个相异位。不平位：高低位、大小位、优劣位。

7.列Ⅱ 列Ⅱ是并列的Ⅱ个Ⅰ。Ⅱ是相对应或相对立存在的可以比较的Ⅱ个。Ⅱ是相互关联的两个事物或现象。如点与点、点与线、点与面、点与体；线与线、线与面、线与体；面与面、面与体；体与体。

8. 序Ⅱ　序Ⅱ是指序列的Ⅱ个，第Ⅰ第Ⅱ。亦特指序列的第Ⅱ。在众多之中，按序取出Ⅱ个排列为第Ⅰ第Ⅱ。正序，按前后、左右、上下、头尾，分先后排序。倒序，按正序的反向排序，后前、右左、下上、尾头排序。随机，是无序之序。不按正序或倒序，随意排序。

排序第Ⅱ，若排序有先后，第Ⅱ在第Ⅰ之后。若排名无先后，排序第Ⅱ和第Ⅰ、第Ⅲ就是并列的。如任意排序，按姓氏笔画排序，按姓氏拼音排序。名列第Ⅱ，是在第Ⅰ名之后。倒数第Ⅱ，在最后Ⅰ名之前。

9. 界Ⅱ　Ⅱ之界分，分合Ⅱ之中间界限。Ⅱ分而有中间，Ⅱ合而有界限。中间界限决定着分合程度，Ⅱ个之大小、多少、关系。Ⅰ分为Ⅱ有中，隐中或显中。Ⅰ分为Ⅱ有间，间隙或间隔。多合成Ⅱ，有分界。多合成Ⅱ，有限度。

六、Ⅱ之度——区分

1. Ⅱ的分合度　Ⅱ的分合度是分Ⅱ之度、合Ⅱ之度。

（1）分Ⅱ之度：分Ⅱ之度是Ⅰ分为Ⅱ的度。

（2）合Ⅱ之度：合Ⅱ之度，是多合为Ⅱ的度。

2. Ⅱ的平衡度　Ⅱ平衡的度。如天平两边都是5，平衡度是0；如果一边是4，一边是6，平衡度偏2。

3. Ⅱ的偏倚度　Ⅱ偏倚的度。如两堆，第一堆是1个，第二堆是10个，2的偏倚度是9；两堆，第一堆是4个，第二堆是6个，2的偏倚度是2。

4. Ⅱ的区分度　Ⅱ的区分度是能区别开Ⅱ之度。Ⅱ的难易度，第一个难度是8，第二个难度是2，难易的区别度是6。

5. Ⅱ的依存度　Ⅱ的依存度是两个人或两方的相互依存程度。

（1）互不来往：陌生人没有交往。熟人却没有来往。鸡犬之声相闻，老死不相往来。Ⅱ的依存度是0。

（2）浅尝辄止：初次交往，关系浅淡，涉交不深，浅尝辄止。Ⅱ的依存度是0.9%。

（3）若即若离：交往交道，一阵紧一阵松，一阵风一阵雨，时有时无，时深时浅，若即若离。Ⅱ的依存度是0% ～ 50%。

（4）互助友爱：相互学习，帮助支持，关心友爱。Ⅱ的依存度是60%。

（5）难舍难分：生活高度依靠，情感高度依恋，精神高度依附，思想高度依从。难以割舍，不愿分离。难以割舍，不等于不能割舍；不愿分离，不等于不能分离。Ⅱ的依存度是90%。

（6）缺一不可：相互扶持、相互依存，相互依赖，如果缺一，就会造成伤害。这是高度依存，合Ⅱ为Ⅰ。Ⅱ的依存度是100%。

6. Ⅱ的消长度　Ⅱ的消长度是Ⅱ消和长的度。

（1）Ⅱ相同的消：两个10，一个变为9，另一个变为8，两个10的消度为3。

（2）Ⅱ相同的长：两个10，一个变为11，另一个变为12，两个10的长度为3。

（3）Ⅱ相同的消长：两个10，一个变为9，消度为1，另一个变为11，长度为1。两个10的消长度是1。

（4）Ⅱ不同的消：两个数，一个8，一个10。8变为6，消度为2；10变为7，消度为3，8和10的消度为3。

（5）Ⅱ不同的长：两个数，一个8，一个10。8变为9，长度为1；10变为11，长度为1，8和10的长度为1。

（6）Ⅱ不同的消长：8变为6，消度为2；10变为12，长度为2。8和10的消长度为2。

（7）消长平衡：此消彼长，此长彼消。两个相同数的消长，如两个10，合数20，其中一个消为8，另一个必然长为12；如果其中一个消为4，另一个必长为16。两个不同数的消长，如一个6，一个8，如果6长为7，则8必然消为7；如果6消为4，则8必然长为10。

7. Ⅱ的转化度　转化Ⅱ之度。阴阳转化，阴转化为阳，阳转化为阴的程度。

（1）等量转化：阳转为阴的量，等于阴转为阳的量。

（2）不等量转化：阳转为阴的量大于或小于阴转为阳的量。

8.“Ⅱ之度”体现了"有限无限论"的观点

Ⅱ是有限的无限，Ⅱ是有限的，这个限是无限的。Ⅱ的区分不仅仅是相对的，Ⅱ的区分还是有限的无限。事物两个方面的区分是有限的，而这个限是无限的。如左与右、黑与白、大与小、难与易是有界限的，这个界限在哪里？这个界限是无限的。左与右是有限的无限。左与右是有限的，一左一右，而分左右的多少是无限的。一个事物分左右，可以正分，即居中而分，0.5 为左，0.5 为右；可以偏分，0.1 为左，0.9 为右，或 0.8 为左，0.2 为右。

相连的黑白，黑与白是有限的无限。黑与白是有限的，黑就是黑，白就是白，而黑与白的分界是无限的。因为黑与白是渐进的，界限是人为的规定，可以把纯黑定为黑，其他定为白，0.1 为黑，0.9 为白，也可以把纯白定为白，其他定为黑，0.1 为白，0.9 为黑。大与小是有限的无限。大与小是有限的，而多大为大，多小为小，这个限是无限的，可以定 1 为小，2 至 9 为大；也可以定 1 至 8 为小，9 为大。难与易是有限的无限。难与易是有限的，难就是难，易就是易。而难与易的界限是无限的，可以规定 1 分努力为易，2 至 10 分努力为难；也可以规定 1 至 9 分努力为易，10 分努力为难。

七、Ⅱ之适——兼顾

Ⅱ之适是适合比较。Ⅱ之适，凡事都有有利的一面，有不利的一面。Ⅱ之适，并、从、背、互；同、似、异、反；分、比、交、关；兼、垒、融、含。并适、从适、背适、互适；同适、似适、异适、反适；分适、比适、交适、关适；兼适、垒适、融适、含适。

1.Ⅱ之适"并" Ⅱ之适并，并列的Ⅱ，平齐。如前后平齐。

2.Ⅱ之适"从" Ⅱ之适从，相从的Ⅱ，一致。如方向一致。

3.Ⅱ之适"背" Ⅱ之适背，相背的Ⅱ，异向。如方向相反。

4.Ⅱ之适"互" Ⅱ之适互，相互的Ⅱ，关联。如互含你我。

5.Ⅱ之适"同" Ⅱ之适同，相同的Ⅱ，一模一样。

6.Ⅱ之适"似" Ⅱ之适似，相似的Ⅱ，大同小异。

7.Ⅱ之适"异" Ⅱ之适异，相异的Ⅱ，完全不同。

8.Ⅱ之适"反" Ⅱ之适反，相反的Ⅱ，互为对立。

9.Ⅱ之适"分" Ⅱ之适分，分出的Ⅱ，有源。

10.Ⅱ之适"比" Ⅱ之适比，比较的Ⅱ，同宗。

11.Ⅱ之适"交" Ⅱ之适交，相交的Ⅱ，有触。

12.Ⅱ之适"关" Ⅱ之适关，相关的Ⅱ、关联的Ⅱ，关系。

13.Ⅱ之适"兼" Ⅱ之适兼，兼顾的Ⅱ、兼收的Ⅱ。有主次。

14.Ⅱ之适"垒" Ⅱ之适垒，垒叠的Ⅱ，叠加的Ⅱ，累积的Ⅱ。有高下。

15.Ⅱ之适"融" Ⅱ之适融，融合的Ⅱ，融洽的Ⅱ。有内外。

16.Ⅱ之适"含" Ⅱ之适含，蕴含的Ⅱ。有同异。含Ⅱ面，任何事物都含有Ⅱ面。相同面、不同面、对立面。含Ⅱ方，任何事物都含有Ⅱ方。敌我双方。含Ⅱ端，任何事物都含有Ⅱ端。相反的Ⅱ个极端。含Ⅱ部分，任何事物都含有可区分、可分割的Ⅱ部分。

八、Ⅱ之调——对应

Ⅱ之调，有相应Ⅱ、相对Ⅱ、相反Ⅱ。

1.相应Ⅱ去调 相应Ⅱ，是同类而相应。以战息战，以暴制暴，以毒攻毒，以心换心。寒因寒用，热因热用；以寒治寒，以热治热。如冻僵的人，须用雪搓激热以调，而不能用温热水洗。"甘温除大热"是中医的一种治疗方法，即用甘温药物治疗热证。

2.相对Ⅱ去调 相对Ⅱ，是相对不同。避开锋芒，避实就虚。调寒远寒，调热远热。因人因事因时因地而宜。对不同的人、不同的事，在不同的时间、不同的地点，采取相对不同的方法。如，用寒凉药物治疗温热之病证，宜温服；用温热药物治疗寒凉之病证，须凉服。

3. 相反Ⅱ去调　相反Ⅱ，是绝对不同。以和息战，以柔克刚。用灯照亮，用情感人。寒者热之，热者寒之；实则泻之，虚则补之。例如，寒冷之人，须以温暖调之，用暖气、温水、火取暖；火热之人，须以凉爽调之，用冷气、凉水、冰块降温。

4. 并从辅互殊离匀偏逆反　并调、从调、辅调、互调、殊调、离调、匀调、偏调、逆调、反调。

九、Ⅱ之谐——融洽

Ⅱ之谐，Ⅱ相同融洽，Ⅱ差异融洽，Ⅱ相反融洽。

1. Ⅱ相同之谐　两个相同而和谐。同方同圆，同亮同暗，同平同奇，同常同怪，同乐同忧。由于Ⅱ个相同而和谐。习惯成自然，熟能生巧，看惯了就顺眼了。

2. Ⅱ差异之谐　两个差异而和谐。方与圆，亮与暗，常与变，奇与怪，乐与思，高与低，上与下，宽与窄，因有差异而和谐。异域风情，因差异而诱人，因诱人而和谐。

3. Ⅱ相反之谐　两个相反而和谐。黑白相反对比而和谐。昼夜明暗相反映衬而和谐。男女相反，异性吸引而和谐。

十、Ⅱ之律——阴阳

1. Ⅰ分Ⅱ　Ⅰ分Ⅱ，Ⅰ分为Ⅱ，Ⅱ分为四，四分为八，无限可分。

2. 合为Ⅱ　多合为Ⅱ，合Ⅱ为Ⅰ。

3. Ⅲ定Ⅱ　Ⅲ确定Ⅱ。Ⅲ随Ⅱ生。有Ⅱ，生Ⅲ，Ⅲ居Ⅱ之中。Ⅲ显，Ⅰ分为Ⅱ；Ⅲ隐，合Ⅱ为Ⅰ。

4. "Ⅱ"显·含·生·合·分　Ⅱ显Ⅱ、Ⅱ含Ⅲ、Ⅱ生Ⅲ。Ⅱ合Ⅰ、一二三合五、三三合六、三四合七。二分四、四分八、八分十六、十六分三十二、三十二分六十四。

5. 阴阳律　阴阳是Ⅱ的化身。阴阳是对Ⅱ的高度概括。阴阳表示Ⅱ的关联、比较、划分、属性。阴阳相应、相对、相反。阴阳依存互根、对立制约、消长平衡、相互转化。阴依存阳，阳依存阴；阴以阳为根，阳以阴为根。

阴阳相互对立，阴制约阳，阳制约阴。阴消阳长，阳消阴长，阴平阳秘，达到平衡。在一定条件下，阴转化为阳，阳转化为阴。阴阳极则生变、物极必反、极尽则衰。阴阳相互隐含、无限分化、无限聚合。

（1）阴阳表示Ⅱ的关联：当Ⅱ相关联时，即可分为一阴一阳。太阳与月亮相关联。凡是与太阳相关的表示阳，明亮、动、热、向上、向外、兴奋、积极……凡是与月亮相关的表示阴，黑暗、静、寒、向下、向内、抑制、消极……

（2）阴阳表示Ⅱ的比较：当Ⅱ相对应时，有比较，用阴阳表示Ⅱ的比较。比较热的、实的、表的、上的、大的、多的属阳。比较寒的、虚的、里的、下的、小的、少的属阴。

（3）阴阳表示Ⅱ的划分

①阴阳无限可分：Ⅱ个事物或Ⅰ个事物Ⅱ个方面的划分，Ⅰ个属阳另Ⅰ个属阴。阴阳是相对的、可变的、无限可分的。

②角度决定阴阳的划分：角度不同，阴阳划分不同。阴阳划分必须基于Ⅰ个角度，同样的Ⅱ，站在不同角度，阴阳属性不同，甚至完全相反。

（4）阴阳表示Ⅱ的属性：Ⅱ可以分为阴和阳Ⅱ种属性。天地、纵横、太极的Ⅱ仪、线的Ⅱ端、面的两线、体的两面、Ⅱ维、人际，都可以分为阴阳。Ⅱ的相同、相近、相反、照应、对应、对立、顺承、逆流、背道、正相关、负相关、平衡、失衡都可以概括为阴阳。

（5）阴阳的对立制约：对立是指Ⅰ方与另Ⅰ方相反，制约是指Ⅰ方对另Ⅰ方的节制约束。

①两个相互对立制约的事物：任何Ⅱ个事物都可以相互用阴阳关联，关联的Ⅱ个事物相互对立制约。

从事物属性看：天为阳，地为阴，天地相互对立制约；火为阳，水为阴，水火相互对立制约；

温热的属阳，寒冷的属阴，寒热温冷相互对立制约；明亮的属阳，晦暗的属阴，明暗相互对立制约；功能的属阳，物质的属阴，功能与物质相互对立制约；机能亢进的属阳，机能衰减的属阴，亢进与衰退相互对立制约。

从事物运动变化看：动为阳，静为阴，活动的属阳，沉静的属阴，动与静相互对立制约；阳化气，阴成形，气与形相互对立制约。上升的属阳，下降的属阴，上升与下降相互对立制约。对人体具有温煦作用的气称为阳，对人体具有营养、滋润作用的气称为阴，阳气与阴气相互对立制约。

②Ⅰ个事物相互对立制约的Ⅱ个方面：任何Ⅰ个事物都可以分为阴阳Ⅱ个方面，阴阳对立制约。如上为阳，下为阴，上下相互制约，上多则下少，下多则上少；外为阳，内为阴，内外相互制约，外多则内少，内多则外少；前为阳，后为阴，前后相互制约，前多则后少，后多则前少。

（6）阴阳的依存互根：阴阳互根，阴阳互为根本。Ⅰ方以另Ⅰ方为根本、根基、根据。阴阳依存，阴阳相互依存。Ⅰ方依另Ⅰ方而存在。Ⅰ方以另Ⅰ方为存在的条件，没有彼Ⅰ方，此Ⅰ方也就不复存在。依存是指Ⅰ方依靠另Ⅰ方而存在；互根是指Ⅰ方以另Ⅰ方为存在的根本。阳上阴下，无上即无下，无下即无上；阳外阴内，无外即无内，无内即无外；阳前阴后，无前即无后，无后即无前。

（7）阴阳的消长平衡：消长是指Ⅰ方在消而另Ⅰ方在长；平衡是指双方达到均衡的稳定状态。阴阳在运动变化中彼此消长，此长彼消，此消彼长，消长影响着Ⅱ之轻重、缓急、主次、正偏、大小、多少的配置。

阴阳消长朝着平衡的目标，动态平衡消长减慢，静态平衡消长停止。阴阳消长是一个量变过程。

（8）阴阳的相互转化：转化是指Ⅰ方消逝转变为另Ⅰ方，或者双方相互转换。阴阳在运动变化中，在一定条件下可以转化，Ⅱ转化为〇、Ⅱ转化为Ⅰ。双方在一定条件下可以相互转化，Ⅰ方转化为另Ⅰ方。此转化为彼，彼转化为此。阴转化为阳，阳转化为阴。阴极生阳，阳极生阴。

夏为阳热，至秋，阳热渐衰，阴寒渐盛，至冬，转化为阴寒。冬为阴寒，至春，阴寒渐衰，阳热渐盛，至夏，转化为阳热。阴阳转化是一个质变过程。福祸转化，祸转为福，福转为祸。"塞翁失马，焉知非福"，吃亏是福、罹难是财、乐极生悲、苦尽甘来。有病方为贵。寒热转化，寒极生热，热极生寒。虚实转化，大实有羸状，至虚有盛候。

（9）阴阳的相互隐含：阴中含阳，阳中含阴。物质为阴，隐含有功能的阳；功能为阳，隐含着物质的阴。如一粒麦子为物质，却隐含着生机，做为种子种入土壤，即可显示其生长繁殖的功能；阳光、空气、水分为功能，却隐含着物质，可以促使麦苗结出麦粒。

（10）阴阳的无限分化：《易经·系辞传》："易有太极，是生两仪，两仪生四象，四象生八卦，八卦生万物。"

阴可以分为阴阳，阳可以分为阴阳。阴中有阳，阳中有阴。阴阳之中又分阴阳，阴又可以分为阴中之阴、阴中之阳；阳也可以分为阳中之阴、阳中之阳。如昼为阳，夜为阴。上午为阳中之阳，下午为阳中之阴；前夜为阴中之阴，后夜为阴中之阳。

（11）阴阳的无限聚合：阴阳可以聚合成阳，阴阳也可以聚合成阴。

6. 并从背互同似异反　并律、从律、背律、互律、同律、似律、异律、反律。

7. 分比交关兼垒融合　分律、比律、交律、关律、兼律、垒律、融律、合律。

十一、Ⅱ之韵——苦乐

Ⅱ之韵，并韵、从韵、背韵、互韵、同韵、似韵、异韵、反韵、分韵、比韵、交韵、关韵、兼韵、垒韵、融韵、合韵。

1. Ⅱ相同，有相同的韵味　相同之韵，两个或多个相同的人、事、物、境，有韵味。双胞胎可以认为是相同的人，因为就连熟人也常常分不清，哪个是兄，哪个是弟；哪个是姐，哪个是妹。相同的事，是重复做着同样的事，反复做就熟练了，熟能生巧，巧能变出许多花样来，这就有韵趣了。

稀少的、珍贵的物，如果有相同的，就有韵趣了，仿造正是基于此而出现的。录像、照片也是基于相同之韵而留做纪念的。美境，无论是发现相同，还是呈像、照片，都有韵味，突然发现，会令人惊奇、惊叹。如人们总是在想象着海市蜃楼是哪里的景观呈像，越近似越吸引人，越有韵趣。

2. Ⅱ不同，有相同的韵味

（1）Ⅱ种不同的事物，有相同的韵味：醋与葡萄，都有酸的韵味；酒与苦瓜，都有苦的韵味；蜜与苹果，都有甜的韵味；姜与辣椒，都有辣的韵味；葱与芥末，都有辛的韵味；盐与海带，都有咸的韵味。

（2）Ⅱ种不同的人，有相同的韵味：泼辣与含蓄，都有讨人喜欢的韵味；正直与婉转，都有令人认可的韵味。用心照自己，用情处家庭，韵味相同；用道为国家，用德济天下，韵味相同。

3. Ⅱ不同，有类似的韵味　惦念问候是关心，不管不问是放心。骂是爱来打是亲，不忍打骂娇宠亲。好话表扬是激励，训斥批评育真心。严厉利于教育人，宽容利于感悟真。

4. Ⅱ不同，有不同的韵味　Ⅱ种不同的事物，各有韵味。热与温韵味不同，寒与凉韵味不同，寒与热韵味不同，温与凉韵味不同。寒凉温热都可以是舒服的韵味，也可以是难受的韵味。

5. Ⅱ相似，有仿真之韵味　相似之韵，是两个或多个相似之人、相似之事、相似之物、相似之境有韵味。相似之韵，是以假乱真之韵。假作真时，真亦假。真假之鉴，遵循先入为主的原则。先入者为真，后仿者为假；先前的是真，后似者为像。

扮演名人或艺人，学名人或艺人说话、唱歌、表演，只要像，都有韵趣。相似的事，会认为是巧合，有韵趣。仿真的器物，会认为以假乱真，也有韵趣。形成景观的、人们公认的山水石树等情境、境况，如果在另一个境地发现有相似的，就称之为奇景。如伟人卧像、山峦如字、山峰如人、山河如画。

6. Ⅱ相反，各有独特韵味　两个具有相反特征，却各自具有独特的韵味。相反的韵，截然相反，各有韵味。相反对立则更清晰。

7. Ⅱ相反，有相同的韵味　"纠偏"与"纠正"词表面义相反，而韵味却相同，都表示纠原来偏的成为正。如纠偏扶弊，纠正错误。

"生前"与"死前"词表面义相反，而韵味却相同，都表示在世时。如生前遗嘱，死前遗言。

"地上"与"地下"词表面义相反，而韵味却相同，都表示在地表面。如放到地上，掉到地下。

8. Ⅱ转化，变生出的韵味　转化，寒极而生热，热极而生寒。苦尽甘来，是一种转化；富不过三代也是一种转化。

十二、Ⅱ之人——徘徊

1. 两个人　Ⅱ之人，两个人，两个独立的人。Ⅱ之人，双人，两个关联的人。Ⅱ人成双，是人际交往的最小单位。

Ⅱ人是互守秘密最安全的构成。男女交媾是人类繁衍的基础。双人就要互相关照，互帮互助，避免互掣互害。

2. 两类人　Ⅱ之人，两类人，按不同的条件有不同的类分。如从形貌、性别、性情、学识、能力、为人、谋事、交往等方面都可区分为两个相同类型和两个不同类型。

（1）两个相同类型的人：两个相同类型的人，是同类型的不同两个，如男人中的大男人和小男孩；学生中的男学生和女学生。

（2）两个不同类型的人：两个不同类型的人，是类型不同的两个，如一男和一女；一中国人和一美国人；一直爽人和一委婉人。

3. 双方人　Ⅱ之人，双方人，一件事的双方当事人。

（1）局内双方：在局内处于相对位置的双方。

（2）局内局外：局内的人、局外的人。当局者与旁观者角度不同，思路不同，观念不同，行为也不同。

4. 变性人　Ⅱ之人，变生人，男变女，女变男，男不男，女不女。

5.徘徊 徘徊是人做事拿不定主意，而表现为犹豫徘徊。

十三、Ⅱ之事——关联

Ⅱ之事是关联。一事与另一事的关联。面临不同事的选择。对可选择事的定夺。

1.Ⅱ件事·Ⅱ串事·Ⅱ堆事 Ⅱ件事是各自独立的两件事。Ⅱ串事，每一串是一件接一件的系列事。Ⅱ堆事，是Ⅱ大类事，每类有很多事。

2.相同事·相似事·相反事 相同事是一样的事。相似事是近似、类似的事。相反事是完全不同、背道而驰的事。背道而驰是相对于主事而言。

3.区分事 区分事是从时间、地点、内容、性质、当事人、影响度等区分事。Ⅱ之类，两类相同的事，类型相同、性质相同，事件不可能相同；两件事不同，却可能相似；两件相反的事会完全不同、截然相反。Ⅱ之辨，据事而辨。Ⅱ之需，据情而需。Ⅱ之求，据需而求。Ⅱ之用，据实而用。Ⅱ之转，因势而转。Ⅱ之变，因转而变，渐变是相应，大变是相对，极变是相反。Ⅱ之弃，因时而弃。Ⅱ之事，各归其类，各有所辨，各有所需，各有所求，各有所用，各有所转，各有所变，各有所弃。

4.非此即彼 非此即彼，二选一，要么这样，要么那样。留得青山在，不怕没柴烧。宁为玉碎，不为瓦全。

5.之外的事 之外的事，是相对于当事而言，当事之外的事。

6.多余的事 多余的事，是相对于正事而言，多余无用。

十四、Ⅱ之世——异境

异境是不同的时空环境，不同的社会境况，不同的处境。不同的境况容易引起纷争。

1.Ⅱ方当局 Ⅱ方同处一局。相同却不同看待的空间、时间、地域、国度、环境、处境、心境。

2.第Ⅱ世 Ⅱ之空间、时间、地域、国度、环境、处境、心境。

3.相同世·相近世·相反世 空间、时间、地域、国度、环境、处境、心境。有的相同，有的相近，有的相反。

第五节 Ⅲ之……

"Ⅲ"之"〇ⅠⅡⅢ位度适调谐律韵人事世"。"Ⅲ"可以用"〇ⅠⅡⅢ位度适调谐律韵人事世"归纳、衡量、判断。含是Ⅲ之〇；合是Ⅲ之Ⅰ；析是Ⅲ之Ⅱ；公、虚拟、超脱是Ⅲ之Ⅲ；中、界、局外、延生是Ⅲ之位；启迪、限无限是Ⅲ之度；适合、折中、融合、变通是Ⅲ之适；联系、沟通是Ⅲ之调；吸引、公平是Ⅲ之谐；创新是Ⅲ之律；感悟、共鸣是Ⅲ之韵；旁观、和衷是Ⅲ之人；媒介、衍生、变化、悟道是Ⅲ之事；间、澄清是Ⅲ之世。

一、Ⅲ之〇——含

1.有中名，无中界 中有名无界，称为中无中界。如无中的左中右、前中后、上中下。中是Ⅲ，无界是〇，故为Ⅲ之〇。

2.隐中 隐中，Ⅰ分为Ⅱ而不显Ⅱ，分Ⅱ的是隐含着的中，隐含是〇，Ⅲ是中，故隐中为Ⅲ之〇。

3.中之极 中Ⅲ极大为Ⅰ。中Ⅲ极大，中Ⅲ所分之Ⅱ端为〇，中Ⅲ为Ⅰ。中Ⅲ极小为〇。中Ⅲ极小、无限小，近似于无，中Ⅲ为〇。

4.隐含Ⅲ Ⅲ之隐，隐含Ⅲ，Ⅲ隐而未显。在Ⅱ中感悟出的隐Ⅲ。

5.Ⅲ之失 中Ⅲ之失或归Ⅰ，或归Ⅱ，或归〇。失去中Ⅲ，合Ⅱ为Ⅰ。失去中Ⅲ，断裂为Ⅱ。失去中Ⅲ，失联为〇。

6.无感悟 无感悟。应该有感悟而没有感悟，应该悟出来而没有悟出来。或者有感悟而不清晰、不明白，有如无。悟是Ⅲ，没有悟出是〇，故为Ⅲ之〇。

7.暗地的联系关系 有联系、有关系，而没有显现出来。暗地里的联系关系。联系、关系是Ⅲ，没有显现是〇，故为Ⅲ之〇。

8.第三种回答，等于没回答 在只有肯定和否定的两种答案中，第三种回答等于没回答。如弃权，既不肯定，也不否定；不表态，既没支持，也没反对；推托之词，"有时间再说"，没说行，也没说不行，什么时候行不知道。第三种回答是三，回答了，而没有实际意义是〇，故为Ⅲ之〇。

二、Ⅲ之Ⅰ——合

1. 单独Ⅲ个　Ⅲ个有间，间分Ⅲ。

2. 名Ⅲ而实Ⅰ

（1）中隐：名称其为Ⅲ，实则为Ⅰ体。中隐含而未显，Ⅱ名分而未分，仍为Ⅰ体。名Ⅲ包括了中与两端。

（2）中Ⅲ极小：两个之中Ⅲ极小，无限小，近似于〇。中Ⅲ＝0.0……01→0。极小之中Ⅲ，能小，无限小。表示：种子、希望、永不言弃。

（3）中Ⅲ极大：两个之中Ⅲ极大，充分大，无限大。两端接近于〇，中Ⅲ接近于两端，近似于Ⅰ。中Ⅲ＝0.9…9→1。极大之中Ⅲ，能大，无限大。表示：蓄劲、谦虚、永不满足、留有余地。

3. Ⅲ归Ⅰ　Ⅲ归Ⅰ，Ⅲ可称为Ⅰ堆，Ⅲ合而归Ⅰ。多Ⅲ归Ⅰ，多Ⅲ称为Ⅰ群，Ⅲ归为Ⅰ。中Ⅲ归Ⅰ，中Ⅲ之两端为〇时，中Ⅲ归Ⅰ。

4. Ⅲ其Ⅰ　Ⅲ其Ⅰ，是Ⅲ的其中之Ⅰ。Ⅲ其Ⅰ，是Ⅲ的中间、联系、感悟。

5. Ⅲ喻多而Ⅰ·Ⅲ喻大而Ⅰ

（1）Ⅲ喻多而Ⅰ：Ⅲ代表众多，代表群体，代表社会。一人为孤（人），二人为双（从），三人为众，众多构成社会。如"一而再，再而三""只有再一再二，没有再三再四""三人行必有吾师。"三都是多的意思。

（2）Ⅲ喻大而Ⅰ：Ⅲ喻大。三和九都可以做足数，表示最大。三是最小的足数，无论足数大小它所表示的意义都是相同的，都表示最大。

6. Ⅲ之Ⅰ是小私　Ⅲ是多，多是公，Ⅲ之Ⅰ是其中一部分，就是小私。

7. 全息缩减Ⅲ之Ⅰ　全息缩减是表现整体信息的其中一部分。全息缩减Ⅲ之Ⅰ是表现整体信息的其中一小部分。

三、Ⅲ之Ⅱ——析

Ⅲ之Ⅱ，Ⅲ的两个方面。中、间、联系、悟都是Ⅲ，都有两个方面。

1. 中Ⅲ之虚实　中是Ⅲ，中Ⅲ有虚、有实。中Ⅲ之虚是隐性的，无明显界限的。中Ⅲ之实是显性的，有明显界限的。

2. 间Ⅲ之空实　间是Ⅲ，间Ⅲ有空、有实，空的是空间，实的是实间。空间里存在空气，实间里存在实物。

3. 联系Ⅲ之显隐　联系是Ⅲ，有显有隐。显性联系，是可见的明显的联系。隐性联系，是隐含的不明显的联系。

4. 悟Ⅲ之浅深　悟是Ⅲ，悟有浅悟、深悟。浅悟，是开悟、感悟、觉悟。开悟是积累而悟开，感悟是有感而悟，觉悟是觉醒而悟。深悟是彻悟，透彻而悟，大彻大悟。

5. Ⅲ之Ⅱ是多公少私　Ⅲ是多是公，Ⅱ是少是私，Ⅲ之Ⅱ就是多公少私。

四、Ⅲ之Ⅲ——公·虚拟·超脱

1. 显Ⅲ·隐Ⅲ·含Ⅲ

（1）显Ⅲ：显Ⅲ是显而易见的Ⅲ，如Ⅲ个、第Ⅲ、中Ⅲ、间Ⅲ、联Ⅲ、系Ⅲ。

（2）隐Ⅲ：隐Ⅲ是隐而未见的Ⅲ。一是自身隐而未见，Ⅱ是显Ⅲ隐而未见。Ⅲ是Ⅱ生之Ⅲ，Ⅲ是由Ⅱ生出来的，Ⅰ分为Ⅱ，就隐含着Ⅲ。如"一根棒分为两部分"，分界线就是隐Ⅲ。

（3）Ⅰ含之Ⅲ：Ⅰ含Ⅲ，是指任何Ⅰ个事物，都含有三个；任何一个事物都有中Ⅲ。如左中右，上中下，先中后。

（4）Ⅱ含之Ⅲ：Ⅱ含Ⅲ，是指任何Ⅱ都含有Ⅲ。只要有Ⅱ就含有Ⅲ。Ⅱ方面含有中Ⅲ。Ⅱ个含有间Ⅲ、联Ⅲ或系Ⅲ。Ⅱ个之中是Ⅲ，Ⅱ个之间是Ⅲ，Ⅱ个之联是Ⅲ，Ⅱ个之系是Ⅲ。

（5）阴中阳：有阴阳就有中，有中才有阴阳。中有显有隐。显中是阴阳之外的Ⅲ，阴中阳Ⅲ个。隐中有名而无实，阴阳两端可言而无中界。阴阳浑然一体，言Ⅲ实Ⅰ。

（6）五行：阴阳、阴中阳排列出五行。万事万物都有"生我""我生"和"克我""我克"两个方面。"生我""我生""克我""我克"，如果立足于我，就是"生我生""克我克"。阴阳两个方面、阴中阳三个方面构成五行结构。

五行结构是表明相互关系的最佳结构搭配。五行的这种结构用自然界五种最常见且实用的物质来表示，就是木火土金水。木火土金水依次相生，即木生火、火生土、土生金、金生水、水生木。木火土金水相隔而克，即木克土、土克水、水克火、火克金、金克木。过克为乘，即木乘土、土乘水、水乘火、火乘金、金乘木。反克为侮，即木侮金、金侮火、火侮水、水侮土、土侮木。

2. 隐中分Ⅲ　有隐中，分为Ⅲ，无分界。如左中右、上中下。

3. 显中分Ⅲ　有显中，分为Ⅲ，有分界。如左1/3、中1/3、右1/3。上1%、中90%、下9%。

4. 中间Ⅲ·联系Ⅲ·吸引Ⅲ　Ⅲ是连Ⅱ之Ⅲ。Ⅲ是具有哲学意义的数。Ⅱ是相互关联的两个事物或一个事物相互关联的两个方面，相互的"关联"就是Ⅲ。Ⅲ是中、Ⅲ是间、Ⅲ是联、Ⅲ是系，Ⅲ是吸引。中中有中、间中有间、联中有联、系中有系。

（1）中间Ⅲ：中间Ⅲ是分Ⅱ之Ⅲ。中和间合称中间。人们习惯于把中或间统称为中间。有中间就有Ⅱ边。有Ⅱ边就有中间，有Ⅱ端就有中间。独立的Ⅱ个，也有中间。"中间"居于不同的状态：太过、中间、不及；左边、中间、右边；上面、中间、下面；一手托两家之中间人、介绍人、媒人、经纪人；两河之中间是陆地；河两岸之中间是河流；河两边之中间是河水之中部。

（2）联系Ⅲ：联系Ⅲ是连Ⅱ之Ⅲ，联和系合称联系。联系是人与人、人与事、人与物、事与事、事与物的关联和关系。桥和梁是联，纽带是系。桥梁、纽带，比喻能起联系、沟通作用的人或事。如情系两家、一衣带水。枢纽是事物的重要关键，是事物相互联系的中心环节。

（3）吸引Ⅲ：Ⅱ者吸引是Ⅲ。吸是引的前提，有吸才有引。吸引是人对人、事对人、物对人产生的吸力和引力。吸引是一种自然的、特殊的、内在的联系。

5. 虚拟Ⅲ·脱位思考·如临其境

（1）虚拟Ⅲ：Ⅲ可以是Ⅱ虚拟出来的，Ⅲ可有可无，忽有忽无。Ⅲ可以是虚拟的中间、联系。社会是Ⅲ，社会是相对于人和人际而言，人是Ⅰ，人际是Ⅱ，社会是Ⅲ。虚拟的Ⅲ是意Ⅲ，是吸引、感悟、创新、神、信、机会、缘、礼、趣、和。虚拟Ⅲ可以用有无来表示，有无吸引、是否感悟、能否创新、有神无神、有信无信、有机会无机会、有缘无缘、有礼无礼、有趣无趣、和不和。

（2）脱位思考：双方当事人中的任何一方，超脱、游离于自我之外，站在第Ⅲ方的角度，以局外旁观者的视角，去看待思考自己和对方的关系和感受。脱位思考不同于换位思考，换位思考是站在对方角度，是Ⅱ，而脱位思考是站在双方之外，是Ⅲ。

（3）如临其境：局外人，如临其境，分别站在双方当事人角度去思考看待问题。置身境中，常常出现"横看成岭侧成峰，远近高低各不同，不识庐山真面目，只缘身在此山中""当局者迷，旁观者清"的窘态。置身境外，如临其境，则可更清晰、更理智地看待事物。局外人是双方当事人的第三方。身临其境，是作为中Ⅲ，进入Ⅱ的状态。

6. 悟Ⅲ　悟Ⅲ，是站在局外对双方的悟。感悟，有感而悟；觉悟，觉醒而悟；彻悟，透彻而悟。

7. 公　Ⅰ可以是全部，也可以是部分；Ⅱ是两部分；Ⅲ就是全部。Ⅲ之Ⅲ是全部。部分、局部是私，全部就是公。

五、Ⅲ之位——中·界·局外·延伸

Ⅲ之位是中位、界位、分位、合位、系位、联位、局外、延伸。

1. Ⅲ之位是中显中隐　Ⅲ之位，是中之显隐。中隐是隐Ⅲ、中显是显Ⅲ。

2. Ⅲ位于中　Ⅲ位于中，Ⅰ分为Ⅱ之中。如左右之中，上下之中，内外之中。

3. Ⅲ位于Ⅱ之间　Ⅲ位于Ⅱ之间，Ⅱ之间隙、Ⅱ之联系。如大小之间，两岸之间。

4. Ⅲ位于Ⅱ之后　Ⅲ位于Ⅱ之后，第Ⅰ、第Ⅱ、第Ⅲ。

5. Ⅲ与前Ⅱ并列平行　Ⅲ与前Ⅱ并列、平行，没有先后、大小、强弱、优劣之分。

6. 时空事物分界　Ⅲ之位是时间界限、空间界限、事物界限。界是Ⅲ，分界是分Ⅱ之Ⅲ。

7. 物中分　中Ⅲ分物，Ⅰ分为Ⅱ，隐含中Ⅲ、显示中Ⅲ、显示间Ⅲ。

（1）中Ⅲ融入Ⅱ之中：中Ⅲ融入Ⅱ之中，和Ⅱ交往，难免矛盾和冲突。假如汽车是中Ⅲ，路上的车和人是Ⅱ，这辆汽车和其他车、人在一起，跑在公路上随时可能相遇，相互影响，或相互成为障碍。

（2）中Ⅲ独立Ⅱ之外：中Ⅲ独立于Ⅱ之外，无涉Ⅱ，很少有矛盾和冲突。假如火车是中Ⅲ，火车单设铁路，独立在铁路上跑，对行人和车影响很小，障碍极少。

（3）中Ⅲ超越Ⅱ之上：中Ⅲ超于Ⅱ之上，俯视Ⅱ，基本没有矛盾和冲突。假如飞机是中Ⅲ，飞机在天空中飞，对行人和车没有影响，没有障碍。

8. 事联系　Ⅲ之位是联系事，把Ⅱ件事联系在一起。

9. 人感悟　人们从相同的、不同的、甚至相反的观点中，从有益的、无益的、甚至有害的事物中，从快乐的、平淡的、甚至痛苦的经历中，受到启发，得以感悟。

六、Ⅲ之度——启迪·限无限

1. 限无限　Ⅲ之度是限。限有限，限无限，限可以是有限的，限可以是无限的。有限的限也可以是无限的。

2. 中Ⅲ松紧度　中Ⅲ松散状态、中Ⅲ紧致状态。Ⅲ之度是中Ⅲ的松紧程度。

3. 联系疏密度　Ⅲ之度是联系的疏密度。疏，疏松；密，紧密。事物疏于联系。事物密切联系。事物联系在疏密之间。

4. 感悟浅深度　Ⅲ之度是感悟浅深度。浅，浅显；深，深奥。人们的浅显感悟。人们的深刻感悟。人们在浅与深感悟之间。

5. 隐Ⅲ无度　表示而无显示是隐，中Ⅲ隐，间Ⅲ隐，联系Ⅲ隐。不表示无显示即为无Ⅲ。表示中而无显示中，是隐中Ⅲ；表示间而无显示间，

是隐间Ⅲ；表示联系而无显示联系，是隐联系Ⅲ。隐Ⅲ无度，因为隐Ⅲ无显，也没有界限，所以没有度。隐Ⅲ永远存在，只在于是否表示。如棒的中部、河中、Ⅱ人之间、双方联系。

6. 显Ⅲ有度　表示且显示是显Ⅲ。显Ⅲ有度，只要有显示，就有度，显Ⅲ最低限度0.0……01，最高限度0.9……9。

7. 中Ⅲ偏倚度　中Ⅲ的位置决定着偏倚度。居于中位，左右对称，不偏不倚，两边的偏倚度是〇，适中适度。中是平衡的，对称是美的，中分位是美，平衡之美。居于偏位，左右不对称，偏倚之适度，也是美的，偏分之美。0.618黄金分割位，是公认的偏倚之美。美是有原则可循的，美因人们的审美观和审美情趣而改变。所以，Ⅲ之度也是可调可变的。

8. "Ⅲ之度"体现了"有限无限论"的观点　Ⅲ是中、联、系、悟。中是有限的，中的限是无限的。Ⅰ个事物，中可以是〇，中可以是0.0……01至0.9……9，甚至中可以是1，中之两端为〇。当中为〇时，是隐中；当中是0.0……01至0.99……时，是显中；当两端为〇时，中是Ⅰ，或者说，当中是Ⅰ时，中之两端为〇。中之限是〇和Ⅰ；中无限是0.0……01至0.9……9。

七、Ⅲ之适——适合·折中·融合·变通

Ⅲ之适，适合、折中、融合、变通。中适、界适、觉适、悟适；分适、合适、系适、联适。

1. Ⅲ方之适

（1）你我他适：你我他三方均合适。

（2）此中彼适：此中彼三方面均合适。

2. Ⅲ类之适

（1）适而用适：适而用适，是在适中用适。

（2）适不适而适：适不适而适，是在适与不适中选适。

（3）不适而适：不适而适，是在不适中变适。

3. 中之适

（1）中适之人：中适合于居中、求中、调中、折中的人。

（2）中适之事：中适合于居中、求中、调中、

折中的事。

（3）中适之物：中适合于居中、求中、调中、折中的物。

（4）中适之境：中适合于居中、求中、调中、折中的境。

4. 间之适

（1）间适宜于分离、中空：间居于分离状态，间适宜于分离。间居于中空状态，间适宜于中空。

（2）间适宜于容纳、活动：间可容纳，间适宜于容纳。间可活动，间适宜于活动。

5. 悟之适

（1）悟适宜于领会：悟是Ⅲ，悟是在领会基础上的开悟，故悟适宜于领会。

（2）悟适宜于探索：悟是Ⅲ，悟是探索的前提，有了觉悟才有探索，无悟的探索就是盲干，故悟适宜于探索。

（3）悟适宜于创新：悟是Ⅲ，悟是创新的源泉，没有悟性就没有创新，故悟适宜于创新。

（4）悟适宜于提高：悟是Ⅲ，悟是提高的动力，没有感悟就不会有提高，故悟适宜于提高。

（5）悟适宜于超脱：悟是Ⅲ，悟是超脱的必经之路，没有彻悟就不会有超脱，故悟适宜于超脱。

6. 联系之适　Ⅲ是联系，联系适宜于需要沟通的双方。联系适宜于未沟通而亟待沟通的双方。

（1）人的联系之适：牵线搭桥的中间人，是需要沟通的两人或双方联系之适。常言说：中间无人事不成。

（2）地的联系之适：船和桥是需要沟通的两岸联系之适。

（3）物的联系之适：梁是需要沟通的两墙联系之适。床是人睡觉之适。碗是人吃饭之适。

（4）事的联系之适：电话是需要沟通的联系之适。考试是需要选拔的事的联系之适。

（5）境的联系之适：光色是境的联系之适。空气是境的联系之适。

八、Ⅲ之调——联·系·沟通

1. Ⅲ之调变　Ⅲ之调而变。Ⅲ并为Ⅱ，Ⅲ归为Ⅰ，Ⅲ失为〇。Ⅲ分为多。

2. 居中调·调归中　居于中间调理、联系、感悟。调理归于中间、沟通、悟道。

3. 中Ⅲ决定Ⅱ　中Ⅲ与Ⅱ端，并列Ⅲ。中Ⅲ决定Ⅱ的变化和走向。中Ⅲ显，可使Ⅰ分为Ⅱ；中Ⅲ隐，可使Ⅱ合为Ⅰ。中Ⅲ单列，可使Ⅰ分为并列Ⅲ。

4. 中Ⅲ联系Ⅱ　Ⅲ是联系，联系居于中间。联系本身就是一种调。中Ⅲ决定Ⅱ之联系，或松散联系，或紧密联系。中Ⅲ可大可小，可重可轻，因此，联系可有可无，可紧可松。

5. 中Ⅲ调和Ⅱ　中Ⅲ折中，调和Ⅱ方矛盾和冲突。中Ⅲ之调，可游离于Ⅱ方之外，成为第Ⅲ方、旁观者；中Ⅲ之调，也可居于Ⅱ方之中，成为当事人；中Ⅲ之调，还可归并入Ⅱ方中的其中Ⅰ方。

6. 悟Ⅲ创新　感悟之Ⅲ，悟通灵验。悟是新生的萌芽、创新的源泉。悟之调，就是创新。

7. 脱位思考　双方当事人中的任何一方，超脱、游离于自我之外，站在第三方的角度，以局外旁观者的视角，去看待思考自己和对方的关系和感受。脱位思考不同于换位思考，换位思考是站在对方角度，是Ⅱ，而脱位思考是站在双方之外，是Ⅲ。

8. 如临其境　局外人，如临其境，分别站在双方当事人角度去思考看待问题。置身境中，常常出现"横看成岭侧成峰，远近高低各不同，不识庐山真面目，只缘身在此山中""当局者迷，旁观者清"的窘态。置身境外，如临其境，则可更清晰、更理智地看待事物。局外人是双方当事人的第三方。身临其境，是作为中Ⅲ，进入Ⅱ的状态。

九、Ⅲ之谐——吸引·公平

1. 并列Ⅲ之谐　Ⅲ个、Ⅲ方，并列平行，公平，和谐。

2. 中Ⅲ之谐　显中Ⅲ，分Ⅰ为Ⅱ是谐。隐中Ⅲ，合Ⅱ为Ⅰ是谐。Ⅲ是中庸，即老好人、和事佬。

3. 悟Ⅲ之谐　悟Ⅲ创新和谐。

4. 联系Ⅲ之谐　Ⅲ和谐了Ⅱ，Ⅲ使对立双方达成和谐归于统一。联系、沟通、交流而和谐。

5. 均匀　平均、均等、匀称。

6. 和谐　和气谐调。

十、Ⅲ之律——创新

1. Ⅲ的律　有Ⅰ就可以分为Ⅱ，有Ⅱ就有Ⅲ。Ⅲ的律，Ⅲ有隐Ⅲ、显Ⅲ、中Ⅲ、间Ⅲ、联系Ⅲ、感悟Ⅲ。Ⅲ隐则Ⅱ联，Ⅲ显则Ⅱ分，当Ⅲ显扩大为Ⅰ，则Ⅱ消失为〇。Ⅲ是足数，Ⅲ为多，Ⅲ的律，包括多的律。"Ⅲ"的显、生、合。Ⅲ显Ⅲ、Ⅲ生多、Ⅲ合Ⅱ、Ⅲ合Ⅰ。

2. 中的律　中决定着事物的分合、变化。中为〇隐，事物为Ⅰ；中为〇显，事物为Ⅱ；中为Ⅰ显，事物Ⅲ；中大至Ⅰ，Ⅱ变为〇。即，一个事物，当中为〇，隐而不显时，事物为Ⅰ；当中为〇，显而无实时，事物Ⅰ分为Ⅱ；当中为Ⅰ，显而有实时，事物Ⅰ分为Ⅲ；当中大至全部Ⅰ时，原事物Ⅱ消亡，新事物Ⅰ诞生。

3. 间的律　间决定着事物的分合、变化。间为〇无隙，事物为Ⅰ；间为〇有隙无空，事物为Ⅱ；间为Ⅰ，有空间，事物为Ⅲ；间空大至Ⅰ，Ⅰ为新生，Ⅱ变为〇。即一个事物，当间为〇，无间隙时，事物为Ⅰ；当间为〇，有隙无空时，仍黏合，事物Ⅰ分为Ⅱ；当间为Ⅰ，有空间时，事物Ⅰ分为Ⅲ，事物Ⅱ和空间Ⅰ；当空间大至全部，为Ⅰ时，作为新生事物Ⅰ诞生，原Ⅱ事物消亡。

4. 悟的律

（1）自悟·点悟：自己悟，经人点化悟。

（2）醒悟·开悟：迷而醒悟，主动开悟。

（3）感悟·觉悟·领悟：有感而悟，觉察而悟，领会而悟。

（4）渐悟·顿悟·大悟·彻悟：逐渐而悟，顿时突然而悟，巨大之悟，洞彻之悟。

（5）悟道·悟理·悟事·悟情：对道有悟，对理有悟，对事有悟，对情有悟。

5. 联系的律

（1）未联未系：未联未系，既未系也未联。没有任何关系。

（2）联而未系：有联未系，有联，却未系。如两个陌生人坐在一起听课，学习把二人联在一起，却没有建立起同学关系。

（3）系而未联：系而未联，有系，却未联。如失散的兄弟，兄弟关系永远不会改变，却没有取得联接、联结、联通、联系。

（4）有联有系：既有联，又有系。如父母子女生活在一起，既有亲情关系，又联结在一起。

6. 滋生律　滋生律是在原来律的基础上，新生的律、衍生的律。

7. 创新律　创新律是律的创新，基于原来律的创造出新。

8. 隐·显·全　隐中，隐含其中，中为〇。显中，中有明显界限，中Ⅲ。全部，中两端为〇，中为全部。"隐、显、全"的转化。隐变显、显变隐、部分变全部、全部变部分。

9. 列Ⅲ　列Ⅲ，是并列Ⅲ，是并列的Ⅲ个、Ⅲ部分。并列Ⅲ是顺序Ⅲ，第Ⅲ。Ⅰ、Ⅱ、Ⅲ。Ⅲ位列Ⅱ之后，与Ⅰ、Ⅱ并排而列，故有列Ⅲ。列Ⅲ，是并列的Ⅲ个，原本的Ⅲ个并列。单Ⅰ合而列Ⅲ。

（1）单独Ⅲ个：独立排列的Ⅲ个、Ⅲ堆。生我、我、我生；克我、我、我克。

（2）分列Ⅲ部分：Ⅰ个分为Ⅲ部分。上、中、下；左、中、右；前、中、后。

（3）Ⅲ之Ⅲ：悟中有悟，中中有中，间里有间，联系中有联系，Ⅲ再分Ⅲ。事不过Ⅲ，过Ⅲ，要么重复，要么转化。

（4）序Ⅲ：序Ⅲ是指序列的三个，第Ⅰ、第Ⅱ、第Ⅲ。亦特指序列的第Ⅲ。在众多之中，按序取出Ⅲ个排列为第Ⅰ、第Ⅱ、第Ⅲ。序列有正序、倒序和随机。通常序列有优劣、轻重、等级之别。

①正序Ⅲ：正序，按前后、左右、上下、头尾，分先后排序。如 123456789 中的 3 个是 123，1 是第Ⅰ，2 是第Ⅱ，3 是第Ⅲ。

②倒序Ⅲ：倒序，按正序的反向排序，后前、右左、下上、尾头排序。如 123456789 中的 3 个是 987，9 是第Ⅰ，8 是第Ⅱ，7 是第Ⅲ。

③随机Ⅲ：随机，是无序之序。不按正序或倒序，随意排序。如 123456789 中的 3 个是 456，4 是第Ⅰ，5 是第Ⅱ，6 是第Ⅲ；或 639，6

是第Ⅰ，Ⅲ是第Ⅱ，9是第Ⅲ。

④按优劣排列：按优劣排列，优的排前，劣的排后，第Ⅰ优，第Ⅱ中，第Ⅲ劣。也可以倒过来，按劣优排列，劣的排前，优的排后，第Ⅰ劣，第Ⅱ中，第Ⅲ优。

⑤按轻重排列：按轻重排列，不重要的放在前，重要的放在最后。第Ⅰ轻，第Ⅱ中，第Ⅲ重。也可以倒过来，按重轻排列，重要的放在最先，不重要的放在后。第Ⅰ重，第Ⅱ中，第Ⅲ轻。

⑥按等级排列：按等级排列，可以是第Ⅰ高，第Ⅱ中，第Ⅲ低；也可以是第Ⅰ低，第Ⅱ中，第Ⅲ高。

⑦平等排序：很多情况下，需要平等排序，不分高低、轻重、优劣、贵贱。此时，选择一种排序方法，尽可能是公认的、公平的、公开的、公正的，而且需要特别加以说明，以免造成当事人，以及公众的误解。

（5）第Ⅲ：Ⅲ是由Ⅱ对立、比较产生的第Ⅲ。所产生的第Ⅲ，具备着Ⅰ的特点，是新生的Ⅰ，是一种自然存在，没有对立面。

①排序第Ⅲ：Ⅲ表示Ⅰ Ⅱ顺序后的第Ⅲ。Ⅲ是〇 Ⅰ Ⅱ的综合。

②局外第Ⅲ：局外第Ⅲ。需要是Ⅱ，第Ⅲ就是局外，局外事和局外人。局外事，是所处之事以外的多余事，是意想不到而发生的意外事。局外人，是双方当事者之外的第Ⅲ方。局外人，是裁判、媒介、中人、探子、意外人、多余人、好事者、坏事者。作为第Ⅲ方的局外人和双方距离相等，可以公平、公正评判双方。也可以出于某种目的，偏袒于一方，歪曲陷害另一方。如果把Ⅱ比喻为等腰三角形的两个底角，那么第Ⅲ就是等腰三角形的顶角。第Ⅲ和双方的距离相等，关系相同，可以站在公平公正立场上看待双方关系和利益。

③Ⅱ中第Ⅲ：居于Ⅱ者之中的第Ⅲ。〇生Ⅰ，Ⅰ生Ⅱ，Ⅱ生Ⅲ，Ⅲ生万物。Ⅱ中第Ⅲ是中、间、联、系、吸引、悟。

（6）插Ⅲ：插入者是Ⅲ。"螳螂捕蝉，黄雀在后"，黄雀是插入的第Ⅲ者。螳螂正要捉蝉，不知黄雀在它后面正要吃它。比喻目光短浅，只想到算计别人，没想到别人在算计他。"鹬蚌相争，渔翁得利"，渔翁是插入的第Ⅲ者。比喻双方相持不下，而使第Ⅲ者从中获利。"半路杀出个程咬金"，程咬金是插入的第Ⅲ者。（程咬金是隋末唐初的一员武将，他手执板斧，常伏于半路杀出，意思是发生了原本没有预料到的事情。）

10.五行　阴阳、阴中阳排列出五行。万事万物都有"生我""我生""克我""我克"两个方面。"生我""我生""克我""我克"，如果立足于我，就是"生我生""克我克"三个方面。阴阳两个方面、阴中阳三个方面构成五行结构。

五行结构是表明相互关系的最佳结构搭配。

五行的这种结构用自然界五种最常见且实用的物质来表示，就是木火土金水。木火土金水依次相生，即木生火、火生土、土生金、金生水、水生木。木火土金水相隔而克，即木克土、土克水、水克火、火克金、金克木。过克为乘，即木乘土、土乘水、水乘火、火乘金、金乘木。反克为侮，即木侮金、金侮火、火侮水、水侮土、土侮木。

十一、Ⅲ之韵——感悟·共鸣

Ⅲ之韵，中韵、界韵、觉韵、悟韵；分韵、合韵、系韵、联韵。

1. 中之韵　Ⅲ是中，中Ⅲ之韵，体现在对立双方的调和折中。找中之高远。折中之兼顾。用中之调和。

2. 界之韵　界是Ⅲ，界是Ⅱ分之Ⅲ，有界才有Ⅱ的区别。就合二为一。

3. 分合之韵　Ⅲ是分合的标志，中间Ⅲ、联系Ⅲ、桥梁Ⅲ，决定着分与合。决定着分合的性质、状态、程度。

4. 联系之韵　联系之韵，为隔岸的双方搭建起桥梁，为不可调和的敌对关系找到联系。Ⅲ之韵，可能还有言外之意。

5. 感觉之韵　感觉是人作为第三方，对人或景物的感与觉。感觉有感受觉悟之韵。

6. 悟之韵　Ⅲ是悟，悟之韵体现在感悟之升华，创新之振奋。悟Ⅲ之奇妙。

十二、Ⅲ之人——旁观·和衷

1.**第Ⅲ方**　第Ⅲ方，处于对立双方之外，第Ⅲ种状态的人。

2.**中人**　中人是中间人、介绍人、联系人、说和人、中立人、弃权人。中人虽有自己的想法和看法，却常常对于双方的观点，既不肯定，也不否定，既不支持，也不反对。弃权，不表态。

人之中，位置居中，观念居中，观点居中，做事居中。中的范围可大可小。大至除了两端，都是中；小至只有正中的1个人、1个观点、1件事。如9个人的中间人，多至7人，第2名至第8名是中间人；少至1人，第5名是中间人。

3.**媒人**　媒人是在二者中间传递信息的人。如邮递员、传话人。

4.**介绍人**　介绍人是在两者中间牵线搭桥的人，把一方介绍给另一方，或者介绍双方认识。

5.**保人**　保人是为双方当事人做保的人。站在双方当事人之外，为双方担保、证明。在双方各执一词，无法判定是非时，保人的可信度更高，证明力更强。

6.**和衷**　和衷是内心和谐。和衷则圆润。衷：内心。如由衷，苦衷，无动于衷，衷肠。团队和衷，和衷共济。

7.**说和人**　说和人是和事佬，为双方化解矛盾、说和的人。中间无人事不成，说和人在双方之间，居中调停、灵活变通，将双方的观点折中，使双方都后退一步，谦让一点，形成双方都能接受的第三种意见，以利于成事。

8.**旁观者**　旁观者是双方局外旁观的人，是观众。

9.**局外人**　局外人是当局之外的，与当局无直接关系的人。局外人也是另外人，当事人之外的人。

10.**另类人**　另类人是另类、不合群。和一般人不一样，有别于正常的人。

十三、Ⅲ之事——媒介·衍生·变化·悟道

1.**悟道**　悟道是Ⅲ之事，从现实到虚拟，从虚拟到现实，知音知味，悟真悟道。

2.**悟事**　悟事，感悟之事，创新之事，创造之事，发明之事。

3.**中事**　中事，居中之事，中间之事，事的过程之中。

4.**生事**　生事，发生之事，滋生之事。无事生非，无事生出的事，多余的事。

5.**和事**　和事，中和之事，调和之事，和谐之事。

6.**联系事**　联系事，是事与事的联系。

（1）关系：时地关系，时物关系，地物关系。多件事相互参照、参透，有主有次。

（2）事之外联：事之外联是生事、滋事、节外生枝，多余的事，没完没了（没结局）的事。

（3）信息：信息是联系的载体，通过信息进行联系。信是从人、从言，认可、承认，真心诚意。息是音讯、情况、征兆、端倪、底细、真谛、奥妙、万物滋长。信息有无？信息是相互的。有信息起，无信息落；有息信生，无息信消；有息有信，息自生，信自成；有息无信，息自灭，信自无。

（4）信息判断

①对称的信息判断：意见一致是水平相当，意见分歧是水平不同。意见是纯粹的，水平是绝对的。水平都高或都低，都模糊或都清晰。有水平高有水平低。有模糊有清晰。100分与99分、100分与1分，都是意见不同，只是程度不同而已。

②不对称的信息判断：意见一致是盲从，意见分歧是必然。除外附加因素，意见一致是盲从，意见分歧是必然。高人和俗人可能意见一致，高人是清晰的意见，俗人是盲目的意见，所谓盲从，不都是盲从别人，还包括糊涂地从属于一种意见。分歧的意见受到的影响因素更多，所以千差万别。沟通有利于使不对称的信息趋于对称。

③影响信息判断的因素：附加因素影响信息判断。附加因素包括：出发点、角色、趋向、目标、目的等，不同的附加因素，直接影响信息判断。

7.**系列事**

（1）分列的Ⅲ件事：分列不同的Ⅲ件事，及至多件事。

（2）一件事的系列：一件事的系列，有原因、进程、结果。

8. 变化事　变化事，突然发生的事，意想不到的事。

十四、Ⅲ之世——间·澄清

1. 现实与虚拟之间　Ⅲ之世，在现实与虚拟之间，似实不实，似虚不虚。

2. 现实与虚拟之外　既非现实，也非虚拟。在现实与虚拟之外的世。

3. 建造的环境　吸取两个不同环境空间各自的优点，建造的具有双方特色，双方都能接受的环境空间。

4. 另外的地方　非此非彼，另外的地方。另外的空间、时间、地域、国度、环境、处境、心境。

5. 澄清　澄清是Ⅲ之世，是对由混沌之世转向唯一时空之世，再到异境之世的澄清、超越、透视。

第六节　位之……

"位"之"〇Ⅰ Ⅱ Ⅲ位度适调谐律韵人事世"。"位"可以用"〇Ⅰ Ⅱ Ⅲ位度适调谐律韵人事世"归纳、衡量、判断。无位、空位、失位是位之〇；有位、位置、始终是位之Ⅰ；角度是位之Ⅱ；超脱位是位之Ⅲ；得位、立场、观点是位之位；深、广、欠、过是位之度；恰当位是位之适；变换位是位之调；和谐位是位之谐；位序是位之律；意义、韵趣是位之韵；观点是位之人；目标是位之事；处境是位之世。

一、位之〇——无位·空位·失位

1. 数位之〇　数的起始位是〇。如〇Ⅰ ⅡⅢ。数的终结位是下一个数的起始位，也是〇。如 24 小时制，24 点，也是〇点。数位之〇可以作为充数位，如 10，101，〇虽无，作为充数就代表一定的数，或代表无限大的数。数的无限位，近似于〇。数的无限位，具有不确定性，也为〇。

2. 无位

（1）没有位：无位是没有位，根本就没有位。

（2）没有明确位：无位是没有明确位，有位而没有明确位。一是没有明确的位置；二是没有明确的时间、地点、角色、地位等。

3. 空位　空位是虚设的位。

（1）有位而空：有位而空无内容。

（2）有而不认：有内容而不认可。如百分制 60 分及格，0 至 59 分不及格，视同于无。

4. 虚位

（1）虚空位：有位虚空而不实，有形式无内容。

（2）虚拟位：虚拟位是虚设的位。

5. 闲位

（1）闲置位：闲置而无用的位。

（2）空闲位：有空闲而不繁忙的位。

（3）闲歇位：繁忙之后闲歇的位。

6. 隐藏位　有位隐藏而不显，有位收回。

7. 屏蔽位　有位屏蔽而不用。百分制二分法，取优去劣，劣占多大数就去掉多大数。如取 1%，屏蔽 99%。

8. 弃位　弃位是放弃位，有位放弃而使位空。

9. 失位　失位是丢失位，有位丢失而没有位。

10. 灭位　灭位是消灭位，有位消灭而无位。

11. 否位　否位是否定位，不认可位。

二、位之Ⅰ——有位·位置·始终

1. Ⅰ个·唯Ⅰ·全部·其Ⅰ　位之Ⅰ个是有一个位；位之唯一是独有仅有的一个位；位之全部是所有的位；位之其一是众多位中的其中一个。

2. 始位·终位·始终位

（1）初始位：Ⅰ居有前之初始。有始就有Ⅰ，Ⅰ延展无限。初始位是刚刚开始的位。百分制的Ⅰ。

（2）开始之始：有前之开始，整个之开始。Ⅰ是起点，始于Ⅰ。Ⅰ位于有之前，显示之前，起始之前，表示之前，出生之前，开始有。Ⅰ位于基点、基线、起点、准备、预备。Ⅰ位于基础、根本、未萌。Ⅰ位于有之始的最低境界。

（3）阶段之始：阶段之开始，部分之开始。阶段之始，包括整个之隐中。

（4）循环之始：循环之始是上一轮循环之末，下一轮循环之始。如在 400 米的环形跑道上，跑

800 米，起点是两轮之始也是两轮之末。

（5）终结位：Ⅰ居有后之终了。有终就有Ⅰ，Ⅰ来源无尽。已经完成终结的位。百分制的100。

（6）暂时之终：有后暂时之终、阶段之终、可恢复之隐潜。

（7）永久之终：Ⅰ位于有之后的终结，结束、终了、圆满。一切了结之后。Ⅰ位于终结圆满的最高境界。有后永久之终、完成之终、不可恢复之隐潜。

（8）始终位：始终，有始有终，完整Ⅰ。始终是Ⅰ之位，Ⅰ位于起始，Ⅰ位于终结，Ⅰ位于自始至终，Ⅰ位于有，Ⅰ位于所有。

3. 独位·分位·合位

（1）独位：独位是一个位。独立的与其他无关联的位。

（2）分位：分位是分化出来的位。百分制的1至99。

（3）合位：合位是合并的位，所有的位。百分制100。

4. 居位·当位·在位

（1）居位：居位是属于自己的所居之位。

（2）当位：当位是应当的位、当局的位。

（3）在位：在位是在自己的位置，在应当的位置，在所居的位置。

5. 位点·位线·位面·位体

（1）位点：位点是位于一个点。时点、地点、事点、人位之点。如 3 点钟、代销点、出了点事、主任岗位。

（2）位线：位线是平行位。位于一段。时段、地段、事的阶段、一排人。

（3）位面：位面是位于一个区域。如生活区（地面）、打击一大片（事）。

（4）位体：位体是位于一体。如一栋楼（整体）、敌人（群体）。

三、位之Ⅱ——角度

1. Ⅱ个位·Ⅱ类位 Ⅱ个位，是Ⅱ个独立存在的位。Ⅱ类位，是Ⅱ类不同性质的位。位之阴阳、同异、正偏、得失、虚实。

2. Ⅱ同位·Ⅱ平位 Ⅱ同位，Ⅱ个相同位、相似位，同主同次，同大同小，同优同劣。Ⅱ平位，Ⅱ个平行位、平等位。妍媸平行，高低平等，尊卑平等。

3. Ⅱ差位·Ⅱ异位 Ⅱ差位，Ⅱ个差别位、悬殊位，难易有差，好坏有别，高下悬殊。Ⅱ异位，Ⅱ个相异位、不同位，有主有次，有大有小，有优有劣。位之"上下、左右、前后、内外、疏密、深浅"。上下位、左右位、前后位、内外位、疏密位、深浅位。

4. 位之Ⅱ面·位之Ⅱ端 位之Ⅱ面，利弊、利害、得失。有一利就有一弊，利害相连，有所得必有所失，有所失也有所得。故须权衡利弊、兴利避害、患得患失。

位之Ⅱ端，位之"有无、大小、高低、正偏、优劣、尊卑、贵贱、轻重、缓急"。大小位、高低位、正偏位、优劣位、尊卑位、轻重位、缓急位。

此无彼有，此有彼无；此大彼小，此小彼大；此高彼低，此低彼高；此正彼偏，此偏彼正；此优彼劣，此劣彼优；此尊彼卑，此卑彼尊；此贵彼贱，此贱彼贵；此轻彼重，此重彼轻；此缓彼急，此急彼缓。

故须区分有无，知晓大小，辨明高低，洞察正偏，明确优劣，认清尊卑，清楚贵贱，拿捏轻重，把握缓急。

5. 位之有无·位之留弃 位之有无，百分制的〇是无位，1 至 100 是有位；准备开始是〇位，已经开始是有位。位之留弃，百分制 60 分及格，0 至 59 分是弃位，60 至 100 分是留位。

6. 位之Ⅱ分·位之始终 位之Ⅱ分，有偏位，有正位，百分制Ⅱ分法分优劣的数值范围：对半分，1 至 50 为劣，51 至 100 为优。偏半分，1 至 29 为劣，30 至 100 为优；1 至 59 为劣，60 至 100 为优；1 至 89 为劣，90 至 100 为优。位之始终，开始之位，终结之位。开始可长可短，终结也可长可短。

7. 恒定位·变化位 恒定位是在一定条件下，恒定不变的位。变化位是随时变动改动的位。

8. 在位·离位 在位是当事所在之位。离位是离开不在之位。

9. 显位·隐位 显位是明显的、显示的、显而易见的位置。隐位是隐蔽的、未示的、隐而不见的位置。

10. 虚拟换位·实际换位 换位是交换位置，变动原有位、交换为新位。换位是改变位、改换位。双方当事者变换位置。实际交换位置得到体验，虚拟交换位置引起思考。虚拟交换位置是设身处地站在对方位置和角度去思考、看待问题。体察对方的处境。换了一个位置，变了一个角度，原来的是可能成非，原来的非可能成是。

四、位之Ⅲ——超脱位

1. 列位 列位是并列的位。位之上中下、高中低、深中浅、左中右、前中后、内中外。

（1）起始位·过程位·满足位：起始位是刚刚开始、○分、婴儿期。满足位是对于所获得感到满意、知足。百分制的 100 分满足，90 分可以满足，60 分也可以满足。

（2）满怀期望位·现实期望位·相对期望位：期望位是期望于未有的。

①满怀期望：满怀期望是一种满足的期待和展望，是一种理想。如百分制的 100 分；10 分制的 10 分。

②现实期望：现实的期望是立足于已经获得的现实，期望有更多的收获。如果达不到所期望的，就是失望。在没有令人失望的情况下，百分制的 51 分，尚有 49 分的发展空间，49 分是最大的期望值，所以说，51 分具有最大的期望。而 70 分，则只有 30 分的期望值，有 30 分的再发展空间。

③相对期望：相对期望是把满足设为 100 分，计算出的期望值。百分制的 100 分已经满足，没有了期望值。如果满足于 90 分，90 分就相当于 100 分。如果满足于 60 分，60 分就相当于 100 分。期望值越大，未有的相对数值越大。无论表面如何，父母都会把子女定格在 51 分上，留下 49 分的期望值空间。即便是实际上已经到了 99 分，

也会在潜意识里把它压缩到 51 分，维持最大期望值。人们对自己的欲望值也是这样。在不断提高，不断满足中，不断压缩，趋向于 51。因此，51 分留有实现之后的最大的期望。

（3）失望位·认可位·满意位：失望位是不能满足要求且没有希望和指望的位。认可位是被承认，觉得可以的位。满意位是符合意愿获得满意的位。

2. 悟位 悟是Ⅲ，悟位是感悟的位。

（1）感觉：感觉时间的长短、快慢；感觉地段的长短、远近。

（2）屏蔽位：屏蔽位是双方之外的第三位，屏蔽位是被拉入黑名单，置之不理的位。

（3）交流位：交流位是可以联络双方的三位，交流位是可以进行交谈、交流、互通的位。

（4）启发位：启发位出新之三位，启发位是在交流中可以相互启发获得收益的位。

3. 中位 中是Ⅲ，中位是居中之位。

（1）低位·中位·高位：低位是居于较低的位置；中位是居于中间的位置；高位是居于较高的位置。低中高位是除法，Ⅲ分法的下Ⅲ分之Ⅰ是低位；中Ⅲ分之Ⅰ是中位；上Ⅲ分之Ⅰ是高位。位高权重，位低言微，位中沟通上下。

（2）轻位·中位·重位：轻位是份量轻、影响小、不重要的位置。中位是居于轻重之间、轻重适中的位置。重位是份量重、影响大、重要的位置。

（3）卑位·中位·尊位：卑位是卑微位、微小位、轻视位、低下位。中位是居于尊卑之间的位。尊位是尊贵位、崇高位。

（4）未及位·适当位·错构位：未及位是尚未到达的位。适当位是合适得当的位。错构位是不匹配、不合时宜的位。

4. 联系位 联系位是与双方关联关系的位。如媒介、向导、介绍人。

5. 局外位 局外位列Ⅲ。局外是当局双方之外。这里说的当局双方，包括双方延伸出的多方。局外也就是当事方之外。

（1）局外操纵位：局外操纵位，身居当局位

之外，行使操纵之职能权利。如垂帘听政、幕后操纵、遥控指挥。

（2）局外旁观位：局外旁观位，当局二方之外的第三方。旁观者站在局外，与当事人没有利害关系。因此，旁观者的观点是第三位。如坐山观虎斗；鹬蚌相争，渔翁得利。

（3）虚拟局外位：虚拟局外位是假设位、脱位，假设脱离本位，站在局外去思考。

6. 滋生位　滋生位是在原有位的基础上，滋生、派生出的新位。

7. 脱位　脱位是脱离位置。包括脱离原位、脱失原位、脱位思考。脱离原位是实际离开原来的位置，真实地失去，完全走出来，站在第三方去看待和思考双方位境。脱离原位和在位的视角不同，感受不同，思路不同，处理问题的方式也不同。脱失原位是暂时脱开原有的位置，是临时走出来，站在第三方去看待和思考双方位境。失去的才觉得宝贵，脱失原位之后，再看原位，会有在原位不曾有的、很深的感受和体会。再回到原位之后，就会有不同的选择和对待。脱位思考是超脱于原位，是指双方当事人中的任何一方，仍居于原定位，而虚拟游离于自我之外，权作局外的旁观者，设身站在关系双方之局外的第三方角度，以旁观者的视角，去看待和思考自己和对方的关系和感受。

脱离原位，就会倏然发现一种清新，一种当局者和旁观者都不曾有过的清醒和新鲜。豁然开朗，大彻大悟，尽在其中。总之，脱位是站在自己和对方位置之外，作为旁观的第三方去看待自己和对方。实际脱离位置便于回味，虚拟脱离位置得以旁观。

8. 超脱位　超脱位是超越脱离常规位置，跨入更高境界。超脱位不同于越位。越位是脱离实际的过分，是位的过度，是一种不正常现象；超脱是在实际基础上的跨越，是正常的飞跃。

五、位之位——得位·立场·观点

1. 根基　位之位是基础、根本。位居于基础、根本的位置。无位，便无根基。没有位，将如无

根之木，无源之水。

2. 定位　任何人事物都必须先找到位、确定位，否则将无立足之地。

3. 立场　场是位，立场是所立之场、所立之位。立场是自己在对应场、对立场中所站立的场。

4. 观点　观点是所观之点，是自我观察认识认为的要点，是自己对某一问题的认识和观察的侧重点。

六、位之度——深·广·欠·过

度是位之幅。幅：宽度、边缘，范围。位之度是位的分寸、火候。不同位有不同角度，不同角度有不同看法。横看成岭侧成峰，远近高低各不同，同样一件平凡事，角度不同看法不同，心情不同看法不同，态度不同看法不同。

1. 位之适度　位之适度，是位适当的分寸火候。位之适度，是恰当的位、合适的位、适宜的位。位之适度，是位之大小有度，轻重有度，缓急有度。位之适度，才是位的最佳状态。

2. 位之过度　位之过度，是位的分寸火候太过。位之过度，是由于太过而不恰当、不适宜。位之太过，是不该当位而当其位、超越本位。

3. 位之未及　位之未及，是位的分寸火候不及。位之未及，是由于不及而不恰当、不适宜。位之未及，是该当位不能当位，不在其位。

4. 内位深度　内位深度，位居其内看深度。如深入"工作与玩笑"之中。工作就是工作，玩笑就是玩笑，别把工作当儿戏，玩笑时候别想着工作。工作和玩笑是相反的两个类型，工作是严肃认真的，玩笑是随意无心的。

若把工作当玩笑，视工作为儿戏，工作就会草率从事；若把玩笑当工作，玩笑时忘不了工作，玩笑也会有负担。

5. 外位广度　外位广度，位居其外看广度。如走出"工作与玩笑"之外。工作就是玩笑，玩笑就是工作，把工作当玩笑，把玩笑当工作。站在工作之外，工作就是玩笑的一部分，别太较真，别拐硬弯，别撞硬伤。否则，在你的宏伟设想还没有实现之前，你可能就受伤了，甚至牺牲了。

这是工作的技巧。常言说：留得青山在，不怕没柴烧。雅一点儿的词，叫婉转。俗一点儿的词叫圆滑。通俗点的词叫会弄事。站在玩笑之外，玩笑是工作的一部分，玩笑中的道理，就是工作中的道理，只是表达方式不一样，玩笑把这个道理游戏化了而已。

七、位之适——恰当位

位之适是恰当位。位之适是位置的合适、适当、适合、适应。

1.合适的时间位置　合适的时间位置，是时间、地点、方位、角色、地位、心目位置等某个适合自己、适合他人的时间及顺序。时间的先后顺序：过去、现在、将来。地点的时间先后顺序：先此地，后彼地；先彼地，后此地。方位的时间先后顺序：先前后后，先后前前；先左后右，先右后左；先上后下，先下后上；先内后外，先外后内。角色的时间先后顺序：先大后小，先小后大；先重后轻，先轻后重；先主后次，先次后主；先主后客，先客后主。地位的时间先后顺序：先高后低，先低后高。心目位置的时间先后顺序：位的先后，先尊后卑，先卑后尊。

2.合适的地点位置　这里、那里，哪里？某个适合自己、适合他人的地点。合适、适宜的上中下位、前中后位、左中右位。

人和物都居于一定的地点位置，且都需要找到一个合适的地点位置。人的一生都在不断地寻找更适合自己的地点位置。谁找到了合适的地点，谁就拥有着幸福的生活。

3.合适的方向位置　东、南、西、北，高低、上下、前后、左右、内外，某个适合自己、适合他人的方向位置。人无论居于何处，都需要先辨清方向位置。知道自己从哪里来，现在哪里，居于何方，将走向哪里。知道自己与别人的相对位置。只有不迷失方向，才能清晰自己的路径，才有希望达到目标。

4.合适的角色位置　长辈、平辈、晚辈；领导、同事、下属；同学、同志、同道；朋友、敌人、生人。找到适合人和事的角色位置。

5.合适的地位　找到适合自己能力水平的地位，能充分挖掘和发挥个人才能。找到适合他人能力水平的地位，能充分享受助人的快乐。

6.心目中合适的位置　自己为自己在心目中树起一个合适的位置，找到自己心目中合适的位置，是自己快乐的源泉。找到别人在自己心目中合适的位置，是一种榜样和借鉴。心目中的崇高位与低贱位，尊重位与鄙视位，这些位置的摆放，是自己真实的意愿。

7.合适的立场、观点、角度　对待任何事件都有自己的立场、观点、角度。找到合适的立场、观点、角度，是正确做事的基础。只有立场、观点、角度正确，才有正确的思维和理想的结果。

8.同样的位，适于相同的需要　同样的位，适合于相同的需要。位相同，需要也相同。

9.同样的位，适于不同的需要　同样的位，适于不同的需要。有时需要原因，有时需要理由；有时需要过程，有时需要结果；有时需要清晰，有时需要模糊；有时需要整体，有时需要局部；有时需要大致，有时需要细节；有时需要高调，有时需要低调；有时需要张扬，有时需要隐秘；有时需要我，有时需要你，有时需要他；有时需要坚持自己，有时需要适应领导；有时需要教育别人，有时需要改变自己。

10.不同的位，适于相同的需要　不同的人，不同的事，不同的情况，不同的场合，不同的境况，不同的时间，不同的地点，不同的状态，适合于相同的需要。

11.不同的位，适于不同的需要　不同的人，不同的事，不同的情况，不同的场合，不同的境况，不同的时间，不同的地点，不同的状态，适合于不同的需要。

八、位之调——变换位

位之调是调位、变换位。

1.恒定位式微而调　位恒定不变的，只需要微调。

2.平常位据情而调　位平平常常，根据情况而调。兵来将挡，水来土掩。

3. 变位依变而调 位变化的，根据变化的需要而调。变换，可调换之位。缩位、立位、扩位。

4. 位正防偏而调 位正需要调，重在防偏，调而不致于偏。恰当位正，稳固之基，造化之始，因为时时事事都是在动态中前进，所以，仍需要微调，调而防偏，不至于有失。

5. 位偏为正而调 位偏需要调整、调理，而促使其归正。

6. 立场观点之调

（1）立场观点不同于是非正误：讲立场观点不同于讲是非正误。讲是非正误是要辨清孰是孰非孰正孰误。

讲立场观点是要讲明自己的思想和认识，至于这个立场观点是是是非，是正是误，放在其次。也就是说，他已经认识到自己的立场和观点是错的，却还要坚持。那可能是亲情的需要、团队的需要、帮派的需要、暂时权宜的需要。

（2）角度决定立场和观点：角度决定立场，立场决定观点。在同心圆中，圆心是目标，同心圆距圆心的距离有远有近。以圆心为原点画出两条半径形成的夹角就是角度。角度为 0 ~ 360° 全圆。在 360° 全圆中，同一半径上，同心圆不同，距原点（目标）的距离也不同。两条半径的角度不同，在两条半径上的两个位点的距离也不同。距离反映立场。

（3）同一角度的位点相同，立场相同，观点相同：角度为〇，且在同一个位点，对同一目标，立场相同，观点一致。

（4）同一角度的位点不同，立场不同，观点不同：角度相同远近不同，立场不同。相距越近，差别越小，相距越远，差别越大。在同心圆相同角度的半径上，距离原点（目标）近者，立场较近，两个观点相距近；距离原点（目标）远者，立场较远，两个观点相距远。

（5）不同角度的位点不同，立场相同，观点不同：从原点（目标）引出两条半径，在两条半径上，形成不同角度的两个位点，由于两个位点在同一条弧线上，可以看作是立场相同。虽然立场相同，站在不同角度，看待同一原点

（目标），会有不同观点。角度越小，观点差别越小，角度越大，观点反差越大，0° ~ 90° 是相同的目标，不同的观点；90° ~ 180° 是相同的目标，相反的观点。度数的不同，表明着程度的不同。180° 是最大的角度，观点完全相反。180° ~ 360° 是 180° ~ 0° 的回归和不同表现形式。

（6）不同角度的位点不同，立场不同，观点相反：对原点而言，不同角度，不同距离，立场不同，观点相反。角度越大，观点悬殊越大；距离越远，立场越远，观点悬殊也越大。不同的观点形成差异，极端的观点形成相反。

（7）情理法影响个人的立场观点：人情、道理、法律影响个人的立场和观点。无论家庭成员立场观点是否一致，只要对外，立场观点就会高度一致，这是亲情使然。无论帮派内部立场观点是否一致，只要对外，立场观点也会一致。无论对方讲得多么合理合法，这方律师也不会放弃自己立场观点而去附和对方。国家利益、集体利益、家庭利益，都是情理法对立场观点的影响形成的。

（8）团队也可左右个人的立场观点：个人的立场观点也可以由自己所在的团队所左右。

7. 轻重尊卑之调

（1）轻重尊卑是自己认为的：一个人的行为或一件事在人心目中形成的轻重尊卑，是根据当时的情况，按照自己的知识素养、认识角度、认识水平和心理状态决定的，自己认为份量小的就轻视，认为份量大的就重视，认为优而位高的就尊奉，认为劣而位低的就卑视、蔑视。

（2）本真的轻重尊卑没有褒贬之意：在实际应用过程中，由于人们不愿被轻视，更不愿被卑视，希望被重视，更希望被尊视。久而久之，人们防止被轻视，避弃被卑视，吸引被重视，求得被尊视，就有了轻重尊卑的褒贬之分，被尊重的成为褒义，被轻蔑的成为贬义。于是，为了迎合人们求褒避贬的心理满足，"尊重"的本真就被虚化、泛化、伪化。以至于"自尊自重、尊重他人"，进而成为做人的基本道义和相处的礼貌。

这里所研究的轻重尊卑，则是它们的本真意

义，没有褒贬之分，没有虚伪泛滥，只有心目中的位置和看待不同。

（3）轻重尊卑的态度可以表现为行为：本来心目位置只在内心之中，但是，人们的心理活动常常流露和表现在行为之中。所以，轻重尊卑的态度是可以表现为行为的。尊卑位置是受人尊崇重视和令人卑视轻视的心目位置。尊卑有趋同性，也有特异性。不同的社会历史时期、不同的人群有不同的尊卑标准和对待尊卑的态度。

（4）要知道自己在别人心目中的尊卑位置：力小休负重，言微莫劝人，指的就是要识相，要知道自己在别人心目中的尊卑位置。从而更好地确定自己的行事方式。

8. 心目位置、角色位置之调

（1）心目位置与角色位置相符会强化角色位置：心目位置与角色位置相符，就是角色位置尊者，心目位置也是尊；角色位置卑者，心目位置也是卑，二者相符会强化角色位置，使角色位置做得更好。所谓的君君、臣臣、父父、子子，指的就是这种情形。君要有君威，臣要有臣责，父要有父道，子要有子孝。

（2）心目位置与角色位置不符会弱化角色位置：不符有两类情形：角色的尊位不尊，卑位不卑。如长辈、老师、学者、领导应处于尊位，却在心目中卑视，所谓的君不君、臣不臣、父不父、子不子，就是这种情形。

（3）角色与境地：每个角色在社会上占据一定位置。你占了位置，别人就没法占了。你占了别人的位置，别人还得再去占你的位置，或者他人的位置。之所以人与人沟通难，就在于处境位置不同，角色处于不同的位置，心态会有不同的改变。一个人要时刻清楚，在什么处境，自己扮演着什么角色。处境改变，角色也改变。

9. 人间、天堂、地狱之调 人们常常把人间看作当下，把天堂和地狱看作是离世的去处。其实，人间、天堂、地狱都是在自己心中营造的。天堂在哪里？地狱在何方？人间就是天堂，人间就是地狱，为我们营造天堂和地狱的，不是别人正是我们自己。天堂、地狱、人间其实就在自己心里，任凭自己营造。在人间，无论别人怎样评判你，只要你不在乎，一切都是枉然。即便别人限制了你，你仍不在乎，仍然是枉然。只要自己善于为自己营造天堂，无论身居何处、背负何事，都在天堂中过活。

10. 到位调·失位调

（1）到位之调：调的方法到位、调的结果到位。用到位的方法，调至到位的状态。

（2）失位之调：调的方法不到位、调的结果不到位。用不到位的方法，调至不到位的状态。

九、位之谐——和谐位

位之谐是在位的和谐，是到位、适位而和谐。自我和谐，人际和谐，团体和谐，社会和谐。环境和谐，自然和谐。和谐位是时位准确、方位正确、地位明确、心目位认可。和谐位是空位的定位，定位的得位，得位的无失；当位的到位，到位的适位，适位的有韵。角色适宜，立场正确，观点鲜明，角度适合，目标可攀。中和，达到理想状态之位，居中和谐之位。

十、位之律——位序

1. 位序 位序是位置的序列、位次。位的先后序、上中下序、主次序、平行序。不同的位序展现方式，会产生不同的效果。如先后位序，会出现先入为主，有先无后；上中下位序会给人高低的感觉；主次位序会给人"主重次轻"的印象；平行位序，给人"不分先后、平等"的印象。

2. 先后位序 先后位序是位点的先后次序。先后位序，会出现先入为主，有先无后的情况。

（1）时间位点的先后顺序：时间早的在先，时间晚的在后。如先皇、先父，前辈、晚辈、早清、晚清、早晨、夜晚、先前，以后。

（2）空间方位的先后顺序：前后、左右、上下、高低、浅深、表里、正偏、中边，分先后。如先左，后右；先左上，后右下；先浅，后深；先中，后边。

（3）事件的先后顺序：过去、现在、未来。先大后小，先小后大；先主后次，先次后主；先重后轻，先轻后重；先急后缓，先缓后急。

3. 上中下位序 位的层次：上位、中位、下位。上中下位序会给人高低不同的感觉。

4. 左中右位序 位序或以左位、中位、右位为序，或以右位、中位、左位为序，或以中位、左位、右位为序，或以中位、右位、左位为序。

5. 前中后位序 位序或以前位、中位、后位为序，或以后位、中位、前位为序，或以中位、前位、后位为序，或以中位、后位、前位为序。

6. 里中外位序 位序或以里位、中位、外位为序，或以外位、中位、里位为序，或以中位、里位、外位为序，或以中位、外位、里位为序。

7. 主次位序 两个不平行的位点排序，其中一个是主要位，一个是次要位。主次位序会给人"主重次轻"的印象。

（1）主要位：主要位是首要的、核心的位点。

（2）次要位：次要位是辅助的、周边的位点。

8. 平行位序 两个不分主次的位置，就是平行位。平行位序，给人"不分先后、平等"的印象。

（1）同一时间位点：各个位点同时。

（2）不分先后的空间方位：前后、左右、上下、高低、浅深、正偏、中边，同时。

（3）同等轻重优劣：内容的轻重程度相同，优劣一致。

9. 包含位 两个事物具有包含和被包含的位置关系。如大套小、重含轻。

10. 位变动之律 位之"点、线、面、体"的得失变化。无位求立位，失位欲找位，有位须守位。位正防偏颇，位偏思校正。位适则惰性生，位谐则锐气减，位调则机会至。

11. 位之"点·线·面·体" 点小体大，线长面宽。位点，时刻、地点。位线，时段、两地。位面，时间幅宽、地面。位体，整体；立体；地方，地点＋方向。

十一、位之韵——意义·韵趣

韵趣位是位的意义。0.618黄金分割位，具有奇特美妙之韵。位有牢固的根基，令人有踏实的韵味。踏实之韵，犹如有家那样可靠的感觉。位有支撑的作用，有位作基点，可收可放，收放自如。位高则视远心阔。位低则清静无为、欲寡心安。位正则主宰随心。位偏则辅佐建议，附和随从。到位则能体现自我价值。未到位则可检验能力。

十二、位之人——观点

位之人是所居何人。位之人是居位之人、当位之人、在位之人。

1. 居位之人 居位之人是居于位置上的人，是公开的、当权的职位。居位之人可能应当，可能不应当；可能在位，可能不在位。居位却不应当的位，如篡夺之位；居位却不在位的，如皇帝该上朝时不上朝。

2. 当位之人 当位之人是应当在位置上的人，是公认的、名正言顺的职位。当位之人可能居位，可能不居位；可能在位，可能不在位。当位而不居位的，如秦始皇传位，应当立公子扶苏，扶苏就是当位却不居位。当位而不在位的，如值班却不在班上。当位之人有珍惜位、嫌弃位、怨愤位之区分。

3. 在位之人 在位之人是正在位置上的人，实际掌控职位事务。在位之人可能居位，可能不居位；可能当位，可能不当位。在位而不居位的，如临时代理职务。在位而不当位的，如与朝廷分庭抗礼的伪政权。

4. 取位之人 取位之人或觊觎位，或争取位，或获得位。

5. 失位之人 失位之人或逃离位，或摆脱位。

十三、位之事——目标

位之事是所居何事。无关事、本位事、关系事。位之大小事，位之轻重事，位之缓急事。

1. 职位之事务 位之事是职位之事务，职务、职能、职责。不同的职能和职责，冠以不同的职务。位的事体现于价值，位的物体现于利益。

2. 取位之事 为争位、取位、夺位、得位所引发的事和所要做的事。

3. 立位之事 为在位上立稳站牢所要做的事。

4. 护位之事 为维护地位不失所要做的事。

5. 失位之事 失位之后所要做的善后之事。

十四、位之世——处境

位之世是位的点、线、面、体。位之世是位的范围，位的范围有大有小，有宽有窄，有长有短。位之世是位的境界，处于高中低何种境界。位之世是位的境况，处于何种境地。

1. 位点　位点是位的一个点，如时间点、空间点、地点。时间点，如下午3点。空间点，如高空100米处。地点，如代销点。

2. 位线　时段，如2点到5点这个时段。时辰，如辰时是7点至9点。地段，如从东到西，洛阳到西安这一地段。

3. 位面　地面，如生活区、绿地。水面，如湖、海、江、河。天面，天空中的一个面。

4. 位体　立体，如一个岛、一栋楼。位之物，所居何物。

5. 位的空间范围　空域、地点、地域、地方。

6. 位的时间范围　时分、时刻、时间、时段、时辰。位先、位中、位后。

7. 位的方向　位于中。位于上，位于下；位于前，位于后；位于左，位于右；位于里，位于外。

8. 位的管理范围

（1）帝王的操守：汇集吸取民众智慧。决策前，博采众长；决策中，思想独到；决策后，坚定不移。

（2）帝王对官吏的要求：领会精神，执行到位，创造发挥，符合意图。

（3）帝王对平民的期望：安分守己，顺从少事。

（4）官吏的操守：上传下达，得上级赞扬赏赐，受下边认可尊重。

（5）官吏对帝王的期望：道德仁义，清明达理，广纳谏言，体恤民情。

（6）官吏对平民的要求：守规矩，听召唤，逆来顺受，政令畅通。

（7）平民的操守：精神自由，心理坦荡，享受情爱，物产殷实，安居乐业，无忧无虑。

（8）平民对帝王的期望：高期望，国家能强盛，人人有尊严。中期望，自然环境优美，政治环境轻松。低期望，有秩序，不动乱。

（9）平民对官吏的期望：高期望，引领幸福生活。中期望，解决实际问题。低期望，不扰民。

9. 位的权限范围　有位就有权，权是有限的，权是有范围的。位在权限范围内行事是当位；超出界限范围就是越位；未达界限范围就是失位。

10. 位的影响范围　位对周围有影响，影响是有范围的。高位影响范围大，低位影响范围小。

11. 位的状态　位所处的状态。位于固体，位于液体，位于气体。

12. 位的境况境界　位处于何种境况？位的境况优、中、劣。位处于何种境界？位的境界高、中、低。位于局中，位于局外。

第七节　度之……

"度"之"〇ⅠⅡⅢ位度适调谐律韵人事世"。"度"可以用"〇ⅠⅡⅢ位度适调谐律韵人事世"归纳、衡量、判断。无度、失度是度之〇；有度、分寸、量度、确定的唯一是度之Ⅰ；幅度、火候、性度、悬殊的两极是度之Ⅱ；适度、权重、质度、居中的两分是度之Ⅲ；程度是度之位；限度是度之度；态度是度之适；权衡是度之调；和敬是度之谐；变化度是度之律；容度是度之韵；气度是度之人；力度是度之事；范围是度之世。

一、度之〇——无度·失度

度之〇，是无度、失度、未及、过度。不合适的度、不适宜的度，要么是太过，要么是未及。

1. 无度　有度是有一定的度。无度，指没有限度，没有度的界限。不加节制。无度是没有度，没有度的规定，没有度的范围，没有度的要求。无度有广义和狭义之分。狭义的无度是没有度的规定。广义的无度包括失度、未及、过度。通常说的无度，多指过度。如荒淫无度、饮食无度，均指过度而没有节制。

2. 失度　失度，指失去分寸。有合适的度、适宜的度，就有不合适的度、不适宜的度。不合适、不适宜的度就是失度。失度是有度而没有遵循度。有度的范围和要求，却没有遵循。失度是失去限度。失去限度也是无度。所以，人们也常常把失度说成是无度。

3. 未及　未及是度之不及。未及是未达到一定度的界限和要求，无而不及、有而不及、无奈不及、故意不及。对于适度来说，未及等于０。学而无成，劳而无功，未达目的，没有结果，都是未及。未及有程度之分，如０分至59分都是不及格，而每一分是有差别的，且高与低的差别非常之大。59分距及格的60分，只差１分。而０分距60分，则差59分。

4. 过度　过度是度之太过，是超过一定的限度。过度是偏度、极度。偏度是适偏、太过、不及；极度是适极、极端。无而无太过、有即有太过、无奈太过、故意太过。度是在一定范围内起作用，过度是超越度的界限和要求，超越一定范围即为过度。超越界限，画蛇添足，多此一举，重复赘述，都是过度。对于适度来说，过犹不及，过度回归不及。过度如同不及一样等于０。所以，过度也称为无度。

二、度之Ⅰ——有度·分寸·量度·确定的唯一

1. 有度　度之Ⅰ是有度。在度的范围内，无太过，无不及。

2. 统一的度　把多种衡量标准统一，形成相同的、一致的、不二的分寸、火候。

3. 一维程度　温度、热度、火度。湿度。浓度、纯度、精度、细度。强度、硬度、重度、厚度。高度、深度、宽度、广度、难度。滑度、亮度、洁度。力度、速度、进度。幅度、容度、容忍度、容纳度、容许度、容入度。火热度、热衷度、热闹度、热切度、热爱度、温热度、寒冷度、寒凉度。精细度、精确程度、柔软度、强硬度、明亮度、透明度、光滑度、鲜艳度、黑暗度、广泛程度、进展程度。重视程度、知名程度、准确程度、熟悉程度、熟练程度、安静程度、稳定程度。粗略程度。悲伤程度、欢快程度、喜乐程度、痛苦程度。其中，容忍度是为人的气度。重视程度决定结果。火热度是火热程度，用来形容热闹程度、知名程度、亲疏程度，亲热程度、近疏程

度。力度是着力度、用力度，是力量所达到的程度。如工作力度。安全度，安是好和不争，安定、无波动，安静，安然，平安，安全，坦然。全是完全、无缺陷。穷困度、偏倚度。

三、度之Ⅱ——幅度·火候·性度·悬殊的两极

度之Ⅱ是度的Ⅱ端。

1. Ⅱ维程度　寒热度、高低度、轻重度、深浅度、软硬度、刚柔度、强弱度、明暗度、黑白度。轻重程度、缓急程度、浓淡程度、纯杂程度、难易程度、刚柔程度、强弱程度、软硬程度、寒热程度、温凉程度、冷暖程度、干湿程度、润燥程度、明暗程度、容斥程度、高低程度、深浅程度、厚薄程度、宽窄程度、快慢程度、优劣程度、好坏程度、虚实程度、粗细程度、大小程度、简繁程度、方圆程度、滑涩程度、动静程度。天真与成熟程度。天真中不含有成熟，成熟中却包含着天真。简繁是简约烦琐程度。轻重程度。轻重本是重量的轻重度，生活中多形容对人事物的重视程度。轻重是一个广泛意上权衡的度。

2. 有度·无度　有度是有一定的度。无度是没有度的界限。度是在一定范围内起作用，超越一定范围即为过度。如隐秘的度，先要明确隐秘的范围：一人为孤，一个人有个人的隐私；二人为从，两个人有两个人的隐秘；三人为众，三个人有三个人的秘密；团体有团体的秘密；国家有国家的机密。每一层秘密，只能在这一层的范围内相守，这就是有度，超过了这一层，就是过度，就是忌讳，就可能引起纷争，甚至杀身之祸。过度也称为无度。而真正的无度是没有度的要求。

3. 适度·失度　适度。适度是合适的度、适宜的度。合适的分寸、火候、尺度、程度、限度。适度则满、足，无过度、无不及。过度则外溢；不及则不满、不足。适度是度的高境界。说话要适度，锻炼勿过度。失度。有合适的度、适宜的度，就有不合适的度、不适宜的度。不合适、不适宜的度就是失度。失度是失去限度。失去限度也是无度。所以，人们也常常把失度说成是无度。

4. 过度·不及　不合适的度、不适宜的度，要么是太过，要么是不及。

（1）过度：过度是太过，是超过一定的限度。无而无太过、有即有太过、无奈太过、故意太过。过犹不及。

（2）不及：不及是未达到一定的度。无而不及、有而不及、无奈不及、故意不及。

5. 重度·轻度　重度和轻度的比较是基于中度而言的。中度是居于重度和轻度之间的度。在中度基础上确定重度和轻度。重度是指度之较重者，重要程度，最大限度。轻度是指度之较轻者，轻微程度，最小限度。中度、重度、轻度不对应于适度、过度、不及。

中度、重度、轻度，都可能是适度。如果中度是适度，那么重度可能是过度，轻度可能是不及。如果重度是适度，那么中度和轻度就可能是不及。如果轻度是适度，那么中度和重度就可能是过度。

6. 度内·度外　度内是在限度之内。最大限度、最小限度、最高限度、最低限度。从心所欲不逾矩。虽然随心所欲，但是不过度。这是做人的最高境界了。体现了宇宙与人有限的无限。度外是在限度之外，或者超越了有限之度，或者根本就没有列入限度之内。置之度外是超越限度之外，是度之超越、超脱。生死置之度外。武死战，文死谏。武将把生死置之度外，不惜以死而战；文官把生死置之度外去谏，甚至拼死去谏。

7. 高度·低度　高度和低度。有些事物是由最高决定的，有些事物却是由最低决定的。如桶高与水平。桶的高点决定桶的高低度，桶的低点决定水平的高低度。

（1）领高效应：决定水桶高度的不是短板而是长板。

（2）短板效应：决定桶水高度的不是全部桶板，而是最低的那块板。

8. 粗略·详细　粗略是尺度的概要和估约。详细是尺度的全面和精确。适度是要粗细适中，详略得当。

9. 极度·中度　极度是度之极限。中度是度之中间。

10. 幅度的宽窄　幅度的宽窄，宽幅与窄幅。幅度，以适为宜。如春捂秋冻，捂的程度和冻的程度适中，是一种锻炼，不及无意义，过度是伤害。

11. 浓度的稀稠　浓度的稀稠，稀浓度与稠浓度。

12. 力度的大小　力度的大小，大力度，小力度。

13. 速度的快慢　速度的快慢，快速与慢速。

14. 速度的匀否　速度的匀否，匀速与变速。

15. 分寸的当否　分寸的当否，分寸适当，分寸非大即小。

16. 火候的适否　火候的适否，合适的火候，不合适的火候。

17. 深浅度　深浅度是深与浅的程度。程度的多深多浅。

18. 优劣度　优劣度是优与劣的程度。程度的多优多劣。

19. 缓急度　缓急度是缓与急的程度。程度的多缓多急。

20. 松紧度　松紧度是松与紧的程度。

21. 伸缩度　伸缩度是伸与缩的程度。

22. 增减度　增减度是增与减的程度。

23. 恒变度　恒变度是恒与变的程度。

24. 动止度　动止度是动与止的程度。

25. 重轻度　重轻度是重与轻的程度。

26. 厚薄度　厚薄度是厚与薄的程度。

27. 虚实度　虚实度是虚与实的程度。

28. 纯杂度　纯杂度是纯与杂的程度。

29. 粗细度　粗细度是粗与细的程度。

四、度之Ⅲ——适度·权重·质度·居中的两分

1. Ⅲ维程度　Ⅲ维程度是Ⅱ维程度加中。

（1）高中低度：高度、中度、低度。

（2）重中轻度：重度、中度、轻度。

（3）深中浅度：深度、中度、浅度。

（4）寒中热度：寒度、中度、热度。

（5）粗中精度：粗糙度、中度、精细度。

2. 中度　程度的高低之中、深浅之中、轻重、燥湿、温热之中。幅度的宽窄之中。浓度的稀稠之中、浓淡之中。速度的快慢之中。

3. 适度　适度是合适的度、适宜的度。合适的度是合适的程度、幅度、浓度、速度。适度的精密程度无止境。

有合适的度、适宜的度，就有不合适的度、不适宜的度。不合适的度、不适宜的度，要么不及，要么太过。不及是无度、失度，太过是过度。过犹不及。

顺从是适度，盲从就是无度。积极是适度，霸道就是过度。自省、自信是适度，自负就是过度，自卑就是不及，自弃就是失度。勇敢是适度，懦弱就是不及，鲁莽就是过度。聪明适度是智慧，聪明过度，就是小聪明、小能豆、精过了、一面精。聪明反被聪明误。

4. 未及·适度·过度　未及是度之不及，是未达到一定的度。适度是合适的度，是度的最佳状态。过度是度的过分，是超过限度。

5. 性度·质度·量度　性、质、量可以分说，却紧密联系，有所偏重，缺一不可。性度、质度、量度是度的三个重要方面。性度体现好中差，质度体现优中劣，量度体现多少少。

6. 分寸·火候·权重　分寸、火候、权重是具体事物抽象化的性和量的度。分寸是由大小量度抽象为适度；火候是由热冷性度抽象为适度；权重是由轻重量度抽象为适度。

五、度之位——程度

1. 度之位是关键位　度之位，是关键位。任何事物，都有度。任何事物都可用度衡量，衡量优劣、好坏。适度就优、就好，过度或不及就劣、就坏。"大小"度之"上下"位；"大小"度之"前后"位；"大小"度之"左右"位；"大小"度之"中"位。"多少"度之"上下"位；"多少"度之"前后"位；"多少"度之"左右"位；"多少"度之"中"位。"优劣"度之"上下"位；"优劣"度之"前后"位；"优劣"度之"左右"位；"优劣"度之"中"位。

2. 度居于选择的位置　度居于选择的位置，选择适度、不及与过度。高度、中度、低度。适度意味着到位、适当、有律、有韵、和谐、调理、稳定、成功、舒适、快乐、幸福。不及与过度意味着失位、不适、无律、无韵、不谐、无序、不稳、失败、不舒、不快乐、不幸福。

3. 度居于决定的位置　度居于决定的位置，度决定着到位与否，适度与否，适当与否，有律与否，有韵与否，和谐与否，调理与否。度决定着世之稳定与否，事之成功与否，人之舒适与否、快乐与否、幸福与否。

4. 度居于折中的位置　度居于折中的位置。度居于中位，一端是不及，一端是太过。不及偏右，太过偏左。不及不行，太过不行，适度才行。

5. 度居于转化的位置　度居于转化的位置。度的两端，一端是不及，一端是过度。从不及到有度、从过度回归适度，趋于正向作用。从有度到不及、从有度到过度，趋于负向作用。

六、度之度——限度

度之度是权衡、限度。

1. 衡量度　测量的精细程度，如刻度、尺度、重度。衡量的准确程度，如 99.9%。判定的标准、原则、行为准则，如法度、制度。推测、估计、揣度、测度。度德量力，衡量自己的品德能否服人，估计自己的能力能否胜任。

2. 度量度

（1）度量轻重度：度量轻重度，是对轻重程度的度量。

（2）度量高低度：度量高低度，是对高低程度的度量。

（3）度量深浅度：度量深浅度，是对深浅程度的度量。

（4）度量难易度：度量难易度，是对难易程度的度量。有难度是对能力的考验，解决难题是对能力的提升。遇到难题，想方法解决是一件快乐的事，不是郁闷的事。

3. 未及　未及是度之不及，未及有程度之分，如 0 分至 59 分都是不及格，而每一分是有差别的，且高与低的差别非常之大。59分距及格的60分，只差1分。而1分距60分，则差59分。

4.适度 适度是合适的度，适度是中度，适中。

适度也有程度的差别。如60分至100分都是及格，都是合适的度，60分距100分差40分。而60分距不及格的59分只差1分。适度是无止境的，好了还想好。

5.过度 过度是度之太过。过度是超过限度。过度是偏度、极度。偏度是适偏、太过、不及；极度是适极、极端。过犹不及，过度回归不及。

6.宇宙有限限无限 宇宙是有限的，这个限是无限的。即宇宙应该有界限，而这个界限是无限的。宇宙之限超越了人们的思维。

七、度之适——态度

度之适分三个层次：低浅度、中度、高深度。三个层次适应于不同情况。低浅，明显，易为人知；中度涉及面广；高深度，站高深究方能通达。

1.“性度·质度·量度”之适

（1）性度之适：度适于定性。性度，性的程度。火候是由热冷性度抽象为适度，火候表示成熟度。生熟度是表示成熟情况的度。

（2）质度之适：度适于判定质，质的程度，纯度。

（3）量度之适：度适于定量，量度。度适合于量的把握。数量度，规定一定数量的度。常用分寸、权重表示量度。分寸是由大小量度抽象为适度，分寸表示长短适度。权重是由轻重量度抽象为适度，权重表示轻重适度。

2.“高深度·中度·低浅度”之适

（1）高深度适：高深度，站高深探究方能通达。高度适是要求很高的适。深度适是要求很深的适。

（2）中度适：中度适是要求居中的适。中度适是居于深浅度之中、高低度之中的适。中度涉及面广。

（3）低浅度适：低浅，明显，易为人知。低度适是要求很低的适。浅度适是要求很浅的适。

3.“全部·部分”之适 适。部分适是全部

的其中一部分适，包括点点滴滴适。

4.“变化度·稳定度”之适 度之适是变化度，事物变化的程度。度之适是稳定度，事物的稳定性、稳定程度。

5.时间度 度适于时间要求，把握适宜时间的度。

6.适不及·适太过 不及是度之不及，适于度之不及。太过是度之太过，适于度之太过。

7.一蹴而就·循序渐进·潜移默化 一蹴而就，急于求成。循序渐进，按照程序，逐渐推进。潜移默化，润物细无声。

八、度之调——权衡

度之调在于衡量、判断、确定、调整、转化、变化。

1.度之调的类型 度之调，度的调节、调整、调理、调和。调不及为适度，调过度为适度，调适度为适度。适度恰当，无太过，无不及，妙在其中。度的高级之调、中级之调、低级之调。度的宏观之调、微观之调；广义之调、狭义之调；全程之调、阶段之调；原因之调、结果之调。度的静态调、动态调；良性状态调、不良状态调。

度的到位调、失位调；适度调、无度调；适宜调、不适调；合律调、无律调；有韵调、无韵调；和谐状态调、不谐状态调。度的自调、他调、言调、行调、用心调、无心调、着意调、随机调、控制调、无为调、主动调、被动调、自然调、自动调。

度的强调、弱调、刚调、柔调、速调、缓调、激调、平调。度用动作气机调、用饮食气味调、用自然物调、用手法调、用药物调、用声光电波调。度的调中、调端、调正、调偏、调有、调无、调合、调离、调聚、调散。度的扶弱、抑强、补缺、去赘、灭侵、除坏。度的调现在、调未来。度的协调、谐调。

2.度之衡量 度之衡量，是对度的衡量，度以适为佳，不适为差。适度之事全是好事，不适度之事未必是坏事。

3.度之判断 度之判断，是对度的判断。主要是有度、无度；适度、太过、不及。

4. **度之确定** 度之确定，是对度判定的确定。确定为有度、无度；适度、太过、不及。

5. **度之调整** 度之调整，是在动态变化中，调整度的性质、范围、适用、改变。

6. **度之转化** 度之转化，是度在一定条件下的相互转化。无度转为有度，有度转不及，坏事转变为好事的过程就是转换为适度的过程。

7. **度之变化** 度之变化，是度发生了改变。改变有主动的，有被动的，有调整转化的。

九、度之谐——和敬

1. **适度之谐** 度之谐是适度，合适的度、适宜的度、适当的度。适度即谐，从无度追求适度的过程是谐的过程，限制和避免过度的过程也是谐的过程。

2. **度之调谐** 度之调谐是调而达到谐的度。

3. **度之谐振** 度之谐振是达到谐而振的度。

4. **度之谐和** 度之谐和是达到谐而和的度。

5. **度之谐趣** 度之谐趣是达到和谐而有趣味的度。

十、度之律——变化度

1. **无度与有度相互变化律** 度分为无度和有度。无度可以变为有度，有度可以变为无度。

2. **不及、适度、过度相互变化律** 有度分为不及、适度、过度。度之不及积累为适度；适度太过成为过度。限制、收敛过度，转为适度；适度降解、弱化成为不及。

3. **度之强弱相互转化律** 度由弱变强，由强变弱。度弱极则生强，强极则生弱。

十一、度之韵——容度

1. **度之有韵•无韵** 适度、太过、不及，均可有韵，也可无韵。韵之度首先是有韵、无韵。有韵且适度是最佳状态。

2. **度之韵足•韵乏** 适度、太过、不及，均可韵足，也可韵乏。

3. **无度之韵** 无度之韵，无拘无束的作为与追求有度过程的韵味。

4. **有度之韵** 有度之韵，在度内的满足、享有。

5. **适度之韵** 适度之韵，适宜的度，享受恬淡安然的趣味韵味。

6. **不及之韵** 不及之韵，在于促进学习调整，品评达到适度之韵的过程。

7. **太过之韵** 韵之太过是韵之过度，韵味过分。过犹不及。太过之韵，在于唤起觉醒纠偏。太过之韵，返观内照，返璞归真，回归适度之韵的过程。

十二、度之人——气度

1. **有度之人** 有度之人，是凡事掌握分寸、把握火候之人。有度之人是成事之人，凡成事者，必有度。

2. **无度之人** 无度之人，是凡事没有分寸、不懂火候之人。没有度的人，也指不适度之人，不及或太过即为无度。无度之人，是败事之人，凡败事者，必无度。

3. **适度之人** 适度之人，是凡事适当掌握分寸、适时把握火候，掌握恰当分寸、把握适宜火候之人。适度之人，是优秀之人、恬淡之人、中庸之人、谐调之人。

4. **不及之人** 不及之人是未达到或达不到适度之人。不及之人，是不学之人、不干之人、背运之人。不及之人，未达到应该的度、未达到需要的度、未达到适宜的度。

5. **太过之人** 太过之人，是过分之人、过度之人。太过之人，凡事做过头、多吃多占、贪得无厌。太过之人是招损之人、遭损之人。过分，超过适宜的度。

6. **适度•不及•太过** 顺从是适度，盲从就是无度。积极是适度，消极是不及，霸道就是过度。自省、自信是适度，自负是过度，自卑是不及，自弃是失度。勇敢是适度，懦弱是不及，鲁莽是过度。聪明适度是智慧，聪明过度，就是小聪明、小能豆、精过了，一面精。聪明反被聪明误。

十三、度之事——力度

1. **度之衡量** 度之衡量，是对度的衡量。度以适为佳，不适为差。适度之事全是好事，不适度之事未必是坏事。

2. 度之判断　度之判断，是对度的判断。主要是有度、无度；适度、太过、不及。

3. 度之确定　度之确定，是对度判定的确定。确定为有度、无度；适度、太过、不及。

4. 度之调整　度之调整，是在动态变化中，调整度的性质、范围、适用、改变。

5. 度之转化　度之转化，是度在一定条件下的相互转化。无度转为有度，有度转为无度。不及转为适度，适度转为太过。太过转为适度，适度转为不及。坏事转变为好事的过程就是无度转换为适度的过程。

6. 度之变化　度之变化，是度发生了改变。改变有主动的，有被动的，有调整转化的。

十四、度之世——范围

1. 度的境况　度的境况是某人某事某物之度所处的环境状况、处境状况。度之境况决定度的高、中、低层次。

2. 度的范围　度的范围有疏、有密，因人、因事、因物而有很大的不同。度之范围决定度的精密程度、严密程度。

第八节　适之……

"适"之"〇Ⅰ Ⅱ Ⅲ位度适调谐律韵人事世"。"适"可以用"〇Ⅰ Ⅱ Ⅲ位度适调谐律韵人事世"归纳、衡量、判断。暗合、相通是适之〇；符合、适合是适之Ⅰ；照应是适之Ⅱ；适中是适之Ⅲ；恰当、适当、正好是适之位；适宜、适度是适之度；适意是适之适；调和是适之调；适应、适用是适之谐；匹配是适之律；舒适是适之韵；缘分是适之人；机会是适之事；时机是适之世。

一、适之〇——暗合・相通

1. 暗合　暗合是未合而合，心有灵犀、心灵感应、心灵相通、不约而同，不谋而合。

2. 心有灵犀　心有灵犀。灵犀：据说犀牛是灵兽，它的角中有白纹如线，贯通两端，感应灵异。指双方心意相通，对于彼此的意蕴都心领神会。

心有灵犀是由于双方的深厚感情促使双方的生物钟和生物状态达到了共鸣和极为和谐的状态。心有灵犀可以产生于情人之间，比喻恋爱着的男女双方心心相印。也可以产生于亲密的朋友和家人之间，比喻双方对彼此的心思都能心领神会。

3. 心灵相通　心灵相通，是在潜意识中，心往一处想，劲往一处使。

4. 不谋而合　不谋而合，事先没有商量、计议，意见或行动却完全相符、一致。

5. 未适

（1）无适的要求：无适的要求是没有要求适，或没有对适提出要求，无所谓适与不适。所以，无适的要求是为适之〇。

（2）有要求未适：有要求未适，是对适有要求，却未能达到合适，故为适之〇。

（3）适极小近于无适：对适的要求极小，近似于无适，因而为适之〇。

6. 适却无　适合却没有。适合的人，适合的事，适合的物，却没有。

7. 适而空　适合却空着。因适而成空：舒适而忘记，流连忘返，乐不思蜀。过适而变无：乐极生悲；娇生忤逆郎。

8. 适而虚　适而虚无、适而虚幻、适而务虚。异想天开。

9. 适而闲　适合却闲着，适而闲了。

10. 适而隐　适而隐，无示；适而隐，示无。适极大或所有都适，全都适就无所谓有适无适，当没有不适与适进行比较时，适即成为隐性状态。

11. 适而灭失　适而失去，适而灭亡。持续适，缺少激发与干劲，进而影响能力发挥，造成功能丧失。

二、适之Ⅰ——符合・适合

1. 适的"Ⅰ点・Ⅰ线・Ⅰ面・Ⅰ体"　适的Ⅰ个点，适的Ⅰ条线，适的Ⅰ方面，适的Ⅰ个体。

2. 适的"全部・Ⅰ部分"　适的全部是全部都适。适的Ⅰ部分是只适于全部的Ⅰ部分。

3. 适的"全过程・Ⅰ阶段"　适的全过程，是在全过程均适。适的Ⅰ个阶段，是在全过程的一个阶段适。

4.适的始终如一　适的自始至终、始终如一。

三、适之Ⅱ——照应

1.适之Ⅱ个　适之Ⅱ个，是对于Ⅱ个人都适合的事和物，是对于Ⅱ个事物都合适的环境和条件。

2.适之Ⅱ端　适之Ⅱ端，是对于事物Ⅱ端都适合的人。如一个人既可唱高音，又可唱低音；一个人既当爹，又当妈；一个人既能指挥，又能操作。适之Ⅱ端，是一件事或一个物品，对于Ⅱ端的人都适合。

3.适之Ⅱ面　适之Ⅱ面，一个事物对两方面都适合，如昼夜都可以干的事；男女都适合做的事。做好做不好，都有好处的事，都是一种锻炼。如对于善学习的人来说，受到表扬是鼓励，受到批评是鞭策，皆可获益。

4.适之Ⅱ部　适全部适部分，全部适部分适。适整体适局部，整体适局部适。

5.适时之Ⅱ　适古今，适古适今，古适今适。既适合古代，也适合现代。适久暂，适永久适暂时。既适合暂时，也适合永久。适彼时，适此时。既适合彼时，也适合此时。适现在，适未来。既适合现在，又适合未来。

6.适地之Ⅱ　适彼地，适此地。既适合彼地，也适合此地。

7.适物之Ⅱ　适物的全部，适物的部分。适物的整体，适物的局部。适物的多，适物的少。适此物，适彼物。

8.适事之Ⅱ　适绝对的事，适相对的事。适此事，适彼事。适事的过程，适事的结果。

9.适人之Ⅱ　适我，适你。适你，适他。适此类人，适彼类人。适此时人，适彼时人。适此处人，适彼处人。

四、适之Ⅲ——适中

1.适合的Ⅲ方

（1）适合你我他：适合敌对双方都能接受的条件，适合为敌对双方说和的人。

（2）适合彼中此：适合彼、适合此、适合中。

2.适当的细化　Ⅲ是多，适当的Ⅲ分，适当的细化。

3.适合的中间

（1）适合的中间人：适合的中间人，居中、求中、调中、折中之人。如能使双方矛盾调和折中的人。

（2）适合的中间事：适合的中间事，如既不太忙，也不太闲。

（3）适合的中间物：适合的中间物，如既不太大，也不太小。

（4）适合的中间地：适合的中间地，如不在边沿地带。

（5）适合的中间境：适合的中间境，如既不太亮，也不太暗。

4.适宜的联系　适宜的双方联系。联系既不太密，又不太疏。

5.适时的感悟　在应该感悟之时感悟，在需要感悟之时感悟，在合适的时候、合适的场景、合适的事上感悟。

五、适之位——恰当·适当·正好

1.适之位是目标　适之位，是目标位。适，对于人、事、世，都是追求的小目标、大目标、终极目标。世之处境、状况合适，事之过程、结果合适，人之个人、交往合适，永远是人类追求的目标。这个目标常常能够达到，却永无止境。这个目标常有达不到的，然后，经过变通而调适。

2.适居于目标位　适当是一种目标。适之位，适宜于环境优化的目标定位；适宜于社会发展的目标定位；适宜于事件顺利成功的目标定位；适宜于人们幸福快乐的目标定位。

3.适居于追求位　适宜是一种追求。只有适合的位，合适的位置，才是人们追求的真正愿望。

4.适居于享受位　舒适是一种享受。找到舒适之位，才是享受之位。

5.适居于调和位　适中是一种调和。居于适中的调和位，才合适。

六、适之度——适宜·适度

1. 适度

（1）适当的度：适度是适当的度，适度的两端是不及和太过。过犹不及。

（2）适合的度：适度是适合的度，适合不同情况的度。度适合于方方面面，任何事物都有个度。而每个具体事物的度是不同的。

（3）适宜的度：适度是适宜的度，时宜、地宜、人宜、事宜。适宜的度是符合事物之适度。多数情况下，中就是适度。何为"中"？不偏不倚谓之中，无太过无不及谓之中。"大小、多少、优劣"合适、适宜。

2. 时间度　度适于时间要求，把握适宜时间的度。

3. 变化度　度之适是变化度，事物变化的程度。

4. 稳定度　度之适是稳定度，事物的稳定性、稳定程度。

5. 适不及　不及是度之不及，适于度之不及。

6. 适太过　太过是度之太过，适于度之太过。

7. 不适　不适是度之适之外。

8. 满·全·尽　天道忌满，人道忌全，尽人事以听天命。水库一满，就流出来。能量积蓄到一定程度，就爆裂。委曲求全，不要求全，要知足。一个人要守本分才会知足。守本分不消极。人生是阶段性调整，尽量不要走到最高峰，爬山快到顶就没意思了。早成功不如晚成功，晚失败不如早失败。人一生所追求的，随时随地都能够心安理得。自己的未来是自己创造的，没人能害你，也没人能帮你。每个人对自己的所作所为要负起全部责任。多想想无形的东西，看看看不到的东西，会有很多启示。

9. 贪婪是贫·知足是富　贪婪是最大的贫穷，满足是最大的财富。

七、适之适——适意

适之适是适的适当应用，是合适的适合，合适适合于恰当的时间，适宜的地方，合适的事，适当的人。

适之适是满意，意愿得到满足，符合心意心愿，美好的设想得以实现，感情上充足。

八、适之调——调和

适调，合适调、适合调、适当调、适宜调、适时调、适中调。调适因人因时因地因情因境而调，调至适合当时的情况和状态。适调，可以适调，可以不适调。以适调不适至适；以适调适维持适；以适调过适，回归适。以不适调适，防过适；以不适调过适，激变适；以不适调不适至适。适合调〇、适合调Ⅰ、适合调Ⅱ、适合调Ⅲ、适合调位、适合调度、适合调适、适合调调、适合调谐、适合调律、适合调韵、适合调人、适合调事、适合调世。适调是调的基本要求和良好状态，谐调是调的最高要求和最佳状态，韵调是调的理想状态。适合是好，好是谐调之本。雪里送炭是适，雪上加霜是不适，火上浇油是不适。当然，需要的雪上加霜和火上浇油，也可以是适。

九、适之谐——适应·适用

适合的谐，因人因时因地，适合对应情况的谐。

1. 个人适身心谐　适当运动身体谐，适合心理精神谐。

2. 人际适交往谐　适宜的人际关系，交往就和谐。

3. 众人适团体谐　适合大众口味，团队就和谐。

十、适之律——匹配

适之律是不及、合适、太过。不及是不适，太过是过度适。不及与太过都是不适。因此，适之律，就是适与不适。由不适到适，由适到过适，过适回到不适，循环往复。不适就要调整趋适，直至于适；适久了易过，过犹不及，如同不适。

十一、适之韵——舒适

适之韵是适的韵味，适的享受。适之韵是舒适、恬适。适合则享受平和、祥瑞、福气，不适合则锻炼洞察力、鉴别力、耐力、协调力。适之韵也是一种幸运。幸运不会送你什么，只是借给你个机会。适合的韵，适因人因时因地，适合相应的韵。

十二、适之人——缘分

适之人，适合之人、适宜之人、适意之人、适中之人、适度之人、适当之人、适时之人、适应之人、适用之人、适机之人、适缘之人、合适之人。适之人，适合个人，适合团体，适合社会。适合单方，适合双方，适合公众。适应自己的人，适应他人的人，适应交往的人，适应团队的人，适应社会的人。适应自然的人，适应事物的人，适应事件的人。适合范围的人，适合条件的人，适合情况的人。适之人，常从两个方面讲。

例如，从一个方面，无病身自安，健康无病是人们追求的目标，患病是人们的苦恼和忧愁；从另一个方面，有病方为贵，病蔫蔫敖过俏倩倩。经常有病，会抗病，所以长寿了；经常无病，不会抗病，所以，突发急病，逝世了。

适合个人能力的发挥，超能力发挥，可能带来危机，也可能得到升华。适度之人，是凡事适当掌握分寸、适时把握火候，掌握恰当分寸、把握适宜火候之人。适度之人，是优秀之人、恬淡之人、中和之人、谐调之人。

十三、适之事——机会

适之事是适事。适个人事，适人际交流事，适事物。适事就会有效应、效率、效果、效益。

1. 适事——适合事　适事是适合事，高度适合、中度适合、低度适合。

2. 适合个人之事　适合个人身体之事；适合个人心态之事；适合个人生存之事；适合个人发展之事；适合个人情趣之事。

3. 适合人际交流之事　适合有利于人际交流之事，包括适合社会之事。

4. 适合物之事　环境适宜之物；时令适宜之物；人类适宜之物。

5. 适合事之事　适合做事的事，适合相应的事。适合此事，适合彼事。

十四、适之世——时机

适宜的世界，适宜的环境，适宜的社会，适合的时间，适合的地点，适合的物质，适中的条件，适当的影响因素，适时的机会，适合的处境，适当的场合，适合的心态。

1. 适时——适合时间　时是时间，适时是合时，合乎时宜。适时是适合的时间，适合过去、适合现在、适合将来。适时是适合恰当的时间，在恰当的时候。人适时间，分秒必争。经得起时间考验的就叫智慧。适四时，四时是一年四季。适四时是适值春夏秋冬时令。时候，十二时、七十二候。人适四时，春夏养阳，秋冬养阴；春捂秋冻。事适四时，适于气候特点。如农时就是适值二十四节气。

2. 适地——适合地点　适地是适合的地点，适合此地、适合彼地、适合两地。

3. 适境——适合境况　适境是适合境况，适合双方、适合多方、适合群体、适合社会。

4. 适合自然　适合时、适合地、适合空。

5. 适合社会　适合家庭、适合团队、适合国家。

6. 适合治理　适合治、适合乱、适合灭。

第九节　调之……

"调"之"〇ⅠⅡⅢ位度适调谐律韵人事世"。"调"可以用"〇ⅠⅡⅢ位度适调谐律韵人事世"归纳、衡量、判断。落空、平是调之〇；调节是调之Ⅰ；顺逆是调之Ⅱ；调中是调之Ⅲ；调理是调之位；调控是调之度；调适是调之适；协调是调之调；调谐是调之谐；调教是调之律；趣调是调之韵；意调是调之人；调解是调之事；动静调是调之世。

一、调之〇——落空·平

1. 调之无　调之无，没有调。

2. 调之空　调之空，调而落空。

3. 调之虚　调之虚，调而不实。

4. 调之闲　调之闲，调而无用。

5. 调之隐　调之隐，调未公开。

6. 调之否　调之否，调的否定。

7. 调之失　调之失，一是失于调，二是调的过失。

8.调之灭 调之灭，一是调而使之灭，二是调灭而不再调。

9.调之恬淡 调之恬淡，调而平安、恬静、淡泊。

10.调之纯 调之清纯、纯粹、纯净。

11.调之静 调之静，调之安静、平静。

二、调之Ⅰ——调节

Ⅰ是有。Ⅰ能大能小，能显能隐，能分能合。Ⅰ之谐调，大小显隐，分合灵活，博大丰富。善调Ⅰ者，调于活，活则博，博则丰。

1.调元·调有 调无，是把有的状况，调至无。调有，是把无的状况，调至有。

2.专Ⅰ调

（1）运用一种方法调：专Ⅰ调，是运用一种方法调，没有比较就没有鉴别，专Ⅰ调，可以一心一意。

（2）朝着一个方向调：专Ⅰ调，朝着一个方向调，心无旁骛。

（3）向着一个目标调：专Ⅰ调，向着一个目标调，坚定不移。

（4）为了一个目的调：专Ⅰ调，为了一个目的调，矢志不渝。

（5）专人专项调：专Ⅰ调，专人专项调，易于精准。

（6）专心致志调：专Ⅰ调，专心致志，易于深入。

（7）一心一意调：专Ⅰ调，一心一意，排除杂念。

3.独调 独调是单独调。专人单项独立的调。单独地调，一个一个地调。

4.分调 分调是分人分项分开的调，部分的调，分部的调。调其中一部分。

5.合调 合调，合作的调，合伙的调，汇合的调。调Ⅰ，整合为Ⅰ，合Ⅱ为Ⅰ，合多为Ⅰ。分析为Ⅰ，Ⅰ分为Ⅱ，Ⅰ分为多。

6.全调 全调，全部调，全面调，全程调，完全调。

7.调群体 调群体是调整个群体，整个群体一起调。群体，是指人们彼此之间为了一定共同目的，以一定的方式结合到一起，彼此之间存在相互作用，心理上存在共同感，并具有情感联系的两人以上的人群。是相对于个体而言的，但不是任何几个人就能构成群体。群体是指两个或两个以上的人，为了达到共同的目标，以一定的方式联系在一起进行活动的人群。

三、调之Ⅱ——顺逆

调Ⅱ，阴阳之Ⅱ，阴阳之中再分阴阳，有相应之Ⅱ、相对之Ⅱ、相反之Ⅱ。Ⅱ之谐调，阳分阴阳，阴分阴阳，变化精细。善调Ⅱ者，调于变，变则细，细则精。

1.调之Ⅱ端 调、不调；调中、调偏；调正、调误；调高、调低；调外、调内；调大、调小；调多、调少。

2.调之Ⅱ个 调的Ⅱ方，调的Ⅱ种行为，调的Ⅱ种对象，调的Ⅱ种结果。相应调、相对调、相反调。

3.调之Ⅱ面 调好、调不好；调到位、调不到位；调适度、调过度。

4.调顺逆

（1）顺：顺调则顺，顺调而逆。人人讲究顺利，期望顺境，享受和顺。顺是人的修为，是幸福快乐的源泉。然而，顺调未必尽顺，顺调有逆。Ⅱ相同，有相同的韵味；Ⅱ不同，有不同的韵味。

（2）逆：逆调则逆，逆调而顺。吃得苦中苦，方为人上人。Ⅱ相同，有不同的韵味；Ⅱ不同，有相同的韵味。

（3）顺逆单向调节：调顺而顺。顺畅求舒适。调顺而逆。逆炼求强壮。身体、为人、处世、谋事，磨难得锻炼。调逆而顺。归于正常。调逆而逆。以毒攻毒，求得逆转；阴极生阳，阳极生阴；寒极生热，热极生寒。

（4）顺逆双向调节：顺逆双向调节，既可调顺，又可调逆。顺调可逆，逆调可顺。

5.调动静 调动静，是对动静的调。调动适合动的情况，调静适合静的情况。调动转静，调静转动。动静适宜。

四、调之Ⅲ——调中

Ⅲ是中，Ⅲ是悟。把握中间，决定两端，联系两端，调和两端。悟而创新，悟而畅通，通则灵验。Ⅲ之谐调，Ⅱ生悟Ⅲ，联系中间，悟通灵验。善调Ⅲ者，调于悟，悟则通，通则灵。

1. 调Ⅲ方面　调高中低、上中下、左中右、前中后、内中外、大中小、多中少、你我他。教三法：新知、纠错、引导。新知拓展新知识，纠错改正存在的错误，引导循循善诱引领导向正确。这是教育的需要。调三招：夸赞、打击、平调。夸赞是夸奖赞扬鼓励；打击适用于针对严重错误，促使其猛醒痛改；平调是居中平常的做法，适用于多数人，多数做法。低级状态喜欢夸赞，得到认可；高级状态是提宝贵意见，以便于纠正错误。因为，顾及颜面只是一时，纯化思想才是高境界。

2. 调归中　调归中，从高低、上下、左右、前后、内外、大小、多少，调而归中。

3. 调而悟　调而悟，在调中感悟。调出相应、相反、相对两个方面之外的、意想不到的结果和效果。

4. 调之联系　调之联系，调而联，调而系。通过调而有联系，有联系就有调。

5. 调之系列　调之系列是连续地成系列地调。

五、调之位——调理

调位，动态调、静态调，式微而调恒定位，据情而调平常位，依变而调变化位，位正调而不偏，位偏调而归正。位正恰当，恰当位正，位正则稳固。位之谐调，恰当位正，稳固之基，造化之始。善调位者，调于当，当则正，正则稳。

1. 调之位是手段位　调之位，是手段位。调是一种手段，通过手段，达到期望的目的。

2. 调之动态位　调之动态位，调居于不断动之位，动态地调。动态调是一般情况，一般调居于动态之位，调多变动。动态调是一种他调、人为调，处于动态，人为地调事物，以达到理想的状态。

3. 调之静态位　调之静态位，调居于静止之位，静态而调。静态调是特殊情况，特殊调居于静态之位，以不变应万变。静态调是一种自调，处于静态，事物按照自己的规律调而达到理想状态。

4. 调之重要位　调之位非常重要，人、事、世无一不在永恒的"调"之中。即便是表面的不调，实际上也是一种自调、静调，这是调的一种特殊形式。调居于重要位，世境、事物、人都需要调位、调节位、调整位、调到位。

六、调之度——调控

调之度，调度，调而适度，适度则恰当，恰当才最妙，妙在毋太过、毋不及之中。度之谐调，适度恰当，毋过不及，妙在其中。善调度者，调于适，适则恰，恰则妙。

1. 调之有度　调之有度有两层含义：第一，调之有度是相对于调之无度而言的，有度包括适度、太过、不及；第二，调之有度即是适度，适合的度、适宜的度、适当的度。

2. 调之无度　调之无度有两层含义：第一，无度是相对于适度而言的，无度即是不及或太过；第二，调之无度就是没有调。调的方法无度、调的结果无度。用无度的方法，调至无度的状态。

3. 调之适度　调之适度，适度地调。调的方法适度、调的结果适度。用适度的方法，调至适度的状态。调的有度，调至无太过，无不及，调至适度。调以谐调为妙，因而把握调之度的最佳状态是把握谐调之度。调之度，调〇之度、调Ⅰ之度、调Ⅱ之度、调Ⅲ之度、调位之度、调度之度、调适之度、调调之度、调谐之度、调律之度、调韵之度、调人之度、调事之度、调世之度。

4. 调"太过·不及"　太过或不及是度两端的界限，这两个界限决定着度的范围，度的范围，因人因事而异。大度，小度，显度，隐度。调的态度有三种：一是消极，二是积极而谨慎，三是过分积极、过度用力。谨慎、积极是正确态度的两端，谨慎是以稳妥为前提，积极是以争取为要务，倾向于谨慎还是积极，是需要不同、程度不同。过犹不及，消极和过分的效果都是于事无益。

5.调"平·曲" 调平，调而至平；调曲，调而至曲；调平曲，平而调曲，曲而调平。

（1）扶弱·抑强：扶弱是扶助虚弱者。抑强是抑制恃强者。

（2）补缺·去赘：补缺是补充缺少的。去赘是去掉多余的。

（3）灭侵·除坏：灭侵是杀灭外来入侵者。如入侵之敌、侵入人体之细菌、病毒。除坏是祛除坏死组织成分。如除掉坏人、切除肿瘤。

6.权重 权重是对物的有无、数的多少、质的优劣、度的适宜权衡轻重。权重的原则：一重有，二重量，三重质，四重度。先注重有，再注重数量，再注重性质，最后注重程度。各项的权重，初始宜重做，中间重做到，最后重做好。

七、调之适——调适

调之适是调适，将不适调而至适。用调的方法，调不适，使之达到适的状态。调适是调适合、调合适、调适当、调适时、调适宜、调适中。调适是调至适合、调至适当、调至适时、调至适宜、调至适中。调适因人因时因地因情因境而调，调至适合当时的情况和状态。调适是调的基本要求和良好状态，调谐是调的最高要求和最佳状态，调韵是调的理想状态。善调适者，调于合，合则妥，妥则好。适之谐调，适合是好，好必稳妥，好是谐调之本。雪里送炭是适，雪上加霜是不适，火上烧油是不适。

1.调养 养，使身心得到滋补和休息。调养是调治保养，使身体健康。调养是对己对人的调理养护。

（1）养病：因伤病而休养。调养疾病，养伤。

（2）养育：抚养、抚育、教育子女。经过抚养、教育使其成长。

（3）养护：调养护理。

（4）养气：培养品德；涵养意志。培养先天的元气。儒家指修养心中的正气；道家指炼气。

（5）养神：使自己的身体与心理处于平静状态，来恢复精神和体力。

（6）养生：保养身体，养护生命。

（7）养息：将养身体，休息。

（8）养心：涵养心志。

（9）养性：陶冶心性。

（10）营养：滋养。有机体从外界吸取养料来维持生命。比喻有助于发展的滋养物。

（11）休养：休息养护。

（12）奉养：侍奉、赡养。

（13）供养：提供生计所需，赡养、养活、培养、滋养。

（14）培养：以适宜的条件促使其发生、成长和繁殖。按照一定的目的，长期教育训练。

（15）蓄养：蓄养，蓄积、滋养。

（16）保养：保养，保护调养、保护培养、保护养育。保护修理，使保持正常状态。

（17）修养：修养是培养高尚的品质和正确的待人处世态度，求取学识品德之充实完美。修养是科学文化知识、艺术、思想等方面所达到的一定水平。修养是指逐渐养成的待人处事的正确态度。修养是指智力、性格。

2.调治 调治是调整性治疗、医治、医疗。高级调治是自调，低级调治是他调。

（1）高级调治

①心调：心调，一要信，二要静。信，思想接受，观念认可。信，信息，信了息才通，气方顺，意方达。静，静心，心态心境安静。

②气调：气调，一是内气调，二是外气调。内气，是调者用内在的气机去调。外气，是利用饮食和气候去调。饮食是气的实物，进入人体后转化为气，为人体所吸收。气候包括自然环境、人造环境、人为应对。自然环境气候，是四季气候，春温、夏热、秋凉、冬寒。人造环境气候，是制冷的空调、制热的暖气调节气候。人为应对气候，是昼穿衣、夜盖被，应对气候。迎合气候是避其伤害。虚邪贼风避之有时。逆反气候是锻炼适应，增加耐受。春捂秋冻、冬泳、冷水浴。

③物调：食疗、中药、火罐、针灸、按摩等。

（2）低级调治

①调心：心理咨询、心理疏导、心理暗示。

②调气：指导练气。制订食谱：选择自然食物合理搭配；按照营养成分依量配餐。

③调物：配制食疗、制剂中药、改造拔罐、重设针灸、替代按摩。

3. 调护　调护是调整维护，调理性养护。护是掩蔽、监视、监督，使不受侵犯和损害。

（1）保护：保护，护卫使不受损害。保卫，调护。

（2）守护：守护，护守、看守保护。

（3）爱护：爱护，爱惜、保护。

（4）辩护：辩护，谓能治事管理。为维护自己或别人的利益而辩解。

（5）护卫：护卫，防护、守卫，使之不受危险。

（6）护持：护持，维护保持。

（7）护理：护理，守护料理，养护管理。

（8）护佑：护佑，保护、保佑。

4. 调配　调配，调动分配，配置、配合。

5. 调适　调的方法适宜、调的结果适宜。用适宜的方法、调至适宜的状态。调的方法不合适、用不适宜的方法、调至不适宜的状态。

八、调之调——协调

调之调是对调的调。调"调的尺度、调的幅度、调的程度、调的限度"。调之谐调，适宜之调，稳健公益，人事至要。调之调就要善于调整调的策略、适当把握调的层次、细致分清调的类型、据情选择调的方式、认真区别调的状态。善调调者，调于宜，宜则健，健则益。

1. 协调　"协"是共同合作，和洽，帮助，辅助。"协"和"调"，都具有和谐、统筹、均衡等富有理想色彩的哲学含义。

协调既指事物间关系的理想状态，又指实现这种理想状态的过程，协调也是一种目标。关联是协调的前提和基础。协调必须有协调主体、手段、机制与模式。协调手段有自然的和人为的，以及二者在不同程度相互配合形成的不同形式。协调是一种和谐一致的理想状态。协调就是正确处理组织内外各种关系，为组织正常运转创造良好的条件和环境，促进组织目标的实现。协调是

配合得当和谐。协调，尊重客观规律，强调事物间的联系，坚持取中正立场，避免忽左忽右两个极端。协调是具有系统属性的事物及其构成要素，在运动、发展中的对立统一，是差异中的一致，是"不协调→协调→不协调→协调……"不断循环往复的过程。协调是目标，协调是过程，协调当有度，协调无终极，各种意义的协调殊途同归。

2. 调调　调调是对调的调。调调包括：调中，调阴阳。调中是调理归中。调阴阳是调Ⅰ之相反、相对、相应的两个方面，包括：调主附，调显隐，调分合，调大小，调强弱，调多少。主宰与依附之调；显现与隐秘之调；分与合之调；大与小之调；强与弱之调；多与少之调；积极与消极之调。

3. 不调　不调是调的一种特殊状况，不调是任其自然调、自动调。从这个意义上讲，不调也是Ⅰ之调，而从实际意义上讲不调更类似于〇调。无为而治就是〇调。

4. 刚柔调　刚调是刚性的调，刚强的调，硬性的调。柔调是柔性的调，柔软的调，婉转的调。

5. 强弱调　强调是强有力的调，顽强的调，强大的调。弱调是柔弱的调，软弱的调，弱小的调。

6. 速缓调　速调是迅速地调、快速地调。缓调是缓时而调、慢慢地调。

7. 激调　激调是通过刺激、激发而调。激调有轻重程度的不同。激调能使调发生重大变化，达到意想不到的效果。激调是调的一种境界。轻度的激，是激发、激奋、激动、激昂、激扬、激起、激活、激荡；中度的激是激变、激化；重度的激是激反。反而有逆有顺。

8. 平调　平调是平平淡淡、不露声色、没有起伏波动地调。

9. 随机调　随机调是根据当时情况，随意随机地调。

10. 控制调　控制调是可控、能控，控制之中的调。

11. 良性状态调　调者身心处于良性状态，被调者身心处于良性状态。

12. 不良状态调　调者身心处于不良状态，被调者身心处于不良状态。

九、调之谐——调谐

调之谐是治、融、洽、和、谐、趣、昌、吉、祥、福、寿。调之谐是协调。调之谐和谐调。

十、调之律——调教

1. 调之常律与变律 调之律，调之轻重，调之大小，调之动静，调之缓急。轻者轻调，重者重调，小者小调，大者大调，此为常。

轻者重调，重者轻调，小者大调，大者小调，此为变。动中调动，静中调静，此为常。动中调静，静中调动，此为变。缓者调缓，急者调急，此为常。缓者调急，急者调缓，此为变。

2. 调之方法与结果律

（1）调〇ⅠⅡⅢ的方法与结果：调〇ⅠⅡⅢ的方法和结果，从到位、有度、适合、循律、和谐、有韵地调，到不到位、无度、不适合、失律、失谐、无韵地调，之间有不同层次、不同程度。其间有意想不到的收获，也有事与愿违的结果，甚至于适得其反，结果与初衷相悖。

（2）谐调是理想的结果

①调前的状态：到位、适度、适合、合律、和谐、有韵。不到位、不适度、不适合、不合律、不和谐、无韵味。

②调的方法：到位地调、适度地调、适合地调、合律地调、和谐地调、有韵地调。

③调的结果：调至到位、调至适度、调至适合、调至合律、调至和谐、调至有韵。

（3）不谐是适得其反的结果

①调前状态：不到位、不适度、不适合、不合律、不和谐、无韵。

②调的方法：不到位地调、不适度地调、不适合地调、不合律地调、不和谐地调、无韵地调。

③调的结果：调至不到位、调至不适度、调至不适合、调至不合律、调至不和谐、调至无韵。

3. 谐调学的律 谐调学的律是调〇、调Ⅰ、调Ⅱ、调Ⅲ、调位、调度、调适、调调、调谐、调律、调韵、调人、调事、调世。调〇之律、调Ⅰ之律、调Ⅱ之律、调Ⅲ之律、调位之律、调度之律、调适之律、调调之律、调谐之律、调律之

律、调韵之律、调人之律、调事之律、调世之律。

4. 无调·调

（1）无调没调：原本无调，没有调。

（2）无调而调：原本无调，而调调。

（3）调而再调：原来调的，没有起到作用，或没有达到要求，需要再调。

（4）调如无调：调而无用，调而无效，调等于没调。

5. 调"聚散·离合" 人有分离，有聚合。分久必合，合久必分。调聚是把散的状况调至聚的状态。如拢络人心、聚义、聚众起事。调散是把聚的状况调至散的状态。如解散帮派、打散抱团闹事。调合是把分离分散的状况调至聚合的状态。调离是把聚合的状态调至分离的状态。男女各自可以分道，可以直行，也可以走合在一起。

十一、调之韵——趣调

调之韵有韵调。调之韵，是调的最高境界。在韵趣中调，调至有韵趣。调中有韵，享韵必调。心有韵则韵生，韵润心则心调。

善调则失韵有趣，会调则无韵韵生。调之韵，调〇之韵、调Ⅰ之韵、调Ⅱ之韵、调Ⅲ之韵、调位之韵、调度之韵、调适之韵、调调之韵、调谐之韵、调韵之韵、调律之韵、调人之韵、调事之韵、调世之韵。调之韵是韵调，是特殊需要的调。调之适是适调，是最佳状态的调。调之谐是谐调，是理想状态的调。

十二、调之人——意调

调之人，包括调的人，被调的人，与调相关的人。调之人，是指调节的人、调整的人、调理的人、调和的人、调谐的人。人是调的主体。不同的人，适合不同的层次。不同的层次，解决不同的问题。平凡人，行善行恶；研究者，研究问题；智慧者，探求真知。浅层次的人，劝善戒恶；中层次的人，解决问题；深层次的人，探求真理。调自我调他人，调饮食调气味，调静态调动态，调静调动。

十三、调之事——调解

1. **研究调之事** 调之事就要研究调，研究调就要弄清：调什么？怎么调？"调"本身就是一件事，调不调？谁调？调什么？何时调？何地调？如何调？调至何种程度？效果怎样？是否继续调？

2. **调个人之事** 调身体之事，调心态之事，调个人交往之事，调个人与众人之事，调个人与团体之事，调个人与社会之事，调个人与自然之事。

3. **调人际之事** 调人际交往双方之事。

4. **调众人之事** 调众人相处之事。

5. **调团体之事** 调团体相处之事。

6. **调社会之事** 调社会管理之事。

7. **调自然之事** 调自然使山川秀丽，调自然使景观优美，调自然使风调雨顺，调自然使适宜人居。

8. **调"原因·过程·结果"** 调有多个环节，最主要的环节有：调原因、调过程、调结果、调方法、调措施。调原因是从发生原因上调，调过程是从操作过程中调，调结果是从最终结论上调。

9. **调"情·理·法·力"** 调情，调理，调法，调力。

10. **调性质** 调强调弱，调刚调柔；调速调缓，调激调平；调有调无，调合调离；调聚调散，调补调泻。

十四、调之世——动静调

调之世是调的环境和条件。是环境和条件对调的影响。环境和条件还影响着调的效果。

1. **调环境** 调环境是调所在环境、生活环境、生存环境、可视环境、可测环境、未知环境。调环境，就是改造环境。要改造自然环境，先要适应自然环境。调环境之物，调时间，调空间，调气候、温度、湿度、光线、色彩、氛围。调信息。环境自调，如星体撞击是调，地震是调，阳光照射是调，雷雨闪电是调，风霜雪露是调，寒热变换是调。

2. **调条件** 调条件是调所具有的条件，条件改变了，一切都随之改变。

3. **调处境** 调处境，改善自我处境，改善人际关系，促进社会稳定。

4. **调心境** 调整自己的心境，让心境平静、阳光、甜蜜、幸福。心境自调，如自我解开心结。

5. **调"光·色"** 调光调色，调"赤橙黄绿青蓝紫"。三原色光及其调出的二次色、三次色。构成了多彩的世界。

6. **调"现在·未来"**

（1）调现在：调现在是借鉴过去的经验和教训，调现在的情况。

（2）调未来：调未来是预想、预设、计划、规划未来之调，是未雨绸缪，是治未病的未病先防，既病防变。

7. **调"气·液·固"态** 气态、液态、固态在一定条件下相互转化。

8. **调"点·线·面·体"** 调点线面体，调点、调线、调面、调体。点成线，线成面，面成体，体是大点。事之适，事的适合，事的合适，事的适宜，事的适当，事的适中，事的适时。此事合适，彼事合适。事之起始合适、事之环节合适、事之过程合适、事之结果合适。事之适○、事之适Ⅰ、事之适Ⅱ、事之适Ⅲ。适合私、适合公。适合谋、适合行、适合监、适合评、适合调。事适，事适个人，事适人际交流，事适物，事适事。适合个人身体之事；适合个人心态之事；适合个人生存之事；适合个人发展之事；适合个人情趣之事。适合人际交流之事，适合有利于人际交流之事，包括适合社会之事。适合物之事，环境适宜之物；时令适宜之物；人类适宜之物。适合事之事，适合做事的事，适合相应的事。适合此事，适合彼事。

第十节 谐之……

"谐"之"○ⅠⅡⅢ位度适调谐律韵人事世"。"谐"可以用"○ⅠⅡⅢ位度适调谐律韵人事世"归纳、衡量、判断。自然、恬静是谐之○；自主谐是谐之Ⅰ；主动被动谐是谐之Ⅱ；自动谐是谐之Ⅲ；意物谐是谐之位；动静谐是谐之度；谐和是谐之适；谐调是谐之调；谐振是谐之谐；相互谐是谐之律；谐趣是谐之韵；和气是谐之人；合和是谐之亨；境谐是谐之世。

一、谐之〇——自然·恬静

谐之〇是基本的谐，谐之〇是高级的谐。谐之〇是谐的否定。

1. 自然　自然和谐，和谐自然。

2. 恬静　恬淡，安静。

3. 谐之无　谐之无是没有谐。

4. 谐之空　谐之空是谐而空泛、无用。

5. 谐之虚　谐之虚是谐而不实。

6. 谐之隐　谐之隐是隐谐，是根基谐、暗中谐、内心谐。隐谐可以避免可能出现的矛盾和冲突。

7. 谐之失　谐之失是失谐，是失去谐、不谐、不能谐。

二、谐之Ⅰ——自主谐

1. 自然谐　自然产生的谐，符合自然的谐。

2. 独谐　单独谐。

3. 分谐　分部谐、部分谐。

4. 合谐　会合谐、合成谐。

5. 全谐　全体谐、全部谐、所有谐。

6. 点线面体谐　Ⅰ点谐、Ⅰ线谐、Ⅰ面谐、Ⅰ体谐。点线面体均谐。

三、谐之Ⅱ——主动被动谐

1. 谐相同的Ⅱ　彼此都谐。时地人事物，彼此都谐。此时此地此人此事此物谐，彼时彼地彼人彼事彼物也谐。此时谐、彼时也谐；此地谐、彼地也谐；此人谐、彼人也谐，我谐、你谐；你谐、他谐。此事谐、彼事也谐；此物谐、彼物也谐。

2. 谐相对的Ⅱ　轻度谐、重度谐；全部谐、部分谐；暂时谐、持续谐；刚刚谐、已久谐；根本谐、枝节谐。

3. 谐相反的Ⅱ　谐、不谐；恒定谐、不定谐；一过谐、持久谐。

四、谐之Ⅲ——自动谐

1. 谐之Ⅲ方　Ⅲ是并列的Ⅲ方，也是系列。和谐的Ⅲ方，和谐的系列。

2. 中谐，谐而中　中谐，谐而中，中和而谐。

3. 悟谐，谐而悟　悟谐，谐而悟，和谐而感悟。

4. 谐之联系　谐而联，谐而系，和谐的联系。

五、谐之位——意物谐

1. 谐之位是理想　谐之位，是理想位。谐是人与人、人之事、人与自然的最佳状态。最佳状态，是一种理想状态。理想状态有的能够实现，有的永远无法实现，但是，只要在实现理想的路上，就是人生的意义所在。

2. 谐居之位　谐居于深位、高位、理想位、目标位、终极位、舒适位。深位是深奥的位；高位是高境界的位；理想位是希望去追求的位；目标位是设定要达到的位；终极位是最终的位；舒适位是感觉到一种舒适状态的位。

六、谐之度——动静谐

谐之度是能够达到谐的程度。

1. 谐之度是有限的无限　谐之度是有限的无限：谐之度是有限的，谐之度的界限是无限的。谐与不谐的度是有限的无限：谐与不谐是有限的，这个限是无限的。谐之度的限是谐与不谐的界限，这个界限因人因事而不同。不同的人、不同的事有不同的要求，也就有不同的限。因此，谐之度，有大有小，有宽有窄、有难有易。

2. 谐之度是均衡度　谐之度均匀、平衡。

3. 低度和谐　低度和谐是最低程度的和谐。低度和谐是达到最低程度谐的基线。

4. 中度和谐　中度和谐是高于低度、低于高度，介于低度与高度之中的和谐。中度和谐是最低度和最高度之中的达到中级程度的谐。

5. 高度和谐　高度和谐是达到最高程度的和谐。

七、谐之适——谐和

1. 谐适于厌战时　战争年代，对战争厌倦时，人们迫切要求停战，争取和平、和谐，所以，谐适于厌战时。

2. 谐适于和平时　和平年代，人们向往安居乐业、和平宁静、宜人和谐的生活，所以，谐适于和平时。

3. 谐适于创新时　创新需要静心思索，需要灵性感悟，需要自我和谐、需要人际谐调，所以，谐适于创新时。

4. 谐适于发展时　发展需要安定，需要进取，需要多方努力，需要共同进步，所以，谐适于发展时。

八、谐之调——谐调

谐之调有两种状态：和谐状态调、不谐状态调。和谐状态调是调者和被调者均处于和谐状态。不谐状态调是调者和被调者均处于不和谐状态。谐之调是在不谐中调，调而至谐；谐之调是在和谐中调，调至和谐。谐调，和谐地调，谐趣地调。谐调是适调、韵调。谐调是理想状态的调；适调是最佳状态的调；韵调是特殊需要的调。

九、谐之谐——谐振

谐之谐是纯真谐、高度谐、理想谐。谐之谐是和。和为贵、和气生财、家和万事兴。和，自然和顺，环境和煦，世界和平，国家和美，社会和谐，团队和衷，家庭和睦，处世和畅，谋事和美，为人和蔼，交往和气，自我和悦。

十、谐之律——相互谐

谐之律，无谐而生谐，小谐变大谐，谐极而失谐，谐失变不谐，不谐而调谐，以谐维持谐。谐之律是到位、适度、有韵律、和谐的体现。谐之律，自然谐、人为谐、人为自然谐（自动谐、调动谐）。谐调、谐振、谐和、谐趣。

十一、谐之韵——谐趣

谐之韵是最真的韵、最纯的韵、最美的韵。谐之韵是最高的韵、最有韵味的韵。谐至有韵才得谐的真意义和韵的真趣味。谐则韵和，不谐则韵调。

十二、谐之人——和气

谐之人是和谐的人。个人和谐的身体、和谐的心态；和谐的人际关系双方；和谐的众人；和谐的团队；和谐的社会。

十三、谐之事——合和

1. 个人谐之事　身体谐之事，心态谐之事，个人交往谐之事，个人与众人谐之事，个人与团体谐之事，个人与社会谐之事，个人与自然谐之事。

2. 人际谐之事　人际谐之事，是人际交往双方谐之事。

3. 众人谐之事　众人谐之事是众人和谐之事。

4. 团体谐之事　团体和谐的标志是团结。团结使人们心情舒畅、一心为公、为理想而干、为荣誉而干、为良好的氛围而干。

5. 社会谐之事　社会和谐的标志是：安居乐业、公而忘私、产量高、文化浓、进步快。社会和谐使人们安居乐业，社会和谐使人们公而忘私，社会和谐使生产蒸蒸日上，社会和谐使文化浓郁芬芳，社会和谐使社会日日进步。

6. 自然谐之事　自然谐使山川秀丽，自然谐使景观优美，自然谐使风调雨顺，自然谐使适宜人居。

十四、谐之世——境谐

谐之世是境谐，环境谐、景色谐。谐的时间、空间、环境、条件。

第十一节　律之……

"律"之"〇Ⅰ Ⅱ Ⅲ位度适调谐律韵人事世"。"律"可以用"〇Ⅰ Ⅱ Ⅲ位度适调谐律韵人事世"归纳、衡量、判断。纯粹、隐律是律之〇；定律是律之Ⅰ；恒变是律之Ⅱ；悟道是律之Ⅲ；轨道是律之位；规范是律之度；均布是律之适；道法是律之调；顺利是律之谐；规律是律之律；道德是律之韵；道意是律之人；道理是律之事；道路是律之世。

一、律之〇——纯粹·隐律

1. 无律　无律是没有律，律为〇。无律是相对于有律而言的，有律是Ⅰ，无律是〇。

2. 不循律　不循律是有律而没有遵循律，律等于〇。

3. 空律

（1）空白律：空白律，律有空白之处，尚未填充、完善，此律为〇。

（2）空洞律：空洞律，律条空洞不实际，不便遵守、不易操作，类似于〇。

（3）目空律：目空律是无视律的存在，依然我行我素，视律如〇。

4. 虚律　虚律是空虚律，律条空虚而无实际可用内容。虚律，虚化的律，暗含的律，隐藏的律。有律虚而无用，等于〇。

5. 闲律　闲律是闲置律，律没有用处，律闲而不能发挥作用，无异于〇。

6. 隐律　律隐，深奥难解，不明白，不透亮，不能发挥作用，等于〇。

7. 失律　失律是失去律，律失实、失真、失效、失用，等于〇。无道、失道就是失律。失道是对道的迷惑、违背、丧失。失道寡助，失道者得不到人们的帮助。世无道是没有道、乱道，是指社会政治纷乱、黑暗。事无道，或违反常理，或不近情理，或没有办法。人无道是指不行正道的坏人，多指暴君或权贵者的恶行。

8. 灭律　灭律，律被灭，失去、丧失、消失、灭亡，等于〇。

二、律之Ⅰ——定律

1. 有律　Ⅰ是有律，相对于无律而言，有律就是Ⅰ。

2. 独律　独律，独立的律，单独的律。

3. 全律　全律，完全的、所有的律。

4. 分律　分律，分化的律、分支的律、律的一部分、律的一点。

5. 合律　合律，合成的律，汇合的律、综合的律。

6. 实律　实律，实在的律，可演示的，可重复的律。

7. 虚律　虚律，虚化的律，暗含的律，隐藏的律。

8. 规律　自然规律、社会规律、历史规律。

9. 定律　研究确定的律。为人们所引用的定律。

三、律之Ⅱ——恒变

1. Ⅱ个律　Ⅱ个律是各自独立的、分别不同的律。

2. Ⅱ类律　Ⅱ类律是按不同属性类分的律。

3. 律的Ⅱ端　律之有无、当否。律之宽严、轻重。律之大小、多少。律之古今、久暂。律之绝对、相对。律之可变、不变。律之通用、局限。律之固定、变通。

4. 天然律·人为律　律可以分为天然律和人为律两类。

（1）天然律：天然律是一种自然律。自然律是自然规律，是不以人的意志为转移的。如道、时律、地律、空律、数律、音律。人类在宇宙中生存，一方面不断探寻自然规律，掌握自然规律，遵循自然规律，利用自然规律。另一方面，也自觉不自觉地违背自然律、干预自然律、破坏自然律。不符合自然律，就要为之付出代价。

（2）人为律：人为律是社会律，社会律是交往律、家律、团律、国律。人为律是人在自然界生存中的自律、人际交往中的约定、社会对人的约束。大到法律对人的严厉惩罚，中到规章制度对人的制约，小到相约一事共同遵守。人为律的制定是一种自觉行为，有的是有意而为，有的是无意而成。不自觉常常是出于无知无觉。人为律包括自由律和约定律。自由律，如自律、随意。自律是个人自觉履行的规律。约定律，包括相互约定和群体约定。相互约定，是人际交往规律，如承诺、合约、合同、约会。群体约定，是社会或团体的规律，如法律，纪律。

5. 总括律·专门律　总括律是总的，具有概括统领意义的律，是高位律、上位律。专门律是分的，具有分类细化意义的律，是低位律、下位律。低位律不能超越高位律，下位律不能违背上位律。如自然大道是自然规律，一切具体之律不能超越和违背自然规律；宪法是根本大法，民法、刑法、诉讼法等不能超越宪法；民法是上位法，一切民事活动所制定的合同、约定、规章、制度等，不得违背民法精神。

6. 固定律·变化律　固定律是相对稳固确定

不变的律。变化律是在变动转化之中的律。

7. 失道·无道

（1）失道寡助：失道是对道的迷惑、违背、丧失。失道者得不到人们的帮助。

（2）世无道：无道是没有道、乱道。世无道是指社会政治纷乱、黑暗。

（3）事无道：事无道，或违反常理，或不近情理，或没有办法。

（4）人无道：人无道是指不行正道的坏人，多指暴君或权贵者的恶行。

8. 显律·隐律　显律是显性的律、显而易见的律、可演示的律、可重复的律、可以明文规定的律。法律、纪律、程序、条理、纲目都是显性律。隐律是潜在的、隐而难见的、只能感受意会的律。隐律不明显、不明白、不透亮，深奥难解，不能发挥作用，等于〇。如道、自然规律、自动律，都属于隐律。

9. 硬律·软律　律可以分为硬律和软律两种。硬律是条文规定的、明确的、具有约束力的硬性的律。如条约、协定、法律、纪律、规范、规则、协议、契约、合同。软律不是用条文规定而是靠人们自愿追随、自觉遵守的弹性的律。如道德、约定、约会、习惯、经验、座右铭。

10. 强律·弱律　强律是约束力强、执行力度大、影响范围大的律。弱律是约束力弱、执行力度小、影响范围小的律。

11. 节律·无律　节律是律的节制、有节制的律。无律是没有律。从某种意义上说，无律也是最大的律。

12. 治律·乱律　治律是能够治理的律、有条不紊的律。乱律是混乱的律、错误的律。

13. 守律·创律

（1）守律：守律有三种情况，即一知半解、理解掌握、融会贯通。①一知半解：半懂不懂，理解不全面。②理解掌握：全面理解，掌握应用。③融会贯通：理解内容，领会精神实质，并可以在原有的基础上变通。

（2）创律：创律也有三种情况，即别出心裁、独到见解、得心应手。①别出心裁：有不同寻常的想法。②独到见解：有独到的理论思路和解释。③得心应手：形成完整的套路，并熟练操作。

14. 禁止·关注　禁止与关注的违拗规律。禁止的，是即将失去的，失去的才觉得宝贵，所以会更加珍惜。禁止的会激起好奇，出于好奇，便有欲望。关注的，是特别重视的。但往往是，你关注了，他反而不操心了。对好事的关注，可能会更好，或许会弄巧成拙。对坏事的关注，可能有助于坏事的消除，也可能会进一步的扩大和传播。禁止的结果等于引诱，关注的结果等于强化。

15. 律之Ⅱ的相辅相成　辅成律是律的相辅相成。Ⅱ个各自独立的、分别不同的律相辅相成。Ⅱ类按不同属性类分的律相辅相成。律的Ⅱ端相辅相成。律之有无、当否；律之宽严、轻重；律之大小、多少；律之古今、久暂；律之绝对、相对；律之可变、不变；律之通用、局限；律之固定、变通。

四、律之Ⅲ——悟道

1. 初级律·中级律·高级律　初级律是早期的、原始的、低级状态的律。中级律是成熟的、标准的、应用的律。高级律是超脱的、精神的、前瞻的律。初级律无争议，中级律有争执，高级律能包容。

2. 聚·散·求同　聚有聚的规律，散有散的规律，在聚散的过程中有求同。有聚就有散，有散也有聚；有不同就有相同，有相同也就有不同。聚散为常，求同为奇。刹那间求同。

3. 入道·得道·出道　入道修行积累到一定程度，有一种豁然开朗的感觉，方谓得道，得道而熟练，道理融会贯通，呼之欲出，方可出道。

（1）入道：入道从问道、闻道开始。问道是认知的开始，是对生命境况的思索。闻道是认知的过程，是对真法、真理的探索。入道是进入道的领域，找到正确的道路，俗称"上路"。人们总是看重追求的目标，关注目标的到达，其实在很多情况下，不是何时到达目标的问题，而是有没有上路的问题。只要上了路，方向正确，离目标也就走一步近一步了。如果没有上路，没有确立正确的方向、路线和目标，就是盲目的走，走得越快错得越多。

（2）得道：得道就是知道。得道是顺应自然、与天合一的境界。道法自然、大道自然。其知道者，法于阴阳，和于术数，食饮有节，起居有常，不妄作劳，故能形与神俱，而尽终其天年，度百岁乃去。知道是认知的结果，是对道的理解和获得。得道是知晓事理，懂得道理，符合道义、正义，得道多助。

（3）出道：出道是学道有成，入世行道。行道是依道而行，是获得的结果，是得道的一种体现，是道久长的必由之路。行道是目的。出道的意义在于传道、授业、解惑，有益于后人。

4. 律之左・中・右　律之左是律条之上限、从严、激进。律之中是律条之中间、适度。律之右是律条之下限、从宽、保守。

5. 守律・悟律・创律　守律是遵守既定律。悟律是感悟既定律之精神，感悟内在的规律。创律是创造新律。

6. 习惯・律条・精神　习惯形成规律，按部就班。成熟的律文律条。律之精神，律之条文之外的精神，律之弦外之音。

五、律之位——轨道

低位律是初级律，中位律是中级律，高位律是高级律。

1. 律之位是路径位　律之位是路径位。律之位居于中。潜律居于低位，显律居于中位，自然律居于高位。

2. 潜律之低位　潜律是潜在的原始状态，是没有显现出来的律，是无序状态，凭经验、随意。潜律属于低级、居于低位。

3. 显律之中位　显律是显现出来的，有序状态。显律是归纳的定律、定理、公式，制定的法律、法规、制度、规章、标准。显律属于中级、居于中位。

4. 自然律之高位　自然律是在显律的基础上，回归自然状态。自然律是人们掌握了的自然规律。按照自然规律行事。自然律属于高级、居

于高位。

5. 律之位是由低向高的过度　律之位是低位向高位的过度、初级到高级的过度，低层次向高层次的过度，低境界向高境界的过度。

六、律之度——规范

1. 有律・无律　律之度是有律、无律。无律是没有律，有律包括律的适度、律的不及、律的太过。

2. 律之适度　律之适度，是律有一定的度，律在一定的限度范围内适合。律之适度就是在具体的时间、地点、境况，适合于具体的人、具体的事、具体的物。

3. 律之不及　律之不及，是律的缺失，达不到律需要的要求。

4. 律之太过　律之太过，是律的严苛、过多、烦琐，画蛇添足。

七、律之适——均布

律之适，律适于均布，律适于经验、习惯。律之适，律适于所有的世、事、人。不同的世、事、人，适合于不同的律。律适之即为规范，不适即为桎梏、羁绊。律的适合，因人因时因地而异。适是最高效率，适合就是好。

八、律之调——道法

律之调，律的调节，律的调整，律的调和，律的调谐。无律之调，有律之调。节律之调，规律之调，韵律之调。察明律道，人心思善，境优事畅。

标准、约定、纪律、法律，都是对个人思想和行为的约束、束缚。为的是统一思想，统一指挥，统一行动，统一调整。或许个人意见是正确的，但是在没有被采纳之前，必须服从现行的规定，哪怕是被后来的实践证明是错了的规定，也不能认为当初的执行有错。否则，将无法统一。那种冲破规律和条条框框束缚的违规，要么混乱，要么是跃迁。循律地调，调的方法遵循律、调的结果合乎律。无律地调，调的方法无律、调的结果无律。最坚固的堡垒，最容易从内部攻破。动

手之前，要有铺垫。高潮之前，要有序曲。乾坤泰否，上下融合即活，上下分离即死。

九、律之谐——顺利

律之谐，有律之谐，无律之谐，韵律之谐。律之谐调，律之和谐，律之谐趣、律之谐振。通过律之调达到律之谐。

十、律之律——规律

律之律，有律循律，无律创律。无律即是律。律是可循之道。"道可道，非常道"这里所说的道，包括不可名状之永恒之道。律所指之道是可遵循之道。

1. 成律

（1）无律：无律即是律。

（2）创律：无律可创律。

（3）循律：有律遵循律。

（4）肯定否定律：肯定之律，否定之律，否定之否定律。

2. 人道——道德　人道是道德，德是每个人遵循的道。人道是每个人需要遵循的道德。社会道德是由每个人的道德组合而成。

3. 事道——道理　事道是道理，理是两个人约定的道。事道是二人约定的道理。二人交往是两个独立人的交往，所以各自的个人道德必然影响着二人交往的道理。多人交往只是两两交往的叠加而已。〇ⅠⅡⅢ——道生一，一生二，二生三，三生万物。

4. 世道——道路　世道是道路，路是众人走出来的道。路包括法律、法规、规定、纪律，也包括自然状况、人文状况、环境情况。世道是众人共同遵守的道路。三人成众是两个以上交往者的叠加。所以，每个人的道德、相互交往的道理必然影响着大众所选择的道路。

5. 测律　规矩是测律工具，规是量圆的工具；矩是测方的工具。没有规矩不能成方圆，指的就是对律的检测。

十一、律之韵——道德

律之韵尽在心目中，知音便是韵。律之韵，

合律方有韵。律有均匀平稳顺利之韵，律有规则平和安全之韵，律有起伏跌宕波折之韵。律之韵在于：有律则遵守之，无律则探索之。

十二、律之人——道意

1. 顺应律之人　依律生存生活的人。所有人都在按照自然规律生存，不同的是有人遵从得多，有人违背的多。法律纪律约束相对人。每项法律、纪律都有它的管辖范围，在这个范围内，受到约束，超出范围即不受约束。

2. 服从律之人　按律办事的人。按照自然规律行事。遵守法律，遵守纪律，遵守约定，恪守信用。

3. 追求律之人　热爱大自然的人们，追求自然规律。大大小小的统治者，追求制约人的规律。以律治理。

4. 研究律之人　研究自然规律之人，如道家、科学家。定律、定理、公式，是对自然规律的研究成果。研究人为规律之人，如法律专家。

5. 制订律之人　对研究之律制订发布，供人们遵守执行之人。如人民代表大会制度的法律工作委员会、三权分治的立法委员会。

6. "比·从·北·化"与人相关的规律　人与人，开始相"比"，后来崇敬就"从"，闹矛盾就"北"，矛盾转化就"化"。

十三、律之事——道理

律是规范、轨迹、道路。律是重、复、稳、变、循。能重复、较稳定、可变化、可利用、易掌控、能遵循。律，跌宕起伏、四平八稳、一帆风顺、蕴含深意。有起就有伏，有伏就有起，原来否定的去肯定，原来肯定的去否定。律之事，律的绝对性和相对性，律的稳定性和变化性，律的粗略性和细致性，律的规律性和无律性。

十四、律之世——道路

律之世，是指律的自然状态、律的环境条件时机、律的公认范围认可程度。

1. 律之自然状态　律之世是律之自然状态，律是不以人的意志为转移的客观存在。人类都在自觉不自觉地接受律、适应律、应用律。

2. 律之环境条件时机　律之世是成就律的环境、条件、时机。包括自然环境、社会环境、人际环境、心境；物质条件、人为条件；时间、机会、机缘、机遇、机巧。任何律都基于一定的环境、条件、时机。

3. 律之公认范围认可程度　律之世是律的公认范围和认可程度。律在什么样的范围被公认，被认可到何种程度。公认范围可以是全部的、也可以是部分的；认可程度可以是高度认可、中度认可，也可以是低度认可，甚至不认可。

自然规律不以认可范围和认可程度而改变。人为创造规律的推广应用，却与公认范围、认可程度息息相关。认可了才有意义，不认可就没有意义。

第十二节　韵之……

"韵"之"○ⅠⅡⅢ位度适调谐律韵人事世"。"韵"可以用"○ⅠⅡⅢ位度适调谐律韵人事世"归纳、衡量、判断。淡、含蓄、默契是韵之○；幽默是韵之Ⅰ；知音是韵之Ⅱ；神会是韵之Ⅲ；心悦是韵之位；满足是韵之度；幸福是韵之适；趣味是韵之调；如意是韵之谐；韵律是韵之律；玄奥是韵之韵；风趣是韵之人；韵味是韵之事；美境是韵之世。

一、韵之○——淡·含蓄·默契

韵之○是含蓄。韵之○是内心深处的默契。韵之○是淡，在无为中做为，无味中品味，无声中听音，无色中观色。

二、韵之Ⅰ——幽默

1. 韵的唯一　韵是唯一的，可以类同，不可相同。

2. 韵的统一　不同的韵相统一，统一于一种韵。

3. 韵的一点　韵其中的一点。

4. 韵的一贯　韵的一贯，一贯的、自始至终的韵。

5. 韵的一致　韵的一致，各种不同的韵相一致。

6. 韵的全部　韵的全部、韵的所有。

7. 韵之极　韵之极，极韵，极大韵，极小韵。

8. 韵之界　韵之界，界韵，界隐含韵。

三、韵之Ⅱ——知音

1. 韵之Ⅱ，内涵不同　苹果、葡萄，又酸又甜。酒、茶，又苦又甜。葱、姜、蒜、芥，又辛又辣。臭豆腐又臭又香。五味子，则五味俱全——皮肉甘酸，核中辛苦，都有咸味。

2. 韵之Ⅱ，生出不同　寒有寒的韵味，寒可更寒，寒可生热；热有热的韵味，热可更热，热可生寒。

3. 韵之Ⅱ，比较不同　温有温的韵味，相比寒冷，温可以是温暖舒适；相比火热，温也可以是热度不及。凉有凉的韵味，相比火热，凉可以是凉爽宜人；相比冰冻，凉则可以是寒度不够。

4. 韵之Ⅱ，理解不同　同样的韵趣，会有两样的理解，或者不同，或者相反。素质使然，能力使然。

5. 韵之Ⅱ，效果不同　同一个人，二种评价，有人认为有韵趣，有人认为无韵趣，兴趣使然，角度使然。同一句话，二人说出来，有的有韵味，有的无韵味，场合使然，气氛使然。同一件韵事，可以引起不同的效果，情景使然，心态使然。

四、韵之Ⅲ——神会

1. 韵之悟　韵之悟，韵之感悟。韵外有韵，韵在有异。韵中之韵，韵相同、韵相对、韵相反。无韵之韵，无韵有韵，韵在无韵。

2. 韵之中　韵在于中，和中，调中，归中，中庸。中，意味深远，可上可下，可左可右，可前可后，可大可小，可多可少，可轻可重，可进可退，可优可劣。中是距离周边最近的位置，居中而可雄视四周。居中而守，进可攻，退可防。

3. 韵之联系　韵是高级的联系，韵是最佳的联系。有韵味的联系，可以化敌为友，化腐朽为神奇。

4. 韵之系列　Ⅲ是系列的Ⅲ个。Ⅲ喻多而成系列。韵的并列，是并列的几个均有韵，或相互影响成韵。韵的承续，是下承上韵，而有韵。韵的连续，是韵流动的、持续不断的、往下传递。

五、韵之位——心悦

1.韵之位是目的　韵之位，是目的位。韵是人们想要达到的目的，有的显而易见，有的比较隐讳，有的潜在而无意识到。人生命的全部意义，人生活的全部过程，其实，目的只有一个，就是韵——活得有滋有味。现实生活中，人们却往往迷失"韵"这个最有意义的根本目的，放任自流，或者追求与韵相反的东西。

2.趣味　韵居于人心深位，是发自内心深处的一种美妙趣味。有心有趣方有韵，无心就没有趣，无趣便没有韵。心中有趣方有韵，眼中有趣方有韵，感觉到趣方有韵，感受到趣方有韵，感悟到趣方有韵。

六、韵之度——满足

1.韵之有度　韵之有度，有两层意思，第一，有度相对于无度而言，包括适度、太过、不及；第二，有度即是适度。

2.韵之无度　韵之无度，有两层意思，第一，无度相对于有度而言，没有度；第二，无度即是不及或太过。

3.韵之适度　韵之适度是韵适宜的度、韵适当的度、韵适合的度。

4.韵之不及　韵之不及是韵所未及，没有达到相应的、需要的韵味。

5.韵之太过　韵之太过是韵之过度，韵味过分。过犹不及。太过之韵，在于唤起觉醒纠偏。太过之韵，返观内照，返璞归真，回归适度之韵的过程。

6.韵有一定的幅度　韵有一定的幅度，不同的人适宜于不同的韵之幅度，不同的环境适宜于不同的韵之幅度。

7.韵由心出，度由情定　韵由心出，有心就有韵，无心就无韵。度由情定，心情决定韵之程度和幅度。心情好，韵之幅度就宽；心情不好，韵之幅度就窄。所以韵之度是可调可变的。

8.韵度是品出来的　韵的程度是品出来的，能品出韵味就是韵，品不出韵味就是无聊。如美是有原则可循的。美的韵味，因人们的审美观和审美情趣不同而有很大的不同。

七、韵之适——幸福

韵之适，韵适于一定的场合，韵适于一定的事，韵适于一定的人。韵适于调节气氛，韵适于取悦逗乐。

韵适于安享幸福，韵适于陶冶情操。韵适于高境界的生活。

八、韵之调——趣味

韵之调，韵能调不和为和，调和为趣。韵能调不及为中，调太过为中，调中为美妙。韵能调无韵为有韵，调有韵为享受。韵的调是幽默的、美妙的调。韵之调能带来意想不到的效果。韵之调是调韵，调韵是调的理想状态，调适是调的基本要求和良好状态，调谐是调的最高要求和最佳状态。有韵地调，调的方法有韵趣、调的结果有韵趣。无韵地调，调的方法无韵趣、调的结果无韵趣。

九、韵之谐——如意

韵之谐，韵基于谐，以谐为基础。有韵自然谐。有谐即有韵。

十、韵之律——韵律

韵源于律而超乎律。韵是人品出的滋味，重在品，韵之浓淡与品者素质相关。音乐上的韵律，如声律，乐谱等。韵之律，无韵而有韵，有韵而失韵，失韵而获韵，获韵而持韵。无韵——有韵——无韵。有韵前的无韵是没有韵，有韵后的无韵是居于韵中不觉韵。有韵后的无韵是"不识庐山真面目，只缘身在此山中"。

有韵之律在于起伏变化。韵律细分无限。

十一、韵之韵——玄奥

韵的韵趣，有韵则享韵，无韵则品韵。品享神会之韵，品享出奇之韵，品享趣味之韵，品享奥妙之韵。

十二、韵之人——风趣

韵之人是有韵人、有趣人、幽默人、神人。韵之人是愉悦之人，愉快之人、心悦之人。韵之人是有韵趣之人，品评韵趣之人，愉悦悠然，境界高远。

风采，风采是褒义，风者，仪也，乃人之神韵，指人的精神外貌；采者，像也，乃人之颜色也，指人的实际外貌。风采是美好的仪表举止，神采。风采更多的是强调一个人精神气质与外貌俱佳，能够给人以较强的感染力！风韵是女子优美的姿态神情。美丽、漂亮、靓丽、动人。风趣是风尚志趣，风味情趣，幽默诙谐的趣味。风流是风采特异，业绩突出，才华出众，有风度，有仪表，有风韵。风姿是阿娜多姿、风姿绰约。风范是风度、气派，气度，韵致。风月是指男女间的情爱。风度本意是指人的举止姿态，是一个人内在实力的自然流露，也是一种魅力。风度是指人的言谈、举止、神情、姿态等，多指美好的。它主要取决于人的气质、礼仪、口才、形象等，是人们最直观的素质，是一种风趣大度。风格是气度，作风。风骨是人品格、性格上刚正的气概、气质、风度。风雅是文雅，端庄的或高雅的，尤指外貌或举止端庄的或高雅的，举止风雅。风情是风雅的情愫，意趣。韵之人是人的视韵、听韵、嗅韵、尝韵、触韵、诉韵、思韵、动韵、静韵。

十三、韵之事——韵味

韵之事是有韵趣之事。有韵的难事，有韵的易事，有韵的好事，有韵的坏事，有韵的顺利事，有韵的不利事。

十四、韵之世——美境

韵之世是韵的环境，韵在特定环境方为韵，换了环境韵即无。韵之世是韵的范围、韵的时机、韵的条件、韵的对象。

第十三节　人之……

"人"之"〇ⅠⅡⅢ位度适调谐律韵人事世"。"人"可以用"〇ⅠⅡⅢ位度适调谐律韵人事世"

归纳、衡量、判断。神、清闲是人之〇；私是人之Ⅰ；争是人之Ⅱ；公是人之Ⅲ；品格是人之位；包容度是人之度；满意是人之适；平和是人之调；信是人之谐；行为是人之律；理想是人之韵；个性是人之人；生活是人之事；环境是人之世。

一、人之〇——神·清闲

1. 人之无

（1）出生前：出生之前有两种状态：一是人在尚未形成胚胎之前，二是人形成胚胎出生之前。人出生之前未知来源，人究竟源于什么，未可知。尚未出生的胎儿，没有成人，还不是真正意义的独立存在的人。

（2）逝世后：人逝世之后，未知去处，变成什么，去往何方，无可知。即便所谓的可知，也是片面的，不完整的。

2. 人之空

（1）空着：应该有人，还空着没人，空无一人。

（2）空了：原来有人，人走空了，没有一人。

（3）脑空：头脑空空的人，没有思想的人，没有知识的人，没有能力的人。思想空虚，不切实际的人。

（4）无欲无求：无欲无求是人没有贪念，没有奢侈，没有苛求。恬淡之人。

（5）无知：无知是人对人对事对世的不了解、不理解、摸不清，对人生和社会迷茫而无所知。

3. 人之隐
人之隐有多种状态：人的未萌；人的无示、示无；人的神秘、秘密、隐秘；人的隐忍、隐让；人的收敛、隐退；人的隐讳；人的潜藏、隐藏、隐含；人的未露面，不表现，不露真相，隐瞒身世，隐蔽身份，隐匿想法，隐藏做法。人之淡泊；人之安心、安静、恬静、平静、冷静。

4. 人之虚
虚人，虚拟之人、虚幻之人。虚浮之人，虚夸之人，迂腐之人。人的虚浮之处、人空虚的时候。人虚而无实，做不好，做不成，不会做。无所作为，无所事事。人谦虚的一面。

5. 人之闲
人闲下来的时候。人闲无事；由忙转闲；有事不做。退休，退而休，退而不休；不退不休，不退而休。

6.人之失　人消失，人走失，人丢失。失面子、失尊严、失人心。失精，无精打彩。失神，萎靡不振。丧失精神，精神崩溃，心死。失魂落魄，丧失意志。失去本性的人，失去本能的人。失去智慧的人，失去判断的人。失去健康的人。失去生活的人。人丧失生活能力，卧床病人、憨傻、痴呆。人失误的时候、人迷失的时候。人失去自我的时候。

7.人之灭　人泯灭的时候、人的毁灭。人息灭的事。人消灭的人。灭亡是人的生命终结。人丧失人性，自甘堕落，自趋灭亡。心死，自毁，自杀，被杀，死亡。思想泯灭的人——植物人。身体消灭的人——亡故之人。

8.人之否　人的否定、人否定人、人否定事。人的自我否定，是人自己否定自己，自卑。否定他人，是不认可他人，不承认他人，不信任他人。被人否定，是别人不信任自己，不认可自己。被否定之人，不被认可之人，不被承认之人，不被信任之人。

9.没看到·没回应　人之〇是没收到，没看到。该收到而没收到，该看到而没看到。人之〇是没回应，该回应而没回应。

二、人之Ⅰ——私

1.人　人，两画相互支撑，伏下相依方为人。

2.亻　亻，直立无依似人，非人也。

3.自　"自"重点在目，自是一种眼界，看人看世看事。自我、自爱、自尊、自醒。

4.单人　一个人、独立人、单独人。分出一人。人的唯一。

5.社会人之Ⅰ　作为整体出现的Ⅰ对人、Ⅰ类人、Ⅰ群人。Ⅰ定的角色，单独的交际，独立的生活，有境界，有意义。

6.独立自主　独立的Ⅰ个人，单个的自然人。Ⅰ人为单，每个人都是独自步入人生，处世谋事走完全程，再单个迈出人生。单个人行走于世，可以我行我素，依然故我。每个人Ⅰ生留给后世的，或悄无声息，或名扬四海，或遗臭万年。

7.独有的观念行为　人的Ⅰ个观念，Ⅰ种心态，Ⅰ对Ⅰ的接受，始终如Ⅰ的表现，Ⅰ以贯之的行为。

8.群体　Ⅰ个整体、Ⅰ个团队。合成Ⅰ群。

9.众人统一　众人统归于一。

10.一以贯之　人专一，人唯一，一心一意。言行一致，表里如一，始终如一。说话算数，一言九鼎。

11.人之极　人极，人的两极之端。极聪明与极愚笨、极强与极弱。极至无人匹敌，极至无人问津。人之极，异于常人之超人。

三、人之Ⅱ——争

人之Ⅱ有相同Ⅱ、相应Ⅱ、相对Ⅱ、相反Ⅱ。

1.从　Ⅱ人为从。跟从，一前一后。依从，有主有辅。

2.交　交，身交、心交。交往，一个方向。交流、交换，两个方向。交道，交而有道。交道、交情、交理、交法、交力。

3.人之同·异

（1）同类人：同类人是相同类型之人。

（2）区别人：区别人是有区别的人，如男女、老幼、敌友。

（3）另类人：另类人是非同寻常之人、另外的人。

（4）人之相同：Ⅱ人之相同Ⅱ，两次都用同样的思路、做法去表现。皆直皆曲，皆虚皆实，皆隐皆显。

（5）人之相应：Ⅱ人之相应Ⅱ，是Ⅱ者的关联承序，前后照应、左右兼顾、上下协调。

（6）人之相对：Ⅱ人之相对Ⅱ，人之相对性，人之可变性，人之言行据情而变，适时改变，期望越变越好，也有越变越坏。如夫妻、父子、母女，人之虚实、隐显、大小、强弱、贫富、善恶、好坏、优劣、智愚、生死。正方与反方、造反派与保守派、甲单位与乙单位。

（7）人之相反：Ⅱ人之相反Ⅱ，如双重性格的人、出尔反尔的人。双重性格的人是性格的外向与内向。在一定场合和情况下表现为性格内向，在另一种场合和情况下表现为性格外向。出尔反尔的人，是说话不算话，前面说后面变的人。

4. **幼稚·成熟** 幼稚，是尚未成熟，总是仿照着别人去做事。成熟，是走出了幼稚，做着自己应该做和自己喜欢做的事。

5. **感性·理性** 人有感性和理性。感性是作用于人的感觉器官而产生的感觉、知觉和表象等直观认识。理性是指处理问题按照事物发展的规律和自然进化原则来考虑的态度，考虑问题、处理事情不冲动，不凭感觉做事情。理性通过论点与具有说服力的论据发现真理，通过符合逻辑的推理而非依靠表象而获得结论、意见和行动的理由。理性的意义在于对自身存在及超出自身却与生俱来的社会使命负责。感性用对了是对个性的张扬，用偏了是对别人的伤害。理性走正了是对感性的归纳和总结，走偏了就是对感性的压抑和亵渎。

6. **对人·对己**

（1）**爱·护**：爱是心态、心情，护是行为、行动。爱人如爱己，爱了别人爱自己；护人如护己，护了别人护自己。

（2）**利·益**：利是存在、条件，益是获得、得到。利人如利己，利了别人利自己；益人如益己，益了别人益自己。

（3）**伤·害**：伤是过程，害是结果。伤人如伤己，伤了别人伤自己；害人如害己，害了别人害自己。

（4）**温·顺**：温是态度，顺是做法。温暖了，就顺，不温暖，就不顺。顺了，就温暖，不顺，就难以温暖。

（5）**顺·从**：顺了才从，不顺就不从。从了就顺，不从就不顺。

（6）**服·从**：服了就从，不服就不从。从了就服，不从就不服。

（7）**亲·疏**：近而亲，近了易亲，亲了就近，越近越亲，越亲越近。远而亲，远了就思，思了就亲，越亲越思，越思越亲。近而疏，近了异议，有异而争，争而伤和，不和而嫌，嫌了就疏。远而疏，远了交少，触少而易疏，越疏越远，越远越疏。

7. **触及·内化** 被外界触及，引起内心的想法，这就是内化。内化之后，要么排斥，要么接受，接受后，要么沉默，要么表达。

8. **表达·接受** 表达是输出，亮明自己的观点，让别人接受。接受是输入，把别人的观点变为自己的一部分。

表达与接受有三种状态：一是根据接受确定表达，这叫沟通交流；二是不考虑接受去表达，这叫自我表现；三是只考虑接受去表达，这叫迎合对方。

实际上，只要面对表达，就已经开始了接受，或明确接受，或潜移默化的接受。不接受的拒绝，从某种意义上讲，也是接受之后的一种态度。没有接受就没有拒绝。表达别要求人们一定要接受，接受也不要追求表达符合自己的心愿。表达有表达的道理，接受有接受的理由。表达不要自顾自，接受要讲究吸收的程度。表达想要表达的，要兼顾接受者能否耐受。接受需要接受的，要从表达的表层向深层穿透。表达与接受行在同道，才能实现更有效的交流。

9. **表达·沉默** 表达有三种方式：一是适当表达；二是过分表达；三是不表达。不表达就是沉默。因此，沉默是表达的一种特殊形式。对接受的人、事、物，可以表达，也可以沉默。对排斥的人、事、物，也可以表达，也可以沉默。

10. **接受·排斥** 接受有三种方式：一是合理接受；二是过分接受；三是不接受。不接受就是排斥。因此，排斥是接受的一种特殊形式。

11. **迷失·清醒** 迷失是失去了当初的本意和目标，在路途上打转转。清醒是清楚、明白自己的意图、目标和方向，正走在路上。

12. **快急·慢稳** 快是优点，当快变成了急，就是缺点。慢是缺点，当慢变成了稳，就是优点。快而勿急，稳而不慢，趋优避劣，因事而断。求快莫变急，沉稳莫变慢。欲速则不达，赶早不赶晚。急了就会逼人，人逼急了，就会失去理智。慢了就会怠人，受怠慢了，就会弃之不理，失去风范。以急治慢，越治越疲；以慢治急，置之不理。治而不治，激起反思，慢者可能渐快；理而不理，失去场境，急者反会冷静。

13. 做主与建议

（1）做主者决定，辅助者建议：做主者决定，谁的事谁做主。辅助别人，服从安排，可以建议。决定者，可以听从别人的建议，可以不听。听了别人的建议，那也是自己采纳了别人的建议，自己决定的，不能事后因为有了问题，而怪罪建议者。建议者，只是建议，别人可以听，也可以不听，不能把自己的意愿强加于人，非得让人采纳。

（2）强求会取得相反的结果：强求会取得相反的结果，朝着不利的方向发展。建议者强行要求主事者按照自己的意愿去做，会出现自己不愿看到的结果。

（3）强求会干扰主事者的决策：主事者本来很有主见，由于附属者过多的、反复的建议，会动摇主事者的决心和信心，从而改变策略。

14. 原则性·灵活性　原则性是确定不变，包括肯定与否定。因肯定而不变：肯定是认可既有的，不可以改变现状的，肯定的态度不变。因否定而不变：否定是不认可既有的，需要改变现状的，否定的态度不变。灵活性是不确定的、可以变动的。因事而变。每一事有每一事的具体情况，因具体的事而变：因人而变：因为具体人的办事能力、办事态度而改变。因为熟人、利害关系人而改变。因提醒而变：因为别人的提醒而改变。本来没有的项目，因为当事人的提醒而改变，临时增加了项目。

15. 以人为本·奴化思想　以人为本是基于人本来的平等，所以朝着以人为本的方向走，就是正确的、进步的。奴化思想是基于统治与被统治的不平等，所以朝着奴化思想的方向走是错误的、倒退的。

以人为本，不能成为无政府主义、自由主义的借口，因为群体是需要统一管理的，管理本身可能就会影响到个人的人本，而这是管理的需要，或者说是为了众人利益，牺牲个人利益的必要。

奴化思想是对个性的压抑。从统治的需要说奴化思想更容易统一。从激发人们热情的需要，解放思想以人为本，更容易调动全民的参与。

16. 肯定·否定

（1）角色定位"清·不清"：角色定位清，是清楚明白角色定位。角色定位不清，是没有辨清自己的角色，没有认清自己的位置，没有清楚自己的定位。

（2）有意义·无意义：有意义，有意思。无意义，没有意思。

（3）满意·不满意：满意，满足自己的意愿。不满意，没有达到自己的意愿。

（4）和悦·不和悦：和悦，和颜悦色。不和悦，不和、不悦、不谐、不睦。

（5）会生活·不会生活：会生活，懂生活。不会生活，不知道如何生活。

（6）会做事·不会做事：会做事，知道做事的道理、方法。不会做事，不知道如何做事。

（7）知人·不知人：知人，知道人，懂得人心。不知人，不知道人情世故，不了解人的秉性。

（8）有交际·无交际：有交际，有交往。无交际，无关系、无交往。

（9）会为人·不会为人：会为人，懂得与人交际，知道如何与人交往。不会为人，不懂得如何与人交际，不知道如何与人交往。不会与人交际，不知如何做人。

四、人之Ⅲ——公

1. 众　三人为众。一人领导，二人服从，二人有先后（主附）。任意三方是众；群众多至无限。众人形成社团，多个社团形成社会，社之会。众人成团，是协作处世的需要。有组织的众人社会，是大协作安全处世的需要。人们都注重在公众中的形象、印象。人受公众的熏陶，近朱者赤，近墨者黑。众人有同与不同、有志与无志。有同而无志。有志而不同。同志，是有共同志向，理想一致。

2. 修行悟真　修行有三种状态：避世、隐世、入世。避世是离世脱俗，逃避现实，逃避社会，这是隐于野。隐世是隐于世中，在社会生活中若隐若现，这是隐于市。入世是行于世间，在正常的社会生活中修行悟真，这是隐于朝。这三种状态都是隐。小隐隐于野,中隐隐于市,大隐隐于朝。

3. 觉悟者　觉悟者是人之感悟。有感而觉,有觉而悟,有感而悟。感悟,创造出新,有了新的观念和做法。

4. 超脱者　超脱者是人超脱于世事,站在双方之外,去看人看事。佛,即人弗,弗是否定,人弗是人之否定,是人之超脱,超脱之人。

5. 人之关系　人之关系是人与人的关联维系。关系有亲疏、远近。所谓熟人,就是形成了一种关系。家庭的血缘关系、情缘关系、亲戚关系;相处的邻里关系、朋友关系、师生关系、同学关系、同事关系、同志关系、协作关系、社会关系、领属关系;男女的爱情关系等,社会就是各种关系的综合。陌生人之间的关系是〇,可以说没有关系,也可以说是潜在的关系。

6. 人之联系　人之联系是人与人的牵联关系。熟人之间有各种关系,通过这些关系,建立起各种联系。陌生人之间没有关系,通过中人,或事件取得了联系,然后形成关系。如雇佣关系、买卖关系。人之联系,如母女的联系是亲情关系的联系,同志的联系是同事关系的联系。陌生人的联系是甲有问题牵联到乙。

7. 人之Ⅲ方

(1) 夫·妻·子:夫妻生子的Ⅲ方人是人类延续的根源。

(2) 我·你·他:我、你、他Ⅲ方,可以指代所有人。

8. 人之Ⅲ层次　人之Ⅲ层次:技术、智慧、道德。《韩非子·五蠹》:"上古竞于道德,中世逐于智谋,当今争于气力。"

(1) 技术:技,指人赖以谋生的手艺、本领。技:手、支,"支"意为"支撑"。"手"与"支"合而表示:一种维持生活的手艺,它像人的四肢可以支撑本体那样支撑人的生活。术,指道路、方法、策略。如医、占卜、星相等术艺。技术,指技艺、法术。技术是知识技能和操作技巧。技术是劳动生产经验。技术可以指物质(如机器、硬件或器皿),也可以包含更广的架构(如系统、组织方法和技巧)。技术是知识进化的主体,由

社会形塑或形塑社会。如电脑等新技术的增生使人们相信技术是社会进化的决定性力量。换句话说,它是驱动改变的自发性动力。

(2) 智慧:智慧,决断曰智,简择曰慧。照见名智,解了称慧。知俗谛者为智,知真谛者为慧。智慧是聪明、才智、见识。

智慧是由智力体系、知识体系、方法与技能体系、非智力体系、观念与思想体系、审美与评价体系等,多个子系统构成的复杂系统。包括遗传智慧与获得智慧、生理机能与心理机能、直观与思维、意向与认识、情感与理性、道德与美感、智力与非智力、显意识与潜意识、已具有的智慧与智慧潜能等众多要素。

狭义的智慧是高等生物所具有的基于神经器官(物质基础)一种高级的综合能力,包含有:感知、知识、记忆、理解、联想、情感、逻辑、辨别、计算、分析、判断、文化、中庸、包容、决定等多种能力。智慧让人可以深刻地理解人、事、物、社会、宇宙、现状、过去、将来,拥有思考、分析、探求真理的能力。与智力不同,智慧表示智力器官的终极功能。智慧也指推理、判断事理之精神作用。智慧使我们做出导致成功的决策。

(3) 道德:道指自然运行与人世共通的真理,德指人包容的品行。

五、人之位——品格

人之位是品格,品格是人的位格品质。人之位是人的角色、权力、地位、心目位置。人之位是个人、亲人、友人。人之位,是主导位。人之位,包括人在世间的空间地理位置、人在社会中的角色位置、人在事中的作用位置、人在众人中的地位、人的体位、人的接受部位、人的表达部位、人的思想境界、人的感悟浅深。人Ⅰ位,人的Ⅰ个位、Ⅰ种位、Ⅰ类位、唯Ⅰ位。人位Ⅰ,人位单Ⅰ、人位唯Ⅰ。

六、人之度——包容度

人之度是人的适度、不及或太过。人在不及、太过与适度之中选择和把握着。人之度主要是分

寸和火候。分寸是得当、恰当；火候是时机。

1. 人之度○

（1）无度：无度是没有度。无度是不及、太过。

（2）人无度：无度之人，是凡事没有分寸、不懂火候之人。没有度的人，也指不适度之人，不及或太过即为无度。无度之人，是败事之人，凡败事者，必无度。

（3）人不及：不及之人是未达到或达不到适度之人。不及之人，是不学之人、不干之人、背运之人。

（4）人太过：太过之人，是过分之人、过度之人。太过之人，凡事做过头、多吃多占、贪得无厌。太过之人是招损之人、遭损之人。过分，超过适宜的度。过犹不及。

（5）松静自然：放松、入静、自然。

（6）自由度：自由的程度。人际交往中，自己自由度大，二人自由度受限，人越多，自由度越受限。一人自由、二人制约（相互约定、约束、制衡）、三人纪律、众人规章、社会法律。

2. 人之度Ⅰ 人之度Ⅰ，人之素质、人之涵养、人之气度。人之气质、风度，人之度量、气魄，人之程度、幅度，人之速度、力度，自我态度，观念行为之度，为人所要求达到的高度、深度、广度，人之信度、可信程度，对人的姿态、态度，对人的重视度。人之度Ⅰ是有度之人，是凡事掌握分寸、把握火候之人。有度之人是成事之人，凡成事者，必有度。

3. 人之度Ⅱ 人之度Ⅱ，人之有度无度、高低程度、深浅程度、轻重程度、优劣程度、缓急程度、均匀程度、宽窄幅度、快慢速度。人对待与选择之度，对人认识辨别之深度。

4. 人之度Ⅲ 人之度Ⅲ，人之适度、人之中度、人之轻中重度、人之热温寒度。人发展变化之度。适度之人，是凡事适当掌握分寸、适时把握火候，掌握恰当分寸、把握适宜火候之人。适度之人，是优秀之人、恬淡之人、中和之人、谐调之人。

5. 人之包容度 人之包容度，人之包容、涵养、和气、无为、随和。虚怀若谷之人，包容、

宽容、能容。包容是能容忍，可担待；宽容是能原谅，不追究；能容是能忍受不必分清。

七、人之适——满意

人之适是满意。人之适因人、因时、因地、因情而宜。人之适，适宜的人才、人势、人群、人缘、人脉、人气。如人之适于技术、智慧、道德。

八、人之调——平和

动物、植物具有四性五味，四性是寒、热、温、凉，五味是酸、苦、甘、辛、咸。动物、植物的性味，具有调升降出入、调虚实的作用。调人的生理功能病理变化就在于调"神气精血津温"的升降出入及虚实和。虚者补之，实者泻之，寒者热之，热者寒之，静者动之，动者静之，散者敛之，闭者开之，以平和为期。

九、人之谐——信

人无信不立，人无信不谐。信，自信，互信，共信。信是自信，自己信自己，自己坚定自己的立场观点和方法，坚信自己的正确性。信是互信，信任对方，你我他相互信任。信是共信，共同信任。只有信，才能自己谐，相互谐，众人谐。人若不自信，轻易怀疑或否定自己，就会经常犹豫、徘徊。心情难以愉悦，身心难以和谐。人若不相信别人，就不会真心交往，倾心交流，就难以和谐融洽地交往。人与人若不共同信任，随时随地有防备之心，就难以真心付出，都不真心付出，也就难以共享和谐。

十、人之律——行为

人在社会中交往有交往规律、行事规律、处世规律。社会对人的分类有律，如善人、中人、恶人；智人、能人、高人；庸人、愚人；君子、小人；健康人、患病人、植物人。人的生理功能，有兴奋与抑制、正反馈与负反馈等制约机制。

1. 人的自然规律 人之律是人自然形成的规律。人自身有其结构规律、生理规律、病理规律。生、长、壮、老、已是人从出生之后，就要遵循的自然规律，这个规律受多种因素影响。

2. 人的生活行为规律 人的生存有生活规律、行为规律。人生存之"形、精、气、神"律。

3. 人的习惯形成的律 人的习惯形成一定的规律，人们习惯于某种做法，如兴趣爱好，经常做了，就会形成规律。遵守规律，变成习惯。

4. 人传承形成的律 从长者那里继承一些有规律的东西。在前人基础上总结归纳形成的律。交往之"介入、启迪、临界、跨界、离崩"律。

5. 人需要形成的律 根据现实需要形成的规律，如个人的生活规律，二人约定的规律，众人约定俗成的规律，社会的规范法律。人生活需要的"养生、保健、治疗、康复"律。

6. 健康的黄金分割 黄金分割又称黄金律、神圣分割，是将整体一分为二，较大部分与较小部分之比等于整体与较大部分之比，或长段的平方等于全长与短段的乘积。黄金分割数是无限不循环小数。其比值约为 1 ：0.618 或 1.618 ：1，即长段为全段的 0.618。黄金分割律体现人体内在生理的舒适与愉悦和外在形象的和谐与美感。

0.618 与养生之道有着密切关系。掌握与运用好"0.618"，可使人体节约能耗，延缓衰老，提高生命质量。

人在环境气温 22 ～ 24℃时感觉最舒适。人体的正常体温是 36 ～ 37℃，这个体温与 0.618 的乘积是 22.4 ～ 22.8℃。即当外界环境温度为人体温度的 0.618 倍时，人会感到最舒服。在这一环境温度中肌体的新陈代谢、生理功能和生活节奏均处于最佳状态。

营养学认为，一餐主食中六成粗粮与四成细粮搭配，有益于肠胃的消化与吸收，避免肠胃病。医学分析发现，饭吃六七成饱的几乎不生胃病。这是饮食的 0.618 规律。

抗衰老有生理与心理之分，研究证明，生理上的抗衰为四，而心理上的抗衰为六，也符合黄金分割律。充分调动与合理协调心理和生理两方面的力量来延缓衰老，可以达到最好的延年益寿的效果。

一天合理的作息时间也符合 0.618 的分割，24 小时中，2/3 时间是工作与生活，1/3 时间是休息与睡眠。

普通人一天上班 8 小时，8×0.618 = 4.944，上班第 5 个小时是最需要休息的时候，同时也是开始期待下班的时候。小学生一节课 40 分钟，而注意力只有 40×（1 - 0.618）=15.28 分钟，因此教师必须不断注意学生的学习。

动与静是一个 0.618 的比例关系，最佳的养生之道是四分动六分静。所以，说"生命在于运动"与"生命在于静养"都有失偏颇。这就是"生命在于谐调"的意义。

十一、人之韵——理想

人之韵是理想状态。人之韵是玄，玄是人的神秘深奥，玄奥、玄秘、玄虚、玄妙、玄机、玄远、玄想。

十二、人之人——个性

人之人是众人中的个性人。每个人都有自己的个性。个性不同于普众。个性形形色色，但无论何种个性都是由一些基本元素构成的。如人心、思想、智慧、理智、情感、灵性、思考、思索、想法、愿景、理想、意义等。个人是主观，处世谋事要按照客观需要行事。任何时候，不要自己把自己引入主观判断的误区。

十三、人之事——生活

人之事是生活，是人生命的过程，是人生存过活的过程。生活的过程是人点点滴滴、一步一步度过的。从某种意义上说，人生的过程，就是生活的过程。生活是人生的意义所在。归结起来就是人之事。

十四、人之世——环境

人之世是环境，自然环境、社会环境、心境。人之世是人赖以生存的自然空间、交往空间和精神空间。环境的优越与否直接影响到人的态度和做法。人之世是天地。上为天，下为地，中为人。阳光雨露滋润万物。人与天地气和，人依天地而生长。

第十四节 事之……

"事"之"○Ⅰ Ⅱ Ⅲ位度适，调谐律韵人事世"。

"事"可以用"〇ⅠⅡⅢ位度适调谐律韵人事世"归纳、衡量、判断。隐秘、息无是事之〇；生存与追求是事之Ⅰ；表达与获取是事之Ⅱ；奉献与价值是事之Ⅲ；本末、轻重、缓急是事之位；事态是事之度；顺畅是事之适；和解是事之调；和美是事之谐；情理法力是事之律；趣事是事之韵；执掌是事之人；影响是事之事；境遇是事之世。

一、事之〇——隐秘·息无

事之〇，未萌、已息。未萌，尚未发生事；已息，已经息灭事。

1. **事之无** 无事，没有事，没有的事。无为，没有做事。事前，无而未生，无而将生，无而永无，无可生有。事后，有而已消，有而已失，有而已灭。

2. **事之空** 空事，空而无容，空而可容，空而将逝，空而消失。空无的事，空谈的事，空洞的事，落空的事，避开的事。空穴来风之事。

3. **事之虚** 虚事，虚妄的事，虚幻的事，空虚的事，虚而不实的事。虚而持虚，如幻想、梦想。虚而化实，如理想。虚而消失。

4. **事之闲** 闲事，无用之事，闲暇之事，空闲之事，与己无关之事，不影响生活的事。闲而仍闲，闲而不闲，闲而变忙，闲而置物，闲而消亡。

5. **事之隐** 隐事，隐性的事，隐去的事，隐秘的事，隐蔽的事，隐藏的事。事中隐，隐而仍然隐，隐而将显示，隐而将消失。

6. **事之失** 失事，事的过失。事失，事的失去与消失。事失去作用，丧失意义，时过境迁，因过时而事失。事失，失而无获，失而复得，失而消亡。

7. **事之息·事之灭** 息事是事息，已经解决的事。事的息灭。事平，事息，事消，事停，事后。灭事，事灭，事的灭亡。息事是灭而无生，滋事是灭而再生，灭事是灭而永亡。

8. **事之无趣** 事无趣是事没有趣味。

9. **事之没有影响** 此事对彼事没有影响。

二、事之Ⅰ——生存与追求

事之Ⅰ是有事，恪守职责，唯Ⅰ不Ⅱ。认定Ⅰ事，不再选择，不会分心，定会对事有益。

1. **事之Ⅰ点** 事的Ⅰ点，Ⅰ点事，从Ⅰ点可以推导整件事。只从Ⅰ点下结论，也可能以偏概全。

2. **事之Ⅰ部分** 事中的Ⅰ部分，从Ⅰ部分基本能看出事的全部。而仅从Ⅰ部分，去推测全面，做出定论，也会有不周全之处。

3. **事之全部** Ⅰ件事、Ⅰ类事、唯Ⅰ的事。事之全部，能反映事的起因、经过、结果的全过程。可以总结经验教训，从而对事件做出比较客观的评价。

4. **事之关联** Ⅰ事与他事的相互关联，可以反映出此Ⅰ事在整个大事件及大背景下所处的状态。以便做出正确的、符合实际的评价。

5. **事之生发** 事之Ⅰ，纯粹的事，从事之发生开始，直到终结。

6. **事之独立** 事之独立，单独事、独立事，事之Ⅰ体化。自始至终独立的Ⅰ件事、完整的Ⅰ件事。

7. **事之分化** 事之Ⅰ，事可以由分化而来，事还可以继续分化。事之分化，是从大事中分出的小事，可以是事的Ⅰ方面、Ⅰ部分，也可以单列成为独立的事。

8. **事之合并** 事之Ⅰ，事可以由多件事合并成Ⅰ件事，事还可以合并入其他事中，成为其他事的Ⅰ部分。事之合并，可以完全彻底统一，也可以在大一统之下相对独立自治。

三、事之Ⅱ——表达与获取

1. **事之Ⅱ端** Ⅰ件事的Ⅱ端。如思想与行动、空想与落实、悬空与接地、远大理想与安身立命。

2. **事之Ⅱ面** 事的Ⅱ个方面。事之性质Ⅱ，事件事态、事情事理，事的有无、息生、公私、大小、难易、吉凶、利弊、正邪、好坏、善恶、真假、实虚、福祸、多少、急缓、轻重、简繁、纯杂、单复、直曲、平奇、恒变、隐显、治乱、优劣、是非、功过、清迷、顺逆、成败。事的原本衍生、根本枝节、独立关联、生存发展、有名无名、明白糊涂、张扬掩饰、主要次要、正常反常、表面里面、全部部分、整体局部、全面片面、肯定否定、支持反对、满意不满意、判断认定、选择对待。

3. 分事·合事

（1）事之分化：Ⅰ件事分化成Ⅱ件事或几件事。

（2）事之合并：几件事合并成为Ⅰ件事或几件事。

（3）Ⅱ件事：Ⅱ件类同的事，Ⅱ件不同的事。

（4）事的Ⅱ方面：Ⅰ件事的两个方面。

4. 有事·无事　人世间的事，说有事就有事，无事也是事；人世间的事，说无事就无事，有事也无事。不容即有事，能容即无事。眼界高远，有事亦无事；目光短浅，无事亦是事。心胸宽阔，便无事；心胸狭隘都是事。大肚能容，容天下难容之事；小肚难容，天下无可容之事。有事能息事，无事可生非。人生的一半在制造麻烦，一半在解决麻烦。许多人并不了解自己，却在想方设法了解别人。无事不找事，有事不怕事。天下本无事，庸人自扰之。

5. 息事·滋事　息事是化解消灭事。息事是大事化小、小事化了。滋事是生事，是节外生枝，无事生非，小事变大。风息时，休起浪；岸到处，便离船。

6. 公事·私事　公事是公众的事，私事个人的事，私是公众中一部分人的事。公事与私事是相对而言的。自己的事是私事，家庭的事是公事。家庭的事是私事，团体的事是公事。团体的事是私事，社会的事是公事。社会的事是私事，人类的事是公事。

7. 大事·小事　大事是较大之事，小事是较小之事。大事能化小，小事能化了。无事能生事，小事能扩大。从小事做起，做小事养大本事，产生"扩散效应"。

8. 难事·易事　难事是困难的事，易事是容易的事。难事易事相互转化：难亦易，易亦难。易事变复杂，遇难能成祥。

事为则易，事不为则难。知难而进，难变易；易而松懈，易变难。转化机制难—进—易—懈—难。

懈包括松、怠、懒、惰。

9. 吉事·凶事　吉事是吉利事，凶事是凶险事。

（1）吉凶转化要点：吉—亢—凶—悔—吉。

原因是亢，过程是凶，结果是悔，转化为吉。

（2）吉凶转化过程：吉—利—益—亢—损—坏—凶—折—失—悔—改—平—吉。吉则利，利则益，益则亢，亢则损，损则坏，坏则凶，凶则折，折则失，失则悔，悔则改，改则平，平则吉。

（3）逢凶化吉：凶—折—失—悔—改—平—吉。凶则折，折则失，失则悔，悔则改，改则平，平则吉。

（4）利益与损失：益事是有利益的事。损事是有损失的事。益事与损事相互转化，转化的机制是：利—益—亢—损—失—悔—改—利。

（5）悔改：悔则思改的过程是：悔—恨—痛—思—改。后悔，悔生恨，恨生痛，痛则思，思则改。

10. 利事·弊事　事之有利无利，有弊无弊。利事是有利之事。弊事是有害之事。利己、利人、利社会、利自然。害己、害人、害社会、害自然。衡量利事和弊事要看，是否有利于个人，是否有利于他人，是否有利于社会，是否有利于自然。

11. 正事·邪事　正事是正经事，正而八经之事。正事走的是正道。邪事是不正经之事。邪事走的是歪门邪道。

12. 好事·坏事　好事是有利的、期望的事；坏事是不利的、不期望的事。好事与坏事相互转化，在一定条件下，好的东西可以引出坏的结果，坏的东西可以引出好的结果。好事变坏事，坏事变好事。

13. 善事·恶事　善事是善良的事，有益于他人的事，或有益于自己，或不利于自己。恶事是凶恶的事，有害于他人的事，可以是损人利己，也可以是害人害己。

14. 真事·假事　真事是真实发生，或者可以发生的事。假事是虚拟的、虚构的事。

15. 实事·虚事　实事是实实在在的事，有用的、可获益的事。虚事是虚无缥缈的事，无用的或短时间无用的事。虚事是设置的，可以为做实事提供经验教训以借鉴。

16. 福事·祸事　福事是美好幸福的事，祸事是祸害、灾难之事。福事、祸事泾渭分明，却常常相互转化。即所谓"福兮祸所倚，祸兮福所伏"·"塞翁失马，焉知非福"。

17. **事多·事少**　事多，本来就多、由少生多。事少，本来就少，多而回避。

18. **事急·事缓**　事急是紧急事；事缓是缓慢事。急来急应，缓来缓应；急来缓应，缓来急应，因事而宜，据情而定。急中生智——源于知识积累的快速关联。急则无智——由于知识贫乏的迅速断档。急事急办——是应急的态度，急则成，缓则误。急则出错——是应急的做法，急则乱，缓则治。事有急之不白者——宽之或自明，勿操急以速其忿；人有切之不从者——纵之或自化，勿操切以益其顽。慢工出细活——是指静稳认真，重点要求的是质量，不是时间和数量。慢工效率低——是指快慢多少，重点要求的是时间和数量，不是质量。当急不急，慢条斯理——显示的是慢慢吞吞。当缓而缓，慢条斯理——表现的是从容不迫。

19. **事轻·事重**　事轻是轻松之事、影响不大之事、无关紧要之事。事重是重要之事、影响较大之事、事关紧要之事。

20. **事简·事繁**　事简是简单、简化、简约、单纯之事。事繁是烦琐、复杂、深奥之事。

21. **事纯·事杂**　事纯是纯粹、纯净之事。事杂是杂乱交织、无头无序之事。

22. **事单·事复**　事单是单个、单独、单方之事。事复是复数、重复、复杂之事。

23. **事直·事曲**　事直是直白、直接之事。事曲是曲折、迂回之事。

24. **事平·事奇**　事平是平常、平淡、平白之事。事奇是稀奇、奇怪、奇异之事。

25. **事恒·事变**　事恒是静态、恒常、恒定、不变之事。事变是流动、飘动、不定、变化之事。

26. **事隐·事显**　事隐是隐蔽、隐含、隐秘之事。事显是显示、显摆、显露之事。

27. **事治·事乱**　事之治与乱。

（1）治：治是平安、稳定。自然形成之治、强行维持之治。自然形成之治，是由于处事的人素质高，所做的事引人入胜，就会自然形成治。

强行维持之治，是由于处事的人不自觉，而需要强行维持。

（2）乱：乱是躁动、动乱。没有秩序之乱、违反秩序之乱。没有秩序之乱，是由于没有规定，也就没有形成秩序，自然出现的乱。违反秩序之乱，是有规定，也形成了秩序，而不执行规定，放纵出现的乱。

（3）治与乱：治与乱是一种秩序，也是一种效果。治的极端是死。乱的极端是毁。心乱，心平，心淡，心凉，心死，是从乱到治，再走向极端的过程。

28. **事优·事劣**　事优是事的本质属优，做出来的事优秀。事劣是事的本质属劣，做出来的事恶劣。事优与事劣常常伴随出现。成功是优，问题是劣。讲成功，仍会有问题的出现。响爆竹，肯定有纸屑的飘散。不能因为成功，而忽略了问题的存在，也不能因为有问题，而否认了成功的过程。不能为了响爆竹，而无视落地的纸屑，也不能因为有纸屑落地，而不去燃放爆竹。

29. **事是·事非**　事是是正确的事。事非是不正确的事。

30. **事功·事过**　事功是有功的事，做的事有功。事过是有错的事，做的事有错。

31. **事清·事迷**　事清是对事理清楚明白。事迷是对事理迷糊不清。大事不糊涂，在于胸怀宽广、思路清晰，理性判断。人在事中迷，是因心胸狭隘、思维模糊，感性认识。

32. **事顺·事逆**　事顺是事与愿同，事情进展顺利。事逆是事与愿违，事情发展曲折。

（1）事原本之顺逆：本来就是一件顺利的事。本来就是一件背逆的事。

（2）事认为之顺逆：认为是一件顺利的事。认为是一件背逆的事。判断的准确与否，源于思路是否清晰，处事是否得当。思路清晰者，能把逆事处理顺；思路不清者，会把顺事处理背。

（3）事阐述之顺逆：把事情阐述得很顺畅。把事情阐述得很搅缠。有人阐述一件事，娓娓道来，引人入胜；绘声绘色，起伏跌宕；明白透彻，使人豁然；深入浅出，给人启迪；化腐朽为神奇，使枯燥成滋润。有人阐述一件事，平铺直叙，直中要害，清楚明白。有人阐述一件事，枯燥乏味，如同嚼蜡，不知所云。有人阐述一件事，在一个问题上绕来绕去，越说越不清，犹如绞丝树纹，难有顺畅，犹如一团乱麻，原地打转转。阐述之顺，条理分明，犹如走圆之切线，层层展开；阐述之逆，胡搅蛮缠，犹如缠一团乱麻，理不清头绪。有道是"清楚人好讲，糊涂人难缠。"

（4）事逻辑之顺逆：从逻辑上顺畅的事。从逻辑上背逆的事。

（5）事发展之顺逆：从发展上看是顺利的事。从发展上看是背逆的事。事之顺逆会因外在条件和处事风格的不同而改变。顺事可以变逆，逆事也可以变顺。事之顺逆是达到理想状态或目标的程度。顺是朝着理想状态和目标发展，结果达到理想状态或目标；逆是背离理想状态和目标发展，结果与理想状态或目标适得其反。

33. 事成·事败　事之成是达到预期结果。事之败是没有达到预期结果，甚至带来适得其反的后果。事之成败，不仅取决于事物本身，还取决于对事物的取舍、心态、尽心尽力程度。

34. 原本事·延伸事　原本事，是原始本来之事；延伸事，是延伸发展开拓之事。

35. 根本事·枝节事　根本事是自然自发之事；枝节事是由根本旁生之事。

36. 独立事·关联事　独立之事是指无关他事的一件事；关联之事是指相互影响的若干事。

37. 生存事·发展事　生存事是为了生活存续所做的事；发展事是为了发挥展现所做的事。

38. 有名事·无名事　有名之事是知道人较多，传播较远之事。无名之事是知道人甚少，没有传播之事。好事不出名，坏事传千里。人怕出名，猪怕壮。

39. 明白事·糊涂事　明白事是明明白白的事，事理清晰，大家都明白。糊涂事是糊糊涂涂的事，事理紊乱，说不清道不明。

40. 张扬事·掩饰事　张扬事是对外发散、宣扬、传播的事；掩饰事是对人掩盖、遮挡、回避的事。

41. 主要事·次要事　主要事是主流的、重要的、关键的事；次要事是非主流的、附属的、可有可无的事。

42. 正常事·反常事　正常事是正确的、常规的事。反常事是偏奇事、不正常的、反常的、偏的、奇特的事。正常事变为不正常时，不正常就成了正常，正常反而成了不正常。

43. 表面事·里面事　表面事是浮在事物表面的事；里面事是深入事物内在的事。

44. 全部事·部分事　全部事是所有的事。倾其所有，事物的全部。部分事是其中一部分的事，有大部分，有小部分。

45. 整体事·局部事　事之整体是指完整的一件事，事之局部是指一件完整事的一部分。一件事或是点，或是线，或是面，或是体。全身锻炼重要，局部锻炼更重要。决定一桶水高度的是所有桶板，但更是短板。桶板齐平时，要提升水面，需要桶板整体提高，而当某一块桶板低了的时候，需要把短板拔高，以提高水面。同理，决定身体状况的，有全身体质情况，更有局部问题的影响。全身体质的提高，是整体问题，需要全身锻炼，局部问题则需要局部锻炼，只有局部锻炼好了，才能使身体整体功能得以发挥。

46. 全面事·片面事　全面事是一件事的全部全面情况。片面事是一件事的局部片面情况。

47. 肯定事·否定事　肯定事是得到认可、承认，可以操作执行的事。否定事是没有认可、不被承认，不能操作执行的事。

48. 支持事·反对事　支持事是受到拥护、得到关心、提供帮助、可以追随的事。反对事是不被拥护、不被关心帮助、不去做的事。

49. 满意事·不满意事　满意事是心满意足，符合意愿，令人兴奋的事。不满意事是未能满足心愿，甚至令人烦恼不乐的事。

50. 判断事·认定事　判断事是尚未认可，正处于鉴别阶段，没有结论的事。认定事是已经认同、承认，肯定，可以实施的事。

51. 选择事·对待事　选择事是正在挑选，可取可舍，可收可放之事。对待事是必须面对，设法解决的事。

52. 宽松事·紧张事　宽松事是时间宽裕轻松自如之事。紧张事是时间紧任务重且较难之事。

53. 轻视事·重视事　轻视事是被人看轻的、不重视的事。重视事是被人看重的、必办的、必须办好的事。

54. 高尚事·低微事　高尚事是崇高的、崇尚的事。低微事是低下的、微小的事。

55. 主导事·辅助事　主导事是主要的、具有导向、引导性质的事。辅助事是辅佐的、协助的、非主要的事。

56. 主宰事·依附事　主宰事是主要的、决定性的事。依附事是次要的、依从相附的事。

57. 持久事·暂时事　持久事是可以坚持着长时间做的事。暂时事是短暂的、临时做的事。

58. 动态事·静态事　动态事是变动着的事。静态事是平静状态的事。

59. 恒定事·变化事　恒定事是恒稳安定不动的事。变化事是改变演化着的事。

60. 平行事·包含事　平行事是两件或两件以上的事不差上下，齐头并进的事。包含事是一件事包含着另一件事或另一些事，或一件事包含在两件事或多件事之中。

61. 简单事·复杂事　简单事是简便、单纯的、单一的事。复杂事是重复、繁杂的事。

62. 自己事·他人事　自己事是自我的私事。他人事是与己无关的事。

63. 得到事·失去事　得到事是获得达到的事。失去事是丧失离去的事。

64. 恰当事·不当事　恰当事是恰如其分，符合当时当地该人的事。不当事是不恰当、不符合当时当地该人的事。

四、事之Ⅲ——奉献与价值

事之Ⅲ是事之悟、事之中、事之联系、事之系列、事之变化。

1. 另外的事　两件相关联事之外的事。

2. 无事生非　无事生出的事，多余的事。

3. 非此非彼　非此非彼，既非这样，也非那样，让人不可捉摸，无可奈何。

4. 预·做·验

（1）预：预，预先判断。预则立，不预则废。规划、计划、预习。

（2）做

①虚·实·行：虚，务虚；设想、腹稿。实，务实、实施、落实。行，执行、运行。

②学·讲·用：学，学习。讲，讲课。用，应用。

（3）验：检验、检查、考核、考试。

5. 看事·管事·办事　看事是观察事、看待事。管事是管理事。办事是执行、实施、干实事。

6. 当事·参与·旁观　当事是事主，事的主人。参与是事的相关人。旁观是与事无关的局外观众。

7. 参考·抉择·决断　当有两种以上情况供参考时，各有利弊。权衡参考资料的优劣、利弊、益害，进行抉择。在两种以上情况无法兼顾的情况下，选择相对恰当的，做出决断。参考要全面充分，抉择要权衡轻重、急缓、利害，决断要明确。谁的事谁抉择，谁抉择谁决断，谁决断谁负责。谁负责谁决断，谁决断谁抉择，谁抉择就是谁的事。抱怨、怨愤的产生，一是参考不够、二是抉择不力、三是决断错位。参考不够，有失全面；抉择不力，判断失准；决断错位，难合当事人心意。包办代替、越俎代庖，就是在参考、抉择、决断上出的问题，都有可能自己出力不讨好，当事人不满意，甚至得了便宜还卖乖。农夫救蛇，蛇醒咬人。人生最难的是抉择。抉择对了，人生才能幸福。男怕选错行，女怕嫁错郎。抉择轻、重、缓、急。抉择饮食、好友、配偶、事业。

8. 判断·选择·对待　判断要正确、选择要适合、对待要合理。有些精明的人总喜欢抱着"骑牛找马"的心态去恋爱，不珍惜眼前拥有的。岂不知，那种"挑更好"的心态，足以让人望而却步。有见地的人，很难容忍成为任你挑拣的感觉。今天你被挑上了，明天就可能被再挑上的人替换。

9. 积极·持中·消极　积极是积蓄达极，积向两个极端，即走极端。积极是有热情，表现突出。消极是消除两个极端，没有极限，放任自流。消极是不热情，表现迟钝。折中是折合还中。持中是居于两极中间，既不积极、也不消极，大多数情况应该是持中。积极与消极都是除中。积极与消极不应是好否的区别。该积极时一定要积极，该消极时一定要消极，该持中时一定要持中。适合就是好。

西方人善于走极端，要么科学，要么神学。科学细化到夸克、基因；神学虚化到上帝造万物。中华人善于趋中，研究物，不如科学那么细；信神仙，不如神学那么虚，中华的神仙都有名有姓，仙是人山，是人之佼佼者。没有最好，就是没有极限；只有更好，就是积极。永不满足就是积极。适可而止是持中，知足常乐是持中，退而求其次是持中。消极是懈怠，松懈怠慢。

10. 成事·误事·败事

（1）成事：成事的关键是"人谋事，勤行事，运促事，天成事。"

①自然天成：自然天成是水到渠成、顺理成章的事。自然天成有自然的成分，也有积累起来的功到自然成。所说："谋事在人，成事在天"，就是功到自然成。事的自然天成概率很低。自然天成的事，可遇而不可求。守株待兔就是刻求自然天成，而自古至今，再没有发生过第二例的兔撞树。

②谋划而成：谋划而成是经过谋略、策划而成。这是成事最重要的部分，这是学习研究探讨事理的重要方面。大量成功的事都是经过精心谋划而成的。"谋事在人"才是事成的关键。

③勤奋而成：勤奋是成事的重要环节。缺少谋划的简单事，只要有勤奋也能成功。谋划好的大事小事，如果不用勤奋去实施，就是空中楼阁，纸上谈兵。

④幸运而成：幸运能促使事成。有时甚至能起关键作用。也有歪打正着，错而成事的。

（2）误事：误事主要是指误失时机。耽误了时间，错过了机会。误失时机有两种情况，一是不可靠，二是靠不住。

①失察：失察是观察失误、考察失误、洞察失误、监察失误、判断失误。

②不可靠：不可靠是能力差，没能力做，自己觉得能做，其实不能。说能做好，其实做不好。

③靠不住：靠不住是有能力做，答应做而没做，或没做到位。

④大意：误事常常大意而失，让人啼笑皆非，心生恼怒。

⑤赌气：赌气是偏不听。常会因为赌气而误事。

⑥误事带来的心情变化：误事是暗中的事，卒不及防，结果让人措手不及，想要补救为时已晚。可恨，可气，可恼，无奈，咬牙切齿而无可奈何，这就是误事。而更让人无法忍受还要忍受的事在于，误事不仅仅是别人的事，还有自己失察的事。恼恨别人是小恼小恨，恼恨自己才是大恼大恨。因为别人生气是小气，因为自己生气才是大气。

（3）败事：败事是不成功的事，失败的事，做坏的事。败事有时尚能预见和防范。败事是明着的事，无可挽回是在情理之中。

①尽力仍败而无憾：有尽到最大努力，仍然事败。

②不努力而败莫怨人：没有努力，自然而败。

③大意而败悔莫及：有大意轻视而败，后悔莫及。

④放任事败须责己：有放任自流，听之任之而败的，不要责怪别人，要责怪自己。

⑤成心破坏败由己：成心破坏事，有几种情况。一是不怀好心，就是想让事败；二是以败事说事，证明自己正确；三是破砂锅破摔，以此发泄怒气。不论是何种成心，事被破坏都是自己造成的。

11. 自觉·照办·约束 行事有三种状态。高级状态是自觉，中级状态是照办，低级状态是约束。

高级状态是自觉行为。只要把主要的工作任务完成，其他时间自己支配。有利于激发热情、提高效率、创造性工作。自觉的人，即便干点儿私活，也会怀有歉意，在干完私活后，会更加勤奋努力，弥补过失。

中级状态是照办行为。即便完成既定任务，

也不能做与工作无关的事情。

低级状态是约束行为。守时守地守事，按时间、按地点，按部就班地干，不准干私活。

12. 强化·淡化·消化　强化是指驱使力对具有一定诱因的刺激物发生反应后的效果。强化是向重、深、记忆方向转化。淡化是向轻、浅、遗忘方向转化。消化是向消、除、亡、灭的方向转化。

13. 细化·粗化·分化　细化是向精、细、微方向转化。粗化是向大概、粗略、简化方向转化。分化是向拆、析、开的方向转化。

14. 谨慎·随意·忘却　谨慎是严谨、慎重。随意是随便、肆意、任意。忘却是淡忘、忘掉。

15. 淡然·坦然·豁达　淡然是看淡。坦然是坦荡。豁达是豁然达观。

16. 循序·随机·跨跃　循序是循顺序前进。随机是随时机进行。跨跃是跨步跳跃飞腾。

17. 渐进·速进·跃进　渐进是逐渐进入。速进是快速、迅速前进。跃进是跳跃快进。

18. 研究·举例·评议　研究、举例、评议是三个层次。高层次，研究事理；中层次，举例说明；低层次，评议当事人。态度决定效果。接纳态度看待三个层次，认为："研究事理"，是理论研究，便于理清思路，抓住根本，可以举一反三；"事例说明"，是实例解说，便于开阔眼界，借鉴经验，可以防微杜渐；"评议当事人"，是以人说事，便于分析评价，优点须学习效仿，缺点须纠正避之。拒绝态度看待三个层次，认为："研究事理"，与自己无关；"事例说明"，是含沙射影、旁敲侧击；"评议当事人"，是挑毛病，找自己的事。

19. 不求·不推·不说

（1）不求：面对棘手工作，而不能不做时，不向领导要求，这是不求。因为棘手，所以不求，如果要求去做，就只能做好，而做好有难度，所以要求来的工作，做好是应该的，做不好就难以交待。如果是领导分配，做好了有功，做不好无过。

（2）不推：面对棘手工作，而不能不做时，不推托领导的安排，这是不推。因为棘手，所以不推，如果推托，证明你没有担当棘手工作的能

力，或者有能力而不愿干；不推最起码有一种诚恳的态度，干好干不好尽力了，当然，这不包括干不了强干的影响工作。

（3）不说：面对棘手工作，而不能不做时，不多说做的情况，这是不说。因为棘手，所以不说，没有做好说多了，会让人觉得你在诉苦抱屈，弄不好会落个出力不讨好。所以，干好干不好，干完了再说。

20. 制订·理解·执行　制订制度，制订计划。理解内容，理解内涵。照制度执行，按计划执行。

21. 实干·应付·做假　实干，是自己做给自己的，也是做给别人看的，而更重要的是做给自己享有的。实干出来的，是自己经验和知识的积累。应付，是为了应付别人，其实却应付了自己。所应付的，对于别人来说是一时的，对于自己却是一世的。做假，更是为了应付，做假也要费劲。同样是费劲，何不把做假的时间和精力去用于做真实呢。

22. 刻意·随意·无意·无奈

（1）刻意为之：刻意是有意和故意去做。刻意去做事，有目的去做。机会为有准备的人准备着。有心栽花花不成。

①做一劳永逸的事：找到事的根本，做基础的事、根本的事，一劳永逸的事。

②做走捷径高效率的事：做事讲究效率，找捷径，不走弯路，少走弯路，走了弯路及时回头，力争事半功倍，提高效率。

③做有兴趣有意义的事：做自己有兴趣的事，把做事变得有意义。

④做圆满之事：事之圆满，无棱角才叫圆，无不足才叫满。可以圆润，圆而滋润，不可以圆滑，圆滑虽无棱角，却可能有不足。满是相关的各方面都满足。

（2）随意而为：随意是做不做怎么都行。根据当时的条件和心情决定做不做，怎么做。

（3）无意而为：无意是不留意、没有注意。不经意做了事。无意间成了事，无意间坏了事。无心插柳柳成荫。

（4）事不由己（无奈）：无奈是迫不得已去

做事。欲善却恶，欲好反拙，欲优反劣。事与愿违，弄巧成拙。开始人弄事，后来事弄人。

23. 看透·理出头绪·形成独到见解　看透了，就是清晰后，又模糊，模糊了再清晰，才能看透。理出头绪，就是把看透的、理解的，分门别类，归纳有序。形成独到见解，是在看透和梳理中受到启发，形成自己的见解。

五、事之位——本末·轻重·缓急

1. 事之过程位　事之位，是过程位。事之位是事在人世间的位置和事在事中的位置。

2. 事之层次

（1）深层·中层·表层：深层之事、事之深层。深层是中层表层之根基。深层之事的性质还有轻、中、重之分。中层之事、事之中层。中层居于深表层之间。表层之事、事之表层。表层居于中层之外。表层之事的影响有小、中、大之分。

（2）根本·主干·枝叶：根本之事、事之根本。根本是主干和枝叶之基。主干之事、事之主干。主干居于根本和枝叶之间。枝叶之事、事之枝叶。枝叶居于主干之末。

（3）本质·现象：本质是现象之根基。现象是本质之外露。

3. 事之〇位　事之〇位是无事、隐事、消事、灭事。

4. 事之Ⅰ位　事之Ⅰ位是有事，恪守职责，唯一不二。

5. 事之Ⅱ位　事之Ⅱ位是Ⅱ件事，或Ⅰ事Ⅱ端、Ⅰ事Ⅱ方面。事之有无位——有事、无事；事之大小位——大事、小事；事之急缓位——急事、缓事；事之先后位——事先、事后；事之优劣位——事优、事劣；事之好坏位——好事、坏事；事之公私位——公事、私事；事之松紧位——宽松事、紧张事；事之轻重位——轻视事、重视事；事之高低位——高尚事、低微事；事之主次位——主要事、次要事；事之主辅位——主导事、辅助事；事之主附位——主宰事、依附事；事之正偏位——正常事、偏倚事；事之久暂位——持久事、暂时事；事之动静位——动态事、静态事；事之恒变位——

恒定事、变化事；事之平含位——平行事、包含事；事之简繁位——简单事、复杂事；事之己他位——自己事、他人事；事之得失位——得到事、失去事；事之当否位——恰当事、不当事。

6. 事之Ⅲ位　事之Ⅲ位是事的关联、关系。

（1）Ⅱ事之关系：Ⅱ事之间的关系、关联。

（2）事Ⅱ端之中：有无事之中、急缓事之中、主次事之中、轻重事之中、大小事之中、高低事之中、正辅事之中。

（3）事前·事中·事后：人世间一切都可以归纳为事，凡事都有事前、事中、事后。事居于过程的位置。事是充满于全过程的一切。

7. 事位之"点·线·面"　事之点，是事的一个点，或者一点事。如出了点事。事之线，是事自始至终的一条线，或者一系列的事。如一条战线。事之面，是事的一个方面，或者一个方面的事。如打击一大片。

8. 领域之位

（1）神学居〇位：神学是对人类未知领域的描绘，是对现象感应的阐述。简言之，"神学"就是"学神"。就人类对神学的认知而言，一切都是〇。神学的信众，完全是出于信仰。有信仰，信则灵，信神有神在，一切无须追根问底，是〇；无信仰，不信神，一切都虚无缥缈，无可验证，是〇。神学居于〇位，是因为神学博大无垠，人类未知领域，只须信仰，无须研究探索追根求源。佛学、基督都属于神学范畴。佛学是〇之〇，四大皆空。基督是〇之Ⅰ，唯信上帝。

（2）科学居Ⅰ位："科学"一词，源于中世纪拉丁文"Scientia"，原意为学问、知识。"科学是由事物动因引发的对事物确定而明显的知识"，用通俗的语言说就是，整体是各部分之结果。自然科学的特征：一、可重复，二、可证伪，三、自洽，四、系统知识。科学是运用范畴、定理、定律等思维形式反映现实世界各种现象的本质和规律的知识体系，是社会意识形态之一。科学就是讲求证据，逻辑严密的人类认知。科学是相对真理。科学非迷信、非谬误、非绝对真理。科学即实证，科学与非科学的唯一区别就是可否被反复的证实。

科学研究物质世界，唯一只重实证。凡事均须有实证，能验证。科学无论是研究宏观世界宇宙的博大，还是研究微观世界事物的精细，均基于实物实证。人类能感知到的，认识到什么就是什么，没有认识到的，可以设想、推断、研究，但决不妄断。所以，科学居于Ⅰ位。凡科学牵及到的神学、哲学领域，那是学科的交叉研究，而不是这个学科的范畴。说神学是科学的、哲学是科学的一部分，都是基本概念的混淆。

研究宇宙世界的方法很多，科学是其中重要的方法之一。实践证明科学研究是相对正确的，但不是唯一正确的。哲学的正确认识是无可替代的。

（3）哲学居Ⅱ位：哲学，社会意识形态之一，是关于世界观的学说。是理论化、系统化的世界观，是自然知识、社会知识、思维知识的概括和总结，是世界观和方法论的统一。是社会意识的具体存在和表现形式。哲学，是人类为了提高认识思维能力，为了更有智慧而进行的思想认识活动。

①西方哲学：源出自距今两千五百年前的希腊语 Philosophia，意即"热爱智慧"。philein 是动词，指爱和追求；sophia 是名词，指智慧。西方哲学家，是以理性辅佐证据的方式归纳出自然界的道理。这是哲学从根本上有别于迷信的原因。苏格拉底、柏拉图与亚里斯多德奠定了哲学的讨论范畴，他们提出了有关形而上学，知识论与伦理学的问题，至今依然。

②东方哲学："哲"一词在中国起源很早。如"孔门十哲"，"古圣先哲"等词，"哲"或"哲人"，专指善于思辨，学问精深者。称谓西方的"哲学家""思想家"，正是对照汉语"哲"意而来。在东方，哲学一词通常用来说明一个人对生活的某种看法和基本原则。例如，某人的"人生哲学"是看法；价值观、思想、行为是基本原则。

在学术上的哲学，则是对这些基本原则的理性根据的质疑、反思，并试图对这些基本原则进行理性的重建。

哲，哲学、哲理是可以转口从相反方面去说的。可以这样说，也可以那样说。咋说咋有理，就看你承不承认那个理了。

哲学思辨，来自于两个方面的逻辑关系论述，对人类认知具有指导意义，所以，居于Ⅱ位。哲学是教人如何从更高层次认识事物、认识世界，并从中找出规律，以利于更好地指导我们从"必然王国"进入"自由王国"。

中国哲学起源于东周时期，《周易》就是一部严谨的哲学著作。老子的道家、孔子的儒家、墨子的墨家，法家等，都属于哲学范畴。

（4）谐调学居Ⅲ位：谐调学研究〇ⅠⅡⅢ，位度适，调谐律韵，人事世。〇生Ⅰ，Ⅰ生Ⅱ，Ⅱ生Ⅲ。Ⅲ是Ⅱ之中、Ⅱ之联系、Ⅱ之感悟，谐调学面广悟深，来自于对"人事世"之"〇ⅠⅡⅢ位度适调谐律韵"的感悟，有利于人的适度中和谐韵。谐调学是基于众多学说，而站在局外，超脱出来看问题的，是感悟出的中Ⅲ，所以，居于Ⅲ位。

9. 先进落后·正确错误　先与后是求变求新的要求，不是求真求正的必须。有先进就有落后，永远是在否定与否定中度过，今天否定昨天，明天否定今天。先进与落后只是认识的改变，而不是正确与否的判断，先进的东西不一定是正确的，不一定真，落后的东西不一定不正确，不一定假。永不过时的，才是真，是正确。总是更新的，是一种迷失的相对认识。

10. 事之目的·目标

（1）目的与目标的统一：一个目的之下，有一个总目标，可以设立若干个阶段性目标。每一个目标必须服务于一个目的。目的也是目标，目的是大目标。目标也是目的，目标是小目的。目的和目标相互转化，当目的变成具体的可操作的标干时，目的就成为目标；当目标变成抽象的大方向时，目标就成为目的。为了目的选工作，有了工作订目标。为了达到目的而设定目标，大目标，小目标。在实施中不断修改目标，调整目标，完成阶段性目标，再制订新的目标，目标是实现目的的细化，目标是完成目的的分支。

目的也可以调整和改变，目的改变了，目标也随之改变。目的不要轻易改变，目标则可据情调整。目的不变，目标可以迂回。盯着一个目标，会一心一意实现目的。盯着两个目标，会三心二意，左顾右盼，观望目的。盯着三个目标，会无所适从，难以入手，丢掉目的。所以，即便有多个目标，也要分出主次先后，紧盯目的，一个一个实现目标。

（2）目的与目标的区别：目的是期望的结果；目标是具体的指标。目的把握着范围；目标指引着方向。目的是为什么干、干到什么程度；目标是干什么、怎么干。目的和目标都有总和分、大和小。总目的、总目标；分目的、分目标；大目的、大目标；小目的、小目标。目的必须正确，适合自己，适合社会。目标容许错误，通过体验，以便纠正。要知道梨的滋味，必须亲口尝尝。目的大，目标小；目的是统领，目标是细节。总目标可以成为子目标的目的。分目的可以成为总目的的目标。

（3）先有目的，后有目标：任何事情，都是先有目的，后有目标；或者有了目的，还没有目标。在工作中，为了更好地实施工作实现目的才设立了目标。

（4）先做事还是先树目标：先做事后有目标，还是先有目标再做事？国外有学者研究了30年。用中华文化的思路思考这件事，其实很简单，辩证地看，先做事和先树目标都存在，不同的是具体的人和事。

①先做事，后有目标：先做事，在做事中思路逐渐清晰，然后树立目标，近期目标或远大目标。树立目标后，再按目标行事。而做事都是有目的的，按照一定的目的做事。

②先树目标，后做事：先树目标，目标树立之后，按照目标的指引，然后朝着目标去做事。而树目标也是有目的的，按照目的设置方案，目标只是方案中的一环。

③做事就是树目标，树目标也是做事：做事本身就是树立目标。无所事事，先找点事干，所干之事，就是目标。这个目标要么是为了挣钱，

要么是为了锻炼，要么是为人情帮忙。挣钱、锻炼、帮忙，都是目标。树目标本身也是做事。打算去干什么事，设想、筹备，本身就是做事的一部分，或者是做事的开始。

（5）迷失是因为只知目标而忽视了目的：一些人迷失了，却不知道迷失在何方。迷失是因为只知目标而忽视了目的。有些人不明确目的而定目标，工作生活起来很痛苦，常常事与愿违，不如人意。

（6）目的与目标的顺与逆：总目的分目标、大目的小目标。目的越宽越大，包容性越强。因为顺逆、好坏、对错，都可以为你的目的服务。反之，目的越窄越小，要求越高，越难以包容。目标越明确、清晰、具体，越排斥其他，越容易实现。胸中大格局，胸怀宽大，心底无私，都是大目的。我要快乐是大目的，我要钱就是小目的。有了目的，可以设立若干实现目的的目标。设定目标，必须纳入大的目的中去考量。目标与目的一致则为顺，目标与目的不一致则为逆。

快乐的人、平和的人，都是目标与目的一致之下的顺向累积；痛苦的人、自杀的人，都是目标与目的背逆之后的无法解脱。解除痛苦、摆脱绝望的办法只有一个，就是：扩大目的，把目标纳入目的之中。当把目的定为"钱多"时，钱少就会痛苦，没钱就会自杀。当把目的定为"生活"时，钱多可以享受生活，钱少可以清苦地生活，没钱可以乞讨生活。当把目的定为"快乐"时，有钱快乐，没钱也不会不快乐，欠债也要创造快乐。

（7）目的、目标的制定、调整、迂回：每一事都有目的和目标。目的明确与否，有三种状态，即目的明确、目的不明确、盲目无目的。目标远大与否，有五种状态：远目标、近目标、大目标、小目标、无目标。制定的目的和目标都可以在确定之后，根据形势的需要和操作的难易程度，再做调整或迂回。

所谓调整就是修改目的、目标，所谓迂回是拐个弯，变通着实现目的目标。迂回是方向性的调整，或许能回到原来的目的目标，或许脱离了原有的目的目标而事与愿违，所以，迂回实现目

的目标是有风险的，因为在实现目的和目标的过程中变数太多。有时是在变中有了改变，有时则是身不由己的无奈，"开始人弄事，后来事弄人"。

(8) 盲目是没有目的目标或目的目标分离

①盲目是没有目的和目标：盲目可能是既没有目标，也没有目的，盲目标、盲目的。盲目干也是选择，却难以达到心愿，更不会成功。除非在盲目干中找到目的和目标。

②盲目是目的与目标分离：盲目是目的与目标分离。要么是有目的，盲目标；要么是有目标，盲目的。有目的，盲目标。盲目是有目的但没有目标。没有目标的目的，可能绕来绕去，难以实现。有目标，盲目的。盲目是有目标但没有目的。没有目的的目标，可能事与愿违。

11. **事之先后位**　凡事都有先、有后。

12. **事之主次位**　凡事都有主要事、有次要事。

13. **事之轻重位**　凡事都有轻浅事、有重要事。

14. **事之缓急位**　凡事都有缓慢事、有紧急事。

15. **事之标本位**　凡事都有标位、有本位。枝叶是表层的现象，主干是中层，根是深层的本质。标本是相对的。枝叶是标，根干是本；枝叶干是标，根是本。

六、事之度——事态

凡事都有度。事之度主要是程度。事之度是事之消灭、适当或发展的条件。事之度分为太过、适中、不及。把握事之度。

1. **事之度〇**　事之无度。事之未及、事之过度。没有事——有而隐藏、有而失去、绝对没有。

2. **事之度Ⅰ**　事之有度。事物的全部，倾其所有。事物的其中之一，能满足此事全部需要的另一事的其中之一。部分，大部分或小部分。事之程度、事之幅度、事之浓度、事之速度、事之力度。事的高度、深度、广度、速度、进度。事的重视程度。事的法度、制度。

3. **事之度Ⅱ**　事之Ⅱ端，事之有无。事之太过不及。事之高低程度、事之深浅程度、事之轻重程度、事之优劣程度、事之缓急程度、事之均匀程度、事之宽窄幅度、事之稀稠浓度、事之浓淡浓度、事之快慢速度、事之难易程度、精细程度。事轻事重、事大事小。

4. **事之度Ⅲ**　事之适度、事之中度。事之轻中重度、事之热温寒度。想干事，能干事，干成事，不出事。事件发生、发展、变化的现状及方向的程度。事的揣度——推测、估计、打算。处理事务力度、速度的分寸火候。事物由量变到质变的限度。事物的把握程度，了解、熟悉、理解、掌握、融会贯通、深入研究。

5. **事之标准**　标是标杆、标的、标识。准是基准、准度。事之标准，有高低与否，高标准、低标准、无标准。

6. **事之要求**　事之要求严格与否。严格要求、宽松要求、无要求。

(1) 需要：需是我需；要是向自己要、向别人要。需要迫切与否。急切需要、一般需要、不需要。

(2) 追求：求是求得、追求、刻求，向别人求、向自己求。追求刻意与否。刻意追求、无意追求、不追求。

7. **事之风险**　很多风险都是因为不能正确处理利益关系。能处理好利益关系，人生就能规避很多风险。

(1) 冒险：冒险是不知有风险，或明知有风险，也要做的事。

(2) 探险：探险是探察可能带来的危险。

(3) 遇险：遇险是遇到了危险。

(4) 保险：保险是相对安全没有风险，或者出了风险，也可以抵御风险。

8. **事之极**　事极，事之极致，事之极端，极小事，极大事。

9. **事之界**　事界，事的界限，事的明显界限，事的隐性界限，事与事的分界。事之发端，事之终结。

10. **事之适度**　事贵适度，"存在就是合理的"，关键是适度。

七、事之适——顺畅

事之适，事的适合，事的合适，事的适宜，

事的适当，事的适中，事的适时。此事合适，彼事合适。事之起始合适、事之环节合适、事之过程合适、事之结果合适。事之适〇、事之适Ⅰ、事之适Ⅱ、事之适Ⅲ。适合私、适合公。适合谋、适合行、适合监、适合评、适合调。事适个人，事适人际交流，事适物，事适事。适合个人身体之事；适合个人心态之事；适合个人生存之事；适合个人发展之事；适合个人情趣之事。适合人际交流之事，适合有利于人际交流之事，包括适合社会之事。适合物之事，环境适宜之物；时令适宜之物；人类适宜之物。适合事之事，适合做事的事，适合相应的事。适合此事，适合彼事。

八、事之调——和解

事之性质、结构、内容、演变、表现，都需要调。事的调节、调整、调理、调和、调谐。事之调包括主动做事和被动应事。事调，调什么？怎么调？"调"本身就是一件事，调不调？谁调？调什么？何时调？何地调？如何调？调至何种程度？效果怎样？是否继续调？事事条理，理顺畅达，兴盛之兆。

1. 起事·应事·避事

（1）起事：起事是事之发起。

（2）应事：应事是事之应对。应事是平息解决事端，消除事件，大事化小，小事化了。

（3）避事：避是避免、回避、躲避、逃避。避事是躲避事、避免事。

2. 找事·激事·挑事

（1）找事：找事是没事寻找事。褒义的找事是主动做事。贬义的找事是主动滋事。

（2）激事："一石激起千层浪"，一粒石子丢进水里，虽然石子沉了，但它所激起的涟漪，却会越来越大。

（3）挑事：挑事是故意挑起事端。没事挑起事，小事挑成大事。

3. 无奈·生事·巧对

（1）无奈：软弱无能，理不清事，事总找你，难以处理，很是无奈。

（2）生事：或许有能，或许无能，总爱胡来，

无事生非，没事找事，滋生事件。

（3）巧对：巧妙应对，没事不找事，有事不怕事。不压官，不扰民，做百姓百官乐意的事。

4. 平事·息事·消事·容事

（1）平事：平事是把事摆平，各方平安。解除敌对，平息事端。

（2）息事：息事是把事按下，不再提及。消除矛盾，化解冲突。

（3）消事：消事是把事消除，解决无事。协商谋事，和谐共处。

（4）容事：容事是能够包容事。

5. 无事不惹·见事躲开·遇事逃避

（1）无事不惹：无事不惹是避事，是避免事的发生。

（2）见事躲开：见事躲开，是回避即将发生的事，躲避已经发生的事。

（3）遇事逃避：遇事逃避是逃避已经发生或者正在做的事。

6. 事之调〇ⅠⅡⅢ 事之调〇、调Ⅰ、调Ⅱ、调Ⅲ。

九、事之谐——和美

1. 处事谐 事之谐，事的谐调、事的谐趣、事的和谐。事之谐〇、事之谐Ⅰ、事之谐Ⅱ、事之谐Ⅲ。当事人、做事人、事中人，懂事、事和。

2. 个人事和谐 个人事和谐，个人身体谐、心态谐。

3. 人际交往事和谐 人际谐、人际交往双方谐。交往事和谐，人际交往事和谐。

4. 众人事和谐 众人事和谐，团体事和谐、社会事和谐。众人和谐、团体和谐。团体和谐的标志是团结，团结使人们心情舒畅、一心为公、为理想而干、为荣誉而干、为良好的氛围而干。

社会和谐的标志是：安居乐业、公而忘私、产量高、文化浓、进步快。社会和谐使人们安居乐业，社会和谐使人们公而忘私，社会和谐使生产蒸蒸日上，社会和谐使文化浓郁芬芳，社会和谐使社会日日进步。

5. 个人与众人谐 个人与众人谐、个人与团

体谐、个人与社会谐。

6. 自然事和谐　自然事和谐。个人与自然谐。自然谐使山川秀丽，自然谐使景观优美，自然谐使风调雨顺，自然谐使适宜人居。

7. 团体事和谐　团体事和谐，整个团体的事和谐、团体分部的事和谐汇成团体事和谐。

8. 社会事和谐　社会事和谐，整个社会的事和谐、社会分部的事和谐构成社会整体的事和谐。

十、事之律——情理法力

1. 事之机制　"机制"是指工作的组织和运行变化的规律。在任何一个系统中，机制都起着基础性的、根本的作用。在理想状态下，有了良好的机制，甚至可以使一个社会系统接近于一个自适应系统——在外部条件发生不确定变化时，能自动地迅速做出反应，调整原定的策略和措施，实现优化目标。

2. 事之"无律·有律·分律·超律"　事从无律，形成律，从成律到分律，从一般律到超越律。"人俗礼不俗，话糙理不糙"是因其中有内在的规律。

3. 事之"规律·遵守·习惯"　遵守规律，变成习惯。

4. 事之"点·线·面·体"　点，事之起点、事之终点。线，事之过程。面，事之方方面面。体，事与事之关联影响。

5. 事之"根·干·枝·叶·花·果"　凡事有根本，有主干，有枝节，有叶，有花，有果。根本是基础，主干是主体、主要、骨干，枝节是细节、辅助，叶是陪衬、烘托，花是表现、表达，果是结果、目的。

6. 事之"情·理·法·力"

（1）感情·道理·律法·力量：感情用事，以感情行事。事有道理，行事必循道理。律法行事，依律依法做事。力量之事，事以力量衡量。

（2）心情·心理·心法·心力：心情，心喜、心怒、心忧、心思、心悲、心恐、心惊。心理，心路、心绪、心态、心性、心意（意识）。心法，心神、心想、心术、心得、心机。心力，魔力（心

魔）、智力（心智）、雄心（心雄）、志气（心志）。

（3）事情·事理·事法·事力：事情，事之情况、情状、情形。事理，事之理论、条理、道理。事法，事之方法、办法、做法。事力，事之力度、力量、势力。

7. 事之"单独·重复·循环"　单独，单个独自。重复，反复多次。循环，周而复始。

8. 事之"平稳·改变·进展"　平稳，照原来的平平稳稳进行。改变，改变了原来的状态，有了新的做法。进展，有了进步和发展。

9. 事之"谋·行·监·评·调"　谋，运筹谋略、计谋、谋划。行，操作、执行、运行、行动。监，监督、监察、监视、监管。评，评论、评估、评价、批评。调：改进、改变、进步、提升。

10. 事之"设想·实施·目的"　设想是预设的想法；设想是设计、想象；设想是考虑、着想。实施是实际施行，把行事的设想通过一定措施落到实处。目的是指行为主体根据自身的需要，借助意识、观念的中介作用，预先设想的行为或结果。作为观念形态，目的反映了人对客观事物的实践关系。人的实践活动以目的为依据，目的贯穿实践过程的始终。随着活动层次的不同，就有了目标、目的的不同。

11. 事之"计划·实施·检查·改进"　计划，"凡事预则立，不预则废。"预，就是预先计划、准备。"多算胜，少算不胜。"算，就是计划。"人无远虑，必有近忧。"虑，就是思考、计划。实施，"路虽近，不行不到；事虽小，不为不成。"检查，自查与他查，普查与抽查。只有检查，才能发现问题。改进，对于发现的问题，提出改进意见，进入下一个"计划、实施、检查、改进"的过程。

12. 事之"定位·路线·方向·目标"　凡事有定位，有路线，有方向，有目标。盯着目标，定好位，找到路线，有了方向，奔向目标。

13. 事之"运筹·谋略·策略"　运筹是对资源进行统筹安排，决策者进行决策提供最优解决方案，以达到最有效的管理。谋略是通过对眼前和长远的问题思考而制定的解决对策和方案。谋是针对眼前问题思考出来的对策和解决方案；略

是针对长远问题思考出来的对策和解决方案。策略是计策、谋略。策略是在当前决策时，已将未来的决策考虑在内的一种计划。策略是可以实现目标的方案集合。策略是根据形势发展而制定的行动方针和斗争方法。策略是有斗争艺术，能注意方式方法。

14. 事之"战略·战术·战斗" 战略，战指战争，略指谋略。战略的特征是发现智谋的纲领，指军事将领指挥军队作战的谋略。春秋时期孙武的《孙子兵法》被认为是中国最早对战略进行全局筹划的著作。战术是指导和进行战斗的方法。主要包括：战斗基本原则以及战斗部署、协同动作、战斗指挥、战斗行动、战斗保障、后勤保障和技术保障等。如进攻战术和防御战术；兵团战术、部队战术和分队战术。战斗，是指敌对双方进行武装冲突，作战战斗之事。

15. 事之"指南·标准·措施" 指南是指向南方，引申为指导、指导者，比喻辨别正确发展方向的依据。标准是从"标靶"衍生而来。意指"如何与其他事物区别的规则"。将"用来判定技术或成果好不好的根据"广泛化，就得到了"用来判定是不是某一事物的根据"。标准可以用来为某一范围内的活动及其结果制定规则、导则或特性定义的技术规范或者其他精确准则。标准往往对应该严肃对待的方面有深远影响。措施通常是指针对问题的解决办法，可以分为五类措施：非常措施是在异乎寻常的，特殊的时期而实施的措施；应变措施是应付事态变化而实施的方法、方式；预防措施是事先防备，应付可能发生或出现的事；强制措施是使用暴力强迫，迫使强制执行的方法；安全措施就是没有危险，不受威胁，不出事故的操作方式。

16. 事之"开始·中间·结束" 凡事都有三个阶段，开始、中间、结束。不同的是三个阶段各自的时间，效果、程度。

17. 事之"起点·进程·终点" 凡事都从起点，经过路途的进程，到达终点。事的起点不同，路途进程不同，终点自然也就不同。

18. 事之"来源·途径·走向" 凡事都有来源、途径、走向。事的来源不同，途径不同，走向也不同。

19. 事之"起源·归属·状况" 凡事都有起源，归属，存在的状况。起源不同，归属不同，存在的状况也不同。

20. 事之"原因·过程·结果" 原因是缘由，是原始的因素。继因是继发的因素。过程是经过、进程、路径。过程有长有短。造一个物品需要设计、生产、销售。医生诊治疾病就要把几个环节浓缩一次完成。过程是由若干环节构成，细节影响结果。细节决定成败。过程中，严格按照规程，记录、遵守每一个细节，就能达到预期结果，疏忽一个细节，可能导致前功尽弃。

结果是终结、终了的最后成果。结果基于完成，完成不一定有结果，而完不成肯定无结果。完不成有搁置的，还有灭失的。经历就是财富，有经历才有成熟。不同的人原因不同，不同人的过程不同，不同人的结论不同。

21. 事之"起·兴·衰·亡" 凡事从起到兴，渐衰，终亡。不同的是时间的长短不同。

22. 事之"启·承·转·合" 事有开启，有承续，有转化，有聚合。

23. 事之"动机·行动·目的" 事有动机，有行动，有目的。动机是渊源，行动有方式。目的才是需要。

24. 事之"发生·发展·变化·转归" 事物按照一定的规律和速度，发生、发展、变化，当迅速必迅速，当迟缓则迟缓。当速不速则迟滞，影响发展速度；当缓不缓则过激，影响发展质量。过怠事难成，欲速则不达。

25. 事之"启发·生成·拓展·变化·停止·熄灭" 事从启发，到生成，经过拓展，发生变化，最后停止，然后熄灭。每件事都沿着这个规律，无一例外，不同的是时间的长短、进展的快慢、重视的程度。

26. 事之"自然发展·主动谋事·被动从事" 自然发展之事，不以人的意志为转移。按照自然规律发展变化。人们只能调整自己，适应自然发展规律，而无法改变自然规律。主动谋求之事，是人们主动去发明创造，可以有条件地改造自然，满足自己的要求。被动顺从之事，是人们只能被动地接受、顺从、适应事物的发展变化。

27. 事之"自然事·个人事·家事·社会事"　事关自然、事关个人、事关家庭、事关社会。自然事、个人事、家事、社会事，众人事、团体事、国家事，事事相关。一件小事可以引发一场大事，一场大事牵涉诸多小事。

28. 事之"超常发挥·正常轨迹·偏离轨道·背道而驰"　超常发挥，事半功倍。正常轨迹，顺利进行。偏离轨道，事倍功半。背道而驰，南辕北辙，事与愿违，适得其反。

29. 事之"经验·规范·标准"　经验是按照自己的想法和做法行事。规范是按规定的范例行事。标准是制订出统一要求行事。

30. 事之"原则·变通·变化"　原则是原本不变的规则。变通是对原则的解释、扩展、通融。变化是对原则的调整、修订、改变。

31. 事之"启迪·发明·创造"　启迪是开启思路，有了思路就会发明，发明可以是理论思想，也可以是实际事物。创造就是把发明创造成实物，供人们方便使用。

32. 事之"发现·挖掘·整理"　发现隐藏着不为人知的事物，发现曾经拥有一度丢失的事物，发现别人拥有而自己没有的事物。挖掘寻找需要的东西，挖掘事物的深层次，挖掘拓展事物的领域。整理归纳散在的事物，整理理顺无序的事物，整理提取精华的东西。

33. 事之"检查·分析·评论"　检查是对做过的事的检查，通过检查总结优点，发现缺点，找出问题。

分析是对整个事件的剖析，有成绩，有问题，有经验，有教训。通过分析，看到正反、好差、优劣两方面的状况。评论是品评、论述。总结经验，成为丰富生活的积累；接受教训，为以后的成功奠定基础。

34. 事之"监督·批评·建议"　监督是对执行情况的监察、督导。监督有利于从第三方角度

发现问题，纠正错误。批评是对存在问题的批判评论，通过批评辨清正误。批评有利于唤起清醒。建议是从旁观者的角度，对事物提出自己的看法，给出参考意见。建议可以采纳，也可以不采纳，但是必须用正确的态度去提建议，用谦虚的心情去参考建议。

35. 事之"总结·反馈·调整"　总结是对事物全面的归纳和概括。便于知晓成绩和错误，为下一步计划，做出理论的实践的指导。反馈是将总结的情况向相关部门相关人通报，提醒其关注和重视。调整是根据反馈等多方面的情况，做出相应的调理归整。

36. 事之演变态势　事之演变，是指事的发生发展变化。事之态势，是指事的状态和趋向、趋势。理想状态：直线上升，迅速成事。常见状态：积累→萌芽→上升→平台→波动→迂回。不良状态：上升→平台→波动→下滑。

（1）事之四期演变：事之四期演变：上升期（努力期）、平台期（稳定期）、波动期（起伏期）、下降期（败落期）。

（2）事之六期演变：事之六期演变：积累期、萌芽期、上升期、平台期、波动期、平稳或下滑期。

十一、事之韵——趣事

1. 事之韵趣　事之韵是事的韵趣、趣味。事韵是有韵趣之事。有韵的难事，有韵的易事，有韵的好事，有韵的坏事，有韵的顺利事，有韵的不利事。事顺，品赏顺利之愉悦；事逆，品赏研究之乐趣。事难，品赏考验之经历；事易，品赏轻松之快意。事好，品赏愉悦之情韵；事坏，品赏惩诫之事韵。把事业当作理想，把理想做成事业。

2. 事之韵○ⅠⅡⅢ　事之韵○，无事，不是事。事之韵Ⅰ，独立事。事之韵Ⅱ，关联事，分主次。事之韵Ⅲ，多件事，相互参照、渗透，有主次。

十二、事之人——执掌

事之人是执掌事的人。执掌事的人有愿望、有需要、有获取；执掌事的人有决策、有执行、

有监管、有评估。事之人是事关之人，即与事相关之人。事关之人，可以是Ⅰ个人、Ⅱ个人、Ⅲ个人、多个人。事关之人有四类：当事人、关系人、旁观者、无关人。并非所有事都涉及这四类人，有些事只有当事人，有些事只有关系人，有些事只有旁观者，有些事只有无关人。而多数事是有两类以上的人。

1. **当事人** 当事人是事的主办主导者。当事人可以是Ⅰ个人，可以是多个具有关系的主办主导者，也可以是部分或所有社会人。如独立处事时，当事人就是Ⅰ个人；合作处事时，当事人就是具有关系的多人；涉及每个人的事，当事人就是社会人。

2. **关系人** 关系人是与事利害相关，却非主事者。这里的关系人，特指当事人之外，与事件相关而联系的人。而非人与人之间的关系。如介绍人就是介绍双方当事人认识这件事的关系人。

3. **旁观者** 旁观者是事件之外的观望者、知情者。如争斗场外的围观者。

4. **无关人** 无关人是与事无关，也无观望、不知情者。如路人，对身边发生的事，毫无兴致，不愿旁观，就是无关人。

5. **四类人的关系** 独立做事，与他人无涉，就只有当事人；事件涉及当事人之外的人，就是当事人与关系人；做事，有人旁观，就是当事人与旁观人；做事，有旁人而无视，就是当事人与无关人。Ⅱ个当事人之间，是当事人的关系，不是关系人。

十三、事之事——影响

事之事是事的影响和衍生之事。

1. **事之表示**

（1）动作演示：眉目，眉目传情、眉来眼去、递个眼神、暗送秋波、挤眉弄眼。口鼻，龇牙咧嘴、撇嘴。面部表情，愁眉苦脸、喜笑颜开、表情冷漠。手势，指手划脚、指挥、果断、招手、摆手、摇手。动作，身体各种动作。操作，学习、工作、研究的具体操作。

（2）声音表达：声音，哭、笑、歌、吼、呻

吟。语言，说、唱。直接表述、讲故事、成语比喻（浓缩的故事）。

（3）书面表示

①符号：代表、标识。爻卦，阴爻、阳爻、四象、八卦、六十四卦，上推演天文、下推演地理、中推演人事。符咒，载入心愿。

②图画：形象、姿态。静态图画，写实、写意。动画，二维动画、三维动画。

③文字：介于图画和符号之间。象形、指事、会意、形声、转注、假借。

（4）顺向表示：顺向表示是直白的、不拐弯的表示，肯定就是肯定，否定就是否定，是就是是，不是就是不是。多数情况下是顺向表示。

（5）逆向表示：逆向表示是迂曲的、回旋的，甚至相反的表示。反意问句是逆向表示。如你不知道这事不该做？意思是：你知道这事不该做，还去做。

（6）相近的说法差异巨大：两种以上说法很相近，意思却有很大差异。

（7）相反的说法表示相同：两种截然相反的说法，表示同一个意思。

（8）语无伦次，难明真意：叙述一件事，如果表达不清，既不能依叙而述，又不能抓住要点，则很难使人明白真意。

（9）平铺直叙，以窥全貌：表示一件事，从头至尾，平铺直叙，只有讲完，才能窥其全貌。

（10）抓住要点，展开想象：表示一件事，抓住要点，展开想象，原因和过程，尽可揣度而得之。

2. **事之性质**

（1）平常事：平常事是平日里的常规事、普通事，每个人都有的，必须处理的事。

（2）特殊事：特殊事是不同寻常的事、突然发生的事、偶然出现的事、防不胜防的事。

（3）公开事：公开事是公之于众的事、允许公众知晓的事、不涉及隐秘的事。

（4）秘密事：秘密事是涉及个人隐私的事，是私下商量解决的事，只能在小范围知晓，不便于公之于众的事。密事是一种天机，天机不可泄

露，泄露天机就转化。对前景知道得太早会乱了当前的方寸。

3. **事之操作**　操是操持，作是做作。有无操作，操作是否到位。有无做作，做作是否适度。操作是否精细，精细操作，还是粗糙操作。

4. **事之达到**　达是抵达，有无抵达，抵达是否偏离。到是到头，到无到头。达到了是否完成，完而已成，完而未成。是否达到愿望。

5. **事之结论**　凡事都有结论，有结论就有经验教训。有了结论的好否，才有了奖励与惩罚、激励与鞭策。奖惩的目的都是为了利于持续改进。结论有几种情况。

（1）前瞻性结论：凡事经过分析得出的结论，具有前瞻性。

（2）模糊性结论：凡事只凭印象得出的结论，具有模糊性。

（3）臆断性结论：仅凭自己的主观臆断得出的结论，具有不可靠性。

（4）暂时性结论：凡事只凭结果得出的结论，具有暂时性。

（5）永久性结论：根据事实，全面分析，从长计议，得出的符合实际情况的结论。具有永久性。

6. **事之获得**　获是收获，收获是否如愿。得是得到，是否得到满足。获得是否满意，全满意，半满意，不满意。

7. **事之受益**　受是接受，接受是否充实。益是利益，有利益对个人进步是否有促进。受益有利无利，受益可以获大利，可以获小利，可以没有利。

8. **事之转化**

（1）好事与回报：做好事要甘愿付出不求回报，才能好事变成好心情。做好事求回报，如果回报不及时或不到位，就会惹来气生，好事变成了坏事。感情积累、感情用尽、感情亏欠，是完全不同的。做好事是积累感情，感情是无形的财富。求回报是消耗感情，感情用尽，甚至感情亏欠，就是丢失无形财富。所以，做好事就是甘愿付出不求回报，切莫为了回报而舍本逐末。要顾大局，识大体，不要为细枝末节遮挡了视线。最

终动摇了善的根基。

（2）吃亏是福：吃亏是福，得是得，失也是得。失是失，得也是失。

（3）物极必反：物极必反，物至极端必然向相反方向转化。越想要，越得不到。越不想要，越能得到。

9. **事之价值判断**

（1）谁的事依谁的价值标准判断：事之价值判断的依据是当事人，谁的事就以谁的价值标准为判断依据。

自己的事，以自己的价值标准判断；他人的事，以他人的价值标准判断；双方的事，以双方的价值标准判断；众人的事，以众人的价值标准判断。不要以自己的价值标准判断他人的事、两个人的事和众人的事。也不要以他人的价值标准判断自己的事、两个人的事和众人的事。

（2）价值判断必须符合公众的价值观：个人的、双方的价值判断，必须符合公众的价值观才有意义。否则，就没有社会价值。分清并应用好价值判断的依据，就是快乐的源泉。

10. **事之效果**　人之动机是好的，效果可能是好的，也可能是坏的。人之动机是坏的，效果是坏的，但也可能引出好的结果。

（1）事与愿违：事与愿违，适得其反。人之动机是好的，结果却不如人意。成事不足，败事有余。害人如害己，害不了别人害自己。一咒十年旺，魔鬼不敢撞。

（2）劳而无功：劳而无功是白费劲而没有功效，一事无成。

（3）事倍功半：事倍功半是指做事加倍努力，却只能获得一半的功效。做事功效如何，要看结果。有些结果可以分割，如吃饭吃了一半，就有意义。有些结果是不可分割的，如大学四年毕业，只读了两年，没有拿到毕业证，就不被承认学历，虽然也学到了一部分知识。有人吃了六个馍没吃饱，又拿了一个烧饼，吃了一半就饱了，他说：早知道这半个烧饼能吃饱，就不吃那六个馍了。

（4）事与效当：事与效果相当，能达到预期效果。

（5）事半功倍：事半功倍的策略：好事先办，以防变；差事后办，以候变；坏事拖办，以求变。

（6）创造奇迹：创造出奇迹，出人意料。

11. 事之错误　错误的本质是不适合。

（1）判断性错误：判断性错误是对现时判断的错误。对一件事的判断，最初的认识和判断就是错误的。

（2）前瞻性错误：前瞻性错误是对未来之事判断的错误。做出一个决策，只顾眼前利益，不顾长远利益，眼下虽然没有问题，长远会出现问题，由于根基不牢，会出现空中楼阁，开始失之毫厘，将来会谬以千里。这就是前瞻性错误。

（3）固守性错误：固守性错误是不知变通而错误。当初的决策没有错，随着条件的变化，需要进行相应的调整而没有据情调整去适应新的变化，由于固守既成，而成为错误。

（4）变化性错误：变化性错误是不当变化而错误。当初的决策没有错，路径、方向和目标都没有错，由于不切实际的变化，改变了当初的决策，调整了前进的路径、方向和目标，于是成为错误。

12. 事之分类

（1）个人事·团队事·交往事：个人事是一个人自己的事，也包括人与自然之事。团队事包括：家庭事、团体事、社会事、国家事、国际事。交往事是人与人、人与团队、团队与团队的交往之事，包括私人的交往，代表团队的公共交往。

（2）无事·有事：无事是没有事，无始无终。有事是现有的事，有始有终，有始无终。

（3）想事·心事：想事是自己独立思考的事。是一种所思所想。可以是较大的事、理想的事、虚无缥缈的事。心事是放在心上的事。是实际的事，具体的事，需要解决的事。

（4）事内·事外：事内是事实内部的事，包括事前、事中、事了、事后。事前是萌芽、原因、起因、动机。事中是开始、起始、过程、发生、发展、变化。事了是事的结束，是了结、完成、结果、效果。事后是事的总结、经验、教训、意义。事外是此事所带来的影响，局外人的评价、借鉴。

（5）主事·共事：主事是自主的事，说事、找事、谋事、干事。想干事、能干事、干好事、不出事。共事是与人处事，共同经营，协商合作，相互协作。

（6）旁观事·评价事：旁观事是听事、观事、看事、议论事。评价事是对事的评价。如乐事、愁事、好事、坏事，大事、小事，重要事、轻淡事，主要事、次要事。生的事、出的事，完成的事、未完成的事。未完成的事，开始后，无过程；有过程，无完成。

（7）正常事·异常事：正常之事是平安之事。异常之事是不平安之事。平常所说的"无事""有事""找事"，既可指正常之事，也可指异常之事。"出事"多指异常之事。无事是没有事、没有异常之事。有事是有正常之事、有异常之事。出事是出异常之事。找事是找正常之事、找异常之事。

十四、事之世——境遇

事之世是境遇。事之世是事所遇之处境、境况。事中事外。事的环境、条件、时间、地点和范围。事前事后。事的背景，自然背景、时间背景、空间背景、社会背景、人文背景、人际背景。事居之世，是事之背景，是事所居的自然条件、社会条件。自然条件包括时间、地点、物、象。

十五、事之谐调举例

1. 起始（原始、创始）——立足点（〇尚未开始）　未萌（未准备）——什么也没有。正萌（正在准备）——有而未到位。萌而未发（已准备就绪）——有而已到位。

2. 目标（方向、方位）——着眼点（Ⅰ明确一个目标）　大目标（一世）。中目标（一阶段）。小目标（一时）。

3. 路线（路径、道路、途径）——洞察（Ⅱ偏正）　直线（捷径），曲线（迂回），斜线（偏离主线），掉线（下路、不在道），路线、方向偏离程度（0°～360°）。

4. 方法（工具）——感悟（Ⅲ）　高效、低效，先进、落后，短期、长期，临时、持久。

5. 居位（在哪里、到了哪里）——找到位（Ⅰ

定位）在哪里、到哪里。

6.进度——把握度（Ⅱ）

（1）进度是进展程度：即时状态——到了什么程度，太过、不及。

（2）速度是快慢速度：时间、效率。

7.操作——趋向适（Ⅲ）合适，不合适。

8.过程——善于调（Ⅲ）在处事过程中，需要根据变化，不断地调。

9.状态——达和谐（Ⅱ）行事的目的是要达到和谐状态。

10.总结——探索律（Ⅰ条符合的规律）事后的总结是为了以后做得更好。

11.目的（动因、动机）——享韵趣（○）

（1）图名：图名声。

（2）图利：图钱财、利益。

（3）图意义：体现个人价值、实现人生意义。

（4）图健康：养生、保健、治疗、康复。

12.主人——会为人（Ⅲ）在谋事中，需要与人交往，在与人交往中，在办事能力上，能够看出会不会为人。

13.事业——巧谋事（Ⅱ）谋事在于巧，谐调地谋事，一定是巧妙的。

14.处境——乐处世（Ⅰ）谐调从事，快乐处世，才是人生的意义所以在。

第十五节　世之……

"世"之"○ⅠⅡⅢ位度适调谐律韵人事世"。"世"可以用"○ⅠⅡⅢ位度适调谐律韵人事世"归纳、衡量、判断。宇宙、静是世之○；自然、环境是世之Ⅰ；景、物是世之Ⅱ；未知领域是世之Ⅲ；境界是世之位；界限是世之度；动静是世之适；改造是世之调；和顺、和煦是世之谐；世道是世之律；怡然是世之韵；权势是世之人；世事是世之事；居处是世之世。

一、世之○——宇宙·静

1.物象本来就没有　世有物有象，世之○，没有世，也就没有物和象。

2.物象有而消失、灭亡　世间有物象，世之

○，物和象消失，或灭亡。

3.环境空旷无景物　世之○，人所在的世间环境，空旷无景无物。

4.世境寂静无声　世之○，人所在的世间环境，寂静而无声。

5.世界隐含、玄奥　世之○，世界有隐含、有玄奥。

6.世界无极、无限　世之○，世界无极、世界无限。

7.时失　时失是时间的流失、时间的消失。时间的流失是指人在一定的时间中无所事事，任时间白白流失。

时间的消失是指在一定的区域内时间的缩短，如百慕大三角。

8.时灭　时灭是时间的灭失。目前的认识，超光速时间就凝固了，也就是时间的灭失。

二、世之Ⅰ——自然·环境

1.Ⅰ个宇宙——自然　宇宙是有限的无限。宇宙是有限的，这个限是无限的。即没有宇宙之外，只有宇宙之内。宇宙是一种自然状态。

2.Ⅰ个时空——环境　人类生活的这Ⅰ个时空环境。

3.Ⅰ个社会——处境　社会处境，是在一定政治经济制度下，人类所处的社会。

4.Ⅰ个胸怀——心境　人们的心胸、抱负、心态境况。

5.时之Ⅰ　时之Ⅰ点、Ⅰ段、全部。衍生时、单独时、分时、合时。

6.地之Ⅰ　地之Ⅰ点、Ⅰ处、Ⅰ区、所有。产生地、单独地、分出的地、合成的地。

7.物之Ⅰ　物之单独Ⅰ、Ⅰ包、Ⅰ堆、Ⅰ类。滋生物、单独物、分出的物、合成的物。

8.象之Ⅰ　象之Ⅰ点、Ⅰ线、Ⅰ面、Ⅰ体。生出象、单独象、分出象、合成象。

9.时界　时界，时间的明显界限，时间的隐性界限。

10.地界　地界，地显界，地隐界。

11.物界　物界，物显界，物隐界。

12. **象界** 象界，象的显著界限，象的隐性界限。

13. **时极** 时极，少时无极限，多时无极限。

14. **地极** 地极，地极大，地极小。

15. **物极** 物极，物极大，物极小。

16. **象极** 象极，极小无边，极大无际。

三、世之Ⅱ——景·物

景物是景象和物质。世之Ⅱ，是世的Ⅱ端、Ⅱ个，可供选择的Ⅱ种情况。世之Ⅱ有基本相同、相近、相反。

1. 空之Ⅱ

（1）空间的Ⅱ种类型：空间的Ⅱ种不同类型。

（2）空间的Ⅱ方面：一个空间的Ⅱ个方面。

（3）空间的Ⅱ个：Ⅱ个独立的空间。

2. 时之Ⅱ

（1）时间的Ⅱ端：Ⅰ段时间的Ⅱ端，如3点到5点。

（2）时间的Ⅱ个阶段：同Ⅰ个时间的Ⅱ个阶段，如上午的前半天和后半天。

（3）Ⅱ个时间：Ⅱ个独立的时间，如昨天和明天。

3. 地之Ⅱ

（1）地的Ⅱ端：从一地到另一地。如君住长江头，我住长江尾。

（2）地的Ⅱ片：地的这片与那片。如豫东、豫西。

（3）地的Ⅱ个：独立的两个区域，地理区域、社会管辖区域。如中国、美国。

4. 物之Ⅱ 物之Ⅱ，主要是物所占的实间之Ⅱ。

（1）物的Ⅱ端：物的始端和终端，如楼顶与楼底；楼左边与楼右边；棍的粗端与细端。

（2）物的Ⅱ部分：物的Ⅱ个部分。

（3）物体的Ⅱ个：物的Ⅱ个，是Ⅱ个独立的物，如2个苹果；1个苹果加1个梨，共2个。

5. 象之Ⅱ

（1）呈象的Ⅱ端：如彩虹从外至内的七色光，即红、橙、黄、绿、青、蓝、紫。象外端是红，

象内端是紫。

（2）呈象的不同：同一个象的不同之处。如自然景观、人像。

（3）呈象之Ⅱ个：分别Ⅱ个呈象，呈现Ⅱ个完全不同的象。如东边日出，西边雨。

6. 环境之Ⅱ 自然界外环境。

（1）环境的Ⅱ部分：一个环境的Ⅱ个部分，这部分和那部分。如这个省和那个省。

（2）环境的Ⅱ方面：一个环境带来的Ⅱ个方面：好与差、利与不利。如国度的Ⅱ种状态，一国两制。

（3）环境的Ⅱ个：Ⅱ个环境，Ⅱ个不同的地方。如两个国度。

7. 处境之Ⅱ

（1）处境的不同：处境的不同之处。上下、左右、前后。

（2）处境的Ⅱ种情况：处境的Ⅱ种情况：顺境、逆境。处顺境很顺利，处逆境很艰难。处顺境很危险，处逆境很安全。当你得到一种东西，就失去了另一种东西。大意失荆州。

（3）处境之Ⅱ个：Ⅱ个完全不同的处境。

8. 心境之Ⅱ 心态内环境的好与差、乐与悲、静与躁。

四、世之Ⅲ——未知领域

世包括时、地、物、象。Ⅲ是"悟·中·联系·列Ⅲ"。世之Ⅲ，是世的"悟·中·联系·列Ⅲ"。

1. 世之悟 时之悟，是时间给人的感悟。地之悟，是身居一地的感悟。物之悟，是物带给人们的感悟。象之悟，是触景生情的感悟。

2. 世之中 时之中，是Ⅰ段时间之中。地之中，是居于地之中央。物之中，是物之中点、核心、重点。象之中，是象之中点、核心、重点。

3. 世之联系 时之联系，是时间与时间的联系。地的联系，是一地与另一地的联系。物之联系，是物与物之间的联系。象之联系，是象之间的联系。

4. 世之列Ⅲ 时之系列，是分列的Ⅲ个、多

个时段。地之系列，是分列的Ⅲ个、多个地域。物之系列，是分列的Ⅲ个、多个物。象之系列，是分列的Ⅲ个、众多象。

五、世之位——境界

1. 世之位是场境　场境位是某一场境所在的位置。

2. 世之位是处境　世之位是处境位。处境位是人事物的基本位。世居于基础位置，人事物的基础，人与万事万物的基础，任何人事物都以环境空间条件为基础。没有这个基础，则将空无一人，没有一物，一事无成。

3. 时位　时位是定量衡量的时间位置。时位是世之位。时位是用"时"泛指宇宙的一切时间位点。任何人事物，都处于一定的时间，确定时间，有利于表达、查找、比较。

（1）时间点：时间点，是在时间方向上的某一个位点。即如人们常问的什么时候。时候是时间的某一个位点。时候可以是某个点，常称某年、某月、某日、某点。

定时位点，确定一个固定时间点的位置。定时位是中位。先后位点，比较定时的中位，先于定时位的是先位，后于定时位的是后位。

（2）时间段：时间段是一个时间点到另一个时间点的间隔时间长度。时候也可以是某个区间段。时间段是时间的一段长度，时间段也是一个大的时间点。

（3）过去：过去是此前的一个时间点或时间段。

①过去是现在以前：过去是现在以前。过去，可以是立足于现在的过去，现在以前。如去年、上个月、昨天。

②过去是过去以前：过去是过去以前。过去，可以是立足于过去某个时候的过去，过去以前。如清朝以前、中华人民共和国成立的前一年、前年春天的一天。

③过去的时候：过去的时候，是过去的某个时间点或时间段。按照现在人们的认识，在人世间，时间是一维的，时间朝着未来一个方向流逝。沿着一维可以逆向追溯过去的时间点，但是时间走过，已经无法回到过去。只能回忆过去。至于超时空领域的时间有无多维，是否会逆流，那是另外一个范畴。

（4）现在：现在这个时候，是现在的某个时间点或时间段。

①此时此刻：现在，可以是此时此刻。

②在此以前的区间：现在，可以是从现在追溯到过去的任何一个时间点。

③在此前后的区间：现在，可以是从过去到现在还将延续到未来某一时间点的区间。

（5）将来：将来的某个时间点或时间段。

①此时此刻以后：将来，可以指此时此刻的未来，如"等一会儿再说"，指的是现在以后。

②一个时间段以后：将来，可以指现在前后的一个时间段完成之后的未来。如现在上大学，将来干什么？指的是大学毕业以后。

（6）计时：计时是算计时间，时间有年、月、日、时、分、秒。时间有先后、长短、快慢之分。时间先后是远和近，时间长短是多和少，时间快慢是时差或者感觉。时间是延续的，过去延续到现在，现在延续到将来。过去、现在、将来，是对某个时候、某个时间点、某个时间区间的描述。

4. 地点　地点是位于地理上的点，地理位置是定性，是定性衡量的地域。地点是世之位。任何人、事、物，都居于一定的地点，确定地点，有利于落实、寻找、测量。

（1）地域：地域是一个较大的范围。

（2）地段：地段是一个地点到另一个地点之间的地方。

（3）地址：地址是一个具体的地点。

5. 方位　方位是方向和位置，是立足于空间地理位点所指向的方向和位置。

（1）方向：方向是面对目标的趋向，方向是相对的。方向是按照人为规定的东西南北大方向，再确定小方向。由于地球规定了南北极，所以指向南极的是向南或南向，指向北极的是向北或北向。地球自转并绕太阳公转，规定了太阳升起的一方是东向或向东，太阳落下的一方是西向或向西。特殊情况是，站在南北两极，就没有了东西方向。站在南极,各个方向都指向北,没有东、西、南;站在北极,各个方向都指向南,没有东、西、北。

(2)地方:地方是地点和方向位置。包括空间方位和地理方位。地方是宇的空间方向位置和地理方向位置。

(3)位点:按照空间的位置和方向确定方位的一个点。狭义的点就是独立的一个位点。广义的点,包括点、线、面、体。点是方位的具体点,线是两点连成的方位,面是长宽Ⅱ维确定的平面方位,体是长宽高Ⅲ维确定的立体方位。

(4)测方位:方位是先确定一个位置为参照物,然后测定:前后、左右、高低、上下、大小、远近。立体的高深方位是上中下、纵向方位是前中后、横向方位是左中右。空间方位包括天空、地上、地下,是以空间方向确定的。由于地上的位点最容易确定,也为人们所熟知,所以,就把"地点"作为对空间所有位点的称谓。空间地点的判定,须确定一个立足点和方向,基于立足点和方向进行判定。空间方位是立足于一个位点,在此地,看彼地。向前、向后、侧左、侧右、仰上、俯下,看另一个位点。中间位是在空间确定的一个位点。并以此确立前后、左右、上下位。前后位是居于中间前和后的位点。左右位是居于中间左和右的位点。上下位是居于中间上和下的位点。内外位是居于中间内和外的位点。高低位是居于中间高和低的位点。浅深位是居于中间浅和深的位点。正偏位是居于中正和偏颇的位点。中边位是居于中间和周边的位点。同一个立足点,方向不同,判定的结果不同;不同的立足点,方向相同,判定的结果也不同。这里所说的不同,包括距离的远近,角度的偏差和反向。如基于左和右判定前方的同一个位点,基于左的,位点在右,基于右的,位点在左;基于前和后,方向相对,判定中间的位点,结果都是前。

(5)确定方位:人处世谋事,待人接物,都有目标和目的,为了达到目标和目的,需要随时随地确定和调整方向位置。确定方位,才能朝着目标和目的前进。大目标,有大方向;小目标,

有小方向。有长远方向和目标,有短期方向和目标;有固定不变的方向和目标,有随机应变的方向和目标。

6. 物位 物位是物所处的位。物位是实位,实位有隐物、显物。

7. 象位 象位是象所处的位。象位是虚位,虚位有空象、实象。投影的是空象,景象画照的是实象。

六、世之度——界限

世之度主要是尺度、时效和速度。尺度是空间量度,刻度、容度。时效是时间量度。速度是快慢度,是时间变度。

1. 境之度

(1)自然环境之度:宇宙是有限的无限。宇宙之限是世之度,这个限的无限是度的幅度。自然环境的范围界限有度,自然状态有度,洁净有度,绿化有度,装扮有度,美化有度。

(2)社会环境之度:社会环境的范围有度,状况有度,社会有制度。社会的管理有度,治理有度。

(3)人文环境之度:人文环境的范围有度,状况有度,调整有度,改变有度。

(4)人际环境之度:人际环境的范围有宽窄度,状况有优劣度,交往有浅深度,关系有疏密度。

(5)家境之度:家境之度,家境的贫富度,兴衰度,文化程度,经济程度,势力程度。

(6)处境之度:处境之度,处境的难易度,顺逆度,进退度,安危度。

(7)心境之度:心境的平静度,激动度,苦乐度,进取度,幸福度。

(8)境界之度:境界的高度、中度、低度。

2. 时之度〇Ⅰ Ⅱ Ⅲ

(1)时之度〇:时之度〇,用时无度、时间未及、时间过度。时间过度是在有时间要求的情况下,超时无效,等于〇。

(2)时之度Ⅰ:时之度Ⅰ,用时有度、用时程度、时间幅度、时间速度。

(3)时之度Ⅱ:时之度Ⅱ,时之有无、时之

缓急程度、时之快慢速度、时之均匀程度、时之多少幅度、时之宽窄幅度。

（4）时之度Ⅲ：时之度Ⅲ，时之适度、时之中度。

3.地之度〇ⅠⅡⅢ

（1）地之度〇：地之度〇，用地无度、用地未及、用地过度。

（2）地之度Ⅰ：地之度Ⅰ，地域有度、地域幅度。

（3）地之度Ⅱ：地之度Ⅱ，地之Ⅱ端，地之有无。地之高低程度、地之深浅程度、地之轻重程度、地之优劣程度、地之均匀程度、地之宽窄幅度、地之稀稠浓度、地之浓淡浓度、地之快慢速度。

（4）地之度Ⅲ：地之度Ⅲ，地之适度、地之中度。地之"轻、中、重"度，地之"干、燥、湿"度，地之"热、温、寒"度。

4.物之度〇ⅠⅡⅢ

（1）物之度〇：物之度〇，物之无度、物之未及、物之过度。

（2）物之度Ⅰ：物之度Ⅰ，物之有度，物的数量界限。物质的程度、浓度、速度、力度、进度。物量的度，测量（测度）物的高度、深度、厚度、幅度。物性的度，物的寒、热、温、凉、平；燥、湿、滑、涩；刚、柔、软、硬；强、弱。

（3）物之度Ⅱ：物之度Ⅱ，物的Ⅱ端，物的有无。物的高低程度、物的深浅程度、物的轻重程度、物的精细程度、物的优劣程度、物的宽窄幅度、物的稀稠浓度、物的浓淡程度、物的快慢速度。

（4）物之度Ⅲ：物之度Ⅲ，物之适度、物之中度。物之"轻、中、重"度，物之"干、燥、湿"度，物之"热、温、寒"度。物发生发展变化的度。对物的重视程度。

5.象之度〇ⅠⅡⅢ

（1）象之度〇：象之度〇，象之无度、象之未及、象之过度。

（2）象之度Ⅰ：象之度Ⅰ，影象有度。

（3）象之度Ⅱ：象之度Ⅱ，象的Ⅱ端，象的

有无。象的高低程度、象的深浅程度、象的轻重程度、象的优劣程度、象的宽窄幅度、象的稀稠浓度、象的浓淡浓度、象的快慢速度。

（4）象之度Ⅲ：象之度Ⅲ，象之适度、象之中度。

6.处世之度 处世之度在于适中，把握处世之度在于避免欠缺不及，淫溢太过。

（1）把握正确的世界观：正确的世界观，是正确认识世界的观念和能力。

（2）把握端正的处世态度：端正的处世态度，是很好的与人交往相处的态度。

（3）适应环境和改造环境：能适应环境，就先适应环境。不能适应环境，就设法改造环境。无力改变环境，还要适应环境。

七、世之适——动静

1.世适静物 世间适宜的静物。静物指没有生命的物。如星体、地球上的山川大地，河流海洋，人类需要的物品。

（1）宇宙的静物——星球：星球的运动改变星体之间的距离和运动轨迹是适应宇宙的需要。

（2）地球的静物——山川、大地、河流、海洋：地壳的震动导致山川、大地、河流、海洋的变化是适应地球承载的需要。

（3）人类需要的静物——木、火、土、金、水：人类生存需要的静物，木类、火类、土类、金类、水类。

2.世适植物 世间适宜的植物。植物是有生命、可以生长死亡，可以野生，可以种植而没有思想的繁衍物。

（1）食用植物：人类以及动物可以食用的植物，如蔬菜、粮食、瓜果、菌藻类、发酵的微生物。

（2）非食用植物：人类及动物不可食用的植物。如树、草。

3.世适动物 世间适宜生长的动物禽兽。

（1）与人相伴的动物：与人相伴的动物，包括供人观展的动物、饲养玩耍的宠物。

（2）供人使用的动物：供人使用的动物是可以为人类生产生活服务的动物，如马、牛、驴、

骡、骆驼。

（3）供人食用的动物：供人食用的动物是人们的美食，如鸡、鸭、鹅、鱼、猪、牛、羊。

4. 世适人类　世间适宜人类，适宜于人类降生，并在世上舒适生存。适于世则生，不适于世则亡，在适与不适之间犹豫、徘徊则病。适于宇宙则生，适于社会则活，适于众人则好，适于家庭则乐，适于自我则福。

5. 世之适○ⅠⅡⅢ　世之时地物，适○ⅠⅡⅢ。

八、世之调——改造

世之调是调世，调环境、调处境、调心境。世之调包括自调与他调。自调是自我调，他调是外力作用的调。世之自调是自然的调整变化，是不以人的意志为转移的调整。如风、霜、雨、雪、地震、海啸。世之他调是外力的作用，人对自然的改造，对世来说就是他调。自调有他调的成分，他调有自调的因素。世之调的目标是：自然衡定、环境美观，处境美妙，心境优雅。

1. 环境调　环境调是环境对人心境的影响，对事件展开的影响，对事态进展的影响。

2. 条件调　条件调是条件对人、对事的影响。

3. 静态调·动态调　静态有正反，动态有顺逆。静态调，调者、被调者处于静态，在静态下调。由静态调到静态谐调，在静态下调至和谐。静极生动，静态调而生动，动态和谐。

动态调，调者、被调者处于动态，在动态下调。由动态调到动态谐调，在动态下调至和谐。动极生静，动态调而生静，静态和谐。

4. 原状调·变通调　原状调，是保持原状不变，或在不偏离原状基础上的调。原状调，日趋完善，尽善尽美。

变通调，是或直接或间接改变原状的调。变通调，博大丰富，灵活变通。变通调，能主能附，能显能隐，能分能合，能大能小，能强能弱，能多能少，能积极能消极；该主宰能主宰，当依附会依附；需显现则显现，应隐秘必隐秘；要分就分，须合则合；当大则调大，当小则调小；需强

则调强，需弱就调弱；需多就调多，该少就调少；要积极就调积极，要消极就调消极。变通调，据情而变，变则通，调则顺。

5. 世之调○ⅠⅡⅢ

（1）时之调○ⅠⅡⅢ：时之调○，无始无终，没有时间概念，没有时间要求。时之调Ⅰ，一定的时间，确定的时间范围，一个方向的时间；绝对时间。时之调Ⅱ，时间的两端，两个时间，时间的顺逆。时之调Ⅲ，时间的感知、感觉、感受；相对时间；时间的中间，三段时间。

（2）地之调○ⅠⅡⅢ：地之调○，无地，空地，无归类地，不清晰的地界。地之调Ⅰ，固定的，有边界的，一块是一块的地段。地之调Ⅱ，两块地，可左可右的，地之两边，两地之关联。地之调Ⅲ，两地中间，左右之中，两边之中，地之关联。

（3）物之调○ⅠⅡⅢ：物之调○，空气，无物，无生，已灭失。物之调Ⅰ，有物，唯一物，一个物，无边无际。物之调Ⅱ，两个，两个方面，两个极端。物之调Ⅲ，两个之中，两方面之界，两极端之间。

九、世之谐——和顺·和煦

世之谐是宇宙世界的和谐，静物和谐，植物和谐，动物和谐，人类和谐，人与自然和谐。世之谐○ⅠⅡⅢ。时之谐○、时之谐Ⅰ、时之谐Ⅱ、时之谐Ⅲ。地之谐○、地之谐Ⅰ、地之谐Ⅱ、地之谐Ⅲ。物之谐○、物之谐Ⅰ、物之谐Ⅱ、物之谐Ⅲ。

1. 时之谐○ⅠⅡⅢ　时之谐○，无始无终的谐，没有时间概念的谐，没有时间要求的谐。时之谐Ⅰ，Ⅰ定时间的谐，确定时间范围的谐，Ⅰ个方向时间的谐，绝对时间的谐。时之谐Ⅱ，时间Ⅱ端的谐，Ⅱ个时间的谐，时间顺逆的谐。时之谐Ⅲ，时间感知感觉感受的谐，相对时间的谐，时间中间的谐，Ⅲ段时间的谐。

2. 地之谐○ⅠⅡⅢ　地之谐○，无地的谐、空地的谐，无归类地的谐、不清晰地界的谐。地之谐Ⅰ，固定的谐，有边界的谐，Ⅰ块是Ⅰ块地

段的谐。地之谐Ⅱ，Ⅱ块地的谐，可左可右的谐，地之两边的谐，Ⅱ地之关联的谐。地之谐Ⅲ，Ⅱ地中间的谐，左右之中的谐，Ⅱ边之中的谐，地之关联的谐。

3. 物之谐〇ⅠⅡⅢ　物之谐〇，空气的谐，无物的谐，无生的谐，已灭失的谐。物之谐Ⅰ，有物的谐，唯Ⅰ物的谐，Ⅰ个物的谐，无边无际的谐。物之谐Ⅱ，Ⅱ个的谐，Ⅱ个方面的谐，Ⅱ个极端的谐。物之谐Ⅲ，Ⅱ个之中的谐，Ⅱ方面之界的谐，Ⅱ极端之间的谐。

十、世之律——世道

1. **宙律**　宙指古往今来有限的无限时间。宙是有限的，这个限是无限的。宙分为宙间、宙序、宙比。宙律包括宙间律、宙序律、宙比律。宙间、宙序的基本单位是：时间、时序。时也是宙比较固定的单位。时间是宙的简称。广义的时间，包含着宙间、宙序、宙比。宙间律、宙序律、宙比律，称为时间规律、时序规律、时比规律。狭义的时间是时的间隔。泛用的时间是指年、月、日、时、刻、分、秒等。

（1）**宙间律**：宙间是宙的间隔，常用的有时间、日间、月间、年间、元间、世纪。宙间律是宙的间隔规律，常称时间规律，是时间的长短规律。时间长短是对宙间隔历程的通俗描述。"时"是生活中最常用的宙间，因此，通常用"时间"表示宙间，泛指日间、月间、年间，这是广义的"时间"，是一切宙间的统称。真年是地球绕太阳公转一周，1 年 365.2422 日。真月是月球绕地球公转一周，1 个月 29.5306 日。

一日包括白昼和黑夜，一昼夜分为十二个时段：日出、食时、隅中、日中、日昃、晡时、日入、黄昏、人定、夜半、鸡鸣、平旦。广义时间是统称，是指宙所包含的年、月、日、时、分、秒等，所有的时间。狭义时间是时的间隔。地球自转 1 周为 1 日，1 日分为 12 份是时，1 日分为 24 份是小时。时与时之间隔，就是时间。

（2）**宙序律**：宙序表示宙的序列，宙序的排列，多数按照顺序循环，少有逆序，故常称顺序。宙序律是宙的序列规律，常称时序规律，是时间的先后顺序规律。如昨天、今天、明天；上月、这月、下月；去年、今年、明年；过去、现在、将来。常用的宙序有：年序（元序、世纪）、月序、日序、时序。宙序的表示，现代用阿拉伯数字 0123456789 纪序，中国古代用十天干、十二地支、干支相配六十环周纪序，表示年序、月序、日序、时序。年序是年间顺序。年也称年代。有黄帝纪年、公元纪年、干支纪年、生肖纪年（属象纪年）、帝王纪年、年号纪年、配合纪年。世纪 =100 年，年代 =10 年，年份 =1 年。月序是月的顺序。1 月至 12 月一循环。有不同的纪月法。如数字纪月、地支纪月、干支纪月、星座纪月、以季纪月（如春 3 月、夏 2 月、冬 1 月）。日序是日间顺序。有数字纪日、干支纪日、星期纪日、旬纪日。时序是宙序的基本单位。也是人类生活容易掌握的单位。所以，"时序"是宙序的代称，通常所说的时间包含着时序。时序有数字纪时、时段纪时、地支纪时、干支纪时。

（3）**宙比律**：宙比律是宙的时间比例规律。也称时比规律，是时间的按比例换算规律。时时换算是时间与时间的比例关系。如 1 年是 365 天，1 天是 24 小时。宙比是关于宙运行的比例关系，是宙序和宙间的基础。宙比的量度是建立在事物周期性运行的范围之内。宙比测量的精确度，受自然规律的影响，是有限的无限。所以，没有完全精密的宙比测量，宙比的精确度是相对的。比较确定的宙比有：同身宙比、地物宙比、地转宙比、地月宙比、地日宙比。随着人们对宇宙的深入认识，还将出现更多的宙比，如地银宙比、地宇宙比、月地宙比、月日宙比、人地宙比、人月宙比、人日宙比、人银宙比、人宇宙比。

（4）**宙律测算**：宙律测算通常有：放射性同位素、铀、陨石、树木或沉泥。测时是时间的测定。时间是宙间、宙序、宙比的综合体现。常用的有时钟、滴漏、水漏、沙漏、燃一炷香、日晷。已经研究出的最短时间是奇异共振态的寿命 10 ～ 43 秒，大致相当于光通过氢原子核所花的时间，称为普朗克时间。

2. 自然之律

（1）宇宙自然运行规律：世之律是宇宙世界的自然运行规律。宇宙的自然规律是自然现象固有的、本质的联系，表现为某种条件下的不变性。自然规律是不被人为干预，不以人的意志为转移的，客观事物自身运动、变化和发展的内在必然联系。宇宙自然运行规律，包括：空间规律、时间规律、物质变化规律。斗转星移是自然规律。地球自转一周一天、地球绕着太阳公转一周一年，月球绕着地球转，初一月儿尖、十五月儿圆，是自然规律。四季变换，春暖花开、秋凉叶落，青蛙冬眠、动物繁衍，种瓜得瓜、种豆得豆，是自然规律。昼夜更替，明亮黑暗，是自然规律。生长转化、生老病死，也是自然规律。人类虽然不能改变、创造或消灭自然规律，却可以发现、利用、模仿自然现象创造某些规律。牛顿力学、量子力学、广义相对论、红移、兰移、黑洞，都是发现的自然现象和规律。日出而作，日落而息，春生、夏长、秋收、冬藏，都是利用自然规律。温室里的四季蔬菜、无土栽培、无性繁殖，都是模仿自然规律进行的创造。

（2）"无·有·转·化·消·失"律：无生有，有转化，化而消，消而失，失而无。

（3）"点·线·面·体"律：两点成线，三线成面，四面成体。体是大点，面是平点，线是长点。体是粗线，面是宽线，点是短线。体是厚面，线是窄面，点是小面。面是薄体，线是细体，点是微体。

（4）"〇·Ⅰ·Ⅱ·Ⅲ"扩延缩合律：扩延，Ⅰ分为Ⅱ，Ⅱ含Ⅲ。缩合，合Ⅱ为Ⅰ、合Ⅲ为Ⅰ。时之"〇ⅠⅡⅢ"律，地之"〇ⅠⅡⅢ"律，物之"〇ⅠⅡⅢ"律。"〇ⅠⅡⅢ"之时律，"〇ⅠⅡⅢ"之地律，"〇ⅠⅡⅢ"之物律。

（5）"木·火·土·金·水"五行律：木火土金水，"五行"生克乘侮。木生火、火生土、土生金、金生水、水生木。木克土、土克水、水克火、火克金、金克木。木乘土、土乘水、水乘火、火乘金、金乘木。木侮金、金侮火、火侮水、水侮土、土侮木。

（6）植物的"根·干·枝·叶·果"律："根、干、枝、叶、果"分别是一棵树的树根、树干、树枝、树叶、果实。根干枝叶果区分部位、层序、主次，部位有别，层次分明、主次有序、条理清晰。人、自然界、事物，许多都可以用根、干、枝、叶、果来比喻。

（7）自然的"生·长·化·收·藏"律：生而长，长而化，化而收，收而藏，藏（蕴）而生。生——发生，派生、衍生、发展。长——成长，形成、长大、扩充。化——变化，渐变、突变、极变。收——收敛，收缩、内收、聚敛。藏——隐潜，潜藏、归隐。生长，生而至长——由隐渐显、由静渐动。长化收，长而化收——从快减慢、从进渐缓、从扩到收、从张到弛。收藏，收而至藏——由显渐隐、由动渐静。生长化收藏的应用：人之生长化收藏、事之生长化收藏、世之生长化收藏。人"学习、应用、创新、收获、隐藏"。事"开始、进行、转化、收场、总结"。一日"早晨、上午、中午、下午、晚上"。一周"周一、周二、周三、周四、周五、周六、周日"。五季"春、夏、长夏、秋、冬"。五化"生、长、化、收、藏"。

（8）黄金律0.618：黄金律又称黄金分割、神圣分割。是将整体一分为二，较大部分与较小部分之比等于整体与较大部分之比，或长段的平方等于全长与短段的乘积。黄金分割数是无限不循环小数。确切值为（$\sqrt{5}-1$）/2。其比值约为1：0.618或1.618：1，即：长段为全段的0.618。0.618是最具有审美意义、最能引起人美感的比例数字，按此比例设计的造型十分美丽柔和。如绘画、雕塑、音乐、建筑、管理、工程设计等。

黄金分割率具有极强的自然属性，是世界事物运动永恒的转折点，只有在这里转折，事物的运动才会和谐，才会持续。它是作用在人们深层潜意识里的客观规律。

3. 社会之律　社会是人类活动的世界。社会之律，是人类感知并总结的人类活动规律，包括历史规律、国运规律、处世规律、交往规律、个人活动规律、心境之律。历史规律，如分久必合，合久必分。国运规律，如盛久必衰，衰久必盛。

处世规律，如魔高一尺，道高一丈；以柔克刚；以毒攻毒。交往规律，如介入、启迪、临界、跨界、离崩；人敬我一尺、我敬人一丈；后退一步路自宽。个人活动规律，如昼行夜宿。心境之律，如乐极生悲等。

4.律条 律条是根据人类社会需要制定的条文。律条是成熟律的条文。律条是律之精神的具体体现。如法律条文。

（1）约束的律条

①法律：法律是国家制定的，约束一定范围公民行为的条文，具有严厉的惩罚性。法所规定的律条，触犯者轻则处罚，重则监禁，甚至处以极刑。宪法、民法、刑法、诉讼法是国家制定的法律。条约、协约、协定是国际签定的共同遵守的法律。宪法是国家的根本大法。实体法是实际执行的法律。如民法、刑法、合同法、婚姻法、公司法、著作权法等。程序法是规定行使具体实体法所要遵循的程序。如民事诉讼法、行政诉讼法、刑事诉讼法、宪法诉讼法。程序法还包括：仲裁法、监狱法、律师法等。

②条例：条例是由国家制定或批准的规定某些事项的法律文件，如安全条例。条例也指团体制定的章程，如组织条例。

③纪律：纪律是在一定社会条件下形成的、为维护集体利益并保证工作进行而要求成员必须遵守的条文。纪律是统一众人行为的规定。纪律具有惩罚性质，纪律是通过施加外来约束纠正行为的手段，纪律是对自身行为的内在约束和自律。

（2）签定的律条

①条约：条约是指国家和国家签订的有关政治、军事、经济或文化等方面的权利和义务的文书。广义上，条约是指两个或两个以上国家之间，或国家组成的国际组织之间，或国家与国际组织之间，共同议定的在政治、经济、科技、文化、军事等方面，按照国际法规定它们相互间权利和义务关系的国际法律文件的总称，包括条约、专约、公约、协定、议定书、换文以及宪章、规约等。狭义上，条约是指具体名称定为条约的国际法律文件，往往是国家间议定的政治性的、最重要的、规定根本关系的文件，其缔结和生效的形式及程序比较隆重，一般需经批准和交换或交存批准书，签字人级别比较高，有效期比较长。

②协定：协定是国家间或国际组织间为解决专门和临时性问题而签订的契约性的条约。有文化交流协定、贸易协定、停战协定等。一般时效性较短。协定缔结的手续较简便，除必须经过一定部门批准外，一般签字后即可生效。

③协议：协议是指两个或两个以上实体为了开展某项活动，经过协商后达成的一致意见。协议在法律上是合同的同义词。只要协议对买卖合同双方的权利和义务做出明确、具体和肯定的约定，即使书面文件上被冠以"协议"或"协议书"的名称，一经双方签署确定，即与合同一样对买卖双方具有约束力。

④契约：契约是双方共同协议订立的有关买卖、抵押、租赁等关系的文书。

⑤合同：合同是当事人或当事双方之间为了确定各自的权利和义务而设立、变更、终止民事关系的条文。依法成立的合同，受法律保护。广义合同指所有法律部门中确定权利、义务关系的协议。狭义合同指一切民事合同。最狭义合同仅指民事合同中的债权合同。

⑥约定：约定是商量并确定，和某人许下诺言在一定的时间去实现。

⑦约会：约会是预约会面，预先约定时间地点会面。例如，一般人的预约会面；男女谈恋爱的约会。

（3）遵守的律条

①规章：规章是为执行法律、法规，或具体行政管理事项而制定的规范性文件。行政规章是指国家规章和地方规章。行政规章常用规定、办法、细则等文种。组织规章是指对一个组织或团体的性质、宗旨、任务、组织原则、成员及其权利义务、机构及职权、活动及纪律等做出系统规定的规章。组织规章的常用文种是章程。业务规章是指对专项业务的性质、内容、范围及其运作规范等做出系统规定的规章。业务规章的常用文种为章程。一般规章是为实施管理、规范工作和

活动，在其职权内制发的规章。就是通常所说的规章制度。一般规章的常用文种有规定、办法、准则、细则、制度、规程、守则、规则等。

②规范：规范是衡量事物准则的范例。规范是群体确立的行为标准。可以由组织正式规定，也可以是非正式形成。规范是因为无法形成精准的定量标准，而对于某一工程作业或者行为进行定性的信息规定。所以，规范是定性的衡量。

③规则：规则是衡量事物的准则。规则一般由群众共同制定或由代表人统一制定并通过公认，由群体里所有成员一起遵守的条例和章程。规则可以是由书面形式规定的成文条例；也可以是约定俗成流传下来的不成文规定。更多的时候，规则是因为得到每个社会公民承认和遵守而存在的。

④规定：规定是预先制定规则，以作为行为的标准。广义的规定泛指对某一事物做出关于方式、方法或数量、质量的决定。如规范、规则、规程、公约、章程、制度都可属于规定。狭义的规定仅指具体确定的条文内容。

⑤规矩：规是校正圆形的工具，矩是校正方形的工具，多用来比喻标准法度。

（4）操作的律条

①制度：制度是根据工作性质制订的。制度是办事规程或行动准则。制度要求大家共同遵守。

②职责：职责是职务责任。职责是根据岗位制定的。

③规程：规程是将工作程序贯穿一定的标准、要求和规定。规程，简单说就是"规则＋流程"。规则是工作的要求、规定、标准和制度等。流程是为实现特定目标而采取的一系列前后相继的行动组合，也即多个活动组成的工作程序。如学习规程、技术规程、操作规程。

（5）程序：程序是按照纲目的主次和顺序的先后，设置的实现方案；程序是为进行某活动或过程所规定的途径；程序是为实现特定目标或解决特定问题而编写的条文。程序是位的前后序列、时的先后序列。程序是管理方式的一种，是做好细节，能够发挥出协调高效作用的工具。程序是

对秩序的维持。程序按部就班，按照一定的步骤、顺序进行。任何人做任何事，都需要一定的程序。

①主次先后：程序主次有先后。先主后次，主要的在先，次要的在后。强调主要，附带次要。先次后主，次要的在先，主要的在后。层层递进，最后重出。

②轻重先后：程序轻重有先后。先轻后重，轻的在先，重的在后。分量轻的在先，分量重的在后。先重后轻，重的在先，轻的在后。分量重的在先，分量轻的在后。

③远近先后：程序远近有先后。先远后近，远的在先，近的在后。关系远的、疏远的、路途远的在先；关系近的、亲近的、路途近的在后。先近后远，近的在先，远的在后。关系近的、亲近的、路途近的在先；关系远的、疏远的、路途远的在后。

5. 形态律

（1）"点·线·面·体"形律：点线面体包括有无、大小、虚实、直曲、有限无限的不同。○虚点，Ⅰ实点，Ⅱ点Ⅰ线，Ⅱ线Ⅰ虚面，Ⅲ线Ⅰ实面，四面Ⅰ体。"点、线、面、体"之位的适否，是度的伸缩变化。点和线、线和面、面和体、体和点，都是度的伸缩变化。点连成线，线围成面，面合成体，体是大点。

①点：无点·有点，无点是没有点；无点是心中酝酿的点。有点是点出来的点，有点是实物点。小点·大点，小点，上、中、下、前、后、左、右。大点，上中下·前后·左右。虚点·实点，虚点是虚拟的点，虚点可以变实。实点是实在的点，实点可以变虚。有限点·无限点，点有限，点的大小无限。

②线：无线·有线，无线是没有线，无线是心中酝酿的线。有线是画出来的线，有线是实物线。竖线·射线·横线，竖线（垂线）——上-中-下。射线——前-中-后。横线——左-中-右。虚线·实线，直虚线、曲虚线。直实线、曲实线。有限线·无限线，线有限，线的缩短和延伸无限。线段是有限线，射线是一端有限另一端无限，直线是两端无限。

③面：无面·有面，无面是没有面，无面是心中酝酿的面。有面是画出来的面，有面是实物面。虚面，正虚面、曲虚面。网面，正网面、曲网面。实面，正实面、曲实面。面包括三角、方框、圆，以及从三角、方框到五角、六角，直到圆的演变过程。平面·侧面·正面，平面——前后·左右；侧面——前后·上下；正面——左右·上下。虚面·网面·实面，直虚面、曲虚面；直网面、曲网面；直实面、曲实面。有限面·无限面，三线三角，三角是最简单的面，也是形成面积最小的图形，一个面至少有三条边。四线方框，四边方框是最常见的面，面的变化多是在方框基础上的变化。在方框基础上，边越多越近似于圆。圆的单位面积最大。一个面至少有三条边，一个面的边多无限，边越多，越接近于圆。三角形面积最小。圆面积最大。形成最大圆面的边无限。面可以无限缩小，也可以无限扩大。

④体：无体·有体，无体是没有体，无体是心中酝酿的体。有体是画出来的体，有体是实物体。最简单的体是四面三棱锥，最常用的是四面方体，多面近似球体，曲面成球。体都是从三棱锥、立方体，到球的演变过程。长·宽·高，"长、宽、高"是"前后·左右·上下"。长——前后；宽——左右；高——上下。虚体·网体·实体，正虚体、曲虚体；正网体、曲网体；正实体、曲实体。有限体·无限体，体有限，体的缩小和扩大无限。形成最小体的面有限，即四面；形成最大球体的边无限，球体所能分出的边也无限。一个体至少有四个面，一个体的面多无限，面越多，越接近于球体。

（2）"气·液·固"态律：流动的气体，动态液体，稳定或静止的固体。气液固态有显性的、隐性的、量轻的、量重的、有序的、无序的。气态、液态、固态相互转化。气态转液态，液态转固态，固态转气态。固态转液态，液态转气态，气态转固态。气凝成液，液化为气。气聚成固，固化为气。液凝成固，固化为液。

①气态变液态：气态变液态叫液化。液化放热。气态通过降温或加压变为液态。熔沸点很低的气体，降温很难变为液态，所以实际应用中常通过加压使气态变为液态。

②气态变固态：气态变固态叫凝华。凝华放热。凝华时释放的热量称为凝华热，数值上等于同温度下的升华热。蒸气分子结晶形成固体。

③液态变固态：从液态变为固态，叫凝固。凝固时放热。原因是固体的分子都在平衡位置附近振动，固体中的原子不能随意改变相互之间的位置，而液体的分子可以随意改变相互之间的位置，这说明液体的分子的动能比同一种物质的固态的大。而分子的动能的大小改变来源于与外界的热能的交换，当物体向外界放热时，分子动能减小，就会从液体变成固体。如果物体不是在熔点（凝固点）与外界交换热能，则表现为物体本身温度的变化。

④液态变气态：液态变气态叫气化。气化吸热。液态通过蒸发或沸腾变为气态。

⑤固态变气态：固态变气态叫升华。升华吸热。升华热，升华的分子直接从点阵结构脱出变成气态分子，需要吸热（升华潜热简称升华热）。升华热等于同种晶体的熔解热与汽化热之和。升华热随温度的升高而减少。饱和蒸气压，升华与凝华同时存在，当两者达到动态平衡时，固、气两相平衡共存，此时固体外的蒸气压称为饱和蒸气压。它是固、气相的分界线。常温常压升华，在常温常压下，物质由固态直接转变为气态。碘化钾、硫、磷、干冰和樟脑等都有明显的升华现象，冰点以下的冰也能升华。真空升华，由于升华与固体蒸气压和外压的相对大小有关，降低外压可以降低升华温度，在常压下不能升华或升华很慢的物质可以采用真空升华。真空升华还可防止被升华的物质因温度过高而分解或在升华时被氧化。金属镁和钐、三氯化钛、苯甲酸、糖精等都可用此法提纯。低温低压升华，低温低压升华，即将温度和压力维持在升华物质的三相点以下，使它在很低的压力（几毫米汞柱）下升华。此法操作简单，产品纯度很高。如很难用一般方法提纯成高纯试剂的过氧化氢，用此法提纯，一次即可将钴、铬、铜、铁、锰、镍等杂质从1000ng/

ml 降至 0.4 ～ 2ng/ml。

⑥固态变液态：从固态变为液态，叫溶化。溶化时吸热。当物体从外界吸热时，分子的动能变大，物体就会从固体变成液体。

（3）"形·精·气·神"变化律：形精气神相互转化。

①精成形，形摄精：形是由精构成，精依靠形的固摄。

②气运形，形藏气：形的运动得益于气的助推，气归藏于形体之内。

③神驭形，形托神：形的活生须由神的驭领，神寄托于形体之中。

④气行精，精生气：精的运行靠气的推动，气以精为原料而化生。

⑤神摄精，精蓄神：精得益于神的统摄而不离散，神蓄藏于精中而发挥。

⑥神引气，气纳神：气的运行靠神的引导，神的运用归纳于气之中。

⑦高级状态：高级状态是对低级状态的感悟和升华。

⑧中级状态：中级状态是大众化追求的状态。

⑨低级状态：低级状态是最原始朴素的状态。

6. 性质律 性质律非此即彼，相互转化。性质律有"优·中·劣""好·中·差""软·中·硬""柔·中·刚""弱·中·强"。

7. 生态律

（1）动物律——生·长·壮·老·已：动物的出生、成长、壮年、老年、已了。

（2）植物律——生·长·化·收·藏：植物的春生、夏长、秋收、冬藏。生而长，长而化，化而收，收而藏，藏（蕴）而生。生——发生。派生、衍生、发展。长——成长。形成、长大、扩充。化——变化。渐变、突变、极变。收——收敛。收缩、内收、聚敛。藏——隐潜。潜藏、归隐。生长，生而至长——由隐渐显、由静渐动。长化收，长而化收——从快减慢、从进渐缓、从扩到收、从张到弛。收藏，收而至藏——由显渐隐、由动渐静。生长化收藏的应用：人之生长化收藏、事之生长化收藏、世之生长化收藏。人"学

习、应用、创新、收获、隐藏"。事"开始、进行、转化、收场、总结"。一日"早晨、上午、中午、下午、晚上"。一周"周一、周二、周三、周四、周五、周六、周日"。五季"春、夏、长夏、秋、冬"。五化"生、长、化、收、藏"。

8. 光色律

（1）七色阳光——赤·橙·黄·绿·蓝·靛·紫：粗看上去无色的阳光，实际上是含有"赤橙黄绿蓝靛紫"七色的综合光。

（2）色光三原色——红·绿·蓝（RGB）：原色，又称为基色、第一次色。由于人类肉眼有三种不同颜色的感光体，因此所见的色彩空间通常可以由三种基本色光所表达，这三种色光是红、绿、蓝，被称为三原色光。三原色的波长为：红 700nm，绿 54（6）1nm，蓝 43（5）8nm。人的眼睛能够分辨的各种色彩都是由一定比例的红、绿、蓝三原色光组合形成的。如电视机上的基色就是红、绿、蓝。原色的色纯度最高，最纯净、最鲜艳。三原色光可以调配出绝大多数色彩，而其他颜色不能调配出三原色。所以，三原色光，又称为加色法三原色。三原色光的混合，亦称为加色混合，两种色光混合后，光度高于两色各自原来的光度，合色愈多，被增强的光线愈多，就愈近于白。红、绿、蓝三种光以相同的比例混合、且达到一定的强度，就呈现白色光。若三种光的强度均为零，就是黑色（黑暗）。

（3）颜料三原色——黄·品红·青：颜料三原色是指三原颜料或染料，又称为减色法三原色。颜料（染料）三原色是黄、品红、青。品红又叫洋红或红紫。黄、品红、青三种染料能分别吸收红光、绿光、蓝光三原色光，控制三原色光的比例，所以，用黄、品红、青三种染料以一定比例组成的染料三基色数式，既能表示光源的光谱成分，又能概括物体的吸收特性，描述物体的色彩，客观地表现光源、物体与色彩的关系。

颜料三原色的混合，亦称为减色混合，是光线的减少，两色混合后，光度低于两色各自原来的光度，合色愈多，被吸收的光线愈多，就愈近于黑。所以，调配次数越多，纯度越差，越是失

去它的单纯性和鲜明性。

彩色印刷的油墨调配、彩色照片的原理、彩色打印机，都是以黄、品红、青为三原色。

（4）美术三原色——红·黄·蓝：颜料三原色黄、品红、青是科学上精确的三原色。不符合人的实际色彩感受，不符合实际使用。所以，美术教科书讲的是绘画颜料的使用，色彩调色是品红、黄、蓝为三原色。在美术实践应用中，品红、黄、蓝为人们加入了感觉实际，是实际上的三原色。美术色彩色光三原色——加色法原理：橙·绿·紫；美术色彩颜料三原色——减色法原理：红·黄·蓝。美术色彩三原色组成的六色体系：红黄蓝、橙绿紫，给人以实际色彩感受，符合客观实际。

（5）生活颜色——青·赤·黄·白·黑："青、赤、黄、白、黑"代表生活中的五类颜色。

（6）拼色规律：拼色所采用的染料、色别、种类越少越好。

①二次色＝原色＋原色：原色与原色相混合可以得到二次色。二次色是橙、绿、紫。

②三次色＝原色＋二次色：三次色是由原色和二次色混合而成的颜色。在色相环中处于原色和二次色之间。三次色是红灰、黄灰、蓝灰。

③四次色＝原色＋三次色：一种原色加一种三次色拼。一般不允许用全部是三次色的染料来拼色。

④注意事项：拼色是一项比较复杂而细致的工作，在拼色时要注意以下几点。同类同法拼，拼色用的染料要属于同一类型，便于使用同一方法进行染色。性能相似拼，拼色用染料的性能要相似。如染色温度、亲和力、扩散率、坚牢度等都要相似，否则会形成色差或洗涤后不同程度的褪色现象。拼色不超三种，拼色染料的种数要尽量少。一般以三种以下拼混较好，便于控制色光，稳定色光和减少色差。

9.声音律

（1）音符：用来记录不同长短的音进行符号排列组合形成声音律。

（2）音律：律是乐音高低的标准：把声音分为六律（阳律）和六品（阴律），合称"十二律"。

律吕是古代用竹管制成的校正乐律的器具，以管的长短来确定音的不同高度，从低音管算起，成奇数的六个管称"律"；成偶数的六个管称"吕"。律吕作为音律的统称。音律有旋律和韵律。

（3）韵律：韵律是声韵和节律，指诗词中的平仄格式和押韵规则，引申为音响的节奏规律。音律、音响、音色、音质、音韵。韵律指某些物体运动的均匀的节律。韵律是有音韵的旋律。韵律到位、适度、谐调，是律的最佳状态。

（4）旋律：旋律亦称曲调，是音乐的基本要素，是经过艺术构思而形成的若干乐音的有组织、有节奏的和谐运动。它建立在一定的调式和节拍基础上，按一定音高、时值和音量构成的、具有逻辑因素的单声部进行的。旋律用以比喻主导的律。主旋律是具有主宰的、核心的律。

十一、世之韵——怡然

世之韵，宇宙之韵、自然之韵、时间之韵、空间之韵、环境之韵、社会之韵、心境之韵。形态韵、性质韵、色泽韵、声韵。神韵、谐韵、和韵、美韵、道韵。

1.宇宙世界之韵 世之韵是宇宙世界的韵味。韵味是被动植物呈现出来的。韵味是被人类品尝出来的。植物在有韵的宇宙时空生长得枝繁叶茂。动物在有韵的宇宙时空生长得光泽滋润。人类在有韵的宇宙时空中、在有韵的社会中、在有韵的团体中、在有韵的工作中、在有韵的家庭中、在有韵的兴趣爱好中，生活得幸福快乐。

2.世之韵〇ⅠⅡⅢ 世之韵〇，无道、皆道。世之韵Ⅰ，"一"，一条道。世之韵Ⅱ，"⊔"，两条道。世之韵Ⅲ，"⊔"，Ⅲ条道。"廿"多条道，形成面。"世"，立体交叉的世界。时之韵〇、时之韵Ⅰ、时之韵Ⅱ、时之韵Ⅲ。地之韵〇、地之韵Ⅰ、地之韵Ⅱ、地之韵Ⅲ。物之韵〇、物之韵Ⅰ、物之韵Ⅱ、物之韵Ⅲ。

3.自然之韵 自然之韵是天然的韵。自然界的形状、质地、色彩、声响、音乐、神奇诸般景致，皆有趣韵，使人乐在其中。艳阳高照，享受阳光明媚。细雨蒙蒙，享受雨露滋润。大雨浇注，品享自然沐浴。雷鸣电闪，品味声光交汇。狂风大作，品觉飙举电至。白雪皑皑，品韵洁净清丽。

4.形韵　形韵是点、线、面、体所表现出的形状之韵。形状流畅之韵，或长或扁，或方或圆，形状流畅。如玻璃、瓷器、珍珠、玛瑙。形状奇特之韵，不长不扁，不方不圆，形状稀奇、特别。如根雕。形状怪异之韵，不同寻常，形状奇怪、异常荒诞。形态丰满之韵。形状瘦小之韵。

5.态韵　固态稳定之韵、气态流动之韵、液态变化之韵。动态匀速节律之韵。

6.性韵　温和之韵，凉爽之韵，柔软之韵，坚韧之韵，弹动之韵，强硬之韵。

7.质韵　圆之韵、润之韵、滑之韵、细腻之韵、流畅之韵、舒适之韵。

8.色韵　颜色适宜之韵，赤之韵，橙之韵，黄之韵，绿之韵，青之韵，蓝之韵，紫之韵。

9.泽韵　光泽滋润之韵，光之韵，亮之韵，匀之韵，艳之韵。

10.声韵　声之韵、音之韵，声音悠扬甜润之韵。

11.神韵　自然的奇特传神之韵。人的神采奕奕、楚楚动人之韵，气魄非凡之韵，斗志昂扬之韵，意味深长之韵。

12.谐韵　谐和，谐调，谐趣，有愉悦之韵。

13.和韵　和声、和音、和颜悦色，有轻松之韵。

14.美韵　美的感觉，美的欣赏，美的交往，使人舒心，有享受之韵。

15.道韵　道使人清晰，路线清楚，方向明确，有透彻之韵。

十二、世之人——权势

世之人是环境中人。人Ⅰ世，是人的Ⅰ世。Ⅰ个人的Ⅰ世，人类的Ⅰ世。世之人是地球人。外星人应该和地球人有较大的、本质的差别。地球人首先是自然人，自然人是亲缘的家人，自然人在群体中社会化为社会人，作为社会人为了一定事业形成团体人。组织的拟人化叫作法人。世中之人是居世生活、与世相关之人，包括：自然人、家人、团体人、社会人、法人。自然人与法

人对称，与社会人相对。

十三、世之事——世事

世之事是世界的一切事情。人世间的一切事情都是世之事。如自然界之事、社会之事、众人之事、个人之事。自然界之事，风、霜、雨、雪、雷电、地震、海啸。自然界的生、长、转、化、灭、失。社会之事，如法，法是团体的，共同遵守的条款，法主要是遵守不遵守的问题，当然也存在信不信的问题。

十四、世之世——居处

世之世是宇宙世界大时空中的小时空，是人类生活的时间空间。是环境中的处境，是处境中的心境。

1.世〇·天Ⅰ·地Ⅱ·中Ⅲ　世〇，天Ⅰ，地Ⅱ，中Ⅲ。〇生Ⅰ，Ⅰ生Ⅱ，Ⅱ生Ⅲ。天中4，地中5。天地中之数6。世是空境，故为〇；天一统，故为Ⅰ；地分水土，故为Ⅱ；中有人事，故为Ⅲ。

2.现实之世·虚拟之世　现实之世是我们所居住的实实在在的世界。虚拟之世是设想、虚拟出来的世界。世是人事物的基础，任何人事物都以环境空间条件为基础。没有这个基础，世界将空空如也。

3.环境·处境·心境　自然环境、社会环境、人文环境、家庭环境。人事的处境，人的心境。自然环境是宇宙天地。自然的、社会的、人文的环境直接影响着人的处境和心境。处境是境遇、境地。处境是所处的自然环境、社会环境、人文环境，具体的空间、时间的境遇、境地。处境有一定的立场、观点、路线。处境影响心境。心境是心态境况、心情、心绪、内心世界。心境影响处境。

4.境界·境况　境界是一个人心目中境的界域。境界影响心境。境况是具体事件的环境、处境状况。境况影响心境。境界往往从小事反映出来。

5.世之形·状·态　形状、形态、状态。

（1）形：世之形，点、线、面、体。直，直线、平面。曲，弧线、曲面、球体。折，折线（角）、折面（棱）。

直折，直线折正角，三角形、四边形、多边形；平面折直棱。曲折，弧线折线、曲面折面、球体折体。圆，圆圈，圆线成圆面；球，曲面成球；圆柱，圆体拉长如柱是圆柱；圆椎，顶尖底圆是圆椎。植物形，动物形，人形。

（2）状：世之状，规则、不规则。点状、线状、面状、体状。状况，世状况，自然状况、环境状况、社会状况、人文状况、现实状况、物状况。事状况，情况。人状况，相貌、样子。

（3）态：态，动态，顺逆；静态，正反。世之态，固态、液态、气态。事态，事情发生发展的状态。人态，形态，态度。

（4）形状态同：形状态相同。如大方固，都是大形、方状、固态。

（5）形同状异：形同状异。如大方大圆，形相同，都是大；状方与圆有异。

（6）形异状同：形异状同。如大方小方，形大小，有异；状均是方，相同。

（7）形状态异：形状态异。如大方小圆，形大小有异，状方圆有异。

6. 界·景　自然界、世界、境界。景象、景物、景观。

7. 入世·避世·下世

（1）入世：入世，是指常人在俗世的修炼。入世修行隐于市是中隐，居于高官隐于朝是大隐。

（2）避世：避世是避开社会世事，到寺院、庙宇、庵中生活修行，这就是避世生活，避世修行。避世修行隐于野是小隐。也可以说是对社会的一种躲避，为什么躲避？是因为不适应，难以理解，难以处理，无法相处，也不愿面对，寻找世外桃源，独立生存，逃避了之。避世不是积极的人生态度，是消极的逃避。避世的修行只是限于健身康体，而难以树立正确的人生观、社会观、世界观，难以享受世界的千姿百态、社会的五彩缤纷给人带来的韵趣和愉悦。

（3）下世：下世就是离开这个人世。离开这个世界，往哪里去，是来世讨论的问题。人们关注的是下世时的场景，就是死法，用什么方式死。俗称为"下场"。人们把下场的好与坏，作为评判这个人在世善恶的依据之一，或者作为期望之一。

后记　手札三则

手札一：感觉的谐调

2018年戊戌狗年之始，正值冬末春初，清晨我从熟睡中醒来，在似醒非醒之时，稍觉凉意。由于睡而未醒，醒而仍睡，所以，头脑中只是有一个念头而没有行动。醒来并不影响休息的舒适度。关于"感觉"的话题，却使我思绪万千。

感觉本来是先天本能，从胎儿开始便已具有，包括听觉和触觉，这就是胎教倍受推崇的基础。随着出生后对外界的适应性增强，感觉也在悄然发生着变化。一方面随着体力、智力的逐渐成熟，感觉也成熟了；而另一方面，对于外界刺激的影响，感觉对一些刺激敏感了，而对另一些刺激迟钝了；还有第三方面，就是随着阅历和知识的不断增加，自己的一些体验、别人的一些做法、传统的一些观念，以及自己的猎奇心理，都在影响着感觉的真实性反映和表达。

本能地感觉到了凉意，凉的程度是否在可适应的范围？凉的幅度达没达到可忍受的极限？也就是说，需不需要加被？如果加被子，是加薄的还是厚的？是加了被子感觉更舒适，还是不加被子增加一次耐凉锻炼的机会？这种凉意，是先天本能的感觉，还是后天影响的结果？气候的因素有多大？锻炼的成分有多少？当然，因为这是在睡中渐醒渐觉，不存在人为习惯、观念意识、受情绪及他人影响的成分。那么，如果在熟睡中，这种凉意的感觉会不会有？是感觉稍微凉，还是感觉比较凉？完全醒来会不会有这种轻微的凉意？是感觉稍微凉，还是更凉些？实际上，随着醒来，凉意已渐淡渐消。那么这种凉意淡消的感觉，是醒来对微感觉的掩饰，是身体的抗寒力的作用，还是天亮了气温回升了呢？

遇到同一种感觉，是更该锻炼耐寒能力呢，还是更该保暖以保持舒适度呢？锻炼耐寒能力的界限在哪里？如果一直锻炼，就是一直在寒冷中度过。保暖的舒适，可能会形成依赖，越保暖越需要暖，越穿越厚、越盖越厚，越厚反而越感觉凉，因为保暖抑制了对寒凉的耐受性，增加了对衣被保暖的依赖性。

以"感觉"为例，涉及谐调学所涵盖的所有内容。胎孕时对外界环境温凉的感觉是"〇"。出生后对于感觉只有一种选择，感觉到的是本真的；成人后，很多人是非此即彼的，从一个方面去感觉，这就是"感觉"之"Ⅰ"。婴孩随着年龄的增长，逐渐有意无意地有了对感觉的选择和对待，是倾向并选择顺向地对感觉的保护性维持，还是倾向并选择逆向地对感觉的耐受性锻炼或寻求刺激呢？人们也常从两个方面去感觉同一问题。这就是"感觉"之"Ⅱ"。

对于寒凉的感觉会受身体状况、性格、情绪、动静、环境、工作状态、生活情况、人事原因的影响，有一阵子没一阵子地，时而顺向维持，时而又逆向锻炼，还有在对感觉的感受和思考中有了新的感悟和启发，形成了新的思想和认知。这就是"感觉"之"Ⅲ"。

每个人都有自己的角色定位，有自己感觉的角度位置，有的感觉相同，有的感觉不完全相同，有的感觉完全不同。这就是"感觉"之"位"。

感觉到的凉意有程度、有限度，改变凉意有分寸、有火候。无论是保暖性舒适，还是耐受性锻炼，或寻求一种刺激，跨越幅度、超出限度，太过了不行，从凉至温到热，从凉达寒到冷，轻则无益，重则有害；当然，不及也不行，想要做出改变，却没有达到应有的作用效果，就毫无意义。当然这个度，与人的因素、事的因素、环境的因素、处境的因素等许多因素有关。这就是"感觉"之"度"。

感觉到的凉意，有适合不适合、适宜不适宜、适应不适应。在什么时候、什么地点、什么环境下、什么条件下、什么样的人、人在什么样的身体和精神状态下，感觉都是不同的。只有适合、适宜、适应当下的感觉才是舒适的、有意义的。否则，要么是彼时彼地，要么是他人的感觉，那都不是自己此时此刻的适。适是有条件、有时机的。这就是"感觉"之"适"。

感觉是需要调的，心情的调、心理的调、环境的调、处境的调、事件的调、时间的调、地域的调。自然在调，因为时间在变，事件进程在变，人心在变；自动在调，因为人在动静中随机变化着；自主在调，因为人要改变现状，维持也只是大尺度大范围的不变，而小尺度小范围一定是在随时变化之中；不自主在调，因为自己的知识和惯性思维，自觉不自觉地会影响到自己的观念和行为，他人的行为或多或少地在不断影响着自己的观念和行为；被动地在调，他人的干预，不由自主，而由他主，自己只能被动接受被改变。这就是"感觉"之"调"。

感觉，无论是有意的还是无意的，总是朝着"和谐"的方向走着，即便是锻炼，也是以牺牲暂时的不谐，向着更大的和谐迈步，大的和谐观建立起来了，小的不谐就微不足道了。感觉，其实就是身心和谐，人与人和谐，人与自然和谐，人与事件和谐的一种。感觉是通过感应觉知到的，这个过程就是和谐的过程。否则，如果没有和谐，或者就没有感到，或者感到了而没有觉察觉知。这里所说的谐，是更大幅度、更大包容范围内的谐，因为谐的程度是无止境的，理想化的谐、真正的谐，是如惯性定律所描写的真空状态，而那是在生活中所无法企及的。所以，谐也是有度的，这个度是可以无限拓展的。这就是"感觉"之"谐"。

感觉是有规律的、有道的。每个人的感觉虽然不同，一个人不同时间、不同地点、不同环境、不同心态下的感觉也是不同的，但是"感觉"都是对外界影响或刺激做出的感受和觉知，先是感

到，再是思考判断利害，对待利害的判断，做出顺向享受或逆向锻炼的选择，通过实践检验，坚持或调整选择，并为以后的思考、判断、选择、对待积累经验，以期以后对"感觉"做出的反应更准确、更及时、更有效。对感觉有显性的可遵循的律，有隐性的难以遵循的律。感觉显性的或潜在的规律，时时都在左右着人们的观念和行为。这就是"感觉"之"律"。

感觉是一种韵味，人们生活在感觉的处境中，人人时时处处事事都在感觉中生活着，体验感觉的趣味、享受感觉的韵趣。清晨凉意带来的不仅是温凉问题，而且是创造舒适条件还是接受锻炼的判断问题；不仅是解决享受或经受锻炼的问题，而且是思考人生的问题；不仅是思考自己将何以选择与对待的问题，而且是把一个微不足道的、每个人时时处处都在发生着的小小感觉，上升到谐调学这门学科中去研究探讨的问题。连冬末的清晨凉意吹拂到初春的晨曦美梦之瞬，都能用谐调学加以千言解读，还有什么自然现象、人性人心、简繁事况，不能得到谐调的品韵呢？这就是"感觉"之"韵"。

感觉是人的感受觉知，人是生活的主导，站在人的视野去看自然、看世界、看事态、看社会、看人际、看别人、看自己。人生活的全部价值和意义，都在感觉之中淡化、强化或升华。人生的全过程，就是拿起和放下的选择和对待。面对感觉，该拿的要拿得起，该放的要放得下。而决定拿起或放下的一瞬间，有着谐调学所罗列的全部内涵和对这些内涵消化吸收融入的结果在起催化作用。有些事是可以深思熟虑再做决定的，所谓的"谨慎从事""小心无大错""不要急于下结论""人无远虑必有近忧"；有些时候有些事容不得良久思考，所谓"机会稍纵即逝""抓住机会""快速反应""先下手为强""机不可失时不再来"；而更多的细节是必然立即马上快速做出反应的，所谓"惯性思维""下意识动作"在起作用，自觉不自觉、思考不思考，就在感觉之后，甚至感觉之时，做出选择。甚至连想都没想就直接反应，就像飞尘入目，迅速眨眼闭挡一样。这种思考和

判断，已经融入到下意识里在起作用。所以，感觉之于人，判断之于心，选择之于应，对待之于行，反应之于事，是一个人思想境界的体现，是人生观、事态观、世界观在起显著的或潜在的作用。从一个感觉的泛起和对一个感觉的处理，集中体现着一个人的素质水平和思想境界。但凡高素质高水平高境界的智者，都是角度和维度的立足点低平和着眼点高远，能从自然的高度、人性的深度、事况的进度、时间的幅度、空间的广度去谐调。这就是"感觉"之"人"。

感觉是人对事的感受觉知，没有具体的事，就没有感觉的泛起。而在每个人眼中，事的大小、轻重、急缓、好坏都是不一样的。这就出现了，对同一事，每个人的反应不同，对不同的事，不同人的反应可能相同。事虽然繁简不一、深浅有别、长短各异、变化多端，但是已经发生的事则是固定的，就针对已经发生的事实、事件、事态、事况而言，不同的人的感觉是不一样的，是人心的感觉造成了事的千差万别。这就有了"世间本无事，庸人自扰之"的无事找事、无事生非；有了对事的兴趣与否的选择，把不感兴趣的事，大事化小、小事化了；对感兴趣的事，添枝加叶加以放大、充实、丰满，使其更有趣味；还可以迎合人们的审美观、击中人们的幽趣心，编造故事、创新说辞，构思形象动态，用说、写、演等各种各样的方式表达展现，以博得欢声笑语，使自我和悦，人际和气，家庭和睦，团队和衷，社会和谐。这就是"感觉"之"事"。

感觉是在世境中呈现和反映的，时间、空间、事物，环境、处境、心境等，都是构成感觉的素材、心因和动孔。时空事物境况的瞬时变化，加上人心的瞬间变化，会带来"感觉"对于人们的千变万化，激起"感觉"在人们心中的千差万别。所谓的缘分、机缘巧合、心有灵犀一点通，都是在瞬间发生的。机会永远是为有准备的人准备着的，你所想要的宇宙早就有了答案，只是具备不具备，达到没达到"物以类聚"那个聚合，"人以群分"那个分别，"同气相求"那个缘求，"异性相吸"那个吸的条件。这就是"感觉"之"世"。

"感觉"贯穿涉及了谐调学的所有内容。感觉是世境的体现，是事的发端，是人的心映，从无到有，从○到Ⅰ，Ⅰ分为Ⅱ，Ⅱ隐含Ⅲ，Ⅲ化生无限，有位、有度、有适，有调、有谐、有律、有韵，这是整个谐调学的思想体现。

这篇几千字的"感觉"是2018年2月25日清晨对睡中凉意的一种感觉，醒来坐于电脑前，顾不上早餐，一口气写了三个多小时而成就的。笔者在谐调学付梓前夕，在书稿之末，写出这样的感觉，就是想告诉人们：对"感觉"的解读是这样，对人世间任何人事世境都是这样的，自然现象、生活事件、人心琢磨的点点滴滴，都能从谐调学角度进行分析与整合、启发与感悟。

手札二：牙齿的谐调

在写完有关感觉的谐调之后，总觉得有点虚。在审改稿件的过程中，2018年3月26日早晨5点醒来，突然想起了关于牙齿的谐调。这个具体事例，每个人都有过体会，讲起来便于理解。

刚刚出生的婴儿没有牙齿，为○，牙齿为无之○；随着婴儿月龄的增大，牙齿在牙龈内开始酝酿萌生，牙齿为隐之○；成人龋齿是牙齿形成了空洞，牙齿为有空之○；牙齿早晚都会脱落，牙齿为失之○。这是牙齿之○。

口中牙齿，是一个个萌生出来的，形成之后也是一个个独立存在的，这是牙齿之单Ⅰ；多个牙齿集中于一口才能有咀嚼功能，这是牙齿之众Ⅰ；一口牙齿形成合力才能用于有效的咀嚼，这是牙齿之合Ⅰ；合与分先后出现，这是牙齿的分Ⅰ；一对牙齿才能形成有效咀嚼，这是Ⅰ对牙齿。这是牙齿之Ⅰ。

口腔中的牙齿上下两排，一一对合，才能起到咀嚼作用，二者缺一不可；Ⅱ个牙齿有上下、有左右、有前后、有大小、有长短、有强弱、有正歪。这是牙齿之Ⅱ。

Ⅱ个牙齿、Ⅱ排牙齿有联系、有接触、有切合，且在切合中形成多种状态，牙齿的联系合切就是Ⅲ。这是牙齿之Ⅲ。

牙齿的上下、左右、前后、内外，大大小小，各归其位，上下各自对位。这是牙齿之位。

牙齿的生长有一定的幅度和限度，且受到上下左右的制约和控制；牙齿的萌生、成长、使用、脱落、生存时期都是有限度的。这是牙齿之度。

牙齿从萌生，到长成，到配合使用，无论上下、左右、前后、内外、大小、正歪、强弱，都是独自适宜、相互适合、使用后适应的结果。这是牙齿之适。

牙齿从生长到使用，再到脱落的过程，是不断在调整、调谐的过程，两个牙齿和睦共处者有之，以强凌弱者有之、以大欺小者有之，所以，有的上下周正，有的被顶得前后左右歪斜；进食咀嚼的过程也是调的过程。这是牙齿之调。

一口牙齿和谐共处，上下牙齿和谐作用，牙齿的生长过程，就是上下磨合，用之切合，形成恰当配合的过程；牙齿经过不断调整形成稳定和谐的状态；牙齿是谐调嘴嚼的基本要求，是进食的必需，这是牙齿之谐。

出生之后，牙齿一个个从无到有，从弱到强，从长成到脱落；一口牙齿排列有序，"大牙"居内，"小牙"居外，左右对称上下呼应，这是牙齿之律。

牙齿质地坚硬，深深扎根于牙槽骨内，稳固不动，坚定不移；表面牙釉质雪白光亮，排列整齐，成为美颜的重要组成部分；咀嚼配合巧妙，研磨有力，能消化饮食于首先；牙齿对食物的咀嚼是人生存的基本要素，品尝美味始于咀嚼；婴儿哺乳无需牙齿，所以，给牙齿以萌生的时间；成人进食需要牙齿，所以牙齿是发挥作用的时间；老人消化功能减弱，牙齿逐渐脱落，以适应衰老。这是牙齿之韵。

牙齿之于人，非常重要，不可或缺，缺则有憾。婴儿无齿只能进食乳汁，成人有齿才能正常咀嚼，老人齿落需代以假牙。这是牙齿之于人。

牙齿从萌生、成长，继之更替为成人牙。牙齿从弱到强，从致密到稀疏，再到脱落；从切牙咀嚼，到大牙嚼食，适应不同的食物硬度；刷牙，牙齿松动、牙酸、牙痛；拔牙、镶牙。这是牙齿之事。

牙齿在口腔中，牙齿与人一道在自然环境中，居于一定的处境；牙齿经历着生、长、壮、老、已，有自己的一生一世。这是牙之世。

"牙齿"与"感觉"一样涉及谐调学的所有内容，体现着谐调学的思想体系。"牙齿"与"感觉"是这样，世界上的一切事物都是这样。谐调学是人世间一切事物的谐调，人生的谐调、人为的谐调、自然的谐调。在谐调学完稿之时，我由衷感慨：人生谐调之妙韵，何其赏心悦目之美也！自然谐调之姿态，何其蔚为壮观之丽哉！

手札三：谐调千字赋

谐调千字赋是笔者发自对《谐调学》稿成的感慨。

（1）人类历史，泱泱万年，异域风情，纷呈百般。华夏文明，史载五千，各家学说，真伪难辨。史集海深，文汇如山，欲以用之，何以取焉。谐调归类，按部就班，提纲挈领，纵横贯穿。

（2）学科自立，各有擅专，谁将摆位，谐调学参。各有真言，基于一点，未必普适，找位当先。立位有度，必在度限，不及未达，过则行偏。人事好否，当以适观，适合为好，不适非贤。

（3）世事人际，调以谐然，调之有方，谐为标杆。初衷以谐，过程和先，结果和谐，谐调为鉴。自然规律，人事仿参，律以有章，规以有范。人生意义，韵味趣添，善恶吉凶，品韵皆酣。

（4）数理归纳，〇Ⅰ Ⅱ Ⅲ，无有无示，示或隐显。无中生有，一应俱全，大小分合，可统可含。Ⅰ分为Ⅱ，Ⅱ为两面，无限可分，万象基点。分Ⅱ有中，Ⅱ蕴含Ⅲ，阴阳中分，中隐中显。

（5）人生在世，诸事相伴，空间舞台，行于时间。茫茫宇宙，谁能顾眄，据事推测，信成观念。芸芸众生，诸说纷繁，何以验证，归纳盘点。世无废料，皆为宝鉴，适需为宝，用方经典。

（6）谐调学赋，谐调展现，经纬论评，用之方便。文武医管，谐振操拳，诗词赋哲，棋历网展。谐调各家，调谐位点，理出线路，把握体面。各归其位，范围当限，超越失优，相互借鉴。

（7）立足于〇，着眼于Ⅰ，洞察于Ⅱ，感悟于Ⅲ。找到位置，把握度限，趋向合适，位度适联。善于调理，达到和谐，遵循规律，品韵趣然。会为人际，巧谋事件，乐处世境，谐调意含。

（8）谐调经纲，纵列担当，十四类分，框架柱梁。谐调纬目，横列串讲，一涉十四，包罗万象。谐调论立，自有主张，观点鲜明，树有立场。谐调评品，客观有方，比较而言，用必恰当。

（9）谐调用之，指导思想，基于传统，新意煌煌。谐调医中，自调为上，结构功能，哲思莫忘。谐调管理，人事有章，层次秩序，用心主张。谐调关系，独立互帮，意见宝贵，参考有方。

（10）谐调武术，姿势蓄张，形精气神，动静悟祥。谐振自发，气运舒畅，动静极变，自如生养。谐调操练，局部精祥，姿势动作，自然流畅。谐调拳路，攻守有方，恰如其分，进退得当。

（11）谐调文化，启迪感想，记载真实，字词句章。谐调诗歌，慨以简放，俯拾皆是，点滴思想。谐调词牌，欲循法章，古之精粹，继承担当。谐调赋文，优美流畅，文化玫宝，品味悠扬。

（12）谐调历法，不同寻常，追根溯源，五千年长。谐调围棋，哲学思想，千变万化，展现以飨。谐调网络，传播主张，苍海一粟，自成一章。噫嘻谐调，终生愿望，而今成就，赋之发扬。

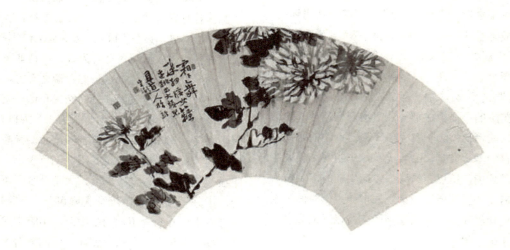